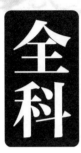

全科 康复医学

上海交通大学医学院◎ 组编

王　颖◎主编

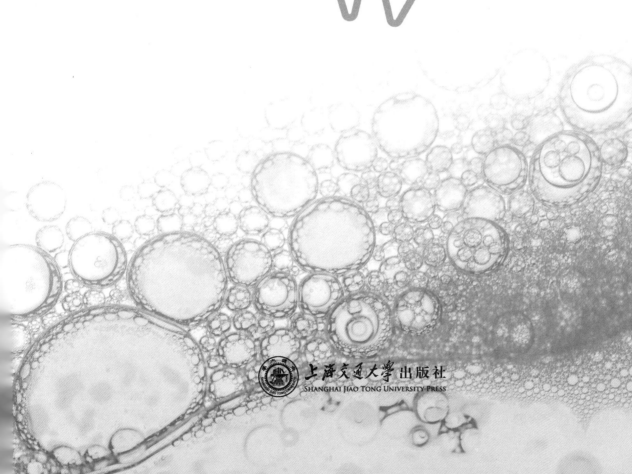

上海交通大学出版社
SHANGHAI JIAO TONG UNIVERSITY PRESS

内容提要

本书由具有多年临床康复医疗经验的医师编写,是一本面向社区全科医师的康复医学教材,内容涵盖常见病、多发病的康复诊疗,特别是社区康复治疗、家庭康复治疗。

全书分7章:康复医学概论,康复评定学,康复治疗学,神经系统疾病康复学,骨关节疾病康复学,内脏疾病康复学,其他问题康复学以及临床疾病康复案例。

本书可作为全科医师培训教材,也可供康复治疗师阅读。

图书在版编目(CIP)数据

全科康复医学/ 上海交通大学医学院组编. —上海:
上海交通大学出版社,2018(2019 重印)
ISBN 978 - 7 - 313 - 19645 - 3

Ⅰ. ①全… Ⅱ. ①上… Ⅲ. ①家庭医学—康复医学
Ⅳ. ①R492

中国版本图书馆 CIP 数据核字(2018)第 143373 号

全科康复医学

组　　编:上海交通大学医学院
出版发行:上海交通大学出版社　　　　　　　地　　址:上海市番禺路 951 号
邮政编码:200030　　　　　　　　　　　　　　电　　话:021 - 64071208
印　　制:上海万卷印刷股份有限公司　　　　经　　销:全国新华书店
开　　本:889 mm×1194 mm　1/16　　　　　印　　张:28.75
字　　数:819 千字
版　　次:2018 年 7 月第 1 版　　　　　　　印　　次:2019 年 7 月第 2 次印刷
书　　号:ISBN 978 - 7 - 313 - 19645 - 3/ R
定　　价:88.00 元

全科康复医学编委会成员

主　编　王　颖

副主编　安丙辰　梁贞文

编　委（按姓氏汉语拼音排序）

安丙辰　　复旦大学附属华东医院

陈秋红　　上海健康医学院附属嘉定区中心医院

李　露　　上海交通大学医学院附属仁济医院

梁贞文　　上海健康医学院康复学院

唐　亮　　上海交通大学附属儿童医院（上海市儿童医院）

田骏涛　　上海交通大学医学院附属仁济医院

屠春林　　上海健康医学院附属嘉定区中心医院

王　颖　　上海交通大学医学院附属仁济医院

吴　曼　　上海交通大学医学院附属仁济医院

俞晓杰　　上海交通大学医学院附属仁济医院

诸　懿　　上海健康医学院附属嘉定区中心医院

　　"康复医学"是全科医师培养的专业必修课程。同时康复医学又是一门新兴的医学学科,有别于一般临床专科,康复医疗的对象主要是残疾人、失能老年人、老年病和慢性病患者以及各类功能障碍患者。康复医疗的目标是使功能障碍者的残存功能得到改善,从而最大限度地恢复其生活自理能力。康复医疗的目标在社区医疗体系中表现为针对老年病、慢性病患等给予康复评估、制订康复治疗计划以及实施家庭康复。这些工作正是全科医师的职业范畴。

　　全科医师是对医学各分支的专业知识有较全面认知、对各科的医疗技术有较高综合应用能力的医学人才,主要在基层承担预防保健、常见病和多发病诊疗与转诊、病人康复和慢性病管理、健康管理等一体化服务工作。康复医学知识和康复治疗技术已经成为全科医师从事其本职工作不可或缺的医疗能力。为满足全科医师教育的这一需求,作者集数十年的康复医疗经验和心得编撰了此书,以馈读者。

　　"健康中国 2030"规划纲要指出:要"全面建成体系完整、分工明确、功能互补、密切协作、运行高效的整合型医疗卫生服务体系。加强康复、老年病、长期护理、慢性病管理、安宁疗护等接续性医疗机构建设。"要"建立专业公共卫生机构、综合和专科医院、基层医疗卫生机构"三位一体"的重大疾病防控机制""全面建立成熟完善的分级诊疗制度,形成基层首诊、双向转诊、上下联动、急慢分治的合理就医秩序,健全治疗—康复—长期护理服务链。"在这个服务链中,康复医疗服务是必不可少的一环,而社区全科医生正是这一治疗环节的生力军。因此,提高全科医生的康复医疗水平是实施这一规划纲要的迫切需要,这是编撰本书的直接动力。

　　本书是一本面向全科医师,涵盖常见病、多发病的康复诊疗,特别是社区康复、家庭康复指导等的康复医学教材,本着理论与实践并重,利于实际工作中运用为着眼点,通过本教材 40 学时的大课教学,使即将工作于基层社区的全科医师能够掌握并具备针对有功能障碍的人群实施康复评定、制订社区康复治疗计划,以及给予家庭康复治疗指导的能力。

　　鉴于本书是面向社区全科医师的康复医学教材,为了能够适应当前社区工作特点,作者先期组织了针对上海市 36 个社区医生的问卷调查,根据调研结果,充分考虑本书的实用性,为契合社区康复医疗特点,书中在保有常规教材内容的基础上,增加了对慢病的全方位康复医疗管理方案。

本书由上海交通大学医学院医院管理处组织编写,参与编撰本书的作者都是具有多年全科康复医学教学与临床经验的资深专家,历时近一年才编撰完成本书,以期能够成为全科医师的案头必备工具书。

在本书的编写过程中,特别是在调研工作中,得到了上海交通大学医学院医院管理处老师的极大的帮助与支持,他们的贡献是我们能够顺利撰写完成本书的基础之一,特在此表示由衷感谢。

由于撰写本书的时间紧、任务重,挂一漏万在所难免,期待读者不吝指正,与我们一起不断提高本书的质量和学术水平。

王　颖

2018.6.4 于上海

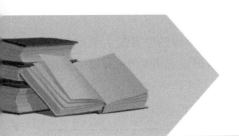

第一章 康复医学概论

第一节 康复与康复医学概述

康复医学是具有独立的理论基础、功能测评方法、系统的治疗技术和规范的医学学科,是围绕功能障碍,利用医学的手段,研究其预防、评定和处理的医学学科。

康复医学(rehabilitation medicine)是全面医学的一个重要方面,根据WHO的医学分类,即全面医学有保健医学、预防医学、治疗医学、康复医学4类。康复医学是其中不可或缺的部分。康复医学是促进病、伤、残者功能恢复的医学,主要利用医学措施,治疗因外伤或疾病而遗留的各种功能障碍所导致生活、工作能力暂时或永久性地减弱或丧失,独立生活有困难的残疾人,最终帮助他们功能复原尽可能达到的最大限度,为他们回归家庭和社会创造条件。

一、学科概述

康复一词来自英文 rehabilitation,意思是重新得到能力或适应正常生活的状态。在中世纪和近代,rehabilitation 曾先后用于宗教和法律,直至20世纪初,英美等国家才用于残疾人,将残疾人的医疗福利事业综合称为 rehabilitation,其含义是使残疾者重新恢复身心功能、职业能力和参与社会生活的能力。

1981年,世界卫生组织(WHO)医疗康复专家委员会给康复(rehabilitation)下的定义是:"康复是指应用各种有用的措施以减轻残疾的影响和使残疾人重返社会。"所谓各种有用的措施是指综合、协调地应用医学的、社会的、教育的、职业的等各方面的措施对患者进行治疗和训练。即康复是以整体的人为对象,以提高局部与整体功能水平,提高生存质量最终回归社会为目标,综合、协调地对患者进行全面康复,使其丧失或削弱的身心、社会功能得以尽快、尽最大可能地恢复、代偿或重建,使其能最大限度地重新适应正常的社会生活,重新恢复作为"人"的权利、资格和尊严。

全面康复是包括医疗康复、康复工程、教育康复、社会康复、职业康复在内的一切手段,使患者的功能达到最佳状态。

如上所述,康复医学是围绕功能问题的医学学科,而功能是指组织、器官、肢体等的特征性活动。功能障碍则是指当本应当具有的功能不能正常发挥时,即称为功能障碍。而一切康复医疗处置的目的是帮助功能障碍者尽量减少内在和外在的限制因素,充分利用各种自身代偿或必要的外在辅助条件和资源进行功能补偿、因地制宜,使其尽量达到尽可能多的功能活动,以利于其回归社会。

(一)康复医学与临床医学的关系

1.两者的区别

临床医学是以疾病为主体,以治愈疾病为主,以挽救生命为目标,由医师进行抢救和治疗疾病。康复医学是以患者为主体,以恢复功能为目标,以人的生存质量为导向,使存在功能障碍的患者最大限度地恢复功能,最终回归社会。医师制订治疗方案时采用多学科协作组的工作方法,即以患者为中心,以康复医师为主,多学科成员参与集体讨论决定治疗方案。两者的比较参见表1-1。

表1-1　临床医学与康复医学的比较

	临 床 医 学	康 复 医 学
问题	疾病	残疾、功能
医师	行动者、知情者	教育者、促进者
患者	被动接受	主动参与
治疗	某个医师与患者(一对一)	多学科协作组工作方法(多对一,即多个医技人员针对一个患者)
治疗手段	针对疾病,实施治疗及抢救生命	针对残疾、功能障碍,利用所有有用的措施,实施训练、补偿、替代等
目标	治愈或改善疾病状态	促进功能恢复、改善生存质量

2. 两者的关系

(1) 首先,现代医学科技的发展,特别是临床医学技术的进步,使得康复需求大大增加,进而促进了康复医学的发展。同时,临床早期的良好处理也为康复治疗提供良好的基础及可能性。例如,各种内、外科重症病患获得抢救成功,因而大量原本濒于死亡的病患,得以保全生命。其次,医学科技的进步,人均寿命的延长,老龄化社会所导致的老年患者逐年增多,相应的康复需求增加,这些因素都促进了康复医学的发展。其三,临床医师观念的转变,为康复的早期介入打好了基础。临床医师也意识到早期康复治疗的实施,可以使得患者得到更好的恢复结果和功能预后。

(2) 多年来的临床康复医疗实践已经证明,只有在疾病早期就按照康复医学理念实施康复防治,即临床早期康复必须与临床治疗的整个过程并行贯彻,才能得到更好的康复结果,如此才能使得临床医学更加完善:① 早期康复介入有助于预防功能障碍的发生与发展、减轻功能障碍程度。② 从早期康复护理入手,有利于患者身心功能障碍的防治。③ 临床医师与康复医师的同步配合,有利于患者功能恢复。

总之,康复医学不是临床医学的延续,两者不是相互延续,分期实施的概念,而是互相渗透、并行的合作关系。

(二) 康复医学基本原则

康复医学的三项基本原则:功能锻炼、全面康复、重返社会。

美国心理学家Maslow在20世纪50年代提出了需要的理论,这一理论认为人有5种需要:① 生理需要,包括食、渴、性、睡眠。② 安全需要,包括对自身的安全和财产安全方面的需要,如要求社会安全,生命和财产有保障,有较好的居住环境,老有所养。③ 社交需要,包括对爱情、友谊、集体生活、社交活动的需要。④ 尊敬的需要,包括自我尊敬与受人尊敬两个方面,由自尊产生对自我的评价,个人才能的发挥,个人的成就动机等。受人尊敬产生对名誉、地位的追求以及对权利的欲望等。⑤ 自我实现的需要,这是一个人实现自己理想抱负的需要,是人的高级需要。按这5种基本需要的重要性排列成不同层次,首先是生理需要,而后依次是安全、社会、尊敬、自我实现需要。残疾人也有同样需求,患者因为疾病影响而有可能停留在中间某个阶段。因此,对残疾人或功能障碍者需要进行全面的康复,不仅需要进行功能训练,而且要在生理上、心理上、职业上和社会生活上进行全面的整体的康复,才能最终重返社会。

(三) 康复医学的对象和内容

从康复的角度看,为了独立生存所需要的"功能"是一系列有目的的,为达到一定目标而可以调控的行为或行动，这种行为或行动可使人们能满足日常生活、工作的需要。如个人生活自我照料（穿衣、进食、梳洗、大小便、料理家务）、行走、语言交流功能（读书、看报、听、说、写）、智力活动、情绪及正常生理需要的适应力等，都是人类为了独立生存所需的重要功能的具体体现。因此，在康复范畴内的功能活动，更重要的是从总体上看，综合生理、心理、智能的因素，看其适应个人生活、家庭和社会生活及职业性劳动的能力如何。也就是说，康复医学不单从器官和组织的水平看功能活动，更重要的是从个体生活、家庭生活、社会生活、职业生活的水平看人的功能活动。

如上所述，我们可以归纳康复医学服务对象为：各种长期功能障碍患者，包括残疾人、各种急慢性病患者、老年人及亚健康人群。

康复医学主要内容有：康复基础学（包括功能解剖学、生物力学、医学物理学、诊断学等）、康复功能评定学、康复治疗学、临床康复和社区康复。

二、学科发展史

康复医学作为一门独立的医学学科，诞生于20世纪40年代，迄今只有70余年的历史。但其基本的组成内容——康复治疗的各种方法和技术，在古代就已萌芽，古代的中国与外国、东方与西方都曾使用过一些简单的康复疗法。为了尊重历史，在此我们可以把本学科的发展大体分为两个阶段：雏形与起源，成熟与发展。

（一）雏形与起源

公元前，温泉、日光、砭针、磁石、按摩、健身运动等方法已应用于治疗风湿、慢性疼痛、劳损等疾患。例如，我国古代《素问·异法方宜论》"其病多痿厥寒热，其治宜导引按蹻"、马王堆出土的《导引图》（描绘古时用于防治疾病与健身的一些操练动作）、"坐禅"（松弛疗法）、太极拳（道士太极最早始创于老子）、五禽戏、八段锦（起源于远古时导引）等。

近代，在20世纪初，1917年美国陆军成立了身体功能重建部和康复部，这成为最早的康复机构。1942年，在美国纽约召开的全美康复会上确立康复的定义："康复就是使残疾者最大限度地恢复其身体的、精神的、社会的、职业的和经济的能力。"1946年，美国腊斯克（Howard A.Rusk）博士开始在综合医院设立康复医学科，推行康复治疗。此时的康复治疗已初步贯彻全面康复的原则，即重视身体上和心理上的康复，采取手术后或伤病恢复期早期活动的功能训练。直到患者被训练能用他所身体残留部分的功能生活和工作，医疗保健工作才结束。1947年，腊斯克博士在美国纽约创建康复医学研究所，以后发展成为面向全球的康复医师培训基地。1949年，美国住院医师的专科培训增加了康复医学这一学科。康复医学观念和原则逐步为医学界所认识。美国物理医学会（1922年成立）更名为美国物理医学与康复学会。1950年，国际物理医学与康复学会成立。1952年，世界康复基金会成立（主席：腊斯克博士），目的为推动康复医学学科人才培养。1953年，英国出版第一本《物理医学与康复》（吉尔兰德主编）专著。1954年—1956年，由于急性脊髓灰质炎（小儿麻痹症）流行造成大量患者出现神经肌肉功能障碍（肢体瘫痪，甚至后期出现畸形等后遗症），需要积极的、新型的康复处理，因而促进了康复医学的发展，特别是应用肌力评估、肌肉再训练（医疗性活动处方）、作业治疗、矫形器使用等康复诊疗手段，收到了良好的效果，引起了医学界的重视和兴趣。1958年，腊斯克主编的重要专著《康复医学》（第一版）问世，这是康复医学科第一本权威性的经典著作。1969年，国际伤残者协会（1922年建立）更名为康复国际（Rehabilitation International，RI）。1969年，国际康复医学会成立（International Rehabilitation Medicine Association，IRMA）。1970年，第一届学术会议在伦敦召开，该会每隔4年召开一次学术交流大会，对促进学科的发展起到很大的作用。1976年，世界卫生组织专家委员会认为现代的医学应该用以残疾为取向的医学来补充以疾病为取向的医学，又指出，医学不单要解决急性伤病者的救治问题，而且要重视慢性病者、残疾者功能恢复、回归社会的问题，而康复医学正担负着这一任务。并制定了《国际残损、残疾、残障分类》(1980年正式公布)，这一残疾分类标准及其理论框架充实了康复医学的理论基础，强化了"全面康复"的理论根据。

20世纪中后叶，欧、美康复医学机构迅速发展，如比利时于1964年只有康复医疗机构16所，而到1980年时，这类康复医疗机构(含康复门诊)增至256所。与此同时，康复医疗人员的数目也大量增加，以加拿大为例，康复医师数目1980年比1962年时增加近2倍。

(二)成熟与发展(1981年—目前)

1981年，霍克教授提出，康复医学是一门与整体功能有关的学科(包括功能的评估、功能的训练、社会生活功能的恢复等)。1982年，康复医学学科的范围、界限已经明确。康复医学的范围从纵的系统看，包括功能评估、电生理学诊断、各种功能训练和治疗(医疗体操、物理因子治疗、心理行为治疗、社会工作、矫形器及假肢的装配和使用等)；从横的系统看，分科康复包括儿童康复、脑卒中康复、脊髓损伤康复、关节炎康复、烧伤康复、心脏康复、慢性疼痛康复、截肢康复、慢性肾脏疾病康复等。

1999年11月起国际康复医学会(IRMA)和国际物理医学与康复联合会(IFPMR)合并组成"国际物理医学与康复医学学会"(The International Society of Physical and Rehabilitation Medicine, ISPRM)。

1982年5月，腊斯克博士率"世界康复基金会代表团"访问中国并讲学，介绍康复医学基本理论和方法。11月，我国卫生部应邀组成康复医学代表团回访美国，考察康复医学事业。改革开放后我国第一批出国研修康复医学的访问学者陆续回国，开展学科建设工作。1982年6月，中山医学院成立我国第一个康复医学研究室，开始康复医学的教学和科研工作，举办进修班，为全国各地培养康复医学人才。

卫生部于1983年4月批准成立了我国第一个康复医学专业学术团体"中国康复医学研究会"，1986年正式更名为"中国康复医学会"。1984年12月，中国康复医学研究会举办了中国首届康复医学学术讨论会。同时组织翻译出版了我国第一部康复医学的专著，腊斯克教授著名的教科书《康复医学》。中国康复医学会还先后邀请了国际康复医学界著名学者上田敏教授(日本)、赫立曼教授(美国)、雷耶斯博士(国际康复医学学会会长)来中国讲学，促进了康复医学在中国的发展。1986年，中国残疾人联合会成立了"中国残疾人康复协会"。1988年，民政部成立了"全国民政系统康复医学研究会"。1988年，在北京落成的"中国康复研究中心"是现代康复医学在我国起步和形成体系的重要标志之一。目前，我国的康复医学专业有专科康复医院(如聋儿康复中心、老年康复医院等)，也有综合性的如中国康复研究中心。

三、社区康复概述(CBR)

根据世界卫生组织专家委员会(1981)所下定义，社区康复是指在社会的层次上采取的康复措施，这些措施是利用和依靠社区的人力资源而进行的，包括依靠有残疾的人员本身，以及他们的家庭和社会。

社区康复是以社区为基地，依靠社区内自身的力量，包括残疾者本人及其家庭以及社会的力量和技术，在基层具体条件下，以简便实用的方式向残疾人提供必要的医疗、教育或职业康复等方面的服务。也就是说在社区层面，实施社区康复，必须因地制宜、因陋就简、土洋结合、因人而异地对各类康复对象的功能障碍问题进行预防和综合康复处理，它与专业机构康复是相辅相成的。

我国在1987年开始引入并推行社区康复项目。目前，我国社区康复已纳入国家发展建设规划。开展社区康复是使功能障碍及失能者机会均等地享受康复资源，实现人人享有基本医疗、保健、康复的重要环节，是病伤残功能障碍者得到持续康复医疗服务的保障。1999年，我国10个部委联合发布的"社区卫生服务"的文件，已将康复纳入其中，规定："社区卫生服务是融预防、医疗、保健、康复、健康教育、计划生育技术服务等为一体的,有效、经济、方便、综合、连续的基层卫生服务。"由于日益发展的社区康复在社区常见病、慢性疾病与高致残疾病的三级预防中,越显其有效性和发展前景,因此,加强社区康复管理,形成有效的社区康复管理体系,培养社区康复实用技术人才,对加强社区慢性病管理、提高功能障碍者与失能者的生活质量具有重要意义,对进一步促进社区卫生服务"六位一体"工作具有积极影响。

(一) 社区康复服务工作内容

1. 社区康复医疗服务

主要为社区内各类功能障碍者提供诊断、功能评定、康复治疗、康复护理、家庭康复病床和转诊服务等。

2. 训练指导服务

主要包括为需要进行康复训练的康复目标人群制订训练计划、传授训练方法、指导使用矫形器和制作简易训练器具、评估训练效果。

3. 心理疏导服务

通过了解、分析、劝说、鼓励和指导等方法,帮助各类功能障碍者树立康复信心,正确面对自身残疾,鼓励残疾人亲友理解、关心残疾人,支持、配合康复训练。

4. 知识普及服务

为各类功能障碍人群及其亲友举办知识讲座,开展康复医疗咨询活动,发放普及读物,传授功能障碍预防知识和康复训练方法。

5. 辅助用品用具服务

根据各类功能障碍者的需要,提供各类功能辅助用品用具的信息、选购、租赁、使用指导和维修等服务。

6. 转介服务

掌握当地康复资源,根据各类功能障碍者在康复医疗、康复训练、心理支持及用品用具等方面不同的康复需求,联系有关机构和人员,提供有针对性的转介,做好登记,进行跟踪服务。

(二) 社区康复计划要求

为推动社区康复工作的深入开展,密切联系各类功能障碍者,切实为各类功能障碍者服务,为社区康复事业的持续发展奠定坚实的基础,维护各类功能障碍者的合法权益,促进残疾人事业的发展,使残疾人享受党和政府规定的有关残疾人的优惠政策。社区康复医学工作者应协助政府有关部门做好扶残助残康复工作,结合本社区实际情况,制订社区康复工作计划,具体要求如下。

(1) 掌握残疾人功能障碍情况及康复医疗、家庭病床、双向转诊和健康指导等基本需求,纳入居民健康档案。

(2) 对各类功能障碍者提供相应社区康复服务:① 为社区中患偏瘫、截瘫、小儿麻痹症、骨关节疾病等肢体功能障碍者制订训练计划,指导在社区家庭开展运动功能、生活自理能力、社会适应能力等方面的康复训练,并定期进行康复评估,调整训练计划。② 提供精神卫生和心理咨询服务,早期发现疑似精神病患者,动员亲属及时送精神疾病专科医院诊断治疗;对康复期的患者,定期门诊治疗和综合性康复,监护随访患者,要求监护人督促患者按时按需服药。通过心理咨询服务帮助各类残疾人树立康复信心,正确面对自身残疾。残疾人亲友要理解和关心残疾人。③ 为视力障碍者服务,对需复明手术的白内障患者,及时转介有关医疗机构实施手术复明;对低视力的患者,及时转介到医院眼科或开展此项服务的康复机构接受助视器使用训练。④ 结合社区儿童保健服务,对新发现的疑似聋儿,及时转介到有关医疗机构进行诊断治疗;对治疗后无法恢复的聋儿,应及时转介到专业机构进行助听器验配和听力语言康复训练。对发育迟缓儿童,及时转介到市康复中心进行生长发育测评、治疗和训练。

（3）将残疾预防和康复知识普及纳入居民健康教育中，举办培训班，发放科普资料，开展康复咨询和指导。

（4）设立残疾人用品用具供应点，免费提供残疾人辅助用品用具的信息、转介、使用指导及监护人培训等服务；有偿租赁康复训练器材和用品用具。

（三）社区康复服务站建设标准

1. 场所要求

康复训练用场所不少于 $20 m^2$。有 2 张以上床位；服务设施建设达到无障碍要求。

2. 康复器材

有 5 件以上康复训练器材，如：肩关节回旋训练器、可调式砂磨板、系列哑铃、手指功能训练器、跑步机、健骑椅等；并根据社区残疾人特点有针对性地配备。

3. 工作制度

残疾人社区康复服务站应建立残疾报告制度、档案管理制度及社区康复的例会制度等工作制度，以保障残疾人社区康复服务工作的开展。

4. 人员配置

有 1 名以上从事医疗专业并接受过康复专业培训，熟悉康复业务的康复指导员。

5. 服务内容

① 进行残疾人康复需求调查，对社区内有康复需求的残疾人底数清，康复需求筛出率达 80% 以上；针对残疾人的康复需求制订康复计划；建立康复服务档案及相关表卡。② 为社区残疾人提供残疾筛查、诊断、康复治疗、康复训练指导、康复训练、康复教育、医疗咨询、转介等服务。③ 在社区内开展残疾预防、保健和健康教育等宣传活动，推进社区康复知识和技术的普及与传播。④ 康复服务建档率达 90% 以上，记录真实完整。

（四）医院康复与社区康复的关系

医院康复是指综合医院康复医学科或康复中心所开展的康复医疗，是以本单位医务人员为康复医疗服务的主要力量，以本单位为基地，采用国内外先进的康复医疗技术，对前来就诊的患者进行康复医疗服务。一些规模较大、条件较好的康复医学科和康复中心应起到康复医疗资源中心的作用，除了进行医院早期康复外，同时对社区康复负有一定的指导责任，可以多种形式参与社区康复的工作。如科负责人参加本地区社区康复领导小组，参与制订社区康复计划、检查、评估和总结；参与社区康复人员的培训工作；定期派出专业人员到社区指导康复医疗工作；接受来自社区的咨询、转诊，协助解决社区康复中的疑难问题；有条件的单位可设立社区工作组，负责社区康复工作的日常联络和指导。社区康复主要依靠社区的人力资源，利用初级卫生保健及民政工作网点，使用"适宜技术"，即因地制宜、因陋就简地采用简单而经济的技术和设备，满足社区广大群众的基本需求；将疑难病例转到综合医院康复医学科或康复中心去医疗。此外，还要进行职业康复、教育康复及社会康复等方面的工作。

社区康复服务，必须包括转介服务部分。一些康复技术由上面下传，而一些难以在社区解决的困难问题又必须向上面转送。这种上下联动的转介系统，应该是社区康复的重要内容。缺乏转介系统的社区康复是难以持续生存和发展的。

综上，社区康复应以普及为主，医院康复以提高为主，提高与普及相结合；社区康复是医院康复的延伸，医院康复是社区康复的后盾。社区康复与医院康复两者关系密切，相互依赖，相互配合，相辅相成，才能真正实现人人享有康复服务，是帮助各类功能障碍者回归社会的保障。

四、国际功能、残疾和健康分类(ICF)

1980 年,WHO 制订并公布第 1 版《国际残损、残疾和残障分类》(*International Classification of Impairment, Disability and Handicap*, ICIDH),它是一种对疾病所造成的健康结果进行分类的分类体系。经过 20 多年在医疗、康复和其他领域的研究与应用,ICIDH 发挥了重要的作用。有关残损、残疾与残障的分类,使医疗、康复工作者能更好地分析患者由于身体疾病以及由此而造成的可能的日常和社会生活上的障碍。

1980 年版 ICIDH 将疾病后障碍分为 3 个层次,即残损、残疾、残障。

残损(inpairment):又称"结构功能缺损",指存在解剖结构和运动功能缺损或异常。

残疾(disability):又称"个体能力障碍""残弱""失能",指个体能力受到限制,缺失或不能正常完成某项任务。

残障(handicap):又称"社会能力障碍",指个体不能充分参加社交活动,即人的基本权利活动受到影响。

然而,随着卫生与保健事业的发展以及国际残疾人活动的开展,人们对残损以及由此而产生的社会生活的变化有了新的认识。原有的有关残损、残疾与残障等模式也越来越不能满足卫生与康复事业发展的需要,迫切需要建立新的理论模式与分类系统,需要对原分类系统进行修订,以适应由于保健观念和对残疾认识所发生的社会变化的需要。

1996 年,WHO 制订了新的残疾分类系统,称为《国际残损、活动和参与分类》(*International Classification of Impairment, Activity and Participation*,为了保持与《国际残损、残疾和残障》的连续性,将其简称为 ICIDH‐2),它是 WHO 应用于与卫生有关领域的分类系统之一。2001 年 5 月 22 日举行的第 54 届世界卫生大会正式通过:国际功能、残疾和健康分类(International Classification of Functioning, Disability and Health, ICF)。ICF 分类系统的最终目的是要建立一种统一的、标准化的术语系统,以对健康状态的结果进行分类,并提供参考性的理论框架。该分类系统所依据的是在身体、个体和社会水平的健康状态所发生的功能变化及出现的异常。ICF 不是对疾病、障碍或损伤进行分类,ICF 采用不同的方法来描述个体的健康状态(功能)。非健康状态可能是患急性或慢性疾病、功能失调、损伤或创伤,而健康状态,诸如怀孕、老龄化等则可能在一定环境中存在功能障碍。非健康状态可以用 ICD 进行分类,而健康状态的结果可以用 ICF 进行分类。因此,ICD 和 ICF 是相互补充的,如有必要,可以同时使用这两种由 WHO 提出的国际性的分类方法。

总之,ICF 提供了一种新的理论与应用模式,它不仅可以对疾病进行诊断,注意健康状态的结果,并且建立了一种国际性的术语系统。

(一) ICF 的基本特点

该分类标准是由专家和残疾人士共同制定的,反映了功能与残疾性的基本特征。表现在以下 7 个方面:① 广泛性:本分类系统可以应用于所有的处于不同健康状态的人,而不同于以往将残疾人作为一个特殊群体加以分离的分类法。② 平等性:为促进残疾人充分参与社会生活,不同健康状态(身体和心理)的个体均无活动或者参与的限制。③ 准确定义:在 4 个分类维度中,各个具体的类别均有操作性定义,并且给出了各类的基本属性、分界、测量方法以及具体的实例。④ 类目使用中性词语:许多类别以及项目均使用中性词来说明每个维度的积极与消极方面,避免了过去使用的对残疾人带有贬义的消极词汇。⑤ 结构与功能分离:将身体结构与功能缺损分开处理,以反映身体所有缺损状态。⑥ 用活动替代残疾:活动是一个中性词,用活动取代残疾反映了目前残疾人对自己状态的新认识。该分类还使用严重程度指标,对限制活动的情况进行描述。⑦ 用参与代替残障:该分类系统用参与(participation)代替残障(handicaps),并列举了一系列环境因素以确定参与社会生活的程度。

（二）ICF 的理论模式

ICF 建立在一种残疾性的社会模式基础上，它从残疾人融入社会的角度出发，将残疾性作为一种社会性问题，残疾性不再仅仅是个人的特性，而且也是由社会环境形成的一种复合状态。因此，对残疾问题的管理要求有社会行动，强调社会集体行动，要求改造环境以使残疾人充分参与社会生活的各个方面。因此，这种问题是一种态度或意识形态的问题，要求社会发生变化。从政治层次而言，这是一个人权问题。具体如图 1-1 所示。

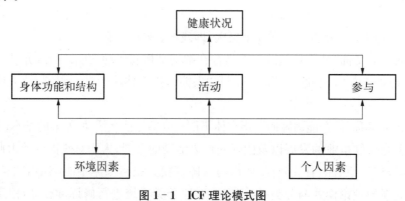

图 1-1 ICF 理论模式图

（三）ICF 的应用领域

ICF 为综合分析身体、心理、社会和环境因素提供了一个有效的系统性工具。它可以应用于保健、保险、社会保障、就业、人权、科学研究、制订计划和政策、教育和训练以及经济和人类发展等各个领域。具体体现为：① 它提供了研究健康状态结果的一种框架，这种框架是依据科学知识和各个领域专家的经验而建立的。② 它确定了说明健康状态的术语，这套术语有助于改进卫生保健工作者、其他领域的人员和残疾人之间的交流。它是一种可在不同领域内共同使用的术语系统。③ 它为认识残疾性对个体生活及参与社会的影响提供了理论基础。这一点有着十分重要的意义，因为不仅要对疾病做出诊断，还要对其影响作出分析。④ 它对健康状态的结果进行定义，有利于提供更好的保健，并为残疾人参与社会提供更好的服务。这是提高残疾人生活质量并促进其自立的关键。⑤ 它可以对不同国家、不同卫生服务领域的数据进行比较，这是国际上早就期望实现的愿望。⑥ 它为卫生信息系统提供一种系统化的编码方案。长期以来，国际上一直缺乏一种有关流行病或其他数据的统一编码系统。⑦ 它促进对健康状态结果的研究。该系统可以建立更有效的数据收集方法，以收集促进或阻碍残疾人参与社会生活的数据。

具体而言，ICF 可以应用于：① 统计工具：用于数据采集和编码（人口研究，残疾人管理系统等）；② 研究工具：测量健康状态的结果，生活质量或环境因素；③ 临床工具：用于评定，如职业评定、康复效果评定；④ 制定社会政策工具：用于制订社会、保障计划、保险赔偿系统及制定与实施政策；⑤ 教育工具：用于课程设计，确定认知和社会行动需要。

（四）内容

ICF 从功能、残疾和健康的角度，评估身体结构（body structures）、身体功能（body functions）、活动和参与（activities and participation）、环境因素（environmental factors）以及个人因素（personal factors）4 项（见图 1-2），并应用字母数字编码系统对每一项进行编码，字母 b、s、d 和 e 分别代表身体功能、身体结构、活动和参与及环境因素。首字母 d 代表活动和参与，根据使用者的情况，可以用 a 或 p 替代首字母 d 以分别指代活动和参与。

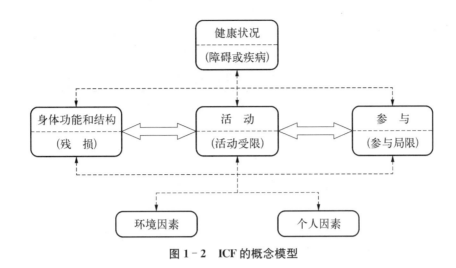

图 1-2　ICF 的概念模型

1. 身体功能和身体结构(body function and structure)

身体功能指身体各系统的生理或心理功能。身体结构指身体的解剖部位,如器官、肢体及其组成部分。身体功能和身体结构是两个不同但又平行的部分,它们各自的特征不能相互取代。

2. 活动(activity)

活动是由个体执行一项任务或行动。活动受限指个体在完成活动时可能遇到的困难,这里指的是个体整体水平的功能障碍(如学习和应用知识的能力、完成一般任务和要求的能力、交流的能力、个体的活动能力、生活自理能力等)。

3. 参与(participation)

参与是个体参与他人相关的社会活动(家庭生活、人际交往和联系、接受教育和工作就业等主要生活领域,参与社会、社区和公民生活的能力等)。参与限制是指个体的社会功能障碍。

4. 个人因素

由于其特异性原因,至今尚未分类。

(五) 关联因素

功能、健康和残疾之间相互独立又彼此关联,当考虑患者的"功能""残疾""健康状态"或"疾病后果"时,应从"身体—活动—参与"这 3 个水平分别进行评定和处理。ICF 还列出了与这些概念有相互作用的背景因素,包括环境因素和个人因素。环境因素包括某些产品、工具和辅助技术,其他人的支持和帮助,社会、经济和政策的支持力度,社会文化等。有障碍或缺乏有利因素的环境将限制个体的活动表现;有促进作用的环境则可以提高其活动表现。个人因素包括性别、种族、年龄、健康情况、生活方式、习惯、教养、应对方式、社会背景、教育、职业、过去和现在的经验、总的行为方式、个体的心理优势和其他特征等。按照这种方式,它使处于不同文化背景下的不同使用者在各个领域,就个体"功能、残疾和健康情况"分类和记录方面而言有一个共同工具。这个模式把健康状况、功能、残疾及背景因素表述为双向互动的统一体系。

(六) ICF 结构与定量分级

1. ICF 结构

ICF 中每一项可以逐级分类,级别数越高(如第三或第四级别),分类越具体,共有 1 454 项条目。举例说明:第二级 ICF 水平"b730 肌力功能"是"b7 神经肌肉系统和运动相关功能"的成分之一;而"b7 神经肌肉系统和运动相关功能"是 ICF 组成成分之一"b 身体功能"的一部分。个人因素由于其特异性原因,至今尚未分类。

2. ICF 定量分级(qualifier)

采用0~4分的分级方法表述问题的严重程度,但是分级范围不是平均分配。分级方法如表1-2所示。

表1-2　ICF 定量分级

0	没有问题(无、缺乏、可以忽视等,0~4%)
1	轻度问题(轻、低等,5%~24%)
2	中度问题(中等、较好等,25%~49%)
3	严重问题(高、极端等,50%~95%)
4	全部问题(最严重、全部受累等,96%~100%)
8	无法特定(当前信息无法确定问题的严重程度)
9	无法应用(不恰当或不可能使用)

(七) 应用价值

1. 国际交流工具

ICF 作为国际通用的描述功能、残疾和健康状况的国际语言和概念,使得国际间就某一疾病的交流变得容易,且使得疾病前后变化具有可比性。

2. 多学科的交流工具

ICF 的目标是提供统一、标准的语言和框架描述健康和与健康有关的状况。它从概念上把以前侧重的"疾病结局"分类转变为现在的"健康成分"分类。"健康成分"需要确定由哪些因素构成人的健康状况,而"疾病结局"则只能反映疾病(包括损伤、中毒)对健康造成的影响和危害。因此,ICF 可以应用于:医院管理和质量控制体系、康复医疗评估体系、医疗保险评价体系、社会工作评价体系。

3. 临床功能评定的实用工具

ICF 是疾病、健康和残疾相关问题的标准语言,有可能成为医学领域通用的功能评估工具。在康复医学领域将有十分重要的临床价值。

(八) 核心组合和简要核心组合

核心组合(core set)是指在特定疾病和特定环境下,选出尽可能少的与功能、残疾和健康相关的 ICF 条目。简要核心组合(brief core set)是为了临床应用,从核心组合提取出的最常用的条目。核心组合和简要核心组合是 ICF 进入实际应用的关键措施。目前已经得到研究认证的核心组合包括:慢性全身性疼痛(chronic widespread pain)、腰痛(low back pain)、骨关节炎(osteoarthritis)、骨质疏松症(osteoporosis)、类风湿关节炎(rheumatoid arthritis)、缺血性心脏病(chonic ischemic heart disease)、糖尿病(diabetes)、肥胖(obesity)、阻塞性肺疾病(obstructive pulmonary diseases)、抑郁(depression)、乳腺癌(breast cancer)、脑卒中(stroke)、脊髓损伤(spinal cord injury)等。

目前已建立的 13 种疾病的全套和简要 ICF 核心组合尚处在初步阶段,需要在今后数年中,接受来自不同国家、不同种族、不同患者以及不同医务人员间的效度和信度等验证。验证过程应基于标准操作方法,并保持与位于德国慕尼黑的世界卫生组织分类协作中心(WHO FIC CC)的 ICF 研究机构和世界卫生组织的分类、评估、调查和术语小组(CAS)进行紧密合作。最终目标是证实 ICF 的有效性,并且建立一个在全球范围内广泛同意的临床实践、科研和卫生统计工具。

五、康复医疗模式

康复医学需要多学科参与方能实施,需要同步提供多种专业服务,故常用多学科专业合作的方式,共同组成康复治疗组。组长为康复医师(physiatrist),成员包括物理治疗师(physical therapist,PT)、作业治疗师(occupational therapist,OT)、言语矫治师(speech therapist,ST)、心理治疗师(psychologist)、假肢与矫形器师(prosthetist and orthotist,PO)、文体治疗师(recreation therapist,RT)、社会工作者(social worker,SW)、职业咨询师(vocation counselor)等。在组长领导下,各种专业人员对患者进行检查评定,在治疗中各抒己见,讨论分析功能障碍的性质、部位、严重程度、发展趋势、预后、转归,提出各自的对策(包括近期、中期、远期),然后由康复医师归纳总结为一个完整的、分阶段性的治疗计划,由各专业分头付诸实施。治疗中期,召开治疗组会议,对计划的执行结果进行评价、修改、补充。治疗结束时,召开治疗组会议,对康复效果进行总结,并为下阶段治疗或出院后的康复提出意见。

(一) 康复医疗服务

康复医疗服务通常分为3个阶段或3种方式,即:① 机构内康复服务(institute based rehabilitation,IBR):即在综合医院康复科或康复医疗机构内,在门诊或病房由康复医学专科人员为病、伤、残者进行康复服务。② 上门康复服务(out-reaching rehabilitation service,ORS):康复医疗机构专科人员走出医院,到病、伤、残者家中或社区为其进行康复服务。③ 社区康复服务(community-based rehabilitation,CBR):以社区的人力、物力、技术资源在社区内为本社区病、伤、残者的康复服务,康复医疗机构专科人员来社区加以指导。

(二) 康复医疗服务流程

康复医疗服务流程主要是指病、伤、残者接受比较完整的、规范化的康复医疗的过程。从接诊到出院,康复医疗的整个流程如下:康复科门诊或临床各科转来的患者由康复科医师接诊→临床诊察、影像检查、实验室检查及有关专科的会诊→初期患者功能和能力的康复评定→据此制订康复治疗的计划→门诊或住院康复治疗→治疗中期再次的康复评定→治疗计划的修订→进一步的康复治疗→治疗后期的康复评定和结果评定→出院后的安排(重返工作岗位、转到休养所治疗、继续门诊治疗或在当地社区治疗等)。

(三) 分层级康复医疗服务(三级康复)

我国人口众多,需要进行康复的目标群体数量庞大,因而有必要建立分层级康复医疗服务的模式,即逐步建立以区康复中心(区域内三级甲等医院内康复医学科)为主导,依托区康复分中心(区域内二级医院或康复医院),立足社区卫生服务中心及站点的康复服务网络。各康复服务网络单位定位明确、相互配合、协调发展,使患者在疾病的各个阶段均能得到适宜的康复医疗服务。

1. 康复中心

康复中心为第一级康复,多数由三级甲等医院承担,以疾病、损伤的急性期临床康复为重点,与其他临床科室建立密切协作的团队工作模式,为患者提供早期、专业的康复医疗服务,提高患者整体治疗效果;承担区域内康复专业人才培养任务,发挥学科带头作用,加强区域康复学科建设,在全区起到辐射带动作用。

2. 康复分中心

康复分中心为第二级康复,由二级甲等医院或专科康复医院承担,负责辖区内各类康复目标群体的康复服务、心理干预和疾病稳定期患者的综合康复治疗。以完善的康复设施设备为依托,以重点疾病的康复路径为纽带,形成优势学科,促进区域内康复服务整体水平提升。

3. 各社区卫生服务中心及站点

各社区卫生服务中心及站点为第三级康复,作为康复服务的终末端,主要为疾病恢复期患者提供长期的基本康复服务。对有需求的残疾人优先建立家庭医生签约服务,以居家康复为主,提供门诊康复服务;为符合条件的重度残疾人实施居家医疗护理服务,贴近社会和家庭,并逐步将居民康复医疗服务信息与现有的居民健康档案相结合。在社区层面建立完善社区卫生服务中心—社区卫生服务站点—家庭病床的康复服务模式。

附录1-1　我国参照国际分类方法制定了残疾人的分类标准,该标准在1986年经国务院批准正式颁布实施。该标准把残疾人分为5类,1995年中国残疾人实用评定标准,把残疾人分为7类。

1. 视力残疾

(1) 盲:一级:最佳矫正视力低于0.02;或视野半径小于50。二级:最佳矫正视力等于或优于0.02,而低于0.05;或视野半径小于100。

(2) 低视力:一级低视力:最佳矫正视力等于或优于0.05,而低于0.1。二级低视力:最佳矫正视力等于或优于0.1,而低于0.3。

2. 听力残疾

(1) 聋:一级聋高于90 dB;二级聋为71~90 dB。

(2) 重听:一级重听为61.70 dB;二级重听为51~60 dB。

3. 言语残疾

按言语能力分级测验,分成四级。

4. 智力残疾

根据智商IQ不同又分一级智力残疾(IQ<20)、二级智力残疾(20<IQ<34)、三级智力残疾(35<IQ<49)、四级智力残疾(50<IQ<69)。

5. 肢体残疾

分一级肢体残疾、二级肢体残疾、三级肢体残疾、四级肢体残疾。按ADL评定,将其分为重度、中度和轻度肢体残疾。

6. 精神残疾

分一级精神残疾、二级精神残疾、三级精神残疾、四级精神残疾。按《精神残疾分级的操作性评估标准》,将其分为重度、中度和轻度精神残疾。

7. 综合性残疾

是指具有上述两种以上的残疾。

附录1-2　腰痛的ICF简要核心组合如表1-3所示。

表1-3　腰痛简要ICF核心组合

ICF组成成分	等级排序	ICF编码	条　目　名　称
身体功能	1	b280	痛觉
	2	b152	情感
	3	b730	肌力
	4	b710	关节活动性
	5	b455	运动耐受能力
	6	b134	睡眠
	7	b740	肌耐力
	8	b735	肌张力

（续表）

ICF 组成成分	等级排序	ICF 编码	条 目 名 称
身体功能	9	b715	关节稳定性
	10	b130	能量和驱力功能
身体结构	1	s120	脊髓和相关结构
	2	s760	躯干结构
	3	s770	与活动相关的其他肌肉骨骼系统结构
活动和参与	1	d415	维持某种身体姿势
	2	d430	举起和搬运物体
	3	d410	改变基本身体姿势
	4	d450	行走
	5	d850	有报酬的就业
	6	d859	其他特指或非特指的工作或就业
	7	d640	做家务
	8	d540	穿衣
	9	d240	处理压力和其他心理需求
	10	d760	家庭关系
	11	d530	入厕
	12	d845	获得、保持或结束一份工作
环境因素	1	e580	卫生服务、体系或政策
	2	e570	社会安全服务、体系或政策
	3	e355	卫生专业人员
	4	e450	卫生专业人员的个人态度
	5	e410	直系亲属的个人态度
	6	e135	就业用品和技术
	7	e110	个人消费品
	8	e310	直系亲属
	9	e155	私人建筑的设计、构造及建筑产品和技术
	10	e550	法律服务、体制和政策

（王　颖）

第二节　运动学基础

　　运动学是研究人体活动的科学，所涉及的基础内容主要包括运动生物力学、运动生理学和运动生物化学。生物力学是应用力学的原理来分析人体运动规律的科学。运动生理学则是研究运动中人体主要系统和脏器功能生理效应规律的科学。不同年龄、不同性别的人在运动时，不同组织的器官（心脏、肝脏、肾脏等），都有不同的生物化学特点。运动时体内复杂的化学变化过程的调节及运动应激与体内适应过程等，都是运动生物化学的研究范围。以上三者均是康复治疗学的重要理论基础。正确认识各运动器官的力学特性及其在运动中的相互作用和生理、生化功能，对创伤和疾病的预防、治疗和康复都极为重要。

一、运动生物力学

1. 基本概念

力学是研究物体间相互作用的力与物体发生位移（运动）之间关系的物理学分支。自然界常见的力有重力、引力、压力等，这些力作用于物体使之发生位置或状态的改变，物体之间发生位置变化的过程称之为运动。与人体运动有关的力主要有内力和外力两种。

1）定义

生物力学（biomechanics）是研究能量和力对生物系统的科学，是力学、生物学、医学等学科相互渗透的学科。生物力学应用经典力学理论分析生物和生理体系。生物力学的不同方面应用不同的力学原理，如静力学原理用于分析肌肉骨骼系统中关节和肌肉的受力大小和性质；动力学原理用于动作描述、步态分析及分段运动分析等；固体力学可用于评估生物体系在不同受力情况下的功能性行为；流体力学可用于研究循环系统的血流、肺内的气体流动及关节内的润滑。肌肉和骨骼系统虽然较为复杂，但仍遵循力学的基本规律。

2）内力和外力

（1）内力：是指人体内部各种组织器官相互作用的力。其中最重要的首先是肌肉收缩所产生的主动拉力，是维持人体姿势和产生运动的动力；其次是各种组织器官的被动阻力，包括肌肉、骨、软骨、关节囊、韧带、筋膜等受压力或拉力作用时，对抗变形的阻力、躯体的惯性力和内脏器官间的摩擦力及其固定装置（如腹膜、肠系膜、大血管等）的阻力等。

（2）外力：是指外界环境作用于人体的力，包括重力、器械的阻力、支撑反作用力、摩擦力及流体作用力。各种外力经常被利用来作为运动训练的负荷，这种负荷要求肢体运动的方向和力量与之相适应，因而选择投入工作的肌群及其收缩强度，这是肌力训练的方法学理论基础。

3）骨骼力学

（1）力矩：一个力作用于物体，既可能是对物体产生"推"或"拉"的作用，又可能使其转动。一个力施加于物体所产生的绕某轴转动的作用就称为力矩。力矩的单位为牛顿·米（N·m）。

（2）应力和应变：单位面积上的作用力称为应力（stress），单位是 N/m^2。物体受外力作用发生形状和大小改变称变形（deformation）。物体的形变是受到外力作用的结果，应力相对应的形变不是绝对改变而是相对改变，物体在内部应力作用下发生的形变和大小的相对变化称应变（strain）。在一定的形变限度内，当解除外力后，物体能够完全恢复原状的变形称为弹性形变（elastic deformation），其基本形式有长度形变、体积形变和形状形变。

（3）弹性模量（modulus of elasticity）：某物质的应力和应变比值称为该物质的弹性模量。在常变的情况下，在正比极限范围内，张应力和张应变之比或压应力与压应变之比称杨氏模量（Young's Modulus）。

（4）刚体：在外力作用下，物体的大小与形状不发生改变的物体称为刚体（rigid body）。理论上，刚体是指在任何载荷下都会发生变形的物体。在实际研究中，当有些部分在特定载荷下的变形与该研究中其他部分的变形量相比极其微小可忽略不计时，则可将该部分视为刚体。

4）动力学

（1）动力学状态：一个力作用于物体，会加速物体的运动，改变物体的运动速度，此为非平衡状态，也称动力学状态。

（2）线加速度和角加速度：由于速度是矢量，速度的改变意味着方向的改变或大小的改变，或两者都有变化。如果力所产生的加速度是沿直线方向，则称为线加速度，由扭力所产生的绕轴旋转的加速度称为角加速度。

5）动力学平衡

当作用于物体上的合力或合力力矩为零时，物体没有线加速度和角加速度，此时物体保持平衡、静止或匀速运动，称为静力学平衡。静力学平衡可分析作用处于静态系统上所有力的平衡问题。

6）骨骼运动学

运动学研究刚体的位置、速度、加速度及其相互关系，而不考虑作用于物体上的力和力矩，即运动学描述的是运动的几何规律。

（1）平动和转动：速度是指在一定时间内物体的位置改变，具有大小和方向。当物体上的所有点都沿着一个方向运动，则称该物体在做平动；如果刚体上的两点朝两个不同方向运动，则此物体的运动既包括平动也包括转动。一般来说，任何刚体的运动都可以视为平动和转动的复合。

（2）关节面的相对运动：尽管在任何平动和转动的复合运动情况下两物体之间会有相对运动，但关节表面之间往往是有束缚的相对运动。这是由关节面的几何形状、韧带和肌肉的约束所造成的。两关节面之间的分离运动相对于关节的整体运动是非常小的。

（3）摩擦：两接触物体之间相对滑动的抵抗称为摩擦。摩擦分为两类，第一类为表面摩擦，源于两接触物体的表面因为粗糙所致的相互吸附作用或源于两表面之间的润滑膜的黏性剪切作用。第二类称为体积摩擦，或体内摩擦，源于材料或黏滑液内能的耗散机制。对于关节软骨来说，内摩擦是由于软骨间隙液流过多孔可渗透性固体基质时的摩擦阻力所产生的。

2. 脊柱生物力学

1）运动节段

由于脊柱的结构和功能较为复杂，在研究脊柱的生物力学时，通常观察脊柱的某一部分，该部分由相邻两椎体及其间的软组织构成，能显示与整个脊柱相似的生物力学特性的最小功能单位，其运动的叠加可构成脊柱的三维运动，成为运动节段（motion segment），又称脊柱功能单位（functional unit）。

（1）分部：通常将其分为前后两部分，前部分由两个椎体、椎间盘和后纵韧带组成；后部分由相应的椎弓、椎间关节、横突、棘突和韧带组成。

（2）前后部承载：前部的椎间盘和后部的小关节在负重及应力分布方面存在着一种独立的、动态的关系。在侧方、前方剪应力作用、轴向压缩及屈曲运动时，前部的椎间盘是主要的负重部位。如伴有较大的位移时，后面的小关节也承受部分载荷，在后方剪应力（背伸运动）和轴向旋转时，小关节则是主要的负重部位。

（3）功能：运动功能，提供椎体三维空间的运动范围；承重功能，将载荷从颈部传至骨盆；保护功能，保护椎管内容纳的脊髓及神经根。椎体、椎间盘及前纵韧带、后纵韧带提供脊柱的支持功能和吸收对脊柱的冲击能量。运动范围主要依靠椎间关节复合体完成。躯干及韧带保证脊柱的稳定性和维持身体的姿势。

2）脊柱运动学

神经和肌肉的协同作用产生脊柱各个节段的运动范围却较小，节段间的运动是三维的，表现为两椎骨的角度改变和位移。脊柱的活动通常是多个运动节段的联合运动，包括沿横轴、矢状轴和纵轴的旋转和平移。限制任何部位的活动都可增加其他部位的活动。

（1）运动特性：在脊柱运动中，椎体与椎间盘、韧带、关节囊等组织相比，变形量是极小的，分析运动时可视为刚体，而椎间盘等其他软组织视为塑性物体。

（2）自由度：按照刚体运动学理论，椎骨的三维运动有 6 个自由度，即前屈、后伸，左右侧屈和左右旋转运动方向上的角度及上下、前后和左右方向的位移。其中 3 个为平动自由度，3 个为转动自由度。

3）运动范围

（1）颈椎的活动度：颈椎是脊椎活动度最大的部分。颈椎活动由两个部分完成：上颈椎（枕-寰-枢复合体);下颈椎(颈2~颈7)的联合运动。前者以旋转运动为主,后者以屈伸运动为主。枕-寰-枢复合体是人体中轴骨中最复杂的关节。枕-颈1和颈1-颈2的关节均有伸屈运动,枕-颈1的屈伸范围为13.4°,颈1-颈2(C1-C2)关节约10°,两者使枕-寰-枢复合体的伸屈运动范围达23.4°。轴性旋转只发生在颈1-颈2关节,其旋转范围可达47°,相当于整个颈椎旋转范围的40%~50%。枕-寰-枢复合体之间的平移度很小,枕-颈1间轴性平移约1 mm,前后平移小于1 mm,颈1-颈2的侧向平移一般只有在侧屈和轴性旋转时才会发生。下颈椎的屈伸活动主要在中段,颈5-颈6活动度最大,侧屈与旋转运动越向下越小。整个颈椎节段的联合运动,屈伸约145°,轴向旋转约180°,侧屈约90°。

(2) 胸椎的活动度:在矢状面上,屈伸运动上胸段平均每节段为4°,中段为6°,下段为12°。在冠状面上,侧屈运动上胸段的活动范围为6°,最下节段为9°。胸椎的轴性旋转范围自上而下逐渐减小,上胸段的活动范围为8°,下胸段只有2°左右。

(3) 腰椎的活动度:从腰1~腰5,屈伸范围逐渐增加,从腰1的12°增加到腰骶关节的20°。腰椎各节段的侧屈范围大致相同,但腰骶关节较小,只有2°~4°,腰5~骶1稍大,可到8°。腰椎的轴性旋转各段基本相同,约为2°~3°,明显低于颈椎。

(4) 椎体承载:椎体主要承受压缩载荷,腰椎骨截面上的载荷比颈、胸椎要大。椎体骨密质较薄,其主要由骨松质构成。骨松质的骨小梁是按纵横应力线方向分布,椎体是椎骨受力的主体。椎体骨密质虽然较薄,但可承受椎体压力的45%~75%。椎体的抗压强极限约为5~7 MPa。椎体的最大承载量与椎体的上下位置有很大的关系。在腰椎,压缩性载荷主要由腰椎椎体承受,只有18%的载荷由小关节承担。椎体的强度随年龄的增长而减弱,尤其是年龄>40岁将更加明显。

4) 椎间盘生物力学

(1) 结构特点:椎间盘由纤维环、髓核和透明软骨终板和Sharpey纤维组成。纤维环由坚韧的纤维组织绕而成,各层纤维方向不同,相互交叉,彼此呈30°~60°交角,增加了纤维环的抗载荷能力。髓核外观呈半透明的凝胶状,主要由软骨基质和胶原纤维组成,通过Sharpey纤维附于椎体骺环。透明软骨终板是椎体的上下软骨面,构成椎体的上下界,与相邻椎体分开。年轻人的髓核含水量约85%,其余是胶原纤维和蛋白多糖。髓核随年龄增长及椎间盘退变,水分可逐渐降至70%。胶原纤维维持椎间盘的形状和张力,蛋白多糖通过与水的相互作用维持组织刚度、抗压力和黏弹性。

(2) 椎间盘功能:正常椎间盘由胶冻状的髓核和纤维环组成,形成封闭的有一定压力的内环境,其功能有如下:① 保持脊柱的高度;② 连接椎间盘的上下两椎体,并使椎体有一定的活动度,使椎体表面承受相同的压力;③ 对纵向负荷起缓冲作用,维持后方关节突间一定的距离和高度,保持椎间孔的大小;④ 维持脊柱的生理曲度。

5) 小关节生物力学

(1) 结构特点:脊椎节段的活动类型取决于椎间小关节的取向,而小关节面的取向在不同的节段有一定的变化。下颈椎的小关节面与冠状面平行,与水平面呈45°,允许颈椎前屈、后伸、侧屈和左右旋转。胸椎的小关节面与冠状面呈20°,与水平面呈60°,允许侧屈、旋转和一定程度的屈伸。腰椎小关节面与冠状面呈45°,与水平面垂直,允许前屈、后伸、侧屈、限制过度的旋转运动。

(2) 承载能力:腰椎小关节能承受不同类型的载荷,其承受压缩载荷的作用因体位和姿势而异。当腰椎处在最大前屈位时,其小关节承受了90%的张应力,但并不承受压力;腰椎后伸至最大限度时,小关节承受的压应力占33%。当腰椎承受剪切应力时,由于椎间盘的蠕变和松弛特性,可有效抵抗载荷,故小关节承受的剪切应力明显加大,承载比例可达45%,与椎间盘大致相等。

6) 韧带生物力学

(1) 前纵韧带和后纵韧带:脊柱前纵韧带抗张力能力最强,其次是棘上韧带,棘间韧带和后纵韧带,前纵韧带的最大破坏载荷是后纵韧带的 2.2 倍。前纵韧带的刚度最大,其次是后纵韧带,棘间韧带最弱。前纵韧带和后纵韧带有较大的刚度,对于屈伸运动时抵抗椎间盘膨胀和椎体位移有重要意义。棘上韧带形变能力最大,前纵韧带和后纵韧带变形能力最小。

(2)黄韧带:呈节段性,有丰富的弹性纤维。黄韧带的抗张应力为 30～50 N,在脊柱韧带中范围最大。腰椎前屈时,黄韧带受到拉伸,弹力纤维被拉长,处于储能状态。当外力解除后,弹力纤维内所储存的能量又会立即释放出来,使其恢复原状。腰椎后伸可使黄韧带松弛,由于预张力的作用,黄韧带不会出现皱褶或弯曲凸入椎管。当腰椎间盘退变后,长期的椎间距缩小,使黄韧带松弛,小血管迂曲变形,弹力纤维退行性改变,黄韧带肥厚,其预张力消失,造成侧隐窝狭窄。

(3)棘上韧带和棘间韧带:既起到稳定脊柱活动的作用,又能加强脊柱的外在稳定。棘上韧带位于棘突后部末端,呈窄条状,因其距脊柱伸屈轴心较远,所以,在脊柱做前屈运动时,棘间韧带有较大的变形能力。

7)脊髓的生物力学

(1)结构特点:当脊髓无软脊膜包裹时,其特性如半流体性黏聚体,包裹软脊膜的脊髓为一具有特殊力学特性的结构。如除去周围的神经根、齿状韧带等组织,将脊髓悬吊起来,其长度可因自身重量而延长 10%,此时若想使其继续延长,可突然出现弹性阻力。

(2)位移曲线:脊髓的负荷-位移曲线有两个明显的不同阶段。第一节段也可称初始节段,很小的拉伸即可产生很大的位移;第二节段,相同的牵拉只形成小的位移,造成第一节段变化的力约为 0.01 N,第二阶段脊髓在断裂前可承受 20～30 N 的拉力。脊髓生物力学特性与组织特性有关。第一节段有较大的伸缩性,是脊髓折叠形成的,可在很小的外力下折叠或展开,第二阶段脊髓展开或折叠已达极限,脊髓组织直接承受外力阻力将以 10 为指数而迅速增加。

(3)脊柱活动与脊髓的关系:椎管长度的改变总是伴有脊髓的相应改变,脊髓的折叠与展开可满足脊柱从完全伸直到完全屈曲所需的 70%～75% 的长度变化。生理活动的极限部分由脊髓本身的弹性变形来完成。脊髓在长度改变的同时,同样伴有横截面积的变化。

8)神经根的生物力学

(1)结构特性:与周围神经不同,脊神经根只有在近脊神经节处才有一薄层神经外膜,而外周神经却有厚厚的神经外膜。脊神经由神经纤维和胞体组成,而外周神经只由神经纤维组成。

(2)应力曲线:脊神经仅能被牵拉 15%～23%。直腿抬高试验时,脊神经可在神经根管内滑动 2～5 mm。假如神经受到压迫,这种正常的神经根活动就会受到限制,在被牵拉的过程中,可产生神经的激惹和炎症,此时神经内的张力升高,在神经内可能发生小范围结构上的破坏,从而造成神经根生物力学特性的改变。

3. 骨与关节生物力学

1)骨骼生物力学

(1)结构特点:骨骼系统是人体重要的力学支柱,不仅承受着各种载荷,还为肌肉提供可靠的动力联系和附着点,骨组织主要由骨细胞、有机纤维、黏蛋白、无机结晶体和水组成。

(2)力学特性:骨的生物活性来源于骨细胞。胶原纤维借助黏蛋白的胶合形成网状支架。微小的羟磷灰石晶粒充填于网状支架并牢固地附着于纤维表面,这种结构不仅具有较好的弹性和韧性,还具有较大的强度和刚度。胶原平行有序排列并与基质结成片状形成骨板,是形成密质骨的单元。胶原与基质黏附交错无序则形成棒状骨小梁,是形成疏质骨的单元。骨的力学性质受人的年龄、性别、部位等因素的影响。

(3)骨的变形:骨的变形以弯曲和扭转最为常见,弯曲是沿特定方向上连续变化的线应变的分布,扭转是沿特定方向上的角应变的连续变化。骨骼的层状结构充分发挥了其力学性能。从受力情况来分析,一长骨若中部受到垂直于长轴的力的作用,该长骨的两端由关节固定,中间部的力使其长度伸长并弯曲,与两端关节固定点形成相反的平行力,越靠近骨皮质部应力越大。若受到扭转力的作用,情况亦是如此,骨的一部分类似于一个圆柱体,圆柱受一对大小相等、方向相反的力矩作用发生角应变,轴心的应变及剪切力为零,圆柱表面的力最大,即骨皮质部受的力最大,而骨皮质是最坚硬的部位,抗压、抗扭转力最强。

2) 应力对骨生长的作用

(1) 应力刺激:骨是能再生和修复的生物活性材料,有机体内的骨处于增殖和再吸收两种相反的过程中,此过程受很多因素的影响,如应力、年龄、性别及某些激素水平,但应力是比较重要的因素。应力刺激对骨的强度和功能的维持有积极的意义。研究表明,骨骼都有其最适宜的应力范围,应力过高或过低都会使其吸收加快。如瘫痪的患者,骨骼长期缺乏肌肉运动的应力作用,使骨吸收加快,产生骨质疏松。反复承受高应力的作用,可引起骨膜下的骨质增生。

(2) 应力与骨折愈合:骨折后的骨愈合需骨痂形成,而骨痂的形成需要应力的刺激。骨在应力作用下羟磷灰石结晶的溶解增加,使发生应变的骨组织间隙液里的钙离子浓度增大,以利于无机晶体的沉积。骨的重建是骨对应力的适应,骨在需要应力的部位生长,在不需要的部位吸收。制动或活动减少时,骨缺乏应力刺激而出现骨膜下的骨质吸收,骨的强度降低。骨折钢板内固定,载荷通过钢板传递,骨骼受到的应力刺激减少,骨骼的直径缩小,抗扭转能力下降。因此,骨折后适当的应力刺激可加速骨折愈合。

3) 骨与关节的运动

骨骼运动会产生相应的关节运动,骨骼运动有两种基本形式:旋转和线形位移。骨骼的旋转会产生关节的滚动-滑行,其线形运动会产生关节的滑行、牵引、压缩。

(1) 骨骼旋转:主动运动和被动运动均可产生骨骼的旋转,旋转分为单轴旋转和多轴旋转。单轴旋转即围绕一轴且发生于一平面的骨骼旋转,从功能上讲又称解剖运动。多轴旋转即围绕多于一轴并产生多于一平面的骨骼运动,其代表了生活中大部分功能性动作,所以又称功能运动。正常关节的运动可产生的滚动-滑行(joint roll-gliding),是与骨骼旋转有关的关节运动。滚动发生于两关节形状不同的情况下,接触点同时变化,所发生的运动为成角运动,无论关节表面凹或凸,滚动的方向总是朝向成角骨运动的方向。滑行发生于一侧关节面的一点接触对侧关节面的不同点时,滑行的方向取决于运动骨关节面的凹凸形状,当运动骨关节面凸出时,滑行方向与成角骨运动方向相反;当运动骨关节面凹陷时,滑行方向与成角骨运动方向相同。

(2) 骨骼的线形位移:骨骼的线形位移是由作用于身体上的外力而形成的,分为牵引(traction)、压缩(compression)和滑行(gliding)。治疗面是指经过关节凹面,垂直于旋转中心与关节接触面中点连线的平面。对于凹面更紧密,治疗面与关节的凹面同步移动,对于凸面关节,凸面移动时,治疗面保持不动。牵引是指与治疗面垂直,且远离治疗面的线形运动。压缩是指与治疗面垂直且移向治疗面的线形运动。滑行是指与治疗面平行的关节活动性动作。

4. 关节软骨的生物力学

1) 关节的稳定性和灵活性

关节的运动方式和运动幅度取决于关节的形态结构。关节在形态和结构上各有其特点,稳定性大的关节如膝关节活动度较小,灵活性较差;而灵活性大的关节如肩关节稳定性差。影响关节稳定性和灵活性的因素有,组成关节的两个关节面弧度之差、关节囊的厚薄与松紧度、关节韧带的强弱与多少、关节周围肌群的强弱与伸展性。

2) 关节软骨的构成与生物力学

(1) 结构特点与组成:关节软骨主要由大量的细胞外基质和散在分布的高度特异细胞(软骨细胞)组成,基质的主要成分是水、蛋白多糖和胶原,并有少量的糖蛋白和其他蛋白。这些成分构成了关节软骨独特而复杂的力学特性。关机软骨分为 4 层：浅表层、中间层(或移形层)、深层和钙化软骨层。浅表层纤细的胶原纤维与关节表面平行，软骨细胞伸长且长轴与关节表面平行，蛋白多糖的含量低，水分的含量最多。中间层胶原纤维略粗，排列不太整齐，软骨细胞近似圆形。深层含蛋白多糖最多，水分最少，胶原纤维的直径更粗，与关节表面垂直排列，软骨细胞呈球形，常以柱状排列。最深层是钙化软骨层，将透明软骨与软骨下骨分开，其特征是被磷酸盐包裹的小细胞散在软骨基质中。

(2) 生物力学特性：关节软骨是组成活动关面的有弹性的负重组织，可减小关节面反复滑动中的摩擦，具有润滑和耐磨的特性，并具有吸收机械震荡的作用，传导负荷至软骨下骨的作用。关节软骨的组成特点决定了其具有液压渗透性、黏弹性、剪切特性及拉伸特性。

3) 负荷对软骨的作用

关节软骨是没有神经支配的组织，所以调节人体许多生理活动的神经冲动不能为软骨细胞传递信息。软骨细胞对于压力-形变非常敏感，作用在组织中的力学变化可导致细胞膜应力-应变的变化，使细胞获得足够的信息。关节负荷的类型、强度和频率直接影响关节软骨的功能，当负重的强度和频率超出或低于某一范围时，关节软骨的合成和降解的平衡被打破，软骨的组成与超微结构将发生变化。

5. 肌肉的生物力学

1) 肌肉的力学特性

(1) 肌肉 4 个特性：兴奋性和收缩性：肌肉的兴奋性和收缩性表现为，在刺激作用下能发生兴奋和产生收缩的反应；伸展性和弹性：肌肉的伸展性指肌肉在放松状态下，受到外力的作用时长度延伸的能力；肌肉的弹性是指当外力去除后，肌肉恢复原来长度的能力。

(2) 运动单位募集：指进行特定活动动作时，通过大脑皮质的运动程序，调集相应数量的运动神经元及其所支配的肌肉纤维的兴奋和收缩过程。运动单位募集越多，肌力就越大。运动单位募集受中枢神经系统功能状态的影响，当运动神经发出的冲动强度大、冲动的频率高时，激活的运动单位就多。

(3) 杠杆效率：肌肉收缩产生的实际力矩输出受运动节段杠杆效率的影响。如髌骨切除后股四头肌力臂缩短，伸膝力矩将减小约 30%。

2) 肌肉的类型

(1) 肌细胞分化分类：骨骼肌、心肌和平滑肌。

(2) 运动作用分类：原动肌、拮抗肌、固定肌和协同肌。在不同的运动中，某块肌肉可担当原动肌、拮抗肌、固定肌或协同肌等不同的角色。即使在同一运动中，由于重力的协助或抵抗。

(3) 肌纤维分类：人类骨骼肌存在 3 种不同功能的肌纤维，Ⅰ型慢缩纤维，又称红肌，即缓慢-氧化型肌纤维；Ⅱa 型和Ⅱb 型快缩纤维，又称白肌，即快速-糖原分解型肌纤维。肌肉的运动是保持其功能的主要因素。在相对低强度下的反复收缩，可增加线粒体量和质，能量释放酶(三羧酸循环酶和长链脂肪酸氧化酶)和电子传送能力提高，肌纤维稍有增粗，以红肌纤维改变为主，肌耐力增加。力量运动时，每一肌横断面积范围内增加力的负荷即募集增多和频率增加，肌纤维横截面积增大，以白肌纤维为主，蛋白合成能力增强，分解降低，线粒体数量相对减少，无氧代谢能力增强，肌肉单位时间内的爆发力增大。

3) 肌细胞结构和生理特性

人体各种形式的运动主要是靠一些肌细胞的收缩活动来完成，各种收缩活动都与细胞内所含的收缩蛋白质、肌凝蛋白和肌纤维蛋白的相互作用有关。

(1) 生理特性：骨骼肌是体内最多的组织，约占体重的 40%，在骨和关节的配合下，通过骨骼肌的收缩和舒张，完成各种躯体运动，每个骨骼肌纤维都是一个独立的功能单位和结构单位。

(2) 肌纤维组成：每个肌纤维含有大量的肌原纤维，全长均呈规则的明、暗交替，分别称明带和暗带。暗带的长度比较固定，在暗带的中央有一段相对透明的区域称 H 带，它的长度随肌肉所处状态的不同而有所变化,在 H 带的中央又有一条横向的 M 线。明带的长度是可变的,在肌肉静息时较长,收缩时变短。明带的中央也有一条横向的暗线,称 Z 线,肌原纤维上每两条 Z 线之间的结构称为肌小节。肌小节的明带和暗带包含更细的、平行排列的丝状结构,称为肌丝;明带中的较细,称为细肌丝。细肌丝由 Z 线结构向两侧明带伸出,必然有一段要深入暗带和粗肌丝处于交错和重叠的状态。当肌肉被动拉长时,肌小节长度增大,运动细肌丝由暗带重叠区拉出,使明带长度增大。

(3)肌细胞的收缩:肌细胞收缩机制理论多使用滑行学说。滑行学说认为,肌细胞收缩时,肌原纤维的缩短不是细胞内肌丝本身的缩短或卷曲,而是细肌丝在粗肌丝间滑行的结果。此理论在实践中得到证实,当肌细胞收缩时,见到 Z 线互相靠拢,肌小节变短,明带和 H 区变短甚至消失,而暗带的长度则保持不变,这就是细肌丝在粗肌丝之间向 M 线方向滑动的结果。从该实验可看出,肌纤维缩短是有一定限度的,参加收缩的肌原纤维所含的肌小节变成最短时即是肌细胞缩短的最大限度。

4)肌肉的收缩形式

骨骼肌在运动神经的支配下,产生肌肉的收缩或肌张力增加,在骨关节和韧带的配合下完成躯体的各种运动。

(1)等长收缩(isometric contraction):是指肌肉收缩时只有张力的增加而无长度的缩短。此时肌肉承受的负荷等于或大于肌肉收缩力。等长收缩时由于无肌肉缩短可产生很大的张力,但由于肌肉作用的物体未发生位移,所以未对物体做功。它的主要作用是维持人体的位置和姿势。

(2)等张收缩(isotonic contraction):是指肌肉收缩时只有长度的缩短而无张力的改变,有关节的运动。此时肌肉承受的负荷小于肌肉收缩力,肌肉的收缩力克服施加给它的负荷外,还能使物体发生位移,所以它对物体做了功。人体四肢特别是上肢的运动主要是等张收缩,一般情况下,人体骨骼肌的收缩大多是混合式收缩,也就是既有张力的增加,又有长度的缩短,而且总是张力增加在前,当肌张力增加到超过负荷时,肌肉收缩才出现长度的缩短,一旦出现长度的缩短,肌张力就不再增加了。

5)骨骼肌收缩与负荷的关系

影响骨骼肌收缩的主要因素有前负荷(preload)、后负荷(afterload)和肌肉的收缩力(contractility)。

(1)前负荷:前负荷是指肌肉收缩前已存在的负荷,与肌肉的初长度关系密切。初长度是指肌肉收缩前在前负荷作用下的长度。在一定范围内,肌肉的初长度与肌张力呈正比关系,但是超过该限度则呈反比关系。也就是说,在初长度增加的开始阶段,增加初长度能使肌张力相应增大,但如果初长度增加超过某一点时,再增加初长度,肌张力不但不会增大,反而减小,该点产生的肌张力最大,称最适初长度,肌肉处于最适初长度时收缩产生的张力最大,收缩速度最快,做功的效率也最高。

(2)后负荷:后负荷是指肌肉开始收缩时承受的负荷。肌肉在有后负荷的情况下收缩总是肌张力增加在前,肌长度缩短在后。在一定范围内,肌肉的收缩速度与后负荷呈反比关系,称为张力-速度曲线。当后负荷增加到某一数值时,肌肉产生的张力可达最大限度,此时肌肉将不出现缩短,初速度为零,其收缩形式为等长收缩。前后负荷为零时,肌肉收缩不需克服阻力,速度达到最大值。在肌肉初速度为零和速度最大之间,肌肉收缩既产生张力,又出现缩短,而且每次此类收缩一出现,张力都不再增加 此时的收缩形式为等张收缩。

(3)肌肉收缩力:肌肉收缩的力量在临床上称为肌力,其大小受很多因素的影响。如肌肉的生理横截面、肌肉的初长度、运动单位的募集、肌纤维的走向与肌腱长轴的关系和骨关节的杠杆效率等。肌肉内部功能状态的改变也直接影响肌力,如缺氧、酸中毒可降低肌肉的收缩能力而钙离子、肾上腺素则可增强肌肉的收缩能力。

6.韧带和肌腱的力学特性

骨骼周围的肌腱、韧带、关节囊、皮肤,以及外伤后引起的瘢痕组织中的纤维组织,主要由胶原纤维构成。由于胶原纤维内的细纤维在未受载荷时呈波浪状,载荷开始后胶原纤维被拉直、伸长,直至屈服点,继而产生非弹性变形,直至达到极限而断裂破坏。破坏时的变形范围为6%~8%。

1) 韧带的力学特性

韧带的黏弹性:韧带在牵拉载荷的应力作用下呈现以下力学特征。

(1) 非线性应力-应变关系:韧带胶原纤维并非全部平行排列,当韧带的拉伸载荷开始时,仅与载荷作用方向一致的纤维承受最大牵伸而被完全拉直。随着牵伸力越加越大时,越来越多的非平行纤维受到载荷而被拉直。载荷的不断增大,韧带进一步延长,呈现越来越大的刚性,有利于在应力下保持关节的稳定和牢固。

(2) 蠕变:在静力学试验时,如载荷不再增加,但恒定地维持下去,韧带还可以缓慢地继续延长。在反复多次牵伸后也有类似的蠕变现象,即牵伸到达同样长度所需的载荷逐步减少。

(3) 应力松弛:在韧带受载荷牵伸而延长时,如其长度维持不变,则韧带内因牵伸而提高的张力会逐步下降,称为应力松弛现象。

(4) 塑性延长:肌腱在载荷牵伸下,发生弹性延长和塑性延长。前者在应力去除后回缩,后者则为持久地延长。

2) 肌腱的力学特性

肌腱的胶原纤维几乎完全呈平行排列,使其能承受较高的拉伸载荷。人体韧带的拉伸变形范围为6%~8%(屈服点),腱的应变范围为10%~15%。通常肌腱的横截面积越大,所能承受的载荷也越大。健康肌腱的拉伸载荷强度极限为肌肉的2倍。

上述特性对牵伸肌腱、韧带及黏连组织,改善关节柔韧性,矫治关节的纤维性挛缩强直有重要意义。

7. 人体力学杠杆

1) 基本概念

人体运动系统中肌肉、骨骼和关节的运动都存在着杠杆原理,各种复杂的运动均可以分解为一系列的杠杆运动。杠杆主要分为力点、支点和阻力点3个部分。

(1) 力点、支点和阻力点:动力作用点称为力点,在骨杠杆上力点是肌肉的附着点;支点是指杠杆绕着转动的轴心点,在肢体杠杆上支点是关节的运动中心;阻力点又称重力点,是骨杠杆上的阻力,指运动节段的重力,运动器械的重力,摩擦力或弹力以及拮抗肌的张力,韧带、筋膜的抗牵张拉力所造成的阻力。在一个杠杆系统中的阻力作用点只有一个,即全部阻力的合力作用点为唯一的阻力点。

(2) 力臂:支点到力点的垂直距离为力臂,支点到阻力点垂直距离为阻力臂。

(3) 力矩:表示力对物体转动作用的大小,是力和力臂的乘积。力矩方向用"顺时针方向"和"逆时针方向"来表示。习惯上把顺时针方向的力矩规定为正力矩,逆时针方向的力矩规定为负力矩。规定正负之后,几个力矩的合成就可以用代数和来进行计算。

2) 分类

根据杠杆力点、支点和阻力点的不同,可以将杠杆分为以下3类。

(1) 第1类杠杆:支点在力点和阻力点中间,主要作用是传递动力和保持平衡,故称为"平衡杠杆"。当支点靠近力点时,有增大速度和幅度的作用,支点靠近阻力点时,有省力的作用。如肱三头肌作用于鹰嘴时,产生伸肘作用。由于肌肉附着点接近肘关节,故手部有很大的运动幅度,然而手部较小的阻力即可阻止肱三头肌的运动。枕寰关节为支点,颈后肌的牵拉力为F,头的重量为R,借助平衡杠杆维持头的平衡。

(2) 第2类杠杆:阻力点位于力点和支点之间。如一根一端支在地上,向上撬动重物的棍棒。这类杠杆力臂始终大于阻力臂,可用较小的力来克服较大的阻力,有利于做功,故称为"省力杠杆"。在人体上,这类杠杆在静态时比较少见,只有在动态时可以观察到,如站立提踵时,以跖趾关节为支点,小腿三头肌以较大的跟腱附着于跟骨上的支点为力点,人体重力通过距骨体形成阻力点,在跟骨和跖骨构成的杠杆支点位于支点和力点之间。因此可用较小的力支起较大的体重,在行走、跑、跳时起作用。

(3) 第 3 类杠杆:力点位于阻力点和支点之间。此类杠杆因为力臂始终小于阻力臂,力臂须大于阻力才能引起运动,不省力但可以获得较大的运动速度,故称为"速度杠杆"。如手提重物屈肘,肱二头肌为作用力,阻力在手部,肘关节为支点,作用力臂小于阻力臂,通过较大的作用力来获得重物距离的移动,对速度和关节活动度有利。

(4) 杠杆的力学特性:人体中多数是 1、3 类的杠杆,其特点是将肌腱的运动范围在同方向或反方向上放大,比较费力,肌肉附着点越靠近关节越明显,这种排列的生物学优势就是肌肉集中排列,能使肌肉更轻、更细。若一块肌肉跨过关节分别止于 2 块骨上,一块固定,另一块可动,那么肌肉收缩可产生两个效应:转动效应和关节的反作用力。人体运动系统主要是通过杠杆原理达到省力、获得速度、防止损伤的目的。

二、运动生理学

1. 心血管系统

运动时心血管系统为了满足运动肌群的代谢性需要自动进行复杂的功能调节,其调节程度取决于运动的强度。这种调节主要表现为局部的自动调节(autoregulation)和神经性调节(neurogenic control),前者为组织提供氧的需求和清除代谢废物,后者参与血压的维持。

1) 肌肉血流的自动调节

由于肌肉系统中血管的总容量极大,若完全扩张,则可超过全身总血容量。因此,在做功肌肉血管开放的同时,其他脏器血管相应收缩,使血液重新分配。

2) 神经性调节

运动中血流分布的改变主要由于交感神经和激素的调节作用所致。交感神经分布广泛,对脾、肾、肠管和皮肤血管的作用强烈,对脑、骨骼肌和心脏的作用相对较弱。运动时交感神经兴奋,使得血液重新分配,以适应运动中的代谢需要;同时也会引起静脉血管的收缩,增加回心血量。

3) 局部因素的调节

在静息状态下,由于骨骼肌中血管平滑肌具有较高的张力(血管收缩),血液流经每克肌肉的流量极低。运动中,这种肌张力很快减弱,即使在刚开始运动后的数秒钟内就已出现,因而血管很快舒张。由于血液是人体内环境中主要的物质载体,不仅提供给做功肌以较多的氧和营养物质,而且由于酶、激素、无机盐、免疫物的运送,对全身均产生强烈的调节作用。

4) 运动中的循环调节

(1) 心率和心每搏输出量:在运动中,心脏每分钟排血量的增加或维持,可通过增快心率或增加每搏输出量或两者均增加来达到。心率的变化是受神经和体液的调节。影响心每搏输出量的主要因素有:心室收缩力、心室流出道和血管的阻力、回心血量。

(2) 心排输出量:运动中必须保持较高的心排输出量,以保证肌肉、呼吸和全身脏器的需要。静息仰卧时,成人每分钟排血量是 4～5 L,站立时略有减少,运动中心输出量增加,健康人每分钟心排输出量可增至 20 L 左右。其计算公式是:心排输出量=每搏出量×心率=每分摄氧量/动静脉氧分压差。

(3) 血压和血管阻力:运动时,心输血量增多和血管阻力因素可以引起相应的血压增高。但在运动中由于骨骼肌血管床的扩张,总外周血管阻力明显下降,这样有利于增加心输血量,并减少输送氧给做功肌的阻力。在血管反应良好的人体,动力性、耐力性和大肌群参与的运动项目(如跑步、骑自行车等),剧烈运动时,收缩压可以增高,舒张压仅轻微升高或不变或稍有下降。在无氧、等长收缩及仅有小肌群参与的大强度运动时,虽可明显增加心输出量,但由于此时局部血管扩张机制的作用较少,总外周血管阻力没有相应的下降,舒张压升高明显,心室的后负荷加大。

（4）静脉血回流:运动时,因骨骼肌血管床扩张而引起大量血流灌注,若没有相应的代偿机制常可妨碍静脉血回流。因为静脉管壁较薄,且有静脉瓣,故可阻止血液逆流。当肌肉收缩时,可使静脉受挤压,迫使血液向心脏流动;当下一次肌肉舒张可使静脉重新充盈。这样反复挤压,会产生"按摩"效应,可防止血流的淤积。同样,运动时的呼吸动作也促使肢体的静脉血回流入胸腹腔。另外,交感神经可使容量血管收缩,使静脉系统中血流量减少,也是保证回心血量增加的重要因素。

2. 呼吸系统

肺的功能在于进行气体交换、调节血容量及分泌某些内分泌激素,每分通气量是潮气量和呼吸频率的乘积。潮气量又分两部分。一部分气体进入肺泡进行气体交换,称为肺泡通气量;另一部分气体并不进入肺泡,只存在于呼吸道解剖无效腔内,称为死腔通气量。死腔通气量和潮气量的比值表示肺泡通气效率。

1) 运动中摄氧量的变化

在摄氧量(VO_2)能够满足需氧量的轻或中等强度运动,只要运动强度不变,即能量消耗恒定时,摄氧量便能保持在一定水平,被称为"稳定状态"。但在运动刚开始的短时间内,因呼吸、循环的调节较为迟缓,氧在体内的运输滞后,致使摄氧量水平不能立即到位,而是呈指数函数曲线样逐渐上升,此即进入工作的非稳态期,或"进入工作状态",通常是从无氧供能开始,逐渐增加有氧成分,呈特定的摄氧动力学变化。"稳定状态"是完全的有氧供能,而"进入工作状态"这一阶段的摄氧量与根据稳定状态推断的需氧量相比,其不足部分即无氧供能部分,则传统地被称为"氧亏"。当运动结束进入恢复期时,摄氧量也并非从高水平立即降至静息时的水平,而是通过快、慢两个下降曲线逐渐移行到静息水平。这一超过静息状态水平多消耗的氧量,则传统地称为"氧债",并认为"氧债"与总的"氧亏"等量。

2) 最大摄氧量

运动时消耗的能量随运动强度加大而增加。随着运动强度的加大,摄氧量达到最大而不再能增加的值,称为最大摄氧量。

三、运动生化

1. 代谢的基本概念

代谢(metabolism)泛指机体内各种物质新旧更替的化学变化过程,需要酶的催化。代谢过程可分为两类,即分解代谢(catabolism)和合成代谢(anabolism)。

代谢的调控是通过关键限速酶的活性调节来实现的,调控有两个水平:① 细胞内水平:主要由代谢底物、产物来完成。② 整体水平:主要通过神经内分泌系统来实现。

2. 糖代谢

1) 糖的主要功能

糖的基本结构式是CH_2O,也称为碳水化合物,是人体能量的主要来源;还参与构成糖蛋白、糖脂;血浆蛋白、抗体和某些酶肌激素中也含糖。

2) 糖的分解代谢

（1）糖酵解:糖酵解是指细胞在无氧条件下,胞质中分解葡萄糖生成丙酮酸的过程,产生少量ATP。少数组织即使在有氧条件下,仍需从糖酵解获得能量。另外,剧烈运动时,缺氧肌肉必须通过糖酵解获能。糖酵解过度,产生过多乳酸,可致酸中毒。

（2）有氧氧化:有氧条件下,葡萄糖氧化分解生成二氧化碳和水,是糖分解代谢的主要方式。① 氧化阶段:第1阶段是在细胞液中由葡萄糖生成丙酮酸。第2阶段是在上述过程中产生的还原型烟酰胺腺嘌吟二核苷酸（NADH$^+$）、H$^+$和丙酮酸在有氧状态下，进入线粒体中，丙酮酸氧化脱羧生成乙酰辅酶 A(CoA)进入三羧酸循环，进而氧化生成 CO_2 和 H_2O，同时 NADH$^+$、H$^+$ 等可经过呼吸链传递，伴随氧化磷酸化过程生成 H_2O 和 ATP。② 三羧酸循环：有氧氧化始于乙酰辅酶 A(CoA)，与草酰乙酸缩合生成含有 3 个羧基的柠檬酸，因此称为三羧酸循环，是机体获能的主要方式。糖的有氧氧化不但释能效率高，而且逐步释能，并逐步储存于 ATP 分子中，能的利用率很高。三羧酸循环是糖、脂肪和蛋白质 3 种物质在体内彻底氧化的共同代谢途径，乙酰辅酶 A(CoA)不但是糖氧化分解产物，也可来自甘油、脂肪酸和氨基酸代谢，人体内 2/3 的有机物是通过三羧酸循环而被分解。三羧酸循环是体内 3 种主要有机物互变的联结机构。③ 磷酸戊糖途径：磷酸戊糖途径又称为己糖单磷酸旁路或磷酸葡萄糖旁路。此途径由 6 -磷酸葡萄糖开始生成具有重要生理功能的烟腺胺腺嘌呤二核苷酸（还原型）(NADPH)和 5 -磷酸核糖。其意义是作为供氢体，参与体内多种生物合成反应，如脂肪酸、胆固醇和类固醇激素的生物合成；维持还原型谷胱甘肽(GSH)的正常含量；参与激素、糖醛酸代谢药物、毒物的生物转化过程。④ 糖醛酸代谢：糖醛酸代谢主要在肝脏和红细胞中进行，有尿嘧啶核苷二磷酸葡萄糖(UDPG)进入糖原合成途径，经过一系列反应后生成磷酸戊糖通路。

3) 糖原

糖原是由多个葡萄糖组成的带分支的大分子多糖，是体内糖的储存形式，主要储存在肌肉和肝脏中。葡萄糖合成糖原的反应在细胞质中进行，需要消耗 ATP。

4) 糖异生

非糖类物质转变为葡萄糖或糖原的过程称为糖异生。运动时糖异生的成分和相对作用不断变化。糖异生是维持机体代谢的重要途径，对保证某些主要依赖葡萄糖供能的组织功能具有重要意义。

5) 糖的细胞转运

葡萄糖不能直接扩散进入细胞，有两种转运方式：① 与 Na$^+$ 共转运，是耗能逆浓度梯度转运，主要发生在小肠黏膜细胞、肾小管上皮细胞等部位。② 通过细胞膜上特定转运载体将葡萄糖转运入细胞内，是不耗能顺浓度梯度的转运。

6) 运动的能量代谢

运动时能量代谢体系由两种代谢过程（无氧运动和有氧运动过程）和 3 个供能系统（磷酸原系统、糖酵解系统和有氧氧化系统）组成。

7) 运动与糖代谢

糖的分解代谢是人体获能的重要途径，也是运动时骨骼肌细胞获能的主要方式。60 min 以上的运动，来自糖的能量占总消耗量的 50%～90%。有氧氧化是糖分解的最重要途径。短时间运动时，糖酵解供能越多，运动能力就越强。有氧氧化是长时间大强度运动的重要能量来源。

8) 运动与肌糖原

肌糖原是运动中的主要能源，运动强度越大，肌糖原利用越多。外源性葡萄糖并不能替代肌糖原。50% VO_{2max} 强度时，摄入的葡萄糖才能取代肌糖原为活动肌肉所利用。肌糖原在储存时伴有结合水，耐力运动时肌糖原大量排空，可释放出结合水，对维持运动中水的代谢和防止脱水有积极意义。

9) 运动与乳酸代谢

肌肉收缩时可产生乳酸，乳酸的清除率伴随乳酸浓度的升高而相应加快，运动可以加速乳酸清除。

10) 运动时糖异生的意义

① 维持运动中血糖稳定。② 有利于乳酸利用。③ 促进脂肪的氧化分解功能和氨基酸代谢。

11) 运动中血糖的意义

主要有：① 中枢神经的主要功能物质：血糖对维持中枢神经系统的正常功能有重要作用，脑组织对血糖极为敏感。② 红细胞的唯一能量来源：成熟的红细胞没有线粒体，不能进行有氧氧化，主要通过糖酵解途径获能(85%～95%),极少部分通过磷酸戊糖途径(5%～10%)。③ 是运动肌的肌外燃料:运动时骨骼肌不断地吸取和利用血液,以减少肌糖原的消耗,防止肌肉疲劳过早发生。

12) 运动对血糖的影响

主要有 3 个因素:① 运动强度:短时间极量运动初始阶段,肌细胞不吸收血糖。中等强度运动初期,肌肉吸收血糖快速上升。肌肉摄取血糖,低强度运动时增加 2～3 倍,剧烈运动时增加 4～5 倍。② 运动时间:随着运动时间的延长,运动肌摄取血糖的量保持上升趋势。短时间大强度运动时血糖变化不大,但是运动后血糖明显上升。长时间运动血糖下降。③ 肌糖原储量:运动前肌糖原的储量对血糖吸收的影响不大,高肌糖原储备可以使运动肌摄取和利用血糖量减少,有利于维持运动中正常血糖水平,延缓运动性疲劳的发生。

13) 运动对血糖的调节

运动对血糖的调节是由神经系统、激素和组织器官的协同作用完成的。运动中交感神经兴奋,升血糖类激素分泌增多,胰岛素分泌减少,对维持血糖浓度稳定,实现体内血糖调节,保持运动能力非常重要。① 激素:升高血糖的激素有肾上腺素、胰高糖素、糖皮质激素、生长激素,降低血糖的激素有胰岛素。② 交感神经:交感神经的作用是促进肝糖原分解和糖原异生增强,具有升高血糖的作用。③ 副交感神经:副交感神经除了对肝脏直接控制外,还可以通过激素分泌间接调节血糖浓度。

3. 脂肪代谢

1) 血脂

血浆中的酯类统称血脂,包括甘油三酯、磷脂、胆固醇及其酯和非脂化脂肪(游离脂肪酸),分为脂肪(fat)和类脂(lipids)。

(1) 脂肪:又称为甘油三酯,由 1 个分子甘油与 3 个分子脂肪酸通过脂键相结合而成。

(2) 类脂:包括磷脂、糖脂和胆固醇三大类。

2) 甘油三酯

甘油三酯是人体内含量最多的酯类,肝脏、脂肪等组织可合成甘油三酯,储存在脂肪中。

3) 脂肪酸

脂肪酸是在有充足氧供给的情况下,可氧化分解为 CO_2 和 H_2O,释放大量能量。肝和肌肉是脂肪酸氧化最活跃的组织,氧化形式主要是 β 氧化。运动少于 30 min 时,以糖供能为主,大于 30 min 时,以脂肪供能为主。

4) 胆固醇

胆固醇是体内最丰富的固醇类化合物,是细胞生物膜的构成成分,又是类固醇类激素、胆汁酸及维生素 D 的前体物质。

5) 脂蛋白

血浆甘油三酯(TG)、磷脂、胆固醇、胆固醇酯与载脂蛋白结合构成各种脂蛋白,包括高密度脂蛋白(HDL)、低密度脂蛋白(LDL)、极低密度脂蛋白(VLDL)及乳糜微粒(CM)。其中含胆固醇最高的是 LDL(50%);含 TG 最多的是 CM(88%),其次是 VLDL(54%)。

6) 运动与脂质代谢

运动时脂肪有 3 种供能形式:① 脂肪酸氧化:心肌和骨骼肌等组织中脂肪酸可经氧化生成 CO_2 和水,是主要供能形式。② 酮体:在肝脏,脂肪酸氧化不完全,产生中间产物乙酰乙酸、β-羟丁酸和丙酮,合称酮体。③ 糖异生:在肝肾细胞中甘油作为非糖类物质异生为葡萄糖,维持血糖水平。

7) 运动与游离脂肪酸

血脂的主要成分是血浆 TG 和血浆胆固醇,耐力运动可以使老年性血浆 TG 浓度上升趋势明显减缓。

高血脂者参加有氧运动,可明显降低血糖 TG。

4. 蛋白质代谢

1) 氨基酸

蛋白质在酶的催化作用下水解为氨基酸,氨基酸进行分解代谢或参与新的蛋白质合成。氨基酸的主要功能是合成蛋白质,也合成多肽及其他含氮的生理活性物质。除了维生素之外,体内各种含氮物质几乎都可以由氨基酸转变而成。

2) 氨基酸的来源

有两个来源:① 外源性:实物蛋白消化吸收,以氨基酸的形式通过血液循环运到全身的各组织。② 内源性:机体蛋白质在酶的作用下,分解为氨基酸;机体还能合成部分氨基酸。

3) 运动与蛋白质代谢

长时间运动时,氨基酸异生为糖可维持血糖稳定;氨基酸的直接被氧化和促进脂肪酸的被氧化利用,对维持运动能力起重要作用。长时间大强度运动,氨基酸可提供 5%～18%的能量。

5. 激素

1) 定义

激素是内分泌细胞分泌的经体液传递信息的生物活性物质,是控制人体物质代谢和生理功能的重要因子。

2) 激素的作用方式

有 4 种方式:① 远距离分泌:大多数激素借助血液的运输到远距离的靶细胞发挥作用。② 旁分泌:通过细胞间隙弥散到邻近的细胞发挥作用。③ 自分泌:通过局部弥散又返回作用于该内分泌细胞,发挥反馈作用。④ 神经分泌:神经细胞分泌的神经激素通过轴浆运输到末梢释放,再经血液的运输作用于靶细胞。

3) 激素分类

(1) 含氮激素:包括蛋白质激素(如胰岛素、甲状旁腺激素等)、肽类(如神经垂体激素、降钙素、胰高血糖素等)、胺类(如肾上腺素、去甲肾上腺素、甲状腺素等)。

(2) 类固醇激素:肾上腺皮质激素与性激素。

4) 激素调节

激素以相对恒定的速度(如甲状腺素)或一定节律(如皮质醇、性激素)释放。生理或病理因素可影响激素的基础性分泌,反馈调节系统是内分泌系统中的重要自我调节机制。

5) 激素与受体

激素需与特异的受体结合以启动其生理活性,激素与受体的结合为特异性的,并且是不可逆性的,符合质量与作用定律。

6. 水与电解质

1) 体液

主要成分是水和电解质。

(1) 细胞内液:男性约占体重的 40%,女性约占 35%。细胞内液绝大部分存在于骨骼肌群。

(2) 细胞外液:约占体重的 20%。细胞外液又分为血浆和组织间液。血浆量约占体重的 5%,组织间液量约占 15%。

2) 体液平衡的调节

机体主要通过肾来调节体液的平衡,保持内环境稳定。肾的调节功能受神经和内分泌反应的影响。

3) 酸碱平衡的维持

正常人的体液的缓冲系统、肺的呼吸和肾的调节作用使血液 pH 保持在 7.35～7.45。

4）水电解质失调

（1）容量失调：体液量等渗性减少或增加，引起细胞外液量改变，发生缺水或水过多。

（2）浓度失调：细胞外液水分的增减导致渗透压改变，如低钠血症或高钠血症。

（3）成分失调：细胞外液离子浓度改变，但不明显改变细胞外液的渗透压，仅造成体液的成分失调，如酸中毒或碱中毒、低钾血症或高钾血症，以及低钙血症或高钙血症等。

（梁贞文）

第三节　人体发育学基础

一、基本概念

1. 生长发育

人的生长发育是指从受精卵到成人的成熟过程。生长发育包括生长、发育、成熟 3 个概念：① 生长（growth）是指儿童身体器官、系统和身体形态上的变化，以身高（身长）、体重、头围、胸围等体格测量表示，是量的增加；② 发育（development）是指细胞、组织和器官的分化与功能成熟，主要指一系列生理、心理和社会功能发育，重点涉及儿童的运动发育、感知发育、思维发育、语言发育、人格发育和学习能力的发育等，是质的改变。生长和发育两者紧密相关，生长是发育的物质基础，生长的量变可在一定程度上反映身体器官、系统的成熟状况，生长和发育两者共同表示机体量和质的动态变化过程；③ 成熟（maturation）是指生命体的结构和功能成为稳定的、完全发育状态，心理学的成熟是指内在自我调节机制的完成和完善状态。自我调节机制决定了个体发育方向、顺序、显露时间等一系列过程。

2. 生长发育障碍

在个体生长发育时期，由于内在因素或环境因素，影响正常的成长发育过程，称为生长发育障碍。生长发育障碍既可表现为形态结构的生长障碍，也可表现为功能障碍。在个体生长发育期间所发生的疾病、外伤或其他现象，如果不影响儿童的正常身心发育，均不属于生长发育障碍。

3. 生长发育监测

为使生长发育最佳化，应熟悉生长发育理论和循证策略并加强观察，研究生长发育中诸如身体生长与运动功能、认知与语言功能、情感发育与社会功能、生物因素与社会因素等之间的关系，从中找出决定和影响生长发育的诸多因素，探索促进正常生长发育、抑制异常生长发育的理论依据和实践方法。

二、发育理论

生长发育是一个连续的过程，是遗传因素和环境因素相互作用的结果，是身体结构和功能沿着一定方向变化，各项功能的获得按照一定顺序进行的过程。虽然每个个体生长发育过程会有一些差别，但儿童的生长发育一般遵循以下规律。

1. 生长发育的连续性和阶段性

生长发育在整个儿童时期是不间断进行的，不同年龄阶段的生长发育有一定特点。各年龄阶段按顺序衔接，前一年龄阶段的生长发育为后一年龄阶段的生长发育奠定基础。任何一个阶段的生长发育都不能跳跃，任何一个阶段的生长发育发生障碍，都会影响后一阶段的生长发育。一般年龄越小体格增长越快，出生后以最初 6 个月生长最快，尤其是前 3 个月，第一年为生后第一个生长高峰；第二年起逐渐减慢，到青春期又猛然加快。

2. 生长发育的不均衡性

人体各器官系统的发育顺序遵循一定规律,不以同一速度生长和停止生长,即有先有后,快慢不一。如神经系统发育较早,脑在生后2年内发育较快,7～8岁脑的重量已接近成人。生殖系统发育较晚,淋巴系统发育先快后慢,皮下脂肪发育年幼时较发达,肌肉组织则要到学龄期才加速发育。其他系统的发育基本与体格的生长相平行。体格的生长快慢交替,呈波浪式的速度曲线,男女不同。身体各部位的生长速度不同,所以在整个生长发育过程中身体各部位的增加幅度也不一样。一般头颅增长1倍,躯干增长2倍,上肢增长3倍,下肢增长4倍。

3. 生长发育的一般规律

生长发育遵循由上到下、由近到远、由粗到细、由低级到高级、由简单到复杂的规律。如胎儿形态发育首先是头部,然后为躯干,最后为四肢;出生后运动发育的规律是先抬头、后抬胸,再会翻身、坐、立、行(由上到下);从臂到手,从腿到脚的活动(由近到远);从全手掌抓握到手指抓握(由粗到细);先画直线后画圈、图形(由简单到复杂);先会看、听、感觉事物和认识事物,发展到有记忆、思维、分析和判断(由低级到高级)。

4. 生长发育的个体差异

生长发育虽然按照一定规律发展,但在一定范围内因受遗传和环境因素的影响,存在相当大的个体差异。这种差异不仅表现在生长发育的水平方面,而且反映在生长发育的速度、体型特点、达到成熟的时间等方面。每个人生长发育的"轨迹"不会完全相同,即使在一对同卵双生子之间也存在着微小的差别。

三、发育调控与失控

生长发育是一个极其复杂的过程,基本上受基因调控,但基因的表达也可受到体内、外各种因素的影响。生长发育既取决于生物学因素(内在因素)和社会学因素(外在因素),也取决于生物学因素与社会学因素的相互作用。

生物学因素主要指:① 基因以及内在环境的诸多因素,如胚胎期的营养因素、致畸物质、母亲体质、出生后的各类疾病等,都会直接或间接影响生长发育。② 各种生理功能的建立在生长发育过程中占有重要地位。

社会学因素主要指:除母亲与孩子作为紧密相连的"二联体"这一重要因素外,其他的社会学因素也十分重要。如父亲的重要角色;其他家庭成员对于小儿发育的影响;生长环境中的人与其他因素等。在这些社会学因素中,任何改变都会影响小儿的生长发育。

当生物学与社会学因素异常,导致儿童生长发育违背正常规律时,就会发生形态及功能发育的失控。发育失控原因大致分为以下几类:① 出生前病因:如各类先天畸形、脊柱裂、先天性多发性关节挛缩症、脑性瘫痪、先天性进行性肌营养不良、染色体异常、代谢异常、先天性感染及早产、低出生体重所致的障碍等。② 围生期因素相关病因:如脑性瘫痪、臂丛神经损伤等。③ 出生后病因:如各类外伤、肿瘤、感染等导致的发育障碍。

无论发育障碍的种类和程度如何,对儿童来说都有发育的可能性和潜在发育能力,因此只有应用康复手段,才能抑制异常发育,充分挖掘潜在的发育能力。临床较为常见的发育障碍和异常如下:运动功能障碍、行为障碍或异常、言语和语言障碍、学习障碍、精神发育迟滞、孤独症等。发育障碍中严重者即为重症身心障碍儿。

儿童的生长发育是在复杂的生物学与社会学因素的交互作用中实现的。小儿生长发育中的任何状态,都是生物学和社会学因素相互作用而产生的。其中遗传因素与环境因素最具代表性。

1. 遗传因素

细胞染色体所载的基因是决定遗传的物质基础。父母双方的遗传因素决定儿童生长发育的"轨迹"，或特征、潜力、趋向。种族、家族的遗传信息影响深远。遗传或产前的各类致畸因素导致的基因突变、遗传代谢缺陷病、内分泌障碍等，均与遗传有关并可导致生长发育障碍。

2. 环境因素

环境的影响对于儿童的生长发育占有重要的地位，在采取有助于生长和协调发育的措施时必须考虑到环境因素。

1）营养因素

儿童的生长发育需要充足的营养供给。宫内营养不良的胎儿不仅体格生长落后，严重时还影响脑的发育；生后营养不良，可影响体重、身高及智能的发育，使身体免疫、内分泌、神经调节等功能低下。

2）疾病因素

婴幼儿的疾病可以严重阻碍其生长发育。内分泌疾病可以影响骨骼生长和神经系统发育；某些先天性疾病可以导致生长发育迟缓。

3）母亲因素

胎儿在宫内的发育受孕母生活环境、营养、情绪、疾病等各种因素的影响。母亲妊娠早期的感染可导致胎儿先天畸形，受到某些化学因素、放射性照射和精神创伤等，也可影响胎儿的发育。母亲妊娠期间营养不良，或脐带胎盘的异常，可引起流产、早产和胎儿体格及脑发育迟缓。

4）社会因素

母爱以及母亲关注儿童语言和非语言信号并给予相应回应，应激状态下小儿寻求与父母的亲近以得到安全感，都有助于儿童注意力、语言、社交和健康心理的发育；父亲、其他家庭成员及家庭成员之间相互作用方式，在儿童生长发育中也起到重要作用。良好的居住环境、良好的生活习惯、科学护理、良好教养、体育锻炼、完善的医疗保健服务等，都是促进儿童生长发育达到最佳状态的重要因素。

四、各期发育特征

人的生长发育具有连续、渐进的特点。在这一过程中随着人体量和质的变化，形成了不同的发育阶段。根据各阶段的特点可将人生全过程划分为 8 个年龄阶段。

1. 胎儿期

从受精卵形成至胎儿娩出前为胎儿期，共 40 周，胎儿的周龄即胎龄。此期是个体出生前身体结构和功能在母体子宫内发育的重要时期，其影响是深远的，对一生有着重要意义。母亲妊娠期间，特别是妊娠早期，如受自身及外界不利因素影响，包括遗传因素、年龄因素、感染、放射线、化学物质、外伤、营养缺乏、疾病和心理创伤等都可能影响胎儿的正常生长发育，导致畸形、流产或宫内发育障碍。

2. 新生儿期

自胎儿娩出脐带结扎至出生后 28 天为新生儿期，此期实际包含在婴儿期内。此期的小儿脱离了母体而独立生存，所处的内外环境发生了根本变化，适应能力尚不完善，加之如果有出生前和出生时的各种不利因素，发病率和死亡率都很高，先天畸形也常在此期被发现。此期的主要特征是：① 适应子宫外生活的生理学特征，如肺的换气、循环的重建和肠道的活动。② 适应独立生活的行为学特征及觉醒状态的调节，如注视物体或脸，对声音的反应，为了得到营养、确保安全等对感觉刺激做出适当反应并保持觉醒。新生儿的行为状态决定了他们的肌张力、自主运动等。③ 与外界环境和人相互作用的特征，如可以对环境和人保持警觉并能适应，父母积极地调节婴儿的状态，同时也受到婴儿状态的调节，这种相互作用可以加快婴儿心理稳定和身体发育，同时也为父母和孩子之间心理的沟通奠定了基础，建立了新生儿的社会交往，是人际关系的最初形态。

3. 婴儿期

自胎儿娩出脐带结扎至1周岁之前为婴儿期。此期是小儿生长发育最迅速的时期,对营养的需求量相对较高,但各器官系统发育不够成熟和完善,尤其是消化系统的功能不完善,容易发生营养和消化紊乱。来自母体的抗体逐渐减少,自身免疫系统尚未完全成熟,抗感染能力较弱,易发生各种感染和传染性疾病。

此期的主要特征是:① 感觉和运动功能迅速发育,已有触觉和温度觉,味觉更加敏感,嗅觉反应比较灵敏,分辨声音的能力提高并可做出不同反应,追视移动的物体和远处的物体并开始能够分辨红色。原始反射逐渐减弱和消失,立直反射、平衡反应逐渐建立,在不断抗重力伸展发育过程中,从卧位到坐位直至站立和行走。② 言语功能的发育从出生时就能发出哭叫之声,到1岁末时大部分婴儿能说几个有意义的词。③ 开始产生最初的思维过程,自我意识萌芽,情绪有所发育。④ 可以接受大小便控制训练。

4. 幼儿期

自1周岁至满3周岁之前为幼儿期。此期的主要特征是:① 体格发育速度较前稍减慢;② 智能发育迅速;③ 开始会走,活动范围渐广,接触社会事务渐多,社会适应能力开始形成;④ 语言、思维和社交能力的发育日渐增速;⑤ 消化系统功能仍不完善,营养的需求量仍然相对较高,适宜的喂养是保持正常生长发育的重要环节;⑥ 对于危险事务的识别能力和自身保护能力有限,意外的伤害发生率较高。

5. 学龄前期

自3周岁至6~7岁入小学前为学龄前期。此期的主要特征是:① 体格发育处于稳步增长状态;② 各类感觉功能已渐趋完善,空间知觉和时间知觉逐渐发育;③ 智能发育更加迅速,理解力逐渐加强,好奇、好模仿;④ 可用语言表达自己的思维和感情,思维活动主要是直观形象活动;⑤ 神经系统兴奋过程占优势,抑制力量相对较弱,容易激动,喜欢喧闹,动作过多,注意力易分散;⑥ 与同龄儿童和社会事物有了广泛的接触,知识面扩大,自理能力和初步社交能力得到锻炼;⑦ 初步对自己的性别有所认识。

6. 学龄期

自入小学前即6~7岁开始至青春期前为学龄前。此期的主要特征是:① 体格生长速度相对缓慢,除生殖器官外各器官系统外形均已接近成人;② 认知功能继续发育,智能发育更加成熟,可接受系统的科学文化教育;③ 思维过程开始由具体形象思维向抽象逻辑思维过度;④ 情感的广度、深度和稳定性都较前提高,较高级的情感如道德感、理智感和美感开始发展;⑤ 意志方面开始有了一定程度的自觉性、坚持性和自制力,但还很不稳定;⑥ 个性逐渐形成,带着个人特征的气质倾向已逐渐显露,性格特征也开始显现。

7. 青春期

一般从10~20岁,女孩的青春期开始年龄和结束年龄都比男孩早2年左右。青春期开始和结束年龄存在较大个体差异,可相差约2~4岁。这是告别童年、向成年过度的转折阶段,也是生理和心理剧烈变化的时期。此期的主要特征是:① 体格生长发育再次加速,出现第2次高峰(peak height velocity,PHV),女孩由于耻骨与髂骨下部的生长及脂肪堆积,臀围加大,男孩肩部增宽、下肢较长、肌肉强健;② 生殖系统发育加速并逐渐趋成熟;③ 认知功能继续发育,注意、记忆、知觉和思维能力都有长足的进步,思维活动已能摆脱具体事务的束缚,进入抽象逻辑思维的阶段;④ 个性的形成,自我探索、自我发现和个人价值观念的形成,人生观和世界观的形成;⑤ 随着性的成熟、身材的陡长和第二性征的出现,心理上发生变化。

8. 成人期

18岁以后为成人期,又分为青年期(18~25岁)、成年期(25~60岁)和老年期(60岁以后),是人生过程中最为漫长的时期。此期生理功能、心理功能以及社会功能都发生巨大变化,此期的主要特征是:① 青年期的发育基本成熟,功能最强但不够稳定;② 成年期的生理功能逐渐衰退并出现更年期,心理功能相对稳定,承担最为重要的社会角色;③ 老年期的生理功能与心理功能全面衰退,社会功能减弱,直至生命结束。

(唐　亮)

第四节　肌　动　学

人体运动学是研究人体活动科学的专门学科,是通过位置、速度、加速度等物理量描述和研究人体(包括各个肢体)运动中的位置随时间变化的规律或在运动过程中所经过的轨迹等(不考虑人体运动状态改变的原因)。

人体各系统的运动包括呼吸运动、体液流动、肌肉骨骼运动、消化运动等。本节重点关注肌肉骨骼运动中肌肉的特殊动力作用,即肌肉骨骼动作学,简称肌动学。

一、肌动学概述

如前所述,康复医学面对的目标群体是各类功能障碍者,这些障碍导致的原因有神经、骨骼、肌肉等。以周围神经损伤为例,在设计损伤后的功能康复治疗中,我们除了需要确认具体损伤的神经,损伤的程度以外,我们还需要确定该神经所支配的肌肉群,以利于制订有效的功能康复方案。

人体四肢以及躯干的运动需要 3 个系统,即神经系统(指挥系统)、骨关节(支持系统)和肌肉群(动力系统)的完美配合。而各类功能障碍中发病率最高的当属骨关节疾病与神经系统疾病,因而"肌动学"就成为康复治疗相关的基础知识中最重要的部分。

(一) 相关人体运动学知识回顾

1. 人体的运动的 3 个面

① 水平面:与地面平行的面,把人体分为上下两部分;② 额状面:与身体前或后面平行的面,把人体分成前后两部分;③ 矢状面:与身体侧面平行的面,把人体分为左右两部分。

2. 人体的运动轴

人体的运动轴有 3 个:① 横轴(与地面平行且与额状面平行的轴)。② 纵轴(额状面与矢状面相交叉形成的、上下贯穿人体正中的轴)。③ 矢状轴(与地平面平行且又与矢状面平行的轴,在水平方向上前后贯穿人体)。屈曲(flexion)、伸展(extension):主要是以横轴为中心,在矢状面上的运动;一般向前运动为屈,向后运动为伸,膝关节以下各关节的运动方向相反;内旋(internal rotation)、外旋(external rotation):主要是以纵轴为中心,在水平面上的运动,一般肢体各环节由前向内的运动称内旋(前臂称旋前),由前向外旋转的运动称旋外(前臂称旋后)。头、骨盆、脊柱均为向左向右侧回旋,前臂和小腿有旋前和旋后运动,足踝部还有内翻(inversion)和外翻(eversion)运动。

3. 人体的基本运动形式

运动生物力学将人体看做是由上肢、头、躯干和下肢组成的多环节链状形式,它的基本运动形式如下。

(1) 上肢的基本运动形式:由上肢各关节共同完成。① 推:在克服阻力时,上肢由屈曲态变为伸展态的动作过程,如胸前传球。② 拉:在克服阻力时,上肢由伸展态变为屈曲态的动作过程,如游泳。在运动中,上肢往往是推、拉动作相结合的运动形式,如划船;有时在伸直时做推拉。③ 鞭打:在克服阻力或自体位移时,上肢各环节依次加速、制动,使末端环节产生极大速度的动作形式,称为鞭打动作,如投掷。

(2) 下肢的基本运动形式:① 缓冲:在克服阻力时,下肢由伸展态转为较为屈曲态的动作过程,如跳远落地动作。② 蹬伸：在克服阻力时，下肢由屈曲态主动转为伸展态的动作过程，如跳远前起跳时起跳腿的动作。③ 鞭打：在完成自由泳的两腿打水动作时，下肢各环节有类似上肢的鞭打动作。

（3）全身基本运动形式：① 摆动：身体某一部分完成主要动作（如一条腿的起跳）时，另一部分配合主要动作进行加速摆动（如双臂和另一条腿配合起跳的摆动）动作形式，称摆动。② 相向运动：依据运动形式，把身体两部分相互接近或远离的运动形式称相向运动。

4. 生物力学基本概念回顾

（1）应力：指人体结构内某一平面对外部负荷的反应，用单位面积上的力表示（N/cm^2）。

（2）应变：指人体机构内某一点受载时所发生的变形称为应变。用变化的长度与原始长度的比表示。

（3）强度和刚度：强度是人体承受负荷时抵抗破坏的能力，用极限应力表示。刚度是人体在受载时抵抗变形的能力。

（4）黏弹性材料的特点：① 蠕变：若令应力保持一定，物体的应变随时间的增加而增大，这种现象称为蠕变。② 应力松弛：当物体突然发生应变时，若应变保持一定，则相应的应力将随时间的增加而下降，这种现象称为应力松弛。③ 滞后：若物体承受周期性的加载和卸载，则加载时的应力应变曲线常与卸载时的应力应变曲线不重合，这种现象称为滞后。

（5）稳定角：是重心垂直投影线和重心至支撑面边缘相应点的连线间的夹角。稳定角是影响人体平衡稳定性的力学因素。它综合反映支撑面积大小、重心高低和重心垂直投影线在支撑面内的相对位置对平衡稳定性的影响。

5. 骨的力学特征

1）骨的变形

（1）骨的应力与应变：骨受到外力（载荷），即力和力矩以不同方式施加于骨（骨将受到拉伸、压缩、弯曲、剪切、扭转和复合力等载荷）时，相应地，骨将产生一定应变（骨骼属于弹性材料，对弹性体施加一个外界作用，弹性体会发生形状的改变，称为"应变"，应力除以应变是一个常数，即"弹性模量"，是描述物质弹性的一个物理量）。弹性模量越大，产生一定应变所需的应力越大。一般而言，骨承受压力负荷的能力最大，其次是拉力、剪切力和扭转力；骨松质强度低于骨密质。

（2）长时间载荷作用与形变：① 骨的蠕变：骨受到长时间持续低载荷作用后，其组织会产生缓慢变形称蠕变；在加载后的最初数小时（6～8 h），其蠕变现象最显著，随后蠕变的速率则会降低。② 蠕变的意义：a. 蠕变可以致病（颈椎病、腰椎病及部分畸形）；b. 蠕变可以治病（骨折牵引、畸形矫正；关节松动术）。

2）Wolf 定律

对一个成型的骨骼来讲，其本身成分的定形与变形随功能性压力的方向而定，其增加或减少的质量可以反映出压力的大小，这就是 Wolf 定律。

（1）压电效应实验：当压力垂直于骨干时，凹侧压缩部呈"一"，凸侧牵张部呈"＋"，对骨予以机械性冲击会产生瞬间发生电，称为压电现象。骨的逆压电效应：当骨上施加电场时，骨上产生应力或应变。

（2）骨的热电效应：加热产生热膨胀，从而引起弹性变形，产生压电效应，出现激化电荷。故热电效应是压电效应的次级效应。

（3）压电效应应用：压缩部有骨形成，牵张部有骨吸收。在骨的自我矫正中，凸出部的骨被吸收；凹陷部可形成骨。电刺激可以进行骨的形成与吸收，"＋"（阳极）侧产生骨吸收，"一"（阴极）侧产生骨形成。可将通电应用于骨折治疗中。

（4）骨的恒定电位：长管状骨表面正常情况下存在一个电位。干骺端是负电位，骨骺相对于干骺端为正电位，骨干为正电位或零电位。代谢越活跃的部位，电位越负。骨折后整个骨的电位立即变为负电位，干骺端负电位变得更负，骨折端电位变负且电位值可大于骨骺端。骨折愈合后，电位恢复正常。

（5）应力集中：由于截面积改变而引起应力局部增大的现象称为应力集中。等截面受垂直轴向拉压时，截面上的应力分布是均匀的，但是若有孔、洞、裂缝分布时，会使应力不再均匀分布。在孔边附近应力增大，稍远处则急剧下降而趋于平缓，所以应力集中表现了局部性质。骨科中应力集中的现象经常见到，如在骨折内固定时的钻孔手术中，骨骼小缺损都可出现应力集中。这种应力集中使骨强度减弱，在扭转载荷时特别明显，可以使其降低60％。

（6）实施康复训练时，要注意应力集中现象，防止出现二次骨折。

3）疲劳性骨折或称应力性骨折的概念

指骨长期承受反复负荷（如长时间的行军、锻炼）后发生微损伤而逐渐形成的骨折。它是由于损伤的不断积聚，超过机体的修复能力，继而产生疲劳性骨折或应力性骨折。

（1）特点：骨折和修复同时进行；疲劳性骨折的好发部位最常发生在下肢骨，其次是上肢骨和躯干骨。下肢骨骨折可发生在股骨、髌骨、腓骨、胫骨、内踝、距骨、跖骨、跟骨等处，其中，以胫骨、腓骨和跖骨更多见。有关疲劳性骨折的发生原因，概括起来有以下几种观点：① 肌疲劳是导致疲劳性骨折发生的一个重要原因。② 肌牵拉是导致疲劳性骨折另一个原因。③ 骨钙质减少。其他，维生素、酸中毒及生物电现象等均可能与疲劳性骨折有关。

（2）疲劳性骨折的预防：① 避免长时间高频率的单一负重的跑跳训练。② 正确选择运动场地。过硬的运动场地，往往是应力性骨折的重要诱发因素。③ 充分的热身活动，使肌、肌腱得到舒张、伸展，提高其柔韧性和抗疲劳的能力。④ 早期发现，早期处理。早期发现，早期处理可以有效地预防应力性骨折的发生。⑤ 饮食调节，增加膳食中钙及蛋白质等的摄入量。

6. 腱与韧带

是一种由平行紧密排列的胶原纤维束组成的，在骨与肌肉和骨与骨之间起连接作用的结缔组织。传递拉力以带动关节的运动，并维持运动中关节的稳定。

（二）肌动学基本知识

肌动学的基本知识包括：运动单位概念及运动功能解剖的内容、肌运动形式等。

1. 运动单位

肌肉的收缩必须有完好的神经支配，一个前角细胞（运动神经元），它的轴突和轴突分支，以及它们所支配的全部肌纤维群，合起来称为一个运动单位。

2. 肌的运动

指肌肉的收缩运动，或在其基础上的特定体位运动。可分为以下3种主要形式：① 肌肉实体的组织运动：如扁形动物的躯体、软体动物的足和哺乳动物的舌等，是由纵横交错的肌纤维所构成的肌肉组织，即肌肉实体组织所引起的运动，可通过屈曲、伸展、扁平化等自由地变更体形。② 管状肌运动：为中空排列的肌肉组织即管状肌所进行的运动，如心脏的搏动以及水母、乌贼的游泳运动，是由于快速的收缩和舒张而产生的泵作用。棘皮动物的管足运动也属此种运动。③ 骨骼肌运动：这是在外骨骼的内面或内骨骼的外面，通过跨越可动关节的肌肉的活动面产生的运动，基于躯干和附肢的杠杆作用而进行的各种局部运动和移动运动。

以下主要探讨骨骼肌的运动。

1）骨骼肌的运动状态

骨骼肌的运动状态包括：① 静力性运动：即为等长运动或者等长收缩。② 动力性运动：包括向心运动和离心运动。

（1）向心运动：又称为向心收缩，是指肌肉收缩时，肌肉的长度缩短，两端附着点相互靠近。向心运动的作用是促发主动的肌肉收缩。

（2）离心运动：是指肌肉收缩时肌力低于阻力，使原先缩短的肌被动缓慢拉长，呈现延长收缩。作用是促发拮抗肌的收缩，以稳定关节、控制肢体动作或肢体坠落的速度。

2）牵拉-缩短周期

与地面接触之前，肌先被激活，准备对抗这种冲击，同时肌被拉长（离心运动），拉长后出现缩短（向心运动），即肌先做离心运动，紧接着做向心运动，离心和向心运动的结合构成肌功能的一个自然类型。

牵拉-缩短周期弹性势能增加的机制：采取牵拉-缩短周期的跳跃练习，可以通过改善肌肉强度，提高肌肉的爆发力，对肌肉的力量和快速力量均产生较好的运动效果。运动训练具有增加肌梭长度的作用，这种作用在牵拉-缩短周期运动中不断加强，这样可以改善牵拉-缩短周期牵拉阶段的肌肉强度，而具有抑制作用的高尔基氏腱器官功能同步降低时，肌肉的强度则进一步提高。这样可以使肌肉耐受更大的牵拉负荷，储存更多的弹性势能从而改善快速力量和机械效率。

3. 肌的分类

依据功能作用可分为：① 原动肌：直接完成动作的肌群称为原动肌。其中起主要作用者称为主动肌，协助完成动作或仅在动作的某一阶段起作用者称为副动肌。② 拮抗肌：与原动肌作用相反的肌群称为拮抗肌。原动肌和拮抗肌可互为拮抗肌。③ 固定肌：在运动动作中起固定作用的肌群。将肌相对固定的一端（定点）所附着的骨充分固定。④ 中和肌：其作用为抵消原动肌收缩时所产生的一部分不需要的动作。

4. 肌力与肌张力

1）肌力

又称最大力量，是肌收缩时所表现出来的能力，以肌最大兴奋时所能负荷的重量来表示。肌力体现肌主动收缩或对抗阻力的能力，反映肌最大收缩水平。

影响肌力的因素：① 肌肉生理横断面：肌力与之成正比。② 肌的初长度：适宜的长度决定肌的肌力。③ 运动单位的募集：运动单位数量越大，肌力越大。④ 肌纤维走向与肌腱长轴的关系。⑤ 杠杆效率：快速力量是肌或肌群在一定速度下所能产生的最大力量的能力，即爆发力：是指在最短的时间内发挥肌力量的能力。采用最大力量与达到最大力量的时间之比的评定。爆发力是由肌力量和肌收缩速度两个因素决定的。最大力量是基础，收缩速度是爆发力关键。⑥ 肌耐力：又称力量耐力，是指肌在一定负荷条件下保持收缩或持续重复收缩的能力，反映肌持续工作的能力，体现肌对抗疲劳的水平。

2）肌张力

是肌在静息时所保持的紧张度。肌张力与脊髓牵张反射有关，受中枢神经系统的调控。肌张力评定：常通过被动运动感知处于放松状态的肌的阻力程度进行评测，以评判主动肌与拮抗肌群间（或互为拮抗剂）的收缩与舒张活动有无失衡，或是否协调。

3）肌运动形式

两种基本运动形式：静力性运动（等长收缩）与动力性运动（等张收缩）。向心运动：收缩时，肌的长度缩短；起止点相互靠近；肌力矩大于阻力矩。离心运动：收缩时，肌肉拉长，起止点相互分离；肌力矩小于阻力矩：任何一个动作都不是单一肌独立完成的，需要一组肌群的协作肌的协同作用才能实现。

5. 肌运动生理

1）肌的收缩蛋白

包括收缩蛋白质，即肌球蛋白、肌动蛋白、调节蛋白质，如原肌球蛋白和肌钙蛋白等。在骨骼肌中，它们存在于肌原纤维中。在其他肌肉中，收缩蛋白质的组成与骨骼肌中的有些差别，存在于类似肌原纤维的结构中。

2）肌收缩的物质基础

肌肉收缩系统中的蛋白有肌动蛋白、肌球蛋白、原肌球蛋白、肌钙蛋白。

3）肌收缩的基本过程

由神经冲动诱发的肌肉收缩基本过程，是肌动蛋白与肌球蛋白之间的相对滑动；肌动蛋白组成细肌丝，肌球蛋白组成粗肌丝。

4）超量恢复

运动和运动后肌经历一个疲劳与恢复的过程。肌疲劳时，其收缩力量、速度和耐力都会明显下降，同时肌内能源物质，收缩蛋白和酶蛋白都会有所消耗，在休息后的恢复过程中，上述已消耗的物质得补充、生理功能逐渐得到恢复，并超过运动前水平，这即是超量恢复，超量恢复是肌训练的生理学基础。没有疲劳的训练是无效的。

超量恢复运动→肌疲劳：生理功能↓（力量、速度和耐力）、能源与物质↓（ATP、收缩蛋白和酶蛋白）→休息与恢复：生理功能、能源与物质↑→超过运动前的水平（周期循环）。

5）长期的运动训练对肌底物的影响

长期运动训练使肌底物产生适应性改变，其影响主要包括：① 糖原：耐力训练引起的肌的适应性改变是肌静息糖原含量增加。② 三磷酸腺苷和磷酸肌酸：多回合的力量练习可使三磷酸腺苷和磷酸肌酸储备降低，这种急性的代谢反应为增加高能磷酸化合物储备能力提供适应性刺激，长期的适应结果则表现为肌静息磷酸水平提高。③ 脂质：肌脂质的含量无显著不同，即对运动刺激呈惰性表现。④ 肌红蛋白：肌中肌红蛋白对氧的运输起着重要的作用。尽管慢肌纤维比快肌纤维含有更多的肌红蛋白，但耐力训练不能促进人体肌中肌红蛋白含量的增加。力量训练后肌纤维体积虽然增大，但肌中肌红蛋白含量却相应降低，以适应氧化酶含量降低的肌环境。

6）慢缩性肌纤维特征

收缩速度慢，低糖酵解能力可以持续进行有氧代谢。提高慢缩肌纤维代谢能力的因素主要有：线粒体的数量、氧化酶的浓度。

二、肩关节肌动学

1. 肩关节的组成和运动方向

1）肩关节的组成（6 部分）

肩肱关节（盂肱关节）、第 2 肩关节（肩锋下滑囊）、肩锁关节、胸锁关节、喙突锁骨间机制、肩胛胸廓机制。其中最重要的是盂肱关节：即由肩胛骨的关节盂与肱骨头连接而成的球窝关节，因肱骨头的面积远远地大于关节盂的面积，且韧带薄弱、关节囊松弛。故肩肱关节是人体中运动范围最大、最灵活的关节。与肩关节相关的滑囊有 11 个，与肩关节运动相关的肌肉有 17 块，分别在不同运动方向上发挥作用。肩关节的韧带，主要有喙肩韧带、盂肱韧带、喙肱韧带和喙锁韧带。上臂的外展、内收、前屈、后伸、内旋、外旋等运动不仅仅是盂肱关节的运动，而是 6 部分肩关节各部分共同运动的结果。其中，在肩关节外展时约 1/3 的位移发生于肩胛骨与胸壁之间的位移，也就是说，即使盂肱关节完全正常，如果肩胛骨与胸壁之间发生黏连，则肩关节外展将达不到正常人的外展范围。

2）肩关节运动方向

（1）上臂外展：运动主要由三角肌中部纤维和冈上肌协同作用，其前部肌纤维同时可内旋及屈曲上臂。后部肌纤维可以外旋及伸展上臂，三角肌瘫痪时其功能部分可由冈上肌代偿，但此时肩关节只有 20°～30° 的外展功能，同时三角肌瘫痪时，由于上肢的重力作用，可发生肩关节半脱位。

（2）上臂的外展与前屈：运动由肩肱关节和肩胸关节共同完成，其中最初 30° 外展和 60° 前屈是由肩肱关节单独完成。当外展、前屈继续进行时,肩胸关节开始参与并以与肩肱关节活动成1:2的比例活动。即肩部每活动15°,其中肩肱关节活动10°,肩胸关节活动5°。

(3) 肩胸位移:正常的肩胛与胸壁间有60°活动范围,肩肱关节有120°活动范围,两者之和为180°,所以当肩胸活动完全丧失时,肩部活动至少丧失1/3。

(4) 锁骨上抬下沉的活动度:上抬约0~45°,下沉约0~10°。在上臂外展的前90°范围内,锁骨有40°抬高范围,即上臂每抬高10°锁骨约抬高4°。正常肩锁关节有20°活动范围,部分活动在上臂外展最初30°范围内完成,部分于上臂外展到135°以上时完成。

(5) 胸锁与肩锁:两关节活动范围的总和等于肩胸关节的活动范围。肩胸、胸锁及肩锁3个关节中,以胸锁和肩锁两关节与整个肩关节的运动关系较为密切。因此,在临床处理时须注意保留此两关节的活动功能。

3) 肩关节的后伸

被动运动的度数:80°(主动运动为65°)。

2. 肩袖肌群

由冈上肌、冈下肌、小圆肌和肩胛下肌所组成的腱性组织,共同组成包绕盂肱关节肱骨头的肌腱袖。有悬吊肱骨、稳定肱骨头和协助三角肌外展肩关节的功能。肩袖肌肉由于其本身的肌容积及张力有助于保持肩关节的稳定性。

3. 肩关节的运动肌群

肩关节的运动与17块肌肉相关:① 前屈:三角肌前束、胸大肌、喙肱肌、肱二头肌长头;② 后伸:三角肌后部、背阔肌、冈下肌、大圆肌、小圆肌、肱三头肌长头;③ 外展:三角肌、冈上肌;④ 内收:胸大肌、背阔肌、肩胛下肌、冈下肌、小圆肌、大圆肌;⑤ 内旋:三角肌前束、胸大肌、背阔肌、大圆肌、肩胛下肌;⑥ 外旋:三角肌后束、冈下肌、小圆肌。

如前所述,肩关节活动度大,各肌肉群作用不同,既有多肌同一作用,又有一肌多用:较为重要的有:① 胸大肌:该肌主要作用为内收、内旋、屈曲肩关节。② 肱二头肌除了有屈肘功能外,对于肩肱关节前屈也起一定作用。肱二头肌长头腱被认为是可使肱骨头下压的重要结构。肩关节镜下显示当以电刺激肱二头肌长头腱时肱骨头可被压向肩盂内。在上臂外旋时肱二头肌长头腱作为肩关节的稳定作用最为明显;而内旋时其稳定作用最不明显。③ 冈上肌:冈上肌起自肩胛骨冈上窝、止于肱骨大结节上部,作用是使肩外展并将肱骨头拉向关节窝,并在外展的初期起作用。

4. 肩关节的动态与静态稳定结构

① 静态稳定结构:静态稳定结构主要包括软组织、喙肩韧带、盂肱韧带、盂唇、关节囊及关节面的相互接触、肩胛骨的倾斜和关节内压力。② 动态稳定结构:动态稳定结构主要包括肩袖、肱二头肌及三角肌。

三、肘关节肌动学

1. 肘关节组成和运动方向

(1) 肘关节组成:由肱尺关节、肱桡关节、桡尺近侧关节3个单关节组成。其中,肱尺关节是肘关节的主导关节。肘关节的主要运动形式是屈、伸运动,其次是由桡尺近侧关节与桡尺远侧关节联合运动,完成前臂的旋内、旋外运动。

(2) 肘关节功能运动弧:在整个屈曲运动弧中,肘关节屈曲60°~140°,这80°是人们用上肢完成一般日常生活和工作所必需的运动范围,故称肘关节功能运动弧。

(3) 桡尺连接的运动范围:在前臂处于中间位时,一般认为旋前和旋后各90°,但旋前多数人仅为80°。在检查旋前旋后运动范围时,肘关节应半屈位,并贴于胸侧壁,这样可以防止肩关节旋转运动的参与。从旋后位开始整个旋前稍小于180°（平均170°），若肘部伸直，由于肩关节内旋和外旋的参与，手掌的旋转接近360°。

2. 肘关节运动肌群

① 屈肘：肱二头肌、肱肌、肱桡肌、旋前圆肌；② 伸肘：肱三头肌、肘肌；③ 旋后：旋后肌、肱二头肌；④ 旋前：旋前圆肌、旋前方肌。

3. 肘关节的动态与静态稳定结构

① 静态稳定结构：韧带有尺侧副韧带、桡侧副韧带、桡骨环状韧带。② 动态稳定结构：肘关节屈伸肌群。

（1）肘三角：在正常情况下肘处于伸直位时，尺骨鹰嘴和肱骨内、外上髁三点呈一直线；屈肘时则呈一等腰三角形。脱位时上述关系被破坏，肱骨髁上骨折时三角关系保持正常，此征是鉴别两者的要点。

（2）肘关节的屈和伸及限制因素：正常情况下，肘关节在冠状面上自然伸展，尺骨的纵轴与肱骨的纵轴所形成的夹角称做肘外翻或提携角，肘外翻角度的趋势是在走路时保持所携物体远离大腿外缘。正常的提携角为13°±6°，女性一般比男性多2°。由于滑车不完全对称，故前臂在充分伸展到充分屈曲时，提携角由外翻10°变成内翻8°。

四、腕关节肌动学

1. 腕关节组成和运动方向

1）组成

腕关节由桡腕关节、腕骨间关节、腕掌关节组成。桡腕关节可做屈、伸、外展、内收及环转运动。

（1）桡腕关节：月骨和三角骨与桡骨形成了桡腕关节，是相对活动度较大的近侧列骨。又称腕关节，为椭圆关节，可以绕两个运动轴运动。桡腕关节可作屈、伸、外展、内收及环转运动。其关节囊松弛，关节的前后和两侧均由韧带加强，其中掌侧韧带最为坚韧，所以腕的后伸运动受限。

（2）腕骨间关节：手舟骨、月骨、三角骨之间被坚韧的骨间韧带连接在一起，可将它们看成一块骨。尺骨由于被三角形关节盘隔开，不参与桡腕关节的组成。腕骨间关节由近侧的3个腕骨（手舟骨、月骨、三角骨）和远侧的4个腕骨（大多角骨、小多角骨、头状骨、钩骨）组成。包括近侧列腕骨间关节、远侧列腕骨间关节、腕横关节3组关节。前两组是由相邻接的腕骨间构成，均属平面关节，只能微动；腕横关节又称腕中关节，属于球窝关节，由近侧列腕骨的远侧端做成关节窝，远侧列腕骨的近侧端做成关节头构成，关节腔略呈"S"形。远侧列的4个腕骨之间也由坚韧的骨间韧带连接起来，可将它们看成一块骨，因此从结构上来看，称两列腕骨之间的关节为腕中关节，它仍是一个简单关节。由于受腕关节两侧副韧带的限制，此关节仅能做屈伸运动，且幅度很小。通常腕骨间关节和桡腕关节是一起运动的。拇指腕掌关节是由大多角骨与第1掌骨底构成的鞍状关节。

（3）腕中关节各关节腔彼此相通，只能做轻微的滑动和转动，属微动关节，腕的屈、伸、外展、内收也发生于此，即腕中关节和桡腕关节的运动通常是一起进行的，并受相同肌的作用。腕骨间关节可以看成3个相连续的椭圆形关节，腕骨间关节的运动幅度补充了桡腕关节。

（4）腕掌关节：除拇指和小指的腕掌关节外，其余各指的腕掌关节运动范围极小。远侧列的4块骨大多角骨、小多角骨、头状骨和钩骨组成了一个相对稳定的横截面，它与掌骨连接形成了腕掌关节，远侧列的4块骨之间密切适合，被坚韧的骨间韧带连接在一起。近侧列骨为月骨和三角骨（与桡骨形成了桡腕关节）。手舟骨在解剖学上和功能学上横跨两列骨。第8块腕骨是豌豆骨，它作为一个籽骨形式功能，用以加强腕骨最有力的原动肌屈腕肌的力学优势，它与三角骨形成自己的小关节。

在腕骨中，舟骨最容易发生骨折，它与大多角骨形成解剖鼻烟窝的底，解剖鼻烟窝是在拇长展肌腱、拇短伸肌腱和拇长伸肌腱之间的凹陷。月骨是在腕骨中最易脱位的骨。

2）腕关节的运动方向

桡腕关节是典型的椭圆关节,可以绕两个运动轴运动。其关节囊松弛,关节的前、后和两侧均由韧带加强,其中掌侧韧带最为坚韧,所以腕的后伸运动受限。桡腕关节可作屈、伸、外展、内收及环转运动。

2. 腕关节运动肌群

（1）屈腕:桡侧腕屈肌、掌长肌、尺侧腕屈肌、指浅屈肌和指深屈肌等。其中,桡侧腕屈肌和尺侧腕屈肌对屈腕作用最大。最强的屈肌群:尺侧腕屈肌包绕豌豆骨并将它作为一个籽骨来增加力学优势,减少肌腱的整体拉伸,通过这种效果增加它的力量。

（2）伸腕:桡侧腕长伸肌、桡侧腕短伸肌、尺侧腕伸肌、指伸肌和示指伸肌等。腕伸肌对肘关节运动也有影响。故肘关节的位置对腕伸肌的功能很重要,腕伸肌在肘关节伸展时能够被加强。

（3）外展:桡侧腕屈肌、桡侧腕长伸肌、桡侧腕短伸肌和示指伸肌。

（4）内收腕关节的肌有尺侧腕屈肌和尺侧腕伸肌。

3. 腕关节的动态与静态稳定结构

（1）腕部的韧带性结构:有屈肌和伸肌支持带。屈肌支持带的部分为腕横韧带,此韧带厚 $1\sim2$ mm,宽 $2\sim3$ mm。它在手关节掌侧,是一条有筋膜局部增厚形成的强有力的韧带,位于腕骨沟上,横架于腕尺侧隆起(钩骨和豌豆骨)和腕桡侧隆起(大多角骨和钩骨)上。它与骨面形成腕管,在管内有屈指肌腱、血管和神经通过。此韧带不但具有保护结构的作用,而且还可以把它看做弓弦,加强腕部的弹性,起到缓冲的作用。

（2）腕关节的韧带:包括掌侧韧带、背侧韧带及内在骨间韧带 3 个部分。掌侧韧带包括桡腕韧带、尺腕韧带、腕骨间韧带和腕掌韧带 4 部分。背侧韧带包括背侧桡腕韧带、背侧腕骨间韧带及背侧腕掌韧带 3 部分。内在韧带分为近排腕骨间内在韧带、远侧腕骨间内在韧带和掌骨近端内在韧带。

（3）腕管:为一骨性纤维管,其桡侧为舟状骨及大多角骨;尺侧为豌豆骨及钩状骨;背侧为头骨、舟状骨及小多角骨;掌侧为腕横韧带。由屈肌支持带和腕骨沟共同围成,管里有指浅、深屈肌腱及其屈肌总腱鞘、拇长屈肌肌腱及其腱鞘和正中神经通过。指浅、深屈肌腱被屈肌总腱鞘或尺侧囊包绕,拇长屈肌被拇长屈肌腱鞘或桡侧囊包绕。腕管综合征:指挤压或缩小腕管容量的任何原因引起腕管内正中神经受压,只是手掌桡侧 3 个半手指的感觉异常,神经性疼痛,严重时出现手指运动障碍,鱼际肌萎缩等症状。

（4）韧带损伤:常见的损伤是舟月韧带或者月三角韧带的损伤。其症状包括疼痛、肿胀、压痛和活动范围受限。

五、手的肌动学

1. 手关节组成和运动方向

手关节由掌骨、指骨相互关节连接。

（1）掌骨:掌骨有体部和两骺,近端骺为底,远端为头,头底之间为体,近端,头轻度狭窄为颈,掌骨头两侧有小结节供掌指侧副韧带附着。第 1 掌骨通过鞍状关节与大多角骨连接成关节,其下关节面为凹面,无尺侧关节面,一些来自前臂和鱼际的肌腱附着于第 1 掌骨,第 1 掌骨横截面为圆形,而其他掌骨横截面为三角形,有背侧面和两个掌侧面(前外侧和前内侧)。第 2 掌骨有 3 个下关节面,分别与大多角骨、小多角骨、头状骨连接成关节,尺侧面与第 3 掌骨相关节,第 2 掌骨有一小颈突供桡侧腕屈肌掌侧附着。第 3 掌骨有两个尺侧面,与第 2 和第 4 掌骨相关节,一个近端关节面,与头状骨连接成关节,其背侧有颈突,供桡侧腕短伸肌附着。第 4 掌骨无颈突,有两个尺侧关节面,两个近端关节面与头状骨,钩状骨连接成关节。第 5 掌骨有一尺侧关节面,近端关节面与钩状骨相关节,它有一个小的后内侧茎突为尺侧腕屈肌腱附着。掌指关节背侧部较薄弱,有伸肌腱及其腱膜所覆盖,在掌侧有坚韧的掌板附着,两侧有副韧带加强。

（2）指骨:分为底和头,之间为体连接,头上有滑车。近节指骨指骨底与掌骨头相关节,头与中节指骨底相关节。指骨头两侧各有一小结节,有近端指间关节的尺侧副韧带附着。在掌侧,第2、3指骨干的尺侧面,指骨边缘上有骨嵴,这些嵴为指纤维鞘提供附着。中节指骨基底与近节指骨头相关节,有指浅屈肌腱附着,中节指骨头与远节指骨相关节。中节指骨头也有两个小结节供远端指间关节的尺侧副韧带附着。指深屈肌腱附着于远节指骨基底,远节指骨头的特点是有指骨粗隆。拇指的远节指骨有拇长屈肌腱附着。

（3）手部关节:① 拇指掌指关节:滑车关节;② 掌指关节:球窝关节;③ 指间关节:滑车关节。

2. 手关节运动肌群

主要有:① 手部的肌外在肌:指伸肌、示指伸肌、小指伸肌、拇长伸肌、拇短伸肌、拇长展肌、指浅屈肌、拇长屈肌。② 固有肌:外侧群、中间群和内侧群。

1）手外在肌

（1）前群肌:① 掌长肌:起自肱骨内上髁,肌腱下行颈腕部屈肌支持带的浅面加入掌腱膜,协助屈腕,受正中神经支配。② 桡侧腕屈肌:起自肱骨内上髁,肌纤维向下外,于前臂中部移行为肌腱,止于第2、3掌骨底掌面,主要是屈腕关节,协助外展腕,受正中神经支配。③ 尺侧屈腕肌:肱头起自肱骨内上髁和深筋膜,尺头起自鹰嘴和尺骨背面上部,肌纤维与前臂下部移行为肌腱,止于豌豆骨,起屈腕作用,受尺神经支配。④ 指浅屈肌:肱尺头分别起自肱骨内上髁和尺骨冠突,桡头起自桡骨上部的前面,肌腹在前臂下部移行为4条扁腱,排成2层,浅层为中指和环指,深层为示指和小指的肌腱,受正中神经支配。⑤ 拇长屈肌:位于肱桡肌和指浅屈肌的深面,起自桡骨中部前面和邻近骨间膜,下行通过腕管,止于拇指远节指骨底的掌面,受正中神经支配。⑥ 指深屈肌:起自尺骨体上部前面及邻近骨间膜,外侧部肌束移行的腱止于示指,内侧部移行为3条腱,受尺神经和正中神经双重支配。

（2）后群肌:均受桡神经支配。① 指总伸肌:起自肱骨外上髁和深筋膜,肌腹于前臂下部形成4条长肌腱,经伸肌支持带深面至手背,分别移行为示、中、环和小指指背腱膜。② 桡侧腕长、短伸肌:依次起自臂外侧肌间隔和肱骨外上髁,肌束在前臂中下部移行为长腱,经拇长展肌和拇短伸肌深面,分别止于第2、3掌骨基底背面,可伸腕并使手外展。③ 尺侧腕伸肌:起自肱骨外上髁,深筋膜和尺骨,肌束下行移行为长腱,经伸肌支持带深面止于第5掌骨底背面,伸和内收腕关节。④ 拇长伸肌:起自尺骨和骨间膜背面中部,长腱越过桡侧腕长、短伸肌腱浅面,经伸肌支持带深面,止于拇指远节指骨底背面,伸拇指掌指关节及伸腕并使拇指外展。⑤ 拇短伸肌:起自桡骨背面及邻近骨间膜,在拇长展肌外侧下行,止于拇指近节指骨底背面,伸拇掌关节和腕关节。⑥ 示指固有伸肌:在拇长伸肌起点下方起自尺骨和骨间膜,肌束向下移行为长腱,在指伸肌腱深面通过骨纤维隧道,移行为示指指背腱膜,有伸示指和伸腕作用。⑦ 小指固有伸肌:起自伸肌总腱及肌间隔,附着于指总伸肌的内侧,通过单一骨纤维隧道,移行为小指指背腱膜。⑧ 拇长展肌:起自旋后肌下方的尺、桡骨及骨间膜,肌束向下移行为长腱,越过桡侧腕长、短肌腱浅面,止于第1掌骨底,使拇指和手外展。

2）手内在肌

（1）外侧群:① 拇短展肌:起自屈肌支持带,舟骨结节等,肌纤维越过掌指关节,止于拇指近节指骨底桡侧,可使拇指腕掌关节屈曲、外展,并协助伸指间关节,受正中神经支配。② 拇短屈肌:浅头起自屈肌支持带远侧缘,桡侧腕屈肌腱鞘和大多角骨结节,深头与拇收肌斜头同起、同止,会合后止于拇指近节指骨底桡侧,可屈拇掌指关节,并协助内收和对掌运动,受正中神经支配。③ 拇对掌肌:位于拇短屈肌深面,起自屈肌支持带,大多角骨等处,肌纤维斜向外行,止于第1掌骨体掌面桡侧。可使拇指对掌,受尺神经支配。④ 拇收肌:横头起自第3掌骨前缘和头状骨,斜头起自头状骨,屈肌支持带,两头会合后止于拇指近节指骨底,可使拇指内收内旋,受尺神经支配。

（2）中间群:① 蚓状肌:有4块,第1、2蚓状肌分别起自示、中指深屈肌腱桡侧,第3、4蚓状肌分别起自中、环指和环、小指深屈肌腱相邻缘,各肌下行斜向手指桡侧,经蚓状肌管至手背,止于指背腱膜桡侧的外侧腱。蚓状肌可屈示、中、环、小指的掌指关节,伸远侧指间关节。第 1、2 蚓状肌由正中神经支配,第 3、4 蚓状肌由尺神经支配。② 骨间肌:有 7 块,包括骨间掌侧肌 3 块,骨间背侧肌 4 块,第 1～3 骨间掌侧肌分别起自第 2 掌骨的尺侧,第 4、5 掌骨的桡侧,分别止于示指尺侧,环、小指桡侧的指背腱膜,骨间背侧肌起于掌骨相邻缘,第 1、2 骨间背侧肌止于示、中指指背腱膜的桡侧和近节指骨底,第 3、4 骨间背侧肌止于环、小指指背腱膜的尺侧和近节指骨底,骨间掌侧肌为手指内收肌,背侧肌为其外展肌也可屈曲掌指关节,伸指间关节,受尺神经支配。

(3) 内侧群:① 掌短肌:覆盖于尺动脉和尺神经表面,起自掌腱膜和屈肌支持带,止于小鱼际尺侧缘的纤维组织内,部分纤维止于豌豆骨。② 小指展肌:起自豌豆骨远端,屈肌支持带,肌纤维斜向下内,止于小指近节指骨底的尺侧和指背腱膜。③ 小指短屈肌:位于小指展肌桡侧,起自钩骨钩和屈肌支持带,止于小指近节指骨底掌面。④ 小指对掌肌:位于小指展肌和小短屈肌的深面,起自钩骨钩及屈肌支持带,止于第 5 掌骨尺侧,与鱼际肌合作,完成拇指和小指的夹捏动作。

3. 手关节的动态与静态稳定结构

依靠各个手指的屈伸肌张力以及各个指间关节侧副韧带维持动态与静态稳定。也就是说当肌张力低下时、韧带损伤,指间关节炎等,手指关节将失去稳定性,呈现各种特定畸形。

4. 手功能

正常手抓握运动的两个模式是:有力握和精细握。① 精细握与有力握的一个重要区别是每个抓握中,拇指的位置不同。在有力握中,拇指内收;在精细握中,拇指外展。② 更精细的动作是拇指和示指掐捏一个小的物体。这种动作通常被分为尖捏、掌捏、侧捏和指面捏。

六、髋关节肌动学

1. 髋关节组成和运动方向

1) 髋关节的组成

髋关节由股骨的股骨头和髋骨的髋臼两部分组成。是全身负荷体重最多、受力最重的关节。髋关节周围有强韧的关节囊和韧带,主要韧带有:髂股韧带、耻股韧带、坐股韧带和股骨头韧带。

(1) 颈干角:股骨颈与股骨干纵轴所形成的角为颈干角,成年平均成 125°,如果大于 125°,称为髋外翻,并伴有下肢长度的增加;小于 125°成髋内翻,并伴有下肢长度的减少。

(2) 前倾角:为股骨的第 2 个角,即股骨颈的轴线与股骨内外侧髁间连线间有一向前扭转的角度,为 10°～30°的锐角(平均为 12°)。

2) 髋关节运动方向

髋关节的运动有屈、伸、内收外展、旋内旋外及环转。① 髋关节屈 0°～125°,伸 0°～15°;② 内收、外展只有 0°～45°,外展 0°～45°;③ 内旋、外旋内旋、外旋范围分别为 0°～45°。

3) 限制髋关节运动幅度的因素

(1) 关节窝深:可容纳股骨头的 2/3,髋臼唇加深了关节窝。几乎使整个股骨头被包绕在关节窝内,因而使髋关节活动时不易脱出。

(2) 关节囊厚而坚韧:髋关节囊厚而紧张,大大增加了其稳定性,也限制关节的活动幅度。

(3) 关节周围韧带数量多且紧张有力。韧带从四面加固髋关节。如其中的髂股韧带最为坚韧,可随髋关节后伸而逐渐紧张,因而限制髋关节过度后伸;当髋关节紧密对合时,耻骨韧带及坐骨韧带也产生紧张,以防止髋关节过度外展、内收或旋内的作用。

2. 髋关节的运动肌群

主要有:① 屈肌群:髂腰肌、耻骨肌、阔筋膜张肌、股直肌、缝匠肌。② 伸肌群:臀大肌、腘绳肌、股二头肌长头、半腱肌、梨状肌。③ 外展肌群：臀中、小肌。④ 内收肌群：耻骨肌肉、股薄肌、长、短及大收肌。⑤ 内旋肌群：臀中肌的前部纤维、阔筋膜张肌、臀小肌。⑥ 外旋肌群：臀大肌、梨状肌、闭孔内肌、闭孔外肌，股方肌。

3. 髋关节的动态与静态稳定结构

髋关节依靠强韧的关节囊、韧带及6组肌肉群维持动态与静态稳定，髋关节只要屈曲120°、外展20°、外旋20°，即可保证日常活动的进行。

1) 动态稳定机制

依赖各肌群张力、韧带起主动运动与限制运动的作用：① 髂股韧带、耻骨韧带及坐骨韧带可防止髋关节过度外展、内收或旋内的作用。② 当踝关节向前摆动时或双臂向前，髋关节前屈时，身体重心位于横轴之前，此时股后肌对体位的维持起很大作用，股后肌虽是强而有力的屈膝肌，也是重要的伸髋肌。③ 臀大肌只在大腿从抵抗中伸展，如从屈曲位或攀缘位抬起时起主动作用。④ 承重和步行：髋外展肌群、内收肌群、臀大肌、伸躯干肌和股四头肌分别承担重要作用。例如，正常步行中女性髋外展肌的承重约为体重的3倍，而男性在支撑期还需承担体重的6倍，可见髋外展肌在静态单足站立及行走时均需承担沉重的负荷，其肌力的大小对于站立和行走功能至关重要。

髋关节在步行周期中的动作：① 一侧髋关节在足跟着地之前开始屈曲，一直持续到支撑中期；随后髋关节开始伸展，持续到支撑后期；摆动期则以屈曲为主。② 髋关节外展运动发生在站立相后期，而髋关节最大外展运动正好在足趾离地之后，此时髋关节开始内收，并一直持续到站立相后期。③ 随后（摆动之前），髋关节开始外旋，并在大部分摆动相中保持外旋。内旋运动发生在足跟着地之前，并一直持续到站立相后期。髋关节在上述3个平面的运动在行走时不断循环反复。两腿站立期间，身体自上而下的重力线通过身体的正中线。因为髋关节的稳定性，通过关节囊和囊韧带的稳定效果就能完成直立姿势，在髋关节周围没有肌活动产生的动力矩。

2) 静态稳定机制

身体直立及双臂下垂时，人体重心位于两侧股骨头连线之后，身体有后倾趋势，但由于韧带的张力及关节的良好适应对合而得以维持平衡。

（1）单腿站立时的静力学分析：单足站立时，站立侧股骨头承重为体重的4倍。人体在单足站立时可认为是一个类似杠杆的结构。股骨头是杠杆的支点，在额状面，由股骨头到髋外展肌的力臂与其到骨盆侧的重臂的比约为1∶3，故两端的承重比为3∶1，即外展肌需承受3倍于体重（P）的重量（$3P$）。股骨头（支点）处承重应约为体重（P）的4倍（$4P$）。在矢状面上，人体重心在髋关节轴的后方，髋受到使其向后旋转的弯力矩。

（2）常见异常受力分析：① 髋外翻患者由于颈干角异常增大，使股骨头（支点）与外展肌（力点）距离（力臂）缩短，势必要求外展肌承担更为沉重的负荷，其结果使股骨头上单位面积上的力可由正常的5 kg/cm^2 增至255 kg/cm^2，如合并髋屈肌收缩力的增大可出现股骨过度进入髋臼的病理情况。② 手杖利用：如前所述，髋外展肌力的大小与其力臂长短密切相关，增加外展力臂，缩短重力力臂，可减少髋外展肌力，而降低股骨头的负荷。THR后患者应经常使用手杖，应使用对侧手杖，可大大减少手术侧髋外展肌的肌力，因而减少髋关节的负荷。

七、膝关节肌动学

1. 膝关节组成和运动方向

1) 膝关节组成

膝关节由3块骨（股骨、胫骨和髌骨）、胫股关节（内侧胫股关节面、外侧胫股关节面）和髌股关节组成。

（1）特点：① 双关节结构：3 个关节面均围在同一个关节囊内。② 髌股关节软骨是人体中最厚的软骨，最大厚度可达 7 mm。③ Q 角：股四头肌肌力线和髌韧带力线的夹角，即从髂前上棘到髌骨中点的连线为股四头肌肌力线，髌骨中点至胫骨结节最高点连线为髌韧带力线，两线所成的夹角为 Q 角。正常 Q 角男性小于 $10°\sim15°$，女性 $10°\sim19°$。Q 角越大，使髌骨外移分力越大，如果 Q 角女性大于 $25°$，男性大于 $15°$，易发生髌骨软化、髌骨脱位等。④ 胫股角：胫骨和股骨纵轴所成的夹角，正常为 $170°\sim175°$，小于 $165°$ 为膝外翻，俗称 X 形腿；大于 $175°\sim180°$，为膝内翻。膝内翻、膝外翻分别是根据膝关节相对于机体纵轴离开身体或者靠近身体的成角畸形，顶点位于膝关节处。粗略判断方法为：膝关节不能并拢：膝内翻；踝关节间距过大：膝外翻。⑤ 髌骨活动度：完全伸膝位，以两拇指置于髌骨外侧缘，向内推移髌骨。一般将髌骨的 1/4 宽度定为 $1°$。正常情况下髌骨的内移程度在 $1°\sim2°$ 之间，超过 $2°$ 说明髌骨活动度太大，小于 $1°$ 说明髌骨外侧支持带紧张，即髌骨内移受限检查阳性。

（2）髌骨：髌骨是人体最大的籽骨，主要作用为通过增加与运动轴的距离（力臂）来增强股四头肌的杠杆作用和力矩，当屈膝时提供股骨髁关节面的骨性保护，减少对股骨髁的压力和分散股骨髁上的力，在抗阻高度屈膝时，能防止对股四头肌肌腱损伤性压力（该腱能抗大的张力但不能抗压力或摩擦力）。

正常人膝关节伸屈活动中，髌骨在股骨滑车及髁间沟间的生物力学活动，有矢状面上的滑动，也有冠状面上的滑动。

髌股关节软骨是人体中最厚的软骨。最大厚度可达 7 mm。髌骨的作用十分重要：① 为膝关节提供两个重要的生物力学功能：(i) 在整个运动范围内借延长股四头肌力臂帮助膝伸直，并以增加髌骨与股骨间的接触面来改善股骨上的压力分布。(ii) 完全屈曲时，髌骨对股四头肌力臂长度所起的作用最小（约为力臂总长度的 10%），在伸直到 $45°$ 时，髌骨延长股四头肌力臂约 30%。② 维持髌股对合的平衡机制：髌股关节稳定性的影响因素很多，包括伸膝装置、支持带、肌力、股胫角和股胫间的扣锁机制、Q 角、髌骨位置、髁间槽发育程度、外力等。维持髌股对合的平衡机制主要有：(i) 静力结构：髌骨的内外侧支持带是维持髌骨排列的静力性平衡机制。髌骨内侧支持带分为 4 个部分，包括内侧髌骨支持带、内侧髌旁支持带、内侧髌骨半月板韧带和内侧髌胫韧带 4 个部分。内侧髌股韧带是内侧支持带中最重要的静力性稳定因素，它提供了内缘支持带总张力的 53%。(ii) 动力结构：股四头肌收缩时各肌肉之间的力学平衡是保持运动中髌股对合的动力结构。股四头肌的内侧头有对抗髌骨外移的动力性稳定作用。股内侧肌与股外侧肌的同步性收缩是发挥其动力性稳定的关键。因而股内侧肌的起点异常或肌收缩的失同步可以导致运动中髌骨轨迹的异常。③ 髌股关节的对合：在膝关节完全伸直时，髌股关节面之间是分离的。自屈膝 $15°$ 时开始，髌股关节开始接触，首先是外侧关节面接触，然后才是内侧关节面；通常屈膝在 $30°$ 以内时，髌股关节尚未进入髁间沟内，最不稳定，容易造成髌骨脱位或半脱位。当屈膝超过 $30°$ 后，髌骨进入股骨髁间沟内，髌骨嵴受到股骨髁的制约和引导，同时髌股间的压力减小，此时髌骨相对稳定。④ 髌股关节的运动：胫骨和股骨间的轴向旋转运动，导致髌韧带附着处胫骨节结出现内外侧移动，造成髌骨出现相对于股骨的旋转运动。在正常运动时，大约有内旋 $6°$ 和外旋 $8°$，如果运动范围增加还会增大。

（3）膝关节的韧带：膝关节韧带较多，有关节囊外韧带和关节囊内韧带。由于膝关节的屈伸运动没有骨性阻碍，因此众多韧带附着是保证其运动稳定性的关键。囊外韧带有：① 髌韧带。② 腓侧副韧带、胫侧副韧带：主要作用是保持膝关节内外侧的稳定，由于内外侧副韧带位置和斜度不同，在伸膝时紧张，屈膝时松弛，半屈膝时最松弛。因此，在半屈膝位允许关节作少许旋内和旋外运动。③ 腘斜韧带：可防止膝关节过伸。囊内韧带有：① 膝交叉韧带；② 膝横韧带：对两侧半月板前角之间进行连接。

（4）半月板：内侧半月板较大，呈"C"形，前脚窄而薄，后角宽阔而稍厚，外侧缘与关节囊及胫侧副韧带紧密相连，因此胫侧副韧带的损伤常合并为半月板撕裂。外侧半月板较小，近似"O"形，前、后角的距离很接近，外侧缘亦与关节囊相连。两个半月板的前端常借膝横韧带相连。半月板的功能主要有：① 传导负载：减少膝关节活动时，接触面不吻合，使接触面积增大，压力分布均匀。② 维持动态稳定：加深胫骨髁关节面，并在前后移动中，始终使膝关节的接触面积最大。③ 减轻震荡：起到一定的缓冲作用，能吸收一定的负荷震荡。④ 本体感觉：半月板前后角内有本体感觉神经纤维，对维持膝关节本体反馈有重要作用。

半月板使关节面更为相适，也能缓冲压力，吸收震荡，起弹性垫的作用。半月板还增大了关节窝的深度，又能连同股骨髁一起对胫骨做旋转运动。

由于内侧半月板与关节囊及胫侧副韧带紧密相连，因而内侧半月板损伤的机会较多。

半月板损伤后常常不能自行修复，故需手术治疗。半月板切除后，虽然可以从滑膜生长出一个类半月状软骨板，但不再是纤维软骨，而是透明软骨。

半月板的损伤机制是：膝关节屈曲、回旋再突然伸直，此时半月板正好位于股骨、胫骨内外侧髁的突起部位间，易受挤压而损伤。半月板边缘不损伤一般愈合较好。

预防半月板损伤的有效措施是：进行较剧烈运动前，做好热身活动；增强膝关节周围的肌力量的训练；保持正确的膝关节姿势和用力顺序。

2）膝关节的运动方向

水平轴：屈伸活动；垂直轴：内外旋活动；矢状轴：内收外展活动；前后位水平移动。

（1）膝关节在屈膝活动中开始以滚动为主，后以滑动为主，是一个复杂的运动。

（2）伸膝运动就如同旋紧螺丝的最后动作被称为关节扣锁，膝关节伸直约 $30°$ 时扣锁活动开始，前交叉韧带完全拉紧，并导致胫骨外旋，旋转是发生在扣锁活动中。

（3）膝关节旋转运动：在正常行走时，旋转运动约为 $\pm6°$。膝关节伸直时不能旋转，屈曲 $90°$ 后约 $\pm30°$ 的垂直轴方向的旋转运动。膝关节沿这种旋转活动是伴随膝关节屈伸活动进行的，为不随意运动，这是膝关节结构和韧带共同作用的结果。膝关节旋转运动产生的机制主要有：① 股骨内外髁弧度不同，内髁大、外髁小，屈伸时出现以胫骨髁间隆突内侧为轴的旋转运动。② 胫骨平台内外侧外形不同。③ 韧带的制约作用（包括前后交叉韧带和内外侧附韧带）。④ 内旋肌力大于外旋肌力。

（4）内收外展运动：膝关节内收外展活动极小，随着屈曲，外展与内收活动也有所增加。在充分伸直时仅约 $2°$，但充分屈曲时可增加到 $8°$。处于最大伸展状态的膝关节，几乎不能在冠状面内做任何运动。当膝关节的弯曲达到 $30°$ 时，其被动的外展和内收得以增加。

（5）前后平移：屈膝（坐下）时股骨在胫骨上向后滚动，同时产生向前滑动（前交叉韧带）。伸膝（站起）时股骨在胫骨上向前滚动，同时产生向后滑（后交叉韧带）。如交叉韧带被破坏，则就破坏了正常的向后滑动的功能，使前后滑动变得不可预测。

（6）胫股关节在横面内的活动范围，随膝完全伸直到屈曲 $90°$ 而有所增加。这主要是由于股骨内髁长于外髁，使股骨髁与胫骨髁发生交锁，这种旋紧功能使膝站立承重时最稳定，在这个平面内几乎没有运动（无旋转和侧方运动）的可能。

2. 膝关节运动肌群

主要有：① 伸膝关节的肌：股四头肌。② 屈膝关节的肌：腓肠肌、股二头肌、缝匠肌、半腱肌、半膜肌和股薄肌。③ 内旋膝关节的肌：缝匠肌、股薄肌、半腱肌、半膜肌。④ 外旋膝关节的肌：股二头肌和腓肠肌外侧头。

3. 膝关节的动态与静态稳定结构

膝关节内外侧副韧带和胫骨的髁间隆突，前后肌群等保证膝关节的动态与静态稳定。

1）动态稳定结构

主要由各个方向的肌肉群维持，以及关节囊内外韧带的限制作用、半月板的缓冲作用等维持。

（1）膝关节旋转运动产生的机制：① 股骨内外髁弧度不同，内髁大、外髁小，屈伸时出现以胫骨髁间隆突内侧为轴的旋转运动。② 胫骨平台内外侧外形不同。③ 韧带的制约作用(包括前交叉韧带和内外侧副韧带)。④ 内旋肌力大于外旋肌力。

(2) 半月板的功能:① 传导负载:减少膝关节活动时,接触面不吻合,使接触面积增大,压力分布均匀。② 维持动态稳定:加深胫骨髁关节面,并在前后移动中,始终使膝关节的接触面积最大。③ 减轻震荡:起到一定的缓冲作用,能吸收一定的负荷震荡。④ 本体感觉:半月板前后角内有本体感觉神经纤维,对维持膝关节本体反馈有重要作用。

2) 静态稳定结构

依赖各肌群的肌张力、肌力、半月板、各韧带的完好来维系,如股四头肌张力低下,将导致步行中支撑期障碍,而半月板的损伤,将导致步行中"绞索"现象及"软腿"现象。当关节处于半屈位置时,滑液处于最小张力压迫下。

3) 作用于膝关节的单关节肌和双关节肌

(1) 单关节肌:股外侧肌、股中间肌、股内侧肌、腘肌和股二头肌短头、腘肌:解剖学作用为内旋和屈膝关节。股薄肌:在近固定时,使大腿内收,还使小腿屈和内旋。远固定时,可使骨盆前倾。

(2) 双关节肌:跨越髋关节和膝关节(股直肌、缝匠肌、股薄肌、半腱肌、半膜肌、股二头肌长头和阔筋膜张肌的髂胫束)或跨过膝关节和踝关节(腓肠肌)的运动或位置都会影响到膝关节的活动范围和这些肌所产生的力被动和主动功能不足。① 半腱肌、半膜肌:解剖学作用为伸和内旋髋关节以及屈和内旋膝关节。② 股直肌越过髋关节,所以它既是屈髋肌又是伸膝肌。③ 腓肠肌:腓肠肌是形成小腿肌的主要部分其作用为跖屈踝关节和屈膝关节。在抗阻屈膝、足踮起、走路、跑步、跳跃,均可看到腓肠肌的肌部收缩。在近固定时,使足跖屈,腓肠肌还能在膝关节处屈小腿。远固定时,在膝关节处拉大腿向后,协助伸膝,有维持人体直立的功能。④ 缝匠肌:它和股直肌都跨过了膝关节和髋关节,为双关节肌,此肌在运动中容易发生"主动不足"和"被动不足"现象。在近固定时,使大腿屈和外旋,并使小腿屈和内旋。远固定时,两侧收缩,使骨盆前倾。

多关节肌作为原动肌工作时,其肌力充分作用于一个关节后,就不能再充分作用于其他关节,这种现象称为多关节的"主动不足"。如,充分屈腕后,再屈指则会感到困难,前臂的屈肌群作为原动肌发生了"主动不足"的现象。缝匠肌、股薄肌和半腱肌这3块肌对膝关节的内侧稳定很重要。

八、踝关节肌动学

1. 踝关节组成和运动方向

1) 组成

踝关节是负重关节,是足部与腿相连的部位,由7块跗骨加上足部的距骨和胫骨、腓骨组成。踝关节由胫、腓骨下端的关节面与距骨滑车构成,故又名距骨小腿关节。胫骨的下关节面及内、外踝关节面共同形成的"门"形的关节窝,容纳距骨滑车(关节头),由于滑车关节面前宽后窄,当足背屈时,较宽的前部进入窝内,关节稳定;但在跖屈(或着高跟鞋)时,例如走下坡路时,滑车较窄的后部进入窝内,踝关节松动且能做侧方运动,此时踝关节易于发生扭伤,以内翻损伤最多见,因为外踝比内踝长而低,可阻止距骨过度外翻。

2) 特点

关节囊前后较薄,两侧较厚,并有3组韧带加强。

3) 运动方向

足部绕冠状轴在矢状面上的相对运动为背屈与跖屈;足部绕矢状轴在冠状面的相对运动为内翻和外翻;足部在水平面绕垂直轴的相对运动为内收和外展。由于足踝部的关节轴多为斜行,故足踝部的运动主要表现为多关节相互配合下三维复合运动。旋前:包括外翻、外展和背屈动作。旋后:为内翻、内收及跖屈动作的合并。除跖屈与背屈运动主要发生在踝关节外,其余方向上的运动则主要由足部关节完成。

（1）踝关节的运动:属滑车关节,可沿通过横贯距骨体的冠状轴做背屈及跖屈运动。足尖向上,足与小腿间的角度小于90°为背屈;反之,足尖向下,足与小腿间的角度大于90°为跖屈。在跖屈时,足可做一定范围的侧方运动。

（2）距跟关节的运动:当足跖屈时,距骨滑车的较窄部分位于关节窝内,使关节的两侧留有空隙,此时,距骨和足部的其他所有跗骨、跖骨等一起作为一个整体,可绕足的矢状轴作内、外运动,该运动称踝关节的内翻和外翻。运动范围:内翻平均活动度为20°～30°,外翻为5°～10°。

2. **踝关节运动肌群**

主要有4组:① 跖屈:有小腿三头肌、踇长屈肌、趾长屈肌、胫骨后肌、腓骨长肌和腓骨短肌等。② 背伸:有胫骨前肌、踇长伸肌、趾长伸肌和第3腓骨肌等。③ 内翻:小腿三头肌、踇长伸肌、踇长屈肌、趾长屈肌、胫骨后肌和胫骨前肌。④ 外翻:有趾长伸肌、第3腓骨肌、腓骨长肌和腓骨短肌等。

3. **踝关节的动态与静态稳定结构**

踝关节的众多韧带结构对维持踝关节的动态与静态稳定性起着至关重要的作用。踝关节韧带可分为3组:下胫腓韧带、内侧韧带（三角韧带）和外侧韧带。

（1）下胫腓韧带:作用是保持踝穴紧固而又有一定的弹性,踝背屈时下胫腓联合轻微增宽。主要有:① 下胫腓前韧带;② 骨间韧带;③ 下胫腓后韧带;④ 下胫腓横韧带。

（2）内侧韧带（三角韧带）:踝关节的内侧结构对踝关节稳定性起了至关重要的作用,作用是对抗距骨外旋应力;跖屈时牵拉距骨内旋（深层）;对抗后足外翻应力（浅层）;限制足外翻的功能;起于胫骨内踝,扇形向下,分别止于距、跟、舟三骨的内侧,由于附着部不同,由后向前依次可分为4部:距胫后韧带、跟胫韧带、胫舟韧带和位于其内侧的距胫前韧带。

（3）外侧韧带:有3条,由从前往后排列由距腓前、跟腓、距腓后3条独立的韧带组成,连接于外踝与距、跟骨之间。距腓后韧带可防止小腿骨向前脱位。当足过度跖屈内翻时,易损伤距腓前韧带及跟腓韧带。作用:腓距前韧带:① 跖屈位限制足内翻。② 中立位对抗距骨向前移位。腓跟韧带:① 中立位限制足内翻。② 限制距骨向前移位。腓距后韧带:限制踝关节过度背屈。

九、足与足弓肌动学

1. **足与足弓组成和运动方向**

1) 足的组成

足骨连籽骨共有28块。

2) 足弓的组成

由7块跗骨、5块跖骨的拱形砌合及其关节、韧带、肌腱等具有弹性和收缩力的组织共同构成的一个凸向上方的弓,可分为纵弓及横弓,主要功能是使重力从踝关节经距骨向前分散到跖骨小头,向后传向跟骨,以保证直立时足底支撑的稳固性。根据足弓位置及功能,将足弓分为纵弓和横弓。当人体站立时,足底呈穹隆状,重力经踝关节向后传至跟骨,向前传至第1和第5跖骨共计3个着地点,形成三角支撑。足弓的拱形结构特点使它具有坚固、轻巧而又能承受较大压力,并具有很好的弹性,有利于维持站立。在走、跑、跳跃时,足弓则是个良好的弹簧装置和缓冲装置。此外,足弓还有保护足底血管和神经免受压迫的功能。

（1）足纵弓:又分为内侧纵弓和外侧纵弓两部。① 内侧纵弓:在足的内侧缘,由跟骨、距骨、舟骨、3块楔骨和内侧第1～3跖骨构成,弓背的最高点为距骨头。于直立姿势时,在前后有两个支点。前支点为第1～3跖骨小头,后支点为跟骨结节。此弓由胫骨后肌腱、趾长屈肌腱、长屈肌腱以及足底的短肌、跖长韧带及跟舟跖侧韧带等结构维持,其中最重要的是跟舟跖侧韧带,此韧带起着弓弦的作用。此弓曲度大,弹性强,适于跳跃并能缓冲震荡。② 外侧纵弓:在足的外侧缘,由跟骨、骰骨及第4、5跖骨构成,骰骨为弓的最高点。前、后支点分别为第4、5跖骨小头和跟结节的跖面。维持此弓的结构有腓骨长肌腱、小趾侧的肌群、跖长韧带及跟骰跖侧韧带等。弓弦是跟骰跖侧韧带。此弓曲度小,弹性弱,主要与直立负重姿势的维持有关。

(2)横弓:由各跖骨的后部及跗骨的前部构成,以第2楔骨最高。维持此弓除韧带外,还有腓骨长肌及姆收肌的横头等。跗横关节:由第1~3跖骨与第1~3楔骨及第4、5跖骨与骰骨组成的关节,是足横弓的重要组成部分。其中,第1跖骨与第1楔骨所组成的关节,其关节腔独立,活动性较大。其余部分相互连通,仅可做轻微滑动。第1、3楔骨较长而第2楔骨较短,第2跖骨嵌入第1、3楔骨之间而使第2跖楔关节较深、较稳。第2跖骨基底部背侧较跖侧长,所以一般只向背侧而不向跖侧脱出。除第1、2跖骨外,跖骨之间均有横韧带相连,在第1楔骨、第2跖骨之间的楔跖内侧韧带是关节最主要的韧带之一。跗横关节损伤后若恢复不完全,必然影响足的功能。

(3)足弓功能:足弓的主要功能是使重力从踝关节经距骨向前分散到跖骨小头,向后传向跟骨,以保证直立时足底支撑的稳固性。当身体跳跃或从高处落下着地时,足弓弹性起着重要的缓冲震荡的作用。在行走,尤其是长途跋涉时,足弓的弹性对身体重力下传和地面反弹力间的节奏有着缓冲作用,同时还有保持足底的血管和神经免受压迫等作用。足弓的维持一是楔形骨保证了拱形的砌合;二是韧带的弹性和肌肉收缩,使肌腱紧张。后者是维持足弓的能动因素。如韧带或肌肉(腱)损伤,先天性软组织发育不良或足骨骨折等,均可导致足弓塌陷,形成扁平足。

(4)足弓维持:维持足弓的形态,依靠骨骼本身的形状、韧带及肌肉的坚强有力。构成足弓的骨骼与维持它们的韧带和肌肉之间关系密切,互有影响。纵弓尤为重要,纵弓塌陷,横弓随之消失,但横弓塌陷,纵弓仍可完整无恙。

由许多上宽下窄的特有形状的骨块构成的骨弓,若正常稳固,一经负重,便适当地降低,使重力传导至韧带,待韧带达到适当紧张时,足的内、外在肌便开始收缩来协助韧带维持足弓的结构。故骨骼构成足弓的第一道防线,韧带是第二道防线,肌肉是最重要的、最后的第三道防线。① 第一道防线:足骨。足骨连籽骨共有28块,除籽骨和距骨外,都是背宽底窄,把它们并合起来,自然形成了弓形结构。横弓在足前部的横切面上,可见跗骨和5个跖骨排列成弓形,跖骨基底部横弓较明显,跖骨头部则变浅。横弓的完整全赖纵弓的存在。内侧纵弓的后臂由跟骨和距骨组成,前臂为第1、2、3楔状骨和跖骨,其顶部是舟骨。内纵弓的弓高、后臂短、前臂长。第1跖骨尚保留有一些进化上的缺点,它与第2跖骨的联系不够坚强。跟骨的载距突与舟骨间无关节面,其间仅有跟舟韧带相连接,距骨头的下方正压在此带上,因此内侧纵弓的耐力较弱。外侧纵弓,后臂是跟骨,顶部为骰骨,前臂为第4、5两跖骨。外纵弓的跟骰关节面阔而平,站立时可稳固地接触地面,第4、5跖骨联系坚强,外纵弓也较低,这些都是它的优越性。总之,足纵弓后臂短,结构简单,跟骨是内外侧纵弓的共同基础,故跟骨发育大。纵弓前臂长,结构复杂,特别是第1跖骨保存了进化上的一些缺陷,构成了弱点。故足的外侧缘较内侧缘坚固。② 第二道防线:韧带。韧带是保持构成足弓各骨块间联系的重要组织。足背突出,负重少,韧带薄弱,跖侧负荷大,对足弓的维持也特别重要,故韧带肥厚坚强。跖长韧带连接跟骨和骰骨,跖短韧带连接跟骨和跖骨。跟舟跖侧韧带亦称弹力韧带,起自跟骨载距突,止于舟骨底部,坚强而具有弹性,是防止距骨头下塌或内倾的重要结构。跖腱膜自跟骨结节起,向前分成5个腱条,止于屈肌腱鞘和跖骨头横韧带,维持纵弓,犹如弓弦。踝关节内侧三角韧带的胫跟韧带连接内踝和跟骨,防止其外翻。③ 第三道防线:肌肉。肌肉是维持足弓的第三道防线,亦是最主要的防线。

3)足的运动方向

跖趾关节的运动运动范围:被动伸趾约为$50°\sim60°$,屈趾为$30°\sim40°$。

2.足关节运动肌群

足部肌肉分为内在肌与外在肌两种,前者退化,在人体内作用不大,对足弓的维持只起辅助作用。

（1）胫前肌：通过踝关节前内方，止于第 1 跖骨基底和第 1 楔骨内侧，能使踝关节背伸，迈足时提足向前，也提起足内缘，增高纵弓，足底内翻。

（2）胫后肌：沿弹簧韧带的底部，止于舟骨结节、楔骨，骰骨和第 2～4 跖骨基底，但舟骨是其主要止点。胫后肌收缩时，舟骨接近内踝，紧紧地托住距骨头，加强弹簧韧带，防止距骨头下陷内倾，全足绕距骨头转为内收、内翻位置。

（3）腓骨长肌：经外踝后外方、骰骨沟至足底，上于第 1 跖骨基底和第 1 楔骨跖侧，与胫前肌平衡合作时，如两条坚强的悬带，各自足的内、外侧绕过足底，将足弓向上提起。

（4）腓肠肌：其作用使跟骨前端跖屈，纵弓下降，破坏足弓的结构。故腓肠肌挛缩或短缩者，易患平足症。

3. 足关节的动态与静态稳定结构

如前所述，足的动态稳定与静态稳定主要依靠足骨的有序排列，关节、韧带、肌肉（外在肌）、肌腱等具有弹性和收缩力的组织的完好来维系。

十、脊柱的肌动学

1. 组成和运动方向

脊柱的运动是由神经和肌肉的协调动作所产生。有 6 个自由度，即绕冠轴、矢冠轴和垂直轴的旋转及沿上述各轴的活动。脊柱运动往往是几个节段的联合动作，多个椎骨间的运动角度或范围的叠加，可使脊柱进行较大幅度的运动。其运动方式包括屈伸、侧屈、旋转和环转等。脊柱各段的运动度各不相同，颈部和腰部运动范围较大，也比较灵活，胸部运动很少，骶尾部骨性融合不能运动。

1）脊柱组成

脊柱是人体躯干的中轴，位于人体躯干背部的正中线上，脊柱的上端是颅骨，下面连接着髋骨。由 33 块椎骨构成，7 块颈椎、12 块胸椎、5 块腰椎、5 块骶椎和 4 块尾椎。在脊柱的胸段，还有肋骨与之相连。脊柱还是胸廓、腹腔及骨盆的后壁。具有支持体重、运动和保护内部器官等功能。脊柱的中央有椎管，椎管容纳着脊髓。脊髓上连大脑，下连各种感受器及肌肉等，传递外周感受器的各种信息上传大脑，又将大脑下传的各种"信息"传递到外周，因而脊髓有着重要的功能。如果脊髓横断，则大脑不能控制横断面以下的肢体运动，即表现为截瘫。

2）脊柱结构特点

脊柱功能单位（FSU）又称脊柱的运动节段，是脊柱节段运动的基本结构单位，包括相邻的两个脊柱及其之间的链接结构。从结构上分为前、后两部分。前部：椎体、椎间盘、前纵韧带和后纵韧带；后部：椎弓根、关节突、横突和棘突、后部韧带。

（1）椎体：① 颈椎的椎体较小，但椎管直径宽大呈三角形。颈部的脊髓与椎管之间有一定的间隙，因而在外伤导致颈椎有轻度错位时，还不易损伤到颈部脊髓。第 7 颈椎的棘突特别长，在颈后部皮下，易于触及，故而在临床上可作为椎骨定位的标志，第 7 颈椎又称隆椎。② 中胸部的胸椎为典型的椎骨，上位胸椎类似于颈椎，下位胸椎类似于腰椎。胸椎的椎体呈心脏形，椎孔为卵圆形，且直径窄，脊髓与椎管紧贴，故而遇有外伤时，胸椎稍稍一错位，即可伤及脊髓，导致不良后果。胸椎棘突较长，上下呈叠瓦状排列，有加固脊柱作用。③ 腰椎椎体大而厚，因腰椎活动范围大，故而也易损伤脊髓。腰椎的棘突与棘突之间的间隙较大，且脊髓最下端平第 1 腰椎水平，所以，临床上常在腰 3、4 和腰 4、5 棘突间做腰椎穿刺。④ 骶骨是由 5 个骶椎相互融合而构成的。呈三角形。⑤ 尾骨由 4～5 个退化的尾椎融合而成。

（2）脊柱的连接：① 椎间盘：位于相邻的两个椎体之间。它的周围部称纤维环，由多层呈同心圆排列的纤维软骨构成；中央部是一种富有弹性的胶状物，称髓核。椎间盘坚韧而有弹性，它既能牢固连接椎体，又容许椎体之间有少量的运动。当脊柱运动时髓核在纤维环内可发生轻微的变形和运动。纤维环的后部较薄弱,尤其是后外侧部缺乏韧带加强,故当猛力弯腰或劳损引起的纤维环破裂时,髓核可突向椎间孔或椎管,压迫脊神经或脊髓。② 韧带:连接椎骨的韧带有长、短两类。长韧带接近脊柱全长,共有 3 条,即前纵韧带、后纵韧带和棘上韧带。前、后纵韧带都较宽阔,分别位于椎体和椎间盘的前面和后面,对连接椎体和固定椎间盘都具有重要的作用。棘上韧带连于各个棘突的尖端,细长而坚韧,但从第 7 颈椎以上,则变薄增宽,成为膜状的项韧带。短韧带连接相邻的两个椎骨。a. 黄韧带:连于上下两椎弓板之间。此韧带厚而坚韧,可增强脊柱弹性和限制脊柱过分前屈。b. 棘间韧带:较薄弱,连于棘突之间。它前接黄韧带,后续棘上韧带。故腰椎穿刺时,穿刺针由浅入深,需依次经过棘上韧带、棘间韧带和黄韧带。③ 关节:脊柱的关节有关节突关节和寰枢关节。关节突关节由相邻两个椎骨的上、下关节突组成,运动幅度很小。寰枢关节由寰椎和枢椎组成,以齿突为轴,可使寰椎连同头部做旋转运动。此外,脊柱与颅之间有寰枕关节。寰枕关节由寰椎和枕骨构成,可使头做前俯、后仰和侧屈运动。

3) 脊柱运动方向

脊柱的运动:可做屈、伸、侧屈、旋转和环转运动。脊柱在相邻两个椎骨之间的运动幅度很小,但由于脊柱运动是许多椎骨连接同时运动,故运动幅度相当大。运动幅度最大的部位在下腰部和下颈部,脊柱的损伤也以这两处较为多见。

(1) 脊柱节段运动的自由度:脊柱节段运动就是相邻上、下两椎骨间的相对运动,属三维运动,有 6 个自由运动度,需要用 6 个独立量变来描述,其中围绕 X 轴(冠状轴)有前屈、后伸运动;围绕 Y 轴(纵轴)有顺、逆时针的旋转;围绕 Z 轴(矢状轴)有左、右侧屈运动。此外,脊柱节段运动还有左、右侧向平移、轴向压缩/轴向牵张及前后平移,其幅度较小。脊柱节段运动通常可以用 3 个角度位移量和 3 个线性位移来表示。3 个角度位移量分别是前屈后伸、左右侧弯和左右轴向旋转,3 个线性位移量分别是上下、左右和前后的位移。

(2) 颈椎的运动:可分为前屈后伸,左右侧屈,左右旋转以及上述运动综合形成的环转运动。

(3) 枕-寰-枢复合体的结构和功能特点:枕-寰-枢复合体包括枕骨-C1 和 C1~C2 两个节段,其运动最为独特。与脊柱其他节段运动相比,枕-寰-枢复合体的运动幅度较大,尤其是 C1~C2 的轴向旋转运动。从解剖结构上看,枕-寰-枢复合体椎管相对较大,轴向旋转运动的轴线靠近脊髓,从而保证在较大的上部颈椎运动中不损伤脊髓。

(4) 腰段脊柱的运动:腰椎运动有前屈、后伸和左右方向的侧屈,水平面上的旋转,三者之间的作用综合形成环转运动。

2. 脊柱运动肌群

颈胸腰背肌对脊柱的作用:具有保持脊柱稳定和协同脊柱运动的双重作用,并发挥主动调节功能,这是调节脊柱平衡的关键要素。① 使脊柱屈的肌肉:腹直肌、腹外斜肌、腹内斜肌、胸锁乳突肌、腰方肌、腰大肌。② 使脊柱伸的肌肉:竖脊肌、夹肌。③ 使脊柱侧屈的肌肉:位于矢状轴一侧的躯干屈肌和伸肌及腰方肌。④ 使脊柱回旋的肌肉:与运动方向同侧的腹内斜肌、夹肌和与运动方向对侧的腹外斜肌、胸锁乳突肌。

1) 颈椎功能运动

是脊柱活动度最大的节段,涉及的肌肉有:① 屈曲:活动范围 45°;肌肉:头长肌、颈长肌、斜角肌、胸锁乳突肌。② 伸展:活动范围 55°;肌肉:颈夹肌、头夹肌、上斜方肌、头半棘肌、颈半棘肌。③ 侧屈:活动范围 40°;肌肉:颈长肌、斜角肌、胸锁乳突肌、头夹肌、颈夹肌、上斜方肌、肩胛提肌。④ 同侧旋转:活动范围 70°;肌肉:颈长肌、头长肌、颈夹肌、头夹肌。⑤ 对侧旋转:活动范围 70°;肌肉:斜角肌、胸锁乳突肌、斜方肌、半棘肌。⑥ 环转运动是上述肌肉的协同作用。

2) 胸腰椎功能运动

分为脊柱运动和胸廓运动。

(1) 胸廓运动:有膈肌、肋间外肌、肋间内肌和胸横肌等。这些肌肉附着在胸廓各骨上,收缩或舒张,可改变胸腔的大小,从而增大或缩小胸腔容积,产生吸气或呼气运动。

(2) 脊柱运动:运动脊柱的肌群的主要肌群:有胸锁乳突肌、腹肌和竖脊肌等,其主要作用可使脊柱进行屈伸、侧屈和回旋运动。① 脊柱屈的肌群(肌拉力线均从脊柱冠状轴的前方跨越):有胸锁乳突肌、腹直肌、腹外斜肌和腹内斜肌等。② 脊柱伸的肌群(肌拉力线均从脊柱冠状轴的后方跨越下、上或无固定时,可使脊柱伸):有夹肌、斜方肌和竖脊肌等。③ 脊柱侧屈的肌群:位于脊柱矢状轴同侧的肌群,同时收缩时,可侧屈。如,左侧的胸锁乳突肌、腹直肌、腹内斜肌、腹外斜肌和竖脊肌等肌肉一起收缩,可使脊柱向左侧屈。④ 脊柱回旋的肌群:颈段的胸锁乳突肌和腰段的腹内、外斜肌。同侧的胸锁乳突肌收缩,使头和颈向对侧回旋。当同侧的腹内斜肌和对侧的腹外斜肌一起收缩时,使脊柱腰段完成向同侧回旋。

(3) 整体稳定肌与局部稳定肌:① 从骨盆到腰椎的肌肉:(i)腰椎和骨盆间的多裂肌纤维,起于骶椎和髂骨嵴,止于棘突。骶棘肌可分为内、外侧两部分,这两部分均有腰部和胸廓的纤维,胸部占 2/3 肌纤维,为整体系统的范围;其余 1/3 为腰部纤维,属局部系统范围,Bogduk 在 1980 年指出,腰部肌肉的内侧部分是以髂嵴内侧部分和腰肌间腱膜处为起始的,止于腰椎的副突处;腰部肌肉的外侧部分腰肌纤维是以髂骨的外侧,小部分是以腰肌肌间肌膜为起始,止于腰部的横突。(ii)腰方肌起于髂嵴,止于腰椎横突的大部分,因此肌的外侧部分止于最下浮肋,所以属于整体系统。(iii)多裂肌肌纤维止于棘突,其肌纤维又几乎与脊柱相平行,对脊柱的侧弯很少有影响。(iv)腰骶棘肌肌纤维作用于脊椎,如果是单侧用力,将导致腰椎伸屈和侧弯,双侧用力则主要是从侧方稳定脊柱。(v)腰方肌也是从侧方稳定脊柱的,假如它单侧用力将导致腰椎的侧弯,腰方肌的整体系统功能在于骨盆和第 12 肋之间,它被横膈的收缩作用而抵消一部分机械作用。② 从胸廓到腰椎的肌肉:(i)多裂肌到胸 12 腰 1 平面处,它们从腰椎的乳状突处起,止于胸椎的棘突。(ii)棘肌起于上腰椎棘突和下胸椎,止于上一胸椎的棘突。这些肌肉使上腰椎段和胸椎起到伸展作用。③ 从胸廓到骨盆的肌肉:(i)骶棘肌的胸部肌纤维起于提棘肌腱膜,其内侧部分起于该腱膜的深层,止于胸椎的横突和肋骨,其肌纤维是与脊柱相平行的其外侧部分起于该腱的后面和提棘肌腱膜在肋骨的止处,其大多数外侧部分的肌纤维有一斜向头内侧的去向。(ii)整体系统中的骶脊肌积极的机械性能是维护脊柱在矢状面和侧面的稳定,即躯干的稳定,单侧作用将导致胸廓的侧弯和伸展。(iii)腹外斜肌起始于第 8 肋以下,止于第 3～4 肋骨的软骨处和在第 9～10 肋软骨处肌腱膜和腹直肌的鞘,它的作用是整体性的,双侧作用可致躯干屈向前方,单侧作用可致胸廓屈和旋转。(iv)腹内斜肌起于胸腰筋膜的外侧缘、髂嵴和腹股沟韧带,止于胸廓下 2～3 肋骨软肋骨和腹直肌鞘膜。

这些肌肉的主要机械功能是整体性的,当双侧作用时,使胸廓屈曲,一侧作用时,使胸、腰部侧弯。

斜肌综合作用时起不到转轴的作用。

腹内、外斜肌是两个呈弧形的肌肉,可构成腹腔的内压力。腹腔内压力的形成,主要是由于周围肌肉的作用所致,前为腹直肌,双侧为腹内、外斜肌和腹横肌,上面有横膈,下面为骨盆肌层。试验检测和临床观察证明,腹内压增高与躯干负重劳动密切相关。胸廓的伸、屈负重时,腹内压的整体作用可致脊柱的压缩负荷动作降低 15%～30%(Broberg,1981)。

3. 脊柱动态与静态稳定

脊柱的稳定系统由内源性稳定系统、外源性稳定系统和神经性系统 3 个部分组成。内源性稳定系统,又称为被动子系统,包括:椎骨、腰间盘和脊柱韧带;外源性稳定系统,又称主动子系统,主要由脊柱周围的肌、肌腱和内压组成;内源性稳定系统和外源性稳定系统由神经系统控制,使它们的功能协调,以实现脊柱稳定。

1) 脊柱的稳定性

脊柱的稳定性是指承受内在及外在负荷的情况下,组成脊柱的各个部分之间的相对位移保持在正常生理范围内,不会引起神经的损害。

（1）临床稳定：在生理载荷下，脊柱各结构能够维持其与椎体之间的正常位置关系，不会引起脊髓或者及神经根的压迫和损害。而当脊柱丧失这一功能时，称为"临床不稳定性"。

（2）脊柱的不稳定性：脊柱稳定系统受损可导致脊柱不稳定。脊柱不稳定意味着脊柱受到很小的外部载荷（外力）和/或内部载荷（应力）作用时，椎体就会出现显著位移，并可能产生不良的后果。脊柱不稳定的可能后果：① 平衡功能降低，脊柱丧失在生理载荷下控制异常活动能力，并可导致进一步的损伤。② 脊柱负载能力的降低，脊柱无法实现保护神经结构的基本功能。③ 节段不稳定，脊柱功能、生物力学或神经功能，随着稳定性的丧失而退化（局部骨质增生）。④ 过度活动可以导致疼痛、潜在的脊柱变形和神经组织受压损伤。

2）脊柱韧带的功能

主要功能作用是：维持脊柱的稳定，为相邻脊椎传递载荷、保持脊柱平衡的生理运动和保护脊髓。韧带装置为脊柱提供部分内在的稳定性，韧带在拉伸或缩短中常使腰间盘受到预应力，这为脊柱提供内在支持，并通过维持姿势、限制脊柱运动及吸收能量，对脊柱提供保护；韧带把不同载荷从一个椎体传递到另一个椎体，并使脊柱在生理范围内以最小的阻力进行平稳运动；在高载荷、高速度加载外力下，通过限制位移，吸收能量来保护脊髓免受损伤。前纵韧带附着于椎体的前缘有助于对抗脊柱的过度后伸，后纵韧带附着于椎体后缘有利于保护椎间盘，以及对抗脊柱过度前屈。

3）椎间盘的特点与功能

① 保持脊柱的高度，维持身高。② 连接椎间盘上下两椎体，并使椎体间有一定活动度。③ 使椎体表面承受相同的力，即使椎体间仍然有一定的倾斜度，但通过髓核半液状的成分使整个椎间盘承受相同的应力。④ 缓冲作用：（i）髓核具有可塑性，可以平均向各方向传递；（ii）是脊柱吸收震荡的主要结构，起着弹性垫的作用，使由高处坠落或肩、背、腰部突然负荷时，起着力传导的缓冲作用，起到保护脊髓及脑部重要神经作用，防止震荡颅脑和脊髓。⑤ 维持侧方关节突一定的距离和高度，保持椎间孔的大小。⑥ 维持脊柱的曲度，不同部位的椎间盘厚度不一，在同一腰椎间盘其前方厚、后方薄，使腰椎出现生理性前凸曲线。⑦ 最易引发腰椎间盘突出的姿势：侧屈姿势。

4）胸腰肌筋膜（腰背肌肌膜）

这是一个强有力的结构，有3层，前层起于腰椎横突的前面，中层起于腰椎横突尖，后层起始于中线并覆盖所有腰背部肌肉。这3层在力学方面也有3种不同的作用：① 力量传递：从肌肉到骨骼；② 力量传递，直接在两骨骼之间（没有肌肉参与，力量来自筋膜的弹性）；③ 传递脊椎与提棘肌之间的横向力量（即提棘肌周围的网膜）。

胸腰肌筋膜的后层还有一浅表薄层，它止于背阔肌及骨骼嵴和骶骨棘突。胸腰肌筋膜的后层，还有浅、深两薄层，是斜行网织交错止于中线棘突，并与胸腰肌筋膜中层融合。胸腰肌筋膜的深层，在上腰段发育得不像其他部位那样有力。这样，是靠浅层传递肌肉的力量，即从下后锯肌到腰椎的棘突。中间层的网织结构包绕着提棘肌，有些纤维还伸到肌肉中去。胸腰筋膜仅能在很小限度内抵消躯干的屈曲活动。

5）良好的姿势应具备的生物力学和功能特征

① 体现整体利益：好的姿势不仅要对腰椎有益，而且还应包括对肌和筋膜有益，是整体利益的体现。② 适度的伸屈：因此腰椎既不要有太多的屈曲，也不要有太多的后伸，保持适度最为重要。中度屈曲的生物力学和营养学的益处较为显著。③ 最小的应力或损伤负荷：理想的姿势应该是最小或最少肌活动就可以保持着脊柱的稳定，同时对组织的损伤也最小。这个原则适合健康人和腰痛患者。

总之，以上这些维护脊柱稳定的主动构件和被动构件，其作用的发挥是多种因素相互作用和共同作用的结果。颈腰背疼痛的高发往往就是其中某一因素或数个因素所导致的。

（王　颖）

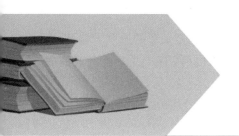

第二章　康复评定学

第一节　运动功能评定

一、肌力评定

（一）概述

肌力（muscle strength）是肌肉力量的简称，指肌肉收缩所产生的牵拉力，是关节运动的动力来源。肌力检查的内容有广义和狭义之分，广义肌力检查包括肌肉容量、肌张力和狭义肌力检查，一般临床上所指的肌力检查都是指狭义肌力检查。

肌力不仅与肌肉本身相关，还与神经系统密不可分。肌力影响因素主要包括：肌肉横截面积、运动单位募集（activation）及其释放速率（rate of firing）、收缩速度、肌肉初长度、肌腱和结缔组织的完整性、肌肉收缩生理类型、中枢和外周神经系统调节、个体状况、其他力学因素等。

肌肉收缩的类型：① 等张收缩：包括肌力大于阻力时产生的加速度运动和小于阻力时产生的减速度运动。运动过程肌力恒定，但肌肉本身发生缩短和伸长，产生明显的关节运动，也称为动力收缩。等张收缩时，肌肉长度缩短的称为等张向心收缩（isotonic concentric contraction），肌肉长度延长的称为等张离心收缩（isotonic eccentric contraction）。② 等长收缩：阻力大于肌力，肌力可以逐渐增加至最大，但始终被阻力所抵消，肌肉的长度不变，不产生明显关节运动，这种肌肉收缩称为等长收缩（isometric contraction），又称为静力收缩。人体在维持特定体位和姿势时常采用这一收缩形式。③ 等速收缩：等速运动是指肢体在整个运动过程中运动的角速度不变，而阻力则随肌肉的收缩所产生力的大小而随时变化（顺应性阻力），可以弥补等张训练中负荷不足的缺点，使肌肉在运动中的每一个角度都有最大的力矩输出。

1. 肌力评定目的与内容

1) 目的

① 判断有无肌力降低情况及其范围和程度。② 发现导致肌力降低的可能原因。③ 提供制定康复治疗、训练计划的依据。④ 检验康复治疗、训练的效果。

2) 肌力相关检查的内容

（1）肌肉容量：观察肢体外形有无肌肉萎缩、挛缩、畸形。测量肢围（周径）时，应根据患者具体情况，选择合适的体位，规定测量的部位（一般测量肌萎缩时取肌腹部位）。也可以应用影像学设备，如超声、CT、磁共振成像、双能 X 线等设备进行测量。

（2）肌张力：在静止状态时肌肉保持一定程度的紧张度称为肌张力，是人体维持直立和完成协调运动的基础。有关肌张力评估参见本节下文。

（3）肌力：肌肉在意识支配下主动收缩时所产生的力。临床上检查时往往固定关节的近躯干端，根据远躯干端的运动情况间接反映肌肉收缩所产生力的大小。肌力检查内容应当包括：肌肉主动运动时的力量、速度和幅度。

2. 肌力评定原则和分类

（1）评定原则为：① 安全性；② 注重信度和效度；③ 易操作性；④ 规范化。

（2）分类主要有：① 器械分类：分为徒手肌力评定（manual muscle testing，MMT）和器械肌力评定。② 肌肉收缩生理类型分类：分为等长肌力评定、等张肌力评定和等速肌力评定。③ 评定部位分类：分为四肢、躯干肌力评定及对手部握力、捏力等。④ 评定目的分类：分为爆发力、肌肉耐力等。

3. 肌力影响因素

（1）肌源性因素：① 肌肉横截面积：肌肉的生理横断面是决定肌肉力量的重要因素，其生理横断面越大，肌肉收缩产生的力量越大；② 肌纤维类型：快肌纤维较慢肌纤维能产生更大的收缩力；③ 肌肉初长度：肌力大小与肌肉收缩的初长度密切相关；④ 关节角度及角速度。

（2）神经源性因素：① 中枢激活；② 中枢神经对肌肉活动的协调和控制能力；③ 中枢神经系统的兴奋状态。

（3）其他因素：① 年龄；② 性别；③ 激素作用；④ 力量训练。

（二）肌力检查方法与评定标准

临床常用的肌力评定方法除徒手肌力评定外，还包括各种自动化设备的评定方法，包括等速肌力评定等。

1. 徒手肌力评定

徒手肌力评定（manual muscle test，MMT）简便易行，是目前临床最常用的肌力评定方法。Lovett 于1916 年首先提出，具体操作陆续改进，并衍生出多种方法，但原则未变，至今仍被临床所广泛应用。检查者可根据用手触摸或用眼看到的肌肉收缩，肢体主动运动的范围和力量来判断该肌肉收缩功能。

1）检查方法

肌力检查时，取标准体位，给受检肌肉做标准测试动作。固定受检肌肉近端附着的肢体，放松其他肌肉。首先在承受重力情况下观察该肌肉完成测试动作的能力，然后根据测试结果决定是否由检查者施加阻力或助力，并尽可能达到最大运动范围，进一步判断该肌肉的收缩力量。因此，徒手检查时必须熟悉受检肌肉起止点，肌肉与所支配关节之间位置关系和肌纤维走行方向，了解正常肌肉收缩时所产生的肢体运动方向。除此以外，还需了解在产生某一运动时主动肌、固定肌、拮抗肌和协同肌的关系，特别要了解协同肌可能产生的替代作用，并予以避免。测定时的阻力必须为同一强度，并且持续慢速施加。原则上抗阻测试不能跨越两个以上关节，即阻力只能施加于被测肌肉远端附着的肢体。被检者也应了解正确动作，加以配合，以免产生不准确结果。检查时应两侧对比，观察和触摸肌肉、肌腱，了解收缩情况。测试过程中要耐心指导患者进行被检测肌肉（或肌群）收缩运动，必要时检查者可先做示范动作。对于小儿及不能合作的患者尤应耐心反复地进行检查。对于尚不能理解医嘱的幼儿，可用针尖轻刺，观察患儿逃避疼痛刺激的动作，可判断其肌肉有无麻痹。

2）检查结果及记录

目前，临床上常用的 MMT 评定标准有 Lovett 分级法和 MRC 分级法。MRC 分级法以 Lovett 分级法为基础，当认为肌力比某级稍强时，可在此级的右上角标注"＋"，稍差时则在右上角标注"－"，以补充6 级评分法的不足。参见表 2-1。

表 2-1 Lovett 分级法

分级	代表符号	表现
0	Zero,Z	无可见或可感觉到的肌肉收缩
1	Trace,T	肌肉有收缩,但不能产生关节运动
2	Poor,P	在消除重力的情况下,能做全关节活动范围的运动
3	Fair,F	能抗重力做全关节活动范围的运动,但不能抗阻力
4	Good,G	能抗重力和部分外加阻力运动
5	Normal,N	能抗重力和充分阻力的运动

3) 徒手肌力检查特点

(1) 优点:第一,使用方便,无须特殊器械;它以自身各肢体的重量作为肌力评价的基准,能够表示出个体的相对肌力。较之用测力计等方法测得的肌力绝对值更具有实用价值。第二,应用面广,可对全身主要肌肉或肌组进行测试。

(2) 缺点:定量分级较粗略,较难排除测试者主观评价的误差,只能表明肌力的大小,不能表明肌肉收缩的耐力。

(3) Lovett 分级法不能以相对应的百分数来表达肌力大小,直接肌力测量表明,3 级肌力是相当低的,3~5 级的范围比从这一级到 1 级肌力要大得多。例如,某被测者仰卧,利用一个吊带,使头部放置于吊带上,此时直接测量头部重力产生的向下的力为 4 kgf(1 kgf=9.8 N),而正常颈部屈肌群所产生向上最大收缩力可为 9 kgf,故总计达 13 kgf,故该例患者中 3 级与 5 级肌力之比为 4:13,或者说 3 级肌力相当于 5 级肌力的 32%,对于股四头肌而言,3 级与 5 级之比可达 8:80,即 3 级只相当于 5 级肌力的 10%。

2. 器械肌力评定

肌力达 3 级以上时,可用专门的器械进行肌力检查。这种测试可取得较精确的定量数据,根据测试时肌肉的不同收缩方式分为以下 3 种肌力评定方法。

1) 等长肌力测定

在标准姿位下用不同的测力器测定一组肌群在等长收缩时所能产生的最大肌力。常用的检查方法有以下 4 种。

(1) 握力测定:用握力计进行测试。测试时上肢在体侧下垂,握力计表面向外,将把手调节至适当宽度,重复测定 2~3 次,取最大值。握力的大小可用握力指数记录。握力指数=握力(kgf)/体重(kgf)×100%。通常握力指数大于 50% 为正常。

(2) 捏力测定:用拇指与其他手指相对捏压捏力计即可测定捏力的大小,该测试反映拇对掌肌及屈曲肌的肌力大小,其正常值约为握力的 30%。

(3) 背拉力测定:用拉力计测定。测试时双膝伸直,将把手调节到膝关节以上高度,然后做伸腰动作,用力向上拉把手。背肌力的大小可用拉力指数评定。拉力指数=拉力(kgf)/体重(kgf)×100%。通常拉力指数正常值:男性为 105%~200%,女性为 100%~150%。注意:此测试方法易引起腰痛患者症状加重,腰痛患者或老年人及骨质疏松患者慎用。

(4) 四肢大关节肌肉测定:可用等速测力仪测定。测试时将测试程序设定为等长测试模式(运动角速度为 0°/s),以测定一组肌群的最大力矩值、最大力矩维持时间及其他肌肉功能相关参数。

2) 等张肌力测定

在标准姿位下测定一组肌群在做等张收缩时能使关节做全幅度运动时的最大阻力。

(1) 运动负荷:哑铃、沙袋、杠铃片或其他定量负重的运动器械。

（2）测试指标：以试举重物进行测试，只能完成 1 次运动所能承受的最大阻力值称 1 次最大阻力（1 RM）；完成 10 次连续运动所能承受的最大阻力值为 10 次最大阻力（10 RM）。

（3）注意事项：进行等张肌力测试时须对试用阻力做适当估计，若多次反复试举，易使肌肉产生疲劳，影响测试结果。

3）等速肌力测定

20 世纪 60 年代后期 Hislop 和 Perrine 首先提出了等速运动的概念，目前等速设备已被广泛应用于肌力测试。运用等速测试仪器可以测定肌肉在进行等速运动时肌力大小和肌肉功能。测定范围包括四肢大关节运动肌群及腰背肌的力量大小，可提供运动功能评定、运动系统伤病的辅助诊断及疗效评价。

（1）测试仪器：采用等速测试仪器。

（2）程序：① 测试前准备：开机，校准仪器。② 测试体位：根据测试要求，摆放患者体位，对患者进行良好固定。③ 调节测试仪器：根据不同测试肌群，调节仪器的动力头位置，使关节活动轴心与动力头的轴心相对应；调节动力臂长度；设定关节解剖 0°位和关节活动范围；必要时进行肢体称重。④ 测试方式：分为等速向心测试和等速离心测试。等速向心测试指肌肉采用向心收缩方式，即肌肉收缩时纤维缩短。等速离心测试指肌肉采用离心收缩方式，即肌肉收缩时纤维被动延长。临床常用等速向心收缩方式进行测试。⑤ 测定速度：选用慢速和快速两种测试速度。测试速度在 60°/s 或 60°/s 以下时为慢速测试，主要测定肌肉力量；测试速度在 180°/s 或 180°/s 以上时为快速测试，主要测定肌肉耐力。⑥ 测试次数：在正式测试前，应先让患者进行 3～4 次预测试，以使患者熟悉测试方法和要领。慢速测试时，测试次数为 4～6 次；快速测试时，测试次数为 20～30 次。⑦ 间歇时间：测试中每种测试速度之间通常间歇 1 min，使肌肉短暂休息。耐力测试后需要间歇 1.5 min 以上。两侧肢体的测试间歇 3～5 min。⑧ 测试频率：测试频率应根据伤病愈合情况及训练效果决定。一般在康复训练中，为了评价康复治疗疗效，建议每月测试 1 次。

（3）等速肌力评定指标：① 峰力矩：指肌肉收缩产生的最大力矩输出，即力矩曲线上最高点处的力矩值，代表了肌肉收缩产生的最大肌力。单位为牛顿·米（Nm）。② 峰力矩体重比：指单位体重的峰力矩值，代表肌肉收缩的相对肌力，可用于不同体重的个体或人群之间的肌力比较。③ 峰力矩角度：指力矩曲线中，峰力矩所对应的关节角度，代表肌肉收缩的最佳用力角度。④ 总做功：即力矩曲线下的总面积。单位为焦耳（J）。⑤ 平均功率：指单位时间内肌肉的做功量，反映肌肉做功效率。单位为瓦（W）。⑥ 力矩加速能：指肌肉收缩最初 1/8 s 的做功量，即前 1/8 s 力矩曲线下的面积，代表肌肉收缩的爆发能力，单位为焦耳（J）。⑦ 耐力比：指肌肉重复收缩时的耐疲劳能力。耐力比的单位常用百分比表示。⑧ 主动肌与拮抗肌峰力矩比：主要判断关节活动中拮抗肌群之间的肌力平衡情况，对判断关节稳定性有意义。

3. 肌肉耐力评定

肌肉耐力是指肌力所能维持的时间。常用的评定方法如下。

（1）四肢关节肌肉耐力测定：① 等长肌肉耐力测定：在等速测试仪上设定运动速度为 0°/s，测定肌群以最大等长收缩起始至收缩力衰减 50% 的维持时间。② 等速肌肉耐力测定：在等速测试仪上以 180°/s 的运动速度连续做最大收缩 20～25 次，计末 5 次或 10 次与首 5 次或 10 次的做功量之比，即可测定肌肉耐力比，作为判断肌肉耐力的指标。

（2）背肌和腹肌的耐力评定：① 背肌耐力评定：患者俯卧位，两手抱头，脐部以上的上身部分在床缘外，固定双下肢，伸直后背部，使上体凌空成超过水平位，若低于水平位为终止。记录其能维持此姿势位的最长时间，一般以 1 min 为正常。② 腹肌耐力评定：患者仰卧位，两下肢伸直并拢，抬高 45°，记录其能维持的最长时间，也以 1 min 为正常值（注意此时实际不仅测试腹肌耐力，同时包括了髂腰肌的耐力）。

4.肌力测定注意事项

肌力测定常会有一些误差,为了减少误差,应尽可能使检查操作标准化,为此应注意以下几点。

(1)检查部位:在检查时要充分暴露,并与健侧进行比较。检查前必须做关节最大范围活动,了解其确切关节活动范围。可先做被动关节活动检查以作对照;如果存在关节活动度受限,应当记录受限的关节活动度范围,如 4 级/30°～90°。

(2)运动速度与抗阻:速度应平稳;对肌力达 4 级以上时,抗阻须连续施加于被测关节远侧肢体,并保持与运动相反方向。

(3)正确的姿势、肢位和必要的固定:为了只引起受检肌肉(群)及所在关节的运动,要取正确姿势,规定正确的肢体位置,并在固定关节近端的状态下进行检查。尽可能稳定地固定近端关节,以避免出现替代活动。

(4)固定体位时不能压迫肌肉或肌腱,以免妨碍关节活动。

(5)检查 0～1 级时,须同步进行触诊。检查者必须熟悉肌肉、肌腱的解剖位置。

(6)抗阻力检查只能检查一个关节,即阻力应施加于被测关节肢体的远端。

(7)受试者存在关节不稳、骨折愈合不良、急性渗出性滑膜炎、严重疼痛、关节活动范围极度受限、急性扭伤、骨关节肿瘤等情况时,不宜进行肌力检查。

(8)中枢神经系统病损后,当出现肌肉痉挛时,不宜采用本法检查。

(9)避免在运动后、疲劳时及饱餐后进行肌力测试;年老体弱与心血管系统疾病患者慎用肌力检查。

(10)使患者了解测试要求、意义,避免假象替代动作。

各部位徒手肌力检查方法如表 2-2、表 2-3 所示。

表 2-2 躯干肌力的手法测试

运动	主动肌	神经支配	测试及评定		
			5级、4级、3级	2级	1级
颈屈	胸锁乳突肌 斜角肌 颈长肌 头长肌	副 C2—C3 颈丛 C3—C8 C2—C6 C1—C3	仰卧,抬头屈颈,能抗额部较大、中等阻力或不能抗阻	侧卧,托住头部时,可屈颈	仰卧,屈颈时可扪到胸锁乳突肌活动
颈伸	斜方肌 头半棘肌 头夹肌 颈夹肌	副 C2—C4 颈 C3—T4	俯卧,抬头时能抗枕部较大、中等阻力,或不能抗阻	侧卧,托住头部可仰头	俯卧,抬头时扪到斜方肌活动
躯干屈	腹直肌	肋间神经 T7—T12	仰卧,髋及膝屈:双手抱头坐起 5 级,双手前平举坐起 4 级,仅能抬头与肩胛部 3 级	仰卧,能屈颈抬头	仰卧,抬头时扪到上腹部腹肌收缩
躯干伸	骶棘肌 腰方肌	脊神经后支 C2—L5 T12—L3	俯卧,胸以上在桌缘外下垂 30°,固定下肢:抬起上身时能抗较大、中等阻力,或不能抗阻	俯卧位能抬头	俯卧,抬头时扪到背肌收缩
躯干旋转	腹内斜肌	肋间 T7—T12 髂腹股沟及生殖股神经 T12—L1 肋间 T5—T11	仰卧,屈腿,固定下肢,两手抱颈后能坐起同时向一侧转体,双手前平举为 4 级,能旋转上体至一肩离床为 3 级	坐,双臂下垂,能大幅度转体	同左,试图转体时扪到腹外斜肌收缩
骨盆侧向倾斜	腰方肌	脊神经 T12—L3	仰卧,向近侧提拉一腿,检查者双手握踝部向远端拉,须用大力、中等力、小拉力能对抗之	同左,能拉动一腿不能抗阻	同左,试图提拉一腿时在腰部骶棘肌外缘扪到腰方肌收缩

表 2 - 3 上肢肌力手法测试

骨关节	运动	主动肌	神经支配	测 试 及 评 定		
				5级、4级、3级	2级	1级
肩胛骨	内收	斜方肌菱形大、小肌	副神经C3—C4 肩胛背神经C5	俯卧,两臂稍抬起,使肩胛骨内收,阻力为将肩胛骨向外推	坐位,臂外展放桌上,使肩胛骨主动内收时可见运动	同左,试图使肩胛内收时扪到肌收缩
	内收下压	斜方肌下部	副神经C2—C4	俯卧,一臂前伸,内旋,使肩胛骨内收及下移,阻力为将肩胛骨下角向上外推	同左,可见有肩胛骨运动	同左,可扪及斜方肌下部收缩
	耸肩	斜方肌上部提肩胛肌	副神经C2—C4 肩胛背神经C3—C5	坐,两臂放松下垂,耸起两肩,阻力加于肩锁关节上方向下压	俯卧位能主动耸肩	同左,试图耸肩时扪到斜方肌收缩
	外展外旋	前锯肌	胸长神经C5—C7	坐,上臂前平举,肘屈,上臂向前移动,肘不伸,阻力加于肘部,向后推	坐,一臂向前放桌上,上臂前伸时可见肩胛骨活动	同左,上臂前伸时在肩胛骨内缘扪到肌收缩
肩肱关节	前屈	三角肌前部喙肱肌	腋神经C5—C6 肌皮神经C7	坐,上臂内旋,肘屈,掌心向下,上臂前上举,阻力加于上臂远端	向对侧侧卧,上侧上肢放滑板上,可主动前屈	仰卧,试图举臂时扪到三角肌锁骨头收缩
	后伸	背阔肌大圆肌三角肌后部	臂丛后束C6—C8 肩胛下神经C6 腋神经C5	俯卧,上臂后伸30°~40°,阻力加于上臂远端	向对侧侧卧,上肢放在滑板上后伸(见前屈运动对侧侧卧图)	俯卧,试向后抬臂时扪到大圆肌、背阔肌收缩
	外展	三角肌中部冈上肌	腋神经C5 冈上神经C5	坐,肘屈:肩外展至90°,阻力加于上臂远端	仰卧,上肢在滑板上能主动外展	同左,肩外展时扪到三角肌收缩
	后平伸	三角肌后部	腋神经C5	俯卧,肩外展,肘屈,前臂在床缘外下垂,上臂后伸,阻力加于上臂远端	坐,肩外展,放滑板上能主动后伸	同左,试臂后伸时扪到三角肌后部收缩
	前平屈	胸大肌	胸内、外神经C5—C7	仰卧,肩外展,肘屈,前臂垂直向上:上臂前屈90°,阻力加于上臂远端	坐,肩外展,放滑板上能主动前屈	同左,试臂前屈时扪到胸大肌收缩
	外旋	冈下肌小圆肌	冈上神经C5 腋神经C5	俯卧,肩外展,肘屈,前臂在床缘外下垂,肩外旋,阻力加于前臂远端	俯卧,上肢在床缘外下垂,上肢可主动外旋	同左,试上臂外旋时,在肩胛外缘扪到肌收缩
	内旋	肩胛下肌胸大肌背阔肌大圆肌	肩胛下神经C5—C6 胸内外C5,T1 胸背C6—C8 肩胛下C6	俯卧,肩外展,肘屈,前臂在床缘外下垂,肩内旋,阻力加于前臂远端	俯卧,上肢在床缘外下垂:上肢可主动旋内	同左,试上臂内旋时在腋窝前、后襞扪到相应肌肉收缩
肘	屈	肱二头肌肱肌肱桡肌	肌皮C5—C6 桡C5—C6	坐,上肢下垂,屈肘,测肱二头肌时前臂旋后,测肱桡肌时前臂中立位,测肱肌时前臂旋前,阻力加于前臂远端	坐位,肩外展,上肢放滑板上可主动屈肘	同前,试屈肘时扪到相应肌肉收缩
	伸	肱三头肌肘肌	桡C5—C8 桡C7—C8	俯卧,肩外展,肘屈,前臂在床缘外下垂:伸肘,阻力加于前臂远端	坐,肩外展,上肢放滑板上可主动伸肘	同前,试伸肘时可扪到肱三头肌收缩

（续表）

骨关节	运动	主动肌	神经支配	测试及评定		
				5级、4级、3级	2级	1级
前臂	旋后	肱二头肌 旋后肌	肌皮 C5—C4 桡 C6	坐,肘屈90°,前臂旋前:前臂旋后,握住腕部施加反方向阻力	俯卧,肩外展,前臂在床缘外下垂,可主动旋后	同左,试前臂旋后时于前臂上端桡侧扪到肌收缩
	旋前	旋前圆肌 旋前方肌	正中 C6 骨间 C8,T1	同旋后测试姿势,作旋前运动	同旋后测试姿势,作旋前运动	同旋后测试,旋前时在肘下,腕上扪到肌肉收缩
腕	掌屈 尺偏	尺侧屈腕肌	尺 C8	向同侧侧卧,肘屈,前臂旋后,腕向掌侧屈同时向尺侧偏,阻力加于小鱼际	同左,前臂旋后45°,可见大幅度腕掌屈及尺偏	同左,试运动时扪到尺侧屈腕肌肌止点活动
	掌屈 桡偏	桡侧屈腕肌	正中 C6	坐或卧,前臂旋后45°,腕掌屈同时向桡侧偏,阻力加于大鱼际	同左,前臂旋前45°,可做大幅度腕屈及桡偏	同左,试运动时扪到桡侧屈腕肌肌止点活动
	背伸 尺偏	尺侧伸腕肌	桡 C7	坐或卧,前臂旋前:腕伸同时向尺侧偏,阻力加于掌背尺侧	同左,前臂旋前45°,可做大幅度腕背伸尺偏	同左,试行运动时扪到该肌肌止点处活动
	背伸 桡偏	桡侧伸腕长、短肌	桡 C6—C7	坐或卧,前臂旋前45°,伸腕同时向桡侧偏,阻力加于掌背桡侧	同左,前臂旋后45°,可做大幅度运动	同左,试行运动时扪到该肌肌止点活动
掌指	屈	蚓状肌掌侧、背侧骨间肌	正中 C7—C8,T1 尺 C8	坐或卧,肘半屈,屈掌指关节同时维持指间关节伸,阻力加于近节手指掌面	前臂转至中立位手掌垂直时可主动屈掌指关节	试图屈掌指关节时扪到掌心肌肉活动
	伸	伸指总肌 伸示指肌 伸小指肌	桡 C6 C7 C7	坐或卧,肘半屈:伸掌指关节同时维持指间关节屈,阻力加于近节手指背面	前臂转至中立位手掌垂直时可主动伸掌指关节	试图伸掌指时扪到掌臂背肌腱活动
掌指	内收	掌侧骨间肌	尺 C8,T1	坐或卧:手指自外展主动内收,阻力加于2、4、5指内侧	有一定内收活动	在2、4、5指基部内侧扪到肌腱活动
	外展	背侧骨间肌,外展小指肌	尺 C8 尺 C8,T1	坐或卧,肘半屈:伸掌指关节同时维持指间关节屈,阻力加于近节手指背面	前臂转到中立位手掌垂直时可主动伸掌指关节	试图伸掌指时扪到掌背肌腱活动
掌指	内收	掌侧骨间肌	尺 C8,T1	坐或卧,手指自外展主动内收,阻力加于2、4、5指内侧	有一定内收活动	在2、4、5指基部内侧扪到肌腱活动
	外展	背侧骨间肌,外展小指肌	尺 C8 尺 C8,T1	坐或卧:手指外展,阻力加于近节手指外侧	有一定外展活动	在掌背扪到肌肉活动
近侧指间	屈	屈指浅肌	正中 C7—C8,T1	坐或卧,固定掌指关节:屈曲近侧指向关节,阻力加于手指中节腹侧	有一定屈指活动	在近节手指掌侧扪到肌腱活动
远侧指间	屈	屈指深肌	尺,骨间前神经 C7—C8,T1	坐或卧,固定近指关节:屈远侧指间关节阻力加于手指末节指腹	有一定屈指活动	在中节手指掌侧扪到肌腱活动

（续表）

骨关节	运动	主动肌	神经支配	测试及评定		
				5级、4级、3级	2级	1级
拇指腕掌	内收	拇肌内收	尺C8	拇伸直，从外展位内收，阻力加于拇指尺侧	有一定内收动作	于1、2掌骨间扪到肌肉活动
	外展	外展拇长、短肌	桡C7	拇伸直，从内收位外展，阻力加于拇掌骨桡侧	有一定外展动作	于桡骨茎突远端扪到肌腱活动
	对掌	对掌拇肌对掌小指肌	正中C6—C8，T1尺C8，T1	手心向上，使拇指与小指对指，阻力加于拇指与小指掌骨头掌面	有一定对掌动作	于大鱼际桡侧缘扪到肌肉活动
拇指掌指	屈	屈拇短肌	正中C6—C7	手心向上：拇指掌指关节屈曲，阻力加于近节掌侧	有一定屈拇活动	于第一掌骨掌侧扪到肌肉活动
	伸	伸拇短肌	桡C7	手心向下：伸拇指掌指关节，阻力加于拇近节背侧	有一定伸拇活动	于第一掌骨背侧扪到肌腱活动
拇指指间	屈	屈拇长肌	正中C7—C8	手心向上，固定拇指近节：伸屈指间关节，阻力加于拇指远节指背	有一定屈拇活动	于拇近节掌侧扪到肌腱活动
	伸	拇长伸肌	桡C7	手心向下，固定拇指近节：屈指间关节，阻力加于拇指远节指腹	有一定伸指活动	于拇近节背侧扪到肌腱活动

表 2-4　下肢肌力的手法测试

关节	运动	主动肌	神经支配	测试及评定		
				5级、4级、3级	2级	1级
髋	屈	髂腰肌	腰丛L2—L3	仰卧，小腿悬桌缘外：屈髋，阻力加于股远端前方	向同侧侧卧，托住对侧下肢可主动屈髋	仰卧，试屈髋时于腹股沟上缘扪到肌活动
	伸	臀大肌腘绳肌	臀下，坐骨神经L5，S1—S2	俯卧，测臀大肌时屈膝、测腘绳肌时伸膝：髋伸10～15°，阻力加于股远端	向同侧侧卧，托住对侧下肢可主动伸髋	俯卧，试伸髋时于臀部及坐骨结节下方扪到肌活动
	内收	内收大、长、短肌股薄肌耻骨肌	闭孔，坐骨L2—L5闭孔L2—L4闭孔，股L2—L3	向同侧侧卧，两腿伸托住对侧下肢：髋内收，阻力加于大腿下端	仰卧，分腿30°，下肢放滑板上可主动内收	同左，试内收时扪到股内侧部肌活动
	外展	臀中、小肌阔筋膜张肌	臀上L4—L5	向对侧侧卧，对侧下肢半屈，髋外展，阻力加于大腿下端	仰卧，腿伸直放滑板上可主动外展	同左，试外展时于大转子上方扪到肌活动
	外旋	股方肌梨状肌臀大肌上、下孖肌闭孔内、外肌	骶丛L5，S1臀下L5，S1—S2骶丛L5，S1闭孔L3—L4骶丛S1—S2	仰卧，小腿桌缘外下垂，髋外旋，小腿摆向内侧，阻力加于小腿下端	仰卧，腿伸直：髋可主动外旋	同左，试外旋时扪到大转子上方肌活动
	内旋	臀小肌阔筋膜张肌	臀上L4—L5，S1	同上肢位：髋内旋，小腿摆向外侧，阻力加于小腿下端	仰卧，腿伸直：髋可主动内旋	同左，内旋时扪到大转子上方肌活动

（续表）

关 节	运动	主动肌	神经支配	测 试 及 评 定 5级、4级、3级	2级	1级
膝	屈	股二头肌半腱、半膜肌	坐骨 L5,S1—S2	俯卧：膝从伸直位屈曲,阻力加于小腿下端	向同侧侧卧,托住对侧下肢可主动屈膝	俯卧,试屈膝时扪到腘窝两侧肌腱活动
	伸	股四头肌	股神经 L3—L4	仰卧,小腿在桌缘外下垂,伸膝,阻力加于小腿下端	向同侧侧卧,托住对侧下肢,可主动伸膝	仰卧,试伸膝时扪到髌韧带活动
踝	跖屈	腓肠肌比目鱼肌	胫神经 S1—S2	俯卧,测腓肠肌时膝伸,测比目鱼肌时膝屈,踝跖屈,阻力加于足跟上向下推	侧卧,踝可主动跖屈	同左,试踝跖屈时扪到跟腱活动
	内翻背伸	胫前肌	腓深神经 L4—L5	坐,小腿下垂,足内翻同时踝背伸,阻力加于足背内缘,向下外方推	侧卧,可主动使足内翻同时踝背伸	仰卧,试作内翻背伸动作时扪到胫前肌运动
踝	内翻跖屈	胫后肌	胫神经 L5,S1	向同侧侧卧,足在床缘外：足内翻同时跖屈,阻力置足内缘,向上外方推	仰卧可主动使跖屈的足内翻	同左,试图使足内翻时扪到内踝后腱活动
	外翻跖屈	腓骨长短肌	腓浅神经 L5,S1	向对侧侧卧：使跖屈的足外翻,阻力加于足外缘向内上方推	仰卧可主动使跖屈的足外翻	同左,试图使足外翻时扪到外踝后腱活动
跖趾关节	屈	蚓状肌屈拇短肌	内、外侧跖神经 L5,S1—S3	侧卧或坐：屈跖趾关节,阻力加于趾近节跖面	同左,有主动屈趾活动	观测到2~5趾微弱屈曲,扪到拇近节跖面肌腱活动
	伸	伸趾长、短肌伸拇短肌	腓深神经 L4—L5,S1 L5,S1	仰卧或坐,伸足趾,阻力加于近节趾骨背侧	同左,有主动伸趾活动	同左,试伸趾时扪到足背腱活动
拇跖趾关节	内收	内收拇肌	外侧跖神经 S1—S2	仰卧或坐,拇内收,阻力加于拇趾内侧	同左,有主动内收运动	可见微弱内收运动
	外展	外展拇肌外展小趾肌	内侧跖神经 L5,S1 外侧跖神经 S1—S2	仰卧或坐,足趾外展,阻力加于各趾外缘	同左,有主动外展运动	可见微弱外展运动
近侧趾间关节	屈	屈趾长、短肌	内侧跖神经胫神经 L5,S1	仰卧或坐,屈趾,阻力加于近节足趾跖面	同左,有主动屈趾活动	有微弱屈趾活动,扪到拇趾近节跖面腱活动
远侧趾间关节	屈	屈趾长肌	胫神经 L5,S1	仰卧或坐,固定近节足趾；屈趾,阻力加于趾远节跖面	同左,有主动屈趾活动	有微弱屈趾活动
拇趾间关节	伸	伸拇长肌	腓深神经 L5,S1	坐或卧,固定拇近节：伸拇,阻力加于拇远节背侧	同左,有主动伸拇活动	可扪到拇近节背侧肌腱活动

二、肌张力评定

（一）概述

肌张力（muscle tone）是指肌肉组织在静息状态下的一种不随意、持续、微小收缩。正常人无论是在睡眠中,还是进行各种活动时,肌肉都会处于不同程度紧张状态(按压有弹力或抵抗),即保持一定的肌张力。临床上,肌张力可被视为肌肉被动拉长或牵伸时的阻力,是指被动活动肢体或按压肌肉时所感觉到的阻力,这种阻力的产生与组织的物理学特性,肌肉或结缔组织的弹性、反射性肌肉收缩(等张性牵张反射)等有关。

肌张力是维持身体各种姿势和正常活动的基础;肌张力正常与否取决于外周神经和中枢神经系统的支配情况;肌张力异常是中枢神经系统损伤或外周神经损伤的重要特征,是中枢神经系统损伤后运动控制障碍评定的重要组成部分。

1. 正常肌张力及肌张力影响因素

(1) 正常肌张力可分为静止性肌张力、姿势性肌张力和运动性肌张力。

(2) 正常肌张力特征:① 关节近端肌肉可以进行有效同步运动。② 具有完全抵抗肢体重力和外来阻力的运动能力。③ 将肢体被动置于空间某一位置时,具有保持该姿势不变的能力。④ 能够维持原动肌和拮抗肌之间的平衡。⑤ 具有随意使肢体由固定到运动和在运动过程中转换为固定姿势的能力。⑥ 需要时,具有选择性地完成某一肌群协同运动或某一肌肉单独运动的能力。⑦ 被动运动时,具有一定弹性和轻度抵抗感。

(3) 影响肌张力的因素:① 体位和肢体位置与牵张反射的相互作用,不良的姿势和肢体位置可使肌张力增高。② 中枢神经系统的状态。③ 紧张和焦虑等不良的心理状态可使肌张力增高。④ 患者对运动的主观作用。⑤ 疾患存在的并发症问题,如尿路结石、感染、膀胱充盈、便秘、压疮、静脉血栓、疼痛、局部肢体受压及挛缩等使肌张力增高。⑥ 患者的身体状况,如发热、感染、代谢和(或)电解质紊乱也可影响肌张力。⑦ 药物。⑧ 环境温度等。

2. 异常肌张力

1) 肌张力迟缓(flaccidity)

指肌张力低于正常静息水平,对关节进行被动运动时感觉阻力降低或消失的状态。

(1) 病因:① 小脑或锥体束等上运动神经元损害所致,如脊髓损伤早期的脊髓休克阶段、颅脑外伤、脑血管意外早期。② 周围神经损伤所致,可伴有肌力弱、瘫痪、低反射性和肌肉萎缩等表现。③ 原发性肌病所致。

(2) 特征:肌肉可表现为柔软、弛缓和松弛;邻近关节周围肌肉共同收缩能力减弱,导致被动关节活动范围扩大,腱反射减弱或消失。

2) 肌张力增高

指肌张力高于正常静息水平,包括痉挛、僵硬等。

(1) 痉挛(spasticity):痉挛是肌张力增高的一种形式,是一种由牵张反射高兴奋性所致、速度依赖的紧张性牵张反射增强伴腱反射异常为特征的运动障碍。所谓痉挛的速度依赖即为伴随肌肉牵伸速度的增加,痉挛肌的阻力(痉挛的程度)也增高。① 原因:上运动神经元损伤综合征(upper motor neuron syndrome,UMNS)的主要表现。常见于脊髓损伤、脱髓鞘疾病、脑血管意外、脑外伤、去皮质强直和去大脑强直。② 特征:牵张反射异常;紧张性牵张反射的速度依赖性增加;腱反射异常;具有选择性,并由此导致肌群间的失衡进一步引发协同运动功能障碍。③ 一般临床表现:肌张力增高、腱反射活跃或亢进、阵挛、异常的脊髓反射、被动运动阻力增加和运动协调性降低;可因姿势及挛缩、焦虑、环境温度、疼痛等外在因素发生程度的改变。④ 特殊表现:包括巴宾斯基(Babinski)反射、折刀样反射(clasp knife reflex)、阵挛、去大脑强直(decerebrate rigidity)和去皮质强直(decorticate rigidity)等。

痉挛与肌张力过强的区别:肌张力过强时的阻力包括动态成分和静态成分。动态成分为被动拉伸时神经性(反射性的)因素和非神经性(生物力学的)因素所致的阻力,静态成分则是肌肉从拉长状态回复到正常静息状态的势能,为非神经性因素。神经性因素表现为肌肉运动单位的活动由于牵张反射高兴奋性而增加,中枢神经系统损伤后的痉挛、折刀样反射和阵挛皆属此类;非神经性因素则表现为结缔组织的弹性成分和肌肉的黏弹性成分的改变,尤其是在肌肉处于拉伸或短缩位制动时。在中枢神经系统损伤后,可因神经性因素造成肢体处于异常位置，并由此导致非神经性因素的继发性改变。因此，中枢神经系统损伤后的肌张力过强是神经性因素和非神经性因素共同作用的结果，痉挛与肌张力过强并非等同。

（2）僵硬（rigidity）：是指主动肌和拮抗肌张力同时增加，导致关节被动活动的各个方向在起始和终末的抵抗感均增加的现象。① 原因：常为锥体外系的损害所致，帕金森病是僵硬最常见的病因，表现为齿轮僵硬（cogwheel rigidity）和铅管样僵硬（lead-pipe rigidity）。② 特征：在进行任何方向的被动运动时，整个活动范围内阻力均增加，相对持续，且不依赖牵张刺激的速度；齿轮样僵硬的特征是在僵硬的基础上存在震颤，从而导致整个关节活动范围中收缩/放松交替；铅管样僵硬的特征是存在持续的僵硬；僵硬和痉挛可在某一肌群同时存在。③ 僵硬与阵挛等的鉴别点：僵硬：肌张力增高的运动障碍，无巴氏征和生理反射亢进（如：帕金森症）。阵挛：短暂或不自主的单个或多个肌肉收缩（如：面肌抽搐）。痛性痉挛：阵发或自发迁延的伴疼痛的单个或多个肌肉收缩（如：破伤风、手足抽搐等）。

3）肌张力障碍（dystonia）

（1）定义：是一种以张力损害、持续同时伴有扭曲等不自主运动为特征的肌肉运动功能亢进性障碍。

（2）原因：肌张力障碍可由中枢神经系统缺陷所致，也可由遗传因素（如原发性、特发性肌张力障碍）所致。与其他神经退行性疾患（如肝豆状核变性）或代谢性疾患（如氨基酸或脂质代谢障碍）也有一定关系。此外，也可见于张力性肌肉奇怪变形（musculorum deformans）或痉挛性斜颈。

（3）特征：肌肉收缩可快、可慢，表现为重复、模式化（扭曲）；张力以不可预料的形式由低到高变动。其中张力障碍性姿态（dystonia posturing）为持续扭曲畸形，可持续数分钟或更久。

（二）肌张力评定

1. 评定目的

① 提供治疗前的基线评定结果，及时治疗，避免并发症的发生；② 依据评定结果确定病变部位，提供制订治疗方案和选择治疗方法的依据；③ 预测康复疗效，评价各种治疗的疗效。

2. 肌张力临床分级

有神经科分级、肌张力迟缓分级及痉挛分级等。

1）神经科分级方法（见表2-5）

表 2-5　肌张力神经科分级

分　级	表　　现
0	肌张力降低
1	肌张力正常
2	肌张力稍高，但肢体活动未受限
3	肌张力高，肢体活动受限
4	肌肉僵硬，肢体被动活动困难或不能

2）肌张力迟缓分级（见表2-6）

表 2-6　肌张力迟缓分级

级　别	评 定 标 准
轻　度	肌力下降 肢体放在可下垂的位置并放下，仅有短暂抗重力的能力，随即落下 能完成功能性动作

(续表)

级　别	评　定　标　准
中到重度	肌力明显下降或消失(MMT 0 或 1 级) 将肢体放在抗重力肢位,肢体迅速落下,不能维持规定肢位 不能完成功能性动作

3) 痉挛评定

改良 Ashworth 痉挛分级法是临床上最常用手法检查肌痉挛程度的评定方法。其他方法还有按自发性肌痉挛发作频度分级的 Penn 分级法和按踝阵挛持续时间分级的 Clonus(阵挛)分级法等。痉挛的生物力学评定也可以量化痉挛患者肢体的位相性牵张反射和紧张性牵张反射,常采用钟摆试验、屈曲维持试验、便携式测力计方法、等速装置等评定方法。临床上也可应用电生理评定方法评定痉挛和张力过强,如:表面电极肌电图、H 反射、F 波反应、紧张性振动反射、屈肌反射、腰骶激发电位等。

(1) 改良 Ashworth 痉挛分级法(见表 2-7)。

表 2-7　改良 Ashworth 痉挛分级

分　级	表　现
0	肌张力不增加,被动活动患侧肢体在整个范围内均无阻力
1	肌张力稍增加,被动活动患侧肢体到终末端时出现突然卡住有轻微的阻力
1+	肌张力稍增加,被动活动患侧肢体时在后 1/2 关节活动度(ROM)中有轻微的"卡住"感觉,有轻微的阻力
2	肌张力轻度增加,被动活动患侧肢体在大部分 ROM 内均有阻力,但仍可以活动
3	肌张力中度增加,被动活动患侧肢体在整个 ROM 内均有阻力,活动比较困难
4	肌张力重度增加,患侧肢体僵硬,阻力很大,被动活动十分困难

(2) Penn 痉挛频率量表,是通过记录痉挛发作的频率来判定痉挛轻重的方法(见表 2-8)。

表 2-8　Penn 痉挛频率量表

分　级	表　现
1	无痉挛
2	肢体受到刺激可诱发轻度痉挛
3	偶有痉挛,痉挛发作≤1 次/h
4	时有痉挛,痉挛发作>1 次/h
5	频繁痉挛,痉挛发作>10 次/h

(3) Clonus 分级如表 2-9 所示。

表 2-9　Clonus 分级

分　级	表　现
1	无踝阵挛
2	踝阵挛持续时间 1~4 s
3	踝阵挛持续时间 5~9 s
4	踝阵挛持续时间 10~14 s
5	踝阵挛持续时间超过 15 s

（4）痉挛评定临床意义及影响因素如下。

痉挛的益处主要有：① 下肢的伸肌痉挛帮助患者站立和行走；② 活动过强的牵张反射可促进肌肉的等长和离心自主收缩；③ 保持相对肌容积；④ 预防骨质疏松；⑤ 降低瘫痪肢体的水肿；⑥ 充当静脉肌肉泵，降低发生深静脉血栓的危险性。

痉挛的弊端有：① 髋内收肌剪刀样痉挛和屈肌痉挛影响站立平衡稳定性；② 下肢伸肌痉挛和阵挛影响步态的摆动期；③ 自主运动缓慢；④ 屈肌痉挛或伸肌痉挛导致皮肤应力增加；⑤ 紧张性牵张反射亢进或屈肌痉挛形成挛缩的危险；⑥ 自发性痉挛导致睡眠障碍；⑦ 髋屈肌和内收肌痉挛影响会阴清洁及性功能；⑧ 下肢痉挛或阵挛干扰驾驶轮椅、助动车等；⑨ 持续的屈肌痉挛可导致疼痛；⑩ 增加骨折、异位骨化的危险性。

（三）评估应用

在评估肌张力时，应掌握适应证及禁忌证，在评估时注意患者体位，并适当地加以保护，以免发生意外。

1. 注意事项

（1）取得充分的医患合作：要求患者尽量放松，由评定者支持和移动肢体，选择恰当的评定时间和评定环境。

（2）实施正确的检查方法：所有运动均应予以评定，特别注意在初始视诊时被确定为有问题的部位。

（3）评定者应保持固定形式和持续的徒手接触，并以恒定速度移动患者肢体。

（4）对评定结果应进行全面分析：若欲与挛缩鉴别，可加用拮抗肌肌电图检查。

（5）在评定过程中，评定者应熟悉正常反应范围，以便建立估价异常反应的恰当参考。

（6）在局部或单侧功能障碍（如偏瘫）时，注意不宜将非受累侧作为"正常"肢体进行比较。

2. 适应证和禁忌证

（1）适应证：适应于中枢神经系统和外周神经系统疾患，包括神经系统损害造成神经源性肌力减退等的评定。如：上、下肢代表性肌群的肌张力评定可作为全面评价瘫痪严重程度的指标。

（2）禁忌证：关节不稳、骨折不稳定、急性渗出性滑膜炎、严重疼痛、关节活动范围极度受限、急性扭伤、骨关节肿瘤等。

三、关节活动度评定

关节活动度（range of motion，ROM）是指最大关节运动时所通过的运动弧，又称为关节活动范围。正常关节活动度是肢体灵活运动的基本条件，因此在功能障碍评定过程中其是重要的检查内容。目前，临床上除采用传统量角器测量外，还出现了许多自动化的关节活动度测量仪，但其均以传统量角器测量法为基础，因此本节主要介绍传统的量角器测量方法。

（一）概述

1. 关节活动度检查的目的

① 确定关节活动度受限的程度；② 通过检查发现影响关节活动度的原因；③ 指导治疗及康复方法的选择；④ 作为治疗和康复前后的评测手段。

2. 关节活动度的种类

① 主动关节活动度：受检者在不需要外力的帮助下能够完成的关节活动范围；② 被动关节活动度：在外力帮助下能够完成的关节活动范围；在关节活动度测量过程中一般先检查主动关节活动度，后检查被

动关节活动度。

3. 关节活动度异常的原因

(1) 关节活动度减小的原因：① 关节内因素：骨关节炎、滑膜或关节软骨损伤、积血、积液等；② 关节外因素：关节周围软组织黏连、瘢痕、肿胀等。

(2) 关节活动度增大的原因：关节周围韧带的断裂、松弛、肌肉瘫痪等。

(3) 肌肉因素对主动和被动关节活动度的影响：肌力降低将会明显影响主动关节活动度，而被动关节活动度影响不大；肌张力变化不仅会影响主动关节活动度，其也会增大或减小被动关节活动度。

(二) ROM 评定方法

1. 关节活动度的测量与记录

最常用测量和记录关节活动度的方法为中立位法（解剖 0°位法），即将解剖学中立位时的肢体位置定为 0°。测量关节活动度时应当首先将量角器的轴心与关节的运动轴心对齐，然后按照解剖标志放置量角器的固定臂与移动臂，随着关节远端肢体的移动，测量移动臂自解剖中立位到关节活动终点所通过范围的角度，并从量角器刻度盘上读出关节活动度度数。正常情况下做双向运动的关节应当将属于某个运动轴的两向运动同时记录，如 135°（前屈）～45°（后伸）。由于病变而只能进行单向运动时，受限方向的运动范围记录为"无"。当被测量者的某关节出现非正常过伸情况时，可用"－"标记。

2. 各关节活动度测量方法及正常值

参见表 2-10。

表 2-10　关节活动度测量方法及正常值

| 关节 | 运动 | 受检体位 | 量角器放置方法 | | | 正常值 |
			轴　心	固定臂	移动臂	
肩关节	屈伸	坐/立位，臂伸展置于体侧	肩峰	平行于腋中线	平行于肱骨纵轴	180°（屈）～60°（伸）
	外展	坐/立位，臂伸展置于体侧	肩峰	平行于身体中线	平行于肱骨纵轴	0°～180°
	内外旋	仰卧位，肩外展 90°，肘屈曲 90°	尺骨鹰嘴	垂直于额状面	平行于前臂纵轴	90°（内旋）～90°（外旋）
肘关节	屈伸	坐/立/仰卧位，臂取解剖位	肱骨外上髁	与肱骨纵轴一致	与前臂纵轴一致	0°～150°
前臂	旋前旋后	坐位，上臂置于体侧，屈肘 90°，手握铅笔	尺骨茎突	与水平面垂直	手握之铅笔	90°（旋前）～90°（旋后）
腕关节	掌屈背伸	坐/站位，屈肘 90°，前臂置中立位	尺骨茎突	与前臂纵轴平行	与第 5 掌骨纵轴一致	80°（掌屈）～70°（背屈）
	桡偏尺偏	坐/立位，屈肘 90°，前臂旋前，腕中立位	腕背侧中点	于前臂背侧中线一致	与第 3 掌骨纵轴一致	20°（桡偏）～30°（尺偏）
髋关节	屈	仰/侧卧，对侧下肢伸直，被测下肢在上，膝关节屈曲	股骨大转子	与身体纵轴平行	与股骨纵轴平行	0°～120°
	内收外展	仰卧	髂前上棘	左右髂前上棘连线的垂线	髂前上棘至髌骨中心的连线	30°（内收）～45°（外展）
	内旋外旋	仰卧，两小腿于床缘外下垂	髌骨下端	垂直于额状面	平行于胫骨纵轴	45°（内旋）～35°（外旋）

（续表）

关节	运动	受检体位	量角器放置方法			正常值
			轴 心	固定臂	移动臂	
膝关节	屈伸	俯卧、侧卧或坐在椅子边缘	股骨外侧髁	与股骨纵轴平行	与胫骨纵轴平行	0°～135°
踝关节	背伸跖屈	仰卧，踝关节中立位	腓骨纵轴线与足外缘交叉处	与腓骨纵轴平行	与第5跖骨纵轴平行	20°（背伸）～50°（跖屈）

注：本测量方法参照美国医学会的测量方法制定。

肩关节检查时，外展和屈曲超过90°也称为上举。

一般前臂旋转的测量及记录不遵循解剖中立位法，具体方法如表2-9所示。

（三）关节活动度测量注意事项

（1）测量前要向患者说明测量方法、体位及注意事项，寻求患者合作，防止出现错误运动姿势和代偿运动。

（2）测量时，肢体暴露要充分；操作要轻柔，以提高测量的精确性。

（3）被动运动关节时手法要柔和，速度缓慢均匀，尤其对伴有疼痛和痉挛的患者不能做快速运动。

（4）应检查关节周围软组织结构有无异常。如：肌肉无力、关节畸形、关节挛缩、疼痛、痉挛等，这些情况均会影响关节活动度。如有上述病变，应在表格中记载，并说明病变发生的时间。

（5）关节测量尺的轴心，固定臂和移动臂要严格按规定放置。

（6）要先测主动关节活动度，后测被动关节活动度，以分析关节活动范围异常的原因。

（7）应双侧对比，先测健侧，后测患侧，注意被测者正常肢体与异常肢体关节活动的差别，采用正常肢体关节活动度作为标准。

（8）应注意不同体质条件和不同年龄组的个体间正常关节运动幅度会有一定的差异。所以，关节运动幅度的比较研究，应在体质条件相似和同一年龄组的个体中进行。

（9）对某些关节活动度的测量，可以以体表标志为参考点，测量关节运动起始和/或终末的距离变化作为评价指标。如：手的关节活动度测量可以用拇指示指间的距离拇指外展的功能状态，用指尖到掌横纹的距离表示掌指关节和指间关节的活动范围；脊柱的关节活动度测量可以用弯腰活动时指尖与地面或下肢最低部位的距离表示腰椎及髋关节的活动度。

（10）广义肩关节不仅仅是指盂肱关节，还包括肩胛骨胸壁连接，是人体活动度最大的关节。肩关节运动主要为分布在3个运动轴上的前屈后伸、内收外展和内旋外旋。肩胛骨、上臂与盂肱关节的协调运动中肩关节还能完成上举动作。在测量关节活动度时，一般将上举动作分别包括在前屈或外展范围中。

四、平衡与协调功能评定

平衡和协调是步行和功能活动的基础，是临床康复的重要内容之一。

（一）概述

人体能够在不同体位和姿势下保持平衡状态，并协调运动，有赖于中枢神经系统控制下感觉系统和运动系统的共同参与与协作。躯体、视觉和前庭感觉系统在维持平衡过程中各自扮演着不同角色。躯体感觉系统包括皮肤感觉（触、压觉）和本体感觉输入；因此关节损伤及手术均会影响平衡及协调功能，另外支撑面的大小与性状也可以影响平衡功能测定结果。视觉系统在视环境中能够准确感受环境中物体的运动及眼睛和头部视空间的定位，如闭眼和戴眼罩后，姿势稳定性较睁眼时明显下降。前庭中的壶腹崤可以感受头部在三维空间中的运动角加速度变化,椭圆囊和球囊可以感受静止时地心引力和直线加速度变化。运动系统的完整性是执行平衡协调运动的基础。中枢神经系统整合各种感觉后,支配运动系统完成平衡反应及协调运动。平衡和协调虽然存在着千丝万缕的联系,但在临床检查时需要分别测定,因此本部分内容分为平衡功能测定和协调功能测定两部分。

(二) 平衡功能测定

平衡功能是指维持身体直立姿势的能力。其测试的目的是:① 判断平衡功能的障碍及障碍的严重程度;② 分析影响平衡功能障碍的影响因素;③ 预测发生跌倒的可能性;④ 针对障碍的特点和原因,制订康复治疗方案;⑤ 评定治疗效果,为步行训练提供参考。

临床上常用的平衡功能评定方法包括:平衡反应评定、Berg 平衡量表和应用仪器进行不同体位的动态和静态平衡功能评定等。临床经常用 Berg 平衡量表来预测患者跌倒风险。

1. Berg 平衡评定

采用 Berg 平衡量表进行评定,该量表包含 14 个动作项目,根据患者完成的质量,将每评定项目均分为 0、1、2、3、4 五个功能等级予以记分。4 分表示能够正常完成所检查的动作,0 分则表示不能完成或需要中等或大量帮助才能完成。最低分为 0 分,最高分为 56 分。检查工具包括秒表、尺子、椅子、小板凳和台阶。测试用椅子的高度要适当。如表 2 - 11 所示。

表 2 - 11　Berg 平衡量表

(1) 从坐位站起	(2) 无支持站立
4 分　不用手扶能够独立地站起并保持稳定	4 分　能够安全站立 2 min
3 分　用手扶着能够独立地站起	3 分　在监视下能够站立 2 min
2 分　几次尝试后自己用手扶着站起	2 分　在无支持的条件下能够站立 30 s
1 分　需要他人小量帮助才能站起或保持稳定	1 分　需要若干次尝试才能无支持地站立达 30 s
0 分　需要他人中等或最大量帮助才能站起或保持稳定	0 分　无帮助时不能站立 30 s
(3) 无靠背坐位,但双脚着地或放在一个凳子上	(4) 从站立位坐下
4 分　能够安全地保持坐位 2 min	4 分　最小量用手帮助安全地坐下
3 分　在监视下能够保持坐位 2 min	3 分　借助于双手能够控制身体的下降
2 分　能坐 30 s	2 分　用小腿的后部顶住椅子来控制身体的下降
1 分　能坐 10 s	1 分　独立地坐,但不能控制身体下降
0 分　没有靠背支持,不能坐 10 s	0 分　需要他人帮助坐下
(5) 转移	(6) 无支持闭目站立
4 分　少用手扶着就能够安全地转移	4 分　能够安全地站 10 s
3 分　绝对需要用手扶着才能够安全地转移	3 分　监视下能够安全地站 10 s
2 分　需要口头提示或监视能够转移	2 分　能站 3 s
1 分　需要一个人的帮助	1 分　闭眼不能达 3 s,但站立稳定
0 分　为了安全,需要两个人的帮助或监视	0 分　为了不摔倒而需要两个人的帮助
(7) 双脚并拢无支持站立	(8) 站立位时上肢向前伸展并向前移动
4 分　能够独立地将双脚并拢并安全站立 1 min	上肢向前伸展达水平位,检查者将一把尺子放在指尖末端,手指不要触及尺子。测量的距离是被检查者身体从垂直位到最大前倾位时手指向前移动的距离。如可能,要求被检查者伸出双臂以避免躯干的旋转
3 分　能够独立地将双脚并拢并在监视下站立 1 min	4 分　能够向前伸出>25 cm
2 分　能够独立地将双脚并拢,但不能保持 30 s	3 分　能够安全地向前伸出>12 cm
1 分　需要别人帮助将双脚并拢,但能够双脚并拢站 15 s	2 分　能够安全地向前伸出>5 cm
0 分　需要别人帮助将双脚并拢,双脚并拢站立不能保持 15 s	1 分　上肢可以向前伸出,但需要监视
	0 分　在向前伸展时失去平衡或需要外部支持

（续表）

（9）站立位时从地面捡起东西	（10）站立位转身向后看
4分　能够轻易地且安全地将鞋捡起	4分　从左右侧向后看,体重转移良好
3分　能够将鞋捡起,但需要监视	3分　仅从一侧向后看,另一侧体重转移较差
2分　伸手向下达2～5 cm且独立地保持平衡,但不能将鞋捡起	2分　仅能转向侧面,但身体的平衡可以维持
1分　试做伸手向下捡鞋动作时需要监视,但仍不能将鞋捡起	1分　转身时需要监视
0分　不能试做伸手向下捡鞋的动作,或需要帮助免于失去平衡或摔倒	0分　需要帮助以防失去平衡或摔倒

（11）转身360°	（12）无支持站立时将一只脚放在台阶或凳子上
4分　在≤4 s的时间内,安全地转身360°	4分　能安全且独立地站,在20 s的时间内完成8次
3分　在≤4 s的时间内,仅能从一个方向安全地转身360°	3分　能独立地站,完成8次>20 s
2分　能安全地转身360°但动作缓慢	2分　无须辅助具在监视下能够完成四次
1分　需要密切监视或口头提示	1分　需要少量帮助能够完成>两次
0分　转身时需要帮助	0分　需要帮助以防止摔倒或完全不能做

（13）一脚在前的无支持站立	（14）单腿站立
4分　能独立将双脚一前一后地排列（无距离）并保持30 s	4分　能独立抬腿并保持>10 s
3分　能独立将一只脚放在另一只脚前方（有距离）并保持30 s	3分　能独立抬腿并保持5～10 s
2分　能独立迈一小步并保持30 s	2分　能独立抬腿并保持≥3 s
1秒　向前迈步需要帮助,但能够保持15 s	1分　试图抬腿,不能保持3 s,但可维持独立站立
0分　迈步或站立时失去平衡	0分　不能抬腿或需要帮助以防摔倒

2.结果分析

平衡与步行能力关系密切。Berg量表评分0～20分：提示患者平衡功能差,需要乘坐轮椅；21～40分：提示患者有一定的平衡能力,可以在辅助下步行；41～56分：提示患者平衡功能良好,可独立步行；<40分：提示有跌倒的危险。

（三）协调功能评定

1.概述

正常人体具备良好的协调功能,可以完成各类协调运动、精细运动。常见的协调功能障碍有共济失调、不随意运动等。

1）基本概念

（1）协调功能：是指产生平滑、准确、有控制的运动的能力,它要求有适当的速度、距离、方向、节奏和肌力。协调功能是完成精细运动技能动作的必备条件。

（2）协调运动：是指在中枢神经系统的控制下,与特定运动或动作相关的人体多组肌群共同参与并相互配合,以一定的时空关系共同作用,从而产生平稳、准确、有良好控制的运动。其特点是以适当的速度、距离、方向、节奏和力量进行运动。协调运动主要分为两大类：大肌群参与的身体姿势保持、平衡等粗大运动（如翻身、坐、站、行走）和小肌群实施的精细活动（如手指的灵巧性、控制细小物品的能力等）。

（3）精细运动的协调性与灵巧性

是指在中枢神经系统的控制下,一组或几组小肌群共同进行平稳、准确而协调的随意运动。灵巧性通常用来指上肢末端即手的精细运动的协调性。如操作物品的速度、移动物品时的准确性,抓住与放开,抓物的方式,写字的技巧和手的姿势等。

2）协调运动障碍与中枢神经系统的损伤

中枢神经系统由3个领域控制协调运动的产生,它们是小脑、基底神经节和脊髓后柱（后索）。

（1）小脑功能不全造成的协调缺陷：缺乏精细协调及对距离的判断力,这种距离可影响步态、姿势和运动方式。其步态常表现为两脚分开较宽、不规则、不稳定。主要有：① 辨距不良：对距离的判断力不好。② 意向性震颤：震颤发生于随意运动时。③ 姿势性震颤：站立时身体前后摇摆。④ 轮替运动障碍：又称为快速运动不良，完成快速交替运动有困难。⑤ 运动分律：所完成的活动不是平滑的一个活动，而是一连串运动成分。

（2）基底神经节功能不全造成的协调缺陷：基底神经节病变，主要是运动不正常和肌张力的改变；具体表现：① 静止性震颤：随着有目的的运动而减轻或消失。② 运动不能：不能启动一个运动。③ 手足徐动：四肢、躯干、面部以外的部位缓慢的，不随意的扭曲运动。④ 偏身舞蹈症：一侧身体突然出现的、痉挛性的、有力的、没有目的的鞭打样运动。⑤ 张力障碍：肌张力从高到低的变化无法预测。

（3）脊髓后索功能不全造成的协调障碍：脊髓后索病变，本体觉和辨别性触觉的信息不能穿入大脑皮质，患者闭眼时，不能确定各关节的位置。具体表现为：① 易倾倒：当闭上眼或光线太暗时，由于视反馈的减弱，增加了平衡紊乱，患者站立时身体摇晃倾斜，易跌倒。② 步态：两脚分开较宽，摇摆不定，步距不等，高抬腿，落地有声，走路看脚。③ 辨距不良：不能准确摆放四肢位置或不能触及某一特定物体，患者不用眼看就不能说出检查者在他皮肤上所写的文字。

2. 协调功能评定与检测内容

1）观察内容

协调运动障碍是指不平衡，不准确且笨拙的运动。因此在评定时应注意观察：

（1）运动是否直接、精确、容易反向做。

（2）完成动作的时间是否正常。

（3）增加速度是否影响运动质量。

（4）进行活动时有无身体无关的运动。

（5）眼睛不看时是否影响活动质量。

（6）是否有身体的近侧、远侧或一侧更多地参与活动。

（7）患者是否很快感到疲劳。

2）检测内容

包括大肌群参与的粗大运动的活动和利用小肌群的精细运动的活动，着重评定 5 个方面的能力：① 交替和交互运动：检测两组相反肌群的相对运动的能力。② 协调运动：有肌群的共同运动来获得运动的控制。③ 精细运动：评定车辆和判断随意运动的距离和速度的能力。④ 固定或维持肢体：检测控制单个肢体或肢体某部分的能力。⑤ 维持平衡和姿势：评定保持平衡和身体直立姿势的能力。

3. 评定方法

协调实验包括非平衡性实验和平衡性实验，前者是评估身体不在直立位（站）时静止和运动的成分，后者是评估身体在直立位时的姿势、平衡以及静、动的成分。

1）非平衡协调测验

所有测验应分别在睁眼、闭眼下分别测试，异常的反应包括在体位来评定不同运动切面的动作。

（1）手指指鼻：让患者肩外展 90°，肘伸展，用示指指尖指鼻尖，可以改变开始的体位来评定不同运动切面的动作。

（2）受检查者手指指检查者的手指：患者和检查者相对而坐，检查者的示指举在患者面前，同时让患者用其示指去指检查者的示指。检查者还可以变化其手指的位置来评定患者对改变方向、距离和速度而做出反应的能力。

（3）手指指手指：两肩外展 90°，两肘伸展。让患者将两示指在中线相触。

（4）交替指鼻和手指：让患者用示指交替指鼻尖和检查者的手指尖。检查者可变换位置来测验其对变换距离的应变能力。

（5）对指：让患者用拇指尖连续触及该手的其他指尖,可逐渐加快速度。

（6）团抓：从完全屈曲到完全伸直的握拳和开拳之间的变换,可逐渐加快速度。

（7）旋前/旋后：肘屈曲90°,并紧紧固定于身体,让患者手掌朝下和朝上交替翻转,可逐渐加快速度。

（8）反弹测验：患者于屈肘位。检查者给予足够的徒手阻力产生肱二头肌的等长收缩,突然去掉阻力,正常时,相反的肌群（肱三头肌）将收缩和阻止肢体的运动。

（9）用手拍打：屈肘,前臂旋前,让患者用手拍膝。

（10）用足拍打：让患者用一足掌在地板上拍打,膝不能抬起,其足跟维持接触在地板上。

（11）指和过指：检查者和患者相对而坐。他们都是水平屈肩90°,伴肘伸展,示指相触让患者完全屈肩（手指指向天花板）,然后再回到水平位,使示指再次相触。正常反应是能准确回转到起始位。异常反应是"过指"或运动在目标以上。

（12）足跟至膝,足跟至足趾交替：患者于仰卧位,让患者同时对侧足跟交替触膝和大踇趾。

（13）足趾触检查者的手指：患者于仰卧位,让患者用大踇趾触碰检查者的手指,检查者可变换手指的位置以评定患者变换方向和判断距离的能力。

（14）仰卧位,一侧的足跟沿对侧下肢胫骨上下滑动。

（15）画一个圆圈：让患者用上肢或下肢在空中画一个想象的圆圈。难度更大的测验是使用八形图。

2）平衡协调测验

方法如下：

（1）在一个正常、舒适的姿势下站立。

（2）两足并拢站（窄的支撑面）。

（3）一足在另一足前面站力（即一足的踇趾触另一足的足跟）。

（4）单足站立。

（5）上臂的位置在以上各种姿势下变换（如：上臂于体侧;举过头;置于腰部等）。

（6）突然地打破平衡（在保护患者的情况下）。

（7）站立位,躯干在前屈和还原到零位之间变换。

（8）站立位,躯干两侧侧屈。

（9）行走,将一侧足跟直接置于对侧足趾前。

（10）沿地板上所画的直线行走或行走时将足置于地板上的标记上。

（11）侧向走和退步走。

（12）原地踏步。

（13）变换步行活动的速度（增加速度将夸大协调缺陷）。

（14）步行时突然停下和突然起步。

（15）沿圆圈和变换方向步行。

（16）用足趾和足跟步行。

（17）正常站立姿势,先观察睁眼下平衡,然后闭眼。闭眼下平衡丧失,表明本体感觉缺乏,也就是常说的昂白氏（Romberg）阳性。

4. 评定的意义

通过评定可以明确诊断有无协调性障碍及障碍产生的病因、障碍程度,以帮助制定治疗计划和确定治疗目标,采取相应的协调性训练或使用改善活动安全性的适应性仪器来改善协调性障碍;在治疗的过程中,评定结果可以判断治疗效果及预后,以指导下一步训练治疗;还可以评价患者的协调性障碍是否痊愈。

在进行协调功能评定时,患者意识必须清晰,能够充分配合。另外患者肢体肌力必须 4 级以上,否则评定无意义。

5. 协调功能评定标准

首先得出有无协调功能障碍的评定,并进行评分,评分标准如表 2 - 12 所示。

表 2 - 12　协调功能障碍评分

评　分	表　现
1 分	不能完成动作
2 分	重度障碍,仅能完成动作的起始运动,不能完成整个动作;运动无节律性,明显不稳定,可见无关的运动
3 分	中度障碍,能完成指定的动作,但动作缓慢、拙笨、不稳定;增加运动速度时,完成动作的节律性更差
4 分	轻度障碍,能完成指定的活动,但完成的速度和熟练程度稍差

五、步态分析

步行是通过双足的交替动作移动机体的过程,是人类生存的基础,是人类与其他动物区别的关键特征之一。步态是指患者步行时的姿势和体态,要求神经系统和肌肉的高度协调,同时涉及许多的脊髓反射和大、小脑的调节及各种姿势反射的完整,感觉系统和运动系统的相互协调,是一种复杂的运动过程。临床步态分析旨在通过运动学和动力学手段,揭示步态异常的关键环节和影响因素,协助疾病诊断和治疗,也有助于临床疗效评定和机制研究。

(一) 概述

正常步态是步行中双足交替支撑,从一个地点安全、迅捷地移动到另一地点的过程。

1. 正常步态

(1) 正常步态要点有:① 姿势稳定;② 最佳能量消耗或最省力的步行姿态;③ 合理的步长、步宽、步频。

(2) 正常步态的生物力学因素:① 具备控制肢体运动的肌力;② 可以在足触地时有效吸收震荡,以减小撞击,并控制身体行进过程;③ 支撑相有足够的肌力及关节活动度,以及充分的支撑面积;④ 摆动相有足够推进力、下肢地面廓清充分、合理控制足触地姿势。

2. 步态周期(gait cycle)

步态周期是指一侧下肢完成从足尖着地到再次足尖着地的时间过程,根据下肢在步行中的位置可分为支撑相和摆动相。步态周期是一个连续的过程,步态周期及时相与步行速度密切相关,在分析时必须综合加以考虑。以下以 Rancho Los Amigos 分期方法进行介绍。

1) 支撑相(stance phase)

是指下肢接触地面和承受重力的时相,占步行周期的 60%,又可分为以下 4 期:

(1) 早期(early stance):包括首次触地和承重反应,正常步速时为步行周期的 10% 左右。① 首次触地:指足跟接触地面的瞬间,下肢前向的运动减速,落足至支撑相位置的动作。首次触地异常是造成支撑相异常的最常见原因之一。② 承重反应期:指首次触地之后重心由足跟向全足转移的过程。骨盆运动在此期间趋向稳定。

(2) 中期(mid stance):支撑足全部着地,对侧足处于摆动相,是单足支撑全部重力的时相,为单支撑相,正常步速时大约为步行周期的 10%~30%。

(3) 晚期(terminal stance):开始于身体位于支撑足的正上方,结束于对侧足触地前,为单支撑相,约为步行周期的 30%~50%。

（4）摆动前期（preswing）：开始于对侧足跟触地，结束于足趾离地约为步行周期的 50%～60%。此阶段身体重心向对侧下肢转移，为双支撑相。

2）摆动相

下肢在空中向前摆动的时相，占步行周期的 40%，包括以下 3 期。

（1）早期（initial swing）：主要动作为足廓清地面和屈髋屈膝，使膝关节达到最大屈曲，加速肢体前向摆动，为步行周期的 60%～73%。如果廓清地面障碍（如足下垂），或加速障碍（髂腰肌肌力不足），将影响下肢前向摆动，导致步态异常。

（2）中期（mid swing）：足廓清仍然是主要任务，由膝关节最大屈曲开始到胫骨垂直于地面结束，为步行周期的 73%～87%。

（3）晚期（terminal swing）：主要任务是下肢前向运动减速，准备足着地的姿势，为步行周期的最后部分。

在支撑相早期和摆动前期，由于双足均在地面，又称之为双支撑相。双支撑相是步行周期中最稳定的时期。双支撑相时限与步行速度成反比。双支撑相时间越长，步行速度越慢，步行越稳定；而双支撑相时间缩短，步行速度加快，但步行越不稳定；到跑步时双支撑相消失，表现为双足腾空。患者步行障碍时往往首先出现的异常就是双支撑相时间延长，步行速度减慢，以增加步行的稳定性。

步态不同时相中下肢关节活动度及关键肌群的活动如表 2-13 所示。

表 2-13 步态不同时相中下肢关节活动度及关键肌群的活动

步行周期	各关节运动度	活动肌群		
		髋关节周围肌群	膝关节周围肌群	踝关节周围肌群
首次触地 ↓ 承重反应	骨盆：5°旋前 髋关节：30°屈曲 膝关节：0°～15°屈曲 踝关节：0°～15°跖屈	骶棘肌、臀大肌、腘绳肌收缩	股四头肌先向心收缩以保持膝关节伸展位，然后离心收缩	胫前肌离心性收缩，防止足放平时前脚掌拍击地面
承重反应 ↓ 支撑相中期	骨盆：5°旋前～中立位 髋关节：30°～5°屈曲 膝关节：15°～5°屈曲 踝关节：15°跖屈～10°背伸	臀大肌收缩活动逐渐停止	股四头肌活动逐渐停止	腓肠肌和比目鱼肌离心收缩控制小腿前倾
支撑相中期 ↓ 支撑相末期	骨盆：中立位～5°旋后 髋关节：5°屈曲～10°过伸 膝关节：5°屈曲 踝关节：10°～15°背伸			腓肠肌、比目鱼肌离心性收缩对抗踝关节背伸、控制小腿前倾
支撑相末期 ↓ 摆动前期	骨盆：5°旋后 髋关节：10°过伸～中立位 膝关节：5°～35°屈曲 踝关节：15°背伸～20°跖屈	髂腰肌、内收大肌、内收长肌收缩	股四头肌离心性收缩控制膝关节过度屈曲	腓肠肌、比目鱼肌、腓骨短肌、跛长屈肌收缩产生踝关节跖屈
摆动相初期 ↓ 摆动相中期	骨盆：5°旋后～中立位 髋关节：20°～30°屈曲 膝关节：40°～60°屈曲 踝关节：背伸～中立位	髋关节屈肌、髂腰肌、股直肌、股薄肌、缝匠肌、阔筋膜张肌收缩、启动摆动期	股二头肌（短头）、股薄肌、缝匠肌向心性收缩使膝关节屈曲	背屈肌收缩使踝关节呈中立位，防止足趾拖地
摆动相中期 ↓ 摆动相晚期	骨盆：中立位～5°屈曲 髋关节：30°～20°屈曲 膝关节：60°～30～0°屈曲 踝关节：中立位	腘绳肌收缩	股四头肌向心性收缩以稳定膝关节于伸展位，为足着地作准备	胫前肌收缩使踝关节保持中立位

3. 步态的运动学及动力学特征

1) 运动学特征

(1) 人体重心轨迹：人体重心位于第 2 骶骨前缘，两侧髋关节中心连线的中点。直线运动时该重心是身体上下、左右移动度最小的部位。身体重心摆动特点包括：① 骨盆前后倾斜：摆动侧的髋关节前向速度高于支撑侧，造成骨盆前倾。② 骨盆左右倾斜：摆动侧骨盆平面高于支撑侧。③ 骨盆侧移：支撑相骨盆向支撑腿的方向侧移。④ 纵向摆动：重力中心在单支撑相时最高，双支撑相时最低。⑤ 体重转移：支撑侧早期在跖屈肌的作用下体重由足跟转移到全足。⑥ 能耗：步行时减少重心摆动是降低能耗的关键。

(2) 廓清机制：廓清是指步态摆动相下肢离开地面，以保证肢体向前行进，包括摆动相早、中期髋关节的屈曲，摆动相早期膝关节屈曲，摆动相中期踝关节背屈。骨盆的稳定性参与了廓清机制。支撑相的影响包括：支撑中期踝跖屈控制（防止胫骨过度前移），中期至末期膝关节伸展和末期足跟抬起（踝关节跖屈）。

2) 动力学特征

步态的动力学特征与步行速度有关。临床步态分析一般采用自然步行速度，即受试者最舒服和能量使用效率最高的步行方式：

(1) 垂直重力：与地面反作用力（GRF）大小相同，方向相反，通常分析过程中常用 GRF 代替垂直重力。垂直重力呈双峰型，即首次触地时身体 GRF 超过体重，表现为第一次高峰；在身体重心越过重力线时，体重向对侧下肢转移，至对侧下肢首次触地并进入承重期时 GRF 降低到最低点；然后由于蹬离的反作用力，GRF 增加，一般与承重相的应力相似；在足趾离地时压力降低到零，进入摆动相。在下肢承重能力降低时，可以通过减慢步行速度，以减轻关节承重，此时 GRF 的双高峰曲线消失，表现为与体重一致的单峰波形。首次触地时的 GRF 一般相当于体重和加速度的综合，正常步速时为体重的 $120\%\sim140\%$。步速越快，GRF 越高。下肢承重能力降低时可以通过减慢步速，减少肢体首次触地负荷。缓慢步态的 GRF 等于体重。患者在下肢承重能力减退时往往通过减慢步行速度以减轻下肢承重负荷。

(2) 剪力：垂直剪力在首次触地时向前，越过重心线时剪力向后。表现为前后反向的尖峰图形。左右（内外）剪力形态相似，但是幅度较小。

(3) 力矩：是机体外力与内力作用的综合，是动力学与运动学的结合，受肌肉力量、关节稳定度和运动方向的影响。

(二) 临床上常见的步态异常

不同疾病可有特殊步态，伴随分析手段进步，最近发展起来的三维步态分析技术，将步态过程中的运动学和动力学特征有机结合起来，更有助于发现日常难以发现的步态异常，为疾病的诊断提供依据；肢体任何环节的失调都可能影响步态，而某些异常也有可能被代偿或掩盖。因此步态分析结果就像 ECT 一样只能提示疾病的所在，并非是确诊的依据，如果确诊还需要进行相应检查。

1. 臀大肌步态

臀大肌无力者，髋关节后伸无力，足跟着地时用力将胸部后倾，使重力线落在髋关节后方，以维持髋关节被动伸展，站立中期时膝关节绷直，形成昂胸挺腹的臀大肌步态，如同"将军步"。

2. 臀中肌步态

即跛行步态 一侧臀中肌麻痹时，不能固定骨盆，也无力提起、外展和旋转大腿，髋关节侧方稳定受到影响，表现为行走中患腿站立相时，躯干向患侧倾斜，以避免健侧骨盆下降过多，从而维持平衡。两侧臀中肌受损时，其步态特殊，步行时上身左右交替摇摆，状如"鸭步"。常见于臀中肌病变、髋关节脱位、多发性肌炎，进行性营养不良症等。

3. 股四头肌步态

股四头肌麻痹者,行走中患腿支撑相伸膝的稳定性受到影响,表现为足跟着地后,臀大肌为代偿股四头肌的功能而使髋关节过度伸展,膝关节被动过度伸直,造成膝反张。如同时有伸髋肌无力,则患者需俯身用手按压大腿,使膝关节被动伸直,即"扶膝步"。

4. 跨阈步态

足下垂,摆动相髋及膝屈曲度代偿性增大,行走时患肢抬得很高,以免足尖碰触地面;见于胫前肌麻痹、腓总神经损伤等,状如"跨槛步"。

5. 疼痛步态

一侧下肢出现疼痛时,常呈现出减痛步态,其特点为患侧支撑相时间缩短,步幅变短,以尽量减少患肢负重,形成"短促步",严重时状如"跳跃"步。此外,患者常一手按住疼痛部位,另一上肢伸展。疼痛部位不同,表现可有差异。髋关节疼痛者,患肢负重时同侧肩下降,躯干稍倾斜,患侧下肢外旋、屈曲位,尽量避免足跟着地。膝关节疼痛患者膝稍屈,以足趾着地行走。

6. 下肢不等长步态

患肢缩短 2.5 cm 以上者,该侧着地时同侧骨盆下降导致同侧肩下降,对侧迈步腿髋膝关节过度屈曲、踝关节过度背屈,形成"斜肩步"。如果缩短超过 4 cm,则缩短侧下肢以足尖着地行走。

7. 痉挛性截瘫步态(剪刀步态)

双下肢强直内收,步行时一前一后交叉呈剪刀状,步态小而缓慢,足尖擦地步行;见于痉挛性截瘫、脑性瘫痪、横贯性脊髓损害、遗传性痉挛性瘫痪、侧索硬化症、皮质脊髓束变性等。脊髓损伤所致截瘫患者,如脊髓损伤部位稍高且损害程度较重但能扶双拐行走时,双下肢可因肌张力高而始终保持伸直,行走时出现剪刀步,在足底着地时伴有踝阵挛,呈痉挛性截瘫步态,使行走更加困难。如脊髓损伤部位较低且能用或不用双拐行走时,步态可呈现为臀大肌步态、垂足步态或仅有轻微异常。

8. 间歇性跛行

行走一定距离后,由于下肢血液供应不足,发生小腿酸、软、痛、疲劳感和跛行,迫使患者跛行或坐下休息,休息后症状消失,继续步行一定距离后再次出现;见于脉管炎、脊髓动脉内膜炎、脊髓发育异常、椎管狭窄、脊髓血管病变、亚急性坏死性脊髓炎、脊髓压迫症及大血管病变而影响脊髓供血时等。

9. 醉酒步态

患者在行进时,躯干重心不稳,步履紊乱,如醉酒状,形如"酩酊步"。见于小脑肿瘤、脑血管病、肿瘤、炎症、变性、桥脑小脑角肿瘤、橄榄桥脑小脑变性、酒精中毒性小脑退行性变、癌性脊髓小脑退行性变、脑萎缩、脑炎、脑干肿瘤、小脑后下动脉血栓、额叶病变、内耳眩晕症、前庭神经元炎等,亦见于酒精或巴比妥中毒。

10. 感觉性共济失调步态

指深感觉障碍引起的步态异常。步幅较大两腿间距较宽,行走时下肢动作沉重,高抬足,重落地,夜间走路或闭眼时加重。闭眼时不稳甚至不能行走,常伴有感觉障碍,Romberg 征阳性。见于亚急性联合变性、脊髓痨、遗传性共济失调、后索病变、糖尿病及癌性神经病等。

11. 痉挛性偏瘫步态

为单侧病变,患侧上肢通常为屈曲、内收姿势,腰部向健侧倾斜,下肢伸直、外旋,向外前摆动(代偿髋、膝屈肌及踝背屈肌无力导致的足下垂),行走时将患侧骨盆提高,足尖曳地,并向外作半圆形划圈动作(划圈步),患侧上肢的协调摆动动作缺失,故又称划圈样步态。见于脑血管病、脑炎、脑外伤等后遗症。

12. 慌张步态

行走时躯干弯曲向前,髋、膝和踝部弯曲,起步慢,止步难和转身困难,小步态擦地而行,呈前冲状,易跌倒；上肢协同摆动消失。见于晚期帕金森病。

13. 小步态

表现小步、拖曳，起步或转弯缓慢，步态不稳。易误诊为帕金森病步态，但小步态为基底宽。上肢有摆动动作，伴认知障碍、额叶释放症状、假性延髓性麻痹、锥体束征和括约肌功能障碍等，可资鉴别。但需注意额颞痴呆患者也可合并帕金森病。见于额叶（皮质或白质）病变。

14. 舞蹈步态

步态不稳，重时可出现从一侧向另一侧快速粗大的跳跃动作，随意运动或情绪激动时加重，安静时减轻，睡眠时消失，伴肢体及头部迅速的不规则、无节律、粗大、不能复发随意控制的动作，如转颈、耸肩、手指间断性屈伸（挤牛奶样抓握）、摆手、伸臂等舞蹈样动作，上肢重，面部肌肉可见扮鬼脸动作，肢体肌张力低等。常见于小舞蹈病、Huntington 舞蹈病等。偏侧舞蹈症局限于身体一侧，常见于脑卒中、脑肿瘤等。

15. 先天性肌强直病

由于用力时骨骼肌强直痉挛，故当走路或跑步时，如当时欲停步，肌肉张力不能立即放松，而致跌倒。

16. 癔症步态

可表现奇形怪状的步态，下肢肌力虽佳，但不能支撑体重，向各个方向摇摆而似欲跌倒，搀扶行走时步态拖曳，但罕有跌倒致伤者，见于心因性疾病。

（安丙辰　王　颖）

第二节　心肺功能评定

心肺功能测定不仅对于慢性心肺疾病患者的诊断、康复治疗及预后非常重要，而且也是其他许多残疾患者康复评估的重要内容，如高位截瘫、严重的脊柱侧弯及胸椎后凸畸形、运动神经元病、肌病等的康复评估都会程度不等地涉及心肺功能。

一、心功能评定

康复医学科在临床心脏专科的检查、诊断和心功能检查（如右心功能测定，左心功能测定、肺臂循环时间测定等）基础上，侧重心功能容量的测定，主要方法为运动试验。

（一）运动试验

运动试验在心血管疾病康复方面，已被广泛使用。许多学者认为试验不仅安全，而且提供了心脏功能容量（cardiac functional capacity）的客观指标。

运动试验在心血管疾病康复中的用途，如表 2 - 14 所示。

表 2 - 14　运动试验在心脏病康复中的应用

调整住院过程中的身体活动量
出院前评价
制定运动处方，预告危险
用于心导管检查、药物治疗或运动方案的筛选
确定所需运动程序（监测、不监测、医务人员在场、不在场）
随访检查内容的一部分

一般主张急性心肌梗死、冠脉搭桥术后等在住院过程中及出院前评价,应用低水平运动试验;在复工以及制定运动处方及心脏功能容量测定时,可以采用运动量较大的次极限量运动试验,但试验终点,不应以心率做标准,而应以试验中出现心绞痛、呼吸困难或运动引起血压下降≥1.3 Pa(10 mmHg),连续3个以上室性早搏或室性心动过速为终点,此即症状限制性运动试验,其终点标准如表2-15所示。

表 2-15　极限量、次数限量运动试验终点

1. 出现胸痛、疲乏、呼吸困难、心悸、头晕等症状
2. 有冷汗、苍白、步态不稳、低血压等体征
3. 有室性心律失常,有临床意义的 ST 段偏移,房室或室内传导阻滞等心电图改变
4. 收缩压达 30 Pa(225 mmHg),舒张压较静息时升高 2.6 Pa(20 mmHg)以上
5. 血压不升或下降 1.3 kPa(10 mmHg)以上
6. 被检人不愿继续进行试验

1. 低水平运动试验

在心血管疾病康复活动早期,如急性心肌梗死(AMI)或心脏手术后康复,康复活动都很有限,一般都无须参考心脏功能的最高限界,不必冒险进行次极限量运动。美国至今仍有人主张在康复活动早期例如出院前后做低水平运动试验,只有在复工时才做症状限制性运动试验。他们认为低水平运动试验,同样可以得到有用的资料,借以指导康复活动。具体方法如下。

(1) 平板试验方法:应用递进的 Bruce 运动试验方案,应用最广泛,同时增加速度和坡度来增加运动强度。Naughton 方案:起始负荷低,每级负荷增量均为安静代谢量的1倍。Baik 方案:依靠增加坡度来增加运动负荷,速度固定。STEEP 方案:通过增加速度或坡度来实现,不同时增加速度和坡度(见表2-16)。

表 2-16　改进的 Bruce 运动试验方案

分　级	时间/min	代谢当量 METSs	速度 km/h	坡度%
0	3	2.0	2.7	0
1/2	3	3.5	2.7	5
1	3	5.0	2.7	10
2	3	7.0	2.7	12
3	3	10	4.0	14
4	3	13	5.5	16
5	3	16	6.8	18
6	3	19	8.0	20
7	3	22	9.7	22

(2) 踏车试验方法:开始时按 3 个 METs,给予 150 kPM 功量,增至 4 个 METs 时,可给 300 kPM 功量,转速 60 次/min,前后两次共 4 min,中间可休息 2 min。

(3) 二级梯运动试验方法:本法简便易行,1/2 单倍量试验相当于 4 METs,单倍量和双倍量试验分别相当于 5.6 或 6.7 METs。

以上低水平运动试验时,应有医师在场监护,心率一般不应超过 115 次/min,出现症状时,应按照表2-15终止运动试验标准及时停止运动。

2. 应用代谢当量(METs)指导康复活动方法

METs 或按音称之为"梅脱",系指机体在坐位休息时,摄氧 3.5 ml/(kg·min),将此定为 1 个 METs。应用 METs 指导康复活动,首先要做好心脏功能容量测定。精确地了解心脏能够负担的体力活动限度,结合 METs 指导心脏康复的体力活动。

心脏功能容量又称体力工作容量(physical working capacity),即体力活动的最高限度,其测定一般应用平板或踏车运动试验,测定时应从最低负荷量开始,在测定时有医师在场,连续监测心电图,直至体力疲惫或出现症状时,即达到终点的负荷量,经折算成 METs,即是心脏或体力工作容量。根据所测得的患者心脏功能容量,指导患者的生活自理、家务、体育娱乐、职业等活动。

应用 METs 指导康复活动时,应参考运动生理学知识,避免机械搬用,一般对所求得的容量适当留有余地,按70%左右予以应用,如二级梯 1/2 单倍量、单倍量和双倍量试验阴性患者,经折算后只按3、4、5个METs 指导患者活动。也有人将各项活动的 METs 划一个范围,以便合理地应用这项方法。

另外,在心脏功能评估中还要重视动态心电图和遥测心电图的应用。不仅可在运动试验过程中应用,而且在患者出院前及回家后也可以利用动态心电图和遥测心电图进行监测,以更深入地了解日常生活细节和不同体力活动对心脏的影响,及早发现恶性心律失常,更合理地安排日常生活活动。

(二) 心功能不全程度的评定

1. NYHA 心功能分级

美国纽约心脏病学会(NYHA)1928 年提出的一项分级方案,主要是根据患者自觉的活动能力划分为4级,因其简单、实用而一直沿用至今。Ⅰ级:患者有心脏病,但活动量不受限制,平时一般活动不引起疲乏、心悸、呼吸困难或心绞痛。Ⅱ级:心脏病患者的体力活动受到轻度的限制,休息时无自觉症状,但一般体力活动下可出现疲乏、心悸、呼吸困难或心绞痛。Ⅲ级:心脏病患者体力活动明显受限,小于平时一般活动即引起上述的症状。Ⅳ级:心脏病患者不能从事任何体力活动。休息状态下可出现症状,体力活动后加重。

1994 年,美国心脏病学会(AHA)对 NYHA 的心功能分级方案再次修订时,采用并行的两种分级方案。第 1 种即上述的 4 级方案,第 2 种是客观的评估,即根据客观的检查手段如心电图、负荷试验、X 线、超声心动图等来评估心脏病变的严重程度,分为 A、B、C、D 4 级。A 级:无心血管疾病的客观依据;B 级:有轻度心血管疾病的客观依据;C 级:有中度心血管疾病的客观依据;D 级:有严重心血管疾病的客观依据。

2. 6 min 步行试验

6 min 步行试验是一项简单易行、安全、方便的评定慢性心力衰竭(心衰)患者的运动耐力的方法。此方法不但能评定患者的运动耐力,而且可预测患者预后。有研究表明,6 min 步行距离短的和距离长的患者,在 8 个月的随诊期间,死亡率分别为 10.23% 和 2.99%($P=0.01$);心衰的住院率分别为 22.16% 和1.99%($P<0.000\ 1$)。6 min 步行距离<300 m,提示预后不良。根据 US Carvedilol 研究设定的标准:6 min 步行距离<150 m 为重度心衰;150～450 m 为中重度心衰;>450 m 为轻度心衰。

1) 6 min 步行试验的应用范围

国际上应用 6 min 步行试验是对中重度疾病的全身功能状态的综合评价,重点是运动能力,包括心肺功能、骨骼肌肉功能、营养水平。6 min 步行试验与运动耗氧量高度相关。

6 min 步行试验可综合评估慢性疾病患者运动能力,主要适用于以下疾病:慢性肺部疾病如慢性阻塞性肺疾病(COPD)、支气管哮喘、肺间质纤维化等;心血管病:如高血压、冠心病、心肌病、肺动脉高压、心力衰竭等;骨骼肌肉疾病。

2) 6 min 步行试验方法

在平坦的地面划出一段长达 30.5 m 的直线距离,两端各置一椅作为标志。患者在期间往返运动,速度由自己决定,在旁的检测人员每 2 min 报时一次,并记录患者可能发生的不适(气促、胸闷、胸痛)。如患者不能坚持可暂停试验或中止试验。6 min 结束后计算其步行距离。1 级:小于 300 m;2 级:300～374.9 m;3 级:375～449.5 m;4 级:大于 450 m。(3～4 级接近正常或达到正常)

3）6 min 步行禁忌证

绝对禁忌：① 不稳定心绞痛；② 急性心肌梗死。

相对禁忌：① 静息状态心率＞120 次/min；② 血压＞180 mmHg/100 mmHg；③ 平时需要持续吸氧者。

二、呼吸功能评定

呼吸功能检查一般包括通气功能检查，呼吸力学检查和小气道功能检查等。它目前不仅用于康复治疗中，而且也用于职业评定中。在进行上述检查中必须考虑两个重要影响因素：① 精神因素：呼吸受精神因素的影响较多。呼吸功能检查需要患者高度配合，合作程度的好坏，明显影响检测结果。因此，必须重复多次进行，取其比较恒定的值。并且一般均以±20％为其正常范围。② 呼吸系统状态：在不同的呼吸系统状态，呼吸功能改变也较明显，例如一次是在呼吸道炎症情况下，一次是在消除呼吸道炎症后的情况下进行。则两次检测结果往往有较大差别。该患者第 2 次检测到的这个较好的结果实际上不是呼吸功能的改善，而是炎症对呼吸功能影响消除的结果。某患者一次在排痰前进行检测，另一次则在排痰后进行，排痰后检测到的较好的结果也是由于消除了痰液对呼吸功能影响的消除所致。因此，必须注意前后动态检查中基本条件的一致性。

对呼吸功能评定包括主观症状和客观检查两大类，简述如下。

（一）主观症状

通常以有无出现气短、气促症状为标准。采用 6 级制，即按日常生活中出现气短、气促症状，分成 6 级：0 级：虽然存在不同程度的呼吸功能减退，但活动如常人。对日常生活能力不受影响，一般劳动时不出现气短、气促。1 级：一般劳动时出现气短。2 级：平地步行不气短，速度较快或登楼、上坡时，同行的同龄健康人不感到气短而自己有气短。3 级：慢走不及百步出现气短。4 级：讲话或穿衣等轻微动作时有气短。5 级：静息时也有气短，无法平卧。

（二）客观检查

1. 肺容量

肺容量包括潮气量、补吸气量、深吸气量、肺活量、残气量、功能残气量和肺总量等，其中以肺活量最常用。健康成人的肺活量，因性别、年龄、体型和运动锻炼的情况不同而有较大差异。一般男性高于女性，身材高大、体型肥胖者高于身材较矮、体型瘦小者；运动锻炼可使肺活量增加；成年人随年龄增加，肺活量逐渐减少。肺容量的具体检查方法有以下 2 种。

（1）常规肺活量测定：即在深吸气后，对气量筒进口大力将气吹至肺量筒内，可重复数次，取其最高值。其正常值可根据身高和年龄进行推算：

$$男性＝[27.63-(0.112×年龄)]×身高(cm)$$

$$女性＝[21.78-(0.101×年龄)]×身高(cm)$$

无论肺活量的绝对值如何，更重要的在于观察肺活量的改变。例如，某患者的计算肺活量 4 500 ml，而他的实际测得肺活量是 3 800 ml，其值低于同类平均值的 15％，但不能根据这个值较低而认为属于异常。假如患者经过治疗后肺活量增加至 5 000 ml，这才可认为最初值是低的。

（2）多次肺活量测定：为每隔 30 s 重复检测肺活量一次，连续 3～5 次。正常情况下肺活量值基本不变（可有±2％的误值），或略有增加，如所测的肺活量值有下降，常提示肺功能差或呼吸肌疲劳。

虽然在很多疾病中会有肺活量的减少,但肺活量减少绝不是任何一种疾病的特征,且其绝对值与肺部疾患的严重情况并不完全一致,因此其实用价值受到限制。但本法操作简便,设备价值低廉,易得到患者合作,因此仍得到广泛应用。本法可做半定量指标。

2. 通气量

常用指标有最大通气量(MVV,又称最大自主通气量)和时间肺活量(FVC 或 FEV,或称用力呼气量)。

(1) 最大通气量:即在 15 s 内测定最大限度的快而深的呼吸,描记在记纹鼓上,然后进行测量计算。这项剧烈的呼吸运动,凡本有严重心肺疾患及近期咯血的患者不宜使用。哮喘症也应慎用。其标准值与实测值差别很大,即使健康人也可高达 30%,因此只有在很大改变时才有价值,所以通常用绝对值占预计 MVV 的百分比。它受以下因素所影响:① 胸廓活动,如强直性脊椎炎、老年性肺气肿和老年性脊柱后凸时减少;② 呼吸肌的功能和协调性,如消瘦(呼吸肌无力)、肺气肿等减少。

(2) 时间肺活量:主要测定气道阻塞及呼吸肌力和协调性。由患者大力地将气体呼入气量计内,这种仪器可以记录呼气总量和以秒为单位的记录装置。常取第 1 秒的肺活量数,并以其与总容积百分率表示。健康人可以在 1 s 内呼出肺活量的 83%,2 s 呼出 94%,3 s 呼出 96%。凡第 1 秒呼出量下降,说明气道阻塞,多见于肺组织弹性丧失、支气管痉挛、狭窄。上述两项指标在判断阻塞性肺气肿分度的指标化,如表 2 - 17 所示。

表 2 - 17　慢性阻塞性肺气肿临床分度功能标准

指　　标	正常	可疑	轻度	中度	重度
最大通气量占预计值%	≥90	80～89	60～79	40～59	<40
第 1 秒钟肺活量占总量%	≥70	60～69	50～59	40～49	<40

3. 呼吸气分析

是检测气体代谢的一种无创性方法。虽然影响气体代谢的环节较多,但在无内分泌疾病、严重贫血情况下主要受心肺功能的影响。当有心脏或肺部疾病时,吸氧量并和此相关的各项指标均有明显改变。世界卫生组织将各种活动强度(包括日常生活活动)也简化为能量消耗量,即该活动占静息时每分钟、每千克体重消耗 3.5 ml 氧作为一个代谢当量的倍数(METs)来计算。因此,对呼吸气分析的应用已日渐普遍。该项测定可用专门的肺功能仪进行,分别测定安静、定量活动后及恢复期中的耗氧量。或测最大运动能力时的最大耗氧量(VO_{2max})或测某一活动中的每分耗氧量(VO_2)。在测定中须同时测定心率,记录每分通气量(VE),然后根据实测指标,呼出气和大气中的氧差($O_2D\%$)和二氧化碳差($CD_2D\%$)推算出摄氧量(VO_2)、氧当量($VE/O_2D\%$)、二氧化碳当量($VE/CO_2D\%$)、氧脉搏(OP、VO_2/心率)、呼吸商(RQ、CO_2/O_2)、恢复商(EQ)等值。

$$EQ = (运动中 VO_2 - 静息时 VO_2)/(恢复 VO_2 - 静息时 O_2)$$

上述气体容量指数,必须校正为标准状态下的容量(即 STPD,0℃,76 mmHg,干气)。其正常值如表 2 - 18 所示。注:耗氧量(oxygen consumption)和摄氧量(oxygen uptake)在实际应用中可引互通用。

表 2 - 18　定量运动呼吸气分析正常值

指　　标	静　息	运　动	恢　复
$O_2D\%$	>2.31	>3.16	2.34
VE[L/(m² · min)](STPD)	3.93～5.64	9.43～13.53	8.19～8.17
VO_2[ml/(kg · min)]	>2.70	>8.91	>3.17
$VE/O_2D\%$	<240	<300	<300

（续表）

指 标	静 息	运 动	恢 复
OP(ml)	>1.74	>3.87	>2.11
RQ	<0.96	<0.95	<1.10
EQ		>4.0	

4. 其他呼吸功能简易测定法

U 型管试验(Valsalva)、屏气试验、吹蜡烛试验(将点燃的蜡烛放于口前 10 cm 处,令患者吸气后用力吹蜡烛,使蜡烛火焰飘动)、吹瓶试验、数数法(标准的数数法要求患者深吸气后以大约每秒 1 个数的速度、均匀数数、观察最大数数能力)等。这些方法较为粗略,但简单易行,可在治疗前后作对比观察时采用。

(1) 吹蜡烛法:将点燃的蜡烛放在口前 10 cm 处,吸气后用力吹蜡烛,使蜡烛火焰飘动。每次训练 3～5 min,休息数分钟,再反复进行。每 1～2 天将蜡烛与口的距离加大,直到距离增加到 80～90 cm。

(2) 吸气与呼气发声的有机结合训练:① 哼姆法:向前走 3 步,同时慢慢地吸一次气。当你的腿准备迈出第 4 步时,就开始加入"哼姆"的发音,该发音延续到第 6 步。然后进入到下一个循环,走 3 步吸一次气,训练 3 步发音,直到发音比较自然为止。② 数数法:向前走 5 步,同时慢慢地吸一次气。当你的腿准备迈出第 6 步时,就开始数数"1-2-3-4-5",每走一步就数一个数。然后进入到下一步循环,走 5 步吸一次气,然后在接下来的 5 步中从 1 数到 5。坚持练习,直到一口气能数数自如。

（王　颖）

第三节　日常生活活动能力评定

ADL(activies of daily living)在康复医学中指日常生活能力,反映了人们在家庭(或医疗机构内)和在社区中生活中的最基本能力,因而在康复医学中是最基本和最重要的内容。

一、概述

ADL 评定最早是针对残疾人进行的。随着社会的发展,ADL 评定已经被广泛地应用。对于一般人来说,ADL 能力是极为普通的,而在高龄老人或者残疾者,这种能力往往有障碍,进而导致日常生活活动受挫,损害个体形象,影响患者与他人的联系,甚至影响整个家庭和社会。因此,在日常生活活动中达到最大限度的自理,就构成了康复治疗、功能训练的重要领域。要改善患者自理能力,首先就必须进行 ADL 的评定。

ADL 是在童年期逐步形成获得,并随着实践而发展,最终趋于完善。狭义的 ADL 是指人们为独立生活而每天必须反复进行的、最基本的、具有共性的身体动作群。即进行衣、食、住、行、个人卫生等的基本动作和技巧。广义的日常生活活动能力还包括与他人交往,以及在经济上、社会上、职业上合理安排自己的能力。

日常生活活动主要包括运动、自理、交流及家务活动等。运动方面有:床上运动、轮椅上运动和转移、室内或室外行走、公共或私人交通工具的使用。自理方面有:更衣、进食、入厕、洗漱、修饰(梳头、刮脸、化妆)等。交流方面包括打电话、阅读、书写、使用电脑、识别环境标志等。家务劳动方面包括:购物、备餐、洗衣、使用家具及环境控制器(电源开关、水龙头、钥匙等)。

（一）评定的基本方法

主要采用量表法，针对患者 ADL 功能情况，通过直接观察或间接了解逐项进行评估。

1. 直接观察法

直接观察法就是由测试者亲自观察受试者进行日常生活活动的具体情况，评估其实际活动能力。测定时，由测试者发出动作指令，让受试者实际去做。譬如说："请你坐起来""请你洗洗脸""让我看看你是怎样梳头的"等，要逐项观察受试者进行各项动作的能力，进行评估及记录。对于能直接观察的动作，不要只是采取询问的方式，而要尽力做到客观仔细，以防止受试者夸大或缩小他们的能力。

为取得较准确的结果，必须同时分析受试者的心理状况，争取其合作。

ADL 测试项目既是用来做 ADL 评定，又可以用作 ADL 训练。故而 ADL 评估室的设置，必须尽量接近实际生活的环境条件，应备有卧室、盥洗室、浴室、厕所、厨房等必要的设备及其相应的日常生活用品，如：床、椅、水龙头、电灯、辅助器等，而且要使一切设备、用具的安置像家里的实际情况那样，放在适宜的位置上，以便其操作。在此环境中指令康复对象完成动作，较其他环境更易取得准确的结果，并且评定后也可根据其功能障碍在此环境中进行训练。

2. 间接评估法

间接评估是指对于一些不能直接观察的动作，通过询问患者和家属的方式进行了解和评估的方法。如通过询问了解患者是否能够控制大、小便等。

（二）ADL 分类

1. 基本或躯体性 ADL（basic or physical，ADL、BADL or PADL）

是指每日生活中与穿衣、进食、保持个人卫生等自理活动和坐、站、行、走等身体活动有关的基本活动。常用的标准化的 PADL 的评定方法包括 Barthel 指数、Katz 指数评定、Kenny 自理评估、PULSES 评定等。

2. 复杂性或工具性 ADL（instrumental of daily ling，IADL）

是指人们在社区中独立生活所需的关键性的较高级的技能，如家务杂事、烹饪、采购、骑车或驾驶、处理个人事务等，大多需要借助或大或小的工具进行。常用的 IADL 评定有功能活动问卷（the functional activities questionary，FAQ）、快速残疾评定量表（rapid disability rating scale，RDRS）、运动技能评定（assessment of motor and process skills，AMPS）、厨房作业评估（kitchen task assessment，KTA）等。

虽然有如上两类 ADL，但部分 ADL 量表是将两者相结合进行的。有关 PADL 与 IADL 的区别与联系详如表 2-19 所示。

表 2-19　PADL 与 IADL 的联系与区别

分　类	PADL（躯体 ADL）	IADL（工具性 ADL）
特点	反应较粗大的运动功能	反应较精细的功能
应用	常在医疗机构中应用	常在社区老年人和残疾人中应用

从内容、信度、效度、简明实用性等方面考虑，单纯评定 BADL 时宜首先选用 Barthel 指数；如除需了解 BADL 情况外，尚需了解认知功能时可选 FIM；若需单纯了解患者的 IADL 情况无疑应首选 FAQ，但若需同时了解 PADL 及 IADL 时，采用陶寿熙的量表较好（参见下文）。

二、常用 ADL 评定量表

（一）Barthel 指数（Barthel Index，BI）

BI 由美国 Florence Mahoney 和 Dorothy Barthel 于 1965 年设计并应用临床，以前称马利兰残疾指数

(Maryland Disability Index,MDI),是国际康复医学界常用的方法。经过多年临床应用,认为该评定方法简单易掌握,信度效度和灵敏度均较高,可用于预测治疗效果、住院时间和评估预后(见表2-20)。

表2-20 Barthel 指数评定标准

日 常 活 动 项 目	独 立	部分独立	较大依赖	完全依赖
1. 进食	10	5	0	
2. 洗澡	5	0		
3. 修饰(洗脸、梳头、刷牙、刮脸)	5	0		
4. 穿衣(包括系鞋带)	10	5	0	
5. 控制大便	10	5(偶失禁)	0(失禁)	
6. 控制小便	10	5(偶失禁)	0(失禁)	
7. 用厕(包括拭净、整理衣裤、冲水)	10	5	0	
8. 床椅转移	15	10	5	0
9. 行走(平地行走 50 m)	15	10	5	0
10. 上下楼梯	10	5	0	

BI 是通过对进食、洗澡、修饰、控制大小便、用厕、床椅转移、平地行走及上下楼梯等10项活动独立程度打分的方法来区分等级的,总分100分为正常;0分表示完全依赖;大于60分为轻度功能障碍,提示生活基本自理,是能否独立的分界点;60～41分为中度功能障碍,生活需要帮助;40～20分为重度功能障碍,生活依赖明显;20分以下为完全残疾,生活完全依赖。

可参考以下格式记录 BI 评分情况(见表2-21)。

表2-21 Barthel 指数评定评分记录表

评 定 项 目	第1次评定	第2次评定	第3次评定
进食			
洗澡			
修饰			
穿衣			
控制大便			
控制小便			
用厕			
床椅转移			
行走			
上下楼梯			
总分	(日期)	(日期)	(日期)

1993 年,国外有人提出一种修订的 BI,称为 MBI(Modified Barthel Index),并认为 MBI 除可评定 ADL 外,尚可用来预测患者的预后(见表2-22)。

表2-22 MBI 内容及评分(满分为 100 分)

评 定 项 目	评 分 等 级			
	独 立	极少依赖	中等依赖	完全依赖
进餐	10	5	2.5	0
入厕	10	5	2.5	0

（续表）

评定项目	评分等级			
	独立	极少依赖	中等依赖	完全依赖
洗澡	5	2.5	1.25	0
梳饰	5	2.5	1.25	0
更衣	10	5	2.5	0
体位转移	15	7.5	3.75	0
行走*				
步行	15	7.5	3.75	0
用轮椅	5	2.5	1.25	0
上下楼梯	10	5		
小便控制	10(无失禁)★	5(失禁1～2次/d)	0(失禁≥3次/d)	
小便控制	10(无失禁)	5(失禁1～2次/d)	0(失禁≥3次/d)	

＊：只选一项；★：如用插管，能独立完成也记10分。

（二）PULSES评定法

Moskowitz和Mccann于1957年首先提出的一种比较全面的PADL评定方法。"PULSES"6个字母各引申出一个方面的功能状况。即"P"(physical condition)代表躯体状况；"U"(upper limb functions)代表上肢功能；"L"(lower limb functions)指下肢功能；"S"(sensor components)为感官成分，如视、听、语言；"E"(excretory functions)指排泄功能；"S"(social factors)为社会活动功能，是指智力和感情适应能力、家庭支持和经济能力、社会关系等。PULSES评定涉及面广，包括言语、视听、心理等内容，是目前广泛应用的量表之一，研究表明其结果与Barthel指数结果一致，但涉及言语、视听、心理等内容(见表2-23)。

表2-23　PULSES评定量表评分标准

P：躯体状况包括内科疾病如心肾、呼吸、消化、内分泌、神经系统等疾患
　　1分　　内科情况稳定，只需每隔3个月复查1次
　　2分　　内科情况尚稳定，每隔2～10周复查1次
　　3分　　内科情况不大稳定，最低限度每周复查1次
　　4分　　内科情况不稳定，每日要严密进行医疗监护

U：上肢功能及日常生活自理情况如进食、穿衣、穿戴假肢或矫形器、梳洗等
　　1分　　生活自理，上肢无缺损
　　2分　　生活自理，但上肢有一定缺损
　　3分　　生活不能自理，需别人扶助或指导，上肢有残损或无残损
　　4分　　生活完全不能自理，上肢有明显残损

L：下肢功能及行动如步行、上楼梯、使用轮椅、身体从床移至椅、用厕等
　　1分　　独立步行移动，下肢无残损
　　2分　　基本上能独立行动，下肢有一定残损，需用步行辅助器、矫形器或假肢或轮椅能在无阶梯的地方充分行动
　　3分　　在扶持或指导下才能行动，下肢残损或有或无。利用轮椅可做部分活动
　　4分　　完全不能独立行动，下肢有严重残损

S：感官与语言交流功能
　　1分　　能独立进行言语交流，视力无残损
　　2分　　基本上能进行言语交流，视力基本无碍。但感官及语言交流能力有一定缺陷
　　3分　　在他人帮助和指导下能进行言语交流，视力严重障碍
　　4分　　聋、盲、哑，不能进行交流，无有用视力

（续表）

E：排泄功能如大小便自理和控制程度
　　1分　　大小便完全自控
　　2分　　基本上能控制膀胱括约肌及肛门括约肌。虽有尿急或解便，但尚能控制
　　3分　　在别人帮助下，能处理好大小便排泄问题，偶有尿床或溢粪
　　4分　　大小便失禁，常有尿床或溢粪

S：社会情况
　　1分　　能完成日常任务，并能尽家庭及社会职责
　　2分　　基本上适应，但需在环境上、工作性质和要求上稍作调整和改变
　　3分　　适应程度差，需在别人指导、帮助和鼓励下稍能适应家庭和社会环境，进行极小量力所能及的家务或工作
　　4分　　完全不适应家庭和社会环境，需长期住院治疗或休养

　　PULSES评定标准：总分6分为功能最佳；>12分表示独立自理生活严重受限；>16分表示有严重残疾。

　　可参考以下格式记录PULSES评分，表2-24。

表2-24　PULSES评分记录表

评 定 项 目	第1次评定	第2次评定	第3次评定
P（身体状况）			
U（上肢功能）			
L（下肢功能）			
S（感觉功能）			
E（排泄功能）			
S（社会功能）			
总　　分	（日期）	（日期）	（日期）

　　与BI相比，PULSES有言语、视听、心理等内容，但BI在进食、步行方面的评定较具体。

（三）Kenny自理评定（Kenny self-care evaluation）

　　由Schoening和Kenny护理研究所人员1965年提出的，1973年修订。此方法共分6个方面内容，包括床上活动、体位转移、行走活动、穿衣、个人卫生和进食，每个方面内容分为5个功能级，积分标准为0~4分（见表2-25）。

表2-25　Kenny自理评定项目及标准

		0分（完全依赖）	1分（需极大帮助）	2分（需部分帮助）	3分（需一点帮助）	4分（独立）
床上活动	移动					
	起立、坐					
体位转移	坐					
	站立					
	用厕					
移动	行走					
	上下楼梯					
	轮椅活动					
穿衣	上衣					
	裤					
	鞋袜					

（续表）

		0分 （完全依赖）	1分 （需极大帮助）	2分 （需部分帮助）	3分 （需一点帮助）	4分 （独立）
个人卫生	脸、头发、手臂					
	躯干、会阴					
	下肢					
	大便					
	小便					
进食						

Kenny 自理评定满分是 24 分。0 分表明患者无任何独立活动能力，完全依赖他人，24 分表明独立活动功能良好，无须他人帮助。

可参考以下格式记录 Kenny 自理评定的评分。

表 2-26　Kenny 自理评定评分记录表

评 定 项 目	第 1 次评定	第 2 次评定	第 3 次评定
床上活动			
体位转移			
移动			
穿衣			
个人卫生			
进食			
总分	（日期）	（日期）	（日期）

Kenny 自理评定系统每种活动虽较详细，但同 BI 相比分辨能力并没有提高，加上评定时项目多而费时，目前已经较少应用。

（四）功能独立性评定（functional independence measure，FIM）

是评定独立生活能力的最主要方法之一。1983 年由美国物理医学与康复学会制定，并列入"医学康复统一数据系统"（uniform data system for medical rehabilitation，UDSMR）。FIM 广泛应用于康复机构，用以确定入院、出院与随访时的功能状态，可以动态的记录功能变化。通过 UDSMR 所收集的患者统计资料、疾病诊断、病损类别、住院日和不同的康复措施等信息，确定患者功能丧失的严重程度，康复治疗后的疗效，从而评定该部门或机构的效率与成果。FIM 信度可靠，是目前含语言和认知功能在内的 PADL 评定量表（见表 2-27、表 2-28）。

表 2-27　功能独立性评定表

项　　目		评　　分		
		入院	出院	随访
Ⅰ 自理活动	1. 进食			
	2. 梳洗修饰			
	3. 沐浴			
	4. 穿上身衣服			
	5. 穿下身衣服			
	6. 用厕			

（续表）

项　目		评　分		
		入院	出院	随访
Ⅱ 括约肌控制	7. 膀胱管理			
	8. 排便管理			
Ⅲ 转移	9. 床、椅、轮椅			
	10. 坐厕			
	11. 浴盆、沐浴室			
Ⅳ 行进	12. 步行/轮椅			
	13. 上下楼梯			
运动类（Ⅰ～Ⅳ）评分合计				
Ⅴ 交流	14. 理解			
	15. 表达			
Ⅵ 社会认知	16. 社会交往			
	17. 解决问题			
	18. 记忆			
认知类（Ⅴ～Ⅵ）评分合计				
总分				

FIM 的计分方法是 7 分制，其中 7 分为完全独立，6 分为有条件的独立，3～5 分有条件依赖，1～2 分完全依赖。

表 2 - 28　功能独立性评定评分标准

7 分	能在合理的时间内，规范地、安全地完成活动，无须帮助，无须辅助用具及设备
6 分	在活动中，需要辅助设备或用具，或需要较长时间，或存在安全方面的顾虑
5 分	需要有人在旁边监护和提示，或帮助准备必要的用品，或帮助佩带矫形器具，不需身体上接触
4 分	需要在他人身体接触下，给予少量帮助完成活动，自己能起 75％以上的作用
3 分	需要在他人接触下，给予中等量的帮助才能进行活动，自己能起的作用为 50％～75％
2 分	需要在别人大量帮助下才能完成活动，自己能起 25％～50％的作用
1 分	必须完全依赖他人，自己能起的作用不到 25％

FIM 评定量表有专门的使用指南和使用说明录像带。要求 FIM 评定人员经过严格、统一的培训，遵循标准化的操作步骤和详细的使用说明，各评定者之间的评定结果具有可比性，为康复医学的研究和发展提供可靠的资料。下面就 FIM 评定的各项目予以简单说明。

1. 自理活动

（1）进食：在食物已准备好的前提下，使用合适的器具将食物送进嘴里、咀嚼、咽下。不包括打开容器、切肉、面包抹油和倒饮料等食物准备的过程。因为这些通常属于就餐前的准备。

（2）梳洗：包括刷牙、梳头、洗手、洗脸和刮胡须或化妆。

（3）洗澡：包括洗澡的全过程，洗颈部以下部位（背部除外），直至洗后擦干，洗澡方式可为盆浴、淋浴或擦浴。

（4）穿上衣：包括穿脱腰部以上的衣服和装卸假肢或矫形器。

（5）穿裤子：包括穿脱腰部以下的衣裤和装卸假肢或矫形器。

（6）使用厕所：包括进行阴部卫生和整理衣服。涉及导尿管和便盆的处理及需要帮助的程度不属于此项范围。

2. 括约肌的控制

包括膀胱控制及直肠控制。评分应从两个方面考虑，一个是需要帮助的程度，另一个是发生尿（或大便)失禁的频率。

(1) 膀胱控制:从帮助的角度看:是指患者能否独立排尿,不需任何帮助,是否需要借助一些装置(例如,导尿管)或药物解决排尿及借助这些装置和药物需要帮助的程度。

从发生尿失禁的频率考虑:6分、7分指患者无尿失禁;5分指尿失禁每月最多1次;4分指尿失禁每周少于1次;3分指经常尿失禁,但少于每日1次;2~1分意味着患者每日不止1次尿失禁。在评定中会发现患者需要帮助的水平和尿失禁的程度非常接近,尿失禁越多,需要的帮助就越多,但有时也不一致,这时应选择最低得分填在表内。

(2) 直肠控制:包括能否完全随意地控制排便和为控制排便所使用的器具或药物,评分原则基本与膀胱控制相同。

3. 活动和转移

(1) 床/椅/轮椅:如果行走是主要的活动方式,需包括从坐到起立的转移、从椅上坐下站起、独立完成床椅转移全过程。用轮椅者,包括能否独立完成床椅转移、锁住轮椅、抬起脚蹬板、移去上肢支具和是否需要使用适合的辅助具或辅助设备完成上述转移,如使用扶手、滑板、支具、拐杖等。

(2) 转移到厕所及浴室:对行走者,能否独立往返卫生间,自己坐起,不用任何帮助。用轮椅者,能否独自往返卫生间,并能自己控制从轮椅至坐桶的转移。

4. 运动能力

(1) 步行/轮椅:首先要确定是自己行走还是需借助轮椅,有些患者既可走也可用轮椅,评定时以其主要的活动方式进行评分。对行走者,观察其能否独立行走50 m距离,需要帮助的程度,是否借助拐杖、支具、步行器等辅助装置完成行走。对用轮椅者,观察其能否独立操作轮椅(手动或电力)移动50 m距离(包括拐弯、爬3%的坡度及过门坎),是否需要安装辅助支具或在电动轮椅的开关上安装辅助装置操作轮椅移动及需要帮助的程度。

(2) 上下楼梯:患者必须能走路才能考虑上下楼梯。能否独立上下一层楼(一层包括14~15个台阶)及需要帮助的程度。是否需用拐杖和一些辅助装置上下一层楼。

5. 交流

(1) 理解:指听觉或视觉理解,即是否能理解口语或书面语或理解复杂、抽象内容的对话,理解本民族的语言和文字及需要旁观者提示的多少,是否需要听、视辅助器及其他辅助设备。

(2) 表达:包括能否用口语或非口语语言(包括符号、文字)清楚地表达复杂、抽象的意思,表达的流利性和易懂性,其意思、语法是否恰当准确,需要多少旁观者提示。

6. 社会认知

(1) 社会关系:指在治疗、社会活动中参与并与他人(如医务人员、家庭成员、病友、朋友)和好相处的能力。它反映了一个人怎样去处理个人需求和他人要求,能否恰当地控制情绪,接受批评,认识自己的所说行为对他人的影响,情绪是否稳定(包括有无乱发脾气、喧叫、言语粗鲁、过分哭笑、身体攻击、沉默寡言、昼夜颠倒现象),需要他人监督指导的程度。

(2) 解决问题:主要指解决日常问题的能力,这意味着能否合理安全、适时地解决日常生活事务、家庭杂事、工作琐事、个人财务、社会事务中的问题,并积极地开始实施、结束和自我修正,是否需要他人的指导及指导的程度。

(3) 记忆力:指对所完成的日常活动能够有一个意识,包括保留、回忆信息,特别是口头和视觉内容的记忆,能否认识常见的人或物,记得每日工作的常规,执行他人的指令不需要重复,需要多少他人的提示帮助。

18项评定后分数相加,如果每项都是7分,那总分就是126分表示完全独立。如每项只有1分,总分18分表示完全依赖。由此可以根据总分分级:108~125分表示基本独立;90~107分极轻度依赖和有条件的独立;72～89 分轻度依赖;54～71 分中度依赖;36～53 分重度依赖;19～35 分极重度依赖。

另外,根据入院和出院时的 FIM 评分,可确定康复效率和重残者康复效果两个参数。

$$康复效率＝\frac{出院时 FIM 评分－入院时 FIM 评分}{住院天数}$$

重残康复效果(也称功能改善指数,functional improvement index,FII),通过以下公式计算:$A＝$入院时 FIM 评分≥70 所占百分率;$B＝$入院时 FIM 评分<70 所占百分率;$C＝$出院时 FIM 评分≥70 所占百分率;$D＝$出院时 FIM 评分<70 所占百分率。

$$FII＝(B－D＋C－A)\times2$$

(五) 功能活动问卷(functional activities questionnaire, FAQ)

是 Pfeffer 于 1982 年提出,1984 年进行了修订。FAQ 是典型的 IADL 评定,信度和效度是 IADL 表中较高的,项目较全面(见表 2 - 29)。

表 2 - 29 社会功能活动问卷(FAQ)(问患者家属)

	正常或从未做过,但能做(0分)	困难,但可单独完成或从未做(1分)	需要帮助(2分)	完全依赖他人(3分)
1. 每月平衡收支的能力、算账的能力				
2. 患者的工作能力				
3. 能否到商场买衣服、杂货和家庭用品				
4. 有无爱好? 会不会下棋和打扑克				
5. 会不会做简单的事,如点炉子、泡茶等				
6. 会不会准备饭菜				
7. 能否了解最近发生的事件(时政)				
8. 能否参加讨论和了解电视、书和杂志的内容				
9. 能否记住约会时间、家庭节日和服药				
10. 能否拜访邻居、自己乘公共汽车				

评定标准:分数越高障碍越重,正常标准为低于 5 分;大于或等于 5 分为异常。可以利用以下格式记录 FAQ 的评分记录(见表 2 - 30)。

表 2 - 30 社会功能活动问卷(FAQ)评分记录表

评 定 项 目	第 1 次评定	第 2 次评定	第 3 次评定
计算			
工作			
购物			
爱好			
烧饭			
了解时政			
讨论			
记忆			
社会交往			
总分	(日期)	(日期)	(日期)

(六) 我国 IADL 量表

陶寿熙等人 1992 年拟定了一种可供评定脑卒中患者 ADL 能力的量表。在信度、效度等方面与 Barthel 指数、PULSES 进行了相关分析,证明有良好的相关,值得推广应用(见表 2-31)。

表 2-31　陶寿熙评定量表

1. 床上活动(指翻身活动,从卧位到床上坐起,床边坐)
2. 床椅转移(从床上到坐在椅子上,从椅子到床上)
3. 吃喝(包括进食,端茶杯喝水)
4. 整洁修饰(洗脸、刷牙、漱口、梳理后部头发、剃胡子)
5. 穿脱衣服(穿脱上下身衣服、脱穿袜子、系鞋带)
6. 大小便控制
7. 上厕所(包括便后擦净、穿好衣裤返回)
8. 洗澡(指进出浴盆或淋浴器,自己洗全身各部位)
9. 会阴护理(较年轻女患者)
10. 上、下一段楼梯(7~8 个台阶)
11. 行走 10 m(20 s 内完成)
12. 开小药瓶盖,取药后旋紧
13. 一般家务(指室内一般清洁,铺床叠被,做简单饭菜或热饭,烧开水,洗碗筷)
14. 开、关照明灯(室内照明灯或床头灯)
15. 锁门、开门(指进出家门时)
16. 打电话(指使用电话与上班家人、朋友或单位领导商谈简单紧急事件)
17. 接通电源,调电视频道
18. 交谈阅读与书写(交谈自己病情、阅读报刊标题或短文、书写自己姓名或简单家信)
19. 点算钞票(限数量在 100 张以内)
20. 户外活动(指自己一人能到住家附近公园散步或不太远的地方活动)

评分标准分 4 级,参考表 2-32。

表 2-32　陶寿熙评定量表评分标准

1 分	完成规定动作无困难
2 分	完成规定动作有轻度困难,需少量帮助或完成的速度较慢
3 分	完成规定动作有很大困难,需较大量帮助,完成时间显著慢,或仅能完成一部分
4 分	根本不能完成

该表具有反映认知功能和生活质量方面的内容,较全面。评分≤20 分为基本正常,21~59 分为轻度障碍,60~79 分为重度障碍,80 分为能力丧失。

可通过以下格式记录陶寿熙等评定量表评分记录(见表 2-33)。

表 2-33　陶寿熙等评定量表评分记录表

评 定 项 目	第 1 次评定	第 2 次评定	第 3 次评定
1. 床上活动			
2. 床椅转移			
3. 进食			
4. 整洁修饰			
5. 穿脱衣服			

（续表）

评 定 项 目	第 1 次评定	第 2 次评定	第 3 次评定
6. 控制二便			
7. 入厕			
8. 洗澡			
9. 会阴护理			
10. 上下楼梯			
11. 行走			
12. 药瓶使用			
13. 一般家务			
14. 开关照明			
15. 锁门开门			
16. 打电话			
17. 看电视			
18. 听说读写			
19. 点算钞票			
20. 户外活动			
总分	（日期）	（日期）	（日期）

（王　颖）

第四节　言语与吞咽功能评定

一、失语症评定

语言和言语是两个彼此不同而又紧密联系的概念。言语是口语交流的机械部分，通常指口语。语言是人类社会中客观存在的现象，是社会人们约定的符号系统。这个符号系统是以语音或字形为物质外壳（形态），以词汇为建筑构建材料，以语法为结构框架而构成的体系。其中，语言以其物质化的语音或字形而能被人所感知，其词汇标示着一定的事物，其语法规则反映着人类思维的逻辑规律，因而语言是人类心理交流的重要工具。而言语则是人运用语言材料和语言规则所进行的交际活动的表达过程。

（一）定义

失语症是由于脑损伤引起的原已获得的语言能力丧失或受损，表现为语言表达和理解能力的障碍，而非发音器官功能障碍所致一种语言障碍综合征。

（二）病因和发病率

失语症常见病因有脑卒中、脑外伤、脑肿瘤、感染等。脑血管病是其最常见的病因。本症需要与以下疾病相鉴别：① 意识不清；② 认知障碍；③ 构音障碍；④ 其他高级脑功能障碍：如失用症、失认症等。国外学者 Brust 对脑卒中后急性期患者进行调查，发现有 21% 的失语症发生。我国学者对脑卒中引起的失语症发病率的研究显示，30% 以上的脑卒中患者存在言语障碍。失语症主要表现为原已习得的言语功能障碍。

（三）失语症的分类及其言语障碍特征

目前还没有统一的分类方案，按照汉语失语检查可将其分为（见表2－34）：

（1）外侧裂周围失语综合征：包括运动性失语、感觉性失语和传导性失语。

（2）分水岭区失语综合征：包括经皮质运动性、感觉性、混合性失语。

（3）完全性失语。

（4）命名性失语。

（5）皮质下失语：包括丘脑性失语和基底节失语。

表2－34　几种常见失语症的病灶部位及语言障碍的特征

类　型	病　灶　部　位	自发言语	听理解	复　述	命　名	阅　读	书　写
运动性失语	优势侧额下回后补皮质或皮质下	不流利，费力，电报式	相对正常	差	部分障碍到完全障碍	朗读困难，理解好	语法错误，形态破坏
感觉性失语	优势侧颞上回后1/3区域及其周围部分	流利但语言错乱	严重障碍	差	部分障碍到完全障碍	朗读困难，理解差	形态保持，书写错误
传导性失语	优势侧颞叶峡部，岛叶皮质下的弓状束和联络纤维	流利但语言错乱	正常或轻度障碍	很差	严重障碍	朗读困难，理解好	中度障碍
命名性失语	优势侧颞枕顶叶结合区	流利但内容空洞	正常或轻度障碍	正常	完全障碍	轻度障碍或正常	轻度障碍
经皮质运动性失语	优势侧额叶内侧面运动辅助区或额叶弥散性损伤	不流利	正常	正常	部分障碍	部分障碍	中度障碍
经皮质感觉性失语	优势侧颞顶分水岭区	流利但语言错乱，模仿语言	严重障碍	正常	部分障碍	部分障碍	有障碍
完全性失语	颈内动脉或大脑中动脉分布区	不流利，自发言语少	严重障碍	完全障碍	完全障碍	完全障碍	形态破坏，书写错误

（四）失语症的主要表现

1. 听觉理解障碍

失语症患者伴有不同程度的听觉理解障碍，根据失语症的分类和程度不同，语义的理解障碍及语音的理解障碍为听觉理解障碍的主要表现。

（1）语义理解障碍：表现为患者能够识别语音的差别但不能理解表达的意义。例如，患者能分辨衣服和毛衣的不同，但不能理解它们的意思。一般严重障碍的患者对日常生活相关物品及简单的问候语都难以理解。轻中度障碍的患者一般可以理解常用的词，但对于长句或内容复杂语句的理解出现偏差。

（2）语音辨识的障碍：表现为患者听觉与常人无异，但对分辨声音的能力存在障碍。此类患者听觉系统的测定往往正常，仅有部分在高频的听力减弱。国外有将此类障碍划分为失语症类别中的纯词聋。

2. 口语表达障碍

（1）发音障碍：失语症的发音障碍与言语产生有关的周围神经肌肉结构损害时的构音障碍不同，发音错误往往多变，这种错误大多由于言语失用所致。重症时仅可以发声，在中度时可见到随意说话和有意表达的分离现象，即刻意表达明显不如随便说出，模仿语言发音不如自发语言且发音错误常不一致，可有韵律失调和四声错误。

（2）说话费力：一般常与发音障碍有关，表现为说话时言语不流畅，患者常伴有叹气、面部表情和身体姿势费力的表现。

（3）错语：语音错语、语义错语和新语错语这3种为常见的错语类型。语音错语表现为患者发音不正确，例如筷子发出夸子。常见于Broca失语。语义错语，表现为患者说出相关的词汇例如"水杯"说成"喝水"，"汽车"说成"火车"等。新语错语表现为患者自创新的词汇例如把"苹果"说成"阿球"等。

（4）杂乱语：患者说出一些听不懂的字词或发音，而且杂乱缺少语言结构。常见于Wernicke型失语。

（5）命名障碍：患者描述相关事务时说不出正确的词来表达。例如，苹果说成红的、好吃的。这表示患者存在语义的能力，但在字词的提取功能受损。

（6）刻板语言：刻板语言表现为患者重复说一个单词，常出现在重症失语症的患者中。

（7）持续现象：表现为患者重复前面说过的字词。例如，在患者复述出剪刀，然后让其说椅子。患者依旧说剪刀。

（8）语法障碍：主要表现为失语法症，话语中缺乏功能词，口语表达中名词与动词的替换现象等。

（9）言语的流畅程度：根据患者的言语流畅程度，我们将失语症患者区分为感觉性失语及运动性失语。

（10）复述：复述障碍表现为患者不能重复叙述出字词句。复述的保留与否可以作为判断病变部位在语言中心还是经皮质区的证据之一。经皮质型的失语症患者复述功能均有一定程度的保留。

3. 失读症

失读症是因大脑受损引起的阅读及文字理解的障碍，主要有3种形式：① 形、音、义失读；② 形、音失读；③ 形、义失读。

4. 书写障碍

书写不仅涉及语言本身，书写还包含了听觉、运动觉、视空间能力等的参与。故如要确认患者书写障碍是否为失语症导致的，需进行相关评估。包括：分类书写、看图书写、写句、描述书写、听写和抄写。失语症的书写常见于以下几种。

（1）书写不能：患者完全无法将字写出或只能简单几笔，构不成字形。

（2）构字障碍：患者在书写时随意添加或减少笔画或者仅能写出与原字较为相近的字。

（3）镜像书写：这种书写方式常出现在用左手写字的右侧偏瘫的患者身上，指的是病患可以书写笔画正确，但是方向相反，最后呈现和镜中相反的字。例如"人"写成"入"等。

（4）书写过多：病患书写的过程中掺杂进不相关的字、词、句。

（5）惰性书写：患者按治疗师要求写出一段字后，即使要求其写其他内容患者仍重复刚才的字。

（6）像形书写：无法写字，只可以用图片表达。

（7）错误语法：患者书写句子时出现语法错误，例如"灵活的猫咪"写成"技巧的猫咪"。

（五）失语症评定内容

失语症评定的目的是判定有无失语症、了解患者失语症的类型、轻重程度，了解患者残存的交流能力，为制定治疗目标和选择合适的治疗方案提供客观依据。目前尚无统一的评定方法。国外较为常用的评定方法是波士顿失语症检查表（BDAE）和西方失语症成套检查表（WAB），国内常用的是汉语失语症检查法。

1. 波士顿诊断性失语症测验

是一种广泛应用于英语系国家的失语性测试。BDAE内容分别为五大部分：交谈能力，听觉理解，口语表达，阅读理解，书写能力。

2. 西方失语成套检查

是加拿大神经学家Kertez及同事所设计，其基本结构和BDAE相似，但相对简短。利用4大项测验将失语症分为8个类型。4大项测验依照难易又分为几个小项。

（1）自发性语言：以患者回答问题及看图说话两项分测验的流畅度和内容作为定量的分析及评分。

（2）口语理解能力：含3项分测验：是非问句、视听辨认、连续指令。

（3）复读能力则要求患者复读由1个字到10个字的句子共15题。

（4）命名能力则有4小项，叫出实物或图片的名称、1 min内说出动物的名称、谚语或者俗语接龙、简答题。

这4项测验也有固定比例来显示失语症整体的严重程度。除口语谚语的评估之外，WAB也有操作部分，包含阅读、书写、失用、画图、计算等测验，更完整地评估患者书写语言及和语言相关的认知能力。

3. 汉语失语症检查

由于中西方文化中语言特点的不同，故应用国外的检测方法时有些项目是无法进行的，即西方失语评估方法无法准确表现汉语的特点。北京医科大学及中国科学院神经语言学研究工作者以WAB为模型，参考BDAE的精神，编制了一套符合汉语认知特点，更贴合汉语失语症特点，可以用于治疗和评定的方法：汉语失语症检查。测试包含听说读写4个部分及相关的失用症以及计算、构图能力。

（1）口语表达包括回答问题、主体性言语表达、看图说话。

（2）口语理解包括：是非题问题，听名指物，执行口语指令。

（3）复述性言语。

（4）命名包含词命名、系列命名及回答问题。

（5）阅读包括朗读、听字指字、字与图相配、执行书面语指令、以选择题回答书面问题。

（6）书写包括书写姓名和地址、抄写、系列书写、听写、看图写字词、写病情。

（7）结构、视觉空间：抄书不同于复杂度的几何图形及用方块做图案设计。

（8）失用测验包含脸部、上肢及复杂动作的执行、模仿、实物操作。

（9）计算能力，简单的数字加减乘除各3题。

4. BDAE失语症严重程度分级

0级：无有意义的言语或听觉理解能力。

1级：言语交流中有不连续的言语表达，但大部分需要听者去推测、询问和猜测；可交流的信息范围有限，听者在言语交流中感到困难。

2级：在听者的帮助下，能进行熟悉话题的交谈。但对陌生话题常常不能表达出自己的思想，使患者与检查者都感到进行言语交流有困难。

3级：在仅需要少量帮助或无帮助下，患者可以讨论几乎所有的日常问题。但由于言语和/或理解能力的减弱，使某些谈话出现困难或不大可能。

4级：言语流利，但可观察到有理解障碍，但思想和言语表达尚无明显限制。

5级：有极少的可分辨得出的言语障碍，患者主观上感到有点困难，但听者不一定能明显觉察到。

5. 失语治疗长期目标（见表2-35）

表2-35　失语治疗长期目标

分度	BDAE失语严重程度	长　期　目　标
轻度	4—5级	改善言语功能，争取恢复就业
中度	2—3级	充分利用残存功能，做到交流自如
重度	1—2级	利用残存功能以及代偿的方式，进行简单的交流

(六) 失语症的诊断鉴别

1. 言语的流畅度

确定患者言语的流畅度是失语症鉴别的第 1 步。失语症依据言语流畅度分为流利性失语及非流利性失语。流利性失语包括：感觉性失语(也称为 Wernicke 失语)、经皮质感觉性失语、命名性失语及传导性失语。非流利性失语包括：运动性失语(也称为 Broca 失语)、经皮质运动性失语、经皮质混合性失语及完全性失语。

2. 口语的听觉理解

确定患者对口语的听觉理解是失语症鉴别的第 2 步。评估内容为：理解单词、句子和执行口头指令的能力。根据患者回答词句的正确与完成指令情况将流利性失语与非流利性失语分类。

3. 复述

确定患者复述词句的能力是失语症鉴别的第 3 步。评估内容为：复述名词、动名词、短句及长句。根据患者复述的能力将其分类。

(七) 失语症和其他言语障碍的鉴别诊断

1. 运动性构音障碍

构音障碍是指由于神经肌肉的病变导致的与言语相关的发音器官无力，肌张力异常和运动不协调的症状。主要表现为发声的粗糙和明显的鼻音功能亢进。但患者理解，阅读与书写能力正常。运动性构音障碍常与失语症同时存在，辨别需考虑：① 理解能力；② 病变部位；③ 发声情况。

2. 言语失用

言语失用是运动性言语障碍的一种。表现为明显的起声困难、自我纠正错音(患者发觉发音错误并试图纠正)，在节奏与重读上失语韵(患者在阅读中缺少抑扬顿挫，有不恰当的停顿等)。需与运动性失语患者相鉴别。

3. 痴呆

痴呆为进行性大脑疾病所致的综合征，常与中毒、感染与神经疾病相关。痴呆的表现为记忆、思维、定向力、理解与言语等多方面的障碍。部分患者还伴有人格和交往的退行性改变。而失语症患者则不伴有思维、人格等改变。

二、构音障碍评定

(一) 定义

构音障碍是指由于神经肌肉的病变导致的与言语相关的发音器官无力，肌张力异常和运动不协调的症状。临床表现为患者听理解正常但言语时发音、共鸣、韵律等出现障碍，不能控制重音、音量和音调的变化。常见的病因有脑血管病、帕金森病、脑外伤等疾病。

(二) 常见构音器官运动障碍的临床表现与分类

1. 常见构音器官运动障碍的临床表现

1) 韵母音位构音异常

(1) 韵母鼻音化：发元音有明显鼻音化，特别是发/i/、/u/的时候。

(2) 韵母中位化：发元音时，构音器官的活动不明显。

(3) 韵母遗漏：在发韵母的时候，音位会产生丢失，主要是由于下颚、唇、舌运动的不足或协调能力异常所致。

（4）韵母替代：需要韵母音位被其他韵母音位所发出，如/u/→/ü/，可能由听觉识别系统的异常所致。

2）声母音位构音异常

（1）声母遗漏：只有韵母被发出而声母未发出，如/ge/→/e/。

（2）声母歪曲　发出一些扭曲的音。

（3）声母替代：常见的有穿梭音的相互替代及送气与不送气的相互替代，如/xi/→/ji/,/pao/→/bao/。

（4）声调构音异常：常见的声调异常产生在汉语发音，一到四声均有。

2. 构音障碍的类型、病因及言语障碍特征

参见表 2 - 36。

表 2 - 36　构音障碍的类型

类　型	常 见 病 因	神经肌肉病变表现	言语障碍特征
弛缓型	延髓性麻痹、重症肌无力、面神经麻痹	弛缓型瘫痪、肌肉萎缩、舌肌震颤	呼吸音、鼻音过重，辅音不准，单音调音量过低，气体由鼻孔溢出而语句短促
痉挛型	痉挛型脑卒中、假性延髓麻痹（脑炎、外伤、肿瘤）	痉挛性瘫痪、运动缓慢、活动范围受限	粗糙的音质，鼻音过重
共济失调型	脑卒中、外伤、肿瘤、感染、中毒、共济失调型脑性瘫痪	运动不协调、肌张力低下、运动缓慢	有醉酒般的言语，字与字之间音拉长。辅音发音不准确，不正常的音韵
运动减少型	药物中毒等	运动缓慢、活动范围受限	语音短促、速率缓慢，发音粗糙
运动过多型	舞蹈症手足徐动症	快读不自主运动、肌张力异常	产生非随意运动而干扰正常发音。吸气与呼气动作不协调
运动减少型	帕金森病	扭转或扭曲运动、肌张力亢进、运动缓慢、不自主运动	言语速度减慢，发音音量减小辅音发音不准确
混合型（痉挛型与弛缓型，痉挛型、弛缓型与共济失调型）	肌萎缩性侧索硬化、脑外伤多发性硬化	无力、运动缓慢、活动范围受限无力、肌张力增高、反射亢进、假性延髓麻痹	混有上述分型的特点

（三）构音障碍评定

构音障碍评定目的是了解构音障碍类型及程度，从而确定治疗目标，制订合理的治疗方案及评估治疗效果。包括评定发音器官运动功能的评估及构音运动的评估。构音障碍涉及运动障碍和所有言语水平（呼吸、发声、发音、共鸣等），所以构音障碍的评定方法包括两部分，分别为构音器官的评定及构音运动的评定。

1. 背景资料与病史

医疗记录可以提供许多关于患者的重要资料，包括病史、可能的病灶部位，以及疾病目前的发展状况。

（1）主要和次要的医疗诊断，以及主要的症状描述。

（2）症状首次出现的日期，有时也称为"初次发病的日期"。

（3）病灶部位的相关资料（比如，受损部位是在神经系统的何处等）。

（4）神经系统受损的初期症状。

（5）四肢功能的健康与损坏情形。例如，无力、不随意运动的产生或运动序列性失调。

（6）患者的视力程度，包括任何视觉区域障碍的检查记录。

（7）患者的听力程度。

2. 构音器官评定

构音器官是否存在器质异常和运动障碍可以通过构音器官的形态及运动检查查明，包括呼吸的情况、面部、喉、舌、口部肌肉、下颌的运动及反射等。需结合临床检查如声谱分析、肌电图检查等才能最终判定构音器官的运动障碍情况。

1）发声-呼吸系统

正常的发音需要足够的声门下压来支持。发声时的音质、音高和音量。正常发声中，音质是稳定、平稳且清晰的。鼻音过重出现则是软腭和咽部闭锁不全。气息声则是声带在发声时内收不全。粗糙噪音是一种异常的音质表现，它是因为气流穿过几乎完全紧收的声带处所产生摩擦所致。在构音障碍的范畴中，通常是因为单侧性声带麻痹所致。具体做法如下：

（1）"深呼吸，然后尽可能清楚地、连续地说/a/，直到你不能继续下去为止"。用来测试是否有足够的支持性呼吸和声带内收能力，倘若支持性呼吸太微弱，那么声门下压力就不足以支持发/a/的音连续 15 s。假如声带没有内收完全，那么过量的空气会在发音时由喉部漏出，这样就浪费了声门下的空气，且缩短了发声的长度。

（2）在患者将要发出/a/音到确实开始发出声音之间，是否有发音延迟？假如有延迟现象，可能是发声—呼吸系统无力所导致，也可能是发/a/音所需要的动作上出现排序的问题。

2）共鸣系统

用来检测软腭与咽部功能。软腭肌肉若因无力或麻痹而导致软腭闭锁不全的现象，就可借由听觉察觉出有鼻音过重的特征。鼻音过重在迟缓型、痉挛型和运动减少型构音障碍是最常见的症状。

3）构音系统

构音系统由口腔、鼻腔、咽腔及其一些附属器官所组成，其中最主要的构音器官是下颌、唇、舌、软腭，它们各自的随意运动以及它们之间的协调运动是产生清晰、有意义言语（语音）的必要条件。

（1）脸部与下巴肌肉在静止与运动时的状态：① 嘴巴对称的情况以及双唇抗阻张开：此项是用于检查唇周肌力强度。② 嘟嘴与咧嘴笑的交替运动：此项是检测嘴唇周围轮匝肌的强度与运动范围。③ 鼓气并将空气保留在口腔内，观察漏气的部位和量。④ 下颌抗阻维持紧闭：此项测试用于下颌张开的肌肉的功能，主要包括咀嚼肌和颞肌。⑤ 下颌抗阻张开：此项是测试用检查于下颌肌肉功能。这些肌肉包括二腹肌和颏舌骨肌。

（2）舌头在静止与运动中的状态：舌头是主要的构音器官之一，一旦其构造或功能受损，会对发音产生严重的影响。所以测试时要详细的评估舌头在静止状态和运动时的动作。① 舌头在静止时的状态以及对称情况。② 舌头维持静止状态的能力：比如舞蹈症，可能会造成舌头产生不自主地伸出、缩回、转动及左右侧向来回的动作。③ 舌头完全伸出的能力：评估颏舌骨舌肌背面纤维，内直肌与内横肌的活动范围。前者让舌头得以前伸，后者让舌头在前伸时得以呈现尖形。可以将压舌板牢握于患者口前，要求他将舌头前推压舌板，以检查患者舌头前伸的强度。④ 舌尖触碰嘴唇：这项是测试伸舌肌肉（包括颏舌骨舌肌、内直肌和内横肌）和上长肌（用以举起舌尖）的活动程度。⑤ 舌头侧向移动的能力：此项用于检测上长肌和下长肌的活动程度。肌肉功能是否是将舌头从嘴角的一边到另一边做侧向性的移动。

（3）软腭与咽在静止与运动时的状态：① 当患者尝试说/a/音时，观察软腭的上抬，患者依照要求重复发/a/音 4 遍或 5 遍，每个音间要稍做停顿。因为这能让软腭在发完/a/后，回复到它静止的位置。在正常功能下，如欲发出非鼻音的口腔音，软腭和咽必须共同作用以关闭鼻腔。② 当轻触咽后壁时，呕吐反射的有无。

（4）喉部功能：喉部功能并无法直接观察到。我们仍可以透过一些方式来间接地测量喉部的功能。① 患者发出咳嗽声的能力：这项测试声带内收动作的强度。因为清晰的咳嗽声音需要靠声带紧收的动作来增加声门下压。当内收动作失调或者变弱时,咳嗽声就听起来轻柔无力且带有气息声,这是因为内收肌收缩失调或乏力。无法将空气留在肺内所致。② 患者是否可以简洁地发喉塞音:患者依要求发喉塞音,以检查其声带内收动作的强度,协助判断是否该咳嗽的无力现象,是由于声门内收不足,还是因为缺少足够的支持性呼吸所致。③ 患者是否有吸气时喘鸣。倘若患者的外收肌麻痹造成其声带无法完全外收,患者可能会出现吸气时喘鸣,也就是一种吸气时可以听到带有气息声音的哮鸣。

（5）综合系统:口腔轮替速度,是用来评量患者在执行一项重复性动作时,快速但平稳地移动构音器官的能力。口腔轮替速度是评量运动型言语障碍的重要方法。它能提供音节产生时速度与节奏方面的宝贵资料。评估方法是让患者"深呼吸,然后尽可能用他最快、最平均的速度重复说/pataka/,直到他不能再继续为止",然后记录每 4 s 最多能发出特定音节的数量。

3. 构音语音方面的评定

临床上主要使用 Frenchay 构音评估量表及构音语音能力评估词表。

1) Frenchay 构音障碍评估法

河北省人民医院康复中心修改的 Frenchay 构音障碍评定法。该测验分为反射、呼吸、唇、颌、软腭、喉、舌、言语 8 大项和 28 细项。每项按严重程度分为 a 至 e 五级,a 为正常,e 为严重损伤。参见表 2 - 37。

表 2 - 37　Frenchay 构音障碍评估法(修改版)

功　能		损 伤 严 重 程 度				
		a 正常← 　　　　 →严重损伤 e				
		a	b	c	d	e
反射	咳嗽					
	吞咽					
	流涎					
呼吸	静止状态					
	言语时					
唇	静止状态					
	唇角外展					
	闭唇鼓腮					
	交替发音					
	言语时					
颌	静止状态					
	言语时					
软腭	进流质食物					
	软腭抬高					
	言语时					
喉	发音时间					
	音调					
	音量					
	言语时					
舌	静止状态					
	伸舌					

（续表）

功　能		损　伤　严　重　程　度				
		a正常←		→严重损伤e		
		a	b	c	d	e
舌	上下运动					
	两侧运动					
	交替发音					
	言语时					
言语	读字					
	读句子					
	会话					
	速度					

注：评定指标：a项数/总项数；评定级别：正常：28 至 27/28；轻度障碍：26 至 18/28；中度障碍：17 至 14/28；重度障碍：13 至 7/28；极重度障碍：6 至 0/28。

2）黄邵明-韩娟构音评估量表检查汉语语言的构音情况

包括了 50 个单词的音节，能够了解患者对于音位的障碍。记录的方法如下：

正确：用√表示

遗漏：/he/—/e/，/xin/—/xi/（省略了目标音）用—表示

歪曲：/shu/—/sh?/　用×表示

替代：/pao/—/bao/，/i/—/u/　用实发音的音标表示

评估观察的内容：① 声、韵、调音位习得情况；② 声、韵、调音位对比情况；③ 构音清晰度得分；④ 听说对比结果。

三、吞咽功能评定

（一）吞咽功能的定义

吞咽障碍是指各种原因所致的食物不能经过口腔、咽部、食管进入胃部的情况，称之为吞咽障碍，主要表现为吞咽困难、吞咽时呛咳，一口食物分多次咽下，咽部存在异物感而引起进食障碍和发音困难等。

1. 病理性吞咽障碍

由于各种原因产生咽部通道结构病理性变化导致食物通过时受到阻碍。

2. 精神性吞咽障碍

又称为功能性吞咽障碍，吞咽的功能没有异常，但是由于各种精神因素致使患者害怕和恐惧吞咽，拒绝吃任何食物。

3. 神经性吞咽障碍

因为神经系统的疾病引发的与吞咽功能有关的肌群无力，甚至瘫痪导致的吞咽障碍，脑卒中患者常因为延髓性麻痹而引发吞咽困难。

（二）正常吞咽的生理运动

1. 口腔准备期

食物于口中搅拌及咀嚼，并将食物黏稠度降低至适当的程度。患者要有食物接近嘴唇并要放入口中的感觉。要确保食物不掉出嘴外，嘴唇需要维持闭合的能力。舌头与牙齿将食物咀嚼搅拌成为食团，同时

控制食团不被向后推送。

2. 口腔期

舌头把食团向后推送到咽部。患者的舌头会沿着中线向后滚动并伴随抬高的动作将食团推送至咽部。两面颊的肌肉会产生收缩形成负压帮助食团后移,并防止食物掉入侧沟内。

3. 咽部期

吞咽被启动,食团移动至咽下。食团达到口咽部刺激到咽部吞咽感受器时,延髓会启动吞咽的运动。一般诱发点在软腭与会厌软骨之间的前咽门弓处。吞咽进行时会产生一系列的生理活动,软腭上提后缩来阻止异物进入呼吸道,真声带、假声带和会厌关闭能减少食团进入气管的风险,环咽肌开放,食管打开允许食团的进入,舌根与食管形成一个倾斜的坡道将食团运送至咽部,之后舌根后缩与咽后壁接触吞咽食团,食团通过咽部收缩肌群的运动从上到下。

4. 食管期

食团进入食管,食管产生从上而下的蠕动波,持续的推送食团通过食管,直到食团接触下食道括约肌,食团进入胃部。正常的食管通过时间为 8~20 s。

(三) 正常吞咽的必要条件

正常吞咽的必要条件是：① 口腔推送食物的能力。② 呼吸道的闭合。③ 上食道括约肌的打开。④ 舌根与咽壁产生足够的下压力挤压食团经过咽部。

(四) 康复评定内容及方法

临床一般情况评定包括患者意识状况及患者个人吞咽异常的自我感觉描述,如吞咽困难的持续时间、频率、加重和缓解的原因、继发症状等,既往史相关情况和以往的吞咽检查情况,目前的进食方式和类型。

1. 口腔功能评定

口腔功能检查,观察唇部闭合能力,舌部的运动力量,味觉和口腔感觉、咀嚼能力。观察发音时双侧软腭的对称及上抬情况,恶心反射检查(用压舌板按压舌部诱发),恶心反射与吞咽障碍并不一一对应,恶心反射消失者可以没有吞咽障碍。

(1) 检查口腔构造：检查口腔构造应当细心观察唇部构造、硬腭构造(高度和宽度)、软腭和悬雍垂体积,以及相对于后咽壁、前后咽门弓的完整性、舌部外形,以及下颌前方和侧方的颊沟是否正常。口腔中是否有结痂处,或者颈部构造有没有不对称,都要仔细检查。

(2) 口腔动作控制检查：包括检查说话时、反射动作时,以及吞咽时唇部、舌部、软腭及咽壁的动作范围、速度。

(3) 自发性张嘴的能力：对头部受伤或有严重神经损伤的病患,自发性张嘴动作显得很困难,需要花上 3~5 min。这类患者在临床检查时,施以口腔动作刺激会有正面效果,包括控制口腔的训练。

(4) 确认最佳口腔感觉刺激和食团种类：临床检查时,治疗师可以用纱布,卷在弯曲的一次性塑料吸管外层,给予病患不同种类的口腔刺激。治疗师透过采用多种口味、温度和质地混合刺激,找出最能引发咀嚼和口腔吞咽的刺激组合。

(5) 确认吞咽失用症及其代偿行为：临床上吞咽失用症的病患,在没有任何有关进食和吞咽的口语指示时,吞咽正常,当不发一语地将盛着食物的盘子送到这种病患面前,病患会拿起叉子或者汤勺正常进食,但无法按照口令做出相应吞咽动作。

(6) 确认口腔异常反射及其代偿行为：有些神经疾病的患者,会出现异常口腔反射,例如,过度呕吐反射或肌强直性的咬合。这些反射行为,通常影响食物吞咽。

(7) 双唇功能:要检查双唇功能,治疗师可以让病患尽量展唇、圆唇。快速交替这两个动作约 10 s。

(8) 咀嚼功能:治疗师要观察病患在不同的头部姿势中,下颌因搅拌食物移动时,唇部维持闭合的能力。

(9) 舌头功能:需分别评估前伸或后缩的能力。在舌头前伸检查中,要求患者:① 尽量把舌头伸出来,再尽量缩回去;② 用舌头分别轻触两边的嘴角,并快速的左右交替;③ 假装两侧颊沟积满食物,用舌头来清干净;④ 张大嘴巴,将舌尖抬到前齿龈,并在维持张嘴的情况下,舌尖快速交替上抬和放下的动作;⑤ 快速重复多次说/pataka/,以得出轮替动作的速率。

(10) 软腭功能和口腔反射:评估软腭的功能可要求病患持续用力发出大声的/α/数秒。治疗师要记录上抬软腭的提肌和收缩软腭的腭咽肌的动作状况。软腭反射和呕吐反射也要检查。引发软腭反射可用冰块。

(11) 口腔感觉检测:口腔感觉检测应包括轻触的评估,治疗师须检查口腔中哪一个区域敏感度变弱。处理口腔检查所需要收集的信息。

2. 吞咽功能评定

(1) 吞唾液测试:主要用于吞咽障碍的筛查。被检查者采取放松体位,检查者将手指放于被检查者的喉结和舌骨部位。让被检查者做迅速地反复吞咽唾液的动作,观察 30 s 内完成的次数和活动度,健康成人至少完成 5～8 次。如小于 3 次提示做进一步检查。

(2) 洼田饮水试验:患者坐位下进行测试,给予患者 30 ml 的水喝,通过了解饮水的过程和呛咳情况进行评估。

(3) 简易吞咽激发试验:将 0.4 ml 蒸馏水注射到患者咽部上部,观察患者的吞咽反射和注射后到发生反射所需要的时间,如果超过 3 s,则视为不正常。该实验不需要患者的主动配合,因此临床上用于卧床不起者。

(4) 摄食-吞咽过程评定:按照摄食-吞咽的几个阶段,通过了解患者意识情况,进食情况,唇、舌、面部的运动,食团运送的情况,吞咽时有无咳呛、残留等相关内容来观察和评定各阶段的问题。

洼田饮水试验分级及判断标准如表 2-38 所示,摄食吞咽功能等级评定如表 2-39 所示。

表 2-38　洼田饮水试验分级

分　级	判　断
1. 一次喝完,无呛咳	正常:1级,5 s内完成　1级
2. 分两次以上喝完,无呛咳	可疑:1级,5 s以上完成　2级
3. 一次喝完,但有呛咳	异常:3级、4级、5级
4. 分两次以上喝完,且有呛咳	
5. 常常呛咳,难以全部喝完	

表 2-39　摄食吞咽功能等级评定

等　级	表　现
重度	无法经口进食,完全辅助进食 1. 吞咽困难或无法进行,不适合吞咽训练 2. 误咽严重,吞咽困难或无法进行,只适合基础性吞咽训练 3. 条件具备时误咽减少,可进行摄食训练

（续表）

等　级	表　　现
中度	经口腔和辅助混合进食 4. 可以少量，趣味性的进食 5. 一部分营养摄取可经过口腔进行 6. 三餐均可口腔摄取营养
轻度	完全口腔进食，无须代偿和适应等方法 7. 三餐均可经口腔吞咽食物 8. 除特别难吞咽的食物外，三餐均可经口进食 9. 可吞咽正常食物但需指导
正常	10. 摄食吞咽能力正常

3. 特殊检查评定

各种仪器使临床医师可以更详细地了解吞咽生理的构造和发病的机制，从而准确地区分不能经口进食的患者，通过采取适当的治疗方式，减少患者的并发症并改善预后情况。一般常用的仪器有，喉内镜检查、X 线检查、电生理检查、压力测量等。

1）电视喉内镜的检查

电视喉内镜检查主要应用于观察口腔和咽部的解剖构造，以及在吞咽前、吞咽后的咽部和喉部等。用电视内视镜检查录像后，可以很好地观察咽部的解剖图像，包括软腭、会厌、呼吸道梨状窝等的相对关系及运动情况。同时电视喉内镜可以了解患者呼吸道关闭的能力从而为治疗策略的选择提供依据。电视喉内镜还可以作为一种生物反馈装置，帮助患者控制自己的喉部动作，加强喉部的运动能力。

2）电视荧光摄影（改良钡剂试验）

电视荧光摄影被认为是检查吞咽功能最好的方法，是吞咽检查的"金标准"。通过不同位置的成像可以对吞咽不同的阶段进行观察。其可观察到吞咽时口腔、咽腔和食管的动作及食团运送的能力。电视荧光摄影是临床诊断与评估不可或缺的，它可以提供很多必要的信息。例如，食团通过咽部的时间，食团进入呼吸道的量和造成误吸的原因。在检查过程中，治疗师可以了解患者在不同体位下的吞咽情况从而选择合理的治疗策略以及代偿方式帮助其完成吞咽。运用电视荧光摄影时，通常会用不同的食物种类，最少需要 3 种不同食物质地：稀释液体钡剂（尽可能像水一般稀）、钡剂糊状物和需要咀嚼的食物。所提供的分量分别如下：1 ml、3 ml、5 ml、10 ml。液体的进食量可以逐步增加，直到造成病患吸入时停止。一旦造成吸入的原因确认后，就可以教病患介入策略来减少吸入的发生。

（1）原则：一开始喂食时，只能给病患极少量的食物，这个原则非常重要。

（2）操作：通常会先使用测量好的液体钡剂进行检查。首先用针筒吸取 1 ml 的液体钡剂放到勺子中，要求病患将东西先含在口中，直到检察人员准备好，要他吞下时才能吞下。即使已知病患会吸入，仍要先给予液体类食材。因为这样才容易在前面几口吞咽中，找出造成吸入的原因和吸入的量。液体类食材有可能但并不总是最容易造成吸入且还不至于阻塞呼吸道，它可能降低病患对吞咽的恐惧。给完液体食材之后，应该再给予较黏稠的食物吞咽。

表 2-40　各种吞咽异常病患最易进食或必须避免的食物质地

吞　咽　异　常	最易进食的食物质地	要避免的食物质地
舌头运动范围不足	浓稠液体	糊状物
舌头协调不足	浓稠液体	糊状物

（续表）

吞 咽 异 常	最易进食的食物质地	要避免的食物质地
舌头力量不足	液体	大量糊状物
延迟咽部期吞咽	浓稠液体和食物	稀释液体
呼吸道闭合不足	布丁和糊状物	稀释液体
因喉部动作不足而环肌功能	液体	较浓稠,很黏的食物
咽壁收缩不足	液体	较浓稠,很黏的食物
舌根后送动作不足	液体	很黏的食物

3）肌电图

肌电图可以记录吞咽时特定肌肉收缩的时间节点及相对强度的信息。一般有表面肌电图及针极肌电图。表面肌电图是将采集电极贴于喉部皮肤采集吞咽活动肌群的生物电信号。表面肌电图的优点在于可以无创的记录生物电活动,并鉴别吞咽功能障碍的原因是肌源性还是神经源性,同时还能利用肌电反馈的技术进行吞咽训练。针极肌电图主要研究吞咽时肌肉的功能和活动情况比较不同动作产生电位的差别。

4）咽部压力计测量法

咽部压力计通过在喉部放置实心的传感器来反映吞咽时快速的压力变化。一般有 3 个传感器附着于似鼻胃管的管子上,分别放置于舌根、上食管括约肌(环咽肌)和食管上。咽部压力计测量法可与电视荧光摄影相结合观察环咽肌开启放松的情况。测压检查是现阶段唯一能定量对咽部以及食管力量检查的方式。采集数据后再由计算机进行分析,可得到关于环咽肌静息情况下的压力及时间。

5）超声检查

通过超声探头观察舌头的功能,测量口腔期通过的时间及舌骨的动作进行定性分析。其优点在于是一种无创性和无辐射的检查,并且超声波仪器可在床边进行检查。但缺乏完整而标准的检查法和对于环咽肌的观察效果不佳,故在临床上应用有限。

（诸　懿　李　露）

第五节　脑高级功能评定

高级脑功能即认知,是指人在对客观事物的认识过程中对感觉输入信息的获取、编码、操作、提取和使用的过程,是输入和输出之间发生的内部心理过程,这一过程包括知觉、注意、记忆及思维等。认知的加工过程通过脑这一特殊物质实现。因此,认知过程是高级脑功能活动。高级脑功能障碍,即认知功能障碍是在脑卒中、脑外伤患者及痴呆患者的常见症状,是导致残疾的重要原因之一。高级脑功能障碍的出现能够使患者的日常生活活动、工作及休闲活动等严重受限。

一、感知功能评定

感觉和知觉功能是人类认识世界的基础,是人类最基本的心理过程。所谓感觉,是指客观事物的个别属性通过感觉器官在人脑中的反映。知觉则是客观事物作用于感觉器官,其各种属性在人脑中经过综合,借助于以往经验所形成的一种整体印象。感知发生于异常变化或明显失常时,统称为感知障碍。

（一）失认症评定

失认症是指患者的感觉功能正常。但对事物、人体的感知能力的丧失，包括对视觉、知觉、触觉及对身体部位的感知能力的丧失。患者没有能力去辨认、识别物体。非优势半球顶叶下部临近缘上回的病变可导致失认，故失认症以右半球病变为主。其评定包括：

1. 触觉失认检查

包括对物品的质觉、形态、实体的辨认测验。检查时，让患者闭上眼睛分别触摸不同日用品、不同形状的积木及不同质地的材料（如纸张、布料、塑料布等），不能正确辨认者为阳性。

（1）辨质觉检查方法：用不同原料制成形状、大小、薄厚相同的布料，令患者闭目触摸。

（2）形态觉检查方法：用木制的不同形状模块，让患者闭目辨认。

（3）实体觉检查方法：给出大小、形状、质地各不相同的几种物品，让患者闭目触摸后说出其名称，如钢笔、曲别针、卡片等。

2. 听觉失认检查

包括无意义的声音配对、声源匹配、音乐匹配等测验。

（1）无意义声音配对检查方法：让患者为无意义的声音配对。

（2）环境音检查方法：辨别录制好的环境音，如汽车喇叭音、上课铃声、流水声、雷声、雷声、雨声和猫狗叫声等。

（3）音乐辨识检查方法：辨别熟悉的音乐，如歌曲、钢琴曲、二胡曲、笛子曲等；语声辨识检查方法。

（4）辨别不同类型语声，如男声、女声、童声及老人声或外语及汉语字、词、句等。

3. 视觉失认检查

包括形态辨别、辨认和挑选物品、图片辨别、涂颜色试验、相片辨认等。

（1）颜色失认检查方法：颜色匹配；形廓着色：提供各种物体，如国旗、橘子、树等的轮廓图，让患者填上正确的颜色，不正确者为阳性；按指令指出不同的颜色；说出颜色名称。

（2）物品失认检查方法：相同物品配对，如鼠标、书签、钢笔等各放 2 枚，混在一起，让患者把相同物品分开；按物品用途分组：如钥匙-钥匙扣；牙刷-牙线；按物品命名或按口令指物；按指令使用物品，如请戴上戒指。

（3）形状失认：可用圆形、正方形、三角形、菱形的塑料片各 2 片，混放于患者面前，让其分辨，不正确者为阳性。

（4）面容失认：可用知名人物或熟悉的人物（家人、挚友等）的照片让患者辨认，或将照片和写好的名字让患者配对，不正确者为阳性。

（5）视空间失认：可询问患者或家属平时有无常碰撞物体、跌倒或迷失方向等现象；重叠图试验，可让患者从重叠图中找出是何物品重叠在一起。

4. 单侧忽略评定

包括 Albert 划杠测验、删字测验（Diller 测验）、平分直线测验、Sheckenberg 测验、高声朗读测验。

（1）Albert 划杠试验：该测验是由 40 条 2.5 cm 长地短线在不同方向有规律地分布在一张 16 开白纸的左、中、右，让患者将全部线条划掉。无忽略：漏划 1 或 2；可能忽略：漏划 3～23；单侧忽略：漏划＞23。

（2）删字测验（Diller 测验）：Diller 测验是让患者删掉指定的字母和数字，这些字母和数字随机出现在一张纸的各行。单侧忽略：漏删一侧指定的字母或数字；注意力障碍：每 100 s 漏删或错误＞1。

（3）绘画测验：给患者一个图形让患者仿图绘画或说一种物品让患者画，应用较多的是画房子、自行车和雏菊，也可以画钟表、星星等。单侧忽略：显示一侧明显漏画或歪斜失真。

（4）平分直线测验：在纸上有一条直线，让患者标出直线的中间点来平分这条直线。Sheckenberg 测验：即在一张纸上画有不同长度的线段 20 条,无规律排列,并且在纸上两半空间出现的方式不同。可显示着一条线中段判断错误,中点偏移超过全线长度 10% 为阳性,Sheckenberg 测验;单侧漏划 2 条线为阳性。

（5）高声朗读测验：给一篇短文让患者高声朗读一段文字。空间阅读障碍：表现在阅读时另起一行困难,常常漏掉左半边的字母和音节,阅读复合文字或数字时,随着字数增多可以观察到同样类型异常。

（6）书写测验：听写或抄写一段短文。忽略症患者显示明显的空间书写困难。

注意：Albert 划杠测验、删字测验（Diller 测验）、平分直线测验、书写测验及高声朗读测验等应将测定纸张放在患者的正前方,不得暗示。

5. Gertsman 综合征

手指识别及命名测试、左右分辨、书写及计算检测。检查主要依据临床表现及医师检查发现。

（1）手指失认：试验前让患者弄清各手指的名称,然后检查者分别呼出右侧或左侧的示指、小指等手指的名称,让患者举起他相应的手指,或让他指出检查者相应的手指。回答不正确者为阳性。一般中间 3 个手指易出现错误。

（2）左右失认：检查者叫出左侧或右侧身体某部分的名称,嘱患者按要求举起相应的部分,或由检查者指点患者的某一侧手,让患者回答这是他的左手还是右手,回答不正确者为阳性。

（3）失写：让患者写下检查者口述的短句,不能写者为失写阳性。

（4）失算：让患者心算或笔算简单的算术。患者无论是心算还是笔算均会出现差错者为失算阳性。

6. 体象障碍

包括疾病感缺失、偏侧躯体失认症、自体部位失认症,主要依据临床表现及医师检查发现。检查时,嘱患者按指令触摸躯体的某些部位,如请指你的鼻子、模仿检查者的动作、拼接躯体/面部的图板碎块、画人像等。

7. 疾病失认

主要依据临床表现及医师检查发现。检查时,询问患者对自己疾病的了解程度,患者根本不承认自己有病。

（二）失用症评定

失用症是由于中枢神经损伤后,在运动、感觉和反射均无障碍的情况下,不能按命令完成原先学会的动作。在失用症中,发病率最高的为结构性失用、运动失用和穿衣失用。其评定包括以下几种。

1. 观念性失用

活动逻辑试验（沏茶活动或刷牙活动或封信封活动等）。口述动作过程,模仿检查者的动作、完成简单-复杂动作、组合动作、执行指令（不及物动作-动作转换-及物动作）。检查方法：让患者按照指令要求完成系列动作,如发生动作顺序及动作本身错误为阳性,如泡茶后喝茶、洗菜后切菜、摆放餐桌后吃饭等动作时发现动作顺序错误,如泡茶不知道要先打开杯子盖子,再打开热水塞然后倒水这一顺序等。

2. 观念运动性失用

模仿运动,按口头命令动作（颜面、上肢、下肢、全身）。

3. 运动性失用

常用于手势技巧障碍及口-面失用症,检查时患者不能按命令执行过去无困难的动作。检查方法：让患者按照命令执行上肢各种动作,如洗脸、刷牙、梳头、敬礼、指鼻、鼓掌等,不能完成者为阳性,提示上肢运动性失用,但患者在无他人指令的情况下可自行完成这些动作；让患者按照口令执行吹口哨、伸舌及用舌顶侧颊部等动作,不能完成者为阳性,提示口颊舌肌运动性失用,但是患者在无人指令的情况下可自行完成这些动作。

4. 结构性失用

画空心十字试验、火柴棒拼图试验;检查者用火柴拼成各种图形,让患者模仿、砌积木试验、集合图形临摹等。临摹立方体检查方法:让患者画有代表性的图画如小房子、立方形,此办法是发现结构性失用的最简便的方法,患者可表现为不会自己画或不能临摹。用火柴棒拼图检查方法:由检查者用火柴棒拼成各种图形,让患者照样复制,不能完成者为阳性;积木构筑模型检查方法:让患者按照模型模仿砌积木块,要计算出时间及错误的项目。

5. 穿衣失用

是视觉定向失认的一种失用症,表现为对衣服各部位辨认不清,因而不能穿衣。评定时让患者给玩具娃娃穿衣,如不能则为阳性,让患者给自己穿衣、系扣、系鞋带,不能在合理时间内完成指令者为阳性。

6. 步行失用

患者迈步的动作检查。

二、认知功能评定

(一) 注意力障碍评定

注意是一种在指定时间内关注某种特定信息的能力,集中在相应的时间段里应用注意活动的能力。注意力不是一种独立的心理过程,它是一切心理活动的共同特征,它与意志活动周围的主动适应紧密联系,与个人的思想、情感、兴趣和既往的体验有关,注意力是任何认知功能形成的基础,它是一种限制性精神活动,根据参与器官的不同,可以分为听觉注意力、视觉注意力等。故注意力障碍总是和某些心理过程的障碍相联系着的,其评定包括以下几种。

1. 视觉注意力测试

包括视跟踪、形态辨认、删字母等。视跟踪检查方法:要求受试者目光跟随光源作左、右、上、下移动。每一方向记 1 分,正常为 4 分;辨认测验检查方法:要求受试者临摹画出垂线、圆形、正方形和 A 字形各一图,每项记 1 分,正常为 4 分;删字母试验检查方法:要求受试者用铅笔以最快速度划去字母列中的 C 和 E(试测字母大小应按规格),100 s 内划错多于 1 个为注意力有缺陷。

2. 听觉注意力测试

包括听认字母、重复数字、词辨认、声辨认等。听认字母测试检查方法:在 60 s 内以每秒 1 个字的速度念无规则排列的字母给受试者听,其中 10 个为指定的同一字母,要求患者听到此字母时举手,举手 10 次为正常;背诵数字检查方法:以每秒 1 个字的速度念一列数字给受试者听,要求立即背诵,从两位数开始至不能背诵为止,背诵少于 5 位数为不正常;词辨认检查方法:向受试者播放一段短文录音,其中有 10 个为指定的同一词,要求听到此词时举手,举手 10 次为正常;听跟踪检查方法:在闭目的受试者的左、右、前、后及头上方摇铃,要求指出摇铃的位置,每个位置记 1 分,少于 5 分为不正常;声辨认包括声识认和在杂音背景中辨认词。声识认检查方法:向受试者播放一段有嚼嚼声、电话铃声、钟表声和号角声的录音,要求听至"号角声"举手。号角声出现 5 次,举手少于 5 次为不正常;在杂音背景中辨认词:测验内容及要求同词辨认,但录音中有喧闹闹集市背景等,举手少于 8 次为不正常。

3. 其他

韦氏记忆测试中的数字长度测试和韦氏智力测试中的算术测试、数字广度测试、数字符号测试都可用于注意力的评定。

(二) 记忆障碍评定

记忆是人脑对过去经验的反映,是在头脑中积累和保存个体经验的心理过程。从信息加工的观点看,记忆就是人脑对外界输入的信息进行编码、存储和提取的过程。记忆包括 3 个基本过程：识记、保持和回忆。人们在生活中感知过的事物、思考过的问题、体验过的情绪、经历过的事件、做过的动作、学过的知识，都可以通过识记成为人的经验而保持在头脑中，在日后还可以再认或者再现。从不同的角度，我们可以将记忆进行不同的分类。按照记忆的内容，可以将记忆分为形象记忆、语词—逻辑记忆、情绪记忆和动作记忆；根据记忆的目的性，可以把记忆分为有意记忆和无意记忆；根据个体能否意识到自己的记忆，可将记忆分为外显记忆和内隐记忆；根据信息保持时间的长短，可以将记忆分为瞬时记忆、短时记忆和长时记。记忆功能是人脑的基本认知功能之一。脑损伤或情绪及人格障碍患者常出现记忆功能障碍。其评定包括：

1. 韦氏记忆测试（WMS）

适用于 7 岁以上的儿童和成人，项目包括经历、定向、数字顺序、再认、图片回忆、视觉再生、联想学习、触觉记忆、逻辑记忆和背诵数目等共 10 项测验；测试目的：判断记忆功能障碍及记忆力障碍的类型；鉴别器质性和功能性的记忆障碍；指导心理治疗；判断治疗效果。如表 2 - 41 所示，韦氏记忆量表测试项目、内容和评分方法。

表 2 - 41　韦氏记忆量表测试项目、内容和评分方法

测试项目	内　　容	评　分　方　法
A 经历	5 个与个人经历有关的问题	每回答正确一题记 1 分
B 定向	5 个有关事件和空间定向的问题	每回答正确一题记 1 分
C 数字顺序关系	A 顺数从 1 到 100 B 倒数从 100 到 1 C 累加从 1 起，每次加 3 至 49 为止	限时记错、记漏或退数，按次数记扣分 同上 分别按计分公式算出原始分
D 再认	每套识记卡片有 8 项内容，展示 1 min 30 s 后，要求受试者说出展示内容	根据受试者再认内容与展示内容的相关性分别记 2、1、0 或 -1 分，最高分 16 分
E 图片回忆	每套图片中有 20 项内容，展示 1 min 30 s 后，要求受试者说出展示内容	正确回忆记 1 分，错误扣 1 分，最高得分为 20 分
F 视觉再生	每套图片中有 3 张，每张上有 1 至 2 个图形，呈现 10 s 后让受试者画出来	按所画图形的准确度记分，最高分为 14 分
G 联想学习	每套图片卡上有 10 对词，读给受试者听，然后呈现 2 s。10 对词显示完毕后，停 5 s，在读每对词的前一词，要受试者说出后一词	5 秒内正确回答 1 词记 1 分，3 遍测验的容易联想分相加后除以 2，与困难联想分之和即为测验总分，最高分为 21 分
H 触觉记忆	使用一副槽板，上有 9 个图形，让受试者蒙眼用利手、非利手和双手分别将 3 个木块放入相应的槽中。再睁眼，将各木块的图形及其位置默画出来	计时并计算正确回忆和位置的数目，根据公式推算出测验原始分
I 逻辑记忆	3 个故事包含 14、20 和 30 个内容，将故事讲给受试者听，同时让其看着卡片上的故事，念完后要求复述	回忆 1 个内容记 0.5 分，最高分为别为 25 分和 17 分
J 背诵数目	要求顺背 3～9 位数，倒背 2～8 位数	以能背诵的最高位数为准，最高分分别为 9 分和 8 分，共计 17 分

2. 临床记忆测验

临床记忆量表：适用于成人，测试内容包括指向记忆、联想学习、图像自由记忆、无意义图形再认、人像特点回忆 5 项。测验目的：衡量人的记忆等级水平；鉴别不同类型的记忆障碍（如词语记忆障碍或视觉记忆障碍）；对大脑功能一侧化提供参考数据。临床记忆量表分为有文化和无文化两部分，分别建立两套正常值，但两套性质相同、难度相当（难度系数 0.85），便于前后比较。具体检查步骤：包括 5 个分测验（见表 2 - 42）。

表 2 - 42　临床记忆量表

项　目	方　　法
1. 指向记忆	每套包括两组内容：每组有 24 个词，如黄瓜、西红柿等，其中 12 个词属于同类，如蔬菜、动物类等，要求患者识记。另外有 12 个与上述词接近的词，不要求识记。将以上 24 个词混在一起，随机排列，用录音机播放。第 1 组词播放完后要求受试者说出要求识记的词，间隔 5 s 后，测验第 2 组词
2. 联想学习	每套包括 12 对词，其中容易联想与不易联想成对词各 6 对，12 对词随机排列，用录音机以不同顺序播放 3 遍，每遍播放后临床医师按不同的顺序念每对词的前一词，要求说出后一词
3. 图像自由回忆	每套包括两组黑白图片各 15 张，内容都是常见和易辨认的事物。将第 1 组图片随机排列，每张看 4 s，间隔 2 s，15 张看完后立即说出图片内容。间隔 5 s 后，再测验第 2 组图片
4. 无意义图形再认	每套有识记图片 20 张，内容为封闭或不封闭的直线或曲线图形。另有再认图片 40 张，包括与识记图片相同或相似图形各 20 张。将识记图片给受试者看，每张 3 s，间隔 3 s，20 张看完后以随机顺序看再认图片，要求指出看见过的图片
5. 人像特点回忆	每套有黑白人像 6 张，随机排列让受试者看，同时告知其姓名、职业和爱好共 2 遍，每张看 9 s，间隔 5 s。6 张看完后，以另一顺序分别呈现，要求说出各人头像的 3 个特点

评价指标：上述第 1、2、3、5 项均以正确回答数量积分；第 4 项再认分＝（正确再认数－错误再认数）×2；将 5 个分测验的粗分分别插队"等值量表分表"换算成量表分，相加即为总量表分。根据年龄插队"总量表分的等值记忆商（MQ）表"，可得到受试者的 MQ

分级标准：记忆商可划分为 7 个等级：130 以上为很优秀、120～129 为优秀、110～119 为中上、90～109 为中等、90～89 为中下、70～79 为差、69 以下为很差，以此衡量人的记忆水平

3. 行为记忆量表（RBMT）

与以往临床上常用的记忆量表相比有其独到之处，它设立了一些与日常生活关系密切的项目。RBMT 量表中包括 12 个分项目：记姓名、记被藏物、记约定、图片再认、即刻路径记忆、延迟路径记忆、信封、定向、日期、照片再认、即刻故事记忆、延迟故事记忆。

（三）成套认知测验

神经心理测验是以心理测验的结果为脑损害的诊断提供依据。成套测验所测验的行为功能范围很广，可以代表人类的主要能力。

1. Halstead - Reitan 神经心理学成套测试

1）基本要素

本成套测试是在研究人脑与行为关系的基础上编制出来的，由成人（＞15 岁），儿童（9～14 岁），幼儿（5～8 岁）3 种测试形式。有 10 个分测验，分别检查优势大脑半球、失语、握力、连线、触觉操作、音乐节律、手指敲击、语言知觉、范畴和感知觉。根据 5 个基本的测验（范畴、触觉操作、手指敲击、音乐节律、语言知觉）的 7 个分数指标计算大脑的损害指数，评估大脑损害的程度。此外，综合智力测验、记忆测验、人格测验结果，了解损伤是弥漫性还是局灶性，病情是稳定还是变化，以及进行定位诊断。如表 2 - 43 所示 HRB（A）- RC 各分测验。HRB 是鉴别脑-行为障碍患者的一种较可靠的心理测验的工具，但是仍存在一定的局限性，如测验时间太长，结果处理和分析复杂，对上肢偏瘫的患者难以适用，因此临床使用受到限制。

表 2 - 43　HRB（A）- RC 各分测验

分测验名称	方　　法
（1）优势侧	测定利手、利足、利眼
（2）失语甄别	测验命名、临摹、书写、心算、复述等

（续表）

分测验名称	方　　　　法
（3）握力	用握力计测左右手的握力
（4）连线	纸上多个小圆圈,标有数字或字母顺序,要求按数字顺序或与字母顺序交替画线连接
（5）触摸操作	蒙眼,用利手、非利手和双手将各形状木块嵌入相应槽板中;睁眼,画出木块形状及位置
（6）节律	30 对节律音响逐对出现,要求分辨每对中的两次音响的节律是否相同
（7）手指敲击	先利手后非利手,用示指尽快敲击一个按键
（8）语言知觉	用四声发音,要求从子卡上把数个发音相似的词中选出
（9）范畴	根据分类、例外等规律,对看到的图形按数字键,对正误判断有不同声音作反馈
（10）感知觉	检查触觉、听觉、视觉、手指失认、指尖识数及触摸辨认

2）评定指标

HRB 神经心理成套测验的评定指标包括:

（1）划界分值和损伤指数:每个分测验有划界分值,用以确定受试者的测验成绩属于正常或异常范围。6 个分测验 9 个变量的划界分值。划界分值与年龄性别有关;损伤指数 DQ(damage quotient)计算公式如下:损伤指数 DQ＝(划入异常的测验数)/(测验总数)。

（2）定性与定位:定性是指确定有无脑器质性损伤。有脑器质性损伤的参数指征是:DQ 在划界分值以上;感知检查也有多次阳性发现;失语检查有发现;WAIS 及 WMS 中测得 IQ 和 MQ 都低,与以往的学习工作成绩不相符。定位是确定脑损伤在何侧或是否是弥漫性的。

2. Loeweistein 作业治疗认知评定(LOTCA)

最先用于脑损伤患者认知能力的评定,该方法与其他方法相比,有效果肯定、项目简单、费时少的优点,可将脑的认知功能的检查时间从约 2 h 缩短到 30 min,而且信度和效度良好。LOTCA 成套检验法(见表 2-44)包括 4 个方面 20 项,4 个方面是定向、知觉、视运动组织和思维运作;20 项检查每一项可得 4 分或 5 分,通过评价后即可了解每个领域的认知情况,根据需要评价也可分几次进行。

表 2-44　LOTCA 各分测验项目与方法

测验类别和名称	方　　　　法
Ⅰ 定向 1 时间和地点定向	问患者当时所在地点? 医院? 城市? 家庭地址? 靠近家的大城市? 问患者日期? 星期几? 不看钟表估计当时时间,住院多久
Ⅱ 知觉 2 物体(视)鉴别	让患者辨认椅子、茶壶、表、钥匙、鞋、自行车、剪刀、眼睛 8 种日常日用品的图片
3 形状鉴别	让患者分辨正方形、三角形、圆形、矩形、菱形、半圆形、梯形、六角形 8 种形状
4 辨认重叠的图形	让患者辨认:① 香蕉、苹果、梨;② 锯、钳、锄三者重叠在一起的图形
5 辨认重要特征不明显或不完整的物体	指出:① 小汽车前的挡风玻璃;② 电话的后面;③ 锤子的前面
6 空间知觉	让患者分辨左和右;坐在他前面医师的左边和右边;前臂和小盒 (笔放在小盒的前、后或内、外)
7 运用	让患者:① 模仿检查者的动作;② 表演刷牙动作;③ 用手势表达检查者提出的动作
Ⅲ 视运动组织 8 复绘几何图形	让患者绘:① 圆;② 三角;③ 菱形;④ 立方体;⑤ 负责图形
9 复绘二维图形	让患者复绘一幅复杂的平面图:此图下方为两个并列的三角形,其间嵌入一斜置的正方形,三者合称为一个大三角形,此三角形顶部接一个小圆形
10 插板拼图	让患者在一块 100 个洞孔的塑料插板上,用 15 个塑料插钉插出一个斜置的三角形

（续表）

测验类别和名称	方　法
11 有色木块图设计	让患者用5种颜色（黄橙绿蓝红）的积木9块，切出检查者给出的模型
12 无色木块图设计	让患者用7块积木砌出检查者给出的图形
13 拼图	让患者将一个一分为九的蝴蝶片拼成一只蝴蝶
14 绘钟面	给出一个圆，让患者绘出长短指针指在"10:15"上的钟面（含标明时间的数字）
Ⅳ 思维运作 15 范畴检验	让患者将火车、直升机、电话、缝纫机、剪刀、铅笔、锤子、飞机、自行车、小汽车、轮船、针、螺丝刀、帆船14种物品，按不同原则分类
16 Riska 有组织的形状分类	让患者将深棕色、浅棕色、奶色的扇形、箭头形、椭圆形塑料片，按自己的意图分类
17 Riska 有组织的形状分类	与16相仿，所不同的是让患者按检查者出示的分类方式分类
18 图片排列 A （图形性序列测验）	给患者5张某人上树摘苹果的图，次序打乱，让患者排成合乎逻辑的顺序
19 图片排列 B	给患者6张某人扫树叶，然后树叶被风刮走的图，次序打乱，让患者排成合乎逻辑的顺序
20 几何推理	给患者看一组按规律变化的几何图，再让他看一系列未完成的几何图，让患者完成

LOTCA 认知功能的成套测验；20 项检查每一项得分 4 或 5 分，其中第 15、16、17 项最高得分 5 分，其余最高分均为 4 分

注意事项：认知功能成套测验项目较多，根据患者情况评价也可分几次进行。

三、心理功能评定

（一）心理功能评定的定义和目的

1. 定义

康复心理功能评定是指运用心理学的理论和方法，对因疾病和外伤造成的身体功能障碍的患者的心理状况，即认知功能、情绪、行为和人格等方面，进行量化描述和诊断。

2. 目的

根据申请者的评定目的不同，康复心理功能评定主要包括 6 个方面的目的：① 单独和协同做出心理和医学诊断；② 在进行临床和康复干预前提供患者的基础信息；③ 计划和指导康复治疗；④ 预测临床和康复治疗结局；⑤ 医学和心理学等方面的科学研究；⑥ 用于司法、就业和教育的能力鉴定。

（二）心理功能的评定的原则

（1）直接评定和间接评定相结合。

（2）心理评估量表的选择与临床以及康复治疗计划和目标要一致。

（3）评定要尽可能减少对患者的负面效应。

（4）评定的内容要尽可能全面反映患者的心理状况。

（三）心理功能评定的主要方法

1. 观察法

（1）定义：是指在自然条件下，对患者表现出来的心理现象的外部活动进行系统、有目的和计划地观察，以了解患者的心理状况、情绪和行为等方面的现状和问题。

（2）主要内容：要观察患者的仪表，如穿戴、举止和表情；人际沟通风格，如主动或被动，可接触或不可接触；言语和动作，言语方面如表达能力、流畅性、中肯、简洁、赘述；动作方面如过少、适度、过度、怪异动作

和刻板动作;在交往中的表现,如兴趣、爱好、对人对己的态度;对困难情境的应付方法,如主动或被动、冲动或冷静等。

2. 访谈法

访谈法是指心理医师或医护人员运用词语或非词语语言与患者进行的一种有目的的沟通和交流,以更深入地了解患者心理状况的评定方法。访谈法是临床心理评定的一种基本技术,不仅可以根据一定的目的直接收集评定的信息,对所评定的内容做出精确的描述,而且面谈者与受访者之间可以进行情感思想方面的沟通,为建立治疗性的医患关系奠定基础。在临床康复工作中,可利用访谈法收集患者需要帮助解决的诸多问题,了解这些问题产生的原因,感受患者对这些问题的态度,以及与这些问题相关的家庭和社会情况等。另外,在进行语言沟通时,还要注意非语言的沟通,如会谈中有意图的手势、动作、姿势及面部表情等、说话的音调和语速变化等,都传达了与语言相同或语言以外的诸多信息。

3. 心理测验法

心理测验法是运用一套预先经过标准化的问题(量表)来评估患者的某些心理状况的方法。主要包括心理测验和评估量表,是心理功能评定的主要标准化手段之一。心理测验按照测验的内容,可分为智力测验、成就测验、态度测验和人格测验等。标准化的心理测验一定须包括样本、常模、信度和效度等方面的技术指标。

韦氏智力测验包括 3 个年龄段,即《韦氏成人智力量表- WAISR》(16 岁以上)《韦氏儿童智力量表-WISC》(6～16 岁)《韦氏幼儿智力测验- WPPSI》(4～6 岁)。每套韦氏智力测验包括言语智力和操作智力两个部分,除分量表所包括的分测验有数目不同外,其余均相同。此处只对韦氏成人量表作简要说明。韦氏成人智力测验量表含 11 个分测验,其中知识、领悟、算术、相似性、背数和词汇 6 个分测验组成言语量表;数字-符号、填图、积木图案、图片排列和拼物 5 个分测验组成操作量表。该量表分为总智商、言语智商和操作智商。智商等级划分为:IQ＞130 属于极超常,IQ 为 120～129 为超常,IQ 为 110～119 为高于平常,IQ 为 90～109 为平常,IQ 为 80～89 为低于平常,IQ 为 70～79 为边界,IQ 小于 69 为智力缺陷。

1) 韦氏记忆测验

是应用较广的成套记忆测验,也是神经心理测验之一。量表已进行汉化,并且已进行了标准化研究,适用 7 岁以上的儿童和成人,有甲乙两式。

韦氏记忆量表共有 10 项分测验,分测验 A—C 测长时记忆,D—I 测短时记忆,J 测瞬时记忆。测试结果记忆商数(MQ)在 85 分以上者为正常,以下者为异常,按偏离正常的标准差(15)数再分等。

2) 艾森克人格测验(EQP)

有成人版和儿童版,由 N 量表(调查神经质)、E 量表(内向、外向)、P 量表(调查精神质)、L 量表(掩饰量表)组成。通过 88 个题目的回答,根据得分的多少查出被试者的个性特点。测试是要求受试者看到问题后按照最初的想法回答"是"或"否"。评分方法是计算出各量表的粗分,查表将粗分换算量表分,最后根据量表分和手册中剖面图,诊断出受试者的人格特征。EPQ 量表简短,P、E、N 维度的界定清楚,在临床上较为容易使用和解释,因此在心理功能评定中经常使用。

3) 简易精神状态量表(Mini-Mental State Examination, MMSE)

由美国人 Folstein 等人于 1975 年制订。该方法简单易行,国外已广泛应用。MMSE 是老年认知功能评定量表,是一种常用于老年智力功能有无衰退的筛查工具。全量表分为 5 个方面的内容:定向(1 题和 2 题)、记忆力(3 题)、注意力和计算力(4 题)、回忆(5 题)、语言(6～11 题)。结果评定总分为 30 分。

4) 自评抑郁量表(Self-rating Depression Scale, SDS)

由 Zung 于 1965 年编制。SDS 含有 20 个项目,每个项目按照症状出现的频度评定,分 4 个等级,即没有或很少时间(偶无)、少部分时间(有时)、相当多的时间(经常)、绝大部分时间或全部时间(持续)。SDS

主要由患者自行操作评定,如果自评者文化程度太低,不能理解或看不懂 SDS 问题的内容,可由工作人员念给患者听,逐条念,让患者独立做出评定。在进行 SDS 结果评估时,先将 20 项的得分相加计算出总粗分,然后用总粗分除以 80,得出抑郁系数。Zung 氏等评定抑郁划定程度等级结果为:0.5 分以下者为无抑郁;0.50～0.59 分为轻微至轻度抑郁;0.60～0.69 分为中度抑郁;0.70 分以上为重度抑郁。

5) 自评焦虑量表(Self-rating Anxiety Scale,SAS)

由 Zung 于 1971 年编制。从量表设计的形式到具体的评定方法,都与自评抑郁(SDS)类似,用于评定患者的主观感受。

SAS 的主要评定依据为项目所定义的症状出现的频度,分 4 级,没有或很少时间(A)、少部分时间(B)、相当多的时间(C)、绝大部分时间或全部时间(D)。在自评评定结束后,将 20 个项目的各个得分相加,即得总粗分,然后将总粗分乘以 1.25 换算成标准分。具体标准分参考的划界结果为:小于 30 分为无明显焦虑;30～44 分为轻度焦虑;45～59 分为中度焦虑;60～74 分为重度焦虑;75 分以上为极重度焦虑。

(梁贞文)

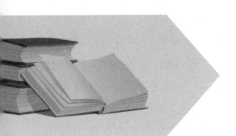

第三章　康复治疗学

第一节　物理治疗-运动疗法

物理治疗(physical therapy,PT)是应用力、电、光、声、水和温度等物理因子来治疗患者疾患的一大类方法。物理治疗学是研究如何通过各种类型物理因子(功能训练、手法治疗、电、光、声、磁、冷、热、水、力等)来提高人体健康,预防和治疗疾病,恢复、改善或重建躯体功能的一种专门学科,是康复治疗学五大支柱之一,是康复医学的重要内容。

运动疗法是运动在医学中的应用,是根据疾病特点和患者功能情况,以运动学、生物力学、神经发育学和神经生理学为基础,以改善躯体、生理、心理和精神的功能障碍为主要目标,主要利用力学因素(作用力和反作用力为主要因子),以徒手或借助器械进行运动训练来以防治疾病,促进身心功能恢复的治疗方法,称之为运动疗法(kinesiotherapy, therapeutic exercise 或 movement therapy)。是物理治疗的重要组成部分。

运动疗法既包括主动躯体活动训练,也涉及被动性躯体活动。其作用包括:改善运动组织(肌肉、骨骼、关节、韧带等)的血液循环、代谢和神经控制,促进神经肌肉功能,提高肌力、耐力、心肺功能和平衡功能,减轻异常组织压力或施加必要的治疗压力,改善关节活动度、放松肌肉、纠正躯体畸形和功能障碍,止痛等。

运动疗法分类:有多种分类方法,以生理机制与力学特征可分为三大类:① 常规的运动疗法:肌力训练、关节活动范围训练、协调与平衡训练、体位转换训练、步行训练、心肺功能训练、牵引疗法及医疗体操等;② 神经生理疗法:易化技术等;③ 运动再学习疗法:运动想象疗法、镜像运动疗法、强制性运动训练等。

一、肌力与肌耐力训练

肌力是指肌肉收缩时能产生的最大力,肌力的大小主要取决于以下几种原因:① 肌肉的收缩方式及收缩的速度:肌肉收缩方式不同,产生的力也不同,如向心性收缩和离心性收缩所产生的肌力即不同。② 关节角度的影响:关节在不同的角度产生的肌力不同。等长运动时能发出最大肌力的角度通常为该关节正常运动范围的中间 1/3 区间,例如,肘关节成 $60°\sim90°$ 屈曲,膝关节成 $60°$ 屈曲,此时最容易用上力。如果在这个角度上再加上最大阻力进行训练,则效果则更理想。③ 年龄和性别:男性比女性肌力大,女性肌力为男性的 2/3,尤其以握力和垂直跳的力量最为明显;女性的握力为男性的 60%,垂直跳的肌爆发力约为男性的 65%。肌力与年龄也有关系,在 20 岁之前肌力是渐增的,20 岁之后则将随着年龄的增大而逐渐下降。④ 心理因素:肌力易受心理的影响。在暗示、大声命令及积极的训练目的时,受检者所发挥的肌力比自主最大肌力大 20%~30%。

肌肉耐力指有关肌肉持续进行某项特定任务(作业)的能力,其大小可以用从开始收缩直到出现疲劳时已收缩了的总次数或所经历的时间来衡量。耐力的大小受以下的因素影响:① 肌纤维的类型;② 肌红蛋白的储备;③ 酶的作用及肌力的大小等;④ 耐力与所进行的运动强度也有一定的关系,即运动强度越大,肌耐力就越小。

增强肌力和增强肌耐力的训练有许多共同点,故可统称为力量练习。力量练习常用于训练肌力低下的患者,包括因伤病固定肢体或长期卧床、活动少所致的肌肉废用性萎缩和骨关节及周围神经损伤所致的肌肉软弱或轻瘫,通过特定的训练,以发展肌力和耐力,从而恢复运动功能。

(一) 肌力下降的原因

1. 年龄增长

20岁之后随年龄的增大肌力将逐渐下降,下肢较上肢下降更快。有关年龄增长导致肌力下降的现象已有许多报道,如股四头肌肌力早期即有下降,这与身体的重量有关,如体重较重,则需经常大力收缩肌肉来支撑体重。

2. 废用性肌肉萎缩

肌肉萎缩是由于肌原纤维的减少而导致的肌纤维萎缩,主要原因有废用性肌肉萎缩、去神经性肌肉萎缩、缺血性肌肉萎缩。制动及无功能状态所产生的以生理功能衰弱为主要特征的综合征,主要表现为废用性肌肉萎缩,如由于心血管疾病后保持静息而导致运动减少所产生的一系列障碍。在完全卧床休息的情况下,肌力每周减少10%～15%,亦即每天减少1%～3%;如卧床休息3～5周,肌力即可减少一半。肌肉亦可出现废用性萎缩,在股四头肌、踝背伸肌尤为明显。肌耐力亦逐渐减退,肌肉容积缩小,肌肉松弛,肌力、耐力下降,但通过适当的运动训练,肌肉的容积可复原。另外,由于长期卧床制动,关节韧带得不到牵拉而自动缩短,以及关节周围肌肉失去弹性,形成继发于肌萎缩的关节挛缩畸形。常见的有:手指屈肌挛缩性短缩、足下垂合并足内翻等。

3. 神经系统疾病

如脑血管病、脑瘫、小脑障碍等中枢神经障碍导致的偏瘫或四肢瘫等,由于卧床时间较长,不活动或较少活动,导致肌力明显下降;而脑卒中患者发病初期的迟缓阶段即表现为患侧肌肉明显的肌肉松弛、肌力下降。

4. 肌原性疾病

肌原性肌力下降主要是因肌营养不良、多发性肌炎等疾病所致。进行性肌营养性不良主要表现为四肢近端与躯干的肌力下降与肌肉萎缩。多发性肌炎出现肌力下降的部位主要为四肢近端肌群、颈屈曲肌群、咽喉肌群等。

(二) 肌力训练与耐力训练基本原理

1. 肌肉收缩的形式

(1) 等长或静力收缩:是指肌肉收缩时,肌肉起止点之间的距离无变化,其肌纤维长度基本不变,不发生关节运动,但肌张力明显增高。在日常工作和生活中,等长收缩常用于维持特定体位和姿势。在运动中,等长收缩是增强肌力的有效方法。具体的方法是:指示患者用全力或接近全力使肌肉收缩,维持3～10 s(一般持续6 s),训练中要注意取容易用力的体位,如肘关节成90°,最容易用上力。等长运动不受环境限制,简单易行,是有效增强肌力的训练方法,特别是用于骨折、关节炎或疼痛关节不能活动的情况下进行肌力增强训练,以延缓和减轻肌肉的废用性萎缩。

(2) 等张或动力收缩:是指在有阻力的情况下进行肌肉收缩,收缩过程中肌张力基本保持不变,但肌长度发生变化,产生关节运动。根据肌肉起止部位的活动方向,可分为向心性收缩和离心性收缩。① 向心性收缩:当肌肉收缩时,肌肉的起点与止点之间距离缩短,这种收缩的运动学功能是加速。(由于肌肉在做动力性收缩时,肌张力事实上并未保持不变,是随肌长度改变而改变的,因此近年来已不用"等张"一词。)② 离心性收缩:当肌肉收缩时,肌肉的起点与止点之间的距离逐渐加大延长,其主要作用是使动作的快慢或肢体落下的速度得到控制,其运动学的功能是减速。

2. 训练时负荷量的增加形式

根据训练的目的不同,负荷量的大小不同。当训练的目的为增强肌力时,应加大负荷量,加快运动速度即缩短训练的时间;而以增强耐力为目的时,则负荷量应相对减少,重复次数应增加,训练的时间应延长。

(三) 肌力训练方法

1. 训练原则

为达到增强肌力的目的,训练时应遵循以下训练原则:① 阻力原则:由于肌力与肌肉收缩时张力有关,为增加肌力,肌肉收缩时必须负重或抗阻,以使所收缩肌肉的张力水平增加。② 超常负荷原则:根据所训练肌肉现有的肌力水平,所给的负荷阻力应略高于现有的能力,即所谓超常负荷原则。肌力增加,心血管系统产生相应反应,肌肉耐力和爆发力也相应增加。故制定运动处方时,应考虑强度、时间、频率、间期以及肌肉收缩的方式。③ 肌肉收缩的疲劳度原则:训练时应使肌肉感到疲劳但不应过度的原则。

2. 训练的具体方法

根据肌肉评估的水平,分别采用以下几种运动方法。

1) 辅助主动运动

指在外力的辅助下通过患者主动收缩肌肉来完成的运动或动作。辅助力量由治疗师、患者的健肢提供,亦可利用器械、引力或水的浮力来帮助完成。其适应证是肌力较弱尚不能独自主动完成运动的部位,也就是当肌力恢复到 2 级时,应开始进行此类运动,以逐步增强肌力。在训练时要随着肌力的恢复不断地改变辅助的方法和辅助量。方法主要有:① 徒手辅助主动运动;② 悬吊辅助主动运动;③ 滑面上辅助主动运动;④ 滑车重锤的主动运动;⑤ 浮力辅助主动运动。

2) 主动运动

指患者主动以肌肉收缩形式完成的运动。运动时既不需要助力,也不用克服外来阻力。其适应证为肌力达到 3 级以上的患者。另外,运动的速度、次数、间歇等要根据患者的实际情况给予适当的指导。方法:训练中应取正确的体位和姿势,将肢体置于抗重力位,防止代偿运动。

3) 抗阻力主动运动

指在肌肉收缩过程中,需克服外来阻力才能完成的运动。是最常用到训练方法。适应证为肌力已达4 级或 5 级,能克服重力和外来阻力完成关节活动范围的患者。方法:具体做法与辅助主动运动的形式相同,利用徒手、滑车、重锤、重物、摩擦力、流体阻力等,但作用的方向相反。主要有:① 徒手抗阻力主动运动;② 加重物抗阻力主动运动;③ 重锤与滑车抗阻力主动运动;④ 弹簧抗阻力主动运动;⑤ 摩擦阻力抗阻力主动运动;⑥ 水中抗阻力主动运动。

(1) 注意事项:避免持续的握力训练,防止血压过度增加;增加负荷训练时避免长时间的憋气,否则将加重心肺功能的负担。在训练中应协调好呼吸,用力时要吸气,放松时将气体慢慢呼出;应在治疗师监督下进行负荷较重、危险性较大的训练;训练时的负荷量要缓慢、逐渐地增加。

(2) 禁忌证:对于有下列症状的患者应禁止使用抗阻力的运动方法:肌肉、关节发炎或肿胀;患者训练时候或训练 24 h 后仍感到关节肌肉疼痛;关节不稳定,如有肌腱的断裂或关节周围肌肉张力极其低下的患者;有 2 级以上高血压或其他心血管合并症。

4）被动运动训练

指在肌肉收缩过程中，不能克服自身重量因而无法完成具体动作时所采取的运动。适应证为肌力仅1级，仅有肌纤维收缩迹象时，需要在鼓励患者主动收缩的同时加外力辅助，以保全肌肉纤维被动伸缩度，以防肌萎缩性挛缩、黏连以及关节挛缩。主要有：① 自助辅助运动：例如，由患者自己的好手带动疾患手进行运动。② 动力性器具辅助运动：例如利用一种连续性被动运动装置进行训练（CPM）。③ 徒手辅助运动：由治疗师帮助患者进行被动运动。④ 主动收缩练习：适用于肢体在石膏固定中，进行主动收缩练习。

3. 注意事项

在进行肌力与肌耐力训练时应注意：① 选择适当的训练方法；② 调节合适的阻力；③ 增加负荷训练时注意避免长时间的憋气；④ 掌握正确的运动量；⑤ 固定正确的姿势及体位；⑥ 在肌力的强化训练中应防止出现代偿运动；⑦ 注意心血管反应；⑧ 疗前需对患者进行讲解和鼓励；⑨ 做好正确详细的训练记录。

（四）耐力训练

人体运动需要能量，如果能量主要来源于细胞内的有氧代谢，即称有氧运动，如慢跑。若能量主要来自无氧酵解，则称之无氧运动，如快速跳绳 1 min 等。很多运动没有特别的界限，可能同一项运动在不同阶段，性质也不一样，例如长跑是有氧运动，但短距离冲刺时，则属于无氧运动。可以依据心率简单区分两者，心率保持在 150 次/min 以内的运动量为有氧运动，因为此时血液可以供给心肌足够的氧气。

耐力训练又称有氧运动。耐力指持续运动的能力，增强耐力的训练可分为增强某些肌肉耐力和增强整个机体耐力的训练。增强肌肉耐力的训练方法与肌力训练类似，只是肌肉每一次收缩所对抗的阻力适当减小，而重复次数相应增加，训练时间相应延长。这种训练方法可使肌肉持续运动的能力增强，但肌肉收缩的爆发力肌肉容积增长则不明显。

增强整个机体耐力的训练是指全身大肌群参加的以发展体力为主的一种持续性、周期性运动，其能量代谢以有氧代谢为主，常用有散步、慢跑、自行车、游泳及各类无身体直接对抗的球类运动等。这种运动的特点是训练需持续一定时间，保持一定强度（中等强度），多属周期性、节律性的运动项目，对增强心血管和呼吸功能及改善新陈代谢有良好作用，常用于一般健身及心血管、呼吸、代谢性疾病等的康复。有氧训练的方法，详见心肺康复。

（五）肌力与耐力训练的临床应用

任何训练都应适合患者需要，并应模拟功能活动。各种训练方法之间的作用可相互影响，如向心性训练也可改善离心性功能，反之亦然。肌力训练也可中度改善耐力。训练部位有交叉作用，一侧肢体进行肌力训练，对侧未训练的肢体的肌力也有相应提高。故在患肢不允许做肌力训练时，应对健肢进行训练。

如前所述，肌肉收缩时抗阻有利于增加肌力。阻力的大小应根据患者现有状态、疼痛程度、体力水平而定，一般按渐进抗阻原则，主要应用于等张性训练。例如，取 10 次最大收缩量（10 RM）分 3 组进行；10 RM 的 1/2 量、3/4 量、全量各重复 10 次，各组之间少许休息。每天进行 1 次或每周进行 4 至 5 次，每周结束时进行 1 次调整，至少坚持 6 周。

肌力训练要点：① 肌力训练应从助力活动、主动活动、抗阻活动逐步进行。当肌力在二级以下时，一般选择助力性活动，当肌力达到三级时，让患肢独立完成全范围关节活动。肌力达到四级时，按渐进抗阻原则进行肌力训练。② 肌力训练后应观察患者全身心血管反应及局部有否不适，如有酸痛情况时，可给予热敷或按摩等，以助消除训练后的局部疲劳。如疼痛显著，应及时联系调整次日训练量。

二、关节活动度训练

关节活动度即关节所能达到的活动范围。正常各关节的屈伸和旋转均有一定的角度范围,此范围就是关节活动度。关节活动度训练:是指利用各种方法以维持和恢复因组织黏连或肌痉挛等多种因素引起的各种关节功能障碍的运动疗法技术。有主动和被动之分。肌肉无随意收缩、在外力作用下达到的关节活动范围是被动关节活动度;由肌肉随意收缩产生的关节活动范围是主动关节活动度。关节在人体运动中起"轴"的作用,因而关节活动范围(ROM)的维持和改善是运动功能恢复的前提和关键,是恢复肌力、耐力、协调性、平衡等运动要素的基础,也是进行日常生活、运动训练、职业训练、使用各种矫形器、假肢、轮椅的必需条件。

(一) 关节活动度下降的原因

导致关节活动范围下降的原因很多,关节部位发生病变、损伤,长期卧床或长期保持某一体位静止不动等原因均可引起关节囊水肿、增生,结缔组织变性而变厚、缩短,使关节挛缩,关节滑液分泌减少,造成软骨营养障碍、滑囊黏连闭合甚至消失,进而关节周围的黏连,关节活动范围降低。除此以外,关节外部的因素,如皮肤瘢痕挛缩、肌肉痉挛、骨性强直及骨质增生,也会影响关节的活动范围。

为准确理解关节活动范围的下降与否,首先需要明晰正常关节活动范围的限制因素。这些因素主要包括:骨性限制、软组织的限制、韧带的限制和肌肉的张力及神经支配等。① 拮抗肌的肌张力:如髋关节的外展动作受到内收肌的限制,使它不能过度外展;同样的,髋屈肌会限制髋部的伸展动作。又如,在膝关节伸展位进行屈髋将受到腘绳肌的限制。② 软组织相接触:如髋膝关节屈曲与胸腹部相接触影响髋膝关节的过度屈曲。③ 关节的韧带张力:关节韧带强,则活动的幅度就小,例如髋伸展受髋部韧带的限制,伸膝时会受到前交叉韧带、侧副韧带等的限制。④ 关节周围的弹性情况:关节囊薄而松弛,关节的活动就较大,如盂肱关节与胸锁关节同属轴关节,但因关节囊松紧不同而关节活动度不同,前者较为灵活。⑤ 骨组织的限制:如伸展肘关节时,会因关节形态而有骨与骨的接触,限制肘过伸。

许多病理因素可以影响关节活动范围,具体如下。

(1) 关节周围软组织挛缩:关节囊外软组织挛缩可导致关节活动受限,影响关节的主动运动范围。临床上,由于关节长期制动、卧床、创伤、烫伤等造成肌肉皮肤短缩,形成瘢痕而导致挛缩。

(2) 神经性肌肉痉挛:① 反射性挛缩:为了减轻疼痛,长时间地将肢体置于某一种强制体位造成的挛缩。② 痉挛性挛缩:中枢神经系统原因所造成的痉挛性疾患,因肌张力亢进造成的挛缩为痉挛性挛缩。例如,关节的主动肌进行运动时,因拮抗肌不能放松而将限制关节的运动范围。③ 失神经支配性挛缩:因末梢神经疾患,肌肉失去神经支配所致的迟缓性瘫痪造成的挛缩。由于肌张力低下,患者身体在抗重力、阻力的情况下不能完成某种动作,因此将影响关节的主动运动,不能达到全关节的活动范围。

(3) 黏连组织的形成:发生于关节内、关节周围软组织的黏连及引起该关节活动的主要肌肉的黏连。例如,关节组织受损后,大量的浆液纤维组织渗出,局部出现胶原纤维,导致黏连形成;关节活动少、不充分,使韧带、肌腱等被胶液粘在一起,一旦形成组织黏连,将影响关节的活动范围。同样,关节的周围组织烧伤、烫伤后形成的瘢痕也将与皮肤组织黏连,降低关节的活动范围,影响关节的主动、被动运动。因此,应在不加重患者的损伤及不引起难以忍受的疼痛的条件下,尽早做轻柔的关节被动或主动活动,维持关节周围组织的灵活性,防止黏连的发生,以缩短功能恢复的时间,增大关节活动范围。

(4) 关节内异物:关节外伤后,关节腔内纤维软骨撕裂,使关节内产生异物,造成关节活动受限等。

(5) 关节疾患:类风湿关节炎、关节僵硬、异位骨化、骨性关节炎等,也将影响关节的活动范围。

(6) 疼痛/保护性肌挛缩:关节损伤后由于疼痛或为了防止进一步的损伤而常常限制关节局部的活动,疼痛还常引发保护性痉挛,其后会产生继发性黏连和挛缩。这将影响关节的主动运动,偶尔也会影响被动运动。

（7）关节长时间制动后：关节周围的结缔组织是由网硬蛋白和胶原组成，这是一种疏松的网状组织，关节损伤后制动将使胶原纤维和网硬蛋白沉积，形成致密的网状结构。受伤后的关节固定两周后就会导致结缔组织纤维融合，使关节运动功能受限。例如肩关节受损后，如不固定，18天内就能恢复，如固定1星期，则需52天才能恢复，如固定2周，需要121天才能恢复，如固定3星期，则需300天才能恢复。因此，应在不损伤、疼痛加重的情况下，尽早进行关节的被动活动。

（二）关节活动范围训练的基本原理

正常关节活动度需要关节、关节囊、韧带、肌肉等组织保持良好的弹性，使结缔组织处于一种疏松的网状状态。这需要每天多次进行全关节活动范围的正常活动才能得以维持。有实验表明制动会对所涉及的骨关节结构造成损伤，影响后期功能的恢复。例如，一项针对膝关节的研究表明，制动所造成的骨与关节结构的损伤包括骨骼肌、韧带、肌腱、关节软骨及半月板等多方面的一系列改变。其中Loitz等对兔后肢制动3周后发现胫前肌腱胶原可还原的交叉连接数量增加，但是肌腱最大拉伸力降低、线性阶段的拉伸应力减少、刚度降低。Okazaki等研究表明家兔膝关节伸直位制动7～14天关节软骨即出现早期退变，28天后中度退变，42天后严重退变。制动所致骨关节早期损伤可通过关节活动范围训练来修复，恢复组织原有的形态和功能；但更长时间或者不合理的制动所造成的严重损伤则恢复困难，后期即便应用关节活动范围训练，也不能完全恢复正常的解剖结构和功能，只能延缓损伤的病理过程，恢复肢体部分功能，因而关节活动范围训练强调应早期进行。

（三）关节活动范围训练方法

有多种分类方法，按照运动力量来源，有主动运动、被动运动；按照运动的连续与否，有连续与间断运动之分；按照是否需要借助器械，有自体运动与器械运动等，但无论采用何种方式，这些训练方法都是以维持正常或改善现有关节活动范围和防止关节挛缩、变形为目的。

1. 被动运动

指由人力或器械的辅助下，不需要患者用力，肌肉不收缩，肢体处于放松状态，完全由外力完成的整个关节活动过程。目的是通过适当的关节被动活动，可保持肌肉的生理长度和张力，保持关节的正常活动范围。被动活动对恢复关节正常的活动范围有较大的帮助，是维持关节正常形态和功能不可缺少的方法之一，特别是对有轻度关节黏连或肌痉挛的患者，进行关节的被动活动训练是十分必要的。对于肌肉瘫痪的患者，在神经功能恢复前应及早进行关节的被动活动，可以达到维持关节正常活动范围的目的。具体操作时，治疗者需根据正常人体各个关节的可动域范围进行。具体到如肩关节，则需进行前屈、后伸，内旋、外旋、内收、外展的全范围被动活动，操作中用力应均匀，动作应缓慢，达到最大可动范围时稍加停顿，反复数遍。

（1）注意事项：在进行关节被动运动时要注意以下原则：① 对于因伤病而暂时不能活动的关节，要尽早地在不引起病情、疼痛加重的情况下进行关节的被动活动，活动范围应尽可能接近正常最大限度的活动。② 关节活动范围的维持训练应该包括身体的各个关节；每天必须进行全方位范围的关节的被动活动（如：肘关节屈曲、伸展，肩关节的屈曲、伸展、内收、外展、外旋和内旋等）。③ 必须熟悉掌握关节解剖学结构、关节的运动方向、运动平面及其各个关节活动范围的正常值等（要求复习解剖学中与关节相关的章节、康复评定学中关节活动范围的测量章节）。④ 每次活动时只活动一个关节，固定的位置尽量接近关节的中心部位。⑤ 对于跨越两个关节的肌群，应在完成逐个关节的活动后，再对该肌群进行牵张。⑥ 对于那些活动受限的关节或长期处于内收、屈曲位的关节，要多做被动牵拉运动，如牵拉跟腱维持踝关节的背屈活动、对屈曲的肘关节做伸展活动等。⑦ 患者的体位应舒适，被固定的部位要稳定、牢固。⑧ 在关节的被动活动之前,要对患者做好解释工作,以得到患者的配合。⑨ 在运动某一关节时,要给予该关节一定的牵拉力,这样可减轻关节面之间的摩擦力,使训练容易进行,并能保护关节,防止关节面挤压。

(2) 持续被动活动 (continuous passive motion,CPM):是关节被动活动范围的一种,CPM 是针对间断活动而言,即被动活动在设计好的活动度内、在一定时间内不间断地进行。因为活动是被动的,活动过程中不会产生肌肉疲劳。通过持续的被动活动促进循环来改善关节营养状况,减少渗出、减轻伤口肿胀,促进伤口愈合,促进关节软骨的愈合和再生,快速恢复关节活动度。本疗法在术后可立即用于患肢,术后当天可根据情况在 20°～30°内活动,以后活动度可视病情改善程度每日或每次训练时进行调整,逐步增大活动范围。

2. 主动关节活动度训练

主动关节活动度是由肌肉随意收缩产生的关节活动范围,通常与肌力训练同时进行。

治疗前根据对患者的 ROM 评价结果决定是否做主动活动或被动活动。治疗中患者应置于正确体位,提供必要的稳定与支撑;每次每个关节做平滑而有节律的活动 5～10 次,或酌情重复;活动可按运动平面进行(额状面、矢状面、水平面),也可按复合平面或功能模式进行。

3. 牵张技术

亦称为牵伸技术,或牵拉技术。是指采用拉长挛缩或短缩软组织的治疗方法,使关节周围挛缩的软组织松弛的一种牵拉矫正方法。常常利用治疗师的手法、训练器具或患者自身的重量、体位等方法进行牵张。其目的主要为改善或重新获得关节周围软组织的伸展性,降低肌张力,增加或恢复关节的活动范围,防止发生不可逆的组织挛缩,预防或降低躯体在活动或从事某项运动时出现的肌肉、肌腱损伤。特别是对已经有轻度关节黏连或肌痉挛的患者,牵伸下的被动活动训练非常有利于改善关节活动范围。根据牵伸力量来源、牵伸方式和持续时间,可以把牵伸分为 3 种:① 外力牵张:(i) 利用患者自身重量的方法;(ii) 利用重物重量的方法;(iii) 利用体位的方法;(iv) 治疗师徒手治疗方法;(v) 利用器械的方法;(vi) 利用拮抗肌收缩的方法。② 自我牵张训练:(i) 髋膝关节屈曲动作的自我牵拉方法;(ii) 髋关节外展外旋动作的自我牵张方法;(iii) 踝关节背屈动作的自我牵张方法;(iv) 腘绳肌的自我牵张方法。③ 机械装置被动牵伸:参见下文牵引技术。

注意事项:① 牵伸前先评估患者;② 患者尽量保持在舒适、放松的体位;③ 牵伸力量的方向应与肌肉紧张或挛缩的方向相反;④ 避免过度牵伸长时间制动或不活动的组织、肿胀的组织或肌力较弱的肌肉;⑤ 当挛缩或缩短的组织具有维持关节的稳定性或使肌肉保持一定力量、增加功能活动的作用时,牵伸应慎重;⑥ 实施时应坚持每日至少 1 次,合并有痉挛及容易引起关节挛缩时应每日数次。

4. 持续关节功能牵引

属于牵引疗法的一种,可以用于改善关节活动范围。它是一种通过持续牵引松解关节周围的黏连组织,但不破坏其组织弹性,来增强关节活动范围的方法。对于已出现短缩的肌肉和活动范围出现受限的关节,如及早进行关节功能位的持续牵引,常可使功能尽快恢复。本疗法禁忌证:骨折未愈合、关节内或周围有炎症、关节在进行牵引或肌肉延长时有锐痛的感觉、严重的骨质疏松患者。

实施方法:① 手法牵引;② 利用重锤滑车等方法做较长时间的牵引;③ 利用骨科治疗床,自行设计方法。

实施关节功能牵引时应注意:① 牵引的力量要稳定而柔和,并应持续一定的时间(一般 5 min 内);② 要根据患者的忍受程度调整牵引的强度;③ 牵引的作用点要准确地落在被牵拉组织张力的最大点上;④ 要在患者关节肌肉完全松弛的状态下进行;⑤ 在患者热敷完关节后,或水疗后进行关节的牵引,效果更好;⑥ 牵引后正常的感觉应该是:患者除了一时性压痛感以外不应再有任何其他不舒服的感觉。如果肌肉关节疼痛或酸麻感持续 24 h 以上,表明牵引的力量过大,应让其休息或减少负荷。

5. 关节松动技术(joint mobilization)

是指治疗者在关节活动允许范围内完成的一种针对性很强的手法操作技术。具体应用时是常利用关节的生理运动和附属运动作为治疗手段,通过徒手的被动运动,利用较大的振幅、低速度的手法,使活动受限的关节副运动(或称为关节间隙运动)恢复到正常的生理状态,从而改善关节运动障碍的治疗方法。目的:减少关节疼痛或增加关节活动度。运动方式:① 生理性运动:是指关节在其自身生理活动允许的范围内发生的运动,是患者能够主动完成的动作。② 附属运动:是正常关节活动范围内具有的关节内或关节周围的动作,但是患者无法主动完成,只能被动完成。这些动作是关节在生理范围之外、解剖范围之内完成的一种被动运动,是发挥正常功能不可缺少的运动,通常自己不能主动完成。

1)原理与作用

关节松动技术原理是建立在关节运动的解剖基础之上的。

首先根据不同关节的分型(根据关节运动轴心数量或自由度大小):① 单轴关节:只有一个自由度,只能绕一个运动轴在一个平面上运动。② 双轴关节:有两个自由度,可围绕两个相垂直的运动轴并在两个平面上运动。③ 三轴关节:有3个自由度,即可在3个互相垂直的运动轴上,做屈伸、内收外展、旋转、环转等多方向的运动。

其次,根据关节运动的种类:① 摆动:指骨骼力臂的动作。包括屈曲、伸直、外展、内收及旋转。动作的范围大小可以用量角器测量,称为关节活动度。② 关节面之间的运动:这些运动可以使骨骼在摆动时达到较大的角度。(i)转动(roll):指一骨骼在另一骨骼上滚动。特点是两骨骼面不吻合,运动中两骨骼面接触点均不相同,转动中产生骨骼的角运动(摆动)。转动的方向与骨骼运动的方向相同(无论是凸面或凹面)。如果只单独发生转动将产生骨骼面一端的压迫及另一端的分离。因此,以此方式被动牵引关节时将产生关节面的压迫,有可能造成关节损伤。功能正常的关节,纯粹的转动是不会单独发生的,一定会伴随滑移及旋转。(ii)滑移(slide):一个骨骼滑过另一骨骼称为滑移。特点是对于单纯的滑动,两骨骼面必须非常吻合,可为扁平或弯曲,一骨骼面上的同一点与相对骨骼面上的不同点接触。单纯的滑移不会发生在关节内,因为事实上两个关节面并非完全吻合。滑移的方向取决于移动面是凸面或凹面。若移动的关节面是凸面,滑移的方向与骨骼产生角运动的方向相反;若移动的关节面为凹面,滑移的方向与骨骼产生角运动的方向相同。这种力学关系称为"凹凸定律",是关节松动技巧决定施力方向的依据。③ 组合运动:特点是关节面越吻合,关节在运动时滑移动作越多。关节面越不吻合,关节在运动时产生的转动越多。肌肉主动收缩移动骨骼时,某些肌肉将导致或控制关节面产生滑移的动作。例如,肩关节外展时,旋转肌的收缩,使得肱骨头部产生向尾端滑移的动作;膝关节屈曲时,腘绳肌的收缩会导致胫骨产生向后滑移的动作。④ 旋转(spin):是指一骨骼在另一骨骼上旋转。特点是骨骼沿一静止的机械轴做旋转。骨骼在旋转时,其运动的骨骼面上的同一点将画出一个圆弧。在关节内,旋转很少单独发生,多半与转动及滑移一起发生。如肩关节屈曲及伸展、髋关节屈曲及伸展和肱桡关节旋前及旋后。

关节松动技术类似于我国传统医学中的手法治疗(推拿或按摩技术),但在理论体系、手法操作及临床应用中,两者均有较大的区别。其主要作用:① 恢复关节内结构的正常位置或无痛性位置,从而恢复无痛、全范围的关节运动。② 关节固定时间过长时,会导致关节软骨萎缩,关节松动术可使滑膜液流动而刺激生物活动,提供并改善软骨的营养。③ 关节固定后,关节内纤维组织增生,关节内黏连,韧带及关节囊挛缩,而关节松动术可维持关节及其周围组织的延展性和韧性。④ 关节受伤或退化后本体感觉反馈将减弱,从而影响到机体的平衡反应。而关节活动可为中枢神经系统提供有关姿势动作的感觉信息。例如:关节松动术不能改变疾病本身的进展,如类风湿关节炎或受伤后炎症期。在这些疾病的情况下,治疗目的一是减轻疼痛,二是维持可用的关节内活动并减少因活动限制所造成的不良结果。

2)关节松动术的适应证及禁忌证

(1)适应证:任何因力学因素(非神经性)引起的关节功能障碍,包括:关节疼痛、肌肉紧张或痉挛、可逆性关节活动降低、进行性关节活动受限、功能性关节制动等。对进行性关节活动受限和功能性关节制动,关节松动术的作用主要是维持现有的活动范围,延缓病情发展,预防因不活动引起的并发症。最佳适应证是关节附属运动丧失继发形成的关节囊、韧带疾病等。

（2）禁忌证：关节活动已经过度；外伤或疾病引起的关节肿胀、渗出；关节的炎症；未愈合的骨折、韧带紧缩或黏连。

3）关节松动术的操作手法

其操作时的手法分为4级。Ⅰ级：治疗者在关节活动的起始端,小范围、节律性地来回推动关节。Ⅱ级：治疗者在关节活动允许范围内,大范围、节律性地来回推动关节,但不接触关节活动的起始端和终末端。Ⅲ级：治疗者在关节活动允许范围内,大范围、节律性地来回推动关节,每次均接触到关节活动的终末端,并能感觉到关节周围软组织的紧张。Ⅳ级：治疗者在关节活动的终末端,小范围、节律性地来回推动关节,每次均接触到关节活动的终末端,并能感觉到关节周围软组织的紧张。

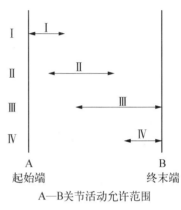

图3-1　关节松动技术分级

上述4级手法中,Ⅰ、Ⅱ级用于治疗因疼痛引起的关节活动受限；Ⅲ级用于治疗关节疼痛并伴有僵硬；Ⅳ级用于治疗关节因周围组织黏连、挛缩而引起的关节活动受限。手法分级范围随着关节可动范围的大小而变化,当关节活动范围减少时,分级范围相应减小；当治疗后关节活动范围改善时,分级范围也相应增大（见图3-1）。

（四）关节活动度训练要点

在掌握好每一种疗法的适应证与禁忌证的基础上,注意以下几点。

（1）注意观察：活动前后观察患者的一般情况,注意重要体征、皮温、颜色、关节活动度的变化,有无疼痛等。

（2）酌情调整：运动出现疼痛时,酌情调整运动范围并记录治疗效果,改进训练方法。

（3）搞好宣教：实施关节松动技术及软组织牵伸技术前,应向患者进行宣教。宣教内容包括本项训练重要性、心理护理等,使患者作好治疗前心理准备。

（4）对症处理：特别是关节松动技术实施中,可能会加重疼痛,实施后也会有一过性疼痛加重的现象,此时,酌情给予止痛药物,或给予局部物理治疗以缓解疼痛。

（5）做好准备：帮助患者做好治疗部位的准备,如局部创面的处理、矫形器、假肢的处置。

三、协调训练

协调功能是人体自我调节,完成平滑、准确且有控制的随意运动的一种能力。所完成运动的质量应包括按照一定的方向和节奏,采用适当的力量和速度,达到准确的目标等几个方面。协调性是正常运动活动的最重要组成部分,也是体现运动控制的有力指标。即使是很简单的动作也需要多组肌肉的参与,在动作的不同阶段作为主动肌、协同肌、拮抗肌或固定肌。协调功能主要协调各组肌群的收缩与放松。动作过程是否准确流畅取决于这些肌肉在速度、幅度和力量等方面的密切协调,同时体现神经系统在不同时间内对各组肌肉运动单位的动员数目和冲动频率的控制作用。协调功能与平衡不同,必须集中注意力,且在多种感受器的共同参与下完成。

协调性训练是以发展神经肌肉协调能力为目的的练习,常用于神经系统和运动系统疾病的患者。它是利用残存部分的感觉系统以视觉、听觉和触觉来管理随意运动,其本质在于集中注意力,进行反复正确的练习。协调性障碍包括深感觉性、小脑性、前庭迷路性及大脑性的运动失调,帕金森病及由于不随意运动所致的协调性障碍。

(一) 常见协调功能障碍的分类与表现

常见协调功能障碍主要有前庭性共济失调、感觉性共济失调、小脑性共济失调。协调功能障碍的表现:① 辨距不清;② 动作分解;③ 轮替动作失调。

(二) 协调训练原理

控制和协调能力两者密不可分,但并非完全相同。控制和协调能力练习的目的是形成感觉印象和运动程序,两者存储与大脑中,进而产生动作。当中枢神经系统受损时,可通过未受损神经元的侧枝生长,或者其他神经元或神经通路的替代,在受损区域外的其他地方重新形成感觉印象和运动程序。当中枢神经系统未受损,而下运动神经元或软组织疾病导致运动障碍时,通过练习可重新启用正常情况下被抑制的神经通路。学习控制和协调能力最主要的是重复;如果一种动作重复得足够多,这种过程将被学会并储存,并且在不断重复的过程中,完成这种动作所花费的精力会越来越少。

(三) 协调训练方法

1. 训练要点

一定要结合所要完成的具体练习任务,采取单个动作练习,或相关动作组合练习:① 可指导患者利用一些生活动作来辅助强化协调动作,例如可采用作业疗法、竞赛等趣味性方法进行训练;② 操练时切忌过分用力,以避免兴奋扩散,因为兴奋扩散往往会加重不协调。

2. 训练方法

协调性训练是让患者在意识控制下,训练其在神经系统中形成预编程序,自动的、多块肌群协调运动的记忆印迹,从而使患者能够再现多块肌肉协调、主动运动形式的能力,而且比单块肌肉随意控制所产生的动作更迅速、更精确、更有力。协调性练习已广泛用于深部感觉障碍,小脑性、前庭迷路性和大脑性运动失调,以及一系列因不随意运动所致的协调运动障碍。协调训练的基础是利用残存部分的感觉系统以及利用视觉、听觉和触觉来管理随意运动,其本质在于集中注意力,进行反复正确的练习。主要方法是在不同体位下分别进行肢体、躯干、手、足协调的活动训练,反复强化练习。可以采用单块肌肉训练法,或者多块肌肉协调动作的训练。例如,① 双侧上肢的交替运动。② 双侧下肢的交替运动。③ 定位、方向性训练。④ 全身协调性训练(功率自行车、打篮球)。⑤ 水中运动。⑥ 弗伦克尔训练法(Frenkel 法):弗伦克尔设计了对本体感觉消失所致的步态失调的训练治疗方法。主要采用卧位、坐位、立位和步行 4 种姿势。其要点在于,训练时患者集中注意力,学会用视觉代替消失的本体觉。⑦ 本体感觉促进技术(PNF):详见神经生理技术。

总之,协调训练的方法要适合患者现有功能水平。训练顺序是:先易后难、先卧位、坐位,再立位;先单个肢体、一侧肢体(多先做健侧或残疾较轻的一侧),再双侧肢体同时运动;先做双侧对称性运动,再做不对称性运动;先缓慢,后快速;先睁眼做,再闭眼做。上肢着重训练动作的准确性、节奏性与反应的速度,下肢着重训练正确的步态。

3. 临床应用范围

适应证:① 大脑性、小脑性、前庭迷路性、深感觉性协调运动障碍及帕金森病和不自主运动等疾病。② 上运动神经元疾病及损伤引起的偏瘫、截瘫和四肢瘫痪。③ 下运动神经元疾病及损伤(多发性神经炎、脊髓灰质炎等)引起的运动及协调运动障碍。④ 运动系统伤病患者。

四、平衡训练

平衡是指人体所处的一种相对稳定状态。平衡能力是人体在静止、运动或者在受到外界干扰的时候，能够自动地调节以维持这种稳定性的能力。平衡训练指改善人体平衡功能为目的的康复性训练，用以锻炼本体感受器、刺激姿势反射，适用于治疗神经系统、前庭器官或肌肉骨骼病变所致的平衡功能障碍。通常利用平衡板、平衡木或在窄道上步行、身体移位运动、平衡运动等方式进行练习。训练内容主要包括静态平衡（即在安静坐或立位状态下能以单侧及双侧负重而保持平衡）及动态平衡（包括自动动态，他动动态平衡）。自动动态平衡指患者自己取坐或立位时，自己改变重心的平衡功能；他动动态平衡指患者在外力破坏其平衡的作用下，仍能恢复平衡。

（一）平衡功能障碍的原因

导致平衡功能障碍的原因很多，大体可分为三大类：

1. 中枢性平衡障碍

例如，脑损伤、脊髓损伤、视觉障碍、前庭系统障碍、本体感觉障碍、精细触觉障碍、肌张力障碍、感觉输入障碍、交互支配或交互抑制障碍等神经系统整合作用障碍。

2. 周围性平衡障碍

肌力与耐力障碍（躯干肌，上、下肢肌）；关节的灵活性和软组织的柔韧度下降（关节挛缩、肌腱短缩、关节强直、关节软组织黏连、关节脱位、下肢骨折、关节疼痛、关节变形、异位骨化等）。

3. 颈椎性平衡功能障碍

颈椎在人体调节平衡功能中也起至关重要的作用，当颈椎病存在时，颈椎活动度下降，人体姿势调节出现障碍，特别是脊髓型颈椎病的患者，步态异常及感觉障碍等，都可引发平衡功能障碍。

（二）平衡训练原理

（1）平衡至少包括了两个方面的内容：一是人体重心分布合理对称，并且能够在静态，动态环境下都能保持这种稳定的状态；二是身体重心在平衡维持过程中的稳定性，重心摆动幅度小。

（2）支持面与平衡的关系：支撑面积大，稳定性好，易维持平衡。

（3）支持面与重心的关系：重心越低，稳定性好，易维持平衡。

（4）人体平衡功能需要外周本体感受器、外周运动效应器（肌力、骨关节）以及神经传感、前庭功能完好方能维系。

（5）平衡功能的特征：通过训练，人体平衡功能是可以提高的。例如，走钢丝者，经过反复训练可以获得超常的平衡能力。

由上可得出，平衡训练原则：① 支撑面积由小变大；② 从静态平衡到动态平衡；③ 身体重心由低向高；④ 从自我保持平衡到破坏平衡的维持；⑤ 注意力从集中到不集中；⑥ 从睁眼到闭眼；⑦ 破坏前庭器官的平衡维持。

（三）平衡训练方法

1. 训练顺序

① 坐位（长坐位→端坐位）→手膝位→爬行位→双膝跪位→单膝跪位→立位→行走；② 最稳定体位→最不稳定体位；③ 支持面积：大→小；④ 身体重心：低→高；⑤ 静态→动态；⑥ 睁眼→闭眼；⑦ 有头颈参与→无头颈参与。

2. 平衡训练要点

① 训练时要求患者放松,消除紧张及恐惧心理。② 训练必须由易到难,注意保护,并逐步减少保护。③ 训练时所取的体位应由最稳定的体位,逐渐过渡到最不稳定的体位。身体的重心由低到高,由注意保持平衡到不注意也能保持平衡,由睁眼训练保持平衡过渡到闭眼的平衡训练。

3. 训练方法适应证及禁忌证

适应证:神经系统及前庭系统引起的平衡障碍。

禁忌证:重度痉挛、伴有高血压、冠心病者;严重认知损害不能理解训练目的和技能者;骨折、关节脱位未愈者;严重疼痛或肌力、肌张力异常而不能维持特定级别平衡者。

(四) 临床应用注意事项

(1) 训练过程中认真做好评定工作,训练中尽可能利用姿势镜、利用口令,注意利用姿势反射,可在臀下垫一小枕来矫正平衡。训练前,首先进行髋、膝关节的牵伸训练。

(2) 充分理解训练的原理和方法,根据情况选择和设计合适的治疗方案和方法。要能够不违背原则而又不拘一格。

(3) 训练过程中注意安全保护。

(4) 配合其他的训练方法,如物理因子治疗、作业疗法等。

五、体位转换训练

体位转移是指人体从一种姿势转移到另一种姿势的过程,包括卧位的翻身训练(仰卧位与侧卧位的相互转换)、由卧位到坐位的转换及由坐位到立位的转换、轮椅与床、轮椅与坐便器之间的转移等。

(一) 体位转换训练原理

(1) 遵循中脑水平迷路翻正反射、颈翻正反射、腰翻正反射的发生顺序,进行卧位翻身训练。

(2) 应用躯体生物力学的原理进行转换训练:① 尽可能在较大支撑面(基面)进行操作(支撑面也称为基面,是指支撑一件物体的底部平面。支撑面越大,物体就越稳定)。② 搬移时尽可能维持人体中心线于基面范围内(物体的重心中心是物体的平衡点,人体的重心位于第2腰椎,重心线垂直穿过重心点;当身体继续前屈时,重心线向前移动,重心线落在基地面以外,会造成不稳定姿势,若以这种方法扶起患者对双方都有危险)。③ 操作者自身保护:(i) 双脚分别向前后及外侧分开,屈曲膝部,维持重心线于基面范围内,以避免腰背损伤并可保持平衡,用这种姿势转换患者较为容易。(ii) 被转换的患者与治疗者的身体一起转换时,利用股四头肌的伸膝力量而不是单纯地靠腰背肌力量站起来。(iii) 在转换过程中保持腰背挺直而屈膝蹲下,这种方法可避免治疗者扭伤腰背,保护自己。

(二) 分类

1. 主动体位转移

是指患者不需要任何外力帮助,能够按照自己的意志和生活活动的需要,或者根据治疗、护理以及康复的要求,通过自己的能力转换移动,使身体达到并保持一定的姿势和位置。

2. 助动体位转移

是指患者在外力协助下,通过患者主动努力而完成体位转变的动作,并保持身体的姿势和位置。

3. 被动体位转移

是指患者依赖外力搬运变换体位,并利用支撑物保持身体的姿势和位置。

(三) 适应证与禁忌证

1. 适应证

(1) 辅助的转换训练适应证：脊髓损伤、脑血管意外、脑外伤等上运动神经元损伤后，肢体部分或完全瘫痪，完成转换动作相关的主要关键肌肉的肌力低于 2 级，无法完成独立转换和生活自理的患者。

(2) 独立的转换训练适应证：脊髓损伤、脑血管意外、脑外伤、脊髓灰质炎等上运动神经元损伤后，肢体部分或完全瘫痪，完成转换动作相关的主要关键肌肉的肌力达到 2～3 级，要求恢复独立转换能力和提高生活自理能力的患者。

2. 禁忌证

(1) 辅助的转换训练禁忌证：合并其他情况，如骨折未愈合、关节不稳或脱位、骨关节肿瘤、重要脏器衰竭、严重感染和其他危重情况等。

(2) 独立的转换训练禁忌证：合并较为严重的认知功能障碍不能配合训练者，其余同辅助的转换训练禁忌证。

(四) 体位转移方法与注意事项

1. 体位转移方法

(1) 训练方法：① 各种体位下的训练，均应先由治疗师辅助患者练，然后鼓励患者自己练习。② 训练顺序均应按照转动头→转动上半身→转动下半身的顺序进行训练。

(2) 训练要点：体位转换训练要点：① 每次训练时仅给予最小辅助，并依次减少辅助量，最终使患者独立翻身。② 向患者分步解释动作顺序及要求，以获得患者主动配合。

仰卧位→侧卧位的翻身训练要点：① 治疗师辅助下仰卧位→侧卧位的翻身训练：患者仰卧，治疗师跪或坐于患者要转向的一侧。先转动患者的头部，使其面向治疗师，再转动其上肢及上半身，然后转动其下半身及下肢。再帮助患者转向另一侧。② 独立的仰卧位→侧卧位翻身训练：患者先将头转向要翻的一侧，再将对侧的上下肢跨到要翻的一侧，然后转身翻过去。

2. 注意事项

① 根据需要，选择适当体位及转移的方式、方法、范围等。② 转移前，向患者和家属说明转移的要求和目的，取得患者和家属的理解和配合。③ 转移中，应做到动作协调轻稳，不可拖拉，并鼓励患者尽可能发挥自己的残存能力，同时给予必要的指导和协助。④ 转移后，确保患者舒适、稳定和安全，并保持肢体的功能位。⑤ 尽量让患者独立完成体位转移，被动转移应作为最后选择的转移方法。⑥ 残疾较重和认知障碍患者，不要勉强进行独立转移活动。⑦ 转移距离过远时，难以依靠一个人的帮助完成；转移频繁时，不便使用升降机。

3. 以偏瘫为例的体位转换训练

1) 独立翻身法

(1) 偏瘫患者从仰卧位到患侧卧位：患者仰卧，双侧髋、膝屈曲，双上肢 Bobath 握手伸肘，肩上举约 90°，健上肢带动患上肢先摆向健侧，再反方向摆向患侧，以借摆动的惯性翻向患侧。

(2) 偏瘫患者从仰卧位到健侧卧位：患者仰卧，健足置于患足下方。双手 Bobath 握手上举后向左、右两侧摆动，利用躯干的旋转和上肢摆动的惯性向健侧翻身。如图 3-2 所示。

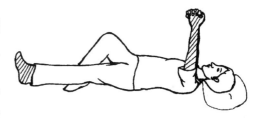

图 3-2　向健侧翻身

2) 卧位与坐位转移法

(1) 偏瘫患者独立从健侧坐起：① 患者健侧卧位，患腿跨过健腿。② 用健侧前臂支撑自己的体

重,头、颈和躯干向上方侧屈。③ 用健腿将患腿移到床缘下。④ 改用健手支撑,使躯干直立。如图 3-3
所示。

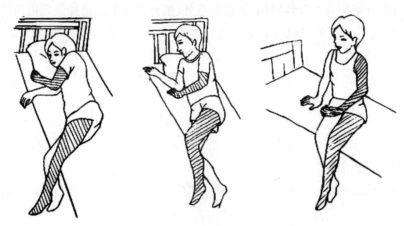

图 3-3　从健侧起坐

　　(2) 偏瘫患者独立从患侧坐起:① 患者患侧卧位,用健手将患臂置于胸前,提供支撑点。② 头、颈和
躯干向上方侧屈。③ 健腿跨过患腿,在健腿帮助下将双腿置于床缘下。④ 用健侧上肢横过胸前置于床面
上支撑,侧屈起身、坐直。如图 3-4 所示。

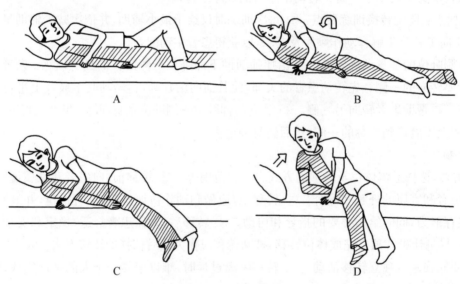

图 3-4　从患侧起坐

六、运动处方

　　运动处方多种多样,分类方法也各式各样,并且在实施过程中,存在着多种运动处方的变式。根据应
用的对象和锻炼的目的,一般有如下种类:① 竞技性运动处方:用于提高运动员身体素质和运动技术水
平的训练方案。② 预防性(保健性)运动处方:适合一般健康人,包括中老年人在内的人群,用以增强体
质,预防疾病和提高健康水平。③ 治疗性运动处方:用于慢性疾病患者及患者创伤康复期的锻炼,能提高
疗效,加速疾病的康复。

　　选择适宜的运动方案,进行科学训练,才能发挥运动对人体的有益作用。运动处方与药物处方一样,
必须根据个体病变性质、程度、体能等情况的评定,来制定运动方式、持续时间、频度和进展速度,并以处方

形式确定下来。

1. 制定运动处方的原则

① 个体化：考虑年龄、性别、体能、疾病性质以及程度的差异。② 渐进性：按照运动训练产生的生理性反应，如开始阶段、适应阶段和维持阶段等，逐渐进行。③ 持续性：运动训练产生的有益效应不是永久的，停止运动 2 周后，原有的效应便开始逐渐减退，故康复运动训练的目的是使患者长期坚持运动。④ 可变性：运动处方实施过程中应根据健康状况定期进行调整。

2. 运动处方的内容

运动处方的内容一般包括运动目的、运动项目、运动强度、每次运动持续的时间、运动频率和注意事项等 6 个方面。

1）运动目的

根据年龄、性别、职业、爱好、习惯和体质健康状况的不同，健身者的锻炼目的各不相同，因而开出的运动处方也不同。运动的目的可以有：预防疾病，强身健体，健美减肥，休闲消遣及提高身体素质，提高运动成绩等。

2）运动项目

应根据锻炼目的而定，一般包括以下项目。

（1）耐力性项目（有氧运动项目）：此类运动项目能有效增强或改善心血管系统和代谢功能，提高体能，预防冠心病、肥胖症和动脉粥样硬化等病证。锻炼的项目有快走（步行）、慢跑、骑自行车、游泳、爬山、跳绳、划船、登楼梯、滑冰和滑雪等。国外运动医学专家对经常参加体育运动的老年人进行体检时发现，参加健身跑、游泳、自行车运动锻炼的老年人的心肺功能要比从事其他运动项目的老年人好。

（2）医疗体操（呼吸操、矫正体操等）：适用于患有某种慢性疾病和创伤康复期的中老年人或患者。如慢性支气管炎、肺气肿患者，可进行呼吸操锻炼；内脏下垂着，可进行腹肌锻炼；截瘫患者的轮椅训练，截肢患者的上、下肢训练；脊柱畸形或扁平足患者进行的矫正体操；四肢骨折康复期的功能锻炼等。

（3）放松性训练：此类项目有调节神经系统，放松精神和躯体，消除紧张和疲劳，防治高血压和神经官能症的作用。锻炼的项目和方法有气功、打太极拳、练习瑜伽、散步、保健按摩和放松体操等。

（4）力量性项目：力量性练习能增强肌肉力量和耐力，防止关节损伤，改善机体有氧代谢能力和增强体力。锻炼的方法有抬腿、举手、平足站立、下蹲起立、哑铃和举重练习等。

（5）柔韧性练习：针对老年人容易发生关节僵硬和疼痛的情况，常常不是由关节炎症引起，而是缺乏运动所致；经常作一些柔韧性练习，可以活动关节，增强关节的柔韧性和灵活性，延缓关节硬化。锻炼的项目有太极拳、八段锦、武术、柔软体操和伸展性练习等。

3）运动强度

运动强度是运动处方中最重要的部分，目前运动强度的衡量有多种形式。

（1）最大摄氧量（VO_{2max}）：$60\%\sim80\%\,VO_{2max}$ 一般是理想的运动强度，对于年老且有心脏病者低于 $50\%\,VO_{2max}$ 较为安全且有效。

（2）心率（HR）：因心率和运动强度之间呈线性关系，故心率是一个反应运动强度的直接且简便的指标。为获得运动效果，选择安全、适宜的运动心率称为目标心率或靶心率。靶心率的计算方法有卡翁南（Kavonen）公式：靶心率＝（最大心率－静息心率）$(0.6\sim0.8)$＋静息心率。其中，$0.6\sim0.8$ 是适宜强度系数，通常认为以 $60\%\sim70\%$ 最大心率训练是较合适的运动强度，亦即 $60\%\sim80\%$ 最大心率储备。（或采用简易公式，靶心率＝170－年龄。）

（3）代谢当量（METs）：运动强度还可采用代谢当量（METs）来表示，它是安静坐位代谢水平的倍数 $[1\,MET=3.5\,ml/(kg\cdot min)]$，以 METs 值表示运动强度的范围为 $3\sim20$ METs 之间，运动开始时规定的运动强度,应比其靶心率时的 METs 值低 1 MET,直到适应运动为止。运动处方中应用 MET 最常用的方法是查相关的活动 METs 表(见表 3-1)。

表 3-1　常用日常生活、娱乐及工作活动的代谢当量表

生活活动	METs	职业活动	MET	娱乐活动	METs
自己进食	1.4	秘书	1.6	打牌	1.5～2.0
坐厕	3.6	机器组装	3.4	拉小提琴	2.6
穿衣	2	砖瓦工	3.4	有氧舞蹈	6
站立	1	织毛衣	1.5～2.0	跳绳	12
洗手	2	写作(坐)	2	网球	6
淋浴	3.5	焊接工	3.4	乒乓球	4.5
上下床	1.65	油漆工	4.5	桌球	2.3
扫地	4.5	开车	2.8	弹钢琴	2.5
拖地	7.7	缝纫	1.6	吹长笛	2
铺床	3.9	木工	4.5	打鼓	3.8
做饭	3	挖掘工	7.8	羽毛球	5.5
散步(4 km/h)	3			游泳(慢)	4.5
下楼	5.2			游泳(快)	7
上楼	9				
跑步(9.7 km/h)	10.2				
骑车(慢速)	3.5				
骑车(快速)	5.7				

(4) 无氧阈值(AT):临床上一般用气体代谢分析仪测定无氧阈值。AT 是选择理想运动强度的指标之一,可用来客观评价运动疗法的效果。

(5) 自觉劳累分级(rating of perceived exertion,RPE):RPE 对分级运动反应与心肺和代谢指标,如摄氧量、心率、肺通气量和血乳酸浓度有关。RPE 是持续强度运动中用力水平可靠的指标,可用来评定耐力训练的运动强度。

(6) 谈话水平(conversational exercise or talk test):在运动时谈话而不伴有明显气短的运动强度,即为产生运动效果的适宜强度。

以上 6 种指标在制定心脏康复运动处方时都较为常用。运动处方的其他 3 个方面有很大的灵活性。

4) 每次运动持续时间

有持续和间歇运动之分,持续运动除准备活动和整理活动外,时间为 15～60 min,一般为 20～30 min。持续运动训练的优点是能较快改善心血管功能,时间长短与运动强度成反比。在运动的第一周应进行中等强度运动 20～30 min,两周后产生正常运动反应,运动时间逐渐延长到 45 min。间歇运动为运动和休息交替进行,但其合起来的运动时间至少不应低于规定的运动持续时间,运动与休息的时间比例为 1：1。对惯坐者和体适能低的人应该从小强度短时间(20～30 min)运动开始逐渐增加。

5) 运动频率

取决于运动强度和每次运动持续的时间。由于人体对训练刺激做出反应需要时间,有的人甚至需要 24 h 以上,在进行很长时间的运动中,需要一定的时间来消除疲劳,以恢复运动所消耗的体内能量储备水平。根据需要和功能状态,每周可以 3～7 次。功能状况<3 METs,每次运动 5 min,每天运动几次。功能在 3～5 METs 时,每天运动 1～2 次;功能在 5～8 METs 时,每周至少运动 3 次。每日运动可产生较好的训练效应。

6) 运动的进展速度

可分 3 阶段：① 开始阶段：应包括伸展体操和低强度的有氧运动，这些活动不易引起损伤和肌肉酸痛。开始阶段的运动持续时间至少 10~15 min，然后逐渐增加；此阶段持续 4~6 周。② 改善阶段：与开始阶段不同，参加者可较快的进展。运动强度在 2~3 周内逐渐增加到 60%~80% 的最大功能水平。③ 维持阶段：常在运动训练 8 个月后开始。在此阶段参加者的心肺功能达到满意水平，对继续增加运动负荷不感兴趣，要求运动负荷保持不变和维持健康状态。运动方式除步行、慢跑外，应增加有兴趣的不同种类的活动，可以避免因重复活动乏味而中断运动。

7) 注意事项

在实施运动处方中必须注意两个问题：① 要循序渐进：在任何情况下都要强调开始时宁少勿多。从简单运动开始以渐进的方式逐渐增加难度和强度。② 要做好准备活动和整理活动：在运动开始时，轻微的运动及伸展比实际活动更重要，它们可以用来改善从休息到运动状态的转变。在刚开始运动时，要逐渐增加活动强度，一直到能达到适宜强度为止。伸展运动能增加关节活动度和下背柔软度，这些都应包括在准备活动中。在活动进行到最后时，大约要有 5 min 的整理活动，这样可使呼吸和心跳恢复到正常值；这在运动进行中是十分重要的，可以减少运动结束后产生的低血压。

七、易化技术(facilitation techniques)

又称为神经发育疗法、神经生理疗法、促进技术或促通技术。这是一大类根据神经生理与神经发育的规律，应用促进或抑制方法改善脑病损者功能障碍的系列康复技术，主要适用于偏瘫、脑瘫及神经精神发育迟缓者等。目前，康复医疗中较常用的易化技术有：Brunnstrom 法、Bobath 法、Rood 法及神经肌肉本体促进法(简称 PNF)等。

(一) 易化技术原理

人类神经功能发育的自然规律是从低级逐步向高级发展的，因而中枢神经有低级中枢及高级中枢神经；一些早期发育形成的原始反射活动，如吸吮反射、抓握反射、站立反射等，在高级神经中枢发育完善后被控制和抑制。而一旦高级神经中枢受到损害，其对低级神经中枢抑制减弱或丧失，低级神经中枢重新兴奋活跃而再现上述原始反射，出现各种神经系统阳性体征。神经肌肉易化技术是 20 世纪 40 年代由于基础医学特别是神经发育学、神经生理学研究的深入，加速了对脑损伤后运动控制障碍治疗技术和方法的临床研究。其典型代表为 Bobath 技术、Rood 技术、Brunnstrom 技术等，它是遵从人类神经发育规律和神经生理特点，采用促进和抑制方法来改善中枢神经系统损害所造成的功能障碍。换言之，易化技术是利用各种方式刺激运动通路上的神经元，调节其兴奋性，以获得正确的运动控制能力的一类康复治疗方法。

易化技术的共同理论基础：中枢神经系统具有可塑性，即大脑在损伤后可以自行调整以代偿损伤的功能。易化技术就是要调动这种"人体的潜能"，运动(输出)可以由各种感觉(输入)来重新建立大脑中枢的兴奋区域，继而反馈性的调整或重建运动功能。

(二) 常用方法

1. Bobath 技术

Bobath 是由英籍德裔物理治疗师 Berta bobath 和她的丈夫 Karel Bobath 提出的一种主要治疗偏瘫患者和脑瘫患儿的训练方法，其基本点是通过抑制不正常的姿势、病理反射或运动模式，尽可能地诱发出正常的运动及改善和恢复对运动的控制，逐步体验正常运动模式，达到提高患者日常生活作能力。其主要技术要点如下。

1）反射性抑制体位摆放

中枢神经系统受损后，患者肢体痉挛状态以屈肌和伸肌共同模式出现，在康复早期把患者体位放置于反射性抑制体位。反射性抑制体位是抑制肌张力和姿势的一种有效方法。偏瘫患者仰卧呈良姿位（参见本书脑卒中康复一节），上肢肩胛带应处于下降外展、肩关节呈外展、外旋，肘关节伸展，伸腕，指和拇指外展位置，下肢髋关节处于微屈曲、内旋，膝关节微屈曲，足背屈。肩和髋是相反模式，肩外旋和髋内旋。坐位时头部保持直立位，躯干直立双手互握放置体前，双腿微分开，双足足尖向上放置于床上。

2）Bobath 式握手

让患者双掌心相对十指交叉相握，患侧拇指在健侧拇指上方。目的是防止前臂旋前，使屈曲的拇指有较大外展，并促进伸腕伸指。

3）控制关键点

关键点（key point）是指人体某些特定部位，这些部位对身体其他部位或肢体的肌张力具有重要影响。治疗中通过手法操作来抑制异常姿势反射和肌张力，引出或促进正常肌张力、姿势反射和平衡反应。对关键点控制是 Bobath 手法操作的核心。它是 Bobath 专为改变患者异常运动模式，降低痉挛，引导患者所需活动的操纵部位。中部关键点包括头部、躯干、胸骨中下段，近端关键点如上肢肩峰、下肢髂前上棘，远端关键点如上肢拇指、下肢蹋趾。

操作时应按照运动发育顺序训练。基于人体的正常发育过程，由头到脚，由近端到远端。遵循先从运动控制中心点（躯干）缓解肌张力开始，然后上肢由肩到手，下肢由髋到足的顺序缓解痉挛。躯干肌痉挛缓解具体操作方法是：通过被动牵拉患侧躯干，被动做躯干的屈曲伸展和旋转动作来完成。

4）反射性抑制

反射性抑制是抑制肌张力和姿势的一种有效方法，常用反射性抑制模式如下：

（1）头过伸位可降低屈肌张力，增加伸肌张力。头过屈位降低伸肌张力，增加屈肌张力。

（2）肢体内旋可抑制伸展，肢体外旋可抑制屈曲，上臂（肩）水平外展或斜向伸展可抑制颈、前臂和手的屈曲。将上臂高举过头，可易化髋和躯干的伸展。屈髋、屈膝同时外展髋关节可抑制躯干、头和四肢的伸肌张力。

（3）平衡反应：平衡反应是维持全身平衡的重要反应。当人体突然收到外界刺激发生重心变化，四肢和躯干会出现自动运动，以恢复重心回到原来的稳定状态。例如一个人当站立或坐位时，身体突然收到外来推动会不自主地伸出上肢或下肢来保持重心平衡。治疗师利用上述原理对患者前后胸保护性推动，反复诱发平衡反应，逐渐增加力量和速度。

（4）调整反应：属静态反应，是人体偏离正常姿势时会自发地出现恢复正常姿势的动作，即头部对躯干位置、四肢对躯干位置恢复到正常的一系列反应。

（5）视觉翻正反应：利用视觉纠正异常姿势，保持正常体位。

（6）迷路翻正反射：身体倾斜时，头部自动保持独立垂直位。

（7）感觉刺激：利用感觉刺激治疗低张及感觉障碍的患者以调整肌肉紧张度。基本内容是触觉和本体感刺激。方法：① 加压或负重：用以诱发和增强姿势性张力，增加患者对病肢感知及肢体稳定性，但痉挛患者不宜。② 放置及保持：将肢体放置在一定位置上平衡控制，停留一段时间，如取仰卧位让患者患侧下肢抬高至 40°随即停止片刻再继续重复。③ 叩打：用力叩击可增强肌张力，叩打对改善坐位、站立平衡具有一定意义。④ 轻推：压迫性轻推，向不同方向推拉身体或交替轻推改变姿势、变换重心，提高随意运动准确性和稳定性，用以增加肌张力。抑制性轻推激活由痉挛拮抗肌交互抑制所造成的肌无力。

脑损伤后，一些原始反射被强化，给日常生活和肢体活动带来困难。在康复训练中应合理应用这些病理姿势反射来缓解肌张力,配合康复训练。如促进伸肘反应有:① 紧张性迷路反射在仰卧位促进伸肌收缩。② 利用不对称紧张性颈反射,头转向患侧,能降低患者屈肌群张力,增加伸肌群张力。③ 前臂旋转,旋前促进伸肘,旋后促进屈肘。④ 紧张性腰反射,躯干转向健侧,健肘屈曲患肘伸直。在进行伸肘训练时可选择性应用上述姿势反射,患者就能较容易完成动作达到治疗目的。

2. Brunnstrom 技术

Brunnstrom 技术由瑞典物理治疗师 Signe Brunnstrom 于 20 世纪 50 年代对偏瘫患者的运动功能长时间临床观察总结并提出的方法。该方法集中在脑卒中后偏瘫的评定和治疗上,尤其以评定方法最为著名。偏瘫恢复 6 阶段理论被广泛应用且指导中风康复临床工作(参见本书脑卒中康复)。Brunnstrom 认为,中枢神经系统损伤后失去对正常运动控制能力,出现的肢体共同运动、原始姿势反射和联合反应可看做个体发育早期的正常过程或作为疾病正常恢复顺序的一部分并加以利用。主张早期利用异常运动模式诱发出肢体运动反应。当痉挛发生后再诱导患者逐步脱离异常运动模式向正常复杂的运动模式发展,从而达到随意自主运动的目的。它与 Bobath 不同的是,Bobath 认为脑卒中后出现刻板共同运动和联合反应都是异常运动模式,应设法抑制和避免,而 Brunnstrom 则认为这些动作在运动发育早期是正常存在的。这些运动模式是正常随意运动恢复之前的必经阶段,故在恢复早期(Ⅰ~Ⅲ期)应当帮助患者去控制和利用这些模式以获得一些运动反应,然后逐渐修正回归到正常运动模式。

表 3-2　Brunnstrom 肢体功能恢复阶段

Ⅰ阶段	急性发作后,患肢失去控制,运动功能完全丧失-弛缓期
Ⅱ阶段	约在发病两周后出现运动,此运动伴随着痉挛、联合反应、联带运动-联带运动期
Ⅲ阶段	痉挛进一步加重,运动达到高峰-痉挛期
Ⅳ阶段	痉挛开始减弱,出现一些脱离联带运动的分离运动-部分分离运动期
Ⅴ阶段	痉挛明显减弱,联带运动减轻,以分离运动为主-分离运动期
Ⅵ阶段	联带运动及痉挛消失,协调与速度大致正常-正常阶段

1)中枢神经系统异常运动模式及常见原始反射

(1)共同运动:指偏瘫患者期望完成某项活动时引发的一种组合运动,没有选择性运动。由于肌张力太高甚至痉挛而且是定型的,不能选择控制所需肌群,它只能遵循一种固定模式来活动,所以它又是不随意的。偏瘫患者上肢屈肌共同运动模式和下肢伸肌共同运动模式,这种模式严重妨碍肢体功能活动完成。例如偏瘫患者当抬起上肢进行肩关节主动屈曲时会引发上肢多关节共同屈曲动作,使上肢无法伸肘。

(2)联合反应:偏瘫时患侧完全不能产生随意收缩,但当健侧肌肉用力收缩时可引发患侧肌肉收缩;这种反应是与随意运动不同的异常反射活动,其兴奋可波及患侧,引起患侧肌肉收缩。表现为肌肉活动失去意识控制,并伴随着痉挛出现;痉挛程度越高,联合反应越强烈。

(3)原始反射:① 对称性紧张性颈反射(symmetrical tonic neck reflex,STNR):是颈部关节和肌肉受到牵拉所引起的个体反射。表现为当颈后伸(抬头)时两上肢伸展、两下肢屈曲;颈前屈(低头)时两上肢屈曲、两下肢伸展。也就是说,颈后伸能增加上肢及躯干伸肌活动,降低上肢屈肌张力及握力。② 非对称性紧张性颈反射(asymmetrical tonic neck reflex,ATNR):是指当身体不动,头部左右转动时,头部转向一侧伸肌张力增高,肢体容易伸展。另一侧屈肌张力增高,肢体容易屈曲,如同拉弓箭一样,故又称拉弓反射。

2)基本技术及训练

以上肢为例,简述分期训练方法。

(1)Ⅰ~Ⅱ期:该阶段是肌迟缓向痉挛增强状态的过渡阶段。发病两周出现痉挛和共同运动,此阶段主要是促进产生或利用共同运动,直到控制部分共同运动。早期也可适当运用联合反应诱发患肢的兴奋性,提高肌肉紧张度。① 通过对健侧肢体活动施加阻力引起患肢联合反应。如患者仰卧,健侧上肢伸直,用力前屈抵抗物理治疗师施加的阻力,通过联合反应即可引出。面部如再转向患侧,由于 ATNR 缘故,患侧上肢伸直将进一步加强。② 通过轻叩上中斜方肌,菱形肌和肱二头肌引出屈肌共同运动,轻叩三角肌牵拉前臂肌群引出伸肌共同运动。

(2)Ⅲ期:该阶段上下肢痉挛程度到达高峰。重点加强肩和肘功能训练,尤其是学会控制肢体屈伸共同运动促进伸肘。① 利用紧张性腰反射,躯干转向健侧,健肘屈曲患肘伸直。② 着手开展诱导患者分离运动:将肢体屈伸共同运动与功能活动结合起来。例如当训练偏瘫患侧肩关节做屈曲动作时,患者通常以屈曲痉挛模式来完成。因此,治疗师在训练中不应该立即或同时打破所有的痉挛模式,而是利用一部分肘关节和手的模式先诱导患侧肩关节部分地脱离痉挛。如让患者屈曲肩关节同时,努力把患手接触自己嘴唇或放置于对肩的部位,这样患者动作与日常生活动作结合起来完成上肢屈曲,并使肩关节运动也部分脱离痉挛模式(肩关节屈曲外展外旋)。主动运动控制能力加强,分离运动充分后,再自由控制单个或多个关节正常随意运动。③ 双侧抗阻划船训练:这是 Brunnstrom Ⅰ～Ⅲ 阶段很有用的训练。它利用了来自健侧肢体和躯干的本体冲动的促进效应,这种效应对患肢的屈伸和脑卒中后患者难以进行的推拉或往返运动都有良好的促进作用。其法是患者与 PT 师面对面坐着,相互交叉前臂握手,做划船时推拉双桨把手的动作,让患者推时前臂旋前,拉时前臂旋后,PT 师对其健肢施加阻力待患肢也有运动后酌情也给予阻力。

(3)Ⅳ～Ⅴ期:该期是运动恢复阶段,痉挛及共同运动逐渐减弱,随意运动效果增加。此期主要加强随意运动训练,使运动从共同运动模式中摆脱出来,诱导主动运动出现。例如训练患手放在腰后部,在座位上被动移动患手触摸后背或试用手背推摩同侧肋骨。此动作不仅在沐浴、穿衣、从后裤袋中取物等功能活动中很重要,而且能使胸大肌的作用从伸肌共同运动中摆脱出来。训练肩前屈 90° 使伸直上肢前平举,让患者保持该姿势的同时在前中三角肌上拍打,如能保持住让患者稍降低上肢后再慢慢一点点前屈,直至达到充分前屈。

(4)Ⅵ期:痉挛消失,主要按照正常活动方式来完成各种日常生活活动,加强上肢协调性、灵活性、耐力性及手的精细动作训练。

3. Rood 技术

Rood 技术是一种感觉应答反射疗法,是由美国人 Margarets Rood 于 1940 年提出的。其基本观点是按照人体运动发育顺序和规律及运动反射模式,先有感觉刺激作用于感觉感受器,通过大脑皮质诱发出运动反应。此技术特点是在人体特定部位给予相应感觉刺激,引发出正常的运动模式。基本方法如下:

(1)触觉刺激:其中包括快速刷擦和轻触摸。快速刷擦是指用软毛刷在治疗部位的皮肤上作 3～5 s 的来回刷动,直至出现相应肌肉反应。如 30 s 无反应再重复 3～5 次的高强度刺激,可易化增强肌肉反应性,出现相应肌收缩反应。轻触摸是指用手法触摸手指或脚趾间的背侧皮肤、手掌或足底部,以引出受刺激机体的回缩反应,称交叉性反射性伸肌反应。此反射的调控水平在脊髓。

(2)温度刺激:常用冰来刺激,短时间使局部皮温降至摄氏 12°～17°,因冰具有快速刷擦和触摸的相同原理和作用。具体操作是将冰放在局部 3～5 s,然后擦干,可以出现与快速刷擦和触摸相应效应,出现回缩反应。当出现回缩反应时应对运动的肢体适当加阻力,以提高刺激效果。如用冰刺激掌心或指(趾)间皮肤背侧,会出现反射性回缩反应。

(3)牵拉挤压肌肉:快速轻微牵拉肌肉可引起肌肉收缩,牵拉痉挛肌群作用于关节内压力感受器,激发对痉挛的抑制反应。挤压肌肤也可引起与牵拉肌梭相同牵张反应。用力挤压关节或负重可引起关节周围的肌肉收缩。因此,各种支撑位,例如采取仰卧位屈髋、屈膝的桥式体位、屈肘俯卧位、手膝 4 点跪位、站立时抬起一个或两个肢体而使患侧负重,都可以产生类似效应。关节负重可使关节间隙变窄,刺激关节本体感受器引起相应肌肉收缩,也能提供运动协调和稳定性。

4. PNF 技术

PNF 技术是通过刺激本体感受器促进神经肌肉系统反应的方法,是以发育和神经生理学原理为理论基础,通过强调多关节、多肌群参与的整体运动(不是单一肌肉的活动),来增强关节的运动性、稳定性、控制能力以及完成复合动作的技巧;同时利用了运动觉、姿势感觉等刺激以增强有关神经肌肉反应和促进相应肌肉收缩的训练方法。其特征是肢体和躯干的对角线和螺旋形主动、被动、抗阻力运动,并主张通过手的接触、语言口令、视觉引导来影响运动模式。它的治疗原则是按照正常的运动发展顺序,运用适当的感觉信息刺激本体感受器,使某些特定的运动模式中的肌群发生收缩,促进功能性运动产生。最初用于对各种神经肌肉瘫痪患者的治疗,被证实非常有效;后来证明它可以帮助许多因肌力、运动控制、平衡和耐力有问题的患者,如脊髓损伤、骨关节和周围神经损伤、脑外伤和脑血管意外等。

1) 基本原则

(1) 运动发育按照从头到脚,由近到远的顺序发展。肢体功能恢复也是按照近端向远端的顺序。因此,只有改善了头、颈、躯干的运动之后,才可能改善四肢的功能;只有控制了肩胛带的稳定性之后,才有可能发展上肢的精细动作技巧。

(2) 早期运动由反射活动控制,成熟运动通过姿势反射增强。例如,伸肘肌力较弱时,可让患者注视患侧,通过非对称性紧张性颈反射来增强。反之,也可以通过反射来影响姿势,如当患者从侧卧位坐起时,可借助身体的调整反射。

(3) 早期的动作是在屈肌和伸肌优势交替转换中向前发展的。在治疗中,如过去伸肌张力过高,就选择屈肌优势动作。婴儿学习向前爬行的动作时,手和脚的伸肌占优势;向后爬时,屈肌占优势;偏瘫患者上肢多以屈肌占优势,应以训练伸肌为主;下肢多以伸肌占优势,则应以训练屈肌为主。

(4) 早期动作是有节律性、可逆转的自发性屈伸动作。在治疗中要注意到两个方向的动作:例如,训练患者从椅子上站起的同时,也要训练由站到坐下;同样,在日常训练中,如更衣,患者必须练习更衣和脱衣这两方面。如果患者不能进行方向的逆转,他的功能活动肯定受到限制。因此,在治疗中必须进行方向节律性逆转,这样可使拮抗肌重新建立平衡。

(5) 正常运动与姿势取决于协同作用与拮抗肌的相互平衡影响。故 PNF 技术主要目标就是发展拮抗肌的平衡,治疗的关键是预防和矫正拮抗肌之间的不平衡状态。例如,脑外伤患者,由于躯干伸肌占优势而出现平衡障碍,难以维持坐位平衡。又如,偏瘫患者手指屈肌占优势而出现手指屈肌痉挛。治疗时,必须首先抑制痉挛,也就是说,当存在痉挛时,先抑制痉挛,后促进拮抗肌的收缩,而后促进反射和姿势。

(6) 动作发育是按照运动和姿势的总体模式的一定顺序进行的:如,婴儿先学会爬、滚、最后才学会站立和行走。在此学习过程,婴儿也学会了在不同的动作模式中和不同姿势下使用四肢。协同运动和动作的方向的发展也是有一定顺序的。因此,在治疗中应遵循发展的观念。需要注意,动作的发育虽然具有一定的规则和顺序,但并非按部就班,其间可以跳跃和重叠。在治疗中,并非要等患者的坐位平衡很好才能够进行站立训练。发育训练可帮助治疗师找到患者治疗的开始位置和姿势。一般来讲,患者稳定并且能够成功地移动的姿势就是治疗师开始治疗的准备姿势。

(7) 动作能力的提高依赖于动作的学习:动作的学习可由感官刺激得到加强,这包括视觉、听觉和触觉的刺激。在治疗中,PNF 强调不断重复地刺激肌肉,同时辅以感官刺激信号,直至条件反射发生。反复刺激和重复动作可促进和巩固动作的学习,增强肌力和耐力;像任何成人学习一种新技能一样,患者需要刺激与训练的机会,以便巩固学习过的动作。

(8) 借助促进技术加强有目的性的活动:借助 PNF 技术可加快日常生活动作的学习。因此,PNF 技术强调与功能活动相关的动作和模式的训练。例如,对平衡失调的患者,通过挤压肩关节和骨盆,提高稳定性,以便能完成站立和洗漱的动作。

2) 操作方法

(1) 基本手法操作:① 手法接触;② 牵张;③ 牵引和挤压;④ 最大阻力;⑤ 扩散和强化;⑥ 时序;⑦ 视觉刺激;⑧ 口令与交流;⑨ 运动模式。

(2) 特殊技术:① 节律启动;② 等张组合;③ 拮抗肌逆转;④ 重复牵张;⑤ 收缩-放松;⑥ 维持-放松。

3) 适应证和禁忌证

(1) 适应证:PNF 技术应用广泛。适用于多种神经疾患,如中风后偏瘫、脑瘫、脑外伤、脊髓损伤、帕金森、脊髓灰质炎后的运动功能障碍、骨折、手外伤后,均可使用这些技术。

(2) 禁忌证:PNF 技术的应用有所限制,如合并骨折部位,骨折未愈合或有开放性损伤部位的患者,不能应用牵伸手法;持续抗阻的重复收缩不能用于脑血管病急症期;有以下情况的患者也不适宜使用PNF 技术:伤口和手术刚缝合部位,皮肤感觉缺乏部位,听力障碍的患者,对口令不能准确反映的婴幼儿患者,无意识的患者,骨质疏松患者,血压非常不稳定的患者,关节不稳定,本体感觉障碍的部位。

4) 具体应用

PNF 是促进技术中应用最广泛的一种,特别适用于肌无力和控制能力差的患者。应针对患者存在的主要问题,选择最适应的技术,以便患者能达到最佳的康复效果。

(1) 肌肉障碍:① 肌无力:选用重复收缩、慢逆转技术来增加肌力和耐力。② 肌张力低下:快速牵拉、节律性发动技术使肌肉收缩,产生运动。③ 肌张力过高:应用保持-放松、节律性稳定、慢逆转技术降低肌张力、增加肌肉的弹性。

(2) 关节障碍:① 疼痛肿胀:关节疼痛肿胀活动受限的患者,为了防止肌肉萎缩,维持关节活动度,可选择等长收缩的技术,而不是用关节产生运动,如保持-放松。② 肌肉僵硬:由于肌肉肌腱僵硬使关节受限的患者,可选择收缩-放松、慢逆转-维持-放松技巧来放松肌肉、增加关节的活动度。③ 关节不稳定:节律性稳定、慢逆转技术均可增加关节的稳定性,增加本体感觉性反应。

(3) 共济失调障碍:慢逆转-保持、节律性稳定技术可增加稳定性和协调性。

(4) PNF 对偏瘫肩半脱位治疗:治疗时利用患侧的 PNF 肩胛带模式和患侧的上肢组合模式进行有针对性的训练,具体方法为:① 肩胛骨前伸模式:在健侧卧位下引导患侧肩胛骨对着患者的鼻尖做向上、向前运动。② 肩胛骨后缩模式:在健侧卧位下引导患侧肩胛骨朝下段胸椎做向下、向后运动。③ 肩胛骨前缩模式:在健侧卧位下引导患侧肩胛骨朝着对侧髂嵴做向下、向前运动。④ 肩胛骨后伸模式:在健侧卧位下引导患侧肩胛骨朝着对侧髂嵴的相反方向做向上、向后运动。⑤ 上肢 D2 屈模式:在仰卧位下引导患侧上肢由肩关节伸展-内收-内旋位向肩关节屈曲-外展-外旋位运动。⑥ 躯干"上提"模式:在坐位下健手握住患手腕部,在治疗人员引导下健侧上肢由 D1 伸模式运动到 D1 屈模式、患侧上肢由 D2 伸模式运动到 D2 屈模式。治疗时利用拮抗肌逆转、稳定收缩、强调节律等技术,每个模式操作 10 个,上、下午各1 次,共计治疗 4 周。

八、呼吸训练

呼吸训练是运动疗法的基本治疗方法之一,常用于呼吸系统疾患、心肺手术后及脊髓损伤[第 5 胸椎(T5)以上损伤者]。呼吸体操还用于体弱患者早期康复时练习;如与其他运动疗法交叉进行可增强运动疗法的效果,并可作为调整运动强度的方法。

呼吸肌在呼吸活动中起重要作用。因此,呼吸肌强化为呼吸训练的内容之一。对于只能取卧位的患者,由治疗师用手法揉提、按摩肋间肌;对于可以起坐的患者,进行缓慢起坐练习和侧方起坐练习以加强腹肌。除膈肌、肋间肌和腹肌外,呼吸运动增强时胸肌、腰背肌都参与呼吸运动,故进行肌肉牵张法牵张和锻炼躯干肌也很重要。可取坐位,以前屈辅助呼气,以后伸辅助吸气;也可取立位,双手持体操棒,双足开立,上举时吸气,放下时呼气;双手斜上举体操棒,向右侧屈时吸气,向左侧屈时呼气;双手持体操棒向后转体时吸气,转回原位时呼气。

呼吸训练要点:① 注意不可在饭后或空腹时练;② 避免过深呼吸,以防引起一过性的呼吸停止;③ 胸式呼吸训练适用于胸腹部手术的术前和术后,有助于胸肌肌力的恢复和残存肺的强化;④ 心肺手术者,应于术前1周开始预备训练。

九、步行训练

步行训练的对象为因伤病损害而造成步行障碍者,主要为下肢有疾患的患者,如偏瘫、截瘫、截肢及下肢损伤或术后的患者等。

1. 步行训练前必需的训练和准备

① 关节活动范围(ROM)训练;② 健侧及上肢的肌力的维持和增强;③ 耐力训练;④ 平衡及协调训练;⑤ 下肢承重练习;⑥ 合理选用辅助用具:包括矫形器、助行器、拐杖、手杖、轮椅等。

2. 步行基本动作训练

步行的基本动作训练通常利用平行杠、拐杖、手杖在训练室中进行。其顺序为:平行杠内步行→平行杠内持杖步行→杠外持杖步行→弃杖步行→应用性步行(复杂步训练)。

3. 步行训练要点

① 提供必要保护,以免跌倒。② 掌握训练时机,不可急于求成。如偏瘫患者在平衡、负重、下肢分离动作训练未完成时不可过早进入步行训练,以免造成误用综合征。③ 凡患者能完成的动作,应鼓励患者自己完成,不要辅助过多,以免影响以后的康复训练进程。

十、医疗体操

医疗体操是运动疗法的一种形式,是针对一些伤病的发病机制、病理、症状、功能障碍及患者的全身情况,所编制的专门性体操训练。有其特殊的消除症状、恢复病情、改善功能、加强代偿、促进康复的作用。其适应证十分广泛,但具体方法应根据病情需要,有针对性地合理选用呼吸运动、加大关节活动范围练习、增强肌力练习、协调练习等主动运动动作,组编为成套的体操操节。每套体操分为3部分:以3～5 min轻量的预备活动开始,然后过渡到有若干操节、持续10～30 min的基本活动,最后逐渐减小活动量,以整理活动结束。每个操节要规定活动方式和重复次数,每日练习1～2次。根据患者的体质、运动素质与功能,并经过3～7天试验,确定每次的运动强度和时间、频次与疗程,运动量循序渐增,因人而异。

医疗体操要点:① 注意实施治疗时血压应平稳。② 治疗后无过度疲劳感。如仅有治疗后疲劳感,不伴有其他异常时,可给予热水浴,以配合治疗。

(王　颖　田骏涛)

第二节　物理治疗-物理因子疗法

如前所述,物理治疗是应用力、电、光、声、水和温度等物理因子来治疗患者疾患的一大类方法。除去力学疗法之外的各类物理因子(电、光、声、磁、冷、热、水等)通常简称为物理因子疗法,本节重点介绍各类物理因子的作用原理以及应用。

一、电疗法

康复治疗时常用各种电疗法,以防治疾病、缓解疼痛、减轻功能障碍。电疗的基本分类有:① 直流电及药物离子导入疗法。② 低频脉冲电疗法。③ 中频电疗法。④ 高频电疗法:长波、中波、短波、超短波、微波(分米波、厘米波、毫米波)。⑤ 静电疗法等。

(一) 直流电及药物离子导入疗法

直流电疗法系应用方向恒定不变的电流来治疗疾病。药物离子导入疗法系通过电流将药物导入机体来治疗疾病。所用电流以直流电为主,也可采用各种单向低频脉冲电流或经过整流的半波中频电流。

1. 直流电疗法作用原理

当直流电作用于机体时,可引起组织内正负离子的定向移动,带电胶粒的电泳和水分子的电渗,结果导致组织兴奋性、细胞膜结构与通透性、酸碱度和组织含水量等的一系列变化。阳极下钙、镁离子相对较多,钠、钾离子相对较少,膜电位上升,超极化,神经肌肉兴奋性降低,称之阳极电紧张,有镇痛作用。阴极下相反,钙、镁离子相对较少,钠、钾离子相对较多,膜电位下降,易于除极化,神经肌肉兴奋性增高,称之阴极电紧张;但当膜电位下降到一定程度时,失去兴奋性,称之阴极抑制。

当直流电作用于机体时,细胞膜通透性也发生变化:阳极下钙、镁离子相对较多,蛋白质向阳极迁移(电泳),蛋白质密度增高,易于凝结,水分较少,细胞膜致密,通透性下降,有利于水肿与渗出消散。阴极下相反,钠、钾离子相对较多,水分向阴极迁移(电渗),组织水分较多,蛋白质密度较低,细胞膜疏松,通透性增高,可促使组织炎症消散。

直流电的局部作用还有改善血液循环、促进静脉血栓机化、退缩,使血管重新开放。直流电阴极通以 $10\,\mu A$ 的微弱电流,可促进骨生长、加速骨折愈合等。此外,直流电对中枢神经系统、植物神经系统、运动神经系统及感觉神经末梢均可产生影响。应用直流电体表节段反射疗法可使相应节段深部脏器的血液循环加速,进而改善器官的功能活动。

2. 直流电药物离子导入疗法

即借助直流电的作用,将在溶液中能够解离为离子的药物或在溶液中能成为带电胶粒的药物经过皮肤或黏膜导入机体,发挥治疗作用的方法。导入的药物离子在进入皮肤后能较长时间积存于皮肤表层形成所谓"离子堆",并逐渐进入血流或淋巴流,影响全身各器官或组织。同时药物"离子堆"可刺激局部皮内神经末梢,引起局部生理效应和全身生理效应。例如对动物作 Ca^{2+} 导入试验时,可引起电极下远隔部位的肌肉电兴奋性升高,而静脉注射氯化钙时则无此效应。

应用单向低频脉冲电流作药物导入时,由于脉冲电流的冲击作用,导入机体内的药量虽比直流电少,但进入机体内的药物比直流电深。经过整流后,中频脉动电流(中频单相正弦电流)也可用做药物导入。

药物离子导入疗法的主要特点是:① 兼有药物与电疗的双重作用;② 导入的是药物的有效成分,为组织和器官所吸收后可直接发挥药理作用;③ 病灶局部浓度高,对表浅病灶的应用特别有利;④ 药物离子在体内蓄积时间较长,发挥作用的时间亦较长。该疗法的缺点是导入的药量较少。

1) 临床作用

直流电疗法具有镇静、止痛、消炎,促进神经再生和骨折愈合,调整神经系统和内脏功能,调整肌张力等作用。特别是阳极下,止痛效应显著。

药物离子导入的治疗作用除电流作用外,取决于所用药物的药理特性:当用于单纯止痛时,可导入普鲁卡因等药物;当局部为炎症性疼痛时,可导入各种抗生素;当治疗关节黏连性疼痛时可导入透明质酸酶等;疼痛性疤痕增生时可导入地塞米松及疤痕软化类药物,并可配合超声治疗和/或音频电疗以加速疤痕软化。

2）治疗技术

常用的治疗方法有衬垫法、体腔法及组织内导入法等。

（1）衬垫法：采用厚衬垫（通常用 12 层绒布缝制而成），以充分吸附电解产物，防止极性电极下的酸性或碱性代谢产物聚集，造成化学性灼伤（酸性或碱性灼伤）。

病灶衬垫法：在病变部位进行药物离子导入。

穴位衬垫法：应用直径 1.5～2 cm 的圆形衬垫，在穴位皮肤上进行药物离子导入治疗，每次治疗取穴不超过 4～6 个。

反射法：常用的有领区药物导入法、乳房区药物导入法、短裤式药物导入法等。

（2）体腔法：先将药物灌入体腔，再将特制体腔电极（作用极）放进腔内，辅电极在相应体表部位皮肤上。常用有阴道、耳、鼻等导入。

（3）组织内导入法：先将药液按治疗需要，用不同的方式输入体内，如口服（胃内）、注射（病灶局部）、灌肠（直肠）、导尿管注入（膀胱）等；然后在病灶部位的两侧放置直流电极，进行直流电疗法治疗操作。

（4）电极放置方法：有对置法、并置法两种。前者适合于局部以及深部病灶，后者适合于较浅且面积较大的病灶区。

3）注意事项

治疗操作中，应特别注意以下原则：① 导入药物应明确极性，按"同性相斥"的原则，如醋酸地塞米松，应在阳极下导入。② 为达到较好止痛作用，单纯应用直流电疗时痛点应置阳极。③ 注意操作规范，防止发生直流电酸碱性烧伤。④ 对青霉素、普鲁卡因等过敏反应药物必须经皮试证实阴性后才能做治疗。⑤ 导入剧毒药物，每次用量不得超过极量。⑥ 为避免寄生离子干扰，必须做到衬垫专药专用。⑦ 电极板要求质地柔软，可塑性大，导电性能良好。常采用铅板或导电橡胶，亦可采用薄的紫铜片。⑧ 要求作用极应比非作用极面积大，这样有利于集中电量于病灶区。

4）适应证

适用于周围神经炎、神经根炎、神经损伤、神经症、自主神经功能紊乱、高血压和冠心病、慢性关节炎、慢性炎症浸润、慢性溃疡、伤口和窦道、血栓性静脉炎、雷诺病、瘢痕、黏连、颞颌关节功能紊乱、慢性盆腔炎、角膜浑浊、虹膜睫状体炎等。

5）禁忌证

恶性肿瘤（局部直流电化学疗法除外）、高烧、昏迷、活动性出血、出血倾向疾病、恶液质、心衰、心肺功能不全、妊娠、急性化脓性炎症、急性湿疹、局部皮肤破损、金属异物、植有心脏起搏器、对直流电过敏、对拟导入的药物过敏者等。

3. 电化学疗法

利用直流电极下的化学反应治疗肿瘤的方法。适用于皮肤癌、肺癌、肝癌等。

（二）低频电疗法

应用频率 1 000 Hz 以下的脉冲电流作用于人体治疗疾病的方法，称为低频脉冲电疗法（low frequency electrotherapy）。医用低频电流特点是：① 均为低电压、低频率；② 无明显的电解作用；③ 对感觉、运动神经有强刺激作用；④ 有止痛作用。

低频电疗法的共性生理作用：① 兴奋神经肌肉组织；② 促进局部血液循环；③ 镇痛；④ 消散炎症。康复治疗中常用的有以下 5 种低频电疗法。

1. 感应电疗法

感应电流又称法拉第（Faraday）电流，是用电磁感应原理（应用感应线圈所获得）产生的一种双相、不对称的低频脉冲电流。应用这种电流治疗疾病的方法称为感应电疗法(faradization)。感应电流兴奋正常的运动神经和肌肉,除需有必要的电刺激强度外,还需要一定的通电时间。

(1) 治疗作用:① 防止肌肉萎缩;② 治疗制动术后的废用性肌萎缩;③ 松解黏连;④ 促进肢体血液和淋巴循环;⑤ 止痛。

(2) 治疗技术:感应电流法的操作方法及注意事项与直流电流法基本相似。感应电流的治疗剂量一般分为强、中、弱 3 种。强剂量时引起肌肉强直收缩,中剂量时肌肉微弱收缩,弱剂量则无肌肉收缩,但患者有感觉。常用的治疗方法有固定法、移动法和电兴奋法。

(3) 适应证:废用性肌萎缩、肌张力低下、软组织黏连、周围神经部分挫伤、声嘶、癔病性麻痹,防治废用性萎缩和反射性萎缩、治疗感觉异常性皮神经炎、软组织扭挫伤与劳损,胃下垂、弛缓性便秘、注射后硬结等。

(4) 禁忌证:出血倾向、急性炎症、痉挛性麻痹等。

2. 电兴奋疗法

综合应用感应电和直流电进行强刺激以治疗疾病的方法。

(1) 治疗作用:使中枢神经兴奋过程占优势的神经症转为抑制,改善睡眠。使肌肉扭伤后的反射性肌紧张在强收缩后转为松弛,缓解疼痛。使感觉障碍的皮神经分布区兴奋性提高,恢复感觉。

(2) 适应证:腰肌扭伤、股外侧皮神经炎、神经症等。

(3) 禁忌证:同直流电疗法。

3. 间动电疗法

该电流是在 50 Hz 正弦交流电整流后叠加在直流电上所构成的脉冲电流。常用波形有:① 疏波;② 密波;③ 疏密波;④ 间升波;⑤ 断续波;⑥ 起伏波。

(1) 治疗作用:镇痛:间动电流的镇痛作用比直流电、感应电明显,以疏密波、间升波的镇痛作用最强,其次为密波、疏波。促进血液循环,消散水肿:以密波、疏密波作用较明显。刺激周围运动神经,引起肌肉收缩,锻炼肌肉:以断续波、起伏波作用突出。

(2) 适应证:神经痛、扭挫伤、网球肘、肩关节周围炎、肌纤维织炎、颞颌关节功能紊乱、雷诺病等。

(3) 禁忌证:与直流电疗法相同。

4. 经皮电神经刺激疗法

应用一定频率、一定波宽的低频脉冲电流作用于体表刺激感觉神经,控制疼痛的一种电疗法,称为经皮神经电刺激疗法。波形有单向方波,单向方波调制中频电,对称或不对称双向方波,没有直流电成分。频率低限 0.5～10～25 Hz,高限 90～120～500 Hz。波宽 2～500 μs。可连续调节或分档调节,电流强度可达 80 mA。最佳镇痛频率可通过患者在自行调节中摸索。其镇痛机制目前主要以"闸门"控制假说和内源性吗啡样多肽理论来解释。

(1) 治疗作用:缓解各种急慢性疼痛:不同参数的电流,镇痛作用略有不同。一般来说,兴奋神经粗纤维最适宜的电流是频率 100 Hz、波宽 100 μs 的方波。不同类型仪器输出电流的参数不同,镇痛的速度、时间和强度不同,通用型治疗仪镇痛作用较快但较短暂;针刺型治疗仪镇痛作用较慢,但持续时间较长;暂时强刺激型治疗仪镇痛作用较深,但较短暂。此外,本法还有促进局部血液循环,加速骨折愈合,加速伤口愈合等作用。

(2) 适应证:术后伤口痛、神经痛、扭挫伤、肌痛、关节痛、头痛、截肢后残端痛、幻痛、分娩宫缩痛、癌痛、骨折、伤口愈合缓慢等。

(3) 禁忌证:植有心脏起搏器、颈动脉窦部位、孕妇下腹部与腰部。认知障碍者不得自己使用本仪器。

5. 神经肌肉电刺激疗法

应用低频脉冲电流刺激运动神经或肌肉引起肌肉收缩以恢复肌肉功能的方法称为神经肌肉电刺激疗

法(neuromuscular electrical stimulation，NES)或电体操法。因治疗作用不同，可分为正常神经肌肉电刺激疗法、失神经电刺激疗法、痉挛肌电刺激疗法、平滑肌电刺激疗法和呼吸肌电刺激疗法。其共性治疗作用有：① 促进静脉与淋巴回流，延缓肌萎缩的发展。② 防止肌肉大量失水和发生电解质、酶系统和肌原纤维的破坏。③ 保留肌中结缔组织的正常功能，防止其挛缩和束间凝集，抑制肌肉的纤维化。

对于平滑肌功能障碍如神经源性膀胱和排便功能障碍，以及产后尿潴留、术后肠麻痹等均可通过电刺激来增强平滑肌的功能。

1) 正常神经肌肉电刺激疗法

这里指的正常神经支配肌肉包括完全正常的肌肉、神经失用的肌肉及废用性肌萎缩。

治疗作用：使肌肉发生被动收缩，防止肌肉萎缩，促进局部血液循环。

治疗技术：采用频率 50 Hz，t 宽 1 ms，t 升 1 ms 的新感应电流，治疗 10 min，休息 5 min 后再刺激 10 min。

适应证：肌痉挛疼痛等，神经失用症、各种原因所致的废用性肌萎缩、肌腱移植术后、姿势性肌肉软弱、因长期卧床活动减少所致的轻度静脉回流不畅等。

2) 失神经支配肌肉电刺激法

指下运动神经损伤后，肌肉失去神经支配而萎缩变性。

(1) 治疗作用：引起肌肉节律性收缩，延缓病肌萎缩，防止肌肉大量失水和发生电解质、酶系统代谢紊乱；抑制肌肉纤维化，防止其硬化和挛缩，促进神经再生和神经传导功能的恢复。

(2) 治疗技术：① 时机：因失神经支配后第 1 个月，肌萎缩最快，故确诊后应尽早开始。病程在 3 个月内用电刺激法可延缓肌肉萎缩，3 个月到 1 年时可防止肌肉纤维化，病程 3 年以上治疗效果不佳，预后不良。② 波形和参数：三角波的强度变率要适当。根据神经变性程度选择不同的 t 升，从而避免刺激正常的运动神经、感觉神经和肌肉，而只刺激病肌。根据电诊断确定 t 升值(轻度失神经 10～50 ms，中度失神经 50～150 ms，重度失神经 150～300 ms，极重度失神经 400～600 ms)，再根据 t 降等于 $(2/3)t$ 或 $(1/3)t$ 升，t 宽等于 t 升，t 止等于 t 宽的 3～5 倍，脉冲频率 $f=1\,000/(t$ 升 $+t$ 止$)$(Hz)来确定。③ 方法：电流强度以能引起病肌的明显收缩为准。一次治疗每条病肌至少收缩 40～60 次(分 4 段进行，每段间歇 3～5 min)，每日治疗 1～6 次，直到神经支配恢复，再改为主动训练。

(3) 适应证：肌无力酸痛等，适用于下运动神经元麻痹、神经断裂、下运动神经元伤病致肌肉失神经支配、废用性肌萎缩、习惯性便秘、宫缩无力等。

(4) 禁忌证：失神经肌肉电刺激禁用于植有心脏起搏器者、痉挛性瘫痪，其他禁忌证与直流电疗法相同。

3) 痉挛肌电刺激疗法

本疗法主要用于治疗上运动神经元病损所致的痉挛性瘫痪。用两组脉冲方波，分别刺激痉挛肌梭和拮抗肌肌梭，根据交互抑制原理，以达到使痉挛肌抑制、松弛，而其拮抗肌兴奋的作用。

(1) 治疗原理：采用两组电流交替刺激痉挛肌及拮抗肌。刺激痉挛肌时，通过兴奋神经肌梭和张力感受器，反射性地引起痉挛肌本身抑制；刺激拮抗肌时，交互抑制亦对痉挛肌发生抑制性影响。由于两组电流交替出现，所以两种抑制交替出现，使痉挛肌在治疗期间始终处于抑制状态，达到松弛痉挛肌的目的。同时促进肢体血液循环、肌力和功能的恢复。

(2) 治疗技术：把波宽(0.2～0.5 ms)和频率(0.66～1 Hz)相同、出现时间相隔 0.1～1.5 s 的两组方波分别通过两对小电极进行刺激。一组刺激痉挛肌，一组刺激拮抗肌。电流可单独调节，使两者交替收缩；电流强度以引起肌肉明显收缩为宜。2～3 天治疗一次，一次 30～60 min。

(3) 适应证：脑卒中偏瘫、儿童脑性瘫痪和脊髓损伤后的痉挛性瘫痪、多发性硬化、帕金森病、肌痉挛性疼痛、创伤性疼痛等症。

（4）禁忌证：肌萎缩侧索硬化症、多发性硬化病情进展期。其余禁忌证与直流电疗法相同。

4）功能性电刺激疗法

主要作用于已丧失功能或功能不正常的器官或肢体，以其产生的即时效应来代替或矫正器官及肢体已丧失的功能。如人工心脏起搏器通过电刺激来补偿患者丧失的心搏功能、膈神经刺激器救治某些原因所致的呼吸中枢麻痹。此外，某些疾患引起的尿失禁或尿潴留也可用功能性电刺激加以控制。

应用功能性电刺激的条件：上运动神经元发生病损时，下运动神经元完好，通路存在，并有应激功能，肌肉收缩性好。另外，接受功能性电刺激患者意识应清楚，无骨关节病变（如挛缩、畸形）。

（1）治疗作用：代替或矫正肢体或器官已丧失的功能，达到功能重建，或运动功能的代偿性"恢复"。

（2）治疗技术：治疗仪器有两类：一类为有1～8个通道的刺激器，每个通道的电流参数可单独调节，多用于医疗单位；另一类为便携机，产生低频电流刺激神经肌肉。电刺激的基本脉冲波形是方波，也可用梯形、三角或调幅正弦波；为避免电极下的电化学反应，最好选用双向脉冲。电刺激方式有体表电极和植入性电极两种。开始治疗时每日数次，每次10 min，以后逐渐延长，刺激强度随功能恢复逐渐减小。

临床最常用的是偏瘫患者的垂足刺激器。刺激器系于患者腰部，刺激电极置于腓神经处，触发开关设在鞋底足跟部。当患者足跟离地时，开关接通，足跟部的触发刺激盒发出低频脉冲电流，通过电极刺激腓神经使足背屈，直至患者足跟再次着地，开关断开，刺激停止。下个步行周期时重复上述过程。

（3）适应证：上运动神经元病损所致偏瘫、脑性瘫痪、多发性硬化、截瘫、呼吸功能障碍、排尿功能障碍，脊柱侧弯及小脑病变引起的某些运动功能失调等，还可用于肌痉挛性疼痛、关节挛缩性疼痛等。

（4）禁忌证：植有心脏起搏器者禁用其他部位的功能性电刺激。意识不清、肢体骨关节挛缩畸形、下运动神经元受损、神经应激性不正常者也不宜应用本疗法。

（三）中频电疗法

医用中频电流的范围为1 000～100 000 Hz。医用中频电流有以下特点：① 无电解作用。② 降低组织电阻，增加作用深度。③ 对运动神经的综合效应：中频电流通过综合多个刺激的连续作用，可以引起一次兴奋。④ 中频电对神经肌肉刺激的特点：中频电流对皮肤感觉神经的刺激可引起舒适的振动感，尤以6 000～8 000 Hz电流刺激时肌肉收缩阈值明显低于痛觉阈值，肌肉收缩时无疼痛感。⑤ 改善局部血液循环。⑥ 提高生物膜通透性。⑦ 整流后的半波电流可以做药物离子导入。

目前，临床上常用的中频电疗法有音频电疗法、干扰电疗法和正弦调制中频电疗法3种。

1. 等幅中频电疗法

应用频率范围为1 000～5 000 Hz的中频电流治疗疾病的方法，俗称为"音频"电疗法，或等幅正弦电流疗法。常用频率为2 000 Hz，由于幅度无变化，易为人体所适应。

（1）治疗作用：① 镇痛作用：音频电疗镇痛有一定效果，治疗后可使皮肤痛阈升高10%左右，但单次治疗的镇痛作用维持时间不长，效果不及正弦调制电流。② 促进局部血液循环。③ 松解黏连、软化疤痕。④ 消散慢性炎症，加快浸润吸收。⑤ 经过半波整流的等幅中频电流再叠加直流电可以进行药物离子导入。

（2）治疗技术：音频电疗所用导线、电极及衬垫和低频电疗法相似。电极的放置：若病灶表浅时用并置法；病灶较深时，则用对置法。治疗时电极不能在心前区对置或并置，心脏疾病患者电极需放置于心前区时电流强度不能太强。忌将电极置于孕妇腹部和腰骶部。其他部位治疗时，电流亦不宜太强。治疗时间一般为每次20～30 min，每天一次。

（3）适应证：各类软组织扭挫伤疼痛、关节痛、瘢痕、肠黏连、注射后硬结、关节纤维性强直、术后黏连、炎症后浸润硬化、血肿机化、狭窄性腱鞘炎、肌纤维织炎、硬皮病、阴茎海绵体硬结、肩关节周围炎、血栓性静脉炎、慢性盆腔炎、慢性咽喉炎、声带肥厚、肱骨外上髁炎、神经炎、带状疱疹后神经痛、尿潴留、肠麻痹等。

（4）禁忌证：急性炎症、出血性疾病、恶性肿瘤、局部金属异物、植有心脏起搏器者、心前区、孕妇下腹部、对电流不能耐受者。

2. 调制中频电疗法

该疗法使用的是一种低频调制的中频电流，其载波频率为 2 000～8 000 Hz。载波波形有：正弦波与梯形波，调制频率为 1.5～150 Hz。调制波形有：正弦波、方形波、三角波、梯形波、指数曲线波。输出波形有：① 连续调制波（简称连调），调制波连续出现；② 交替调制波（简称交调），调制波与未调制波交替出现；③ 间断调制波（简称断调），调制波间断出现；④ 变频调制波（简称变调），两种频率不同的调制波交替出现。上述 4 种波形均可以全波或整流型半波的形式（正半波或负半波）出现，共计 12 种。除连调波外，每种波形两种成分的持续时间分别可调；此外还可有调幅度的变化，能调出 0%、50%、75%、100%。调幅意义是：① 调幅度的深浅表示低频成分的大小；② 改变波的振幅与强度变率也就改变了刺激强度。

调制中频电流疗法的主要特点有：兼具低、中频电疗的特点，减少人体电阻，增大治疗用的电流量，增加电流作用深度；不同波型和频率变换交替出现，可以克服机体对电流的适应性。

（1）治疗作用：由于调制中频电流含有中频电与低频电两种成分，电流的波形、幅度、频率和调制方式不断变换，人体不易产生耐受性而且作用较深，不产生电解刺激，可在多方面发生低、中频电治疗作用。① 止痛作用：以即时止痛作用较为突出，调幅度 50% 的 100 Hz 连调波镇痛效果最好；② 促进局部血液循环和淋巴回流；③ 锻炼肌肉：断调波更为突出，连调波与断调波提高胃肠、胆囊、膀胱等的平滑肌张力；④ 电流按摩作用：不同波形的调制中频电流电极下可产生明显的束缚紧压感、抖动感、挤压揉捏肌肉感等，这些电流按摩作用，能促进静脉和淋巴回流，促进代谢产物和炎症产物排出，解痉止痛；⑤ 消散炎症：调制中频电可促进慢性非化脓性炎症消散；⑥ 调节神经：调制中频电作用于颈交感神经节可以改善大脑的血液循环，作用于脊髓下颈、上胸段可以改善上肢、心脏的血供，作用于腰段可以改善下肢的血供。

（2）治疗技术：选用正弦调制中频治疗仪，每次选用 2～3 种波形，每种刺激 3～8 min，每日一次，6～12 次为一个疗程。刺激强度以明显震颤感为宜，做离子导入时按直流电疗法计量（可偏大）。

（3）适应证：本疗法镇痛作用突出，适于各种疼痛疾患的治疗。如：神经痛、软组织损伤性疼痛、颈椎病、肩周炎、坐骨神经痛、骨性关节病、肱骨外上髁炎、肌纤维织炎、腱鞘炎、面神经炎、周围神经伤病、废用性肌萎缩、溃疡病、胃肠张力低下、尿路结石、慢性盆腔炎、弛缓性便秘、术后肠麻痹、尿潴留等。此外，还可用做神经肌肉电刺激或药物离子导入，用于角膜炎、虹膜炎、神经炎、小腿淋巴淤滞、输尿管结石等。

（4）禁忌证：与等幅中频电疗法相同。

3. 干扰电疗法

系同时使用两组频率相差 0～100 Hz 的中频正弦电流，交叉地输入人体，在交叉处形成干扰场；在干扰场中按电子学上的差拍原理"内生"出 0～100 Hz 的低频调制的中频电流。两组中频电可固定在此范围的任一频率上（称固定差频简称固频），也可每 15 s 内频率来回变动一次，其范围由 0～100 Hz 可调（称变动差频简称扫频）。本组电流作用于人体后，可在深部组织产生有如低频电的治疗作用，因而其最突出的特点是治疗时电极下输入的是中频，干扰场产生低频。这种"内生"的低频调制的脉冲中频电刺激克服了低频电流不能深入组织内部的缺陷，且可应用较大的电流强度，兼有低频电和中频电的特点。以这种电流治疗疾病的方法称为干扰电疗法。

动态干扰电疗法：动态干扰电疗法是使两路 4 000 Hz、（4 000±100）Hz 电流的幅度被波宽为 6 s 的三角波所调制，使两组电流的输出强度发生周期为 6 s 的节律性的幅度变化，交叉作用于人体。

立体动态干扰电疗法：立体动态干扰电疗法是同时将 3 路 5 000 Hz 的交流电互相叠加交叉作用于人

体,干扰电流受第三电场调制而发生缓慢的幅度变化。

动态干扰电流不断有节律性动态变化,人体更不易产生适应性。立体动态干扰电流则可产生立体、多部位的动态刺激作用,作用更均匀。

(1) 治疗作用:① 改善周围血液循环:50～100 Hz 差频可促进局部血液循环,加速渗出物吸收。25～50 Hz 差频可引起骨骼肌强直收缩而加强局部血液循环。② 镇痛作用:干扰电流对感觉神经末梢有抑制作用,使痛阈上升而镇痛;100 Hz 差频的镇痛作用最明显。③ 对运动神经和骨骼肌的作用:可在不引起疼痛的情况下,加大电流强度引起骨骼肌明显的收缩。25～50 Hz 差频可引起正常骨骼肌强直收缩。1～10 Hz 可引起骨骼肌单收缩和失神经肌收缩。④ 对胃肠平滑肌的作用:可促进内脏平滑肌活动,提高其张力,改善内脏血液循环,调整支配内脏的植物神经。临床上可用于术后肠道功能的恢复性治疗、膀胱功能的恢复性治疗、内脏下垂、习惯性便秘等。⑤ 对自主神经的作用:干扰电作用于颈腰交感神经节可分别调节上肢、下肢血管的功能,改善血液循环。⑥ 加速骨折的愈合。

(2) 治疗技术:干扰电疗机有 4 个电极或四联电极,放置电极时尽量使产生的两路电流交叉于病灶处。常用的有固定法、移动法、抽吸法和干扰电振动按摩法等 4 种方法。电流强度以患者耐受量计,每次20～30 min,每天一次,一个疗程6～12 次。

(3) 适应证:各种软组织创伤性疼痛如:关节及软组织损伤、肩周炎、肌痛、神经炎、肌纤维织炎、皮神经卡压性疼痛。各种内脏疾患疼痛如:胃痉挛疼痛、尿路结石痉挛疼痛、肠功能紊乱疼痛、肠痉挛疼痛等。局部血液循环障碍性疾病、周围神经损伤或炎症引起的神经麻痹、肌肉萎缩、胃下垂、习惯性便秘、弛缓性便秘、肠麻痹、术后尿潴留、压迫性张力性尿失禁、胃肠功能紊乱、雷诺病、骨折延迟愈合等。

(4) 禁忌证:与等幅中频电疗相同。

4. 音乐-电疗法

将录音磁带所产生的音乐信号经声电转换,再放大、升压所产生的电流称为音乐电流。音频的范围为27～4 000 Hz,转换后的音乐电流频率为 200～7 000 Hz;其频率、波形和幅度按音乐的节律和强度变化而呈不规则的正弦电流,是名副其实的音频电流;实际是低频调制低频电流和低频调制中频电流,以低频电为主,中频电为辅。将听音乐与音乐信号转换成的音乐电流相结合以治疗疾病的方法称为音乐-电疗法。单纯的音乐电流治疗疾病的方法称为音乐电疗法。

(1) 治疗作用:音乐对人体的作用:① 对精神神经系统:旋律优美的音乐有镇静镇痛作用,可以消除精神紧张、安静催眠、抑制疼痛、集中注意力、增强记忆力、改善精神状态、降低肌张力。激烈高昂的音乐可产生兴奋作用,使精神兴奋,情绪激动。② 对心血管系统:舒缓的音乐可以使升高的血压下降,心率减慢;节奏激烈的音乐使血压升高,心率加快。

影响音乐对人体作用的因素:音乐的性质,人的音乐修养。

音乐电流对人体的作用:音乐电流具有低中频电结合的作用。作用于局部可引起肌肉收缩,加强血液循环,镇痛。作用于穴位与神经节段可产生远隔效应。

(2) 治疗技术:根据患者病情需要(需要镇静者可选择柔和的音乐、需要兴奋神经肌肉者选择激昂的音乐)选用适合的音乐带,选择符合治疗需求的电极,调节音乐音量和电量到适宜剂量,每次治疗 15～30 min,每日或隔日治疗一次。

(3) 适应证:可用于中风偏瘫、截瘫、神经炎、神经痛、自主神经功能紊乱、各种慢性疼痛、各种心身疾病等。

(4) 禁忌证:同等幅中频电疗法。

(四) 高频电疗法

在医学上把频率超过 100 kHz 的交流电称为高频电流。在康复治疗中最常用的高频电疗法为短波疗法、超短波疗法、微波疗法。高频电流特点：① 对神经肌肉无兴奋作用。② 内生热作用。③ 无电解作用。④ 多种能量输出方式，电极可以离开皮肤。

高频电疗法生物学效应：① 温热效应：高频电疗法中的中波、短波、超短波、分米波、厘米波疗法可产生明显的温热效应，其机制有所不同。与热敷、蜡疗等传导热疗法及白炽灯、红外线等辐射热疗法相比，高频电疗法的作用较深。② 非热效应：小剂量或脉冲式高频电作用于人体，不足以引起温热感和组织温度升高时，组织内仍有离子的高速移动和偶极子的高速旋转等效应，以及蛋白质结构及形态变化，细胞膜上荷电粒子的浓度改变、膜通透性改变、细胞结构改变等效应，产生治疗作用。小剂量的短波、超短波、分米波、厘米波、毫米波治疗时非热效应明显；频率越高的电磁波的非热效应越明显。③ 对神经系统的作用：小剂量短波、超短波作用可使感觉神经兴奋性下降，痛阈升高；作用于受损的周围神经，可以加速其再生和传导功能的恢复。中小剂量超短波作用于头部时可能出现嗜睡等中枢神经抑制的现象；大剂量则可使脑脊髓膜血管通透性增高，可能导致颅内压增高。高频电作用于神经节段、反射区及交感神经节部位可使该神经所支配的相应区域的神经、血管、器官的功能得到调节。④ 对血液和造血器官的作用：小剂量超短波有刺激骨髓造血的功能。毫米波有保护骨髓造血的作用，甚至可增强骨髓的增殖过程。⑤ 对生殖器官的作用：大剂量超短波、分米波、厘米波可使雄性动物睾丸发生坏死、退行性变，精子生成减少并有活动障碍，使雌性动物生育能力受损并发生早产、流产。但长期接触小剂量高频电的人员中未发现生殖功能受影响的现象。⑥ 对眼的作用：大剂量分米波、厘米波作用于眼部时，因晶体缺乏血管，不易散热，易致过热而出现晶体混浊，为微波性白内障。毫米波辐射眼部则可能引起角膜上皮和基质的损伤，较大功率辐射还可引起虹膜炎、晶体混浊。

高频电的内源性温热的特点为：① 热的作用深。② 热的强度可达到很高。③ 只要电流强度不变，热强度可保持恒定。④ 通过高频输出的调节可控制热量。⑤ 通过频率与治疗技术的变化可选择性地作用于某些器官或组织，使其热量最大。

高频电疗的共性作用有：① 止痛；② 消炎；③ 解痉；④ 治疗表浅癌肿。

1. 短波疗法

应用频率 3～30 MHz，波长 100～10 m 的电流以治疗疾病的方法称为短波疗法(short wave electrotherapy)。短波疗法主要以电感场法（又称线圈场法）进行治疗。短波电流在电缆内通过时，电缆周围产生高频交变磁场，人体处于其中，感应产生涡电流，其频率与短波相同，但方向相反。涡电流属于传导电流，通过组织时引起离子的高速移动，发生离子间以及离子与周围媒质间的摩擦，引起能量损耗（欧姆损耗），转换为热能。离电缆较近的部位受磁场作用较强，且涡电流经导电率较高的组织通过，因此在浅层肌肉中产热较多。短波疗法也可采用电容场法进行治疗，其生物物理作用与超短波电容场法相似。

(1) 治疗作用：短波具有高频电疗法共有的生物学效应和治疗作用。其温热作用较明显，可改善组织血液循环、镇痛、缓解肌肉痉挛等。短波疗法也有一定非热效应，脉冲短波温热效应不明显，主要产生非热效应。

(2) 治疗技术：电感场法：① 电缆法：电缆长 2～3 m，是一根粗而柔软的导线，外包橡胶。治疗时电缆环绕肢体 3～4 周，或平绕成各种形状置于治疗部位。② 涡流电极法：电极内有线圈和电容，以单极法治疗。电缆或电极与皮肤的间隙为 1～2 cm，间隙小作用表浅，间隙大作用较深。电容场法：见超短波电疗法。

短波电疗法的治疗剂量按患者的温热感觉程度分 4 级，也可以参考氖灯亮度及仪表读数。Ⅰ级剂量：无热量，在温热感觉阈下，无温热感；适用于急性疾病。电流表通常为 50 mA 以下。Ⅱ级剂量：微热量，刚有能感觉的温热感；适用于亚急性、慢性疾病。电流表通常为 70 mA 左右。Ⅲ级剂量：温热量，有明显而舒适的温热感；适用于慢性疾病。电流表通常为 100 mA 左右。Ⅳ级剂量：热量，有能够耐受的强烈热感，一般治疗不要达到此剂量;适用于肿瘤。电流表通常为 100 mA 以上。

(3) 适应证:各种慢性疼痛如:扭挫伤疼痛、腰肌劳损、骨及关节退变、关节炎、颈椎病、肺炎、胃炎、坐骨神经痛等。还用于急性肾功能衰竭、恶性肿瘤热疗(大剂量)等。

(4) 禁忌证:恶性肿瘤(中小剂量)、妊娠、出血倾向、高热、急性化脓性炎症、心肺功能衰竭、装有心脏起搏器、体内有金属异物等。妇女经期血量多时应暂停高频电疗法治疗。

2. 超短波电疗法

应用超短波电流治疗疾病的方法称为超短波电疗法(ultra short wave electrotherapy)。超短波的波长范围为 1～10 m,频率范围为 30～300 MHz。常以电容场法进行治疗。在导电率低,电介常数低的组织中产热多;脂肪产热多于肌肉层,易出现脂肪过热现象。

(1) 治疗作用:超短波作用于人体时,除温热效应外,还存在明显的非热效应,可以改善局部血液循环、提高机体免疫力、消散炎症、镇痛、促进组织尤其是结缔组织增生的作用比较突出。脉冲超短波主要产生非热效应,其消炎作用更为突出,对急性化脓性炎症的疗效尤为显著。可加速组织再生修复。其他作用有:缓解痉挛、调节神经功能、调节内分泌腺和内脏器官的功能等。大剂量有抑制、杀灭肿瘤细胞作用。

(2) 治疗技术:超短波治疗机有小功率(50 W)、大功率(200～400 W)及特大功率(1～2 kW)3 种。小功率机用于治疗小部位及浅表病变;大功率机用于大部位及深部组织器官的治疗;特大功率机主要用于治疗肿瘤。治疗选用的电极面积应稍大于病灶部位,电极与皮肤平行,并保持一定间隙。电极间隙小时作用表浅。治疗剂量同短波电疗法。常用电极放置方法有对置法、并置法、单极法和体腔法。每次治疗 15～20 min,急性炎症 9～10 min,急性肾功能衰竭 30～60 min,每天或隔天一次,6～10 次为一个疗程。

(3) 适应证:① 一般疾病治疗:软组织、五官、内脏、骨关节的炎症感染,关节炎、扭挫伤、神经炎、神经痛、胃十二指肠溃疡、慢性结肠炎、肾炎、骨折愈合迟缓、颈椎病、肩关节周围炎、腰椎间盘突出症、静脉血栓形成、急性肾功能衰竭等。超短波与抗痨药物联合应用可以治疗胸膜、骨关节等部位的结核病。② 恶性肿瘤热疗:与放疗、化疗联合治疗适用于皮肤癌、乳癌、淋巴结转移癌、恶性淋巴瘤、甲状腺癌、宫颈癌、膀胱癌、直肠癌、骨肿瘤、食管癌、胃癌、肺癌等。

(4) 禁忌证:恶性肿瘤(热量短波、超短波治疗与放疗、化疗联合应用时除外)、活动性出血、局部金属异物、植有心脏起搏器、心肺肾功能不全、颅内压增高、青光眼、妊娠。超短波疗法慎用于结缔组织增生性疾病。如:冻结肩、瘢痕增生、软组织黏连、内脏黏连等,以免刺激结缔组织增生,不利于疾病的恢复。

3. 微波疗法

应用微波电流治疗疾病的方法称为微波电疗法(microwave electrotherapy)。微波在电磁波谱中的位置介于超短波与光波之间,兼有无线电和光波的物理特性,在空间沿直线方向传播,并能反射、折射、聚焦。微波的波长范围为 1 mm～1 m,频率范围为 300～300 000 MHz。可分 3 段:分米波、厘米波、毫米波。

微波疗法具有高频电流共有的生物学效应及治疗作用,但不同波段的微波其生物学作用各有差异:分米波电疗法的温热效应比厘米波电疗法明显,改善血循环、消散炎症的作用比较突出;厘米波电疗法的非热效应比分米波电疗法明显;而毫米波电疗法主要以非热效应,基本上无热的作用。作用机制类似短波疗法,但作用深度有所不同;分米波作用可达深层肌肉,厘米波作用只达皮下脂肪、浅层肌肉。

大剂量微波有一定的损害作用,可使动物眼晶状体浑浊,生殖细胞变性、坏死,妊娠动物流产、早产等。临床应用时,应保护眼及生殖器等部位。

1) 分米波、厘米波疗法

分米波(波长 10 cm～1 m,频率 300～3 000 MHz),厘米波(波长 1～10 cm,频率 3 000～30 000 MHz)。

(1) 治疗技术:微波治疗机功率一般为 200 W,治疗肿瘤的微波机为 500～700 W。治疗时微波电流由电缆传送到辐射器内的天线上进行辐射,借反射罩集合成束辐射于治疗部位。分米波、厘米波治疗时,患者可以穿单层吸汗衣服治疗,也可裸露治疗。治疗时应以铜网遮盖眼部及阴囊部位进行保护,眼部也可戴微波防护眼镜。

(2) 适应证:适用于慢性疼痛的治疗,亦可用于急性、亚急性炎性疾病(小剂量)和恶性肿瘤(大剂量)。一般治疗适用于软组织、内脏、骨关节的亚急性、慢性炎症感染、伤口延迟愈合、慢性溃疡、坐骨神经痛、扭挫伤、冻伤、颈椎病、腰椎间盘突出症、肌纤维织炎、肩关节周围炎、网球肘、胃十二指肠溃疡等。微波组织凝固治疗法用于皮肤良性与恶性赘生物、鼻息肉、宫颈糜烂、宫颈息肉、宫颈癌、胃息肉、胃溃疡出血、胃癌、食管癌、直肠息肉、直肠癌等。

(3) 禁忌证:与短波、超短波疗法相同。避免在眼部、小儿骨骺与睾丸部位治疗。

2) 毫米波疗法

波长 1~10 mm、频率 30~300 GHz,为极高频电磁波,故毫米波疗法又有极高频电疗法之称。毫米波辐射于人体时易为水分所吸收,对人体组织的穿透力很弱,大部在 300 μm 深的组织内吸收。毫米波疗法采用低能量(一般<10 mW/cm²)辐射场辐射治疗,不产生温热效应。但毫米波的极高频振荡可产生非热效应,能量通过人体内 DNA、RNA、蛋白质等大分子的谐振向深部传送而产生远位效应。

(1) 治疗作用:改善组织微循环,促进水肿吸收,炎症消散。促进上皮生长,加速伤口溃疡的愈合,并有加速神经再生,骨痂愈合的作用。辐射病患局部或相关穴位可呈现较好的镇痛作用。增强机体免疫功能。作用于神经节段、反射区时可调节相应区域的神经、血管或器官的功能。保护骨髓造血功能,增强骨髓增殖过程,对肿瘤细胞有抑制作用。

(2) 适应证:胃十二指肠溃疡病、高血压病、冠心病、慢性阻塞性肺疾病、颈椎病、面神经炎、关节炎、骨折、扭挫伤、肌纤维织炎、伤口愈合迟缓、烧伤、软组织炎症感染、淋巴结炎、肾盂肾炎、慢性前列腺炎、慢性盆腔炎、颞颌关节功能紊乱、癌痛、恶性肿瘤(与放疗、化疗综合治疗)、放疗后白细胞减少等。

(3) 禁忌证:局部金属异物、妊娠、植有心脏起搏器。避免眼部治疗。

4. 高频电疗法的注意事项

(1) 治疗时必须用木制床椅,治疗局部的金属物品必须去除,体内有金属异物,特别是在重要脏器如心、脑附近有金属异物者禁用高频电疗。患者治疗时不可接触接地的导体。

(2) 患者如有局部知觉障碍,治疗时应十分谨慎,多观察,剂量不宜大。

(3) 衣服潮湿应换去,小儿注意尿布是否潮湿,潮湿时应更换。

(4) 电极导线或电缆线圈应尽量平行,不可交叉,导线不可打圈,不可过于靠近,以免造成短路。导线不可接触患者身体。

(5) 头部剂量不能过大,老年人患脑血管硬化者慎用头部高频电疗。

(6) 机器宜在谐振状态下工作,此时输出较大。用含气管整流的机器,预热时间要充分,有利于延长机器使用寿命。

(7) 儿童骨骺部位不作微波治疗。眼部微波治疗宜慎重并使用小剂量。患者做头部微波治疗时,应戴防护微波的眼镜或用铜网遮盖眼部及脑部,男性患者下腹部治疗注意应保护睾丸部位。

(8) 血管硬化或动脉闭塞不可用大剂量高频电疗以免加重组织缺氧,化脓性疾病不做短波治疗。

(9) 装起搏器及心瓣膜置换者,禁用高频电疗。

(五) 静电疗法

利用静电场作用于人体治疗疾病的方法称为静电疗法。分为高压静电疗法和低压静电疗法。高压静电疗法所采用的静电场实际是高压直流电场,两输出电极间的电压达 50~60 kV,电流不超过 1.5 mA。低压静电治疗时所应用的静电场电压一般不超过 500 V,电流小于 1 mA。

(1)治疗作用:高压静电疗法的作用因素是高压直流电场、空气负离子流及臭氧和二氧化氮。低压静电疗法主要是静电场作用。主要作用有镇静和调节神经、促进新陈代谢、增强血液组织营养、杀菌、消除疲劳作用。

(2)适应证:① 全身疗法:神经症、自主神经功能紊乱、更年期综合征、Ⅰ 或 Ⅱ 期高血压病、低血压病、支气管哮喘、皮肤瘙痒症、贫血、脑震荡后遗症、久病体虚者、疲劳综合征、神经性皮炎、过敏性鼻炎等。② 局部疗法:产后乳汁分泌不足、功能性子宫出血、慢性伤口、营养不良性溃疡、烧伤创面、皮肤感觉障碍、瘾症等。

(3)禁忌证:严重脑血管病,心、肺、肾功能衰竭,恶性肿瘤,高热,关节置换术后,心脏植有起搏器和血管支架的患者,以及妇女妊娠与月经期都不宜进行静电治疗。

二、光疗法

利用自然光源或人工光源辐射能量治疗疾病的方法称为光疗法(light therapy)。分为可见光和不可见光两部分。可见光作用于视网膜可引起光感;波长由长至短分为红、橙、黄、绿、青、蓝、紫。不可见光包括红外线和紫外线,作用于视网膜不能引起光感。理疗中常用的光源有红外线、可见光、紫外线和激光4 种。

1. 红外线疗法

应用红外线治疗疾病的疗法称为红外线疗法(infrared ray therapy)。红外线是不可见光,波长较长,光量子能量低,作用于组织后只能引起分子转动,不能引起电子激发,其主要的生物学作用为热效应而无光化学作用。其能量被物体吸收后转变为热能,故红外线又有热射线之称。红外线波长范围 760 nm～15 μm,目前医疗用红外线分为两段,即短波红外线(760 nm～1.5 μm)、长波红外线(1.5～15 μm)。

治疗应用的红外线强度一般为 0.07～0.49 W/cm²。治疗时皮肤因充血而发红,出现斑纹或线网状红斑,可以持续 10 min～1 h。反复多次照射后皮肤将出现分布不匀的脉络网状色素沉着,而且不易消退。其形成机理为血管中血液富含水分,水对红外线有强烈吸收作用,而红细胞的血蛋白对短波红外线亦有较强的吸收,故血管内温度升高,血管周围基底细胞层中黑色素细胞的色素形成。人体对红外线的耐受与皮肤升温有关。红外线照射皮肤达 45°～47℃以上的,皮肤出现疼痛;温度再高,出现水疱。

(1)治疗作用:红外线对机体的作用主要是热作用,所有治疗作用都是建立在此基础上的。主要有镇痛、缓解痉挛、改善局部血液循环、消炎、消肿、促进组织再生等作用。

(2)治疗技术:局部照射:照射时暴露皮肤,红外线灯垂直照射与皮肤距离一般 30～60 cm,每次 15～30 min,每日一次。全身照射:多采用全身电光浴器,照射时脱去衣服,将光浴罩于身上照射;照射时间视病情而定,一般 15～30 min。

红外线疗法可单独应用,也可在其他不引起局部温热效应的理疗、体疗之前应用,以增加后一疗法的效果。红外线照射治疗时应注意以下问题:

红外线照射眼睛可引起白内障和视网膜烧伤,故眼部不宜应用红外线照射。照射头面部或上胸部时应让患者戴深色防护眼镜或用棉垫沾水敷贴在眼睑上。

下列情况用红外线照射时要适当拉开照射距离,以防烫伤:① 植皮术后;② 新鲜瘢痕处;③ 感觉障碍者或迟钝者,如老人、儿童、瘫痪患者。

急性创伤 24～48 h 内局部不宜用红外线照射,以免加剧肿痛和渗血。

(3)适应证:亚急性及慢性损伤、肌肉劳损、扭伤、挫伤、滑囊炎、肌纤维织炎、浅静脉炎、慢性淋巴结炎、神经炎、胃肠炎、皮肤溃疡、挛缩的瘢痕、冻伤、术后黏连、腱鞘炎、关节痛、风湿性肌炎。

（4）禁忌证：恶性肿瘤、出血倾向、高热、活动性结核、严重动脉硬化、代偿不全的心脏病等。

2. 可见光疗法

作用于视网膜能引起光感的辐射线称为可见光。包括红、橙、黄、绿、青、蓝、紫7色光，波长范围760～400 nm。利用可见光治疗疾病的方法称为可见光疗法（visible light therapy）。可见光疗法包括红光、蓝光、蓝紫光及多光谱疗法。可见光光量子能量介于红外线与紫外线两者之间，具有热效应。蓝、紫光靠近紫外线，光量子能量较大，具有一定的光化学作用。可见光对组织的穿透深度约为1 cm，可达真皮及皮下组织。其中波长最长的红光穿透最深；随波长缩短，穿透力减弱。可见光的色素沉着作用与红外线相似。

（1）治疗作用：各种颜色光的刺激对基础代谢和整个人体活动有明显作用，且主要是通过皮肤和视觉器官起作用。主要有温热作用（改善代谢、循环等）、光化学热效应（蓝紫光具有的光化学作用可用于治疗核黄疸）、镇静作用（蓝光使神经反应减慢，降低神经兴奋性，具有镇静作用）、增强体质、改变神经肌肉兴奋性（红光使神经反应加速、肌张力增加，具有兴奋作用，黄、绿光与红的作用相反；蓝紫光具有抑制作用）。

（2）治疗技术：治疗用的红光或蓝光通常是在太阳灯前加红光或蓝光滤过板获得，也可用特定的红光、蓝光灯泡进行治疗。红光照射距离一般10～20 cm，蓝光5～10 cm，其余操作技术同红外线。

（3）适应证：红光的适应证同红外线相同；可用于治疗神经炎、软组织损伤、肌纤维织炎、关节炎等。蓝光适用于烧灼性神经痛、急性、亚急性湿疹、带状疱疹、新生儿胆红素脑病（核黄疸）等。

（4）禁忌证：同红外线。

3. 紫外线疗法

利用紫外线照射来预防或治疗疾病的方法称紫外线疗法（ultraviolet therapy）。紫外线在光谱中位于紫光之外，光量子能量高，有明显的光化学效应：包括光分解效应、光合作用、光聚合作用、光敏作用、荧光效应。故又称为光化学射线、化学光线。紫外线波长范围180～400 nm，根据生物学特点将其分3段：长波紫外线400～320 nm，中波紫外线320～280 nm，短波紫外线280～180 nm。紫外线对人体的穿透度很浅，且波长越短透入越浅。

紫外线主要生物学作用是光化学效应，其反应强度受反射、散射、吸收和穿透程度而异。人体皮肤对紫外线的吸收程度依其皮肤的色泽以及皮肤对紫外线的反射而不同，短波和中波紫外线很大部分被角质层和棘细胞层吸收，故其光化学反应主要发生在浅层组织中。皮肤对波长220～300 nm紫外线的反射少于400 nm紫外线。

1）治疗作用

（1）红斑反应：皮肤接受一定剂量的紫外线后，经过一定时间，照射野的皮肤上呈现均匀的、边界清楚的充血反应，称为紫外线红斑（ultraviolet erythema）。紫外线红斑反应本质是一种光化性皮炎，属于非特异性炎症。其形成机制较复杂，主要有体液和神经两方面因素。影响紫外线红斑强弱的因素有：年龄、性别、肤色、部位、过敏体质、机体的患病状态、致敏药物以及局部温热治疗等。紫外线照射后必须经过一定时间才能出现红斑反应，这段时间即称为潜伏期。潜伏期的长短与紫外线的波长有关：长波紫外线红斑的潜伏期较长，一般为4～6 h，短波紫外线的潜伏期较短，一般为1.5～2 h。红斑反应于12～24 h达到高峰，之后逐渐消退。红斑反应的局部组织学改变为血管扩张、充血、渗出、白细胞增多。通常于照射30 min后发生变化，8～24 h达高峰，24～48 h表皮细胞和组织间水肿，72 h丝状分裂、增生，表皮变厚，1周内棘细胞层厚度达最大，7～10天后细胞增生减弱，30～60天逐渐恢复正常。

影响红斑反应的因素主要有：① 波长和剂量。② 局部皮肤敏感性：身体的各部位对紫外线的敏感性不同，以腹、胸、背、腰的敏感性为最高，手足的敏感性为最低。③ 生理状态。④ 疾病因素。⑤ 药物：有些药物能增强红斑反应，如补骨脂、磺胺、非那根、维生素B族、血卟啉；有些药物能减弱紫外线红斑，如：肾上腺皮质类固醇、吲哚美辛。⑥ 植物：有些植物能增强红斑反应，如无花果、灰菜、苋菜、茴香、芹菜、莴苣等。⑦ 季节。

红斑反应的机理：① 组织胺说。② 血管内皮损伤学说：紫外线使血管内皮细胞变性，产生 α_2-球蛋白和血管舒缓素，导致激肽的产生，引起血管扩张，出现红斑。③ 紫外线对组织蛋白的分解作用。④ 溶酶体说。⑤ 前列腺素说：紫外线照射后皮肤内有前列腺素合成，前列腺素是引起充血、水肿、细胞损伤等反应的炎症介质之一，对扩张血管的组织胺和激肽有调节作用。应用抑制前列腺素合成的药物消炎痛后，可使红斑反应减弱。前列腺素可能是紫外线红斑形成的介质，而组胺、激肽等是辅助因素。

红斑反应的治疗作用：① 消炎作用；② 镇痛作用；③ 加强药物作用：紫外线红斑可增强水杨酸钠治疗慢性风湿性关节炎的疗效。

（2）促进组织再生：小剂量紫外线照射可刺激细胞分解产生生物活性物质：类组胺物质，加速细胞分裂增殖，促进肉芽组织和上皮生长，加速伤口愈合；使 RNA 合成先抑制而后合成加速，与 DNA 合成的加速一致，促进组织修复过程。大剂量照射时则先抑制细胞增长，随后细胞生长、繁殖加快，但照射剂量过大，则破坏细胞 DNA、RNA，导致蛋白质变性，细胞死亡。

（3）杀菌作用：大剂量紫外线照射后的光化学作用可以使 DNA 严重受损，结构改变，引起细胞生命活动的异常或导致细胞的死亡，$260 \sim 253$ nm 紫外线杀菌作用最强。紫外线杀菌效力受波长、强度、菌种、环境等因素影响。当紫外线达到一定强度时，还可以破坏组胺酸、蛋氨酸、酪氨酸、色氨酸等，进而直接影响酶的活性中心。

（4）促进维生素 D_3 的形成：人体皮肤内的 7-脱氢胆固醇经紫外线照射后成为胆钙化醇（内源性维生素 D_3），再经肝、肾羟化而成为维生素 D_3。波长 $275 \sim 297$ nm 的紫外线促维生素 D 合成作用较显著，以 283 nm 和 295 nm 为最大吸收光谱。

（5）脱敏作用：多次小剂量紫外线照射可使组织蛋白质分解、产生少量组胺；组胺进入血液后刺激细胞产生组胺酶，足够的组胺酶可分解过敏反应时血中过量的组胺。因此紫外线多次反复照射可以治疗支气管哮喘等过敏性疾病。另外，紫外线照射可保持血中钙、磷的相对平衡；而钙离子降低血管的通透性和神经兴奋性，可以减轻过敏反应，是紫外线脱敏的机制之一。

（6）免疫、保健作用：紫外线照射后，人体细胞免疫和体液免疫功能均增强。

（7）致癌作用：目前认为正常人体有切除性修复功能，不至于因紫外线对 DNA 的影响使细胞畸变。因此，一般紫外线的照射不致引起癌变。患着色性干皮症者，缺乏切除修复功能，照射紫外线有可能致癌。

2）治疗技术

常用的紫外线光源有高压水银石英灯、低压水银石英灯、黑光灯（低压汞银荧光灯）等，前两者用于体表照射，黑光灯主要用于光敏治疗。高压水银石英灯的水冷式体腔灯头和低压水银灯加上石英导子可进行体腔、伤口和窦道照射。

（1）治疗剂量：紫外线剂量测量方法较多，临床主要用"生物剂量"来表示照射剂量。所谓一个生物剂量（minimal erythema dose，MED）是指紫外线灯管与皮肤一定距离时，照射皮肤引起最弱红斑所需的照射时间，单位是秒（s）。不同个体、疾病不同阶段对紫外线的敏感度亦不同，故治疗前必须测定生物剂量。

紫外线治疗的剂量按照射野皮肤反应的强弱分为 6 级：Ⅰ级：亚红斑量，<1 MED，皮肤无红斑反应。Ⅱ级：阈红斑量，1 MED，皮肤出现刚可看见的红斑。Ⅲ级：弱红斑量，$1 \sim 3$ MED，皮肤出现弱红斑。Ⅳ级：中红斑量，$3 \sim 5$ MED，皮肤出现清晰可见的红斑，伴有轻度肿痛。Ⅴ级：强红斑量，$6 \sim 8$ MED，皮肤出现强红斑，伴有明显肿痛、脱皮。Ⅵ级：超红斑量，$>9 \sim 10$ MED，皮肤出现极强红斑，并有水疱、大片脱皮。

紫外线照射一般隔日一次，急性炎症可每日一次。为维持治疗所需要的红斑，下一次照射剂量应在前次照射剂量的基础上做适当增加。

（2）照射方法：紫外线照射方法有全身照射、局部照射、体腔照射和光敏治疗等几种。紫外线照射时应注意保护患者和操作者的眼睛，以防发生电光性眼炎。非照射部位应严密遮盖，避免超面积、超剂量照射。

3）适应证

各种炎症如皮肤、皮下急性化脓性感染、感染或愈合不良的伤口等。气管炎、支气管炎、支气管哮喘、肺炎、各种关节炎等。骨质疏松症疼痛的防治。急性神经痛、周围神经炎、佝偻病、软骨病等。此外也可用于斑秃、玫瑰糠疹、银屑病、白癜风、变态反应性疾病（如支气管哮喘、荨麻疹）等。

4）禁忌证

恶性肿瘤、心肝肾功能衰竭、尿毒症、出血倾向、活动性肺结核、急性湿疹、光过敏性疾病（红斑狼疮、日光性皮炎、卟啉代谢障碍）；内服、外用光敏药者（光敏治疗除外）和食用光敏性蔬菜、植物者；着色性干皮症、中毒伴发烧及皮疹的传染病者、肿瘤的局部等。

4. 光敏疗法

光敏疗法又名光化学疗法、光动力疗法，即利用光敏作用（在感光物质或光敏剂的参与下，完成原来不发生光化反应的现象）治疗疾病的方法。光敏疗法始于 20 世纪 20 年代，以外涂煤焦油与紫外线照射相结合治疗银屑病为始。随着对光敏作用的深入研究，现已有皮肤、黏膜、血液、骨髓等光敏疗法，应用于包括恶性肿瘤在内的多种疾病。

1）银屑病的光敏疗法

（1）病理：银屑病的主要病理改变为表皮细胞的 DNA 合成增强，表皮细胞增殖过速。

（2）治疗机制：光敏剂可以显著加强紫外线对上皮细胞中 DNA 合成的抑制作用，通过光聚合作用、光加成效应，致细胞损伤、受抑或死亡，即加强对上皮细胞生长的抑制作用。

2）白癜风的光敏疗法

光敏治疗能够加强黑色素细胞的功能，使黑色素小体增多，酪氨酸酶活性提高，转移进入棘层的黑色素小体增多。

3）肿瘤的光敏疗法

（1）光敏作用的靶系统：① 动物实验发现，光敏作用后，血管内皮细胞损伤、脱落，红细胞聚集、血流淤滞、出血、血栓形成，血管密度减少，肿瘤区血流量减少乃至停止。光敏作用的靶部位为肿瘤组织的微血管，微循环被阻断是光敏疗法体内效应的主要机制。② 光敏的靶系统为细胞膜，损伤后光敏剂进入胞质，损伤线粒体膜并进入其内，抑制其呼吸及影响氧磷酸化过程，使线粒体退化、溶解，导致细胞死亡。

（2）光敏作用使红细胞对肿瘤细胞的免疫黏附力增强，即加强了机体抗肿瘤作用。

（3）肿瘤组织对血卟啉有选择性亲和力，这是光敏作用杀伤瘤组织的前提。小鼠移植性肿瘤的光敏作用实验，证实光敏疗法可以明显抑制、杀伤瘤细胞。

4）血液光敏疗法

血液光敏疗法始自 20 世纪 80 年代，包括全血、单血细胞成分、血浆、骨髓的光敏治疗。即以可见光或紫外线照射体外的含有光敏剂的血液制品或骨髓，通过光化学效应灭活菌毒治疗疾病的方法。目前这种疗法仍在实验研究中。

（1）血液制品的光敏疗法：即以光敏作用处理血液制品，通过光化学作用，杀灭血液制品中的细菌、灭活 DNA 病毒、RNA 病毒等。如：血卟啉衍生物、吩噻嗪类化合物等并用红光照射，补骨脂内酯衍生物并用紫外线照射。

（2）淋巴细胞的光敏疗法：即以光敏作用处理体外的淋巴细胞再回输的方法。可引起免疫反应，抑制破坏异常的 T 细胞、B 细胞。多用于淋巴细胞功能异常所致的自身免疫性疾病，如：寻常天疱疮、系统性红斑狼疮、重症肌无力、风湿性疾病、严重特异反应性皮炎、恶性淋巴细胞性白血病、皮肤蕈性肉芽肿、T 细胞淋巴瘤红皮病、化疗或放疗后出现严重不良反应者。

三、超声波疗法

超声波是指频率在 20 000 Hz 以上，不能引起正常人听觉反应的机械振动波。应用超声波作用于人体以治疗疾病的方法称为超声波疗法。临床上治疗用的超声波一般常用频率为 800～1 000 kHz。

（一）超声波的物理性能

（1）声波：是物体的机械振动产生的能在媒体中传播的一种纵波。

（2）医用超声波的声头直径一般为其波长的 6 倍以上，因而声头上声束的强度是越接近于中心越强而成束射。

（3）超声波在空气中衰减异常急剧，所以在治疗中声头下虽是极小的空气泡，也应避免。

（4）超声波作用于人体时，在人体与发声器之间不应有空气，所以为了避免空气层，并使声头与治疗部位密切接触，必须在治疗体表与声头之间加耦合剂。注意超声声头更不能空载，否则会造成声头内晶片过热而破坏。

（二）超声波的治疗作用

1. 超声波的机械作用

机械作用是超声波的一种最基本的作用，可以引起生物体许多反应。

（1）超声波振动在组织中可以引起细胞波动而显示出一种微细的按摩作用，使局部血液和淋巴循环得到改善，对组织营养和物质代谢均有良好影响。

（2）可刺激半透膜的弥散过程，增强其通透性，从而加强其新陈代谢，提高组织再生能力。临床上常用于治疗某些循环障碍性疾病，如营养不良性溃疡等。

（3）还可使脊髓反射幅度降低，反射弧受抑制，神经组织的生物活性降低，故有明显的镇痛作用。

（4）机械作用能使坚硬的结缔组织延长、变软，因而能治疗瘢痕、硬皮症及挛缩等。

因此，超声波的机械作用对生物体系具有软化瘢痕组织、增强渗透、提高血液淋巴循环、刺激神经系统和细胞功能等作用，这在超声治疗作用机制上具有重要意义。

2. 超声波的化学作用

超声波能引起化学反应的加速和抑制。其原因甚多，如超声场中质点间的摩擦力能引起化学键的断裂，局部高温能促进化学反应进行的速度。

（1）能使复杂的蛋白质较快地解聚为普通的有机分子，因而具有活化许多酶的作用。

（2）在超声波的作用下，组织 pH 向碱性方向变化而使局部酸中毒的症状减轻，同时清除疼痛。

（3）由于超声波可使细胞膜通透性增高，且可使药物解聚，故药物易于透入菌体。因此将超声波与消毒杀菌药并用，可以提高药物杀菌能力。

3. 超声波的热作用

超声波在人体内热的形成，主要是由于组织吸收声能的结果。人体吸收超声波后转变成热能有 3 种应用：

（1）超声振动通过媒质时转变成热能。

（2）组织细胞周期性紧缩，以致引起温度提高。

（3）在不同组织的分界部分形成热。

超声波的热作用可使组织充血，血液循环加强，提高通透性和加强化学反应。

4. 超声波的反射作用

超声波不仅作用于皮肤中周围神经浅感受器，而且也作用于深部组织的触压感受器；既可通过体液和反射途径作用于人体，又可通过穴位、经络作用而影响全身：如超声波声头作用于合谷穴可引起面部皮温升高，作用于足三里穴可引起胃肠功能增强等。

5. 超声波治疗对组织器官的影响

（1）对皮肤的作用：皮肤是实施超声波治疗最先接触的部位。治疗时皮肤可有轻微刺激及温热感，用固定法或剂量较大时可有明显热感；治疗后皮肤轻微充血，但无红斑。在超声波的作用下，可引起汗腺分泌增强，但也有少数人不变或减弱。人体各部皮肤对超声波敏感性各有差异：面部较腹部敏感，腹部又较四肢敏感。

（2）对肌肉及结缔组织的影响：超声波对正常肌肉和结缔组织无明显影响。对痉挛肌肉可使其纤维松弛而解痉。当结缔组织增生时，超声波的软化消炎作用，特别对凝缩的纤维结缔组织更为明显。因而对瘢痕及增殖性脊柱炎有治疗作用。

（3）对骨骼的作用：超声波可使骨膜获得较多的热，可促进骨痂的生长。

（4）对神经系统的作用：能使神经兴奋性降低，减少神经兴奋冲动，降低神经传导速度，因而有明显镇痛作用。

（5）对心脏血管系统的作用：心电图无改变；剂量适当，可改善血液循环。

（6）对生殖系统的影响：生殖器官对超声波较敏感。治疗量虽不足以引起生殖器官形态学改变，但动物实验可致流产，故对孕妇不宜做腹部治疗。

在超声波治疗剂量的作用下，对脑、心、肾、肝、脾等器官无明显影响。

（三）超声波的治疗方法

一般超声波治疗所用超声强度常规为 $3\ W/cm^2$ 以下，可分为直接接触法与间接接触法。

1. 直接接触法

即直接将声头放在治疗部位进行治疗的方法。使用此法时，为使声头与皮肤密切接触，不留气泡，应在声头与皮肤之间涂以相应耦合剂。

（1）移动法：治疗时先在治疗部位涂以耦合剂，声头轻压体表，并在治疗部位做缓慢往复移动或圆周移动，移动速度以每秒 $1\sim2\ cm$ 为宜，常用强度为 $0.5\sim1.5\ W/cm^2$，此法在超声治疗中最为常用。适用于范围较大的病灶治疗，可应用较大的剂量，但在治疗中不得停止声头的移动。

（2）固定法：声头固定病变处。剂量在 $0.2\sim0.5\ W/cm^2$，时间为 $3\sim5\ min$。以往多用于神经根或较小的病灶及痛点等的治疗，此法应用时易发生局部过热、骨膜疼痛等。

2. 间接接触法

（1）水下法：此法常用于治疗表面形状不规则、有剧痛或不能直接接触治疗的部位，如手指、足趾、四肢关节及开放性创伤、足部溃疡等。治疗时将声头和治疗肢体一起浸入 $36\sim38℃$ 的温开水中，声头距治疗部位 $2\sim3\ cm$，做缓慢往复移动。

应注意声头与治疗部位距离保持恒定，否则剂量不准。此法的优点是声波不仅垂直地而且能倾斜地或成束状辐射到治疗部位，通过水可使超声波传导改善。

（2）借辅助器治疗：对于某些部位如面部、颈部、脊柱、关节、阴道以及牙齿等，用普通声头不易治疗，必须应用辅助器。

（四）超声波治疗的适应证与禁忌证及注意事项

1. 适应证

坐骨神经痛、周围神经痛、神经炎、面神经炎、肩关节周围炎、幻痛、强直性脊柱炎、腱鞘炎、扭伤、挫伤、注射后硬结、血肿、带状疱疹、骨折延迟愈合、脑出血、脑血栓、冠心病等。

2. 禁忌证

恶性肿瘤、活动性肺结核、多发性血管硬化、心绞痛、心力衰竭、血栓性脉管炎、脊髓空洞症、孕妇下腹部、出血倾向；头部、眼、生殖器部位的治疗应特别慎重。

3. 注意事项

（1）治疗时首先是将声头接触治疗部位或浸入水中，方能调节输出，切忌声头放空，否则晶体易因发射生热而损坏。

（2）治疗中声头应紧贴皮肤，勿使声头与皮肤间留有空隙。

（3）移动法治疗时勿停止不动，因移动法剂量较大，否则易引起疼痛反应。

（4）如患者有疼痛或灼热感时，应立即停止治疗，找出原因予以纠正。

（5）水下法治疗时，应采用温开水（36～38℃）。

（6）进行胃肠治疗时，患者应饮温开水 300 ml 左右，平坐或立位进行治疗。

四、磁疗法

利用磁场的物理能作用于人体而治疗疾病的方法称之磁疗法。磁场类型主要有恒定磁场：磁感应强度与方向不随时间而发生变化的磁场，或称之静磁场。动磁场：磁感应强度与/或方向随时间而发生变化的磁场。此类又可以分为：① 交变磁场：磁感应强度与方向随时间发生变化的磁场。② 脉动磁场：磁感应强度随时间发生变化而方向不变的磁场。③ 脉冲磁场：磁感应强度随时间而突然变化、突然发生、突然消失、重复出现前有间歇、频率和幅度可调的磁场。

（一）治疗原理

1. 调节体内生物磁场

（1）生物电流：人体内存在生物电流，人体在疾病状态时生物电流发生改变，心电图、脑电图、肌电图等检测方法就是将人体内的生物电流进行记录，通过分析判定所记录的生物电信号是否正常，从而达到诊断疾病的目的。

（2）生物磁场：根据磁电关系，电流可以产生磁场。人体内的生物电流就产生了体内的生物磁场，生物磁场也用于疾病的诊断。如脑磁场图、胃磁场图等。正常生理情况下与病理情况下人体内的生物磁场是不同的。在病理情况下，应用外加磁场对体内的生物磁场进行调节，使体内生物磁场趋向正常，是磁疗法的重要原理。

（3）产生感应微电流：根据磁电关系，磁场可以产生感应电流。人体内形成的感应微电流对机体的生物电流产生影响，进而影响机体功能，从而达到磁场对人体的治疗作用。如微电流可引起体内钾、钠、氯等离子分布与移动的变化，改变膜电位，改变细胞膜的通透性而产生相应的生物学效应。又如微电流可刺激神经末梢，调节神经机能。

2. 局部作用和神经体液作用

（1）局部作用：在局部作用中，磁疗对穴位的作用效果尤为明显，可以出现类似针刺穴位的感觉。穴位是人体最活跃点,对穴位的磁场疗法可以达到调节经络平衡作用。

（2）神经作用：当磁场作用于人体时,可刺激人体的感受器,感觉传入沿神经传导通路直达脊髓和脑,通过神经反射影响局部直至整个机体。

（3）体液作用：磁场对体液的影响是使血管扩张、血流加速,各种致痛物质迅速被稀释或排出,使疼痛减轻和缓解。还可使体内各种内分泌素和各种酶的含量和活性发生改变而达到治疗效果。

（4）细胞膜通透性的改变：人体细胞膜具有重要的生理功能,它们的主要功能是创造和维持一定稳定的化学组分区域和选择性通透物质作用。在磁场作用下,细胞膜膜蛋白的分子取向出现重排现象,改变了膜的特性与膜的功能,引起生物学效应,达到治疗疾病的效果。

（二）生理学效应

1. 对心血管功能的影响

磁场对正常心脏无明显作用,对病理性心脏可以改善心脏功能,增强血液循环。磁场对血管的作用是双向调节作用,既可使血管扩张、血流加快,也可使淤滞性扩张的血管收缩。

2. 对血液的影响

在磁场作用下的白细胞总数降低。去磁后能迅速恢复,对红细胞无影响。磁场可以降低血脂、降低血液黏稠度。

3. 对胃肠的影响

主要是促进肠系膜血流速度加快,肠道细胞钾、钠、ATP 酶活性增加。研究证明磁场对胃肠道具有双向调节作用,对蠕动亢进的胃肠道有抑制作用,而胃肠道功能低下时能增加其蠕动。

4. 对免疫系统的影响

磁场对巨噬细胞功能有激活作用。经实验证明静磁场、旋磁场、低频脉冲磁场,作用 60 min 后均有激活巨噬细胞的吞噬功能。但值得注意,有的研究表明磁场对免疫系统反应有轻微抑制作用。

5. 对细菌的影响

磁场对大肠杆菌、金黄色葡萄球菌、溶血性链球菌等有杀灭作用,而对绿脓杆菌无抑制和杀灭作用。

6. 对肿瘤的影响

对于不同的肿瘤,磁场有抑制肿瘤细胞生长、杀伤肿瘤细胞、防止肿瘤转移的作用。

（三）磁场的治疗作用

主要有如下几个方面：

1. 镇痛作用

磁疗镇痛作用十分明显,低场强可用于各种软组织疾患所致酸痛等,高场强可用于各种局部疼痛,包括术后伤口疼痛,超强磁场可用于剧烈的神经疼痛。

2. 抗炎消肿作用

磁疗可以用于局部各种炎症,包括特异性炎症（如毛囊炎、疖肿）与非特异性炎症（骨关节炎等）。

3. 镇静的作用

磁疗有较好的神经调节作用,可以用于失眠等睡眠障碍及自主神经紊乱等症。

4. 促进骨折愈合的作用

局部的生物磁场有刺激成骨细胞活性的作用,促使骨痂愈合。

5. 其他作用

降压作用、止泻作用、软化瘢痕作用、磁处理水的排石作用、抑制肿瘤细胞生长的作用等。

（四）治疗方法

1. 静磁法

分为直接静磁法和间接静磁法。

2. 动磁场

分为电磁法、旋磁法、脉动直流电磁法、脉冲磁疗法、磁电脉冲疗法、磁按摩法等。

（五）适应证与禁忌证

1. 适应证

慢性支气管炎、哮喘、婴幼儿腹泻、高血压、肾结石、胆结石、慢性结肠炎、慢性前列腺炎、颈椎病、肩周炎、坐骨神经痛、扭挫伤、血肿、注射后硬结等。

2. 禁忌证

没有绝对禁忌证，为了慎重起见，对于一些急性、危重患者，如急性心肌梗死、急性传染病、出血、脱水等，暂不考虑磁疗，以免延误病情。白细胞低下、高热、有出血倾向及孕妇、体质非常弱者应慎重。

五、温热疗法（conductive heat therapy）

以各种热源为递质，将热直接传至机体达到治疗作用的方法，也称传导热疗法。应用的热源有石蜡、泥、砂、热空气等。

1. 作用与用途

① 扩张血管、加强血液循环；② 加强组织代谢；③ 降低感觉神经的兴奋性；④ 降低骨骼肌，平滑肌和纤维结缔组织的张力；⑤ 增强免疫功能。适用于扭伤、挫伤、劳损、瘢痕、黏连、外伤性滑囊炎、腱鞘炎、关节炎、关节强直、肌炎、神经炎和神经痛、冻疮、冻伤后遗症、营养性溃疡等。

禁忌证有：恶性肿瘤、活动性结核、出血性疾病、甲状腺功能亢进、心脏功能不全、急性传染病、感染性皮肤病、婴儿等。

2. 温热疗法应用注意事项

① 疗前检查局部有否感觉障碍，如有，则温度不宜过热，以免发生烫伤。② 热空气治疗前应服适量盐开水，疗后如出汗多，可多喝水。③ 疗毕淋浴后应注意保暖，以防感冒。④ 全身热疗时，可备有冷毛巾敷于头部。

3. 石蜡疗法

石蜡疗法是指利用加温后的石蜡作为导热体，涂敷于患部，以达到治疗目的的方法，是传导热疗法中最常用的一种方法。具有简单易行、疗效好等特点，故广泛应用于临床。

石蜡是从石油中蒸馏出来的一种副产品，其成分为高分子的碳氢化合物，为白色半透明固体，无臭无味，呈中性反应。石蜡具有很大的可塑性、黏稠性和延展性，还具有较大的热容量，极低的导热系数，没有热的对流等物理性能。其治疗作用中除温热作用外，主要还有机械压迫作用。此外，蜡疗无化学性刺激作用。

1）作用原理

（1）温热作用：蜡疗有较强而持久的热作用，能使局部血管扩张，促进血液循环，使细胞的通透性加强，利于血肿的吸收，加速水肿的消散。

（2）机械压迫作用：由于石蜡具有良好的可塑性和黏稠性，能与皮肤密切接触；在石蜡逐渐冷却的过程中，体积还逐渐缩小，加压于皮肤及皮下组织，因而产生柔和的机械压迫作用。能防止组织内的淋巴液和血液渗出，促进渗出液的吸收，并使热作用深而持久，故常用于急性扭挫伤及劳损性疾病等。

（3）润泽作用：石蜡含有油质，对皮肤有润泽的作用，能使皮肤柔软、富有弹性，并能润滑和软化结缔组织，使组织恢复弹性。因而对关节强直、术后黏连、关节活动功能降低、瘢痕组织及肌腱挛缩等有软化松解作用。

（4）改善皮肤营养：加速皮肤的生长，促进再生过程和骨痂的形成，有利于创面溃疡和骨折愈合。由于石蜡有镇痛和解痉的作用，故可治疗神经炎及疼痛等。

2）操作方法

（1）蜡饼法：亦称蜡盘法：是目前常用的一种方法，将预制好的蜡饼置于治疗区。

（2）刷蜡法：利用毛刷，将蜡液刷于治疗区域，反复刷，直至涂层达到预计厚度。

（3）浸蜡法：手或足部，可以采用此法，将手浸入蜡液中，反复数次，直至手外形成厚厚的蜡套，亦称蜡涂法。

另外还有蜡袋法、纱布法等。

石蜡疗法一般每日一次或隔日一次，每次需用保温棉被或敷料包敷于蜡饼之外，治疗持续时间为30～60 min，20～30 次为一个疗程。

3）注意事项

（1）因小儿不合作，皮肤细嫩，容易发生烫伤，所以治疗温度应稍低于成人。

（2）蜡疗时液蜡中不能混有水分。

（3）治疗部位皮肤有破溃，可盖一层凡士林纱布。如局部已经有溃疡或伤口，应事先消毒，并盖以消毒纱布。

（4）准确掌握蜡的温度。蜡饼、蜡袋应以其接触皮肤的表面温度为准。涂刷时要均匀，动作要迅速。注意蜡饼有时含有"夹心"，蜡液容易流出而烫伤及污染衣物。

六、冷疗（cryotherapy）

广义的冷疗系指应用低于体温的介质接触人体，使之降温以治疗疾病的方法。冷疗按照温度的不同，可分为冷敷与冷冻疗法。

冷敷（cold therapy，亦简称冷疗），冷敷与冷冻疗法的区别在于，它所加于人体的低温不会造成组织细胞的损伤。所用的温度一般高于0℃，降温缓慢，不会引起局部组织损伤。冷疗法有局部或全身应用之分。局部应用的冷疗法有冰袋、冰垫、冰水浸浴、冰块按摩、低温湿敷、冰运动疗法（将患部浸入冰水10～20 min，或用冰块按摩5～7 min，随即进行主动和被动运动）、冷空气喷射疗法。全身应用有酒精擦澡、湿包裹、冷水灌肠等。全身冷疗广泛用于健身，如冷水浴、冬泳、冰块擦澡等。

冷冻治疗所用的温度低于0℃，降温急骤，使组织细胞产生冰晶而被破坏。临床上冷冻疗法是以局部应用为主。例如，可以用于皮肤病，用于美容祛痣祛疣等。

1. 作用原理

短暂较深的低温可以兴奋神经系统，过长则作用相反；冷作用于局部可使血管收缩，继而扩张，有利于改善局部循环。此外，冷可使呼吸加深。局部冷疗法引起人体的反应有局部的直接作用和继发的全身反应两方面。

（1）局部反应：表现为皮肤血管收缩、汗腺分泌减少、皮肤苍白；周围感觉和运动神经纤维传导速度减慢，一般每降温1℃，神经传导速度将减2 m/s。冷使皮肤神经感受器功能下降，甚至一过性丧失，其中触觉和冷觉感受器最为明显；肌肉受冷后收缩能力降低，这与肌梭兴奋性减低、神经传导速度变慢、组织黏稠度增加有关；由于组织黏稠度增高，肌力减弱、关节发僵，活动范围变小；局部组织代谢功能减低；细胞通透性改变，局部渗出从而减轻。上述局部反应均为可逆的，反应的强弱取决于降温的速度和幅度、持续时间和受冷范围。

（2）全身反应：与局部反应的强弱有关，面积小、时间短、降温幅度不大时，全身反应很小或引不起全身反应；反之引起寒战、出汗减少、心率减慢、呼吸变深等现象。

2. 治疗作用

① 消炎止血：冷使血管收缩，细胞通透性改变，局部渗出及出血减少，局部炎性水肿减轻。可用于急性软组织损伤早期。② 镇痛：冷使神经兴奋性下降、传导速度减慢，故能缓解疼痛。③ 解痉挛：为肌肉兴奋性及收缩力减低的结果。④ 退热：冷疗可以降低体温，特别是冷敷于颈部血管处，可以起到保护脑功能作用，临床用于高烧物理降温、神经官能症等。⑤ 提高机体抵抗力：全身冷疗可以起到增强机体抵抗力抵御寒冷的作用。⑥ 冷冻疗法：具有破坏作用。

3. 适应证与禁忌证

适用于高热、中暑患者、脑损伤和脑缺氧、软组织损伤早期、鼻出血、神经性皮炎等。禁忌证：动脉血栓、雷诺氏病、系统红斑狼疮、血管炎、动脉粥样硬化、皮肤感觉障碍、重症高血压病和肾脏病。体质过弱的老年及婴幼儿患者慎用。

4. 冷疗应用注意事项

① 注意掌握治疗时间，观察局部情况，防止过冷引起组织冻伤。② 非治疗部位注意保暖，观察全身反应，如出现寒战，可在非治疗部位进行温热治疗或停止冷冻疗法。③ 对冷过敏，局部瘙痒、红肿疼痛、荨麻疹、关节痛、血压下降、虚脱时应停疗。

七、生物反馈疗法

又称生物回授法，指的是应用电子技术将人在一般情况下感觉不到的肌电、皮肤温度、血压、心率、脑电等体内不随意生理活动转变为视听信号，通过学习和训练使患者对体内非随意生理活动进行自我调节控制，改变异常活动，治疗疾病的方法称为生物反馈疗法，又称电子生物反馈疗法。这是一种现代心理行为性疗法，可以同时产生分散、暗示和自我感觉控制的综合效应。生物反馈的作用为分心、松弛及暗示等有效方法提供了强有力的易化或强化的媒介。

1. 治疗原理

利用电子仪器将机体的生物活动信号（心跳、血压、呼吸、脑电波、肌电波等）转换为外显信号，成为可以视、听和感觉的鲜明标志，再教患者认识、了解这些信号，然后指导患者启动自身的心理能量，自行调控某项生物活动，使其恢复正常的节律和范围。生物反馈疗法有正负反馈之分。正反馈：在反馈过程中，若反馈的结果使原动作加强，称为正反馈。负反馈：在反馈过程中，若反馈的结果使原动作减弱，则称为负反馈。

以肌电生物反馈疗法为例，肌电生物反馈治疗时通过传感器采得患者某病患部位骨骼肌的肌电信号，经过放大、处理取得积分电压，此电压与肌紧张程度呈正比。通过声、光、数码显示，可以观察到肌紧张的程度；再通过学习和训练使患者学会随意控制该骨骼肌的收缩。

2. 治疗作用

随意控制降低肌肉的紧张度，可用于放松训练的负反馈训练；或增强受训肌肉收缩、提高肌力的正反馈训练。

3. 临床应用

适用于头痛、焦虑症、失眠、脑卒中后偏瘫、脊髓损伤后截瘫、脑瘫、周围神经损伤、肌移位术后、痉挛性斜颈、肺气肿患者呼吸训练等。

4. 注意事项

本法不适用于认知障碍的患者，不用于急性疼痛的治疗。

八、水疗（hydrotherapy）

利用水的温度、静压、浮力及所含成分，以不同方式作用于人体以达到机械及化学刺激作用来防治疾病和促进康复的方法。

（一）治疗原理

水疗法是一种非特异性全身刺激疗法，是利用水的物理特性，通过神经体液途径在体内产生的复杂生物物理变化的结果，主要通过以下途径：① 自主神经调节作用；② 肾上腺皮质激素作用；③ 巯基作用；④ 组胺作用；⑤ 蛋白质代谢作用；⑥ 离子代谢作用；⑦ 调节各器官系统功能正常化的作用；⑧ 水的浮力作用：利于促进功能障碍者的运动功能等。

（二）分类

有不同分类方法。

1. 临床分类

（1）按温度划分：① 冰水浴：$0 \sim 4℃$；② 冷水浴：$5 \sim 25℃$；③ 低温水浴：$26 \sim 32℃$；④ 不感温水浴：$33 \sim 35℃$；⑤ 温水浴：$36 \sim 38℃$；⑥ 热水浴：$39 \sim 42℃$；⑦ 高热水浴：$>43℃$。

（2）按水的成分划分：海水浴、淡水浴、温泉浴、药物浴（西药浴及中药浴）、矿泉浴、气水浴。

（3）按水的形态划分：冰水浴（冬泳）、水浴、气浴。

（4）按作用部位划分：分为全身浴及局部浴。① 全身浴：全身擦浴、全身浸浴、全身冲洗浴、全身淋浴、全身包裹浴。② 局部浴：局部擦浴、局部冲洗浴、手浴、足浴、坐浴、半身浴。

（5）按作用方式划分：擦浴、冲洗浴、浸浴、淋浴、湿包裹、其他特殊浴疗法。

（6）按水压力划分：① 低压浴，1 个标准大气压（1 标准大气压＝1.013×10^5 Pa）；② 中压浴，$1 \sim 2$ 标准大气压；③ 高压浴，$2 \sim 4$ 标准大气压。

2. 从康复医疗角度的划分

1）水的温热疗法

（1）温敷布：① 温度：温湿敷布，冷湿敷布；② 范围：颈、胸、躯干、头部、四肢、阴部。

（2）包裹：湿包、干包。① 范围：全身、3/4 身；② 时间：持续、短时间。

（3）浴：① 温度：冷、微冷、微温、温、热、高热；② 范围：全身、3/4 身、半身、部分（坐浴、手浴、足浴）。

（4）渐温部分浴。

（5）交替浴：① 局部浴；② 全身浴。

2）水的机械疗法

① 涡流浴；② 气泡沸腾浴；③ 水中按摩，水中冲洗。

3）水中运动疗法

① 运动用大槽浴；② 运动用池浴。

4）其他疗法

（1）浴的形式：① 气泡浴；② 人工碳酸浴；③ 砂浴，湿性、干性；④ 药浴；⑤ 肠洗浴；⑥ 刷洗浴；⑦ 电水浴，全身电水浴、四槽浴（局部浴）。

（2）淋浴与冲洗：① 喷淋：短时间喷淋、苏格兰式喷淋（交替冲洗）；② 冲洗：冷冲洗、交替冲洗、温冲洗。

（3）蒸气形式：① 蒸气浴、全身浴（俄国浴）、蒸气箱浴局部；② 蒸气喷淋。

（4）水的化学疗法：各种温泉浴、药物浴。

3. 按治疗作用分类

有镇静的、兴奋的、退热的、发汗的、强烈刺激的、柔和刺激的、锻炼的等功效疗法。

（三）临床应用

1. 适应证与禁忌证

适应证较广，主要有：脊髓不全损伤、脑血管意外偏瘫、肩-手综合征、肌营养不良、骨折后遗症、骨性关节炎、强直性脊柱炎、疲劳、类风湿关节炎、肥胖、神经衰弱等的辅助治疗。水疗法一般无特殊禁忌证，但过高或过低温度浸浴疗法的禁忌证有动脉硬化（特别是脑血管硬化）、心力衰竭、高血压等。

2. 水疗应用注意事项

① 治疗中应随时观察患者的反应，如出现头晕、心悸、面色苍白、呼吸困难等应立即停止治疗，护理患者出浴，并进行必要的处理。② 进行全身浸浴或水下运动时，防止溺水。③ 冷水浴时，温度由 30℃ 逐渐降低，治疗时须进行摩擦或轻微运动，防止着凉；注意观察皮肤反应，出现发抖、口唇发绀时，应停止治疗或调节水温。④ 患者如有发热、全身不适或遇月经期等应暂停治疗，空腹和饱食后不宜进行治疗。⑤ 如有膀胱、直肠功能紊乱者应排空大、小便方可入浴。⑥ 进行温热水浴时如出汗较多可饮用盐汽水。

（四）常用水疗操作技术

如前所述，水疗种类繁多，操作方法亦各不相同，这里仅就几种常用水疗操作技术，简介如下：

1. 浸浴法

浸浴法是临床上最常见的一种方法，是让患者身体浸入水中进行治疗的方法。

1）按治疗部位分

根据治疗部位，浸浴法可分为如下 3 种。

（1）全身浸浴法：将患者全身浸入水中进行治疗的方法。

其操作常规如下：① 患者更换浴衣、拖鞋，准备治疗。② 操作人员根据医嘱，在浴盆中放入 200～250 L 水，测定水温。需药物浴者，再加入相应剂量的药物，使其符合医嘱。③ 帮助患者入浴，入浴后水面高度不宜超过胸乳腺以上。采用卧式时，使头颈及前胸部露出水面，以减少水机械压迫心脏。④ 医嘱要求热水浴时，头部应予以冷敷。⑤ 开始记录治疗时间。⑥ 治疗中应密切观察患者反应，如有头晕、心慌气短、面色苍白、全身无力等症状时，操作人员应该立即将患者扶出。⑦ 治疗结束后，用干毛巾擦身，不得进行冲洗。⑧ 治疗结束后，可休息 20～30 min，再离开浴盆。⑨ 治疗结束后，应进行浴盆消毒。即先用清水冲洗两遍，再用 20% 来苏儿消毒两遍，再用清水冲洗两遍。

（2）半身浸浴法：使患者坐于浴盆中，伴以冲洗和摩擦，于治疗中逐渐降低水温的一种柔和的治疗方法。具体分为：兴奋性半身浸浴法，强壮性半身浸浴法，镇静性半身浸浴法，退热性半身浸浴法。

半身浸浴法操作常规：① 先向浴盆中倒入一定温度的水，再让患者脱去衣服，淋湿头部，将颈以下身体数次浸入水中。② 在浴盆中坐起，水面淹没脐部，用小桶舀取浴盆中的水，以均匀速度的水流冲洗患者背部及胸部。③ 边冲洗边摩擦患者的背部、肩部、腹部，直至出现良好反应为止。④ 冲洗加摩擦的处置，要反复进行数次，并在治疗中将水温降低 2～3℃。⑤ 最后用水冲洗患者背部、胸部，令患者出浴，用干毛巾擦干全身。⑥ 水温在 35～30℃，治疗时间不超过 5 min，治疗后休息 20 min，每日或隔日 1 次。⑦ 治疗过程中出现寒战，应立即停止治疗。操作要求动作迅速，尽快完成。⑧ 兴奋性半身浸浴，水温 30～20℃，逐渐降至 20℃ 以下；强壮性半身浸浴法，开始时水温 35～36℃，逐渐降至 30℃，治疗时用 2 小桶比水浴温度低 1～2℃ 的水冲洗；镇静性半身浸浴法，开始水温 37～36℃，逐渐降至 34～33℃，进行极轻按摩，浴终时不冲洗;退热性半身浸浴法,水温为 19℃,进行强力按摩。

（3）局部浸浴法:本法最常用,将人体某一部分浸浴在不同的水中,由冷热水的直接刺激,引起局部或全身产生一系列生理性改变,从而达到治疗目的的一种方法。依据部位可分为:手盆浴、足盆浴、坐浴、渐加温浴、漩涡浴。① 手盆浴:将脸盆放在椅子上或盆架上,倒入 40～50℃水。患者脱去外衣,将衣袖挽至两肘以上 6～9 cm 部位。患者坐在椅子上,面对脸盆将一侧或双侧手腕与前臂浸泡于盆内。每次治疗时间为 10 min,为保持水温,需不断加入热水或更换热水。治疗结束后,应擦干皮肤,用棉衣或棉被包裹保温。可以应用冷热交替法进行,冷水为 20℃ 以下,热水为 40～45℃,先热水 0.5～1 min,再冷水 10～15 s,交替进行。治疗结束后,让患者休息,可增强疗效。② 足盆浴操作:同手盆浴。③ 坐浴:将坐浴盆放在坐浴架子上,加入 40～45℃热水。治疗前,患者应将大小便排尽,脱去裤子,将骨盆及会阴部分浸入水中。盆内热水不应超过坐浴盆的 1/2 深度,治疗中应加水或更换水 1～2 次。治疗结束后,应擦干皮肤,注意保暖。可以进行冷水坐浴,温度 10～20℃,时间 3～10 min。冷水坐浴后应进行保温,并让患者充分休息。热水坐浴有头晕症状时,应在患者头上进行冷敷。④ 渐加温浴:患者脱衣服,将手和足部放在相应水浴槽中。浴槽有盖,盖上有一小孔,插入水温计。患者坐在椅子上,用被单及毛毯盖好,头上包冷毛巾。开始水温为 36～37℃,7～10 min 内,水温上升到 44～45℃。让患者出汗,随后操作人员将患者的汗擦干,先面部后全身,让患者保持安静。治疗持续 10～15 min,出浴,擦干皮肤,卧床休息 30 min。⑤ 电水浴疗法:指的是以盛于容器中的水作为导体,把各种电流引入浸于容器内人体的一种特殊电疗法。根据部位可分为全身和局部电水浴法,具体可参考专业书籍。

2）按水温分

根据水温,浸泡法分为以下 3 种:

（1）冷水浸浴法:包含冰水浸浴法、冷水浸浴法、低温水浸浴法。

（2）不感温水浸浴法。

（3）热水浸浴法:包括温水浴、热水浴、高热水浴,禁用于全身,可用于局部。操作方法均见部位浸浴法操作技术。

3）按水中成分

根据水中成分,可分为:海水浸浴法、淡水浸浴法、温泉浸浴法、矿泉浸浴法、药物浸浴法、气水浸浴法。

（1）海水浸浴法:采用的方法为游泳、浅水浴、涉水浴、坐浴。时间:我国北部沿海,夏季 7～9 月底上午 9 时到下午 4 时。水温应是 20℃ 以上,气温高于水温。饱餐及空腹后不宜进行,应在饭后 1～1.5 h 进行。入浴前,应体检,详查血压及心率,并进行适当的体操活动和日光浴。水浴后先在浅水用手捧水冲洗头颈、胸腹部再入浴。海水浴后,温热淡水淋浴,躺卧休息 10 min。海水浴均应有救生和抢救设备。

（2）药物浸浴法:应用特殊的中药及西药进行治疗,包括:盐水浴、人工海水浴、松脂浴、芥末浴、碳酸氢钠浴、硫黄浴及中药浴。操作方法同部位浸浴法操作方法。盐水浴:含盐量 1‰～2.5‰,水温 38～40℃,时间 8～15 min。人工海水浴:含盐量 4‰～5‰。松脂浴:处方 NaCl 1 000 g,白松油 5 g,酒精 15 g,荧光素 1.5 g,纯松节油 5 g,水温 36～38℃,时间 15～20 min。芥末浴:芥末 200～500 g,水温 35～38℃,时间 5～10 min。碳酸氢钠浴:碳酸氢钠 75～100 g,水温 36～38℃,时间 8～15 min。硫黄浴:硫黄 18 g,50%NaOH 120 ml,0.3%Ca(OH)₂ 300 ml,制备好溶液加入 100 ml,水温 37～39℃,时间 10～20 min。中药浴:中药制剂放入锅内,加水煮 30～40 min,制备成 1 500～2 000 ml 溶液。每次用 200 ml,具体成分依据具体疾病而拟定。

2. 擦浴法

用一定温度的水,浸湿毛巾和被单,再摩擦皮肤,达到以机械刺激为目的的一种简便而温和的治疗方法。可分为局部擦法和全身擦法。

（1）局部擦法操作常规：① 患者平卧床上，用被单及毯子盖好，露出治疗部位。② 用水浸湿毛巾摩擦皮肤，每部位 3～5 min，到皮肤潮红而有温热感为止。③ 擦浴后，治疗部位用被单或毯子包裹，再进行另一部位治疗。④ 摩擦顺序：胸部-背部-上肢-下肢。⑤ 操作人员速度要快，动作要敏捷。

（2）全身擦法操作常规：① 患者脱去衣服，立于盆中或木栅上。② 将已在水中浸湿的被单，尽快盖于患者身上。③ 依后颈-躯干-四肢顺序进行摩擦，直至出现良好反应为止。④ 摩擦时间为 10～15 min。擦浴后，让患者休息 30 min。

3.冲洗法

用一定量的一定温度的水，对身体某一部位进行冲洗以达到机械刺激作用的一种治疗方法。包括全身冲洗法和局部冲洗法两种。

（1）全身冲洗法的操作技术：① 患者立于盆中，脱去衣服，应用相差 1℃ 的两桶水。② 操作人员先用温度高的一桶，再用温度低的一桶，以缓慢的水流向颈部、肩部冲洗，使水均匀的经过整个身体表面。③ 冲洗后，给患者披上干被单，并在干被单上进行摩擦，到患者产生温热的舒适感为止。④ 治疗时间约为 2～3 min，水温为 30～20℃，治疗操作要迅速。

（2）局部冲洗法：包括后头冲洗及背部冲洗，操作方法同上。

4.湿布包裹法

应用一定温度的浸湿被单，按照一定方式包裹全身，再做包裹保温的治疗方法。包括全身和局部两种。

1）全身包裹法

① 治疗前患者排便。治疗床上横铺两条毛毯，一条稍压在另一条上。毯子上放置用水浸湿的被单，左边稍多于右边，被单头一端距离毯子边缘 5～10 cm，要求铺得平展，无皱褶。② 治疗时间 30～45 min/次，15～20 次为 1 个疗程，疗后雨样淋浴冲洗。③ 治疗过程中应密切观察呼吸、脉搏情况。④ 治疗时，患者有效感觉是逐渐感到温暖发热。⑤ 治疗应保持安静，空气新鲜，对操作正确但未出现有效感觉者，可让患者喝足热饮料或摩擦全身，或在四周放置热水袋，加强包裹疗法的效应。

（1）被单包裹法：患者脱去衣服，先将头部浸湿，裸体仰卧床单上，被单头端在耳轮之间。患者双臂伸直，向上举起。操作人员迅速用被单两端把患者包起。自被单较窄的一边开始，从腋下将躯干和足部包起，在两足之间插入被单之褶裥。让患者把手接近头部，被单较宽的一边按同样方法包裹，应在肩上褶转，余下被单边缘要垂在床上身体下面。

（2）毛毯包裹法：将头部毯子上端，由肩部抛向胸部，并以斜角方向向下用力拉，再将边缘下端绕过患者，垂到身体下面，在胸前形成的皱褶仔细折好，使毯子密切贴在患者身上。以足端毯子将躯干下部和双足包起或足下部多余部分向上卷起。在头颈及下颌部之间应垫一块毛巾。

2）局部包裹法操作

操作基本同全身包裹法，但仅仅包裹局部。

5.淋浴法

指的是以各种形式的水流或水射流，在一定压力下喷射于人体的治疗方法。包括：直喷浴、扇形淋浴、冷热交替法、雨样淋浴、针状浴、周围淋浴等。

1）淋浴法的操作常规

① 操作人员按医嘱调好水温及水压。先开冷热水开关，再开下水开关，再调温度计，使温度达到医嘱要求。打开欲行治疗开关，关闭下水开关，调节水压。② 让患者入浴时应戴防水帽，进行水枪浴及扇形浴时，患者应在距操纵台 2.5～3 m 处，禁止水直射头部、前胸及会阴部。③ 治疗中密切观察患者反应，出现头昏、心慌气短、面色苍白、全身无力等症状时，应停止治疗。④ 治疗结束后，先打开下水开关，即此时淋浴不再喷射。⑤ 让患者出浴，用毛巾擦干皮肤，休息 20～30 min。⑥ 注意保护仪器，防止生锈。

2）各种淋浴法的具体操作

（1）直喷淋浴：患者脱衣服，头戴防水帽，立于操纵台前 2.5～3 m 处，背向操纵台。操纵人员以密集水流直接喷射患者。喷射顺序：背-肩，背-足部，水柱均匀喷射，再进行两侧面喷射。患者面向操纵人员，操作人员用散开的水流喷射胸腹部，到下肢时再用密集水流。水温 35～28～25℃，水压（1～1.5）～（2～2.5）标准大气压（1 标准大气压＝1.013×10⁵ Pa）。治疗结束后，用被单和干毛巾摩擦皮肤，直至出现皮肤的正常反应。

（2）扇形淋浴：患者脱衣，戴防水帽，站在操纵台前 2.5～3 m 处。操纵者用右手拇指按压喷水口，使水流成扇形射向患者，自足到头 2～3 次。患者转动顺序：背侧-前侧，每侧 2～3 次。时间 2 min，水温 33～28℃，水压 1.5～3 标准大气压。治疗结束用干毛巾摩擦。

（3）冷热交替浴：热水温度 40～45℃，15～30 min，冷水温度 20℃，10～20 min，先热后冷，重复 2～3 次；治疗结束后，皮肤有明显充血反应，时间为 3～5 min；治疗结束后，擦干皮肤，休息 20～30 min。

（4）雨样淋浴：为下行淋浴，主要为温度作用。

（5）针状浴：应用 2～3 个标准大气压进行治疗，刺激性大。

（6）周围淋浴：患者四周和上部水流喷射，水温 36～33℃，压力 2～2.5 标准大气压，时间为 3～5 min。

6. 水中运动法

运用水中的温度、浮力及水静压作用来进行各种功能锻炼，以达到治疗目的的方法。水中运动是现代医学中重要的治疗方法，包括水中辅助运动、水中支托运动及水中抗阻运动 3 种。水中运动的具体操作技术如下：

（1）固定体位：在水的浮力下，保持肢体固定体位。患者躺在水中的治疗床上或常用的治疗托板上；患者坐在水中椅子上或凳子上；让患者抓住栏杆或池的边沿；必要时可用带子固定肢体。

（2）利用器械辅助训练：利用橡皮手掌或脚掌增加水的阻力；利用水中肋木训练肩和肘关节功能；利用双杠在水中进行训练，以练习站立、平衡和行走；利用水球训练臂的推力。

（3）水中步行训练：让患者进入水中，站立在步行双杠内，水面齐颈部，双手抓住双杠。应用浮力作用，可减轻下肢对身体的承受重量。让患者在水内扶双杠移动下肢，活动量以患者感觉不累为原则，并注意保护，不得有松懈；在水中出现不适时，应尽快停止训练。水中步行时间不宜过长，应循序渐进。

（4）水中平衡训练：让患者站在步行双杠内，水深以患者能站稳为准；操作人员从不同方向向患者推水作浪或用水流冲击。使患者平衡受干扰；让患者对抗水浪及水流的冲击，保持身体平衡。注意保护患者，不要发生意外。

（5）水中协调性训练：是在水中进行游泳，先在一固定位置进行，再放开让患者自己进行。

7. 超声波水疗法

应用水作为媒介，将超声波通过水作用于人体的治疗方法称为超声波水疗法。操作技术：① 疗前检查机器，导线通电良好，排水管应通畅（水冷式），各电键、电钮应处于零位，仪表指针均应处于零位。② 根据患者治疗需要选取适宜体位，应充分暴露患者的治疗部位。③ 按所用机器的使用说明，依次接通电源，调节输出，选择剂量进行治疗，并计时。治疗中应认真操作，正确掌握剂量，仔细观察变化。④ 治疗完毕，依治疗相反的次序关闭各种调节器与开关。⑤ 患者出浴后应擦干皮肤，让其休息。⑥ 询问治疗反应，并记录。

九、正负压疗法（vaccum compression therapy，VCT）

利用高于或低于大气压的压力作用于人体局部以促进血液循环的物理疗法。可单独或交替作用于治疗部位。负压疗法如拔罐等本文不再赘述，这里主要介绍正压疗法。正压疗法是指对肢体施加压力，以改善肢体血液循环或提高心、脑、肾等重要脏器的血流量，以纠正上述组织器官缺血、缺氧的治疗方法。主要有 3 类,体外反搏疗法、肢体正压序贯加压疗法、局部体表持续加压疗法。

(一) 正压疗法作用原理

通过改变机体的外部压力差,以达到促使血管内外物质交换,同时改善由于血液黏稠度增大或有形成分性质的改变而引起的物质交换障碍,促进溃疡、压疮等的愈合,促进再生修复,促进水肿的吸收。

(二) 常用正压疗法

1. 体外反搏疗法

是以心电 R 波做触发,在心脏进入舒张早期时,使扎于四肢(主要是双下肢)和臀部的气囊充气,自远端向近端序贯地加压,迫使自主动脉流向四肢的血流受阻,并产生逆行压力波,从而提高主动脉舒张压,增加冠状动脉、脑动脉及肾动脉的血流量,起到体外辅助循环的一种无创性的治疗方法。

(1) 基本原理:体外反搏治疗冠心病和其他缺血性血管疾病原理有:① 在反搏时四肢动脉内血液相对被挤向主动脉,此时主动脉已关闭,造成主动脉内压力明显升高,使冠状动脉口的灌注压明显增加,增加了冠状动脉灌注量,提高心肌供血量。同时主动脉内压力升高还可提高脑、内脏的血流量。② 促进侧支循环的建立。有研究表明体外反搏增加了冠状动脉健支的灌注压,增大了冠状动脉正常主支与病变主支之间的压力差,使吻合支开放增加,后者促使病变组织侧支循环建立增加。

(2) 主要作用:提高主动脉内舒张压,增加冠状动脉灌注压,增加侧支循环,改善血液黏度。

(3) 适应证　冠心病、病态窦房结综合征(心率在 40 次/min 以上)、心肌炎恢复期、结节性大动脉炎、高血压病(血压控制在 160 mmHg/100 mmHg 以下)、血栓闭塞性脉管炎、脑血管病(缺血性脑血管意外、短暂脑缺血发作、腔隙性脑梗死、脑血管栓塞、椎-基底动脉供血不足)及其他神经系统疾病、突发性耳聋、一氧化碳中毒、视网膜中央动脉栓塞、突发性耳聋等疾病的治疗等。

(4) 禁忌证　① 血压>160 mmHg/100 mmHg;② 频发性期前收缩或心率>140 次/min;③ 主动脉瓣关闭不全;④ 大动脉病变,如夹层动脉瘤;⑤ 肺梗死,肺心病;⑥ 梗阻型心肌病,二尖瓣狭窄;⑦ 脑水肿及有发生脑水肿趋势的情况;⑧ 肢体有感染、皮炎、静脉炎及新近有静脉血栓形成;⑨ 有全身或局部出血倾向。

(5) 注意事项:① 反搏前嘱患者排尿及排便,保证室温舒适;② 治疗前,后应检查记录心率、血压,必要时记录心电图。

(6) 终止治疗指征:下列情况须立即停止反搏:① 监控系统工作不正常;② 气泵故障或管道漏气,反搏压达不到 0.035 MPa;③ 充排气系统发生故障;④ 反搏中出现心律失常,心电极脱落,或患者自诉明显不适而不能坚持治疗时。脉搏曲线的反搏波波幅及时限不符合要求时,应及时查找原因,并及时调整有关影响因素,以保证反搏效果。

2. 正压序贯加压疗法

指通过套在肢体上的气囊有规律地分段按序充气、排气而压迫肢体软组织,促使组织间液经静脉和淋巴管回流以消除肢体局部水肿的治疗方法。

(1) 治疗原理:① 提高组织液静水压,迫使静脉血和淋巴液回流。通过套在肢体上的气囊,由远端向近端序贯充气及排气产生挤压、放松的效果;这种压力由远端向近端产生梯度式的压差,从而使静脉血和淋巴回流,有利于肢体水肿的消退。② 增加纤溶系统的活性。研究显示,正压顺序循环治疗可增加纤溶系统的活性,刺激内源性纤维蛋白溶解活性。有一组研究数据表明,在预防术后静脉血栓形成方面,本疗法与低分子肝素的预防效果相近。③ 通过多腔体充气气囊有次序、有节律地进行充气膨胀与放气,形成对肢体组织的机械性循环挤压压力;这种序贯改变的压力类似于按摩,有利于促进本体反馈,防止肌肉萎缩。因而本疗法适用范围较广。

（2）临床应用：适用于四肢动脉硬化、单纯性静脉曲张、雷诺氏病、外伤后血管痉挛、迟缓性瘫痪合并循环障碍（如肩手综合征）、糖尿病性血管病变、多动脉炎、硬皮病、系统性红斑狼疮、类风湿关节炎合并脉管炎、淋巴水肿（如乳腺癌术后）、冻伤，局部循环障碍引起的皮肤溃疡、压疮、组织坏死等，还可用于预防术后下肢深静脉血栓形成。禁忌证有：血栓形成和血管栓塞早期，动脉瘤（以防微血栓形成），出血倾向，近期外伤（以防出血和皮下气肿），治疗部位的感染特别是肢体严重感染未得到有效控制（以防大量有毒物质进入血液），大面积破溃性皮疹，血管手术后，新近下肢深静脉血栓形成，恶性肿瘤。

（3）正压序贯加压疗法应用注意事项：① 治疗前应检查设备是否完好，检查患肢若有尚未结痂的溃疡或压疮应加以隔离保护后再行治疗，若有新鲜出血伤口则应暂缓治疗；治疗前应向患者说明治疗作用，解除其顾虑，鼓励患者积极参与并配合治疗。② 治疗应在患者清醒的状态下进行。治疗中，应注意观察全身情况和肢体反应，患肢的肤色变化情况，并询问患者的感觉，根据情况及时调整治疗剂量。患肢应无感觉障碍；治疗中要注意观察及时调整肢体套的压力。患者在治疗过程中如有局部疼痛、麻木等不适应及时告诉治疗师，以便调整压力或停止治疗。③ 对老年人，血管弹性差者，治疗压力可从低值开始，治疗几次后逐渐增加至所需的治疗压力。

3. 局部体表持续加压疗法

本法是一种常用于烧伤后或烧伤植皮后预防瘢痕挛缩的治疗方法，是利用特殊的弹性织物持续对瘢痕加压以防止瘢痕增生，促进功能恢复的治疗方法。例如，利用弹性织物制作的面罩、颈部弹力套或肢体（手、足）压力套，对疤痕区域或植皮区域进行持续压迫，达到预防和减轻植皮区及边缘瘢痕增生挛缩的目的。此方法简单、易行、有效，适于植皮成活或烧伤伤口已经愈合无创面残留的患者。近年来，随着制作工艺及材料的不断改进，本疗法得到了很大发展，目前主要实施的方法有：① 单纯穿戴弹力绷带、弹力套或弹力衣。② 弹力绷带、弹力套或弹力衣内衬硅凝胶膜。

1）治疗作用原理

通过持续加压使局部的毛细血管受压萎缩，数量减少，内皮细胞破碎等，造成瘢痕组织局部的缺血、缺氧，从而改变瘢痕组织的收缩性，阻止挛缩发生。

2）具体应用方法

（1）制作：颈部弹力套根据患者颈部周径裁剪，接合处缝上尼龙搭扣。还可用面罩（亦可到烧伤专科医院询问购买）。

（2）穿戴：早期配戴时需家属协助，内面衬垫 1～2 层纱布，平铺后用尼龙搭扣黏合加压。除每天洗漱、按摩外，原则上应 24 h 连续配戴，坚持半年至 1 年。

（3）提高疗效：面罩配戴时鼻翼两侧根部要用纱布卷填充，以达到各部位受力均匀，增加面部压力。

（4）加强适应：早期配戴时，个别患者可出现不适，如头晕、呼吸稍感费力等症状，多为正常情况，1 周后可逐渐适应。如果此症状继续加重而不缓解，应暂停配戴，有条件的可到医院咨询。

（5）保护创面：出现小创面时，可继续配戴，应弹力套上相同部位剪一小洞，暴露创面，保持干燥，以利于愈合。

3）应用注意事项

（1）早期应用：压力疗法应用越早疗效则越好，应在创面愈合后、瘢痕形成之前就开始应用，待瘢痕形成后再应用疗效则较差。

（2）保护创面：初愈的创面皮肤较嫩，易起水泡，内层应敷两层纱布再戴弹力套，平铺后尼龙搭扣黏合加压。

（3）维持适当压力：要有足够的、适当的压力才能达到理想的疗效，压力应持续保持在 10～25 mmHg。

压力过低疗效不明显,过高轻则引起患者的不适,重则会造成局部静脉回流受阻,组织水肿甚至发生缺血坏死。总之,在不影响肢体远端血运及患者可耐受的情况下,压力越大越好。

(4)特殊部位:应给予特殊的处理如皮肤薄嫩处及骨突处应加软衬垫,以防止皮肤破溃;皮肤凹陷处应给予必要的充填,以使压力均匀地达到各处;对于中空或易变形的部位,如鼻背瘢痕和外耳瘢痕,加压时应给予必要的支撑和充填,以免造成或加重畸形。

(5)压力治疗需要较长的时间,不少患者会失去耐心和信心,因此要做好充足的解释工作,必要时可向其交代成功案例的治疗前后对照资料,以提高其信心。

(6)压力疗法还应尽可能舒适,以提高患者尤其是儿童患者的依从性。儿童使用压力衣后,应给予适当的运动疗法,以防止肌肉萎缩。

(7)定期检查:随时检查定期清洗,保持清洁,可以提高舒适性;应随时检查压力的大小,局部皮肤有无异常及治疗的效果等。

(8)压力疗法并不是治疗烧伤后瘢痕的唯一有效疗法,不能取代手术治疗;对烧伤后的瘢痕,应采取包括手术,功能锻炼,其他物理疗法等在内的综合治疗措施。

(王　颖　田骏涛)

第三节　作 业 治 疗

一、概述

作业是人的属性,人类生活中离不开各种作业活动。当患者罹患各类疾病导致功能障碍时,其某些作业活动能力可能受到影响。为了帮助这些功能障碍患者尽快回归社会,可以将特定的有选择性的作业活动作为治疗媒介,对患者进行作业操作性训练。是康复治疗技术的五大支柱之一。

世界作业治疗师联盟(The World Federation of Occupational Therapists,WFOT),将作业治疗定义为:协助残疾者和患者选择、参与、应用有目的和有意义的活动,以达到最大限度地恢复躯体、心理和社会方面的功能,增进健康,预防能力的丧失及残疾的发生,以发展为目的,鼓励他们参与及贡献社会。

由上可知,作业治疗是为改善或恢复患者当前的功能障碍,设计特定的、有选择性的活动(从日常生活、工作等活动中提取的活动),指导患者借助媒介(工具、设备等)来进行操作性(作业)训练,以增强患者肢体、心理、社会功能,促进发育,使患者实现最大程度生活自理,回归社会的一大类独特的治疗方法,称之为作业疗法。

(一) 作业治疗范畴

作业治疗包括:治疗性练习、神经生理学方法、计算机辅助训练、认知综合功能训练、日常生活活动能力训练;娱乐活动;工作训练;矫形器、自助具的使用训练等。

作业治疗的治疗作用主要包括增加躯体感觉和运动功能、改善认知和感知功能、提高生活活动自理能力、改善社会、心理功能等。

(二) 作业治疗的应用

作业疗法的应用是十分广泛的。凡需要改善日常生活活动,特别是劳动能力、身体感知觉功能、认知功能和改善情绪心理状态、需要适应住宅、职业、社会生活条件,都应当应用作业疗法进行训练。

1. 适应证

目前,作业疗法多用于以下几个方面。

(1)神经系统疾病:脑卒中、颅脑损伤、帕金森病、脊髓损伤、脊髓炎、中枢神经退行性变、周围神经伤病、老年性认知功能减退等。

(2)骨关节疾病:骨折、断肢断指再植术后、截肢后、烧伤、人工关节置换术后、骨性关节病、肩周炎、强直性脊柱炎、类风湿关节炎、手部损伤等。

(3)内科疾病:冠心病、心肌梗死、高血压病、慢性阻塞性肺疾病、糖尿病等。

(4)儿科疾病:脑瘫、肌营养不良、精神发育迟滞、学习困难等。

2. 禁忌证

意识不清、严重认知障碍不能合作者,危重症、心肺肝肾功能严重不全等需绝对卧床休息者。

二、作业能力评定

为了制订有助于患者的作业疗法方案,有必要首先对患者实施作业能力的评定。评定工作流程与物理疗法的工作流程基本相同,即收集、归纳、分析资料,做出诊断和制订治疗计划,但在某些环节上体现出作业疗法专业的特点。在收集资料时,首先对患者的作业活动能力进行评定;在此基础上展开对于影响作业活动的各种因素的评定,包括躯体因素、精神因素和各种环境因素;通过全面检查,发现患者日常生活活动能力受到影响的内容,找出原因,提出作业疗法诊断及针对性的治疗计划。作业疗法评定的工作流程如图3-5所示,它也是指导作业治疗师临床工作思路。

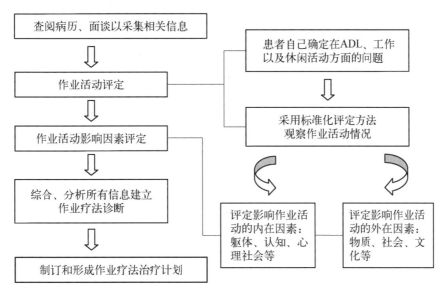

图3-5　作业疗法工作流程及临床决策的思维方法

（一）影响作业活动的因素

作业活动的完成或患者在作业活动中的表现,有赖于身心和环境两方面的支持。任何一个方面出现问题都会对作业活动的质与量产生影响。

1. 影响作业活动的自身因素

根据美国作业疗法协会1994年发表的第三版《作业疗法统一术语》,影响作业活动的自身或内在因素包括躯体(感觉运动)、认知、心理社会技能和心理成分。

(1) 躯体功能因素：包括各种感觉、关节活动范围、肌力、肌张力、反射、粗大与精细运动协调性、耐力、姿势控制、姿势对线、软组织完整性、运动控制等。

(2) 认知功能因素：包括知觉与认知功能，情绪社会行为、应对和适应能力及动机等。

(3) 心理社会技能及心理因素：包括心理成分(价值、兴趣、自我概念)、社会性技能(角色行为、社会性行为、人际交往技能、自我表达)和自我管理技能(心理应对技能、时间管理、自我控制)。

2. 影响作业活动的环境因素

作业疗法中习惯将影响作业活动实施的个人以外的因素称之为环境因素。人们每天都在特定环境中进行各种作业活动，环境障碍会阻碍残疾者最佳作业活动能力的发挥，而提供环境支持则有利于促进和帮助其发挥最佳的作业活动能力。《作业疗法统一术语》中将影响作业活动的环境分为物质环境、社会环境、文化环境。物质的、社会的、文化的环境都可能从不同角度起着阻碍或支持作用。

(1) 物质环境(physical environment)：指个人以外的环境，包括各种建筑和设施(家居、社区及公共设施)，交通工具，即各种可利用的空间、设备、家具、工具及物品。

(2) 社会环境(social environment)：包括配偶、朋友、照顾者及公众的态度；也包括较大的社会群体对于建立标准和社会常规所产生的影响。

(3) 文化环境(cultural environment)：指一个特定社会群体所具有或接受的习俗、信仰、活动方式、行为标准与期望。

(二) 作业能力评定

由于作业疗法主要在能力障碍(残疾)和环境障碍(残障)的层面上帮助患者，作业治疗专业的评定也就围绕患者有关作业活动能力方面存在的问题开展。

治疗决策以评定为基础，作业疗法关注患者的作业活动功能状况，无论患者因何种疾病导致何种功能受限或残疾，作业治疗师的工作目标都是要帮助患者重新参与对其来说十分重要的日常活动。因此，作业治疗师评定工作的重点是确定患者在进行作业活动方面存在的问题。当患者不能完成特定作业活动时，治疗师要进一步寻找限制完成该活动的原因。例如，当肌力下降限制了日常生活活动(进食、穿衣、梳洗、行走购物、上下楼梯等)，作业治疗师有必要对肌力减弱程度和分布情况进行检查。因此，影响作业活动完成的内、外因素都是作业疗法的重要评定内容。

作业能力评定包括作业活动评定、影响作业活动的躯体功能、高级脑功能评定及环境因素评定。

1. 作业能力评定的步骤与方法

作业治疗师通过各种渠道或采取多种方法收集相关信息与资料以确定问题所在。无论初期、中期或末期评定，这一评定的过程或步骤都包括：① 查阅病历；② 与患者面谈；③ 观察患者的作业活动完成情况；④ 评价影响作业活动完成的功能障碍因素；⑤ 综合总结所得信息，做出作业疗法诊断；⑥ 制订治疗计划。

(1) 查阅病历：通过阅读病历可以了解患者的病史、疾病诊断、治疗经过、用药或手术情况以及其他专业的检查、评定结果。

(2) 与患者面谈：进行初期评定时必须与患者进行面谈。面谈的目的有两个：① 听取患者关于过去、现在和将来的情况及对未来的需求和想法等。② 培养和建立与患者的和谐关系，利用交谈对患者进行治疗。作业治疗师在面谈时应注意技巧，如提问方法、治疗师的目光、语态、姿势、态度，谈话时与患者的距离、面谈的环境等都会对面谈的结果产生影响。除了与患者交谈之外，还应与患者的家属进行交流。治疗师可以从中了解他们对患者恢复的期望目标，残疾对患者日常生活的影响、对患者性格的影响及对家庭的影响。

（3）观察日常生活活动（ADL）完成情况：治疗师通过与患者交谈，了解其能做什么、不能做什么、期望能做什么及优先考虑的治疗目标。然后，需要进一步观察患者实际完成这些作业活动的情况。在观察的过程中，治疗师要注意活动障碍种类和为完成日常生活活动所需要帮助的水平即帮助量。可以使用标准化的 ADL 评定量表进行观察实际完成这些作业活动的情况。在观察的过程中，治疗师要注意活动障碍种类和为完成日常生活活动所需要帮助的水平即帮助量，可以使用标准化的 ADL 评定量表进行观察。

（4）检查相关的功能障碍因素：需要对哪些功能障碍进行检查，是治疗师在了解了病史、疾病诊断之后，并在与患者交谈及亲自观察基础上做出的选择。一旦确定作业活动障碍的方面或种类并提出导致作业活动障碍的可能原因，治疗师即需要进一步通过具体评定来检验自己的假设或判断是否正确。

2. 建立作业能力诊断

在综合、归纳和总结所有资料的基础上，提出作业能力诊断。作业能力诊断包括各种作业活动障碍和影响作业活动完成的各种相关因素。例如，一位脑卒中患者的作业能力诊断包括如下内容：

（1）作业活动障碍：① 进食障碍；② 梳洗障碍；③ 穿衣障碍；④ 上下楼梯障碍。

（2）影响作业活动的因素（即功能障碍）：躯体运动功能与神经心理障碍：① 患侧上肢痉挛、共同运动模式；② 下肢部分离运动；③ 知觉障碍。

（3）环境障碍：① 住宅内门的宽度不允许轮椅自由进出；② 住宅入口处无斜坡、扶手。

建立作业疗法诊断后，为了确定治疗重点，治疗师还需要对作业活动障碍按照重要程度的先后顺序进行一些调整，使之与患者的考虑和需求一致。如果患者的要求不切实际，治疗师则需耐心疏导、解释，帮助患者建立安全、可实现的治疗目标。

3. 确定康复目标，制订作业治疗计划

作业疗法的治疗目标一定要紧紧围绕提高作业活动的独立性来制订。例如，"扩大肩关节活动度至 160°"不是作业疗法的治疗目标，而"扩大肩关节运动范围使患者能够用手摸到头，从而达到独立地洗头和梳头的目的"才是作业疗法所要实现的目标。

三、作业治疗处方

作业疗法的处方内容包括：作业种类、治疗目的、分量及次数、注意问题等。例如，某男性患者，38 岁，机械工人，手部损伤术后恢复期，拇指对指及示、中二指的对指和屈伸功能障碍，须进行作业治疗，经过作业功能的检查和评估后，为患者开出表 3-3 所示的作业疗法处方。

表 3-3 作业治疗处方

序号	治 疗 种 类	治疗目的及活动次数和分量	注 意 事 项
1	日常生活活动训练	恢复手精细活动功能，解、扣衣扣，手持碗筷、梳头，拧干毛巾 60 min，10～2 次/日	可给家庭作业回家自己练习
2	职业技巧训练	为恢复劳动能力作准备，拧螺丝母、装配机械设备 30～45 min，1 次/日	循序渐进
3	工艺治疗训练	手精细功能，改善情绪，如泥塑、编织等每周 2 次，每次 1～2 h	
4	复业前评估和就业咨询治疗		后期安排，决定是否需要改变工作

至于作业治疗计划的制订，须以患者残疾或功能障碍问题的分析作为依据。作业治疗须长期进行，直至患者恢复生活自理和/或劳动，重返社会。

四、常用作业治疗

（一）常用治疗性作业活动

1. 木工作业

是患者熟悉、感兴趣，并且具有实用性的工作。木工用具包括锯、刨、打锤、打砂纸等，木工训练技术可以利用工具、材料、辅助装置等的变化设计出从简单到复杂的各种不同水平的作业活动。可以根据患者病种、障碍程度的不同灵活设计，是一种利用率高，行之有效的治疗方法。

（1）工具：木工使用的工具在作业活动中均需重新研制，如锯，锯的种类很多，无论锯的外形如何，在训练计划的记录中以锯的长度和锯齿的数量作为考虑运动量的主要标准，锯身越长齿越多，抵抗力量越大，活动范围越大。因此，要根据患者的肌力，关节活动度的训练要求选择锯的大小。锯柄的形状也是研究的对象。如偏瘫患者可以使用双手把持的锯柄，手指屈曲受限的可以将锯柄加粗，锯柄可以设计成水平位或垂直位。

（2）材料：木材因质量不同，硬度的差别很大。大小、形状不同，其抵抗值也不同，因此可以根据患者的需要，选择不同材料的方法调节抵抗值。另外也可应用辅助装置，当患者的肌力、关节活动度、协调性不充分时，可以设计一些辅助装置，协助患者克服一部分障碍，对残存能力进行训练，也可以在人体或工具上增设一些装置，来增加作业的难度。

（3）方法：刨的动作时通过刀刃的宽度和切削角度的调节来改变抵抗值，切削角度越小抵抗已随之减少。宽木料适用于耐久力的训练，硬大料适用于肌力的增强。根据患者关节活动度受限程度和部位设计木料摆放放置和决定具体要求。锤的种类很多，要根据患者情况变化锤头的重量，锤柄的长短、粗细。另外还要考虑患者肢位，姿势的变化与训练的关系。打砂纸：是将木料刨平之后再用不同型号的砂纸固定在磨器上摩擦表面的工作。研磨器要根据患者的功能情况进行设计，如双手用、单手用、带柄的（水平柄、垂直柄）、带负荷装置的研磨器、矫正手指挛缩的手套式磨具等。水平柄研磨器用于恢复偏瘫初期前臂旋内的患者。双手垂直柄可用前臂中立位的患者。还要从调节砂纸粗细，木材的光滑度、长度、宽度，作业台的高度，倾斜的角度等条件的改变，设计不同的训练内容和强度。

（4）禁忌和注意事项：防止工作中受伤；避免训练强度过大；锯、锉或用砂纸磨细的工作灰尘较大，不适于呼吸系统病症的患者；使用油漆等易燃物品时要注意安全。

2. 制陶工艺

从儿童时代起孩子们就喜欢用黏土和成软硬适度的泥团，以反复揉捏便可以随心所欲地制成小壶、小碗、小猫、小狗之类的"工艺品"。陶艺工艺工序繁多。利用这一作业活动，根据患者的文化程度，兴趣爱好，以及在功能上、心理上存在的问题设计出丰富多彩的活动，使患者的个性和创造力得到充分的发挥。

1）工具

操作台、和泥板、各种磨具、模子和窑等。操作台的台面高低，倾斜角度可以调节等。

2）方法

有多种方法，简述如下：

（1）揉合黏土动作：将黏土揉合成适合造型需要的硬度。常用的有橡胶黏土、硅酮树脂黏土等。揉合泥团的动作是双侧的粗大协调动作，并且可以强化上肢肌肉的伸展，部分患者由于上肢伸肌无力，可能会发生肘屈曲不能控制的情况，此时可以用弹性绷带，或是杂志等在肘关节伸面固定。训练可以由易到难，开始时利用肘关节的固定和躯干屈伸协助上肢用力，然后逐渐去除固定，减少躯干活动，再过渡到上肢用力揉按。

（2）捏压造型动作：不使用工具，仅用手指的力量，完成黏土的造型工作。在完成作业的同时拇指屈曲、伸展、对指、四指的屈曲伸展等各种精细动作均得到训练,不仅增强了肌力,动作的协调性也可以得到改善。

（3）作用：黏土的抵抗力很小却有很强的可塑性,适合改善患者的心理状态;和泥的过程可以改善上肢、腕关节、手指关节的活动范围,并且有止痛作用;提高上肢肌力;改善手功能的精细动作;促进认知功能的改善;提高身体的耐力。

3. 马赛克工艺

1) 工具

锤子、马赛克钳、瓷砖刀具、圆规、尺子、海绵刷。

2) 材料

三合板、铁板、塑料底板、马赛克、快干胶、石膏。

3) 方法

底板上画出图案或是将患者喜爱的图案用复写纸印在底板上。然后涂上颜色,再选择各种马赛克等材料,用钳子、锤子打碎备用,用快干胶将打碎的马赛克贴在图案内,制成美丽的工艺品。

4) 作用

（1）身体功能方面：手指的把持力,上肢肌力增强;改善手指的精巧性;改善眼睛和手的协调性;维持和改善关节活动范围。

（2）心理方面：可以消散攻击性;提高集中力;提高耐心和耐力;通过集体作业可以改善患者的自信心和人际关系的协调性。

（3）禁忌和注意事项：注意刀、钳、锤子等工具的使用和管理,防止意外受伤;呼吸疾病、眼科疾病的患者,要杜绝碎片和粉尘飞扬;手指有外伤和皮肤疾病的患者禁忌;注意防止马赛克碎片和刃器造成手的外伤。

4. 手工艺

1) 工具

根据工种的区别可以准备一些钩针、刺绣架、刺绣针、刀、剪、熨斗、皮革工艺用各种图案模子、锤子等。

2) 材料

各种颜色的布料、毛线、刺绣用丝线、塑料绳、石膏等。

3) 方法

许多手工均可以作为训练方法,简述如下。

（1）刺绣、编织、雕刻、补花等：是广为流传的民间手工艺。必须要在此基础上研究出新的,有吸引力的内容。如缝制丑娃、大熊猫、小熊,都是目前市场上高价而又畅销的产品,完成后可以将制品送给患者,这样无论从身体功能还是心理调节上都会有很好的效果。

（2）皮革工艺：就是用皮革作为材料,制成钱包、烟袋、钥匙坠物等各种各种工艺品。可以用各种图案的模具在皮革上敲打出患者喜欢的图案,然后制成自己设计的制品,方法简单,制品新颖,美观大方,有实用价值,患者乐于接受。

4) 作用与应用注意事项

（1）身体功能方面：增加手指把持能力和上肢肌力,改善手指的精细动作,改善手眼的协调性,改善和维持关节活动范围,增强坐位耐力。

（2）心理方面：提高注意力,培养创造性,可以缓解精神上的紧张。

（3）禁忌和注意事项：视力低下的患者不用使用过细的针线,运动失调和不随意运动严重的患者不得采用此疗法,注意工具的使用和管理,感觉迟缓或丧失的患者对熨斗、刀、剪等刃器的使用要特别注意。

5.治疗用游戏

（1）利用以精细动作为主的治疗性游戏训练上肢：此类训练多采用棋类游戏，如象棋、跳棋等。通过下棋游戏可以训练患者手的精细动作，改善手眼的协调能力，提高患者的耐力，同时在心理上、人际关系上收到较好的效果。

（2）利用以粗大动作为主的治疗性游戏训练上肢：投包、套圈、皮球投篮等游戏都是以上肢粗大运动为中心的训练，同时还可以使下肢与躯干进行协调的收缩，改善身体平衡功能。

（3）以训练上下肢和躯干为主的治疗游戏：常用的游戏如地滚球，使用木质的球撞击站立的木瓶，类似简易的保龄球。此项游戏可以改善患者上肢的功能，包括诸关节的活动度、肌力、动作的协调能力等。

游戏治疗目前开展较多，但必须考虑到在作业治疗中的游戏活动是治疗手段之一，因此开展任何治疗性游戏活动之前，必须对患者进行认真的评价。根据评价的结果设计游戏方案、工具、场地、规则等都应分成若干级别，以适应不疾病同患者或是疾病康复的不同阶段的需要。

（二）常用作业治疗操作技术

1.运动和感知觉功能训练

1）加大关节活动范围的作业训练

（1）肩肘伸屈作业训练：用砂纸板打磨木板、锯木、刨木、打锤、在台面上滚筒、擦拭桌面、在编织架上编织、打篮球、保龄球等。

（2）肩外展内收作业训练：粉刷、编织、绘图、拉琴、写大字等。

（3）肘伸屈作业训练：锤打木板或钉制木盒、调和黏土等。

（4）前臂旋前旋后作业训练：锤打、拧螺帽、拧龙头、拧铁丝等。

（5）腕伸屈、桡尺偏作业训练：粉刷、锤打、和泥、和面、绘图、打乒乓球等。

（6）手指精细活动作业训练：捡拾珠子或豆、黏土塑形、陶土、和面、捏饺子、木刻、打结、编织、刺绣、插钉、弹琴、打字、书法、珠算、绘画、下棋、拼图、拧螺钉等。

（7）髋膝伸屈作业训练：上下楼、踏自行车等。

（8）踝伸屈作业训练：脚踏缝纫机、脚踏风琴、踏自行车等。

2）增强肌力的作业训练

（1）增强上肢肌力的作业训练：拉锯、刨木、砂磨、调和黏土、推重物等。

（2）增强手部肌力的作业训练：捏黏土或橡皮泥、和面、捏饺子、木刻等。

（3）增强下肢肌力的作业训练：踏功率自行车等。

（4）改善协调平衡的作业训练。

（5）手眼上肢协调作业训练：砂磨板、拉锯、刺绣、编织、缝纫、嵌插、剪贴、木刻等。

（6）下肢协调作业训练：脚踏板、脚踏缝纫机等。

（7）上下肢协调作业训练：用脚踏缝纫机缝纫、打保龄球、打乒乓球等。

（8）平衡作业训练：套圈、接球、打保龄球、推小车、向两侧摆放物品等活动。

3）感觉功能的作业训练

（1）感觉再训练：不断给予触觉、听觉、视觉等感觉刺激，刺激强度和范围从小到大，逐渐强化和扩大感觉信息，让患者能识别各种不同的刺激，最后恢复感觉功能。如先后在直视和闭眼时以木杆、笔或铅笔橡皮头刺激手指或在手指上滑动与按压，判断刺激的位置或感觉，训练位置或动静态触觉；或以 30 Hz 或 256 Hz 音叉反复刺激手指，判断振动觉。

（2）感觉敏感性训练：将两脚规的针尖距离由 10 mm 逐渐缩小至 2 mm，促使两点辨别觉的出现与加强;通过患者触摸不同质地的实物,训练患者对物体软硬程度的识别;通过 Bobath 球来刺激本体感觉、平衡觉;通过单眼训练视觉;通过不同的声音刺激以分辨声源的空间特征和性质,区别不同人发出的声音,辨别不同动物的发音;通过本体促进技术中的对角螺旋运动,反复体会肢体在空间的位置和运动中的感觉;体会各种不同的振动和压力。

(3)感知觉训练:包括先后在直视与闭眼时用手触摸布袋或盒内不同形状、大小、质地的物品,如小球、硬币、纽扣、钥匙、木块、塑料块、布料、棉团等,加以描述、比较和识别,来进行实体觉训练;在患者手或背部书写以训练各种图形、笔画的含义,训练患者的图性感;训练患者定位感、方向感、空间感(两点辨别)、让患者从不同方向取物、快速指出自己身体五官部位;进行各种实物大小、体积、形态、颜色、质地比较以获得视觉定型;通过色盲测试等方法训练患者图形觉和深度感。

(4)感觉替代训练:对于感觉功能障碍者需要采取感觉替代。如盲人可以利用听、触觉替代视觉,帮助方向和人物定向。对于听力障碍者可以借助计算机进行交流。有本体感觉障碍的患者,可以通过视觉代偿保持身体的平衡。感觉注意训练是有计划地强化健全的感觉刺激以代偿丧失的感觉。

2. 日常生活活动能力的训练

1)床上训练

(1)良姿位:不同伤病,脑卒中后偏瘫、脊髓损伤后截瘫或四肢瘫、脊柱术后、截肢后、腰椎间盘突出症、骨折、烧伤等患者的卧床体位有不同的要求,但总的原则是保持良好的功能位,防止肢体挛缩畸形,防止不良体位对疾病的不利影响。

(2)翻身训练:除了某些伤病,如脊柱术后、脊髓损伤等对翻身有特别要求外,一般卧床患者均应定时翻身,日间 1 次/2 h,夜间 1 次/3 h,交替采取仰卧位、左右侧卧位。有些疾病如压疮、烧伤等的患者需采取俯卧位。翻身可以改变对皮肤及血管的压力,促进血液循环,防止压疮、关节挛缩、静脉血栓形成,也可以改善呼吸功能,有利于呼吸道分泌物的排出。病情允许时应尽量让患者主动翻身。

(3)坐起训练:对长期卧床患者在病情允许时,先扶起靠坐,然后使之端坐,坐稳后从侧方或前后方推动患者,使之保持坐位躯干平衡,再训练前屈、侧屈、旋转时的躯干平衡。臂力良好的患者坐位平衡良好后可进行主动坐起的训练,坐在床上,以后再外移两腿,使两腿移至床沿下,在床边坐。可从卧位到坐位、再从坐位到卧位,反复训练。

(4)转移训练:床与轮椅之间、轮椅与坐椅之间、轮椅与坐便器之间、轮椅与浴盆之间以及轮椅与汽车座之间的转移是一个复杂的动作过程,训练时要注意安全。

2)进食训练

(1)吞咽动作训练:详见本书吞咽障碍治疗。

(2)进食动作训练:对上肢关节活动受限,肌力肌张力异常不能抓握或动作不协调而不能正常摄食者,一方面要进行上肢功能训练,练习摄食动作;另一方面可使用自助餐具或家用辅助装置,如将汤匙柄、叉柄加大、加长或成角,或在汤匙上加一尼龙搭扣圈或 C 形圈,使手掌或前臂套入,便于握持使用;在碗、杯、盘底部加一固定器或橡皮垫,使之不易倾倒、移动。杯碗外加一 C 形圈以便握持。杯内固定一根吸管以便吸饮;患者上举困难时可在餐桌上方装一个悬吊滑轮,以牵拉带动患肢上举送食入口。

3)洗漱动作训练

与摄食障碍的训练同理,对有上肢功能障碍而不能自行洗漱者,一方面要进行上肢功能训练,练习洗漱动作;另一方面可使用自助用具或辅助装置。

(1)拧毛巾:将毛巾拴在水龙头上,用健侧手将毛巾拧湿、拧干。

(2)刷牙、剃须:将牙刷或剃须刀刀柄加大、加长,或在柄上加一尼龙搭扣圈或 C 形圈,使手掌套入,便于握持使用。

（3）刷手：将带吸盘的洗手刷吸附在水池壁上,刷手时手在刷子上刷洗即可。

（4）梳头：使用长柄或弯柄梳。

（5）洗澡：使用长柄洗擦具。

4）穿衣动作训练

除进行上下肢功能训练外,还可做如下指导。

（1）改造衣裤：为了便于穿脱,不穿套头衫,上衣不用扣子,改用拉链或尼龙搭扣;裤子不用腰带,改用松紧带;不穿系带鞋,改穿船型鞋,以简化操作。

（2）穿上衣：一般先穿患侧袖,再穿健侧袖。穿套头衫时用健手帮助提领口,从头上套下;脱衣时顺序相反。

（3）使用自助具：用带长柄的钩子拉拉链或上提裤子、袜子,用长柄鞋拔提鞋。

5）家务劳动训练和指导

认知功能和上肢运动、感觉和协调功能恢复较好者可以进行家务劳动训练。

（1）清洁卫生：铺床、打扫卫生、布置室内、洗晒或熨烫衣服等。

（2）烹饪炊事：洗菜、切菜、烹调、布置餐桌、洗涤餐具炊具等。

（3）财务管理：选购物品、财务管理等。

（4）其他家务：门户安全、使用电器(如收听广播、看电视、使用微波炉等)、阅读书报、信件处理等。

3. 改善心理状态的作业训练

（1）转移注意力的作业训练：书法、绘画、编织、插花、泥塑、木工、下棋、弹琴、游戏、养鱼、盆景等。

（2）镇静情绪的作业训练：园艺、音乐欣赏、书法、绘画、插花、钓鱼、编织、刺绣等。

（3）增强兴奋的作业训练：观看或参加竞技比赛、游戏等。

（4）宣泄情绪的作业训练：钉钉、锤打、砍木、铲雪、挖土等。

（5）增强自信的作业训练：木工、编织、绘画、泥塑等能完成作品的活动。

4. 增强社会交往的作业训练

（1）集体劳动：打扫庭院、室内卫生等。

（2）集体文艺活动：音乐会、电影、歌咏比赛、文娱晚会、游戏等。

（3）集体体育活动：保龄球、乒乓球、篮球、排球、旅游等。

5. 休闲活动训练和指导

（1）创造性休闲活动：书画、集邮、手工艺、盆景、园艺、养鱼、养鸟、编织、泥塑等活动。通过成品的创作和完成,不但能改善手的精细功能,而且可以分散、转移注意力,建立并满足自我价值感和成就感。

（2）文娱活动：欣赏音乐、舞蹈、戏剧、演奏乐器等文娱活动。可以分散注意力,陶冶性情,促使精神放松,促进健康恢复。

（3）休闲活动训练和指导：下棋、打扑克、套圈、跳绳、抛球等游戏。可以分散注意力,增加乐趣与交往,也可以增加肢体肌力和协调性,加大关节活动范围。

（4）体育活动：打乒乓球、羽毛球、篮球、排球、保龄球等体育活动可以增强体质、上下肢协调性和肌力,加大关节活动范围,还可以通过竞技比赛,密切与他人的交往,加强集体观念。

6. 工作训练

工作是指人在工作场所进行的富有创造性的活动,工作训练为最大限度使患者重返工作而专门设计的有目标的个体化治疗程序,以真实的或模拟的工作活动作为手段。为患者设计工作活动,可以是与原工作相近的技能训练,也可以根据个人爱好选择相应的技能训练,训练中教会患者减轻工作中不适的技巧和自我保护的技巧。

（安丙辰　梁贞文）

第四节　言语与吞咽治疗

一、失语症康复治疗

言语治疗又称为言语训练,原则上所有失语症都是言语治疗的适应证,但有明显意识障碍,情感、行为异常和精神病的患者及抗拒治疗者不适合纳入言语训练。

(一) 概述

1. 言语治疗分期

失语症的言语治疗过程可分 3 个时期:① 开始期:原发疾病不再进展,生命体征稳定。此时期应尽早开始训练,并使患者及家属充分了解其障碍和训练的有关情况。② 持续训练期:接受治疗师训练的时间是有限的,此期应使患者在家中或病房配合训练。本期可多次复评言语功能,可以发现前期评定存在的问题及训练中发现的问题,及时修订训练方案。③ 结束期:经一阶段训练后,患者的言语改善没有进步或进步十分缓慢时,此时可以结束康复机构内的言语训练,转为家庭维持性训练,此时要把以前训练后掌握的内容向患者的家属介绍清楚,并给出此后家庭训练的要求,并设法采取一定的言语替代指导等帮助。一定要使患者及其家属明白,言语功能练习的重要性,否则有可能出现言语功能的倒退。

2. 言语治疗原则

言语治疗的原则强调:早期介入、全面评估、分级递进、诱导主动、营造环境。

(1)早期开始:言语障碍的患者应该遵循早发现早治疗的原则,临床实践表明,有针对性的治疗策略越早介入,预后效果越好。

(2)全面评定:治疗前需进行系统而全面的言语功能评定,详细了解患者的失语症的分型及程度,残存功能情况等,以利于选择相应的治疗策略,在进行一段时间治疗后需再次评估以调整治疗策略和内容。

(3)分级递进:循序渐进原则是言语治疗的基本原则,分级递进系指从患者易于接受的方面开始,如果患者听说读写均有障碍,从简单的理解开始训练,先易后难。在治疗过程中应注意防止患者疲劳。

(4)诱导主动:治疗师通过刺激来诱导患者做出相应的反馈,当反馈是正确的,则鼓励患者加强。当反馈是错误的,治疗师需加以更正,从而形成正确的反馈,纠正错误反馈。

(5)营造环境:言语治疗的环境应按需选择,早期诱导刺激训练,应尽可能在安静环境下与治疗师进行一对一的训练。回到病房或者家中应尽可能与家人、病友一起参与交流,当患者能力改善时可参与言语的小组治疗或者团体训练。

(二) 失语症治疗

1. 治疗目标

利用各种方式对言语患者进行治疗性训练,使言语障碍患者能进行交流并回归社会。原则上,对于不同程度失语症治疗目标有所不同:① 轻度失语:改善言语障碍以及心理问题,最终回归社会或工作中去。② 中度失语:以满足日常交流为目标,充分利用残存的语言功能和改善功能障碍。③ 重度失语:利用残存的语言功能和其他代偿的方式,进行日常简单的交流。

2. 失语症治疗的神经学基础

（1）语言功能系统内的重组，训练原有语言系统内未受损的功能，来取代受损区域的功能，或是重建受损功能。

（2）功能系统之间的重组，当神经语言功能的某一系统受损严重无法恢复时，须利用其他功能来取代，亦称功能取代。

（3）代偿是对于某些语言功能损害严重的患者，语言功能无法复原，或是预期治疗时间比较久时，可以训练非语言的方法，例如用手势或者图片进行沟通。

3. 治疗方法

1）刺激疗法

Schuell 刺激疗法是治疗失语症常用方法之一，也是多种失语症治疗方法的基础。此方法对已受损的语言符号系统利用强的，控制下的听觉刺激，促进患者语言的恢复与再建立。Schuell 刺激疗法的原则为：① 使用强的听觉刺激；② 使用恰当的语言刺激；③ 使用多种途径的语言刺激；④ 反复利用感觉刺激；⑤ 每个刺激均应引出反应；⑥ 正确反应要强化，并不断矫正刺激。

2）听理解训练

① 采用图片与图片匹配、文字与图片匹配、文字与文字匹配、图片选择等方法，一般从 3 张常用物品的图片，由单词的认知和辨认开始，逐渐增加难度。如患者单词听理解正确率近 100% 就可进行语句理解训练。② 把一定数量的物品或图片放在患者面前，让其完成简单的指令，如把杯子拿起来。逐渐增加信息成分，使指令逐渐复杂。③ 记忆跨度训练：治疗师出示一系列图片，患者按治疗师要求去做。如把笔、帽子和牙刷拣出来等，逐渐增加难度。

3）口语表达训练

（1）语音训练：模仿治疗师发音，包括汉语拼音的声母、韵母和四声。治疗师可画出口形图，告诉患者发音时舌、唇、齿等的位置。开始练习时可面对镜子进行练习，以便纠正不正确的口形。然后进行单音节、双音节练习。

（2）命名训练：按照单词、短句、长句的顺序进行。给患者出示一组卡片，就卡片上的内容进行提问。如一张有一把钥匙的图片，可问：这是什么？它是做什么用的？等反复训练，也可进行反义词、关联词等的训练。

（3）复述练习：从单词水平开始，逐渐过渡到句子、短文。可先由名词开始，反复听数次后让患者参与。

（4）实用化练习：把练习的单词、句子应用到生活与人交往过程中。比如问患者肚子觉得饿的时候要怎么做？让患者回答。

（5）自发的口语练习：一开始可以请患者观看一些较为简单有趣的动作画，让患者用自己的语言自由地叙述出他看到了些什么场景或者内容、人物等。再循序渐进，治疗师与患者进行较为复杂的谈话，比如让患者回答自己、朋友、亲人相关的问题。在训练过程中也要注意对患者进行声调和语调的纠正和训练。

4）阅读理解及朗读训练

（1）视觉认知训练：治疗师需要把将图片和相应的文字卡片展示给患者看，然后请患者尝试做"文字-图片"匹配，患者能够完成后最初的练习后，可以逐渐增加图片的数量。

（2）听觉认知训练：在数张文字卡片中，让患者选择治疗师读出的卡片。卡片数量随患者认知能力的提高而增加。

（3）语词理解训练：治疗师在一堆字卡中挑选出两个字，让患者指出先后顺序然后选择多个字让患者排成词组用句子或短文的卡片，让患者指出情景画，进行语句—图画的匹配，并让患者执行书面语言的指令等。

（4）阅读训练：让患者读出治疗师出示单词、句子、篇章的单词卡。如果患者在完成上有困难，通过治疗师反复的阅读，鼓励患者参与进来并达到自己朗读的目标。

5）书写训练

（1）抄写：让患者抄写一定数量的名词，短句和句子。

（2）听写训练：根据要求写出单词，句子与文章。

（3）描写：对着治疗图片，写出相关词句。

（4）鼓励患者记日记和写信。

6）计算能力训练

日常生活中会遇到很多需要计算的情况，如购物、计算日期等，治疗师要结合病患现有的计算能力，训练病患将生活中的实际情况通入训练中。治疗师在为失语症患者进行评估和训练时，需要针对他们各自的情况对症下药。在经过一段时间的治疗后，治疗师需要进行再次评价，以确认先前的治疗方式是否受用于该患者，如有必要，及时修改治疗计划，以达到最终的治疗目的。

7）实用交流能力的训练

实用交流能力的训练一般用于常规言语功能改善较少的患者，在经过评估后可进行实用交流能力训练。以掌握生活中最基本的交流为目标，最大限度地利用残存的功能（言语或其他）。

促进实用交流能力的训练主要原则为：① 重视日常性的原则：以日常生活的内容作为训练课题，通过多种方式提高交流能力，并在日常生活中练习和体会训练的效果。② 重视传递性的原则：通过多种方式，达到综合交流能合理的提高。③ 调整交流策略的原则：患者学会选择适合不同场所及自身水平的交流方式，让其体验不同对应策略的成败。④ 重视交流原则：在交流中设定接近日常生活的语境，并在交流中加以反馈。

实用交流能力法（PACE 法），诉求重点是训练对答中的表达和理解能力，而不急于讲求发音、词汇、句子是否准确。方法是：治疗师与患者相对而坐，中间放一叠图片，图画朝下，两人轮流抽取一张，并描述图片内容，训练的目标是说出足够的讯息让对方知道图片到底画什么。

PACE 的四项原则是：

（1）治疗师与患者互相表达者和聆听着，借由图片彼此交换信息。

（2）表达者可利用口语、手势、写字、图画来传达信息。

（3）当信息正确表达时，治疗师应马上给予适当的回馈。

（4）治疗师要将活动塑造成为自然对话的情景，一问一答中完成沟通目的。

8）旋律语调疗法

旋律语调疗法利用歌声来治疗语言障碍。旋律语调疗法第一步是教患者一首熟悉的曲子，先让他跟着节奏打拍子，哼旋律，接着加入歌词，等到患者自己可以哼唱时，治疗师再将欲教的词句加入歌词中。一旦患者可以借歌曲哼唱学会某一词句时，再把旋律变平淡些，或是只打拍子，最后不用哼唱，而是最后直接把词说出来。

9）角色扮演

角色扮演是一种语言实际应用的练习，治疗师针对患者日常生活须面对的情景，及可能遇到的困难，安排事件及角色。如患者沟通障碍较为严重，治疗师依照患者的能力和情景，写好剧本台词，让患者与治疗师练习，再同样的台词和家人或朋友练习，最终再实际到外面操练。如果沟通障碍较不严重的，可以依照这 3 个步骤：① 治疗师和患者先讨论要扮演什么角色，到市场买东西、到邮局寄信、带孙子上街等，和对应可能在这些情境下会需要说什么话。② 决定好角色及大致上的对话话题之后，就开始实际交谈，这时除非患者遇到很大难题，否则治疗师尽量让整个活动完成，不要中途打断，否则角色扮演就失去了意义。

③ 角色扮演活动结束后，治疗师与患者再讨论刚才的得失，有哪些需要改进或者补充，如果有录音则更容易讨论。

10）团体治疗

团队治疗可以使患者之间相互支持和鼓励减少心理障碍的发生及激发患者沟通的兴趣。主要有两种形式：

（1）社交互动为主，大家面对面坐下，讨论相关主题。例如最近发生的社会事件，上街购物的经验，家中发生的趣事等，在没有压力的情况下分享自己的经验与心情。治疗师不介入指导，只安排聚会的时间和联络。

（2）以语言练习为主，患者在较为正式的结构中交谈。例如上述的 PACE 或者角色扮演的方法做练习，治疗师扮演较为积极的指导者的角色，给予患者适当的鼓励与回馈，并且安排团体治疗整体的计划。

4. 代偿方式

当患者的言语功能经过一段时间训练已经不能取得进步，或者经评估该项功能已经无法恢复时，可以尝试采用一些言语的代偿性训练：

（1）肢体语言与手语：手语原是聋哑人利用手势沟通的方式，临床上失语症的患者也常会患有失用症，或是右侧偏瘫，所以要求他们使用正式的手语不一定容易。但是失用症患者仍可以学习一些简单的肢体语言或手语，所以有人将现有的手语修改，以方便口语障碍者使用。

（2）图片及沟通板：并有严重认知障碍或运动障碍的人，可能连手势语言都无法完成，这时可以利用图片进行沟通。图片主要以日常生活需要的词汇为主。

（3）视觉动作治疗法：利用图形及动作来改进完全性失语症的沟通功能。

二、构音障碍康复治疗

（一）概述

构音障碍的治疗包括对构音器官的训练，构音运动的训练。构音器官的训练是构音障碍治疗的基础。治疗中需针对患者不同的分型进行对应的言语训练，遵循循序渐进的原则，一般按照从易到难的顺序进行训练。

（二）构音器官的训练

1. 口腔动作训练

首次给予患者训练需与患者建立良好的互信关系并给予一些训练指导口令如：这些动作每天要做 3 次，每次需时 10 min。练习时需对照镜子观察自己舌头、下颌与嘴唇的动作。

（1）张开你的嘴，持续地张开嘴巴，将舌头左右移动触碰双侧嘴角，来回 10 次，用最快速度完成，直到无法继续。运动时需每次完全触碰到嘴角才进行下一个动作。

（2）缓慢张嘴，张到无法继续时维持 3 s，然后慢慢放松并将嘴闭合，直到牙齿收紧且上下嘴唇紧闭为止。放松，重复 3～5 次。

（3）将你的嘴张大到最大时，将双唇撅起形成一个紧紧的椭圆状，然后仅放松你的嘴唇，将嘴保持张开状态，反复噘嘴再放松，重复 10 次。

（4）请你张大嘴巴并将舌头伸直出嘴巴外，尽可能伸得越远越好，然后缩回嘴巴里，越里面越好。

（5）请你以张开嘴的状态，舌头舔嘴唇一圈，确定你做的时候舌头和嘴唇一直都有接触，并且整个唇部的表面都有舔到。放松，重复该动作。

（6）张开你的嘴，试着用你的舌尖去触碰下巴，停住维持 3 s，放松。然后试着用舌尖去触碰你的鼻子，停住维持 3 s,放松,重复此动作。

(7) 噘起你的双唇,确定上下嘴唇紧密地闭合在一起,停住维持 3 s。放松,重复此动作。

(8) 露出最大的微笑,然后停住维持 3 s。放松,重复此动作。

(9) 现在轮流做出噘嘴和微笑动作,噘嘴然后停住维持一会,微笑然后停住维持一会。尽量将这些动作表现得清楚和完整一点。反复做几次。

2. 舌头的运动训练

治疗师可以用纱布轻轻地抓住患者的舌头或者用吸舌器吸住舌头,并小心地向外拉,直到有阻抗的感觉出现,这样的伸展动作须维持 10 s。可借由病患主动的伸展舌头动作,来增强舌头动作的肌力、速度及准确度。

3. 唇部的运动训练

在被动性伸展唇部运动中,治疗师用纱布轻轻抓住患者的一片唇,然后小心地往外拉离患者脸部,保持此姿势 10 s。主动性伸展唇部运动中,患者须要保持微笑姿势,噘嘴及鼓起双颊。

(三) 构音运动的训练

1. 放松训练

头部与颈部的放松,其一种方法是治疗师站在病患的身后方,请病患就坐于自己身前,患者头颈部尽可能地放松,治疗师双手将患者的头颈部捧住,缓慢且轻柔地向后、然后向前倾斜,最后将头向左、向右倾斜。在到达每一个方向的最大极限位置时,治疗师须托住患者的头静止不动约 10 s,再改变到下一姿势。轻柔地按摩颈部侧边及颈背处,也可以舒缓喉间增强的肌张力。治疗师应试着将放松运动与下列两项发声练习法一起并用。当然,最符合逻辑的使用顺序是先执行放松运动,然后进行轻松起声或打哈欠-叹气的运动。

(1) 轻松起声:可以指示病患在发声时,作为较为轻松的声门闭合动作,以提升嗓音的音质。第一步即让患者在呼吸时,平顺且安静的叹一口气,当患者能稳定地做出轻柔的叹气后,进一步促进发音启动的方法是,深吸一口气,在呼气时咳嗽,然后将这一动作改为发元音。一旦发声建立,应鼓励患者大声叹气,促进发音。

(2) 打哈欠-叹气的运动:此练习的程序和轻松起声相同。要求患者把嘴完全张开,好像打哈欠,然后缓慢吸气。当吸气完全后,再让患者于轻柔地长叹时开始呼气。

2. 语言清晰度的训练

给患者一个写上单词或者字句的目录单子让他们念,然后治疗师转身以背对患者的方式来了解患者的言语表达是否清晰。治疗师完全依靠患者的构音表达来辨识自己听到的字句。

3. 构音位置的训练

治疗师让患者念字之前,先教患者如何正确地配置构音器官,才能成功发出目标音。构音位置练习的优点,尤其在于它能够有效地让患者认识某些音的发音方式。构音位置的训练可以帮助构音障碍患者了解他们自己当下的发音可能更像其他某个音,以此来加以纠正。

4. 夸张化的辅音念法

又称做过度构音,是一种教导患者完全地发出所有辅音所包含之语音的治疗方式。大多数患者需要特别注意最有可能发得不好的音。

5. 音高范围的练习

推荐在练习开始时,先利用治疗师的嗓音测验患者辨认显著音高改变的能力。如果患者无法成功地辨认,则其音高控制的预后不容乐观。下一步可以让患者用其最低音发出/ɑ/的延长音,然后再用最高音发出。一旦此步骤完成,便可要求患者将范围分为八阶唱上去和唱下来。最后要求患者念出印在纸上的句子。

6. 语调练习

此练习利用线条来标明句子中语调的改变。句子下方的线条表示是平直的语调,字词下方的线条则表示为降低音高,字条上方的线条表示为提升音高。治疗师可以随意在任何字段中加入这些线条,患者一开始最好先练习较短而简单的句子,最终的目的是让患者能够在治疗练习中学到高音改变的技巧,延伸应用到一般谈话性的言语表达上。

7. 速率的控制训练

速率控制练习是用来训练构音障碍患者控制说话速度的能力。这样的练习方式具有高结构性,是最适合用于治疗初期来提升患者认知比较缓慢,但清晰的语言速率,而这也是活动练习的最主要宗旨。

(1)跟着节拍器朗诵音节:将节拍器设置一个适当的速率,接着请患者朗诵或读出一些熟悉的句子。患者需要跟随节拍器,每打一次节拍说出一个音节。即使念出来的声音听起来像是自动化读音也无妨。一旦患者可以独立减缓说话速率融入言语中,节拍器的使用就可以终止。

(2)手指或手掌轻拍:手指或手掌轻拍的方式可以代替节拍器的使用,治疗师用手轻拍设定节奏,患者跟着拍子念出一段熟悉的句子。一旦固定节奏被建立,患者可以尝试跟着打拍子。

(3)提示下朗读:有各种各样的速率提示技巧可以与短句和小段落文章相搭配。一种是治疗师用手指向一个字或者是一个音节并给予一个指定的速率,然后让患者比照此速率来念范本。另一种方法是先在一段朗读的范本上应该要停顿的地方,用斜线或留白做记号,再让患者大声顺着念出来。看到斜线记号,患者应稍作停顿后再继续念下去。

(四)替代言语交流方法的训练

重度构音障碍的患者经过专业的言语治疗也难以进行日常交流,存在日常生活交流障碍。言语治疗师可以根据患者的实际需求,选取适合患者的替代交流方式。常见的替代方式有:图画板、词板和利用肢体语言等。近些年随着智能手机的普及,嵌入式软件的应用可以帮助重度构音障碍患者辅助交流,科技的进步为患者提供了新的可能。

三、吞咽障碍康复治疗

吞咽障碍的治疗可以分为直接治疗和间接治疗两部分。直接治疗是指将食物放入口中,在尝试吞咽时加强适当的行为与动作控制。间接治疗,是指利用运动去改善神经运动控制,以达到正常吞咽的要求。一般而言,训练方案要依据 X 线检查中所得到的有关吸入现象的情况,才能做决定。

(一)直接治疗

没有任何单一姿势可以改善所有病患的吞咽功能。改变姿势的技巧可以有系统地改变食物的流向及咽部的大小,如表 3-4 所示。

表 3-4　吞咽障碍体位疗法

荧光透视检查观察到的异常	适用的姿势	原　　理
食团通过口腔的速度减慢(舌头后推食团的能力降低)	头向后仰	利用重力清除口腔内食团
咽期吞咽延迟启动(食物通过下颌时,咽部吞咽仍未启动)	低头	扩大会厌谷以防止食团进入呼吸道,缩小呼吸道入口,将会厌向后推

（续表）

荧光透视检查观察到的异常	适用的姿势	原　　理
舌根部后推动作不足（会厌谷有残留物）	低头	将舌根部向后推往咽壁
单侧喉部功能异常（吞咽时有吸入现象）	头转向患侧，低头	于甲状软骨上施加外力，增加喉部闭合
喉部闭合不足（吞咽时有吸入现象）	低头，头转向患侧	将会厌谷软骨推向后方，使呼吸道能受到更多保护；缩小喉部入口；借由外力增加声带闭合
咽部收缩不足（残留物分布整个喉部）	侧躺	消除重力对于咽部残留物的影响
单侧咽部麻痹（单侧咽部有残留物）	头转向患侧	防止食团由患侧通过
在同侧有单侧口腔与咽部无力（同侧的口腔咽部有残留物）	头转向健侧	改变食团的方向，使其落入健侧
环咽功能异常（残留物在梨状窦）	转头	将环状软骨推离后咽壁，降低环咽括约肌静止时的压力

（1）低头的姿势：低头的姿势是指下巴向颈部靠拢，此动作可将前咽壁往后推。由于低头时，舌根部与会厌软骨会被推近咽壁，导致呼吸道入口缩小。对于咽期吞咽延迟启动、舌根后缩不足、呼吸道入口闭合不全的患者适用低头姿势以改善吞咽。

（2）头向后仰的姿势：头向后仰是利用重力将食物送入咽部，对舌头控制能力不足的病患有帮助。一般在利用头向后仰姿势吞咽时，治疗师会教导患者用声门上吞咽法，使声带在吞咽前主动闭合，避免误吸。

（3）转头：将头转向患侧，可以扭转咽部及关闭患侧的咽部，食物可以从较正常的一侧流入。这个姿势适用于单侧咽壁受损或单侧声带无力者。对于后者，转头可以将患侧推向中线以增加闭合。

（4）低头与转头：通过合并低头与转头可使呼吸道得到最大的保护，此方法适用于某些特殊患者。

（5）将头倾斜：通过将头倾斜向吞咽能力较好的一侧，利用重力将食物从患侧落入健侧。适用于单侧口腔与咽部障碍的患者。

（6）躺下：如果患者有双侧吞咽壁收缩不足或者咽部上抬不足，导致咽部有残留物，这个残留物在吞咽后会吸入呼吸道。躺下可以缓解这种现象。躺下时，会改变重力对于残留物的影响。坐着时，重力会使残留的食物落入呼吸道中，而躺下时，重力会使食团保持在咽壁的位置。在让病患躺下吃东西之前，必须先在X线检查中观察病患用吸管喝东西，确认他是在用嘴巴做吸吮动作，而非利用吸气的方式从吸管里吸出东西。躺下时，使用吸管喝液体是最为有效的方式。如果病患咽部的残留因连续吞咽而增加，则不适用此姿势。另外，胃食道酸逆流的病患需要抬高上身约15°～30°，以防止胃酸逆流或减少吸入现象。建议病患开始躺下进食前，都需要先在X线检查中观察这些影响进食的因素。以躺下的姿势进食完毕后，病患需要咳嗽以清除剩下的残留物，才可以起身坐起。

（二）间接治疗

间接治疗包括运动方案，或只吞口水，而不给予食物和液体。对于所有有误吸风险的患者，口腔进食对他们而言是不安全的。

（1）口腔控制与口腔和咽部活动度练习：活动度练习可以用来改善唇，下颌、舌头、喉部及声带的动作控制。食团控制和咀嚼运动则可以改善舌头精细动作来加以控制。口腔动作控制：在吞咽过程中，进行咀嚼时舌头的侧送、舌头抬起至硬腭、利用舌头外缘与牙齿接触等动作的练习。

（2）舌头活动度练习：① 增加舌头活动范围的练习，包括抬高舌头与侧送运动。要求病患尽量把嘴巴打开，将舌头前段抬得越高越好，并维持在这一位置约1 s，然后再放松下来。要求病患尽可能将舌头于口内伸向左右两侧，越远越好，并清洁侧边的沟槽。尽可能将舌头伸出口外，越远越好；再将舌头往后缩，越远越好。活动度运动练习在一次训练中需要重复 5～10 次,训练时间 4～5 min,一天可重复 5～10 次。② 舌头的阻抗运动:患者用舌头抵住压舌板或者治疗师的手指,可以同时训练舌头的活动度范围与力道。另一种方法是改善操弄物体的粗大动作运动:患者用舌头搅动一端的纱布,另一端由治疗师握住,以防止患者控制不佳而呛咳。要求患者仅仅把纱布含在舌头与硬腭之间,将它由一侧移到对侧,并要求它向后滑动。当控制能力改善时,可以给患者口香糖咀嚼。③ 舌根部运动:第一个是要求患者将舌头在口中向后缩得越远越好,维持 1 s。第二个运动是将舌根部向后缩假装漱口。第三个是假装打哈欠,因为它可以使舌头向后缩。

(3) 咽部的活动度练习:咽部的活动度练习目的主要为教导患者主动关闭呼吸道入口。由于吞咽时喉部闭合不全的现象无法利用姿势快速的处理,故需要教导患者主动关闭呼吸道的动作。一般常用的方式有:患者用手下压椅子,同时发出干净的嗓音。坐着时用双手将椅子作为向上拉,并持续发声。

(4) 喉部上抬-假声练习:在进行假声练习时,会要求病患慢慢地提高音调,音调升到越高越好,直到既高且尖锐的声音。

(5) 松弛疗法:吞咽障碍的患者常伴有构音障碍。通过随意肌群的放松,可降低非随意的咽喉肌群的紧张,从而为呼吸和更好地发音打下基础。具体方法:① 下肢松弛:从远端开始,脚趾屈曲,膝关节伸直。② 上肢松弛:手握拳,双上肢向前平伸。③ 胸腹部松弛:从腹部同时做深吸气动作。④ 头部颈部肩部松弛:耸肩,皱眉闭目,用力咬牙,下颌上下左右旋转,舌抵硬腭。每个动作均做 3 s,以 10 次为一组练习。

(6) 呼吸训练:需要提高摄食吞咽时对呼吸的控制能力时可采用此法。此法强化声门闭锁缓解肌肉的紧张。首先训练腹式呼吸,让患者卧位,腹部放一定重量的物体,嘱咐患者吸气和呼吸,感受腹部回缩和隆起的感觉。

(7) 吞咽和空吞咽:吞咽和空吞咽的交替进行可以减少吞咽障碍的患者食物的残留,从而减少咳呛和误吸的可能。

(8) 屏气-发声运动:强化声门闭锁时,可用此法。让患者坐在凳子上,双手支撑凳面做推压运动,同时发"α"音,可以有效防止误吸。

(9) 感觉动作统合方法:常用的感觉动作统合方法有:① 把食物送入口中时,给予舌面压力;② 给予刺激性较强烈的食物,如冰冷的食团和酸性的食物;③ 提供需要咀嚼的食团,利用咀嚼动作提供初步的口腔刺激;④ 提供大量的食团。

(三) 吞咽手法

吞咽手法适用的吞咽异常类别及其原理如表 3-5 所示。

表 3-5 吞咽手法适用的吞咽异常类别

吞咽手法	适用的吞咽异常类别	原　理
声门上吞咽法	声带闭合不足或延迟 咽部期吞咽延迟	主动的闭气通常可以使声带在吞咽前或吞咽时闭合,于延迟前或延迟时关声带
超声门上吞咽法	呼吸道入口闭合不足	用力闭气可以使杓状软骨向前倾,而于吞咽前或吞咽时关闭呼吸道入口
用力吞咽法	舌根部后送不足	增加舌根部向后的移动
蒙德森吞咽手法	喉部移动不足,吞咽不协调	喉部移动会开启食道括约肌:拉长喉部上抬时长会拉长食道括约肌开启的时长,使咽部期吞咽的时间控制正常化

1. 声门上吞咽法

目的在于吞咽前和吞咽时关闭声带,以保护器官避免发生吸入现象。治疗师可以指导患者"吸气然后轻轻吐气,闭气。在闭气的同时立即吞咽"。因为在吐气时,两侧的声带会稍向中靠,吐气的时候开始闭气,可使声带闭合。

2. 超声门上吞咽法

超声门上吞咽法设计的目的,是让患者在吞咽前或吞咽时,将杓状软骨前倾至会厌软骨底部,并让假声带紧密地闭合,以使呼吸道入口主动关闭。超声门上吞咽法可以在吞咽开始时,增加喉部上抬的速度。

3. 用力吞咽法

治疗师为了在咽部期吞咽时,增加舌根向后的动作而设计的。通过促进舌根向后收缩的力量,增加吞咽时的压力,达到减少梨状窦食物残留的目的。

4. 孟德森吞咽法

孟德森于 1989 年提出了此方法,目的是通过喉部的上提对呼吸道进行保护以及打开环咽肌从而减少食物的咳呛及滞留在梨状窦。治疗方式为:患者自己用手置于甲状软骨两侧,主动上提喉部并在此位置保持 4 s 以上。

(四) 功能性电刺激

功能性电刺激用于改善无力的肌肉在物理治疗中十分常见。操作方法为将贴片置于下颌或喉部,在患者耐受的情况下,要求患者感到电刺激时用力吞咽以促进吞咽,治疗时间一般为 20~40 min。

(五) 生物反馈治疗

生物反馈治疗是指利用各种方式使患者了解自身吞咽状况以改善吞咽的方法。一般通过侦测患者喉部表面肌电信号,以听觉或视觉的方式反馈给患者从而促进患者的吞咽。

(六) 注意事项

1. 合理选择食物

对于吞咽障碍患者,避免误吸是选择食物性质的先决条件,所以要根据患者的实际情况针对性地选择食物。一般来说,固体食物与半流质由于较易形成食团不容易引起误吸,但质地粗糙不易咀嚼的食物对于吞咽障碍患者较难以吞咽,故在选择固体食物时应尽量将其剁碎或煮烂。流质食物摄入易导致误吸,故一般早期患者应尽量避免流质食物摄入。但可适当饮用清水以补充水分。总之,要依据患者的病情变化逐步过渡到正常状态。

2. 注意吞咽技巧

过多或过少的一口量均会增加误吸的可能,一般一口量以一勺为一个单位。饮水时,可先用勺子给予舌头压力反馈,从而减少误吸可能,避免用吸管喝水。进食时,在一次吞咽后可进行一次空吞咽确保食团已经完全吞咽。

3. 食具的选择

一般采用边缘圆润的汤匙作为用具,逐渐可改为正常的饮食用具。

4. 心理护理

吞咽障碍患者在训练前由于对训练的方式不了解会产生恐惧、抗拒等心理,故在做康复治疗前需对患者进行充分的说明与教导,帮助患者稳定情绪,配合治疗。

5. 其他

患者在进餐后 0.5 h 内应保持原体位,避免食管反流而导致误吸。在康复治疗中应对家属进行指导及宣教。

(诸　懿　李　露)

第五节　康复工程治疗学

一、概述

康复工程治疗学亦称为康复工程辅助疗法,是医学和工程技术相结合的一门学科。是用工程学的原理与方法来实现人体功能的康复,即通过康复工程辅助技术的支持,以代偿或补偿因疾病、外伤、衰老等而丧失的部分功能。人体功能大体可分为运动功能、感知功能、日常生活能力、语言交流能力以及认知、心理和社会活动等。针对各种功能障碍所需要的有关评估、诊断、恢复、代偿、训练和监护的设备均属于康复工程产品。

(一) 定义

利用工程学的原理和手段,通过对所丧失的功能进行代偿或补偿,以弥补功能缺陷,使患者尽可能独立、自理、回归社会,称之康复工程辅助疗法。

康复工程辅助疗法服务的主要手段是提供能帮助伤残病患者和老年人独立生活、学习、工作、参与社会的产品,即康复工程产品或称残疾人用具,是生物医学工程领域的一个重要分支。康复工程需要众多学科相互支持与配合,因此康复工程又是一个典型的多学科交叉、综合性很强的学科。与它相关的学科相当宽泛,包括生物学、医学、材料学、生物力学、机械学、电子学、高分子化学、控制论与信息科学等。

对残障人士,借助工程手段是主要的,有时甚至是唯一的康复方法。辅助器具是帮助残疾人补偿、改善功能,提高生存质量,增强社会生活参与能力最基本、最有效的手段。本节重点介绍康复工程辅助疗法。

(二) 分类

康复工程技术种类繁多,有多种分类方法,按照用途主要有假肢、矫形器、助行器、生活辅助器具、环境改善和评估器具等。仅就辅助器具就有许多品种,使用广泛,按使用人群又可分为:肢体障碍者辅助器具、视觉障碍者辅助器具、听力障碍者辅助器具、言语障碍者辅助器具、智力障碍者辅助器具、精神障碍者辅助器具 6 类。按使用功能可分为(国际标准 ISO 9999 2011 年第五版):个人医疗辅助器具、技能训练辅助器具、矫形器和假肢、个人生活自理和防护辅助器具、个人移动辅助器具、家务辅助器具、家庭和其他场所的家具及其适配件、沟通和信息辅助器具、操作物体和器具的辅助器具、就业和职业培训辅助器具、休闲娱乐辅助器具这 12 个主类、130 个次类、781 个支类。

(三) 康复工程辅助技术应用流程

以辅助器具的适配流程为例,包括:观察(个案的残障程度)→询问(个案的病史、生活环境和经济情况)→了解(个案的需求和期望值)→评估(个案的障碍程度、潜在功能)→处方(确定适合个案的辅助器具)→适配(为个案配置适合的辅助器具)→训练(让个案进行适用并教会正确的使用方法)→评价(对个案配置辅助器具进行最后的效果评价）→跟踪（对个案的使用效果和新的需求进行跟踪服务）。

二、假肢

假肢是为恢复原有四肢的形态或功能，以补偿截肢造成的肢体部分缺损而制作和装配的人工手、足等，又被称为"义肢"。它的主要作用是恢复肢体的外形、代替失去肢体的部分功能，使截肢者恢复一定的生活自理和工作能力。其适用对象是因疾病、交通事故、工伤事故、运动创伤等原因所致截肢者。

（一）分类

假肢按结构可分为壳式和骨骼式，按安装时间分为临时假肢和正式假肢，按动力来源可分为自身力源、外部力源和混合力源假肢，按组件可分为组件式和非组件式，按功能可分为装饰性、功能性和专用假肢，但是最常用的分类方法是按截肢部位来分成上肢假肢和下肢假肢。上肢假肢包括：装饰手指、部分手装饰套、装饰性假手、前臂假肢、肘离断假肢、上臂假肢、肩关节离断假肢、肩胛胸廓截肢假肢等；下肢假肢有：部分足假肢、赛姆假肢、小腿假肢、膝离断假肢、大腿假肢、髋离断假肢、半骨盆假肢等。

假肢的结构一般包括：接受腔、功能部件、支撑与连接部件、装饰部件4个部分。接受腔是包容和悬吊残肢、传递运动和力的部件，要求能保证残肢和假肢之间牢固连接、全接触、残端承重、不影响血液循环和神经功能，而且要穿脱容易、与残肢末端形状适配，耐用等。功能部件是假肢发挥功能的部件。如：假脚、膝关节、扭力器等。支撑与连接部件是连接接受腔和功能部件的连接管、管连接器（管夹头）、连接盘、连接座等结构，主要起到传递力的功能。装饰部件主要是为了美观，更接近人体肢体形状等所需要的装饰材料。如：海绵、装饰袜等。图3-6为下肢假肢。

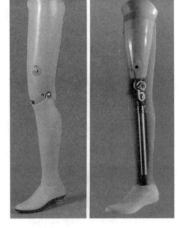

图3-6　下肢假肢

截肢平面主要是依据解剖学部位命名，包括上肢截肢和下肢截肢，如前臂截肢、大腿截肢等。截肢最重要的原则是在满足截肢手术需要的情况下，尽可能保留残肢长度，使其功能得到最大限度的发挥。但为了顺利装配假肢，还要求：① 残肢应有适当的长度，残端应有适度的软组织覆盖，避免圆锥形残端，保证有足够的杠杆和良好的肌肉控制力量。② 残肢关节应尽可能保留原有生理功能，无挛缩畸形。③ 残端不应有压痛、骨刺、神经瘤。④ 残肢要有良好皮肤条件，健康平整，无瘢痕黏连，无窦道溃疡。对于儿童来说，一定要考虑儿童肢体的解剖结构和生长发育。

装配假肢时一般先要安装临时假肢。截肢手术后立即在手术台上直接为患者制作石膏接受腔，让患者术后立即穿上临时假肢进行必要的生活起居训练，有助于加快伤口愈合减少残肢痛和幻肢痛，减少瘀血水肿，加快肢体功能和心理的康复。伤口愈合后2～4周安装临时假肢，有助于消除水肿，促进肌肉萎缩和定型。术后1个月左右即可装配正式假肢，这是为长期正常使用而制作的定型假肢，也称为永久性假肢。安装永久性假肢的条件是经过包括安装临时假肢在内的各种截肢术后处理，残肢已基本定型。这种假肢安装完毕后一般不再需要过多的修改和调整。除材料选用、制作工艺、接受腔适合以及对线调整均需达到一定要求外，还需要有较好的外观。

（二）假肢功能评定

假肢功能的评定一般分为5个等级：① 0级：使用或不使用辅助装置仍不能安全的行走、移动，假肢不能提高他/她的生活质量和帮助他们行走。② 1级：使用假肢可以行走在较平坦的地面上，但运动范围局限于家里。③ 2级：使用假肢可以穿越一定的障碍物（例如，楼梯、水管等）及不平整的路面，运动范围局限于自身所住社区。④ 3级：使用假肢可以行走于各种路面,通过作业治疗师指导或通过简单练习利用假肢可以做一些活动性大的运动。⑤ 4级：完全掌握使用假肢运动的基本技巧,具有较好的运动效果和等级,这种假肢主要是针对儿童、运动较强的青年人或运动员。

需要注意的是在装配假肢前必须对患者进行全面的评定,才能决定是否安装假肢,选择何种类型假肢。评定时,应当包括患者的心理状况,是否伴有抑郁、焦虑、自卑、具有攻击和敌意,患者是否愿意接受假肢等;生理状况：肢体缺失程度,是否影响站立、坐下,以及日常生活起居,是否影响到身体的其他部位等;另外患者的体能情况也应当重点评定,如果患者心血管功能障碍、体能不足,必将影响假肢的使用。

(三) 截肢康复

1. 概述

1) 目标

尽量减轻截肢者的心理创伤,尽快促进残肢定型,防治并发症,早期安装假肢,帮助截肢者早日回归社会。

2) 内涵

包括心理康复、残肢功能训练等。

(1) 心理康复：截肢对患者的心理创伤很大,其心理状态变化一般经历震惊、回避、承认和适应4个阶段。应根据患者心理变化情况,采取有针对性心理治疗。

(2) 残肢功能训练：① 残肢良姿位：截肢术后组织尚未充分愈合时,要注意残肢姿位,以防止常见的关节挛缩畸形。大腿截肢容易出现髋关节屈曲外展畸形,因此大腿截肢后理想的良肢位是髋关节保持伸展、内收位,不应该长时间乘坐轮椅。小腿截肢容易出现膝关节屈曲畸形,小腿截肢后正确的体位是保持膝关节的伸直位。② 皮肤护理：术后应做好残肢皮肤护理,保持清洁和干燥,防止皮肤擦伤、水疱、汗疹,真菌或细菌的感染。③ 残端适应：残端做适当包扎以防止肿胀并促进残端收缩定型。④ 功能训练：(i) 床上运动：病情稳定,手术区疼痛缓解后,即可开始床上活动,包括健侧肢体运动、腹背肌运动和呼吸运动,以防止全身性合并症。在优势侧上肢截肢时,尽早开始训练非优势侧上肢以代替其功能。上肢截肢时应强调早期起床活动,需卧床的下肢截肢患者也应尽早进行床上训练,主要是由健康躯体进行床上运动。组织基本愈合时应早期开始被动运动和助力运动,以防治关节挛缩畸形,改善残肢关节活动度。(ii) 肌力训练和关节运动范围(ROM)训练：是残肢康复的重要内容,小腿截肢应加强股四头肌的肌力训练和膝关节活动范围训练;大腿截肢应加强臀大肌、髋关节屈伸、内收外展肌的肌力训练。

2. 假肢前期康复

从截肢切口愈合至安装好永久性假肢这一段时间称为假肢前期。在这一阶段,除进行一般运动外,还应强调关节活动度练习和肌力练习。出现关节挛缩时要进行被动关节功能牵引以矫正畸形。肌力练习包括操纵假肢的主动肌、近端关节的固定肌,以及扶拐行走所必需的肩带肌和伸肘肌等。在上肢截肢后拟安装假肢前,一般有4个最基本的假肢操纵动作：即上臂截肢时的肩关节前屈、健侧耸肩;前臂截肢时的前臂旋前和旋后动作,应重点增强其肌力及关节活动范围。安装肌电假肢时,利用肌电反馈训练方法做增大肌电信号及改善其随意控制的练习有特殊意义。下肢截肢时应尽早在步行器或平行杠内练习单腿步行和扶拐步行。

3. 安装假肢后的康复

安装假肢后,除继续进行上述训练外,主要是依照假肢的功能设计进行操纵假肢训练。训练时应循序渐进,动作由简到繁。上肢假肢在假肢屈伸、旋转、假手开合等基本操作基础上练习日常生活活动动作。练习必须持之以恒、反复进行。逐渐使动作趋于熟练,得心应手,从而提高效率,节约耗能,达到实用水平。

否则设计制作精密的假肢也不能发挥其应有功效。下肢安装假肢后做站立、平衡、步行、上下楼、卧倒站起、骑自行车等练习,养成良好姿势习惯。还应练习假肢的装卸,要求能独立顺利完成。基本功能恢复良好时,有条件的还可进行残疾人的特殊体育运动,以求进一步增进健康,提高生活质量。

三、矫形器

矫形器是用于人体四肢、躯干等部位,通过力的作用以预防、矫正畸形,治疗骨关节及神经肌肉疾患并补偿其功能的器械。关节外科常用的支具均属于矫形器范畴。

(一) 概述

1. 矫形器的作用

主要作用是:① 稳定和支持:通过限制关节的异常活动或运动范围,稳定关节,减轻疼痛或恢复承重功能。② 固定和保护:通过对病变肢体或关节的固定促进病变痊愈。如:骨折的保守治疗等。③ 预防和矫正畸形。④ 减轻承重:可减少肢体、躯干的长轴承重。⑤ 改进功能:可改进站立、步行、饮食、穿衣等各种日常生活。利用矫形器上的附加装置,患者还可以进行主动及被动训练,从而使伤后功能恢复得又快又好,达到伤而不残。现代矫形器的设计和应用,要符合关节的动静要求,明确如何限制和保护损伤部位、促进损伤组织结构愈合的同时又能保持和增强正常结构的功能活动。

2. 矫形器处方

矫形器的使用是一种医疗、康复行为,必须有文字形式记载,体现矫形器使用的科学性、服务性以及参与治疗各方的技术责任等。矫形器处方应包括患者的一般情况、诊断、应用矫形器的目的、解剖部位、矫形器的类型或者矫形器的名称、患者使用矫形器的特殊要求和注意事项等。矫形器处方由医师(康复医师)开具,矫形器技师执行。矫形器技师根据矫形器处方的要求完成下列工作:

(1) 了解患者的一般情况和需要矫形器固定部位的情况,有无矫形器使用的禁忌证。

(2) 矫形器型号的选配。需要辅助材料,如热塑板材、石膏时,取型并现场制作。

(3) 需要特殊部位、特殊要求的矫形器时,应与医师协商制作或者佩戴。

(4) 佩戴矫形器部位的医疗处置(换药、消毒等)由医师负责。康复治疗师负责矫形器的试戴和正式佩戴,并对患者进行康复训练,以增加矫形器的治疗效果,避免并发症的发生。应当注意的是,矫形器临床应用时,患者开始往往难以适应,应当根据具体病情和治疗要求,随时调整,定期复查,避免可能由矫形器所引起的各种并发症,并根据临床需要决定应用时限。

3. 分类

按照医疗目的不同可分为:医疗用矫形器(医疗阶段完成之前使用或纯粹作为医疗手段之一)、医疗用临时矫形器、康复矫形器(医疗阶段完成后,为达到更好的治疗效果而使用);根据使用目的的又可分为:固定性矫形器、保持性矫形器、矫正性矫形器、免负荷性矫形器、步行性矫形器、牵引性矫形器、功能性矫形器等;还有根据制作过程中材料的弹性将矫形器分为软性矫形器和硬性矫形器。Rovere 等根据矫形器的作用将矫形器分为三大类:康复性、功能性和预防性矫形器。康复性矫形器主要应用于运动损伤或手术后康复训练过程,保护损伤或手术部位、促进运动功能恢复;功能性矫形器是在运动损伤或手术后确保运动员能够重返比赛,避免受伤部位再次受伤;预防性矫形器主要用于保护正常部位避免发生运动损伤。用于运动损伤下肢矫形器的主要作用是辅助或部分替代下肢承重,固定、制动受损肢体以及预防和矫正畸形。1972 年,美国国家假肢矫形器教育委员会根据人体使用部位,提出了矫形器统一命名方案,根据安装部位分为三大类:上肢矫形器、下肢矫形器和脊柱矫形器(具体方案见下表),1992 年国际标准组织(ISO)将该方案认定为国际标准。表 3-6 为矫形器的统一命名方案。

表 3-6　矫形器统一命名方案

矫形器中文名称	英文缩写	英 文 名 称
足矫形器	FO	Foot Orthosis
踝足矫形器	AFO	Ankle Foot Orthosis
膝踝足矫形器	KAFO	Knee Ankle Foot Orthosis
髋膝踝足矫形器	HKAFO	Hip Knee Ankle Foot Orthosis
膝矫形器	KO	Knee Orthosis
手矫形器	HO	Hand Orthosis
腕手矫形器	WHO	Wrist Hand Orthosis
肘腕矫形器	EWHO	Elbow Wrist Hand Orthosis
肩肘腕手矫形器	SEWHO	Shoulder Elbow Wrist Hand Orthosis
颈矫形器	CO	Cervical Orthosis
胸腰骶矫形器	TLSO	Thorax Lumbar Sacrum Orthosis
腰骶矫形器	LSO	Lumbar Sacrum Orthosis

　　注：1972 年，美国国家假肢矫形器教育委员会提出了矫形器统一命名方案，1992 年，国际标准组织(ISO)把本方案认定为国际标准。

(二) 常用矫形器

1. Pavlik 矫形器

Pavlik 矫形器应用于 6 月龄以下的先天性髋关节发育不良患儿，是一种特制的尼龙吊带，由 1 条胸带、2 条肩带和 2 条蹬带所组成，每一个蹬带有一条前内侧的使髋关节屈曲的带子和一条后外侧使髋关节外展的带子，并且每一条带子均是可调节。矫形器可使髋关节与膝关节维持非自然的屈曲位，使髋关节周围的肌肉疲劳，从而使患儿下肢外展；治疗中在保证髋关节屈曲的位置上可保留内收、外展活动，进行自动复位，是一种靠重力复位的矫形器。复位后使股骨头与髋臼同心，创造了髋臼三角软骨与股骨头骨骺发育的基本条件。一般应用 6 个月可以达到穿戴矫形器的目的。其在治疗期间允许患儿的髋关节有一定范围的活动，患儿自觉很舒适，具有应用方便、经济、使用安全、效果可靠、不需要住院及无严重并发症等优点。

2. 数字卡盘调节式膝矫形器(见图 3-7)

数字卡盘调节式膝关节矫形器伸直、屈曲调至同一度数时，即可将膝关节可靠地固定，完全可以满足膝部损伤，或者术后膝关节固定及活动的要求。除肢体已使用外固定器，关节化脓、感染、下肢皮肤大面积撕脱伤、广泛皮肤炎症等情况，该矫形器可以广泛应用于膝部损伤，包括骨、软骨、滑膜、半月板、韧带损伤，及膝关节置换术后。

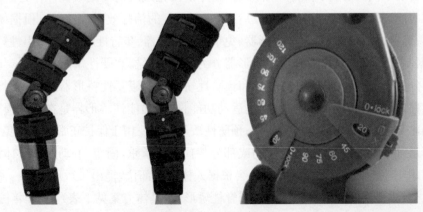

图 3-7　数字卡盘式膝矫形器

3. ACL/PCL 专用矫形器

膝关节前交叉韧带功能是防止膝过伸和胫骨前移，对抗内、外翻应力，防止膝关节过度内外旋转。前交叉韧带重建专用矫形器要符合这一生物力学特点，除具备膝关节通用矫形器的功能外，还要能限制胫骨前移，以减少重建韧带的牵张应力，对损伤部位和移植的韧带起到保护作用。后交叉韧带（PCL）术后专用矫形器与前十字韧带（ACL）专用矫形器原理相似，主要起到防止胫骨后移的作用。

4. 万向轴肩矫形器

肩外展矫形器通过系列杠杆原理和万向轴调节的作用来保持肩关节功能位（外展 50°、前屈 30°～45°、外旋 15°～20°），肘关节屈曲 90°，腕关节功能位。肩外展矫形器为了支持上肢的重量，需要以患侧髂嵴和对侧的胸廓作为支撑点，由尼龙扣带相连，起到抬高患侧肢体并固定、制动的作用。万向轴可随意调节肩关节位置，以适应不同损伤的治疗要求。该矫形器可应用于三角肌麻痹、肩关节不稳定、肩盂唇损伤、肩关节部骨折、肩峰修复成形术后、肩关节脱位、肩部及上臂外伤骨折等的康复治疗。

5. 可调性肘矫形器

静态肘关节矫形器用于预防、矫正肘部畸形，制动、固定病损的肘关节及维持关节功能位。根据肘部训练的特征，肘矫形器的调节系统一般比较简单，主要控制屈曲范围。多数肘矫形器用于保护、支持、固定作用，不设置可调节系统。动态矫形器用于关节痉挛、不稳及功能位置的保持等。通常采用辅助硬性支撑条来保持肘关节的活动功能。

6. 足踝真空固定矫形器

此矫形器是 21 世纪初新研制的足踝制动矫形器，其构造包括两个部分：作为固定系统的合成硬塑外壳与可固化的真空长靴，内附保温性能好、可清洗的厚绒棉袜，允许空气与外界流通，以减少系统中湿气与热量的聚积。根据临床使用前期测试证明，真空固定系统的抗弯曲强度与传统的石膏相当。足踝真空固定矫形器的角度调节器可调节踝关节伸、屈的角度。在需要检查伤口或进行局部治疗时，该矫形器可随时被取下，佩戴十分方便。

四、助行器

助行器是利用健康上肢辅助下肢支撑体重、保持平衡和行走的辅助器具。助行器主要功能是：① 保持平衡：如老年人、非中枢性失调的下肢无力、下肢痉挛前伸不佳、重心移动不能平衡等障碍，但对高龄脑卒中、多发性脑梗死患者的平衡障碍作用不大。② 支持体重：偏瘫、截瘫后，患者肌力减弱或双下肢无力不能支撑体重或因关节疼痛不能负重时，助行器可以起到部分替代作用。

根据助行器结构和功能，可将其分为 3 类：无动力式助行器、功能性电刺激助行器和动力式助行器。实际应用中常将其分为杖和步行器。一般来说，手杖适用于偏瘫患者或单侧下肢瘫痪者，前臂杖和腋杖适用于截瘫患者。步行器支撑面积大，较腋杖稳定，多在室内使用。

（一）杖（crutch）的种类和使用方法

1. 种类

根据杖的结构和使用方法，可将其分为手杖、前臂杖、腋杖和平台杖 4 大类。

（1）手杖（stick）：手杖为一只手扶持以助行走的工具有以下几种：① 单足手杖：用木材或铝合金制成。适用于握力好、上肢支撑力强者，如：偏瘫患者的健侧、老年人等。② 多足手杖：由于有三足或四足，支撑面广且稳定性好，因此，多用于平衡能力欠佳、用单足手杖不够安全的患者。

（2）前臂杖（forearm）：亦称洛氏拐（Lofstrand crutch），把手的位置和支柱的长度可以调节，夹住前臂的臂套通常为折叶形式，有前开口和侧开口两种。此拐杖可单用也可双用，适用于握力差、前臂较弱但又不必用腋杖者。优点为轻便、美观,而且用拐时,手仍可自由活动;例如需用该手开门时,手可脱离手柄去转动门把手,而不用担心手杖脱手,其原因是臂套仍把拐固定在前臂上。此拐的缺点是稳定性不如腋拐。

(3) 腋杖(axillary crutch):腋杖可靠稳定,用于截瘫或外伤较严重的患者。包括固定式和可调式。

(4) 平台杖(platform crutch):又称类风湿拐,有固定带,可将前臂固定在平台式前臂托上,前臂托前方有一把手。用于手关节损害严重的类风湿患者或手部有严重外伤、病变不宜负重者改由前臂负重,把手起掌握方向的作用。

2. 长度选择

选择合适长度的杖是保障患者安全、最大限度发挥杖功能的关键(见图3-8)。

(1) 腋杖的长度:确定腋杖长度最简单的方法是:身长减去41 cm即为腋杖的长度。站立时大转子的高度即为把手的位置。测量时患者应着常穿的鞋直立。若患者下肢或上肢有短缩畸形,可让患者穿上鞋或下肢矫形器,将腋杖轻轻贴近腋窝,与腋窝保持3~4 cm(2指)的距离,两侧腋杖支脚垫分别置于脚尖前方和外侧方直角距离各15 cm处;肘关节屈曲约30°,即为腋杖最适当的长度。

(2) 手杖长度:让患者穿上鞋或下肢矫形器站立。以肘关节屈曲30°,腕关节背屈约30°的状态握住手杖,使手杖支脚垫位于脚尖前方和外侧方直角距离各15 cm处的位置。也可以采用手杖高度与大转子等高的方法确定手杖的长度。

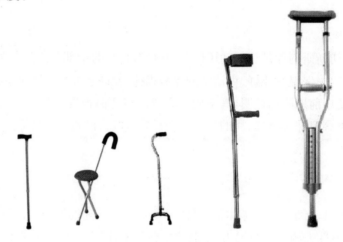

图3-8　各种手杖腋杖

3. 使用方法

以截瘫和偏瘫为例,介绍杖的使用方法。截瘫患者常需使用两支腋杖才能行走,偏瘫患者一般只用单个手杖,两者的使用方法不同。

1) 截瘫患者的腋拐步行

根据腋杖和脚移动的顺序不同,分为以下几种形式。

(1) 交替拖地步行:方法是伸出左腋拐,再伸出右腋拐,然后两足同时拖地向前,到达腋杖附近。

(2) 同时拖地步行:又称摆至步,即同时伸出两支拐,然后两足同时拖地向前,到达腋杖附近。

(3) 四点步行:方法是先伸出左腋拐,然后迈出右脚,再伸出右腋拐,最后迈出左脚。

(4) 三点步行:方法是先将肌力较差的一侧脚和两侧腋拐同时伸出,再将对侧足(肌力较好的一侧)伸出。

(5) 两点步行:方法是一侧腋拐和对侧足同时伸出,再将余下的腋拐和足再伸出。

(6) 摆过步行:方法与摆至步相似,但双足不拖地,而是在空中摆向前,故步幅较大、速度快,要求患者的躯干和上肢控制力必须较好,否则容易跌倒。

2）偏瘫患者的手杖步行方法

（1）三点步行：绝大部分偏瘫患者的步行顺序为伸出杖，然后迈出患足，再迈出健足，少数患者为伸出手杖，迈出健足，再迈出患足的方式步行。

（2）两点步行：即同时伸出手杖和患足，再迈出健足。这种方法步行速度快，适合于偏瘫程度较轻、平衡功能好的患者。

（二）步行器

步行器（walker）也称助行架（walking frame），是另外一种常见的助行器。它一般是用铝合金材料制成，是一种三边形（前面和左右两侧）的金属框架，自身很轻，可将患者保护在其中，有些还带脚轮。步行器可以支持体重便于站立或步行，其支撑面积大，故稳定性好。各种步行器如图3-9所示。

1. 类型

主要有以下的几种类型：

（1）固定型：常用来减轻一侧下肢的负荷，如下肢损伤或骨折不允许负重时，此时双手提起两侧扶手同时向前放于地面代替一足，然后健腿迈上。

（2）交互型：体积较小，无轮脚，可调高度。使用时先向前移动一侧，然后再移动余下的一侧向前，如此来回交替移动前进。适用于立位平衡差，下肢肌力差的患者或老年人，其优点是上厕所也很方便。

（3）前轮型：用于上肢肌力差，单侧或整个提起步行器有困难者，此时前轮着地，提起步行器后脚向前推即可行走。

（4）老年人用步车：此车与以上3种不同，有4个轮，移动容易；不用手握操纵，而是将前臂平放于垫圈上前进。此车适用于步行不稳的老年人，但使用时要注意保身体与地面垂直，否则易滑倒。

（5）腋窝支持型步行器：由两腋窝支持体重而步行，有4个脚轮，体积最大，用于上肢肌力差者。

（6）单侧步行器：很稳定，适用于偏瘫患者或用四脚手杖仍不够稳定的患者，其缺点是比四脚手杖重。

2. 使用方法

步行器高度的测量与手杖高度的方法相同。应用步行器步行时，首先使助行器置于面前，站立框中，左右两边包围；双手持扶手向前移动助行器约一步距离，将助行器4个脚放置地上摆稳；然后双手支撑握住扶手，患腿向前摆动，重心前移；稳定后移动正常腿向前一步，可适当落在腿前方；然后重复这些步骤，向前行走（移动步行器→患腿→正常腿）。使用中要确保患者迈步腿不要迈得太靠近助行架，否则有向后倾跌的危险。步行时，也不要把助行架放得离患者前方太远，否则会扰乱平衡。

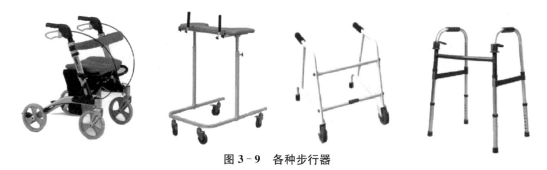

图3-9　各种步行器

五、轮椅

轮椅是一种为下肢残疾人、偏瘫、截瘫、脑瘫患者，老年人和其他行动不便人士提供坐姿状态下支撑和运动的设备。主要由轮椅架、轮、制动等装置构成。

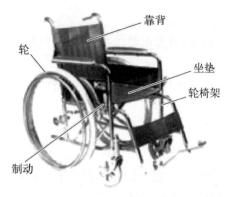

图 3-10 轮椅构成

1. 轮椅结构(见图 3-10)

(1)轮椅架:有固定式和折叠式两种。固定式结构简单,强度和刚度好;折叠式折起后体积小,便于携带。轮椅两侧扶手有固定式和可拆卸式两种。可拆卸式方便使用者在轮椅与床、汽车等之间的转移。轮椅架多为薄壁钢管制成,表面镀铬、烤漆或喷塑。高档轮椅架采用合金材料,以减轻轮椅重量。

(2)轮:轮椅装有一对大轮和一对小轮,每个大轮都装有驱动轮圈,使用者双手驱动轮圈使轮椅前进、后退或转向。一对前小轮,可自由转动。其轮胎分为充气和实心两种。

(3)制动装置:轮椅的制动装置均采用手扳式刹车,起驻车作用。

(4)坐垫和靠背:采用人造革、尼龙牛津布等材料。

2. 轮椅分类

根据轮椅的功能可分为以下几类。

(1)普通轮椅(见图 3-11):材料有钢管、铝合金、不锈钢等。多数可折叠,普通型轮椅适用范围:下肢残疾、偏瘫、胸以下截瘫者及行动不便的老年人。

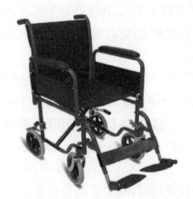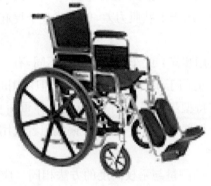

图 3-11 普通轮椅

(2)浴便轮椅(见图 3-12):一般为不锈钢或铝合金材料,靠背、坐垫等为塑料,配马桶。专用于如厕和沐浴,是增强残疾人和老年人自理能力的重要用品。

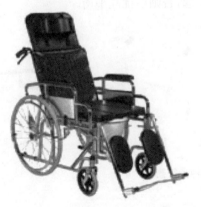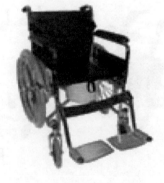

图 3-12 浴便轮椅

(3)高靠背可躺式轮椅(见图 3-13):靠背能后倾至水平。既可做轮椅,又可作床来休息。适用范围:高位截瘫者及年老体弱者。

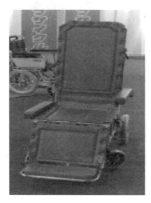
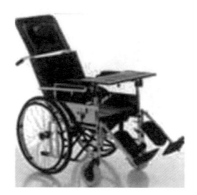

图 3 - 13　可躺式轮椅

（4）站立变换轮椅（见图 3-14）：坐垫可前倾，靠背可后仰至垂直。作用是联系站立及增加高度，方便日常生活。如在柜台、电话亭等。

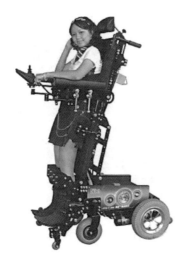
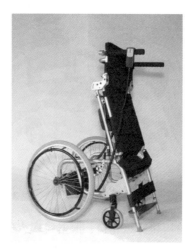

图 3 - 14　坐立变换轮椅

（5）运动轮椅（见图 3-15）：用轻型材料竞速、篮球、乒乓球、网球、排球、击剑轮椅等。

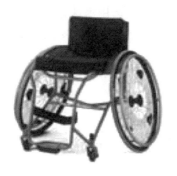
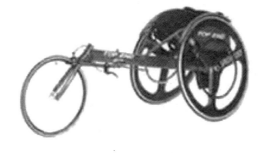

图 3 - 15　运动轮椅

（6）电动轮椅（见图 3-16）：配有电机及电池。轮椅的电钮或遥控杆非常灵敏，利用手指或前臂的轻微接触即可进行操作。车速度接近正常人步行速度，并可爬 6°～8°的坡。除普通的电动轮椅外，还有：① 简易电动轮椅：轮椅加电池驱动，可折叠，重量轻，价格较低；② 上下楼梯轮椅：除可在平陆和坡路行走外还可以上下楼梯。

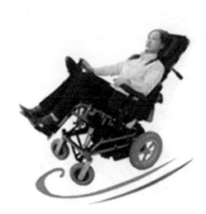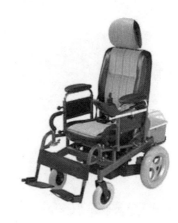

图 3-16 电动轮椅

(7) 电动代步车(见图 3-17):是现代都市老年人新兴时尚代步工具,设计新颖,操作简单,安全实用。有"老年人自驾的社区小轿车"之美誉。

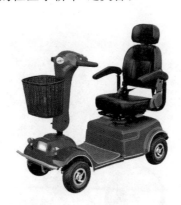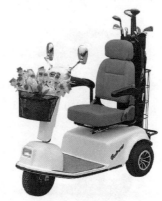

图 3-17 电动代步车

(8) 个性化轮椅和特殊轮椅:根据残疾人的某些特定需要,还有多种特殊轮椅,有些是根据使用者的特点或需要设计的轮椅,也称为个性化轮椅。

3. 轮椅的选择

轮椅的选择要素有:① 座宽:坐下后两边各余 8~10 cm;② 座长:坐下后臀部至小腿间距离减去 6~7 cm;③ 座高:坐下时足跟至腘窝间距离加 4~5 cm;④ 坐垫:可以选用泡沫橡胶、凝胶、充气/充水垫,能够有效地防止压疮;⑤ 靠背:高靠背稳定舒适而低靠背灵活自如;⑥ 扶手:坐下时椅面至前臂下缘的高度加 2~3 cm。

六、生活辅具

生活辅助器具,是指失能者自主使用或在其他人帮助下使用的、用于功能增强或日常生活活动的辅助器械。除了个人医疗辅助器具、技能训练辅助器具、矫形器和假肢,其余的像生活自理和防护辅助器具、移动辅助器具、沟通和信息辅助器具、家务辅助器具、家庭和其他场所的家具及其适配件、操作物体和器具的辅助器具、环境改善和评估辅助器具、就业和职业培训辅助器具、休闲娱乐辅助器具等都与患者的日常生活活动密切相关。

1. 生活自理和防护器具

主要包括衣帽鞋袜及穿脱辅助器具,大、小便收集器具、五官四肢躯干防护器具、洗漱浴洁洁身护肤辅助器具及残疾人用来测量体温、体重、身高及计时的辅助器具等。

2. 家务辅助器具

从残疾人的生存来看，家务管理辅助器具，主要是解决残疾人"食"的特殊问题。

（1）炊事用具：如单手切菜板、水果削皮器、单手炒锅架、单手开瓶器等。

（2）饮食用具：如夹持式筷子，防洒碗碟，防滑布，带粗把的餐具、水杯。重残人的喂食用具。

（3）清扫用具：如持物钳、长把扫把、长把簸箕、吸尘器等。

（4）家庭缝纫，编织工具：如专用缝纫机、编织机、剪刀、顶针、洗衣机、刷鞋用具等。

3. 家居辅助器具

家庭和其他场所的家具及其适配件是以"住"为主的辅助器具。

（1）桌子：如书桌、站立桌、床头桌等。

（2）固定灯：如读书灯、工作用灯、台灯等。

（3）坐具：如可调座椅、工作椅、工作凳、站立椅子、髋关节炎症椅子、助站坐椅、高靠背椅、腿托、足凳、靠背、靠背垫等。

（4）床：高度可调床和不可调床，可调整躺下姿式的床，一次性尿不湿床垫等。

（5）门、窗、的开闭装置：如滑动门、转动门等。

（6）家用升降装置：上下楼的助行架、上下楼梯的滑轨、轮椅升降台等。

（7）家庭安全设备：地板、楼梯防滑材料，急救信号铃，防护栏，煤气安全阀等。通信、信息及信号辅助器具。

4. 文化信息辅助具

除了衣、食、住、行等需要一些特殊设备以辅助残疾人生存外，为使他们全面回归社会尚需建立一些信息交流设备，以辅助他们参与社会交往。这方面还包括：

（1）视觉辅助器：放大镜、眼镜、双筒的望远镜、视野扩大镜、为躺着读书、看电视棱镜眼镜等。

（2）电-视觉辅助器：如盲人语言阅读机等。

（3）计算机辅助器具：文字处理机、打字机的输出输入和附件语言输入、打印设备，语言全盛装置，为计算机、打字机的前臂支撑器等。

（4）计算机、打字机和文字处理机。

（5）肢残人手写辅助用具。

（6）阅读辅助器：翻页器、图书阅读架。

（7）盲人有声读物。

（8）电话辅助用具有盲文电话机、声音放大电话机。

（9）助听器：有耳后式、眼镜架式、盒式、触觉助听器。

（10）信号辅助用具：聋人用闪光门铃，盲人用语言板时钟和表，聋人用振动闹钟。

5. 操作物体和器具的辅助器具

这方面的辅助器具是为了解决残疾人就业而建立的一些操作控制的特殊设备。

（1）标志和指示器：如口含指标杆、光线指示器等。

（2）容器打开用具：如开瓶、开罐头辅助器，持钥匙器等。

（3）环境控制系统：如扫描、光控、语音、声控的环境遥控系统。

（4）手操作助具：如握物助具，控物助具各种操纵杆（头的、颌的、口含的）。

（5）取物器：手取钳、电支取物钳。

（6）定位助具吸盘，防滑垫，磁铁吸盘用具。

（7）护理机器人。

（8）搬物助具各种托盘，钩子，各种小脚轮车，购物车。

6. 环境改善和评估辅助器具、工具及机器

这方面的辅助器具主要是帮助残疾人改善、维护他们回归社会所遇到的空间及气候、震动、噪声、光线、空气等环境的修整、监测，调控等方面的特殊设备。

（1）气候控制设备（调湿、调温、通气）。

（2）空气净化器。

（3）专用工作台、工作凳。

（4）手工专用工具，动力设备（包括安全设备、身体保护用具）。

7. 休闲娱乐辅助器具

残疾人回归社会（全面康复）平等参与的另一方面是休闲娱乐。其中包括游戏、玩耍、嗜好、音乐、美术工艺、竞赛和体育运动等活动的辅助器具。

（安丙辰）

第六节　传统康复治疗技术

人类历史上先后产生过五大传统医学体系，分别是古希腊罗马医药学、印度医药学、古埃及医药学、亚述巴比伦医药学和中医药学。然而，得到传承和发展且拥有完整理论体系的传统医学只有 3 种，即中医药学、印度医学和阿拉伯医学，其中都含有一些康复概念和元素。

一、国外传统康复治疗技术

（一）西方传统康复

西方医学是古希腊罗马医药学的延续和发展。在运动治疗方面，西方运动疗法源于希腊。古希腊神庙壁画中已有运动治疗疾病的描绘。公元前 5 世纪 Herodicus 及其学生 Hippocrates 认为自然因子如日光、海水、矿泉等有镇静、止痛、消炎作用；运动可增强肌力，促进精神、体质的恢复和改善。公元 2 世纪后，Caelus Aurelianus 首次提出瘫痪患者使用滑轮悬挂肢体进行治疗，提出步行练习及温泉中运动的理念；还提倡创伤后早期运动以加速愈合。1569 年，Hieronymus Mercurialis 提出了一系列运动的观点，如运动要充分考虑个体不同情况，运动要适量，过度运动会引发损伤和疾病发作，出现不良反应要及时停止等。1780 年，Tissot 敦促骨科医师要加强运动以促进损伤后关节肌肉的功能恢复，他还分析了工艺操作的动作，使作业治疗有了进一步发展，此外他还提倡娱乐治疗。19 世纪瑞典的 Ling 使运动治疗系统化，采用抗阻练习以发展肌力，并对运动负荷、重复次数进行了定量，推动瑞典体操传遍欧洲及美国。Zander 在此基础上发展了一系列器械治疗。1854 年，William Stokes 建议心脏病患者作有控制的体操和步行以促进心功能的恢复。1875 年，Scott 兄弟俩以步行作为心脏病的后期治疗，并以体操作为步行的准备练习。

近代，西方在吸取东方一些传统疗法之后派生出一些诸如普拉提技术（Pilates Method）、亚历山大疗法（Alexande Therapy）、颅骶疗法（Craniosacral Therapy，CST）、内脏松动技术等。

Pilates 是以德国人约瑟夫·休伯特斯·普拉提（Joseph Hubertus Pilates）姓氏命名的一种运动方式和技能。对自创的这套独特训练动作、运动技能，普拉提称之"控制术"（contrology）。共创造了超 500 个动作，包括了垫上操及普拉提发明的工作室器械训练，形成了普拉提运动的概念。它主要是锻炼人体深层小肌肉，维持和改善外观正常活动姿势、达到身体平衡、发展躯干和肢体的活动范围和活动能力、强调对核心肌群的控制、加强人脑对肢体及骨骼肌肉组织的神经感应及支配,再配合正确的呼吸方法所进行的一项全身协调性运动。

亚历山大技术是一种头颈姿势疗法,亚历山大医生在经过细细观察和体验,发现自身的情绪、身体运动、头颈姿势和习惯与一些器官疾患有关。由此,可以矫正由于不良的情绪尤其是紧张情绪造成的头、颈、脊骨错位。通过矫正训练,其器官疾患可以达到治愈。亚历山大技术的基本要领是:① 在开始作任何身躯运动之前都必须先让自身的颈项充分放松,颈项放松则可使全身放松。② 当运动开始之后,应让头部缓缓升起,就像吊车逐渐升起一样,而不是向后,也不是向下拉。③ 尽可能使整个躯干拉长,抬头向上,不要让头下垂而使脊椎扭曲或拱起。

颅骶疗法是一种轻柔的非入侵式的手法触诊疗法,通过触摸人体中轴颅骶系统的不同部位,改变脑脊液的流动节律和流量,直接调节脑和脊髓的功能状态,使中枢神经系统与身体其他系统恢复正常联系和自然运动,可用以评估(诊断)和修正(治疗)人体中轴颅骶系统的失衡和约束,治疗机体的多种疾病和创伤,以及解除情感或心理的困扰。

内脏松动技术是以法国 Jean-Pierre Barral 医师所创立,他认为脊椎是身体的重要结构,它之所以具有弹性(resilience),是因为整个脊椎系统极其柔软且具有形变能力。同样的,内脏是否健康也与器官本身的形变能力密不可分。所有内脏病理现象起因于脏器受限。器官一旦受限,就再也无法自在活动,人体为了代偿这种状态会引发各种脏器功能障碍。内脏松动技术就是基于脏器受限的相关病征,给予受限器官适当的"刺激",帮助器官恢复正常的能动律(mobility)与原动律(motinty),即恢复其生理状态。

(二) 东方传统康复

除过中国传统医学,在东方也产生和发展了很多传统康复技术和疗法。如印度的瑜伽气功、斯里兰卡的滴油疗法以及泰式古法按摩等。

印度瑜伽气功强调保持和恢复人体健康从而防止疾病。它认为,通过思维和意念的力量以及瑜伽所创造的功法,可以改善人体各气官或系统的功能,从而延长寿命,防止衰老和疾病。在印度有瑜伽研究所和学校,因此瑜伽气功在印度相当流行。瑜伽气功主要包括有:正确的呼吸、合理的饮食制度、体内外卫生、生活的节律性、自我控制及其功法。

斯里兰卡滴油疗法是一种理疗方法,额头滴油疗法可以治疗偏头痛、头痛和中枢神经系统疾病,头顶滴油可治疗神经功能紊乱、记忆力减退、失眠、头发花白,腰部滴油则能改善坐骨神经痛和骨关节炎。

泰式古法按摩是泰国古代医学文化的代表,这种按摩有一套独特的经脉、穴位按压与伸展的理论,可以帮助人放松筋骨,促进人体血液循环与系统的新陈代谢,让精神和心灵恢复平衡。因此,泰式按摩也被称为"被动瑜伽",按摩师利用两手、两臂、两脚及全身重量,来滚压、伸展、拉抻体验者的身体,刺激肌肉和结缔组织等部位,放松韧带,活利关节。

二、中国传统康复治疗技术

中国传统康复治疗技术历史悠久,远在两千多年前,《内经》已有关于瘫痪、麻木、肌肉关节挛缩等的康复治疗的记载。此后,中国传统康复治疗技术不断发展,推陈出新。至现代已广泛用于我国的康复实践中,并取得显著功效,受到国内外医学界的重视。中国传统康复治疗技术包括推拿、针灸、气功、五禽戏、八段锦、太极拳等。

(一) 推拿疗法

1. 定义

推拿疗法又称为按摩疗法,是用手、肘、膝、足或器械等,按特定技巧和规范化动作作用于人体体表的特定部位,来防治疾病的一种临床技能。推拿疗法,具有以我国传统医学理论为基础的独特手法和治疗法则,是我国康复治疗技术的一个重要组成部分,对多种病损具有良好的康复效果。

2. 推拿的主要作用

推拿是根据经络俞穴、营卫气血的原理和神经、运动、循环、消化、代谢等解剖、生理学知识,用各种手法的物理刺激,通过经络、穴位和神经,使机体发生各种应答性反应,进而达到治疗疾病与损伤、促进功能恢复的目的,其主要作用可归纳为:

(1) 调节神经系统和内脏功能:推拿使神经兴奋或抑制,从而反射性地引起机体的各种反应。例如,在头部轻缓地推摩,或在某个穴位上作较重推拿可引起脑电图 α 波增强,说明推拿加强了大脑皮质的抑制过程,而在身体上作快速的揉搓、捶拍,可提高神经肌肉的兴奋性。推拿亦可影响内脏功能,如用拇指推揉两侧脾俞、胃俞可引起胃蠕动增强,而推揉足三里穴可出现胃蠕动减弱。

(2) 改善血液与淋巴循环:推拿可使局部毛细血管扩张,加速淋巴液与静脉血液的回流从而加速了组织水肿及病变产物的吸收,使肿胀消除或减轻。

(3) 修复创伤组织:实验证实,创伤早期推拿可引起组织出血,不利于创伤修复,后期推拿可促进坏死组织的吸收和细胞的有序排列,使创伤部位的成纤维细胞和破纤维细胞增多,细胞的吞噬作用活跃,使创伤组织较快修复。

(4) 整骨、复位:推拿可改善组织结构间的相互关系,能整复脱位的关节,理正滑脱的肌腱,还纳突出的椎间盘等。例如,桡骨小头半脱位、骶髂关节半脱位等可通过推拿手法使其复位;滑脱的肱二头肌长头肌腱、腓骨长短肌腱可用推拿将其理正。

(5) 松解黏连与挛缩的组织,改善关节活动范围:应用适当的推拿手法,可松解黏连,解除或减轻挛缩,从而改善关节活动范围。例如,跟腱缝合术后如应用推拿,可观察到开始时瘢痕硬而大,皮肤黏连,踝关节活动受限,经过一段时间的推拿后,瘢痕逐渐变软,与皮肤黏连逐渐松解,踝关节活动范围逐渐增大。

(6) 改善肌肉功能状态、消除肌肉疲劳:推拿可提高肌肉工作能力与耐力,消除肌肉疲劳。例如,对运动员在训练或比赛之前应用推拿作为准备活动的一部分可以改善肌肉、韧带的功能状态,使其适应高难度动作的要求;在比赛或大运动量训练后应用推拿,可使紧张或痉挛的肌肉迅速得到放松,有利于肌肉疲劳的消除。

(7) 增强体质及抗病能力:推拿可引起血液成分和代谢变化,提高机体免疫能力。据实验证明:推拿后白细胞总数和吞噬能力增高,血清补体效价增高,氧的需要量、排氮量、排尿量及二氧化碳的排泄量也都增加。

3. 推拿操作方法

1) 推揉法

包括推法、揉法、搓法等。

(1) 推法:用拇指或手掌在一个穴位、一个部位或沿着一条经络施压并做前后、左右或上下直线推动的手法称推法。常分为平推法、直推法、旋推法、分推法、一指禅推法等。详见各条。操作时,肩及上肢放松,着力部位要紧贴体表的治疗部位。操作向下的压力要适中、均匀。压力过重,易引起皮肤折叠而破损。用力深沉平稳,呈直线移动,不可歪斜。推进的速度宜缓慢均匀,每分钟 50 次左右。临床应用时,常在施术部位涂抹少许介质,使皮肤有一定的润滑度,利于手法操作,防止破损。

一般拇指平推法适用于肩背部、胸腹部、腰臀部及四肢部。掌推法适用于面积较大的部位,如腰背部、胸腹部及大腿部等。拳推法刺激较强,适用于腰背部及四肢部的劳损、宿伤及风湿痹痛而感觉较为迟钝的患者。肘推法刺激最强,适用于腰背脊柱两侧华佗夹脊及两下肢大腿后侧,常用于体型壮实,肌肉丰厚,以及脊柱强直感觉迟钝的患者。推法操作方式与擦法有相似之处,都为直线运动,但平推法是单方向移动,对体表压力较大,推进速度也缓慢,不要求局部发热,其意在于推动气血运行。

（2）揉法：用手掌、掌根、鱼际肌、手指的指腹或前臂等在治疗部位或穴位上，通过腕关节的柔和转动来带动手掌、手指或前臂的环形移动称揉法。操作时应做到沉肩垂肘，即肩部放松，肘部下垂，上臂带动前臂及手腕做灵活自如的回旋运动。动作要有连续性，用力由小到大，宜轻宜缓而有节律。揉法用力比较缓和，具有活血化瘀、消肿止痛、宽胸理气、消积导滞的作用。因此，适用于全身各个部位，临床常配合其他手法来治疗脘胀满、胸闷肋痛，便秘泄泻、软组织损伤引起的红肿疼痛、肌肉痉挛等。

常分为掌揉法、指揉法、揉捏法和揉摩法。掌揉法：以大小鱼际或掌根部着力，手腕放松，以腕关节连同前臂做小幅度的回旋活动。压力轻柔，揉动频率一般每分钟 120～150 次。

指揉法：以拇指或中指面或示、中、无名指指面着力。按在穴位上，或一定部位上，做轻柔环转活动。揉捏法：为揉和捏的综合动作。操作时四指指腹和拇指或掌根着力，拇指外展，其余四指并拢，紧贴于皮肤上做环转的揉捏动作，边揉捏做螺旋形向前推进。揉摩法：为揉法与摩法结合，常用掌揉摩，揉结合摩可加大作用范围，摩加揉法可增加力度，多用于腹胸部。本法具有宽胸理气、健脾和胃、活血散瘀、消肿止痛、调节胃肠功能等作用。本法刺激轻柔和缓，适用于胸腰部、胸肋部、头面部、腰背部及四肢部，尤其多用于全身穴位，常配合按法按揉穴位。

（3）滚法：半握拳，以小鱼际肌至第 4、第 5 掌指关节按压于治疗部位，利用前臂回旋来带动腕关节做屈伸连续滚动按压。滚法可以单手操作，也可以双手操作。操作时手部要紧贴体表，用力要均匀，好像吸附在推拿的部位一样，不能拖动、碾动或跳动。手法压力、频率、摆动幅度要均匀，动作要协调有节律。滚法的作用力比较深、接触面较大。多用在肩背、腰背、臀部及四肢等肌肉较多的部位，具有舒筋活血、温通经络、调和气血、清利关节、促进血行、消除肌肉疲劳的作用。适用于肢体关节酸痛、肢体瘫痪、运动损伤造成的肌肉痉挛及运动后疲劳的恢复。

2）摩擦类

包括摩法、擦法、抹法等。

（1）摩法：用手指或手掌在皮肤上滑动或回旋的手法称为摩法，可细分为指摩、掌摩、掌根摩。摩法不同于揉法之处在于揉法的作用力向下，摩法的作用力是水平回旋。操作时手关节微屈，腕关节放松，指掌自然伸直。一般是顺时针方向转动，速度可快可慢。摩法的力量比较小，刺激轻柔缓和，作用力比较表浅、可以单手或双手操作，是胸腹、胁肋、四肢常用手法，具有温经散寒、消肿止痛、调和气血、消积导滞，放松肌肉的功效，多与揉、推、按法一起使用。适用于气滞血瘀、脘腹胀满、胸胁胀痛、肢体麻木、消化不良等。

（2）擦法：用手指或手掌在皮肤上快速地来回摩擦的手法称擦法，操作时腕关节伸直，以肩关节为支点，肘关节屈伸带动手掌做前后或上下往返运动。用力要稳，掌下压力不宜太大，一般需要擦到治疗部位的皮肤发红，必要时涂适量润滑油或药膏，以防擦伤皮肤。擦法刺激柔和温热，具有温经通络，行气活血，消肿止痛，温脾和胃，祛风散寒之功效。其又分为指擦法和掌擦法，前者适用于四肢远端小关节，后者用于胸腹部、腰背部及四肢。

（3）抹法：用拇指或手掌在治疗部位上一定的压力向一边推动的手法称抹法，可细分为指抹法和掌抹法。抹法具有醒脑开窍、镇静明目、疏经通络之功效。指抹法常用双手拇指同时操作，适用于面部和颈部，对头痛、头晕及颈椎病常配合此法治疗。掌抹法适用于腹部和腰背部。

3）拿按类

包括拿法、按法和捏法等。

（1）拿法：用手指捏住肌肉或肌腱两侧并稍用力向上提起，然后放松的一种手法称拿法。操作时拇指和其余四指相对用力，手腕放松，有节律性的一松一紧、从轻到重、提拿揉捏，一般以患者感到酸胀舒适为宜。此法刺激强度较大，具有疏经通络、活血止痛、祛风散寒、缓解痉挛、消除疲劳的作用，常作用于肌腹或穴位处，适用于颈项强痛，肢体关节肌肉酸痛等。

（2）捏法：用拇指与其他手指相对捏住肌肉或肌腱，循其走向边捏边向前推进的手法称为捏法，多用于肩部及四肢。如果是小儿背部两侧，用双手捏起皮肤，由下而上的向前推进的捏法，又称为捏脊法。

（3）按法：用手指、手掌或肘部按压身体某一穴位或部位的手法称按法，可以持续按压，也可以间断性按压，一按一松，又分为指按法、掌按法、肘按法。按压时用力要均匀，由轻到重，再由重到轻。由于按法的刺激强度较大，常与刺激强度较小的揉法一起合用为"按揉"复合手法。按法具有通络、活血、止痛、开闭、松肌的作用。其中，指按法适用于按压穴位或通电，掌按法适用于腹部、背部和四肢，肘按法适用于腰背部和臀部。

4）叩击类

包括拍捶法、击法等。

（1）拍捶法：用手指、手掌或空拳有节奏地拍打或捶击身体的一种推拿手法。手指拍捶的作用力较浅，手拳拍捶的作用力较深。摆捶具有舒经活络、运行气血之功效。常用于肩背腰腿酸痛麻木及气血痹阻不通之症。

（2）击法：用拳背或掌根、掌侧小鱼际、指尖及桑枝等击打身体特定部位的方法称为击法。击法较排法力量集中，适合各种疼痛等疾病，主要用于肢体疼痛、麻木不仁、风湿痹痛、疲劳酸痛等病证，宜通气血的作用较为明显。

5）振动类

包括振法、搓法等。

（1）振法：用手指或手掌按压穴位或某一部位做快速振动的手法称为振法，分为指振法、掌振法。前者用于穴位，后者多用于腰背及下肢。振法具有祛瘀消积，和中理气，调节肠胃功能的作用，常用于肝郁气滞、胃肠功能紊乱等。由于振法消耗治疗者的体能较多，因此，此法不宜长时间实施。

（2）搓法：用双手掌面夹住肢体或以单身、双手掌面着力于主要部位，做交替搓动或往返搓动，称为搓法。以双手掌夹搓，形如搓绳，故名搓法。搓法具有明显的舒经活络，调和气血的作用，多用于四肢，常作为推拿疗法的结束手法。

6）摇动类

包括摇法、抖法、屈伸法、扳法等。

（1）摇法：是被动地旋转或环转关节的一种手法。仅用于具有旋转功能的关节，如上肢的肩、前臂、手指、下肢的髋、踝、脊柱的颈段和腰段。操作时，动作应均匀缓和，遇到关节阻力时要稍加牵引力，使关节间隙加大后再做环转动作。摇法具有舒筋通络、滑利关节，解除关节交锁的作用，适用于关节活动受限，如肩周炎、颈椎病及髋膝踝关节炎等。

（2）抖法：用手握住患者肢体的远端并稍加牵引，做快速小范围地上下抖动的一种手法。抖法具有舒筋通络，解除黏连，活动关节的功能。使用于四肢关节，如肩周炎、髋关节疼痛，关节运动功能障碍等。

（3）屈伸法：属于被动活动关节的一种推拿手法，适用于四肢关节。

（4）扳法：是在肢体放松时，突然被动地牵伸关节的一种推拿手法，具有一定的操作技巧和难度，治疗者需要熟悉肢体的解剖关系，只可以借助于巧力，不可以施用暴力，根据作用部位，引伸法又分为上肢扳法、下肢扳法及腰部扳法。

4. 推拿的临床应用

（1）适应证：推拿的适应范围较广，主要为：骨科疾病：软组织损伤、关节脱位、颈椎病、落枕、急性腰扭伤、慢性腰肌劳损、断肢再植术后、椎间盘突出症、踝关节扭伤、风湿性关节炎、肩周炎及四肢骨折后关节功能障碍等；内科疾病：便秘、腹泻、高血压、眩晕、失眠、冠心病、糖尿病、胃十二指肠溃疡等；儿科疾病：脑性瘫痪、小儿麻痹后遗症、小儿肌性斜颈、发热、惊风、咳嗽、百日咳、腹泻、呕吐及消化不良；外科：烧伤后瘢痕、手术后肠黏连、肢体循环障碍、急性乳腺炎（脓肿未形成前）、血栓闭塞性脉管炎等；神经科：神经衰弱、脑血管意外、外伤性截瘫、周围神经损伤、脊髓炎、多发性神经根炎等。

（2）禁忌证：主要有急性传染病、烧伤及严重冻伤、恶性肿瘤、出血性疾病、骨结核及其他部位结核进展期，推拿局部有皮肤病、精神分裂症、脓毒血症等。妇女怀孕或月经期，其腰骶部、腹部及下肢不宜推拿，极度疲劳、酒醉后亦不宜推拿。

5. 推拿疗法的注意事项

（1）操作顺序：如果是推拿肢体，一般由远端开始，逐渐向近端移动；如果是推拿躯干部位，由症状部位的外周开始，逐渐向患处。

（2）推拿强度：根据患者的症状、体征、治疗部位及耐受能力，选择适宜的推拿手法和强度，才能使推拿的力量渗透到需要治疗的部位。通常推拿开始时的手法轻而柔和，逐渐增强到一定的强度，并维持一段时间后，再逐渐减轻强度。

（3）推拿时间：应根据病情及治疗部位而定。急性期患者每次的治疗时间应短，慢性期时间可以稍长。局部或单一关节的治疗，每次 15～20 min；较大面积或多部位的治疗，每次 20～30 min。住院患者可以每天 1～2 次。

（4）因人而异：推拿过程中如果出现不适反应，应及时调整治疗体位或改变推拿手法，若仍不见好转则应终止治疗，并及时处理。

（二）针灸疗法

针灸疗法是在经络学说等中医理论的指导下，运用针刺和艾灸等对人体进行刺激，从而达到防治疾病的一种治疗方法。针灸疗法是中医学的重要组成部分，在康复治疗技术中亦占有十分重要的地位。针和灸是两种不同而又相互联系的刺激方法。"针"即针刺，是应用特别的金属针具刺入人体的某些穴位，使之发生酸、麻、胀、重等感觉而治疗病证的方法；"灸"即灸法，是使用艾叶制成的艾柱或艾条，点燃后对人体一定的穴位进行温灼而医治病症的方法。

在临床上针和灸常配合应用，所以两者相提并论，合称为针灸，但也可单独使用，各有特点，应根据病症，灵活应用，不可偏废。针灸疗法不仅历史悠久，而且具有操作简便、适应证广、疗效明显、经济、安全等优点，因此，长期以来一直深受我国广大人民群众的欢迎，并且越来越受到世界各国人民的重视。

1. 概述

1）定义

（1）针法：是用针具，通过一定的手法，刺激人体腧穴，以防治疾病的方法。

（2）灸法：是用艾绒为主要材料制成的艾柱或艾条，点燃后在体表熏灼，给人体温热性的刺激，通过经络腧穴的作用，以达到防治疾病目的的一种疗法。临床上常用的灸法有：① 艾炷灸：艾炷灸分为直接灸和间接灸，临床多用间接灸，即将艾柱不直接放在皮肤上，而用他物隔开，如姜或蒜。每燃烧一个艾柱称为一壮，临床上常用"壮"的数目来确定其治疗量大大小。② 艾条灸：用成品的艾条点燃一端后放在体表的穴位熏灼，一般距皮肤 2～3 cm 左右，使局部有温热感而无灼痛感为宜。③ 温针灸：是针刺与艾灸共同使用的一种方法。适用于既需要留针，又必须施灸的疾病，是一种简单易行的针灸并用方法，故临床上常用。

针法和灸法虽然所用器材和操作方法不同，但都属于外治法，都是通过刺激俞穴，作用于经络、俞穴以调和阴阳、扶正祛邪、疏通经络、行气活血，从而达到防治疾病的目的。

2）针灸疗法的主要作用

（1）调节机体功能：针灸疗法对人的整体功能与局部功能均具有良好的调节作用。例如，针灸足三里、合谷、三阴交、阳陵泉、太冲、丘墟、日月等穴位，可促进胃液分泌，增强小肠蠕动功能，缓解肠痉挛，改善消化道功能；针刺内关、间使、心俞可使心率减慢；针刺大椎、风门、肺俞穴可使支气管扩张及分泌减少，从而解除支气管痉挛性喘息；针刺照海穴可促进肾的排泄功能，针刺中极、关元穴可增强膀胱的排尿功能；针剂合谷、足三里可使肾上腺皮质激素增加；针刺可促进脑出血患者出血吸收，使血肿减小，可促进损伤的周围神经再生等。由此可见，针灸疗法对消化、循环、呼吸、泌尿、内分泌、神经系统均有调节作用。

（2）提高机体免疫能力：针灸对细胞免疫和体液免疫均有增强与调整作用。实验证明，针刺足三里、合谷穴后可见白细胞吞噬指数明显提高。当白细胞吞噬功能低下时，针灸可促进其功能恢复，当其功能活跃时，则可使其吞噬指数下降，说明针灸对白细胞的吞噬功能具有调节作用。针灸对免疫活性细胞功能的影响也很明显，电针后外周血中除 T 细胞明显增多外，T 细胞内酯酶活性也明显增强。针灸还可调节体液免疫，如针刺足三里穴可使血中备解素生成增加。

（3）镇痛：中医学认为经络气血不通则产生疼痛，而针灸可通经活络，使气血畅通，从而减轻或解除疼痛。大量实验研究证明，针刺镇痛与神经体液密切相关。针刺信息与痛觉信息经传入神经进入脊髓，在中枢各级水平结构中通过神经体液途径和痛觉调控系统的整合加工后，疼痛性质发生变化，疼痛刺激引起的感觉与反应受到抑制。此外，针刺信息进入中枢后可以激发神经元的活动，从而释放出 5-羟色胺、内源性阿片样物质、乙酰胆碱等神经介质，加强了针刺的镇痛作用。

2. 针灸处方原则

1）选穴原则

基本原则是"循经取穴"。

（1）近部选穴：是指在病变局部或距离比较接近的范围选取穴位的方法，是俞穴局部治疗作用的体现，如鼻病取睛明、上星，胃痛取中脘。

（2）远部选穴：是指在病变部位所属和相关的经络上，距病位较远的部位选取穴位的方法。是"经脉所过，主治所及"治疗规律的具体体现。如腰痛取委中、胃痛取足三里或取太冲，咳嗽取尺泽。

（3）辨证对症选穴：辨证选穴就是根据疾病的症候特点，分析病因病机而辨证选取穴位的方法，根据症状选取有特定作用的穴位。发烧取大椎、曲池、合谷，便秘取支沟、天枢，痰邪所致的病证取丰隆，遗尿、脱肛取百会等。对症选穴是根据疾病的特殊症状而选取穴位的原则，是俞穴特殊治疗作用及临床经验在针灸处方中的具体运用。如哮喘选定喘穴，腰痛选腰痛点。

2）配穴原则

根据不同的病情选择具有协调作用的一组穴位加以配伍使用。配穴是在选穴的基础上，选取 2 个或 2 个以上、主治相同或相近、具有协同作用的俞穴加以配伍应用的方法。其目的是加强俞穴的治病作用，配穴是否得当，直接影响治疗效果。常用的配穴方法主要包括本经配穴、表里经配穴、上下配穴、前后配穴和左右配穴等。配穴时应处理好主穴与配穴的关系，尽量少而精，突出主要俞穴的作用，适当配伍次要俞穴。

3. 常见疾病取穴

1）神经系统疾病

（1）脑血管意外：体针取患侧肩髃、臂臑、曲池、手三里、外关、合谷、环跳、伏兔、风市、足三里、血海、阳陵泉、三阴交、解溪、太冲。头针取对侧的感觉区、运动区、言语三区、言语二区或病灶对应区域围刺。

（2）颅脑外伤：可参考脑血管意外，但对于做了颅脑手术尤其是有颅脑缺损的，选择针刺头针区域时要避开病灶。

（3）小儿脑瘫：双侧运动区、四神聪、用电针。针刺患侧体针，参照脑血管意外。语言障碍加廉泉。

（4）缺氧缺血性脑病：双侧运动区、四神聪、用电针。再速刺风池、曲池、合谷、肾俞、足三里、三阴交。

（5）面神经麻痹：阳白、四白、翳风、风池、攒竹、丝竹空、地仓、颊车、颧髎、迎香、承浆，每次选 6～8 个穴针刺，急性期要轻刺，10 天左右可加电针，但刺激量宜小，留针时间不要超过 20 min，可加穴位注射。

（6）三叉神经痛：第 1 支选攒竹、鱼腰、丝竹空、阳白；第 2 支取四白、颧髎、下关、迎香；第 3 支取下关、加承浆、颊车。远端可选合谷、内庭、中渚。

（7）截瘫：相应损伤部位的夹脊穴。上肢瘫加肩髃、臂臑、曲池、手三里、外关、合谷。下肢瘫加髀关、伏兔、梁丘、足三里、血海、解溪、三阴交、环跳、风市、阳陵泉、昆仑、殷门、委中、太溪。大小便失禁加肾俞、八髎、长强、膀胱俞、中极、天枢、支沟。

2）运动系统疾病

（1）颈椎病：颈夹脊、风池、天柱、大椎、臂臑、曲池、合谷、列缺及阿是穴。

（2）肩周炎：肩三针、臂臑、天宗、阿是穴、曲池等。

（3）腰腿痛：肾俞、大肠俞、关元俞、小肠俞、腰椎华佗夹脊、秩边、环跳、承扶、殷门、风市、委中、承山、阳陵泉、昆仑，用电针。可加穴位注射。

4. 注意事项

（1）针灸部位：有出血性疾病者不宜针刺，皮肤感染、溃疡、瘢痕、肿瘤的部位不宜进针。

（2）针刺角度和强度：对胸腰胁背脏腑所居之处的俞穴不宜直刺深刺；肝脾肿大、肺气肿患者更应注意；眼区穴位和项部的风府、哑门等穴要注意一定的角度，不宜大幅地提插、捻转和长时间留针；饥饿、疲劳、酒醉者不宜针刺，精神紧张、体质虚弱者刺激量不宜过强。

（3）因人而异：孕妇的腹部及腰骶部不宜针灸，并禁用合谷、三阴交、昆仑、至阴等穴；小儿囟门未闭合时，头顶部俞穴不宜针刺，且小儿不宜留针。

（4）施灸时应注意防止烫伤患者。

（三）气功疗法

1. 概述

气功疗法是患者用气功锻炼所要求的特殊方法调整呼吸、形体和意念元气、调整气血与脏腑功能和机体的阴阳平衡，促进身心康复的方法。

气功锻炼有三要素，掌握练功三要素是气功锻炼的前提条件，即体态（调身）、呼吸（调息）和意念（调心）。

（1）调身：调身即调整练功的姿势，不同的功法对练功的姿势有不同的要求。总的说来，可分为行、站、坐、卧4种类型。

（2）调息：调息即调整呼吸。只有正确调息，才能取得较好的练功效果。调息有很多方法，常见的有自然呼吸法、胸式呼吸法、腹式呼吸法和提肛呼吸法等。

（3）调心：调心又称调神，即调整意识活动。练功时必须收神于内，防止心神外驰。这是气功锻炼区别于其他锻炼方法的主要特点。在练功过程中，调身、调息、调心3个环节互相联系，互相促进。必须把三者有机地结合起来，协调一致，才有利于达到入静状态，取得更好的锻炼效果。气功锻炼的功法很多，康复医疗中所采用的功法主要有放松功、内养功和强壮功，这3种功法也是各种气功锻炼的基本功法。

2. 气功疗法的特点与作用

气功疗法具有我国传统医学的许多特色，而强调"三调、三炼"是它有别于其他中医疗法的独特之处。

1）基本特点

可概括为以下4方面。

（1）主动疗法：气功疗法中，一方面需要坚定的战胜疾病的信心，充分发挥主观能动作用，另一方面需要善于主动控制自己，使自己的一切心理活动与行为都置于理性控制之下。只有这样才能收到良好的效果。

（2）整体疗法：气功疗法并不是针对某个局部或疾病的特异性疗法，而是以改善整体机能状态，增强人体素质的锻炼方法。

（3）自然疗法：顺乎自然是气功疗法的一项基本原则，它是指尊重客观规律，充分利用自然条件积极主动地进行锻炼。

（4）综合疗法：气功疗法虽然有时可作为主要疗法或单独疗法应用，但在多数情况下还是将其作为综合疗法的一部分而加以应用。

2）基本作用

中医学认为气功疗法具有调和阴阳、调畅气血、调理脏腑、调养精气神的作用。现代研究证明，气功疗法具有调整神经系统的兴奋与抑制过程，促进血液循环，增强心脏的功能，降低代谢率，改善消化吸收过程，矫正异常的呼吸形式，增强机体免疫防御功能等作用。

3. 气功的功种与适应证

气功的功种很多，康复医疗中应用的气功有下列几种。

（1）松静功：特点是炼气与炼意结合，默念"松静"二字，以逐步用意识使全身放松为主。适用于高血压病、冠心病、脑动脉硬化等。

（2）内养功：特点是锻炼入静结合进行腹式停闭呼吸。适用于胃、十二指肠溃疡与胃下垂等。

（3）强壮功：特点是以调心为主，着重锻炼入静，并结合进行逆呼吸。用于防治神经衰弱。

（4）静功：特点是以调身、调心入静为主。用于防治神经衰弱。

（5）快速诱导气功：特点是暗示与炼气结合以诱导入静，用于防治心血管系统疾病。

（6）气功搬运法：是以意领气沿任督二脉运行为主。用于神经衰弱、遗精、早泄等。

（7）新气功：是意念、呼吸、动作、吐纳和综合导引等方法相结合。用于多种慢性病。

（8）三圆式站功：是以炼形为主，结合炼呼吸、入静。用于增强体质、防治疾病。

（9）铜钟势站功：是炼形、炼意、炼气结合。用于防治肺结核。

（10）太极棒气功：是在松静的前提下，持小木棒做简单动作，以诱导入静。用于防治多种慢性病。

（四）传统运动疗法

传统运动疗法古称"导引"，是肢体运动与呼吸练习、自我按摩相结合的防治疾病的方法。

传统运动疗法源流久远，从春秋战国时代《庄子》中记述的"吹胸呼吸、吐故纳新、熊筋鸟伸"，到两汉的《导引图》，华佗的"五禽戏"，唐宋时代的"八段锦"，明末清初的"太极拳"，以及现代的"却病延年二十势""练功十八法"等，一脉相承，逐步完善，其在康复医疗中的应用日益广泛。

传统运动疗法能活动躯体四肢以炼形，锻炼呼吸以炼气并以意导气，气率血行，从而使周身气血得以正常运行，病体得以康复。康复医疗中常用的传统运动疗法有五禽戏、八锻锦、太极拳等。

（梁贞文）

第七节　认知和心理治疗

一、心理治疗

（一）概述

康复心理治疗是在良好的治疗关系基础上，由经过专业训练的治疗者运用心理治疗的有关理论和技术，对患者进行帮助的过程，目的是消除或缓解来访者的心理问题或障碍，促进其在疾病或损伤后人格向健康、协调的方向发展。

1. 康复心理治疗的原则

康复心理治疗的原则主要包括：① 好的医患关系是心理治疗的基础;② 心理治疗要以增强患者信心、缓解和消除负性情绪为首要目的;③ 在心理治疗过程中要无条件尊重患者;④ 对患者的隐私必须要严格保密;⑤ 对于疾病和预后等敏感问题要采取灵活的回答方式。

2. 康复心理治疗的过程

(1) 问题探讨阶段：治疗者最初与患者接触时,可以通过观察、患者的主诉及心理会谈情况,了解患者的心理史、个人史、家庭史、人际关系、应激事件及对病情和有关问题的态度等情况,最终明确患者心理方面存在的主要问题。

(2) 分析解释节段：治疗者在明确患者主要心理问题后,并进一步与患者探讨形成心理问题的主要原因及问题的关键。同时,运用心理学的理论对患者的心理问题,进行比较科学合理的解释,并在此基础上制定治疗的目标,讨论并构思治疗的策略和方法。

(3) 治疗阶段：在问题澄清、目标明确、医患协作的基础上实施治疗计划。医师通过运用心理治疗的技术促进患者的领悟,认知重建或提供各种"学习"和训练方法,引导患者逐步解决心理问题,建立积极的适应性行为方式。

(4) 总结结束阶段：此阶段治疗者主要是帮助患者重新回顾治疗要点,检查治疗目标实现的情况,指出他在治疗中已取得的成绩和进步,以及还需要注意的问题,提出进一步训练的建议或当病情反复时的处理策略,鼓励患者在日常生活中运用已学到的应对技巧独立处理各种问题,巩固疗效。另外,治疗者还可检查自己发出的信息,对方是否正确地接收到了。若有出入,应及时纠正。

(二) 常用康复心理治疗方法

1. 支持性心理治疗

支持性心理治疗是指,医师用治疗性语言,如劝导、启发、鼓励、支持、解释、积极暗示、提供保证和改变环境等方法,帮助患者表述自己的情感和认识问题、消除疑虑、改善心境、矫正不良行为、增加战胜疾病的信心,从而促进心身康复的过程。支持性心理治疗的主要方法有以下几种。

(1) 倾听：治疗师满怀热情投入地、认真地听,并站在当事人的视角去理解患者。倾听的基本技巧主要有：① 多用开放式问题、少用封闭式问题提问;② 及时用简单肯定的词语及躯体的语言回应谈话;③ 重复对方说话的内容表示关注对方的谈话;④ 简单说明对方谈话内容,确认对方传达的信息;⑤ 肯定、感受、接纳和表达对方的情绪(共情);⑥ 对谈话进行小结。

(2) 指导、鼓励患者表达情感：在良好医患关系的基础上,指导、鼓励患者表达深层的情绪和情感。对不善于表达的患者应有意识地指导或示范表达。

(3) 解释：针对患者对病情和治疗等方面的疑惑,要进行积极的、合理的解释,以帮助患者解除顾虑、树立信心、加强配合,为治疗创造良好的心理环境。

(4) 鼓励和安慰：患者肢残或患重病后,心理反应往往很强烈,特别是在治疗一段时间后效果不明显时,患者情绪波动会更大,这时要及时鼓励和安慰患者,使他们振作精神,增强信心。

(5) 保证：对患者的诊断和预后要作出他能接受的保证,以缓解患者的心理压力,增强他们战胜疾病的信心。

(6) 促进环境的改善：改善环境主要指改善与患者有关的人际环境,特别要注意寻求家人和其周围人对患者心理上的支持,帮助他们与家属进行有效沟通。

2. 认知治疗

认知治疗是根据认知过程影响情感和行为的理论假设,通过认知行为技术来改变患者不良认知的一类心理治疗方法的总称。

理性情绪疗法是认知治疗的一种。由艾利斯(A.Ellis)创立于20世纪50年代。它的理论基础是心理功能失调的 A-B-C 理论。这个理论假设：心理失调并不是由事件或生活环境直接引起的，而是由个体对它们的解释或评价所引起，A 代表个体在环境中所感受的刺激事件(activating events)，B 代表个体认知领域的观念系统(belief system)，C 代表在刺激作用下产生的情绪或行为上的后果(emotion and behavioral consequences)，C 并不是 A 直接导致的，而是以 B 为中介所致。由于情绪来自思考，所以改变情绪或行为要从改变思考着手，既然是人们对事件的错误判断和解释造成了问题，那么人们也能够通过接受理性的思考，改变自己的不合理思考和自我挫败行为。合理情绪疗法就是促使患者认识到自己的不合理信念及这些信念的不良情绪后果，通过修正这些潜在的非理性信念，最终获得理性的生活哲学。

3. 行为治疗

行为治疗或条件反射治疗，是以行为学习为指导，按一定的治疗程序，来消除或纠正人们的异常或不良行为的一种心理治疗方法。它的主要理论基础是巴普洛夫的经典条件反射原理和斯金纳操作条件反射理论。行为治疗强调，患者的症状即异常行为或生理功能，都是个体在其过去的生活历程中，通过条件反射作用即学习过程而固定下来的。因此，可以设计某些特殊的治疗程序，通过条件反射作用的方法，来消除或矫正异常的行为或生理功能。

行为治疗的主要种类有 6 种。

(1) 系统脱敏法：此法可用于治疗康复患者焦虑和恐惧等情绪障碍。治疗原理是基于对抗条件反射。实施治疗时，首先要深入了解患者的异常行为表现(焦虑和恐惧)是由什么样的刺激环境引起的，把所有焦虑反应由弱到强按次序排列(0~10 分，0 分表示完全平静，10 分表示极度焦虑)，然后教会患者一种与焦虑、恐惧相抗衡的反应方式，即放松训练，使患者感到轻松而解除焦虑。进而把放松训练技术逐步、有系统地和由弱到强的焦虑阶层同时配对出现，形成交互抑制环境。这样循序渐进地、有系统地把不良条件反射而形成、强弱不同的焦虑反应，由弱到强一个个地予以消除。

(2) 厌恶疗法：是一种帮助患者将异常行为同某种使人厌恶的或惩罚性的刺激结合起来，通过厌恶性条件作用，从而达成戒除或减少这些异常行为出现的目的。厌恶刺激可采用疼痛刺激，如橡皮圈弹痛刺激、耳针疼痛刺激等。临床上厌恶治疗可矫正一些患者的吸烟、强迫等不良的行为。

(3) 行为塑造法：是通过正强化而造成某种期望的良好行为的一项行为治疗技术。此法对于矫正患者的被动行为、提高注意力和行为的依从性等方面比较有效。实施时，可采用一项适中的作业让患者去完成，在患者完成作业的过程中，对患者取得的进步及时反馈并进行正强化如表扬、奖励、鼓励等。

(4) 代币制疗法：是通过某种奖励系统，在患者做出预期的良好行为表现时，马上就能获得奖励。即可得到强化，从而使患者所表现的良好的行为得以形成和巩固，同时使不良行为得以消退。代币作为阳性强化物，可以使用不同的形式表示，如记分卡、筹码和证券等象征性的方式。

(5) 暴露疗法：此疗法可用于治疗患者的恐惧心理的行为治疗技术。其治疗原则是让患者较长时间地想象恐怖的观念或置身于严重恐怖环境，从而达到消退恐惧的目的。此法与系统脱敏疗法有相似之处，如让患者接触恐惧的事物或情境。但是不同之处在于，是暴露疗法实施过程中。首先，恐怖情境出现时无须采用松弛或其他对抗恐惧的措施；其次，暴露疗法需让患者暴露于恐惧情境的时间比较长，每次治疗时间 1~2 h；另外，系统脱敏法一般仅对较轻的恐惧症有效，而暴露疗法则常用于治疗严重恐惧的患者。

(6) 放松疗法：是指通过自我调整训练，由身体放松进而导致整个身心放松，以对抗由心理应激而引起的交感神经兴奋的紧张反应，从而达到消除心理紧张和调节心理平衡的目的。放松训练的种类很多，主要包括：渐进性放松、自生训练、瑜伽、超觉静默、放松反应、想象放松、生物反馈训练等。由于伤残患者需要经常卧床，且他们的伤残部位和伤残程度也不尽相同，选择适合他们的放松训练的方法和内容很重要。

一般认为自生放松训练、渐进性肌肉放松训练和想象放松训练比较适合伤残患者使用,但这些方法都需要结合患者的伤残情况选择合适的放松训练内容。原则上患者身体上没有感觉的部位,或截肢的部位最好不要作为放松的内容,否则不仅放松的效果不好,而且还可能引起他们的反感。例如,对于高位截瘫的患者来说,选择放松的部位,主要选择在头部、上肢和胸背部。

在临床伤残人员的心理康复中,可以结合伤残人员的具体情况,将自生放松训练、渐进性肌肉放松训练和想象放松训练结合起来,对他们进行治疗训练。具体做法是,首先让患者体会紧张和放松的区别,然后调整呼吸,让他们安静下来,接着让患者按照顺序体会或想象有关身体部位放松、舒服、温暖、沉重等感觉。具体部位和顺序为,额头的感觉-眉毛或眼眶的感觉-眼球的感觉(可以加上眼前有亮光的感觉)-鼻腔呼吸的感觉-嘴巴两边的感觉-嘴唇的感觉(可以想象喝水的感觉,嘴唇湿润的感觉等)-压根和牙隙的舒服感觉-舌头放松感觉-唾液甜甜的感觉-口腔清爽的感觉-肩关节-肘关节-双手(可以想象 10 个手指完全放松的感觉、温暖的感觉等)-胸部(呼吸起伏的感觉等)-腹部-大腿-膝关节-小腿-双脚-整个大脑内部-全身放松感觉等。上述放松路线中,之所以加上更多面部部位的放松内容,主要是考虑到伤残肢体可能有丧失或残疾。如果一味伤残者肢体有严重的残疾,放松的部位可以多几种在头部和面部具体的部位,这样做可以避免放松残疾部位给患者心理造成的负面影响。

4. 家庭治疗

家庭治疗是指将家庭作为一个整体进行心理治疗,治疗者通过与某一家庭中全体成员有规律地接触与交谈,促使家庭发生变化,并通过家庭成员影响患者,使之症状减轻或消除。家庭治疗的过程大致分为3 个阶段。

(1) 开始阶段:开始时应将家庭治疗的性质作简要的解释,说明互相要遵守的原则,以便使治疗工作能顺利进行。治疗者在早期要重视与家庭建立良好的治疗关系,并共同寻找问题所在与改善方向。

(2) 中间阶段:运用各种具体方法,协助家人联系改善个人状况及彼此的关系,在这个阶段,最重要的是要时刻去处理家庭对行为关系改变所产生的阻力,适当地调整家庭"系统"的变化与进展,以免有些成员变好时,相对的另一些成员却变得更坏,协助其平衡地发展。

(3) 终结阶段:养成家庭成员能自行审察、改进家庭行为的能力与习惯,并维持已修正的行为。治疗者宜逐渐把家庭的领导权,归还给家庭成员,恢复家庭的自然秩序,以便在治疗结束后,家庭仍能维持良好的功能,并继续良性发展和成熟。

5. 催眠治疗

催眠治疗即利用催眠的方法对患者进行心理治疗。一般意义上说,是指治疗者运用催眠手段,将患者引入催眠状态,并在这种特殊心理生理状态下,通过治疗者的特定的暗示指导语来达到治疗目的的一种心理治疗方法。催眠现象是人类一种特殊意识状态,出于催眠状态中人暗示性会明显提高,会毫无阻抗地顺从暗示指令。催眠治疗的标准程序分为询问解疑阶段、诱导阶段、深化阶段、治疗阶段、解除催眠节段 5 个步骤。

催眠治疗可用于缓解和治疗康复患者的焦虑、恐惧、抑郁情绪,以及在康复治疗过程出现的失眠、头痛和强迫症状等。同时,也可用于帮助患者分析心理病因,矫正不良行为,以及健全人格等。如与其他心理治疗方法配合效果更佳。另外,如果能教会患者一些催眠的方法和技巧,让他们每日在睡眠前进行自我催眠,可大大改善患者的情绪,巩固心理治疗的效果。

(三) 常见康复心理问题的治疗

1. 急性应激障碍的治疗

急性应激障碍是由剧烈的、异乎寻常的精神刺激、生活事件或持续困境的作用下引发的精神障碍。临床表现为强烈的恐惧及精神运动性抑制,甚至木僵状态,常伴有惊恐性焦虑的自主神经症状。

急性应激障碍的治疗主要采取药物治疗、支持性治疗和心理治疗。对于表现激越兴奋的、抑郁的患者首先要考虑使用相应的药物治疗，以保证患者睡眠、减轻焦虑、烦躁不安和抑郁的情绪。对处于精神运动性抑制状态者，若不能进食，要给予输液和补充营养。由于本病是由强烈的生活事件引发，因此心理治疗对于患者的心理康复很重要。本病常用的心理方法主要由支持性治疗、认知治疗和放松训练治疗等。

2. 创伤后应激障碍的治疗

创伤后应激障碍是指在异乎寻常的威胁或灾难打击之后，延迟出现或长期持续的精神障碍。主要表现为创伤性体验的反复出现，持续回避创伤的相关刺激，且伴有明显的焦虑和警觉性提高。

药物治疗和心理是创伤后应激障碍的主要治疗方法。对闯入和回避症状较为严重的患者，可以使用抗抑郁和抗焦虑药进行治疗，以帮助患者改善睡眠、消除抑郁和焦虑的症状。对过度兴奋和暴力行为者可以采用抗精神药物进行治疗。支持性心理治疗可帮助创伤后应激障碍患者疏泄和稳定情绪，通过解释、保证、鼓励、指导等可以帮助患者摆脱阴影，从痛苦中走出来，配合使用行为治疗可以帮助患者治疗焦虑、抑郁和恐怖情绪。认知心理治疗可以帮助患者理解创伤后的心理反应与自己错误认知评价之间的联系，并通过合理评价创伤事件来进一步稳定患者的情绪和减轻创伤后的心理痛苦。家庭心理治疗可以加强或重建患者社会支持系统，改善患者生活环境的心理支持条件等。

3. 适应障碍的治疗

适应障碍的发生是由于心理社会应激因素与个体素质共同作用的结果，表现为烦恼、抑郁等情感障碍，以及适应不良行为和生理功能障碍，并产生个体社会功能受损的一种慢性心因性应激障碍。

对适应障碍的患者药物治疗不必作为首选的方法，但对情绪异常较明显的患者应酌情选用抗焦虑和抑郁药。对出现冲动行为威胁到自身或他人安危时可给予抗精神病药物治疗。支持性心理治疗和认知行为治疗是适应障碍最常用的心理康复治疗方法。支持性心理治疗是适应障碍患者起初出现心理危机干预的重要手段之一。它对适应不良的情绪和行为，及改善患者的社会功能都有积极的作用。当应激源消失一段时间后，如果患者的情绪行为异常仍无明显好转就需要进行认知行为治疗，通过矫正患者的不合理或负性的认知评价来达到治疗的目的。

4. 抑郁性障碍的治疗

抑郁性障碍是以显著而持久的心境低落为主要特征的一组疾病。临床上主要表现为情感低落，伴有相应的认知和行为改变，包括抑郁发作和持续性心境障碍，常有复发倾向。

抗抑郁药物是临床上治疗抑郁障碍最常用的治疗方法。对焦虑失眠及躯体不适症状明显者，可配合使用抗焦虑药，如患者伴有幻觉、妄想等精神病性症状，可合并抗精神病药治疗。认知行为治疗对抑郁症有较好的疗效，多数研究认为，其治疗效果与抗抑郁药相当，且不良反应小，预后较好，尤其适合拒绝服用精神类药物的患者。一般认为，心理治疗和抗抑郁药物联合应用比单独用其中一种的效果要好。另外，也可对抑郁障碍的患者进行深入的分析性心理治疗，但需要治疗的时间较长。

5. 焦虑障碍的治疗

焦虑障碍是以焦虑为主要表现的一种神经症：具体表现为持续性紧张或发作性惊恐状态但此状态并非由实际威胁所引起，或其惊恐程度与现实事件不相称。

抗焦虑药物治疗应是焦虑障碍首先考虑的治疗方法，它们具有较快缓解患者焦虑、镇静和增强睡眠的作用，某些抗抑郁药亦具有较好的抗焦虑作用。一般抗焦虑药短期治疗不良反应少，但长期使用易致耐药性和依赖性。深层次心理治疗可以发现患者的病因和冲突并进行处理，阻止病情进一步发展；支持性心理治疗可以增强患者的心理支持，有利于焦虑的缓解；认知心理治疗主要是对导致焦虑的认知成分进行矫正，包括纠正那些症状的出现和对发病时的身体感觉和情感体验的不合理解释，让患者意识到这类感觉和体验并非对身体健康有严重损害,以减少焦虑、恐惧和回避。行为治疗的暴露疗法、系统脱敏疗法和放松训练对焦虑障碍的患者有很好的治疗作用。另外,催眠疗法、音乐治疗和生物反馈疗法对焦虑障碍的患者也有很好的辅助治疗作用。

6. 恐惧症的治疗

恐惧症是一种以恐惧症状为主要临床表现的神经症,患者所恐惧的客体或处境是外在的,而当时实际上并不存在。恐惧发作时往往伴有显著的焦虑和自主神经症状。

通常采用药物控制与心理行为综合治疗方法;选用某些抗焦虑药和抗抑郁药可以缓解恐惧症患者紧张、焦虑和烦躁的情绪。支持性心理治疗一般对较轻的恐怖患者有良好的疗效,治疗的目的在于减轻患者的预期焦虑,鼓励患者重新进入害怕的场所。认知行为治疗被认为是治疗恐惧症最有效的心理治疗方法,如系统脱敏法或暴露疗法,包括静默暴露和现场暴露两种方式。严重病例宜先从默想暴露开始,可以针对患者对处境产生的焦虑反应、预期焦虑及回避行为3个方面进行引导,同时给予放松训练,直至达到紧张焦虑消除。然后鼓励患者进入现场暴露,反复训练,直到取得满意的效果。

7. 强迫症的治疗

强迫症是以反复出现的强迫症状为主要临床表现的神经症。患者意识到自身的观念或行为有悖于正常,但不能自控,无法摆脱,并因此感到焦虑和痛苦。

一般认为抗抑郁药对治疗强迫症由较好的治疗效果,但有些患者拒绝使用。心理治疗主要采用精神分析疗法、支持性心理治疗或认知行为治疗。精神分析疗法通过分析患者内心冲突与当前强迫行为的联系,来帮助患者缓解心理焦虑情绪和减轻强迫的症状。支持性心理治疗则是通过对强迫症患者进行耐心细致的解释和心理教育,使患者了解其疾病的性质,指导患者把注意从强迫症状转移到日常生活、学习和工作中去,有助减轻患者的焦虑和强迫症状。认知行为治疗是通过矫正患者负性认知评价和行为暴露,来减轻强迫症状伴随的焦虑反应,从而达到治疗强迫症状的目的。

8. 睡眠障碍的治疗

睡眠障碍是指各种心理社会因素引起的非器质性睡眠与觉醒障碍,以及某些发作性睡眠异常情况。睡眠障碍包括失眠症、嗜睡、睡眠觉醒节律障碍以及睡行症、夜惊及梦魇等。

睡眠障碍需要心理治疗与药物治疗相配合才能取得很好的效果,但由其他疾病引起者,则有赖于消除病因。使用药物治疗时,要注意安眠药物的依赖,以及对患者心理和生理功能的影响。对于一些心理因素为主的失眠症患者心理治疗主要采用支持性心理治疗、放松训练治疗、催眠治疗和行为矫正治疗(如兴奋调控法和反常意向法)。支持性心理治疗主要是通过细致地了解患者深层次的心理问题,对患者的痛苦和身体不适表示同情和关注,以增强患者对心理治疗的依从性,提高治疗效果。支持性心理治疗也可改善患者的不良情绪,从而有助于患者的睡眠。放松训练治疗是通过训练使患者学会有意识地控制自身心理活动,以改善机体的功能紊乱,同时放松训练也可以引导患者进入睡眠状态。催眠治疗主要是让患者在催眠的状态下,通过暗示体验睡眠的感受,处理心理冲突增加睡眠的信心。兴奋调控法则利用一套规则以确保卧室仅与睡意有联系。例如规定,若在 10 min 内不能入睡,应当起床离开卧室,仅在感到有睡意时才回到卧室。反常意向法不同于一般的惯例,即要求患者自己尽可能长地保持觉醒,出发点是制止执意想要入睡而通常可能产生的逆反意图。

9. 网络成瘾

网络成瘾又称网络成瘾综合征(internet addiction disorder,IAD),临床上是指由于患者对互联网过度依赖而导致的一种心理异常症状以及伴随的一种生理性不适。网络成瘾被视为行为成瘾的一种,其发病尚无明确的生物学基础,但与物质成瘾具有类似的表现和特点。按照《网络成瘾诊断标准》,网络成瘾分为网络游戏成瘾、网络色情成瘾、网络关系成瘾、网络信息成瘾和网络交易成瘾。

对于网络成瘾的治疗,可以从预防和治疗两个方面入手。预防网络成瘾首先可以通过改善网络环境,加强色情网络打击力度,加强游戏产业监管入手,如建立由网络服务商、软件供应商、消费者权益保护组织和教育机构参与的网络热线,及时对网络和游戏内容进行监督管理;其次是在学校教育中采取相应预防措施,正确引导学生的求知方向,制定措施规范网络行为等;其次是改善家庭教育模式,特别是在孩子性格特点形成的关键期,要接纳、鼓励、支持、尊重孩子,引导他们成功建立健康的人格,正确认识网络的作用,将注意力转移到生活和学习中。

对于青少年网络成瘾现象的治疗,更多的是要依靠社会、家庭及青少年自身力量而不是药物和一些强制性措施来解决问题。可根据具体情况分别采用个别心理治疗、家庭心理治疗、团体心理治疗等方法进行针对性的治疗。

10. 脑器质性精神障碍的治疗

脑器质性精神障碍是一组由脑变性脑血管病、脱髓鞘脑病、颅内感染、颅脑创伤、颅内肿瘤或癫痫等器质性因素直接损害脑部所致的精神障碍。其主要临床表现为谵妄、遗忘综合征、智能障碍、人格改变、精神病性症状、情感障碍、神经症表现或行为障碍。

脑器质性精神障碍的治疗应首先进行脑部原发病变的控制和治疗。如果脑部原发病变得到有效控制和治疗,患者的精神障碍的症状一般都会好转和消除。针对脑器质性精神障碍的药物治疗也很必要,具体治疗时要针对不同的精神障碍特点,适当选择抗精神病药、抗焦虑药、抗抑郁药。心理治疗对一些脑器质性精神障碍的患者也是有效的,需要注意的是在对他们进行心理治疗前,不仅要对他们的精神状况和行为进行评估,同时也要对他们的认知功能、语言和行为沟通能力、合作程度等进行评估。然后,根据患者的评估情况选择不同的心理治疗方法。对于听理解能力较好的患者,可多采用支持性心理治疗、放松训练、催眠治疗、家庭治疗。对于听理解有障碍的患者,我们则多采用行为塑造和矫正治疗。在心理治疗过程中,如果患者表现出积极的想法,治疗者可同时采用语言、情绪和动作及时鼓励和强化,这种积极的互动不仅有利于树立患者的信心,而且也有利于改善患者的情绪和增强他们对心理康复治疗的依从性。家庭治疗的重点是指导家人如何积极与患者进行正性的心理行为沟通,从而减少和避免他们与家人、病友和护工等人员的行为冲突,为患者建立一个有利于精神障碍康复的家庭和社会支持环境。利用心理学的条件反射原理,对患者的认知功能和语言交往能力等进行塑造训练,不仅可以提高和促进患者大脑高级神经功能的恢复,而且也可以改善他们的负性情绪和行为。

二、认知功能训练

1. 感知认知训练

1）失认症的训练

（1）视觉失认的训练：① 物品失认训练方法：对常用的、必需的、功能特定的物品通过反复实践进行辨认,如坐便器、牙刷等;提供非语言的感觉-运动指导,如通过梳头来辨认梳子,教会患者注意抓物品的明显特征;鼓励患者在活动中多运用感觉如触觉、听觉等来代偿;为了最大限度地独立,必要时可在物品上贴标签,提示患者。② 色彩失认训练方法：可用检查中的各个项目对患者进行训练。颜色匹配可正确完成。按指令指出不同的颜色不能完成。呼出颜色名称不能完成。形廓着色不能完成,如给画面上的香蕉涂色错误。③ 面容失认训练方法：按照年龄顺序将某人的照片进行排列比较,帮助患者辨认;让患者从不同场景、不同角度、与不同人合影的照片中去寻找他熟悉的人;教会患者根据人的特征如发型、声音、身高和服饰等进行辨认。

（2）听觉失认训练：反复进行听声指物练习,用其他感官代偿,如用门铃附加闪灯代偿。

（3）体觉失认训练（触觉失认训练方法）：先用粗糙物品沿患者手指向指尖移动,待患者有感觉后用同样方法反复进行刺激,使其建立起稳定的感觉输入;完成含感觉成分多的作业时,应告诫患者要始终集中注意力,避免损伤,如切菜等;利用其他感觉如视觉或健侧手的感觉,帮助患肢体会感觉;在学习过程中要强调患者把注意力集中在体会物品的特征上,如物品的质地、软硬、冷热等。

（4）空间关系综合征:该综合征训练方法参见表3-7。

表3-7　空间关系综合征训练方法

方　法	具　体　操　作
① 形态辨认障碍训练方法	用不同形状的积木作匹配训练;按功能将物品分类;在上述作业前让患者触摸所用物品,增加触觉刺激;摆动一个倒挂的几何形物品,让患者辨认,使患者感觉物品在空间形状、位置的变化;对外形相似的物体通过示范其用途,强化识别;物品在垂直状态下最容易辨认,所以放置物品时最好直立;重要的、不易区分的东西做标记或贴标签;将物品分类保存在相对固定的位置
② 图形-背景区分障碍训练方法	将物品放置桌面,按指令指出,物品数目可逐渐增加;失用专为患者设计的电脑软件进行训练;让患者描述是如何根据任务特征设法完成任务的,并启发患者使用同样的方法,去完成类似的日常生活;改变环境,以适应患者的需要,如夜间的活动简单化,减少分辨,让患者自己分类摆放抽屉中的物品,尽量少放,轮椅手闸用红色标记等
③ 空间关系辨认障碍的训练	让患者完成含空间成分的活动任务,如"请把门后面的拖布拿来""轻站在桌子与床之间";让患者把几种物品放置在房间的不同位置,然后离开房间,再返回,逐件指出或这几种物品的准确位置,并按原先摆放的顺序拿回;可使用特别设计的软件做训练,常用物品的摆放要相对固定,混杂物品最好贴上标记,便于寻找
④ 地形方位辨认困难训练方法	改变及适应环境,用标记标出路径,教会患者辨认,标记物可使用图片、文字、物品等,待掌握后逐渐将它们取消;告诉患者及家属存在的问题,外出时随身带上写有姓名、地址、电话的卡片,以防走失
⑤ 深度和距离辨认障碍训练方法	尽可能多地使用触觉,如移乘前,先让患者伸手探查距离及高度,倒水前先用手抹杯边等;使用特别设计的软件进行训练;改造环境,如台阶用彩条标出;给予语言提示

（5）单侧忽略的训练:参见表3-8。

表3-8　单侧忽略训练方案

方　法	具　体　操　作
1. 基本技能训练	视扫描训练:双眼在视野范围内不断变换注视点,寻找并追踪目标的能力训练,通过增加眼动范围来加强对被忽略侧的注意。包括采用各种文字、字母、梳子、符号、图形的划销作业。删除字母训练,3行不同的字母;无删漏2分,忽略侧有删漏,但非100%删除为1分,忽略侧完全删漏为0分
2. 忽略侧肢体的作业活动	将木钉盘、拨算盘、下棋等作业活动设计到忽略侧空间,在听、触觉诱导下进行。取放于忽略侧的物品,能完成2分,不能完成为0分;交叉促进训练,健侧上肢越过中线在患侧进行作业;躯干旋转,为减轻左侧空间忽略,在头转向左侧的同时,躯干也要向左侧旋转;右眼遮盖,遮盖左侧忽略者的右眼,可以提高患者对左侧物体的注意水平,原因可能是由于右眼的遮盖减弱了左上丘脑核团的抑制作用
3. 忽略肢体的感觉输入训练	要求患者在注视忽略肢体的同时进行,正确反映2分,无反应或错误反应为0分。浅感觉训练,对忽略侧肢体的皮肤进行冷、热、触觉刺激;深感觉刺激:主动或被动活动忽略侧肢体;视觉:训练患者对忽略侧有意识地扫描,面对镜子自画像、梳洗等;激发警觉可用蜂鸣器,5~20 s鸣1次,以提醒将注意力放在左侧,可提高全身警觉
4. 阅读训练	阅读文章时给予视觉暗示,在忽略侧用彩色线条标出或用手指出做标记;书写时给予运动暗示,在桌面上或膝上间歇移动左手(主动或被动)。记录:阅读书报3行,无漏读2分,有漏读0分。读出排列在前方的数字卡片中的数字,无漏读2分,有漏读为0分
5. 代偿及环境适应	改变环境,与患者讲话时站在忽略侧,日用品、电视机等放在忽略侧,促使他注意;早期步行,觉醒水平低下者早期使用下肢装置以提高警觉水平;口头回忆法:也称为关键词法,在ADL训练中,将复杂的动作分解,让患者记住每一活动的各个步骤,活动前先背出步骤,以指导动作

（6）身体失认的训练：参见表3-9。

表3-9　身体失认训练

方　法	具　体　操　作
① 躯体失认训练方法	首先确定失认部位及其对其功能的影响,然后告诉患者及家属,日常注意事项,如何代偿等；如患者知道器官的功能,但不能辨认器官或器官部位间的关系,应多用口头暗示,如不要说"请举起你的手",而应该说"举起你拿东西的手"；对躯体定位不准确时,如让他动手,患者可能动肩或肘,此时,应该要提醒他"请动一下,比你刚才动过的部位,更低的部位"；感觉训练法,令患者自己用粗糙布擦拭治疗人员所指部位；用检查用的各个项目进行训练；在活动中鼓励运用双侧肢体或患侧肢体,强化正常运动模式
② 偏身失认训练方法	患者在完成自理活动前,对患侧肢体进行深浅觉刺激；患者自己用粗布擦患肢,同时患者要注视治疗部位；日常活动中,鼓励患者尽量使用双侧肢体,以唤醒其对患侧的注意；提供视觉暗示,如在镜子上贴上"您的胡子是否两侧都刮干净了？"；日常生活训练中给予语言提示；训练患者自我督促检查,如穿完衣服后问自己"我是否两只袖子都穿上了"
③ 手指失认训练方法	由于身体的表象须反复刺激才能在大脑皮质中再现,所以作业活动必须能使患者的指尖、指腹得到外界反复刺激,如按键、弹琴等。接受的刺激必须有一定的强度,在操作中可先睁开眼睛体会,再闭目说出手指名。在抓握物品时需要给一个压力,压力的大小取决于物品的轻重。同时可移动手中的物品,使产生摩擦感,这种刺激对活化大脑皮质是有效的
④ 左右失认训练方法	给患者触觉、本体觉得输入,还可在利手腕部加重量；对有困难的活动给予提示,如更衣动作,将一侧袖子或裤腿与对应肢体做上相同标记,便于患者完成；与患者讲话避免使用含左右的词,如"你的梳子在书的旁边",而不是"左边"

2）失用症的训练

鉴别失用症的种类对治疗十分重要。例如急性心肌梗死（IMA）患者在做随意的粗大运动时不会出现问题,而将动作分解后他便感到困惑。如失用波及全身,则将活动分解成小部分,分解进行教授,如单侧或双侧肢体,则使用一些全身水平的自主性运动,如起身、迈步等。

（1）观念性失用的训练：给予触觉、本体觉和运动觉的输入,且贯穿在动作前及整个过程中；控制患者的手去完成动作,尤其在纠正错误动作时不是通过语言,而是用动作帮助指导,如患者用牙刷梳头,此时应握着患者的手,将它从头慢慢移到口部,并帮助做刷牙动作；把语言命令降低到最低程度,一定要口头指令时,必须注意说话的语气及方法,如制动轮椅手闸时,不要说"把手闸关上",而应说"请注意一下你的手闸"；完成日常生活活动最好在相应的时间、地点和场景中进行,如穿衣在起床时；在患者做动作前闭上眼睛想象动作,然后睁开眼睛尝试完成；在患者不能完成动作时,给予必要的支持,要及时告诉他"没有完成动作并不是你不会做,而是动作太难",然后降低动作的复杂度；为患者的日常生活活动建立时空顺序,如泡茶,第1步将茶叶放入茶壶,第2步打开热水瓶,第3步将水倒入茶壶,第4步盖好热水瓶,第5步将茶倒入茶杯。

（2）运动性失用的训练：在进行特定的活动前,给予本体觉、触觉、运动觉的刺激,如在制动轮椅前,可将肢体做所需的关节活动范围训练；尽量减少口头指令。

（3）结构性失用的训练：在患者进行一项结构性作业前,让患者用手触摸该物,进行触觉和运动的暗示；在患者操作时,可提供触觉和运动觉得指导,如组合螺钉、螺母,也可手把手完成动作,根据完成的情况减少帮助；分析动作成分,确定那些有困难,在完成的过程中,提供辅助技术,可用逆行链锁法,先完成部分,再完成全部；找出完成某项任务的关键环节,如完成组装任务时,须把配件按一定顺序摆放或配件按顺序做出标记；给相当于儿童大小的人体模型穿衣服,穿右袖,穿左袖,穿右裤腿,穿左裤腿,戴帽子；指导患者完成桌面上的二维、三维动作,并逐渐增加其复杂性,如增加所使用的积木数量或使用不同的形状和大小的积木。

（4）穿衣失用的训练：参见表 3 - 10。

表 3 - 10　穿衣失用的功能训练

方　法	具　体　操　作
1. 鼓励患者自己穿衣	提供声音和视觉暗示,如在穿衣的全过程中要始终给予视觉和运动觉的指导,当有进步后可减少或消除指导,如某个步骤出现停顿或困难,可重新给予指导
2. 患侧感受抚摸	穿以前让患者用手去感受衣服的不同重量、质地,变换不同的穿衣技巧,目的是迫使患者使用受累侧肢体
3. 简化动作	找出穿衣动作的一些表面特征,怎样变换能够使患者完成动作。如,将一次性给多件衣服变为一次只给一件衣服
4. 使用功能代偿的方法	使用商标区分衣服的前后;用不同颜色做标记区分衣服的上下左右;系纽扣有困难可采取由下而上的方法,先系最后一个,逐个向上。如仍不能完成,可找相同颜色的纽扣和扣眼相匹配。用手指触摸的方法系纽扣和检查是否正确
5. 示教	告诉患者及家属穿衣困难的原因,教会使用简便实用的技巧和技术
6. 教育与鼓励	对伴有失认、失用症的患者应向他们讲解相关知识,让他们了解障碍对日常生活活动的影响。鼓励他们尽可能地独立完成日常生活活动

3）认知技能训练

（1）定向能力训练：每天对患者进行空间、时间的问题刺激。让患者区别上下、左右、知道自己所处的位置、地点和时间。

（2）注意力的训练：要求患者保持一段时间的注意力,并逐渐延长注意时间和内容。如安排患者看一段录像或电影、听一段录音或学习一项简单技能,通过逐渐调整时间长度和内容提高注意力,注意选择内容的多样性以吸引注意力。如表 3 - 11 所示。

表 3 - 11　注意力训练

方　法	具　体　操　作
1. 猜测游戏	取 2 个杯子和一个弹球,让患者注意看由训练者将一杯反扣在弹球上,让患者指出球在哪个杯里,反复数次。如无误差,改用 2 个以上的杯子和多种颜色球,方法同前;扣上后让患者分别指出各颜色球杯扣在哪里
2. 删除作业	在白纸上写汉字、拼音或图形等,让患侧用笔删去指定的汉字、拼音或图形,反复多次无误后,可增加汉字的行数或词组
3. 时间感	给患者秒表,要求患者按照训练者指令开启秒表,并于 10 s 内自动按下停止秒表。以后延长至 1 min,当误差小于 1～2 s 时改为不让患者看表,开启后心算到 10 s 停止。然后时间延长至 2 min,当每 10 s 误差不超过 1.5 s 时,改为一边与患者讲话,一边让患者进行上述训练,要求患者尽量不受讲话影响分散注意力
4. 数目顺序	让患者按顺序说出或写出 0～10 之间的数字,或看数字卡片,让他按照顺序排好。反复数次,成功后改为按奇数偶数或逢 5 的规律说出或写出一系列数字
5. 代币法	让训练者用简单的方法在 30 min 的治疗中,每 2 min 1 次地记录患者是否注意治疗任务,连记 5 日作为行为基线。然后在治疗中应用代币法,每当患者能注意治疗时就给予代币,每次治疗中患者得到的代币数要达到给定值才能换取喜爱的食物,当注意改善后,训练者逐步提高上述的给定值

（3）提高觉醒能力的训练：促醒训练对意识障碍的患者非常重要,尤其是一些出于植物状态的患者。促醒的方法以感觉刺激为主。对于脑损伤意识障碍患者,可以通过不同节律、频率、音调的声音刺激(家人的呼唤、音乐、唱歌等);身体皮肤的触摸、擦刷、拍打、按摩、温度刺激以及配合关节的被动活动、挤压、牵伸或通过体位变化(坐、直立床站立等);光线刺激等逐渐提高患者觉醒水平,促其逐渐恢复意识和觉醒状态。

(4) 抽象思维能力训练：包括对不同概念的理解和定义，学会对不同物种进行分类，如食品（胡萝卜、青椒、鸡蛋、土豆、面包、香肠、比萨饼等）、家具（床、衣柜、书柜、沙发、茶几、椅子等）、衣物（衬衣、长裤、上衣、背心、鞋子、帽子、风衣等）、家用电器（冰箱、空调、电视、微波炉、电饭煲、吸尘器、洗衣机）、梳洗用具（牙刷、牙膏、牙线、肥皂、梳子、毛巾等）、学习用具（书、字典、笔、纸、尺子等）等的分类。学会从一般到特殊推理，能够举出各种类并列举具体实例。如，食物-米饭、工具-锤子、植物-兰花、职业-医生、宠物-狗或猫等，学会找出不同事件之间的关联等。经常向患者提出一些一般问题，如上街钱包丢失了怎么办？出门忘带钥匙了怎么办？买菜忘记带钱了怎么办？到陌生地方迷路了怎么办？学会从报纸新闻、天气预报、广播电视、体育、文娱、广告等节目、书刊、杂志中提取相关信息和资料，帮助患者提高分析、解决和处理问题的能力，学会处理各种食物，协调好人际关系。

(5) 学习能力的训练：包括技能能力的训练，如练习简单的加减乘除，以至于综合运算，逐渐增加运算难度，提高运算速度。学习烧饭、做菜等各种日常活动和家务活。学习动作的组合及顺序排列。如学习阿拉伯数字、英文字母的排列，星期、月份、年份的排列顺序，学习假话和安排工作的日程。学会基本的家庭预算，如每月工资用在房租、水电、伙食、衣着、装饰、文化、娱乐、保健、医疗、预算外等方面的分配是否合理。

(6) 记忆能力训练：包括短期和长期记忆，简单记忆和复杂记忆等。通过启发和诱导帮助患者回忆一天做的事情，回顾自己的出生日期、近期事件和远期事件。通过玩牌训练长期记忆，通过趣闻趣事的讨论训练远期记忆。

(7) 社交能力的训练：加强患者与外界的交往能力（包括口头、非口头等），开始可以是与患者共同完成一些游戏性作业、外出购物、郊游等，帮助其参加集体活动，观看各种比赛，参加舞会、座谈会等，选择一些集体性作业项目，如跳广场舞、团体操、打排球等，训练患者与其他人之间的相互合作与交流。学会利用电话、书信、电子邮件与不同类型、不同职业的人物交往，不断树立自信，提高社交能力。

(8) 改善患者自知力的训练：颅脑损伤患者额叶损伤常见，如自知力缺陷，如不克服，患者将不承认自己有病，不接受治疗和训练，或即使接受也会确定不现实的目标，严重影响治疗。通过自知力的训练，使患者能发现自己的缺陷，认识缺陷的含义，并学会从无效的行为中分辨出有效的行为。如表 3-12 所示。

表 3-12　改善自知力训练

方　法	具　体　操　作
1. 改善患者对自身缺陷的察觉	如有条件摄像，可向患者播放一段针对暴露其在一些活动中的缺陷的视频，向患者指出哪些是对的，哪些是错的，并逐步将视频播放任务交给患者，并要求患者在视频中发现自身错误时停住，由自己述说错误所在。如无条件摄像，可面对镜子活动，并在实际活动中指出自己的错误
2. 改善患者的感知功能	让患者观看一群颅脑损伤患者的集体活动，并让其观察和记下其中某一患者的错误，一起分析错误的特征和原因
3. 改善患者对现存缺陷和远期目标之间差距的认识	具体详尽地讨论患者的长期目标和期望，拟定一个为了达到这一目标所需技能的详尽的一览表，和患者讨论那些已掌握；哪些尚有不足，可以改进的地方

2. 记忆障碍训练

1) 记忆训练方法

(1) 联想法：教会患者将要记住的信息在脑中形成有关的视觉形象。如要记住电话号码，933210090，可以想象成 9 个平均年龄 33 岁的干部要去 2 个县 100 个村看望 90 个孤寡老人；兼容，教会患者将要记住的信息与已知事情联系起来；自身参照，教会患者将要记住的信息与自身联系起来；精细加工，教会患者将要记住的信息进行详细分析，找出能与已知信息联系的各种细节。

（2）背诵法：反复大声或无声地背诵要记住的信息。

（3）分解-联合法：从简单到复杂，先一步一步练习，再逐步联合。

（4）提示法：提供言语或视觉提示。

（5）记忆技巧法：第一，首词记忆法，将要记住的信息的第一个词编成熟悉好记的一个短语或句子，如记忆的目标单词为"地理、大海、物理、博览"，即可用"地大物博"的成语来记忆；第二，PQRST 法（Glasgow），P（Preview）表示预习或浏览要记住的段落内容，Q（Question）表示向自己提问该段的目的或意义，R（Read）表示仔细阅读材料，S（State）表示用自己的话陈述从段落中得到的信息，T（Test）表示用回答问题的方法检验自己的记忆；第三，编故事法，将要记住的信息编成一个自己熟悉或形象化的故事来记。

（6）常规化：建立恒定的日常生活活动程序，如定时吃饭、定时睡觉、固定穿衣顺序、固定散步路径等。

2）实际操作

（1）视觉记忆：先将 3～5 张绘有日常生活中熟悉物品的图片卡放在患者面前，告诉患者每卡可以看到 5 s，看后将卡收去，让患者用笔写下所看到的物品的名称，反复数次，成功后增加卡的数目；反复数次，成功后再增加卡片的行数（如原本仅 1 行，现改为 2 行或 3 行卡片等）。

（2）地图作业：在患者面前放一张大的、上有街道和建筑物而无文字标明的城市地图，治疗人员示范，手指从某处出发，沿其中街道走到某一点停住，让患者记忆路径，然后患者手指放在停处，从该处沿原路返回到出发点，反复 10 次，连续两日无错误，再增加难度（路程更长、绕弯更多等）。

（3）彩色积木块排列：用品为 6 块 2.5 cm×2.5 cm×2.5 cm 的不同颜色的积木块和一块秒表，以每 3 s 一块的速度向患者呈示木块，呈示完毕，让患者按照呈示次序向治疗人员逐一呈示木块，正确地记"＋"，不正确的记"－"，反复 10 次，连续两日 10 次完全正确时，加大难度进行，增多木块数或缩短呈示时间等。

3）记忆辅助物的应用

（1）日记本：对有读写能力的患者可进行记日记的练习。开始时，每 15 min 为一段记事，能力提高后酌情延长。

（2）时间表：将每日活动制成大而醒目的时间表贴在患者常在的场所。

（3）地图：适用于有空间、时间定向障碍的患者。

（4）闹钟、手表、各种电子辅助物（如可设定时间报时的电子表等）。

（5）记忆提示工具：包括清单、标签、记号、提示等。

（梁贞文）

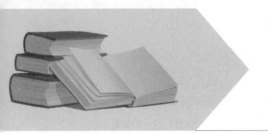

第四章 神经系统疾病康复学

第一节 脑 卒 中

一、概述

脑卒中又称脑血管意外(cerebrovascular accident,CVA),是由于各种病因使脑血管病变而导致脑功能障碍的一组疾病的总称。

根据病因和临床表现的不同,分为出血性(脑出血、蛛网膜下腔出血)和缺血性(脑梗死)两大类。由于病变的部位、范围不同,在临床上可以表现为:① 感觉和运动功能障碍:表现为偏身感觉(浅感觉和深感觉)障碍、一侧视野缺失(偏盲)和偏身运动障碍;② 交流功能障碍:表现为失语、构音障碍等;③ 认知功能障碍:表现为记忆力障碍、注意力障碍、思维能力障碍、失认等;④ 心理障碍:表现为焦虑、抑郁等;⑤ 其他功能障碍:如吞咽困难、两便失禁、性功能障碍等。

每年的10月29日已定为世界卒中宣传日。在我国城乡脑卒中年发病率约为200/(10万),年死亡率约为(80~120)/(10万),存活者70%以上有不同程度的功能障碍,其中40%为重度残疾,脑卒中的复发率为40%。近年来,随着临床诊疗水平的提高,脑卒中急性期的死亡率有了大幅度下降,使得人群中脑卒中的总患病率和致残率明显升高。脑卒中致残导致患者不同程度地丧失独立生活及工作能力,需要依赖他人,给个人、家庭及社会造成巨大负担。大量的临床实践证明,早期、科学、合理的康复训练,能有效地提高脑卒中患者的生活质量。

二、诊断与功能评定

(一) 诊断

1. 临床诊断

根据中华医学会第四届全国脑血管病会议制定的诊断标准,脑卒中分为蛛网膜下腔出血、脑出血、脑梗死。

(1)病史:急性起病,出现神经系统症状如头痛呕吐、意识障碍、偏侧肢体活动障碍、偏身感觉异常、口角歪斜、流涎、口齿含糊、饮水呛咳、行走不稳等。

(2)体征:有相应神经系统定位体征如颅神经病变、偏瘫、偏盲、偏身感觉障碍、共济失调、病理征、脑膜刺激征等。

(3)辅助检查:通过头颅CT和头颅磁共振(MRI)扫描明确。

2. 功能诊断

主要涉及躯体功能障碍、日常生活活动能力的障碍以及社会参与能力的障碍。

(1)躯体功能障碍:① 脑卒中直接引起的功能障碍:如运动障碍(偏瘫、肌张力异常、协调运动障碍、平衡功能障碍等)、感觉障碍、言语障碍(构音障碍)、吞咽功能障碍;认知障碍、智力和精神障碍;二便功能障碍;偏盲及意识障碍等。② 病后处理不当而继发的功能障碍:废用综合征(长期卧床不动所致的压疮、肺部感染、关节挛缩、肌萎缩、肌力、耐力下降、骨质疏松、深静脉血栓形成等;全身活动减少所致的心肺功能下降、易疲劳、直立性低血压;感觉运动刺激不足所致的反应迟钝、自主神经不稳定等)、误用及过用综合征(病后活动不当所致的肌肉及韧带损伤、骨折、异位性骨化;肩关节半脱位、肩手综合征;膝过伸,异常痉挛模式加重;异常步态、尖足内翻加重等)。

(2) 日常生活活动能力(ADL)障碍:不同程度丧失生活自理、交流能力等。

(3) 社会参与能力障碍:功能和活动能力障碍限制了患者参与家庭生活和社会活动的能力。

(二) 功能评定

1. 一般情况的评定

如年龄、性别、失能部位、病程、受教育的程度、个性、爱好、精神状态、经济状况、医疗保障、家庭及社会环境、个人的意愿、家庭支持度等。

2. 功能状况的评定

(1) 运动功能的评定:有 Brunnstrom 法、Fugl-Meyer 法、上田敏法等(见本书康复评定的相关章节)。以 Brunnstrom 法在临床较为简便实用,可全面评定患者上肢、下肢及手功能恢复阶段,为下一步制订治疗计划提供依据。

(2) 平衡功能评定:三级平衡检测法、Berg 平衡评定量表等。

(3) 日常生活活动能力评定:可采用修订的 Barthel 指数评定量表、功能独立性评定(functional independence measure,FIM),以了解患者日常生活活动能力。

(4) 其他功能障碍的评定还有感觉功能评定、认知功能评定、失语症评定、构音障碍评定和心理评定等,请参见有关章节。

3. 康复预后的评定

由于大部分患者偏瘫手功能的恢复在病后 3 个月以内,3 个月以后恢复较为困难;而步行能力的恢复主要在病后 6 个月。所以,正确评估手和步行恢复的状况,有利于指导治疗。偏瘫后手和步行功能的预后预测方法,如表 4-1 和表 4-2 所示。

表 4-1　脑卒中偏瘫后手功能恢复的预测

手指能在全 ROM 内完成协调的屈伸的时间	手功能恢复程度
发病当天就能完成	几乎可以全部恢复为实用手
发病后 1 个月之内完成	大部分恢复为实用手,小部分为辅助手
发病后 1~3 个月之内完成	小部分恢复为辅助手,多数为废用手
发病后 3 个月后完成	多数为废用手

表 4-2　脑卒中患者偏瘫后步行恢复预测法

发病初期仰卧位可完成的实验	将来步行恢复的可能性/%			
	独立步行/%	辅助下步行/%	可以步行(共)/%	不能步行/%
1. 空中屈伸膝:先仰卧伸直下肢,屈患髋 45°±,然后将膝在 10°~45°之间来回伸屈	60~70	20~30	90	10
2. 主动直腿抬高:仰卧位作患侧直腿抬高	44~55	35~45	90	10

（续表）

发病初期仰卧位可完成的实验	将来步行恢复的可能性/%			
	独立步行/%	辅助下步行/%	可以步行(共)/%	不能步行/%
3. 保持立膝：仰卧位,屈膝 90°±,保持下肢立于床上,不向左右摇摆、坠落	25～35	55～65	90	10
4. 上述 1.2.3.项实验均不能进行	33	33	60	33

三、康复治疗

（一）康复原则与目标

1. 康复原则

早期介入、全面评估、综合治疗、循序渐进是脑卒中后康复原则。在功能评定的基础上,由康复治疗小组共同制订康复计划,循序渐进,综合康复治疗,争取患者的主动参与及其家属的积极配合,积极防治并发症,做好脑卒中的二级预防。

2. 康复目标

预防脑卒中后可能发生的并发症,改善受损的功能,提高患者的日常生活活动能力和适应社会生活的能力。

（二）康复方法

1. 运动功能障碍康复

1) 软瘫期

软瘫期是指发病后 1～4 周内,相当于 Brunnstrom 分期Ⅰ～Ⅱ期,此期患者从患侧肢体无主动活动到肌张力开始恢复,并有弱的屈肌与伸肌共同运动。

开始康复训练的时间：一般而言,只要病情稳定,生命体征(即体温、呼吸、脉搏、血压)平稳 48 h,可以开展康复训练。如果已经并发其他疾病,如心肌梗死、上消化道出血、肺部感染、肾功能不全等,则应在医务人员的指导下进行训练。总之,以不影响临床抢救,不造成病情恶化为前提,康复治疗措施应早期介入。目的是预防并发症和继发性损害,同时为下一步功能训练做准备。

本期康复目标是通过被动活动和主动参与,促进偏瘫肢体肌张力的恢复和主动活动的出现,以及肢体正确摆放和体位的转换(如翻身等),预防可能出现的压疮、关节肿胀、下肢深静脉血栓形成、泌尿系和呼吸道的感染等并发症。

具体康复方法如下：

(1) 软瘫期的良姿位摆放：床上良姿位是早期抗痉挛治疗的措施之一。良姿位能预防和减轻上肢屈肌、下肢伸肌的典型痉挛模式,是预防出现病理性运动模式方法之一。一般每 2 h 更换一次良姿位,以预防压疮、肺部感染及痉挛模式的发生。

a. 健侧卧位：健侧在下,患侧在上。患者头部垫枕,胸前放一枕头,患肩前伸,患侧肘关节伸展,腕、指关节伸展放在枕上。患侧下肢髋、膝关节自然屈曲向前,放在身体前面另一枕上。健侧肢体自然摆位(见图 4-1)。

b. 患侧卧位：患侧在下,健侧在上,躯干稍向后旋转,后背用枕头支撑。患臂前伸,前臂外旋,将患肩拉出以避免受压和后缩;手指张开,掌心向上,患腿髋关节略后伸,膝关节略屈曲,放置舒适位。健侧上肢放在身上或后边的枕头上,避免放在身前,以免因带动整个躯干向前而引起患侧肩胛骨后缩。健腿屈髋、

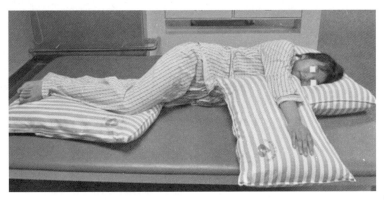

图 4-1 健侧卧位肢体摆放

屈膝向前,腿下放一枕头支撑(见图 4-2)。患侧卧位可增加对患侧的知觉刺激输入,并使整个患侧被拉长,从而减少痉挛。

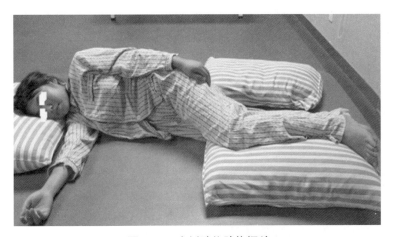

图 4-2 患侧卧位肢体摆放

c. 仰卧位:易引起压疮及增强异常反射活动,应尽量少用。或与健侧卧位、患侧卧位交替使用。仰卧位时,患者头部垫枕,患侧肩胛下放一枕头,使肩上抬前挺,上臂外旋稍外展,肘与腕均伸直,掌心向下,整个上肢放在枕头上。患侧髋下放一枕头,使髋向内旋位,患侧臀部、大腿外侧下放一枕头,其长度要足以支撑整个大腿外侧,以防下肢外旋。膝关节稍垫起使微屈并向内。足底不放任何东西,以防止增加不必要的伸肌模式的反射活动(见图 4-3)。

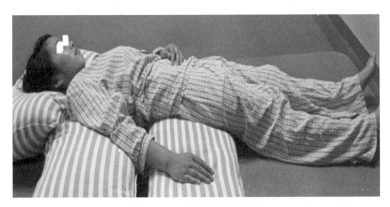

图 4-3 仰卧位肢体摆放

（2）软瘫期关节的被动活动：如病情较稳定，在病后第3～4天起患肢所有的关节都应做全范围的被动运动，以防关节挛缩。每日2～3次，活动顺序从大关节到小关节，循序渐进，动作应缓慢进行，切忌粗暴，直到主动运动功能恢复。如肩关节的被动活动（见图4-4、图4-5）

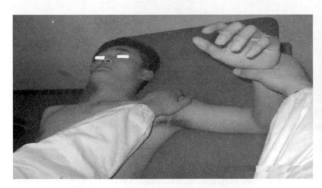

图4-4　软瘫期关节的被动活动（1）

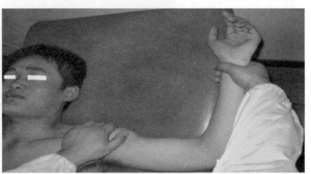

图4-5　软瘫期关节的被动活动（2）

（3）软瘫期肢体的主动活动：软瘫期肢体主动训练的主要原则是利用躯干肌的活动，以及应用各种手段促使肩胛带和骨盆带的功能恢复。

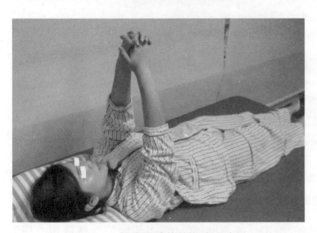

图4-6　软瘫期肢体的主动活动（1）

a. 翻身训练：尽早使患者学会向两侧翻身，以免长期卧床，或固定于某一种姿势，易出现压疮、肺部感染等并发症。① 向健侧翻身：患者仰卧位双手交叉，患侧拇指置于健侧拇指之上（Bobath 式握手）（见图4-6），屈膝，健腿插入患腿下方。交叉的双手伸直举向上方，左右侧方摆动，借助摆动的惯性，让双上肢和躯干一起翻向健侧。康复治疗人员可协助或帮助其转动骨盆或肩胛。② 向患侧翻身：患者仰卧位，双手呈 Bobath 式握手，向上伸展上肢，健侧下肢屈曲。双上肢左右侧方摆动，当摆向患侧时，顺势将身体翻向患侧（见图4-7）。

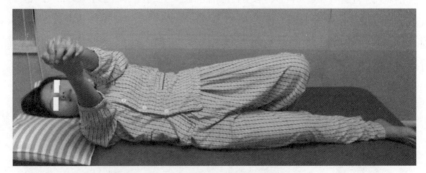

图4-7　软瘫期肢体的主动活动（2）

b. 桥式运动：在床上进行翻身训练的同时，必须加强患侧伸髋屈膝肌的练习。这对避免患者今后行走时出现偏瘫步态十分重要。① 双侧桥式运动：帮助患者将两腿屈曲，双足在臀下平踏于床面，让患者伸髋将臀抬离床面。如患髋外旋外展不能支持时，则须帮助稳定患膝。（见图4-8）② 单侧桥式运动：当患者能完成双侧桥式动作后，可让患者伸展健腿，患腿完成屈膝、伸髋、抬臀的动作。③ 动态桥式运动：为了获得下肢内收、外展的控制能力，患者仰卧屈膝，双足踏住床面，双膝平行并拢，健腿保持不动，患腿做交替的

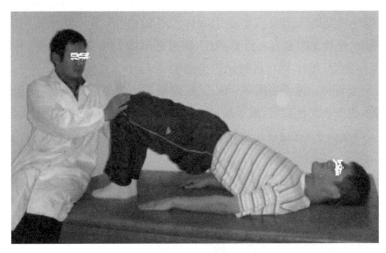

图 4-8 桥式运动

幅度较小的内收和外展动作,并学会控制动作的幅度和速度。然后患腿保持中位,健腿做内收、外展练习。

2)痉挛期

一般在发病后 4～12 周,相当于 Brunnstrom 分期Ⅲ～Ⅳ期。患者能主动活动患肢,但肌肉活动均为共同运动,肢体开始出现痉挛并逐渐加重。这是疾病发展的规律,一般持续 3 个月左右。

本期康复治疗原则:在偏瘫侧上肢和手的治疗性活动中,尤要重视"由近到远,由粗到细"的恢复规律,近端关节的主动控制能力直接影响到该肢体远端关节的功能恢复。本期康复目标:此期的康复治疗目标是通过抗痉挛姿势或体位来预防和拮抗痉挛,纠正异常的运动模式,促进分离运动的出现。加强患侧肢体的主动活动并与日常生活活动相结合,同时,针对患者其他方面的功能障碍配合相应的康复治疗。

具体康复方法如下。

(1)抗痉挛训练:大部分患者患侧上肢以屈肌痉挛占优势,表现为肩胛骨后缩,肩带下垂、后撤、肩内收、内旋位,肘屈曲,前臂旋前,腕屈曲并伴一定的尺侧偏,手指屈曲内收;患侧下肢以伸肌痉挛占优势,表现为骨盆旋后并上提,髋伸、内收、内旋,膝伸,足趾屈内翻。

a. 卧位抗痉挛训练:采用 Bobath 式握手上举上肢,使患侧肩胛骨向前,患肘伸直。仰卧位时双腿屈曲,Bobath 式握手抱住双膝,将头抬起,前后摆动使下肢更加屈曲。此外,还可以进行桥式运动,也有利于抑制下肢伸肌痉挛。

b. 主动和被动活动肩关节和肩胛带:患者仰卧,Bobath 式握手,健手带动患手上举,伸直加压患臂,可帮助上肢运动功能的恢复,也可预防肩痛和肩关节挛缩。

c. 下肢控制能力训练:卧床期间进行下肢训练可以改善下肢控制能力,为以后行走训练做准备。① 髋、膝屈曲练习:患者仰卧位,康复治疗用手握住其患足,使之旋外,腿屈曲,并保持髋关节不外展、外旋、待此动作阻力消失后再指导患者缓慢地伸展下肢,伸腿时应防止内收、内旋。在下肢完全伸展的过程中,患足始终不离开床面,保持屈膝而髋关节适度微屈。以后可将患肢摆放成屈髋、屈膝、足支撑在床上,并让患者保持这一体位。随着控制能力的改善,指导患者将患肢从健侧膝旁移开,并保持稳定。② 踝背屈练习:当患者可以控制一定角度的屈膝动作后,以脚踏住支撑面,进行踝背屈练习。康复治疗师握住患者的踝部,自足跟向后、向下加压,另一只手抬起脚趾使之背屈且保持足外翻位,当被动踝背屈抵抗逐渐消失后,要求患者主动保持该姿势。随后指导患者进行主动踝背屈练习。③ 下肢内收、外展控制训练方法见动态桥式运动。

(2)坐位及床边坐起训练:尽早让患者坐起,能防止肺部感染、静脉血栓形成、压疮等并发症,开阔视野,减少不良情绪。

a. 坐位训练：为避免长期卧床因突然坐起引起体位性低血压，坐位训练首先应从半坐位（约 30°）开始，如患者能坚持 30 min 并且无明显直立性低血压，则可逐渐增大角度（45°、60°、90°）、延长时间和增加次数。如患者能在 90°坐位坐 30 min，则可进行床边坐起训练。

b. 从卧位到床边坐起训练：患者先侧移至床边，将健腿插入患腿下，用健腿将患腿移于床边外，患膝自然屈曲。然后头向上抬，躯干向患侧旋转，健手横过身体，在患侧用手推床，把自己推至坐位，同时摆动健腿下床。必要时康复治疗师可以一手放在患者健侧肩部，另一手放于其臀部帮助坐起，注意千万不能拉患肩。

3）恢复期

一般指发病后的 4～6 个月。相当于 Brunnstrom 分期 Ⅴ～Ⅵ期，此期患者大多数肌肉活动为选择性的，能自主活动，不受肢体共同运动影响直至肢体肌肉痉挛消失，分离运动平稳，协调性良好，但速度较慢。

本期康复原则：平衡训练是基础。本期康复目标：改善运动控制能力，促进精细运动，提高运动速度和实用性步行能力，掌握日常生活活动技能，提高生存质量。

具体康复方法如下：

（1）平衡训练：静态平衡为一级平衡，自动动态平衡为二级平衡，他动动态平衡为三级平衡。平衡训练包括左右和前后移动训练。一般静态平衡完成后，进行自动动态平衡训练，即要求患者的躯干能做向前后、向左右，以及不同方向不同摆幅的摆动运动。最后进行他动动态平衡平衡训练，即在他人一定的外力作用下训练患者保持平衡的能力。

a. 坐位左右平衡训练：让患者取坐位，康复治疗师坐于其患侧，一手放在患者腋下，一手放在其健侧腰部，嘱其头部保持正直，将重心移向患侧，再逐渐将重心移向健侧，反复进行（见图 4 - 9）。

b. 坐位前后平衡训练：患者在康复治疗师的协助下身体向前或后倾斜，然后慢慢恢复中立位，反复训练（见图 4 - 10）。

c. 坐到站起转换平衡训练：指导患者双手交叉，让患者屈髋、身体前倾，重心移至双腿，然后做抬臀站起动作。患者负重能力加强后，可让患者独立做双手交叉，屈髋，身体前倾，然后自行站立（见图 4 - 11）。

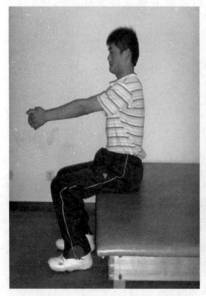 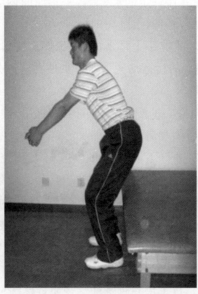 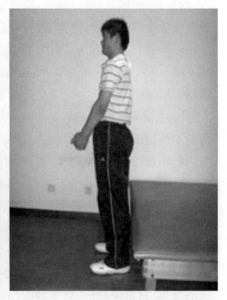

图 4 - 9　坐位左右平衡训练　　　图 4 - 10　坐位前后平衡训练　　　图 4 - 11　坐到站起转换平衡训练

d. 站立平衡训练：完成坐到站起动作后，可对患者依次进行扶持站立、平行杠内站立、独自站立以及单足交替站立的三级平衡训练。尤其做好迈步向前、向后、向左、向右的重心转移平衡训练。

（2）步行训练：学习平行杠内患腿向前迈步时，要求患者躯干伸直，用健手扶栏杆，重心移至健腿，膝关节轻度屈曲。康复治疗师扶住其骨盆,帮助患侧骨盆向前下方运动,防止患腿在迈步时外旋。当健腿向前迈步时,患者躯干伸直,健手扶栏杆,重心前移,康复治疗师站在患者侧后方,一手放置于患腿膝部,防止患者健腿迈步时膝关节突然屈曲以及发生膝反张,另一手放置于患侧骨盆部,以防其后缩。健腿开始只迈至与患腿平齐位,随着患腿负重能力的提高,健腿可适当超过患腿。指导患者利用助行器和手杖等帮助练习。

（3）上下楼梯训练:原则为上楼时健足先上,患足后上;下楼时患足先下,健足后下。上楼时,健足先放在上级台阶,伸直健腿,把患腿提到同一台阶;下楼时,患足先下到下一级台阶,然后健足迈下到同一级台阶。在进行训练前应给予充分的说明和示范,以消除患者的恐惧感。步态逐渐稳定后,指导患者用双手扶楼梯栏杆独自上下楼梯。

（4）上肢控制能力训练:包括臂、肘、腕、手的训练。

a. 前臂的旋前、旋后训练:指导患者坐于桌前,用患手翻动桌上的扑克牌。亦可在任何体位让患者转动手中的小物件。

b. 肘的控制训练:重点在于再伸展动作上。患者仰卧,患臂上举,尽量伸直肘关节,然后缓慢屈肘,用手触摸自己的口、对侧耳和肩。

c. 腕指伸展训练:双手交叉,手掌朝前,手背朝胸,然后伸肘,举手过头,掌面向上,返回胸前,再向左、右各方向伸肘。

（5）改善手功能训练:患手反复进行放开、抓握和取物品训练。纠正错误运动模式。

a. 作业性手功能训练:通过编织、绘画、陶瓷工艺、橡皮泥塑等训练两手协同操作能力。

b. 手的精细动作训练:通过打字、搭积木、拧螺丝、拾小钢珠等以及进行与日常生活动作有关的训练,加强和提高患者手的综合能力。

c. 日常生活活动能力(ADL)训练:早期即可开始,通过持之以恒的 ADL 训练,争取患者能自理生活,从而提高生活质量。训练内容包括进食方法、个人卫生、穿脱衣裤鞋袜、床椅转移、洗澡等。为完成 ADL 训练,可选用一些适用的装置,如便于进食的特殊器皿、改装的牙刷、各种形式的器具及便于穿脱的衣服。

4）后遗症期

一般病程经过大约 1 年左右,患者经过治疗或未经积极康复,仍可留有不同程度的后遗症,主要表现为肢体痉挛、关节挛缩畸形、运动姿势异常等。

本期康复原则:主要是加强残存和已有的功能,即代偿性功能训练,注意防止异常肌张力和挛缩的进一步加重。避免废用综合征、骨质疏松和其他并发症的发生,帮助患者下床活动和适当的户外活动,注意多与患者交流和必要的心理疏导,激发其主动参与的意识,发挥家庭和社会的作用。本期康复目标是指导患者继续训练和利用残余功能,指导家属尽可能改善患者的周围环境,争取最大限度的生活自理,进行必要的职业技能训练。

具体康复方法如下。

（1）进行维持功能的各项训练。

（2）加强健侧的训练,以增强其代偿能力。

（3）指导正确使用辅助器,如手杖、步行器、轮椅、支具,以补偿患肢的功能。

（4）改善步态训练,主要是加强站立平衡、屈膝和踝背屈训练,同时进一步完善下肢的负重能力,提高步行效率。

（5）对家庭环境做必要的改造,如门槛和台阶改成斜坡,蹲式便器改成坐式便器,厕所、浴室、走廊加扶手等。

2. 感觉功能障碍康复

可以进行患侧上肢负重训练,以及进行痛、温觉、触压觉等的训练,加强患者肢体感觉信息的输入,提高中枢的兴奋性。触觉训练：① 快的刷拂；② 轻敲皮肤；温度训练：主要应用冰刺激，局部刺激 3～5 s，可促进肌收缩，但冰刺激后 30 s 左右常引起反跳现象，这是由兴奋转为抑制结果，需要注意。本体感觉训练：① 快而轻地牵张肌肉；② 牵张手的内附肌；③ 伸到 ROM 的极限后再进一步牵张；④ 抗阻收缩；⑤ 在肌腹上推摩或加压；⑥ 轻叩肌腱或肌腹；⑦ 在骨尖上加压；⑧ 有力地压缩关节。

3. 言语功能障碍康复

语言是为了交流沟通，发病后应尽早开始语言训练。虽然失语，但仍需与患者进行语言或非语言交流，通过交谈和观察，全面评定语言障碍的类型和程度。不同类型的失语治疗方法也不相同，Broca 失语症以训练表达和文字阅读为主，Wernicke 失语症以听理解及复述为主，传导性失语以训练复述为主，命名性失语以口头及文字称呼为主，经皮质运动型以口头和书写表达为主，经皮质感觉型以听理解为主，完全性失语可进行视觉、听觉理解训练的同时附加手势交流等。构音障碍患者应先进行松弛训练和呼吸训练，在此基础上再进行发音训练、发音器官运动训练和语音训练等。每次训练应注意合适的训练环境及训练时间，要考虑患者的注意力、耐力及兴趣，可根据患者日常生活及工作选择训练内容。脑卒中康复是多方面的，故言语训练也必须与其他整体康复训练同步进行，才能取得较好的效果。

4. 认知功能障碍康复

主要方法有以下几种。

（1）感知障碍训练：如单侧忽略的康复方法是通过视觉、言语诱导使忽略侧受到注意；通过视觉扫描和躯体感觉意识的训练，以及注意训练等。

（2）失用症：在训练时应先选用分解动作，逐步再把分解动作连贯结合。

（3）智力障碍：轻痴呆患者运用记录的方法或运用视觉提醒物来代偿丧失的记忆。严重者康复困难。可应用促智药物奥拉西坦、安理申等。

5. 吞咽功能障碍康复

脑卒中患者颅脑损害严重或有脑干病变时常出现吞咽困难并有构音障碍。正常的吞咽过程包括口腔期、咽期和食管期，脑卒中患者的吞咽障碍主要在口腔期和咽期。常用的治疗方法有：① 唇、舌、颜面肌和颈部屈肌的主动运动和肌力训练；② 一般先用糊状或胶状食物进行训练，少量多次，逐步过渡到普通食物；③ 进食时多主张取坐位，颈稍前屈易引起咽反射；④ 软腭冰刺激有助于咽反射的恢复；⑤ 咽下食物练习呼气或咳嗽有助于预防误咽；⑥ 构音器官的运动训练有助于改善吞咽功能。

6. 心理功能障碍康复

脑卒中后抑郁的发生率为 30%～60%，大多抑郁患者常哭泣、悲伤、沉默寡言，几乎每天感到疲倦或乏力，失眠或睡眠过多，注意力和判断能力降低，自我责备和产生自卑感，严重者可有自杀念头。常用的治疗方法有：① 心理康复治疗：可采用个别治疗和集体治疗两种方式，同时要有患者的家庭成员、朋友或同事等社会成员的参与。心理治疗人员应注意与患者建立良好的医患关系，使患者身心放松，解除其内心的痛苦，矫正或重建某种行为等。② 药物治疗：可应用三环类或四环类抗抑郁药（如多虑平、米安舍林）、5-羟色胺再摄取抑制剂（如氟西汀）。

7. 其他康复手段

各类物理因子可酌情按需选用：

（1）局部物理因子：常用的有局部机械性刺激、冰刺激、功能性电刺激、低中频电刺激、肌电生物反馈和局部气压治疗等，可使瘫痪肢体肌肉通过被动引发的收缩与放松来逐步改善其张力。高压氧治疗增加脑供氧改善脑功能等。

（2）律动（振动）训练：增加本体感觉、骨质疏松治疗。

（3）经颅磁刺激：近年来热门的治疗，无痛、无创，针对失语症可以进行精准治疗。

（4）传统疗法：常用的有按摩和针刺治疗等，通过深浅感觉刺激有利于局部肌肉的收缩和血液循环，部位宜选择偏瘫侧上肢伸肌和下肢屈肌，以改善其相应的功能。

8. 脑卒中特殊临床问题的处理

（1）肩部问题：有 70% 左右的脑卒中患者在发病 1～3 个月发生肩痛及其相关功能障碍，限制了患侧上肢的功能活动和功能改善，常见的有肩手综合征、肩关节半脱位和肩部软组织损伤（如肩袖损伤、滑囊炎、腱鞘炎）等。肩手综合征表现为肩痛、肩部运动障碍、手肿痛，后期出现手部肌肉萎缩、手指关节挛缩畸形，常用的治疗方法有抬高患侧上肢、腕关节背屈、鼓励主动活动，活动受限或无主动活动时加用被动活动、向心性气压治疗或线缠绕加压治疗、手部冷疗、糖皮质激素制剂局部注射治疗等。肩关节半脱位表现为肩部运动受限、局部有肌肉萎缩、肩峰与肱骨头之间可触及明显凹陷，常用的治疗方法包括纠正肩胛骨的后缩、刺激三角肌和冈上肌的主动收缩（如关节挤压、局部拍打或冰刺激、电针治疗等），Bobath 肩托有利于患侧肩关节的主被动活动，预防肩部损伤。肩部软组织损伤表现为肩部主动或被动活动时肩痛，后期可有局部肌肉萎缩，治疗上应在肱骨外旋位做肩部活动，可加用局部理疗、严重时外用和口服非甾体抗炎药等。

（2）肌痉挛与关节挛缩：大多数脑卒中患者在运动功能恢复的过程中都会出现不同程度的骨骼肌张力增高，主要是由于上运动神经元受损后引起的牵张反射亢进所致，表现为患侧上肢屈肌张力增高和下肢伸肌张力增高，常用的治疗方法有神经肌肉促进技术中的抗痉挛方法、正确的体位摆放（包括卧位和坐位）和紧张性反射的利用、口服肌松药物［如巴氯芬（Baclofen）］等、局部注射肉毒毒素等。关节挛缩是因脑卒中患者长时间骨骼肌张力增高，受累关节不活动或活动范围小，使得关节周围软组织短缩、弹性降低，表现为关节僵硬，常用的治疗方法有抗痉挛体位和手法的应用、被动活动与主动参与（患肢负重）、矫形支具的应用，必要时可行手术治疗。

（3）下肢深静脉血栓形成：脑卒中患者由于患侧下肢主动运动差、长期卧床或下肢下垂时间过长，肢体肌肉静脉泵的作用降低，使得下肢血流速度减慢、血液高凝状态以及血管内皮破坏，血小板沉积形成血栓。临床可表现为患侧下肢肿胀、局部温度稍高，受累关节活动受限。如果血栓脱落可引起肺动脉栓塞，患者突发呼吸困难、胸闷、急性心衰，危及生命。超声检查有助于诊断。

早期预防可以避免下肢深静脉血栓形成，常用的方法有：① 下肢主动运动和被动运动；② 抬高下肢（卧床时）和穿压力长筒袜；③ 下肢外部气压循环治疗；④ 主动活动差时进行下肢肌肉功能性电刺激；⑤ 根据血栓危险分层进行小剂量低分子肝素抗凝预防。对已出现下肢深静脉血栓者可采用华法林、达比加群等抗凝治疗或下腔静脉滤网置入。

（4）肺炎：脑卒中患者发生肺炎主要为吸入性肺炎和坠积性肺炎，前者可以通过治疗原发病和吞咽功能训练预防，后者可以通过减少卧床时间、呼吸功能训练、主动咳嗽和体位排痰减少其发生。肺炎的治疗请参见相关书籍的有关内容。

（5）压疮：脑卒中患者发生压疮主要是由于保持某一体位时间过长，使局部皮肤长时间受压迫，血液循环障碍，造成皮肤组织缺血坏死。定时翻身（1 次/2 h）、应用减轻局部压力的充气垫、清洁床面和皮肤护理、加强营养可以预防压疮的发生。对已出现压疮的患者，应及时解除压迫，进行疮面处理，紫外线治疗和增加营养，必要时考虑外科治疗。

（6）废用性骨质疏松：负重站立；力量、耐力和协调性的训练；尽可能独立完成日常生活活动；适当补钙治疗。增加户外活动。

（7）直立性低血压：① 定时变换体位。② 平卧时，头高于足 30～50 cm，随着病情稳定逐步抬高上身。③ 适当主动或被动活动四肢。④ 睡眠时，上身略高于下身。⑤ 深呼吸运动。⑥ 对健侧肢体、躯干、头部作阻力运动。⑦ 按摩四肢，冷水摩擦皮肤。⑧ 下肢、腹部用弹性绷带。

四、预防、保健与临床治疗

(一) 预防和治疗

脑卒中的复发率很高,关键在于:

(1) 养成良好的生活习惯,做好情绪管理和饮食管理。保持心情舒畅,避免过度兴奋、激动、易怒、焦躁等加重此病进展的不良情绪,以防疾病复发,始终树立战胜疾病的信心。低盐、低糖、低脂的合理健康饮食(特别对于高血压、糖尿病、高血脂患者)高尿酸痛风患者注意低嘌呤饮食,禁烟少酒。

(2) 严格做好二级预防,注意危险因素的控制:控制血压、血糖、血脂、心脏病,定期至医院复查,按时、在医师的指导下用药,不可自行停药和换药。

(3) 学会识别:当气温骤变、情绪变化时,体弱多病者更容易发病,及时注意脑卒中的先兆,如反复的头痛、突发的一侧面部或偏侧肢体麻木、乏力,单眼黑矇、嘴歪、流口水以及眩晕,言语含糊,进食呛咳等。

(二) 社区护理和保健

对于绝大多数脑卒中患者来说,即使在接受了专科的康复中心的康复服务后回到家庭和社区,也可能还需要社会的康复服务。

1. 卧床患者的护理技术

(1) 患者房间的布置:房间的布局应尽可能使患侧在白天自然地接受更多的刺激,因此,最好把床头柜、电视及日常必需品尽可能放在患侧,这样做的目的是使患侧可以有连续的刺激输入,迫使偏瘫侧经常做出反应,使患者对自己的患侧给予更多的关注。

(2) 卧床患者的体位摆放:由于有必要加强对患侧的刺激,家属及护理人员应该在患侧照料患者,帮助其洗漱或喂饭。探访者也最好站在患者的患侧,与其谈话时可握住患手,以提供更多的刺激。如果患者最初转头有困难,家属可以用手帮助他转头,这样可以减轻其对患侧空间的忽视。

2. 环境的改造

环境的改造对于改善一个功能障碍的人获得功能性独立来说是必要的,硬件的改造可以从两个层面来改善。一是家庭内部的改造。例如:增大门的宽度,厨房、厕所的改造,在走道安装扶手等;二是社区水平的改造,例如:为轮椅而设的斜坡、社区环境的改造、公共建筑和工作场所的改造。

3. 矫形器和辅助器具的应用

社区康复的方法除了恢复功能外,补偿功能的缺失或补偿功能受限的各种措施也是其中的一个重要手段。就脑卒中患者而言,常用矫形器和辅助器有:矫正足下垂辅助器具、手杖、轮椅以及日常生活辅助器具。

4. 患者互助

在社区还可以组织相似残损或相似康复需求的人组成自助小组,一起分享资讯、想法和经验。特别是当难以得到康复人员帮助时,自助小组就更加有益。自助小组能展示个人新得到的辅助器具,教育他们如何维护辅助器具,以及能提供有关自我照料的建议,如预防二次并发症及如何达到最佳功能。对于许多人而言,有机会得到来自有着相似问题的人的支持和实用的建议,要比得到来自医务人员的建议更有用。

5. 专业指导

社区康复工作人员还可以不定期地组织专科康复机构专业技术人员到社区进行康复技术指导和实际技术操作培训,解决康复中的一些疑难问题。

6. 开展社区和家庭康复训练应注意事项

(1) 训练频率至少每周 2~3 次,最好每天 1~2 次,每次约 30 min。

(2) 运动量不宜过大:训练强度要由小到大,使患者有一个适应的过程,逐渐恢复体力。如静息时心率超过 120 次/min,收缩压超过 180 mmHg(24 kPa),有心绞痛或严重心律失常,应暂停训练。训练后脉率不宜超过 120 次/分。如果患者经过一天的训练,休息一夜后仍感疲劳,脉率仍高于平日水平,则表示运动量过大,应适当减量。

(3) 若在训练过程中出现其他疾病,如感冒等,则应暂停训练,并与医师取得联系。

(4) 运动后切勿立即进行热水浴,以免导致循环血量进一步集中分布于外周,从而使血压突降,甚至诱发心脑血管疾病等。

(5) 不穿过紧过小的衣服,以免影响血液循环和肢体活动。

(6) 结合日常生活进行训练:鼓励患者自己做事。例如,更衣、梳洗、进食等,减少其对家庭的依赖,提高独立生活能力。

(7) 顺其自然:患者能达到什么程度就到什么程度,但可以建议患者坚持做 1～2 次更难的动作。

(8) 注意日常保健,按时服药,规律起居,保持平稳的情绪和开阔的胸怀。多食高纤维素的清淡饮食,保持大便通畅,避免过劳。

(陈秋红)

第二节　颅　脑　外　伤

一、概述

颅脑损伤(traumatic brain injury,TBI)是致伤外力作用于头部所导致的颅骨、脑膜、脑血管和脑组织的机械形变(mechanical distortion)引起的暂时性或永久性神经功能障碍。临床特点有:意识障碍;头痛、呕吐;生命体征的改变;眼部征象;神经系统局灶症状与体征;脑疝。

(一) 分类

按照损伤后脑组织与外界相通与否,分为闭合性和开放性损伤两类。按照损伤的病理机制,可以分为以下类型。

1. 脑震荡

脑震荡主要表现为伤后立即发生短暂的意识障碍,一般不超过半小时,清醒后多数患者并有近事性遗忘而不能叙述当时的受伤经过,神经系统检查无阳性特征,脑脊液检查无红细胞,CT 检查颅内无异常发现。一般认为脑震荡是最轻微的一种颅脑损伤。

2. 脑挫裂伤

脑挫裂伤好发于额叶与颞叶,往往合并硬膜下血肿和外伤性蛛网膜下腔出血,其继发性改变如脑水肿和血肿形成等具有更为重要的临床意义。

3. 弥漫性轴索损伤

多因车祸导致头部的加速运动,造成脑白质广泛性轴索损伤。伤后通常立即昏迷,而且昏迷程度深、持续时间长,一般无中间意识清醒(或好转)期。此类型所引起的病理改变常难以恢复,且至今仍缺乏有效治疗手段,不仅死亡率高,而且是导致颅脑损伤患者伤后植物生存状态和严重神经功能障碍的重要原因。

4. 原发性脑干损伤

主要表现:① 伤后立即出现意识障碍,特点是昏迷程度深。② 早期出现脑干损伤的症状与体征:如呼吸、循环功能紊乱,瞳孔的变化。

5. 颅内血肿

颅内血肿按血肿来源和部位分为硬膜外血肿、硬膜下血肿和脑内血肿,以硬膜外和硬膜下者为常见。

(二) 流行病学

颅脑损伤主要见于交通事故、工伤、运动损伤、跌倒和头部撞击等。在我国,发病率仅次于四肢损伤。颅脑损伤具有发病率高、病情急、病情变化快、导致的功能障碍多及多发生于青壮年的特点。伤者即使生存下来,也都有不同程度的功能障碍,如感觉、运动、言语、认知、情绪、行为障碍等,给家庭、社会带来沉重负担。因此,一直以来都是临床康复的重点工作内容之一。患者颅脑损伤的程度不一,其预后、遗留的功能障碍及大脑功能缺损症状也不尽相同,因而制订出个性化康复治疗计划显得尤为重要。

二、诊断与功能评定

(一) 诊断

1. 临床诊断

依据病史、体征、辅助检查可以确立诊断。

(1) 病史:明确的外伤史,头痛呕吐、意识障碍、肢体活动障碍、行为异常等。

(2) 体征:昏迷、颅神经病变、肢体活动障碍、失语、认知障碍等。

(3) 辅助检查:经头颅 CT 扫描明确诊断。

(4) 严重程度分级:根据国内公认的根据颅脑外伤的严重程度,将其分为轻、中、重、严重四级。其标准如表 4 - 3。

表 4 - 3　颅脑外伤的严重程度分级

分 级	分 型	体　　　征
Ⅰ级	轻型	相当于单纯的脑震荡,无颅骨骨折。昏迷时间不超过 0.5 h,有轻度头痛、头昏等自觉症状。神经系统检查和脑脊液检查均正常
Ⅱ级	中型	相当于轻的脑挫裂伤,有或无颅骨骨折,蛛网膜下腔出血,无脑受压征象。昏迷时间不超过 12 h,有轻度神经系统病理体征,体温、脉搏、呼吸及血压有轻度改变
Ⅲ级	重型	相当于广泛的脑挫裂伤,脑干损伤或急性颅内血肿。深昏迷或昏迷在 12 h 以上,或出现再次昏迷。有明显神经系统病理体征,如瘫痪、脑疝综合征、去大脑强直征等。有明显的体温、脉搏、呼吸和血压的变化
Ⅳ级	严重型	病理情况与Ⅲ级相似,但病情的发展极快,伤后立即出现深昏迷,去大脑强直征,或伴有其他脏器损伤、休克等。迅速出现脑疝,双瞳散大,生命体征严重紊乱甚至呼吸停止

2. 功能诊断

依据损伤部位不同可有运动障碍、言语障碍(构音障碍)、进食障碍、认知障碍、行为障碍、二便障碍、日常生活活动能力(ADL)障碍、心理障碍等。

(二) 功能评定

1. 功能状况的评定

(1) 严重程度的评定:国内普遍采用国际上通用的格拉斯哥昏迷量表(Glasgow coma scale, GCS)来判断急性损伤患者的意识情况。GCS 总分为 15 分,根据 GCS 计分和昏迷时间长短分为轻度、中度和重度脑损伤,详见《康复评定学》相关章节。

（2）运动功能评定：可采用 Brunnstrom 法，见本书康复评定学章节，该方法可全面评定瘫痪侧上、下肢及手功能状况。

（3）日常生活活动能力评定：可采用修订的 Barthel 指数评定量表、IADL 评定量表，以了解患者日常生活能力。

（4）认知障碍评定：包括注意力、记忆力、动作开始、终止能力、判断能力、执行能力和抽象思维能力等的评估，详见本书康复评定的相关章节。

（5）言语交流及吞咽功能评定：详见本书康复评定的相关章节。

2.康复预后的评定见表 4-4

表 4-4　格拉斯哥预后评定（GOS）

分　级	简写	特　征
Ⅰ.死亡	D	死亡
Ⅱ.持续性植物状态（persistent vegetable stale，PVS）	PVS	无意识、无言语、无反应，有心跳呼吸，在睡眠觉醒阶段偶有睁眼，偶有呵欠、吸吮等，无意识动作，从行为判断大脑皮质无功能
Ⅲ.严重疾病（severe disability，SD）	SD	有意识，但由于精神、躯体残疾或由于精神残疾而躯体尚好而不能自理生活。记忆、注意、思维、言语均有严重残疾，24 h 均需他人照顾
Ⅳ.中毒疾病（moderate disability，MD）	MD	有记忆、思维、言语障碍、极轻偏瘫、共济失调等，可勉强利用交通工具，在日常生活、家庭中尚能独立，可在庇护性工厂中参加一些工作
Ⅴ.恢复良好（good recover，GR）	GR	能重新进入正常社交生活，并能恢复工作，但可遗留各种轻的神经学和病理学缺陷 特点：恢复良好，但仍有缺陷

三、康复治疗

（一）康复原则与目标

康复治疗是颅脑损伤治疗中不可缺少的重要组成部分。颅脑损伤引起的各种功能障碍，包括认知、行为、言语、情绪及运动、感觉等方面的功能障碍以及各种继发性功能障碍都是康复治疗的适应证。康复治疗的目的就是使功能障碍能够最大限度地降低，残余的功能能够最大限度地提高及代偿，尽可能防止继发性功能障碍的产生。

1.康复原则

强调早期介入，目前国际上一致强调颅脑损伤的康复治疗要早期开始，应从急性期就介入。

2.康复目标

最大限度地恢复患者感觉、运动、生活自理功能、认知功能、言语交流功能和社会生活功能的能力。

3.禁忌证

颅脑损伤康复治疗的实施与否以及康复措施的强度取决于疾病稳定状况和患者的体质情况。以下情况需要首先进行临床处理（包括手术治疗），因而均属于颅脑损伤康复治疗的禁忌证：开放性颅脑损伤、意识障碍加重、生命体征不稳定、神经系统症状体征进展、颅内血肿进行性扩大、弥漫性脑肿胀、颅内压明显增高、脑疝、高热、癫痫发作等。

（二）康复方法

1.急性期康复

本期的康复目标是防治各种并发症，提高觉醒能力，促进创伤后行为障碍改善，促进功能康复。

（1）药物和外科手术治疗：目的是减少脑水肿、治疗脑积水、清除血肿及监测颅内压和脑灌注等。一旦患者病情稳定48～72 h后，即使患者仍处于昏迷状态，也应考虑加以康复治疗。

（2）一般康复处理：具体康复措施包括床上良肢位摆放；定时翻身与拍背，并指导体位排痰引流；各关节被动活动；牵拉易于缩短的肌群和软组织；尽早开始床上活动和坐位、站位的练习。其他如理疗、按摩、针灸、高压氧等均可应用，这些治疗可参考"脑卒中康复"的相关内容。

（3）促醒治疗：常用有：① 听觉刺激：定期播放患者受伤前熟悉的音乐；亲属定期与患者谈话，内容是以往的重要事件和患者关心的话题。② 视觉刺激：可以通过不断变化的彩光刺激患者视网膜和大脑皮质。③ 肢体运动觉和皮肤感觉刺激：可由治疗师和患者家属每天对患者的四肢关节进行被动活动；利用毛巾、毛刷等从肢体远端至近端进行皮肤刺激。④ 穴位刺激：选用头针刺激感觉区、运动区、百会、合谷等穴位，并连接电针仪，有助于解除大脑皮质的抑制状态，起到开窍醒脑的作用。

2. 恢复期康复

本期的康复目标是改善认知功能，减少患者的定向障碍和言语错乱，提高记忆、注意、思维、组织和学习能力，提高生存质量。

1）行为障碍的康复治疗

对于颅脑损伤患者的行为障碍，其治疗目的在于设法消除患者不正常的、不为社会所接受的行为，促进其亲社会行为。其治疗方法如下：

（1）创造适当的环境：指创造一种能减少异常行为出现和增加亲社会行为出现概率的环境。这需要对患者进行详细的观察，找出能够促进亲社会行为出现的一些因素，以及能引发异常行为出现的一些不良因素，对于前者要多加维护与保持，对于后者要设法消除之。稳定、限制的住所与结构化的环境，是改变不良行为的关键。

（2）药物治疗：一些药物对患者的运动控制和运动速度、认知能力和情感都有一定效果。尤其是在颅脑损伤早期，药物治疗确有必要。多应用对改善行为和伤后癫痫有效而不良反应少的药物。如卡马西平、奥氮平等对攻击行为或焦躁有效；选择性5-羟色胺再摄取抑制剂如氟西汀、帕罗西汀、西肽普兰等对症状性抑郁有效。

（3）行为治疗：行为障碍可分为正性行为障碍和负性行为障碍。正性行为障碍常表现为攻击他人，而负性行为障碍常表现为情绪低落、感情淡漠，对一些能完成的事不愿意做。其治疗原则：① 对所有恰当的行为给予鼓励；② 拒绝奖励目前仍在继续的不恰当行为；③ 在每次不恰当行为发生后的一个短时间内，杜绝一切鼓励与奖励；④ 在不恰当行为发生后应用预先声明的惩罚；⑤ 在极严重或顽固的不良行为发生之后，及时地给患者以他所厌恶的刺激。在行为疗法中，常用代币法或用优惠券法向患者提供他所需要的东西；常用氨气等提供厌恶性刺激，或用隔离室等给以惩罚。在强化与惩罚中，实践证明最重要的是正强化与负惩罚。

2）认知障碍的治疗

处于恢复期的患者一般都具有一定程度的运动和认知功能障碍。除运动功能障碍外，常伴有记忆困难、注意力不集中、思维理解困难和判断力降低等认知障碍，认知功能训练是提高智能的训练，应贯穿于治疗的全过程。

（1）记忆训练：记忆是过去感知过、体验过和做过的事物在大脑中留下的痕迹，是过去的经验在人脑中的反映，是大脑对信息的接收、储存及提取的过程。短期记忆是指保持信息1 min至1 h的能力；长期记忆是保持信息1 h或更长时间的能力。改善记忆功能可应用石杉碱甲、奥拉西坦、多奈哌齐等。进行记忆训练时，注意进度要慢，训练从简单到复杂，将记忆作业化整为零，然后逐步串接。每次训练的时间要短，开始要求患者记住的信息量要少，信息呈现的时间要长，以后逐步增加信息量。患者成功时应及时强化，给予鼓励,增强信心。如此反复刺激,反复训练,提高记忆能力。

(2)注意训练:注意是心理活动对一定事物的指向和集中能力。颅脑外伤患者往往不能注意或集中足够的时间去处理一项活动任务,容易受到外界环境因素的干扰而精力分散。

(3)思维训练:思维是心理活动最复杂的形式,是认知过程的最高阶段,是脑对客观事物概括和间接的反映。思维包括推理、分析、综合、比较、抽象、概括等多种过程,而这些过程往往表现在人类对问题的解决中。根据患者存在的思维障碍进行有针对性的训练。

3)知觉障碍的治疗

知觉障碍治疗法有3种,即功能训练法、转换训练法和感觉运动法,以前者最常用。

(1)功能训练法:在功能训练中,治疗是一个学习的过程,要考虑每个患者的能力与局限性,将治疗重点放在纠正患者的功能问题上,而不是放在引起这些问题的病因上,使用方法是代偿和适应。要对存在的问题进行代偿,首先要让患者了解自己存在的缺陷及其含义,然后教会其使用健存的感觉和知觉技能。适应指的是对环境的改进。训练中应注意用简单易懂的指令,并建立常规方法,用同样的顺序和方式做每个活动,并不断地重复。

(2)转移训练法:是需要一定知觉参与的活动练习,对其他具有相同知觉要求的活动能力有改善作用。使用特定的知觉活动,如样本复制、二维和三维积木、谜语这类活动可以促进 ADL 的改善。

(3)感觉运动法:通过给予特定的感觉刺激并控制随后产生的运动,可以对大脑感觉输入方式产生影响。① 单侧忽略:主要出现在左侧。进行一些刺激忽略侧的活动、改变环境,使患者注意偏瘫侧,如将食物、电灯、电话、电视机置于患者偏瘫侧,站在患者偏瘫侧与其交谈,进行躯体和视觉越过中线的活动,让患者知道它的存在。② 视觉空间失认:在抽屉内、床头柜上只放少数最常用的物品,对其中最多用的再用鲜艳的颜色标出,使用语言性提示和触摸,多次重复进行练习,并练习从多种物品中找出特定的物品;练习对外形相似的物体进行辨认,并示范其用途。③ 空间关系辨认:适当的分级活动可帮助患者恢复掌握空间关系的能力,先练习从包含 2 项内容的绘画中选择 1 项适当的内容,再练习从包含 3 项内容的绘画中选择 1 项适当的内容,最后练习从一整幅绘画中选择 1 项适当的内容。逐渐升级到较为正常的刺激水平。④ 空间位置:练习将钢笔放入杯中,按照要求摆放物品,并描述两种物品的不同位置。经过针对性的训练,患者的知觉功能将有改善。

3. 后遗症期康复

本期的康复目标是使患者学会应对功能不全状况,学会用新的方法来代偿功能不全,增强患者在各种环境中的独立和适应能力,回归社会。

(1)继续加强日常生活能力的训练:利用家庭和社区环境,强化患者自我照料生活的能力,学习乘坐交通工具、购物、看电影、逛公园等,争取早日回归社会。

(2)继续维持或强化认知、言语等障碍的功能训练:如读报纸、看电视、表达训练等,促进功能的进步。

(3)职业训练:青壮年外伤后在功能康复后仍需重返工作岗位或者更换工作,应尽可能对其进行有关工作技能的训练。

(4)矫形器和辅助器具的应用:如足托、轮椅等。

(5)物理因子和传统疗法的应用:如电疗、针灸、按摩、中药等,仍有一定的作用。

四、预防、保健与临床治疗

(一)适宜社区及家庭康复训练患者应具备的条件

(1)患者能恢复到一定的认知水平,听理解能力基本正常,情绪基本稳定。

(2)全身情况基本良好,病情稳定,心肺功能基本正常。

（3）无严重的并发症，比如肺部感染、泌尿系统感染等。

（二）药物治疗

1. 改善认知功能药物

继续应用促智药物，如：石杉碱甲、奥拉西坦、多奈哌齐等。

2. 改善行为障碍药物

卡马西平、奥氮平等。

3. 改善焦虑或抑郁药物

氟西汀、帕罗西汀、西酞普兰等。

4. 迟发性癫痫患者康复治疗

（1）患者要保持良好心境，训练有度，避免过劳。

（2）患者要起居有常，改善居住条件，经常通风换气，减少感冒受凉机会。

（3）坚持服药，根据患者情况，定期1~3个月复查脑电图、肝功能、血常规。

（4）一旦发作癫痫，做到现场急救有序，注意将患者头偏向一侧，以防误吸，同时将压舌板或类似硬物塞于上、下牙咬合处以防舌咬伤，待病情稳定，社区及时向上级专科医院转诊治疗。

（三）预防保健

（1）一级预防：加强各类人群的安全教育，做好预警措施，加强自我保护意识，减少意外发生，减轻意外伤害的程度。

（2）二级预防：院前急救正确到位，不同部位和不同程度的受伤患者给予适当的处置；住院期间对患者、家属和陪护人员做好健康教育，患者家属应尽早参与患者的康复计划，并应对颅脑损伤康复的长期性和艰巨性有清醒的认识。

（3）三级预防：当患者出院后，让患者尽快熟悉环境，防跌倒、防次生伤害；对患者进行心理健康的教育。家属还需继续得到康复专业人员的指导和支持。此外，家属还需要为存在类似情况的患者创造相互交往的机会。整个社会均应为这些患者回归社会、并将他们视为同等的一员创造条件。

（陈秋红）

第三节　脑性瘫痪

一、概述

脑性瘫痪（cerebral palsy，CP），简称脑瘫，由发育不成熟的大脑先天性发育缺陷或获得性等非进行性脑损伤所致，以运动功能障碍为主的致残性疾病。表现为永久性运动障碍和姿势异常。迄今为止，脑瘫的预防与康复治疗仍是世界性难题。

（一）定义与流行病学

脑性瘫痪是一组持续存在的中枢性运动和姿势发育障碍、活动受限综合征，这种综合征是由于发育中的胎儿或婴幼儿脑部非进行性损伤所致。脑性瘫痪的运动障碍常伴有感觉、知觉、认知、交流和行为障碍，以及癫痫和继发性肌肉骨骼问题。

脑瘫发病率的变化趋势各国报道不一，但并无减少趋势，在世界范围内脑瘫发病率一直稳定在 2‰～3‰，男性略高于女性。我国最近统计脑瘫发病率为 2.48‰。

（二）病因与病理

1. 病因

脑瘫病因复杂多样，既往认为围产期原因是导致脑瘫的主要病因，近年来的研究表明 70%～80% 的脑瘫发生于出生前，出生窒息所致脑瘫不到 10%，还有很大比例的脑瘫病因不明。

（1）出生前因素：主要包括母亲妊娠期各种感染、用药、先兆流产、妊娠中毒症、重度贫血、胎盘脐带病理等母体因素及遗传因素。还包括多胎妊娠和辅助生殖技术的应用。

（2）围产期因素：主要包括早产和产时因素。早产是目前发现导致脑瘫的最常见因素之一，但早产背后可能另有病因；低出生体重儿或巨大儿发生脑瘫的概率是正常体重儿的数十倍；胎盘功能不全、缺氧缺血、胎粪吸入、Rh 或 ABO 血型不合、葡萄糖-6-磷酸脱氢酶缺乏症、高胆红素血症等也与脑瘫有关；足月妊娠的胎盘早剥、前置胎盘、脐带绕颈或胎粪吸入，可能会引起新生儿窒息，导致缺血缺氧性脑病（HIE）进而发生脑瘫。

（3）出生后因素：主要包括缺血缺氧性脑病、脑部感染、新生儿期惊厥、呼吸窘迫综合征、外伤性或自发性颅内出血、脑外伤、胆红素脑病、脑积水、中毒等。

2. 病理学改变

脑瘫的病理改变非常广泛且不固定，临床表现严重的脑瘫不一定有影像学的改变。

（1）脑损伤主要部位：① 锥体系（大脑皮质、锥体束）；② 锥体外系（基底核、丘脑、海马等部位）；③ 小脑。

（2）脑损伤的常见神经病理改变：中枢神经系统发育障碍及先天畸形，脑室周围白质软化（PVL），颅外伤、产伤所致脑损伤，胆红素脑病，缺血缺氧性脑病，TORCH 先天性感染。主要改变可概括为皮质、灰质团块、脑干神经核的神经元结构改变，白质中神经纤维变性及髓鞘分离等。上述各种脑损伤往往不单独存在，临床表现常以一种损伤为主。

（3）脑瘫的骨关节和肌肉系统的改变：是由于慢性运动障碍所致。这些变化进一步限制了脑瘫儿童的运动功能，从而导致二次损伤并与原发性损伤交织在一起，加重了病情，增加了康复的难度。

（三）临床分型与分级

目前国际上对脑瘫分型标准的制定趋于简化，在注重临床表现及解剖学特征的同时，更注重功能判定。

1. 脑瘫的分型

痉挛型四肢瘫（spastic quadriplegia）、痉挛型双瘫（spastic diplegia）、痉挛型偏瘫（spastic hemiplegia）、不随意运动型（dyskinetic）、共济失调型（ataxic）和混合型（mixed）。最常见的是痉挛型，约占 75%，不随意运动型约占 20%，共济失调型约占 5%。

2. 脑瘫的分级

按粗大运动功能分级系统（gross motor function classification system，GMFCS）分级：按照 0～2 岁、2～4 岁、4～6 岁、6～12 岁、12～18 岁 5 个年龄段 GMFCS 标准，功能从高至低分为 Ⅰ 级、Ⅱ 级、Ⅲ 级、Ⅳ 级、Ⅴ 级。

（四）临床表现

表现为中枢性运动障碍、姿势及运动模式异常（主要表现为粗大及精细运动功能，以及姿势运动模式异常)、活动受限、原始反射延迟消失、立直(矫正)反射及平衡反应延迟出现、肌张力异常为主。发育神经学异常是脑瘫的特征和核心要素。

1. 痉挛型

是最常见的脑瘫类型,低出生体重儿和窒息儿易患本型。主要损伤部位是锥体系,病变部位不同,临床表现也不同。临床检查可见锥体束征,腱反射亢进,骨膜反射增强,踝阵挛阳性。

其主要表现为被动屈伸肢体时有"折刀"样表现;由于屈肌肌张力增高,多表现为各大关节的屈曲、内旋内收模式;受累关节活动范围变小、运动障碍、姿势异常;上肢表现为手指关节掌屈、手握拳、拇指内收、腕关节屈曲、前臂旋前、肘关节屈曲、肩关节内收;下肢表现为尖足,足内、外翻,膝关节屈曲或过伸展,髋关节屈曲、内收、内旋,呈剪刀步态,下肢分离运动受限,足底接触地面时下肢支持体重困难;多见躯干及上肢伸肌、下肢部分屈肌及部分伸肌肌力降低;动作幅度小、方向固定、运动速率慢。

痉挛型双瘫最常见,主要为全身受累,下肢重于上肢,多表现为上肢屈曲和下肢伸展模式;痉挛型四肢瘫可表现为全身肌张力过高,上下肢损害程度相似,或上肢重于下肢;痉挛型偏瘫具有明显的非对称性姿势和运动模式。

2. 不随意运动型

损伤部位以锥体外系为主。以手足徐动临床表现多见,此外可见舞蹈样动作等。

其主要表现为难以用意志控制的全身性不自主运动,面肌、发音和构音器官受累,常伴有流涎、咀嚼吞咽困难、语言障碍,亦可见皱眉、眨眼、张口、颈部肌肉收缩、脸歪向一侧、独特的面部表情等;原始反射持续存在并通常反应强烈,尤以非对称性紧张性颈反射(ATNR)姿势为显著特征;头部控制差、与躯干分离动作困难,难以实现以体轴为中心的正中位姿势运动模式;由于上肢的动摇不定,可使躯干和下肢失去平衡,容易摔倒;主动运动或姿势变化时肌张力突然增高,安静时肌张力变化不明显;当进行有意识、有目的运动时,表现为不自主、不协调和无效的运动增多,与意图相反的不随意运动扩延至全身,安静时不随意运动消失。

病变早期部分婴儿表现为松软,主动运动减少,因此早期较难确定病型。智商一般较痉挛型高。

3. 共济失调型

约占脑瘫的5%,多与其他型混合。主要损伤部位为小脑,以协调及平衡障碍为主要表现。指鼻试验、对指试验、跟胫膝试验难以完成。

其主要表现为不能保持稳定姿势,步态不稳、不能调节步伐、醉酒步态,易跌倒,步幅小,重心在足跟部,基底宽,身体僵硬,方向不准确,过度动作或多余动作较多,动作呆板而机械。肌张力多不增高或可能降低。可见手和头部的轻度震颤,眼球震颤极为常见。语言缺少抑扬声调,而且徐缓。

4. 混合型

某两种或几种脑瘫类型同时存在时称为混合型,以痉挛型和不随意运动型同时存在为多见,可能以一种类型的表现为主,也可以大致相同。

5. 脑瘫的其他问题

包括:① 智力障碍及学习困难;② 斜视、弱视、听力损害等感知觉障碍;③ 听力损害;④ 语言障碍;⑤ 癫痫;⑥ 心理行为异常;⑦ 吸吮、咀嚼、吞咽等障碍;⑧ 流涎;⑨ 继发性肌肉骨骼问题;⑩ 直肠和膀胱问题;⑪ 感染问题。

二、诊断与康复功能评定

(一) 诊断

脑性瘫痪主要靠临床诊断。脑瘫的诊断标准包含4项必备条件及2项参考条件。

1. 必备条件

主要有 4 项：① 持续存在的中枢性运动功能障碍(主要表现为粗大及精细运动功能障碍,呈持续性、非进行性)。② 运动和姿势发育异常(静态与动态姿势异常)。③ 反射发育异常(原始反射延迟消失,立直/矫正反射及保护性伸展反射延迟出现,平衡反应/倾斜反应延迟出现,锥体系损伤可出现病理反射、牵张反射亢进及踝阵挛等)。④ 肌张力及肌力异常(表现为肌张力增高或降低、不稳定或不对称,同时伴有肌力减弱)。

2. 参考条件(非必备条件)

主要有 2 项：① 引起脑瘫的病因学依据；② 头部影像学佐证(MRI、CT、B 超检查)。

3. 辅助检查

包括脑瘫直接相关检查和伴随问题的相关检查。

1) 脑瘫直接相关检查

(1) 头部影像学检查：MRI 被认为是发现脑组织形态结构改变及追踪观察其发育变化情况的最佳方法,主要特点如下：痉挛型脑瘫,常在额叶、顶叶 T_1 像有低信号区,侧脑室扩大等。痉挛型双瘫及四肢瘫儿童以脑室周围白质软化(PVL)为常见,多见于早产儿。亦可见多种类型的损伤,包括皮质和皮质下萎缩、脑畸形、多发囊性脑软化、髓鞘发育延迟、皮质-皮质下梗死、皮质下白质软化、先天脑发育畸形、基底核及丘脑损伤等。痉挛型偏瘫以一侧损伤为主；不随意运动型脑瘫,早产儿以 PVL 为主,足月儿以双侧丘脑、壳核和苍白球改变为主；不随意运动型与痉挛型混合型脑瘫,可见第三脑室扩大和侧脑室扩大；共济失调型脑瘫,可见第四脑室扩大及小脑低密度区,亦可见小脑萎缩、小脑蚓部损伤、小脑梗死。

(2) B 超检查：仅适用于囟门未闭的小婴儿,新生儿采用 B 超检查更为经济方便,如发现异常可采用 MRI 追踪观察。

(3) 遗传代谢：是脑瘫诊断较好的支持。有脑畸形和不能确定某一特定的结构异常,或疑有遗传代谢病,应考虑遗传代谢检查。

2) 脑瘫伴随问题的相关检查

(1) 脑电图：作为判断癫痫发作类型及药物治疗效果的依据,脑电图(EEG)背景波还可帮助判断脑发育状况。

(2) 诱发电位：对于判断是否存在中枢性听觉、视觉障碍具有参考价值。脑干听觉诱发电位(BAEP)可早期诊断脑瘫儿童听力障碍的性质和程度；视觉诱发电位(VEP)可用于判断脑瘫儿童视觉障碍的性质及程度。

4. 鉴别诊断

应与运动发育落后/障碍性疾病(发育指标延迟、全面性发育落后、发育协调障碍、孤独症谱系障碍)、颅内感染性疾病、脑肿瘤、智力落后、进行性肌营养不良、先天性肌迟缓及良性先天性肌张力低下、脑白质营养不良、脊椎肿瘤畸形等脊椎病、小脑退行性病变、各类先天性代谢性疾病、自身免疫性疾病、内分泌疾病等进行鉴别。

(二) 康复功能评定

康复评定是脑瘫儿童康复的重要环节,通过评定可以明确脑瘫儿童的发育水平、功能状况、障碍情况,为制订合理的康复治疗方案,预测和判定康复治疗效果提供依据。根据儿童实际需求和目的的不同,可采用国内外公认的评定量表或工具进行评定,也可根据临床经验采用自制的量表或工具进行评定。

1. 评定目的

了解儿童的身体状况、家庭和社会环境相关信息；对儿童的能力及发育情况进行评定,掌握儿童功能障碍的特点,分析功能障碍程度与正常标准的差别；为制订康复训练计划提供依据；为疗效评定及残疾等级判定提供客观指标。

2. 身体状况评定

对儿童的一般状况及精神心理状况进行评定,包括身体素质,性格特点、情绪、行为、反应能力等精神心理状况及感知觉和认知功能等。

3. 发育水平评定

主要对脑瘫儿童的运动、语言、认知、适应能力等各个领域的发育进行全面评定。常用的评定工具包括 Gesell 发育量表、Bayley 发育量表、Peabody 运动发育量表、S-S 语言发育迟缓评定等。

1) 反射发育评定

小儿反射发育可以准确反映中枢神经系统发育情况,根据神经系统的成熟度,可分为原始反射、姿势反射、平衡反应、背屈反应及病理反射。

(1) 原始反射:包括觅食反射、吸吮反射、握持反射、拥抱反射、张口反射、跨步反射、踏步反射、侧弯反射等。脑瘫儿童往往表现为原始反射不出现、亢进或延迟、消失。

(2) 姿势反射:是重力维持姿势平衡、修正姿势的反射总称,可反映神经系统的成熟度,是运动障碍评定的依据,主要包括不对称性颈强直反射(ATNR)、对称性紧张性颈反射(STNR)、紧张性迷路反射(TLR)、矫正反射、降落伞反射等。不同的姿势反射应在发育的不同时期出现、消失或终生存在。脑瘫儿童常表现为姿势反射延迟消失、亢进、缺如或延迟出现。

(3) 平衡反应:是皮质水平的反应,从 6 个月到 1 岁逐渐完善。其成熟发展,可以维持正常姿势。不同体位的平衡反应出现时间不同,终生存在。临床通常检查卧位、坐位、跪立位、立位平衡反应。脑瘫儿童平衡反应出现延迟或异常,严重痉挛型脑瘫几乎不能建立平衡反应;中、轻度痉挛型脑瘫建立不完全,出现较晚;不随意运动型脑瘫大部分反应都可建立,但反应不协调、不直接。

(4) 背屈反应:从背后拉立位的小儿使之向后方倾斜,则踝关节和足趾出现背屈,对于无支持的站立和行走十分重要。正常小儿出生后 15~18 个月出现,不出现或出现延迟为异常。

(5) 病理反射:痉挛型脑瘫可出现病理反射、牵张反射亢进、踝阵挛;痉挛型和不随意运动型脑瘫都可能出现联合反应,如主动用力、张口、闭口时发生姿势的改变等。在检查评定和治疗中,要避免和减少儿童的联合反应。

2) 姿势与运动发育评定

是早期发现异常及康复效果评定的依据。评定时应根据儿童年龄及临床特点,在俯卧位、仰卧位、坐位、跪立位、立位及体位转换、翻身、爬、行走等不同体位时进行。

(1) 脑瘫儿童发育的主要特征:不同程度的运动发育延迟,运动发育不均衡,姿势和运动模式异常,运动障碍呈现多样性。

(2) 评定内容与方法:姿势与运动发育是否有落后,是否有异常模式,是否协调对称,动态观察这种状况是否改善或恶化。可采用一些常用的评定量表进行运动功能评定,如 Alberta 婴儿运动量表、粗大运动功能评定(gross motor function measure,GMFM)、PALCI 评定、功能独立性评定(functional independence measure,FIM)、Peabody 运动发育评定等。

4. 关节活动度评定

是在被动运动下对关节活动范围进行测定。当关节活动受限时,还应同时测定主动运动的关节活动范围,并与前者比较。常用评定方法如下。

(1) 头部侧向转动试验:正常时下颌可达肩峰,左右对称,肌张力增高时阻力增大,下颌难以达肩峰。

(2) 臂弹回试验:使小儿上肢伸展后,突然松手,正常时在伸展上肢时有抵抗,松手后马上恢复原来的屈曲位置。

（3）围巾征：将小儿的手通过前胸拉向对侧肩部，使上臂围绕颈部，尽可能向后拉，观察肘关节是否过中线。新生儿不过中线，4～6个月小儿过中线。肌张力低下时，手臂会像围巾一样紧紧围在脖子上，无间隙；肌张力增高时肘不过中线。

（4）腘窝角：小儿仰卧位，屈曲大腿使其紧贴到胸腹部，然后伸直小腿，观察大腿与小腿之间的角度。肌张力增高时角度减小，降低时角度增大。正常4个月龄后应大于90°。

（5）足背屈角：小儿仰卧位，检查者一手固定小腿远端，另一手托住足底向背推，观察足从中立位开始背屈的角度。肌张力增高时足背屈角减小，降低时足背屈角增大。正常3～12个月龄为0°～20°。

（6）跟耳试验：小儿仰卧位，检查者牵拉足部尽量靠向同侧耳部，骨盆不离开床面，观察足跟与髋关节的连线与桌面的角度。正常4个月龄后应大于90°，或足跟可触及耳垂。

（7）股角（又称内收肌角）：小儿仰卧位，检查者握住小儿膝部使下肢伸直并缓缓拉向两侧，尽可能达到最大角度，观察两大腿之间的角度，左右两侧不对称时应分别记录。肌张力增高时角度减小，降低时角度增大。正常4个月龄后应大于90°。

（8）牵拉试验：小儿呈仰卧位，检查者握住小儿双手向小儿前上方牵拉，正常小儿5个月时头不再后垂，上肢主动屈肘用力。肌张力低时头后垂，不能主动屈肘。

脑瘫儿童易发生挛缩及关节变形，如斜颈、脊柱侧弯、骨盆前倾或侧倾、髋关节脱臼或半脱臼、膝关节屈曲或过伸展、足内外翻等。通过被动屈伸及在不同体位下进行关节活动度评定，可较好地辨别关节是否存在挛缩。关节变形后容易造成肢体的形态变化，因此还要注意测量肢体长度及肢体的周径等。

5. 肌张力评定

肌张力的变化可反映神经系统的成熟度和损伤程度，脑瘫儿童均存在肌张力异常。肌张力评定指标量化比较困难，目前多从以下几方面进行评定（见表4-5）。

表4-5　肌张力评定分类表

检查方法			评定	
			肌张力亢进	肌张力低下
安静时	肌肉形态	望诊：肌肉的外观	丰满	平坦
	肌肉硬度	触诊：肌肉的硬度	硬	软
	伸张性	过伸展检查，被动检查	活动受限抗阻力	关节过伸展抗阻力
	摆动度	用手固定肢体近位端关节，被动摆动远位端关节	振幅减少	振幅增加
活动时	姿势变化	姿势性肌张力检查	肌紧张	无肌紧张变化
	主动运动	主动运动检查	过度抵抗	关节过度伸展

1）静息性肌张力评定

评定时儿童多取仰卧位，需保持安静、不活动、精神不紧张。评定内容包括肌肉形态、肌肉硬度、肢体运动幅度改变及关节伸展度。关节伸展度可通过头部侧向转动试验、头背屈角、臂弹回试验、围巾征、腘窝角、足背屈角、跟耳试验、股角等进行判断。

2）姿势性肌张力评定

姿势性肌张力在姿势变化时出现，静息时消失。可以利用四肢的各种姿势变化观察四肢肌张力的变化。利用各种平衡反应观察躯干肌张力，也可转动小儿头部，发生姿势改变时观察肌张力的变化。

3）运动性肌张力评定

多在身体运动时观察主动肌与拮抗肌之间的肌张力变化，在四肢主动或被动伸展时检查肌张力的变化。锥体系损伤时,被动运动时出现折刀现象;肌张力增高有选择地分布,上肢以内收肌、屈肌及旋前肌明显,下肢多以伸肌明显。锥体外系损伤时,被动运动时出现铅管样或齿轮样运动;除上述表现外,可出现活动时肌张力突然增高。

4) 肌张力异常的几种主要表现

(1) 肌张力低下:蛙位姿势,"W"字姿势,对折姿势,倒"U"字姿势,外翻或内翻扁平足,站立时腰椎前弯,骨盆固定差而走路左右摇摆似鸭步、翼状肩、膝反张等。

(2) 肌张力增高:头背屈,角弓反张,下肢交叉,尖足,特殊的坐位姿势,非对称性姿势等。目前多采用 Ashworth 痉挛量表或改良 Ashworth 痉挛量表,两者都将肌张力分为 0～4 级(见表 4－6)。

表 4－6　改良 Ashworth 痉挛评定量表

级　别	评　级　标　准
0	无肌张力增高
1	肌张力轻度增高:被动运动患侧肢体在 ROM 终末呈现最小阻力或突然卡住
1+	肌张力轻度增高:被动运动患侧肢体在 ROM 后 50％内突然卡住,之后出现较小的阻力
2	肌张力较明显地增高:被动运动患侧肢体在大部分 ROM 内均有阻力,但仍能比较容易地进行被动运动
3	肌张力显著增高:被动运动患侧肢体在整个 ROM 内均有阻力,被动运动困难
4	僵直:患侧肢体呈僵直状态,不能完成被动运动

6. 肌力评定

通常检查关节周围肌群及躯干肌群,评定时的运动方向主要为屈-伸、内收-外展、内旋-外旋、旋前-旋后。

手法肌力评定(manual muscle testing，MMT),分级标准通常采用六级分级法(参见本书第二章),也可在六级分级法的基础上以加、减号进行细化。

7. 脑瘫 ICF－CY 核心分类组合

是首个基于 ICF 的脑瘫儿童评定工具,使脑瘫儿童功能评定的内容国际化、标准化,同时可描述涉及各种类型脑瘫的全部功能水平。其可引导研究者和脑瘫临床康复工作者去鉴定评定脑瘫儿童残疾和功能的工具和评定结果,即作为一个更全面的方法,而不仅仅评定身体结构和功能的损伤。

三、康复治疗

(一) 康复的基本原则

1. 早发现、早干预

早期发现异常、早期干预是恢复脑瘫儿童神经系统功能的最有效手段,是取得最佳康复效果的关键。

2. 康复方案个性化

采取个性化特点的综合性康复方法,以儿童为中心,组织医师、治疗师、护士、教师等各学科人员共同制订全面系统、体现个性化特点的康复训练计划,进行相互配合的综合性康复,以实现儿童身心的全面康复。

3. 与日常生活相结合

除正规的康复训练外,还要培训家长和看护者。开展家庭康复。深入了解患儿生活的各种细节,把整个日常生活设计成康复的过程。不仅使儿童学会日常生活能力,而且学习和注意保持正常运动和姿势模式,积极主动地参与到康复训练中。

4. 符合儿童发育特点及需求

为脑瘫儿童提供趣味、游戏、轻松愉快的环境和条件,采用符合儿童发育特点及需求的康复方法,最大限度地引导儿童主动参与,使其身心得到全面发育。

5. 推进社区康复和医教结合

开展社区康复和家庭康复,与社区医疗、妇幼保健、特殊教育、环境改造及宣教等相结合,逐渐形成适合我国国情的小儿脑瘫康复模式,使所有脑瘫儿童得到康复服务。

6. 不同年龄段应选择不同的康复策略

脑瘫儿童正值生长发育时期,不同生长发育阶段具有不同生理、心理及社会功能特点和规律。不同的功能障碍特点及程度,所处环境也会随着年龄的增长而变化。因此,不同年龄段脑瘫儿童应选择不同的康复策略。

(二) 主要康复方法

1. 物理治疗(physical therapy,PT)

包括运动疗法及物理因子疗法。

1) 运动疗法(kinesiotherapy)

(1) 基本原则如下:① 遵循儿童运动发育规律,以主动运动及诱发运动为主,促进运动发育;② 抑制异常运动模式,诱导正常运动模式,促进左右对称的姿势和运动,逐渐实现运动的协调性,使儿童获得保持正常姿势的能力,提高整体运动功能;③ 改善肌张力;④ 增强肌力;⑤ 处理局部功能障碍;⑥ 肌-骨骼系统的管理;⑦ 根据需求采用目前国内外公认的技术,主要选择采用多种技术与方法的联合运用,训练中应高度重视针对性、个性化、多系统、多角度训练。强调综合康复治疗。

(2) 运动疗法的要点:主要包括头部的控制、支撑抬起训练、翻身训练、坐位训练、膝手立位和高爬位的训练、站立和立位训练、步行训练、步态改善和实用性训练等。

(3) 主要技术:① 神经生理治疗技术中的神经发育学疗法及神经易化技术被广泛采用,包括 Bobath 技术(神经发育学疗法的代表技术,是当代小儿脑瘫康复治疗的主要疗法之一)、Vojta 技术、Rood 技术、Brunnstrom 技术、本体感觉神经肌肉促进技术(proprioceptive neuromuscular facilitation,PNF)、Temple Fay 技术、Domain 技术、Phelps 技术等;② 引导式教育(Petö 疗法);③ 运动控制(motor control,MC)及运动再学习(motor relearning program,MRP);④ 其他技术如强制性诱导疗法、减重步态训练、平衡功能训练、借助于辅助器具的训练等;⑤ 核心肌稳定训练等。

2) 物理因子疗法

包括功能性电刺激疗法中的经皮神经电刺激法、神经肌肉电刺激法、单极运动点电刺激法、仿生物电刺激法、生物电子激导平衡疗法等;传导热疗法的石蜡疗法、热袋温敷法、温热罨(蜡)包疗法、Kenny 湿敷温热法、蒸汽疗法等;水疗法(应用最为广泛)的涡流浴、伯特槽浴、步行浴、水中运动的头部控制、缓解肌紧张、呼吸的控制、增强平衡能力、最基本的游泳运动、水中功能训练等;冷疗法;生物反馈疗法中的肌电生物反馈疗法、脑电生物反馈疗法等;重复经颅磁刺激等。

2. 作业治疗(occupational therapy,OT)

主要是为了恢复和学习各种精细协调动作,解决生活、学习、工作及社交中所遇到的困难。取得一定程度的独立性和适应能力。同时,让患儿认识自己的障碍和能力所在,学会和养成对自身问题的处理能力。

作业治疗内容主要包括:① 保持正常姿势;② 促进上肢功能发育;③ 促进感知觉及认知功能发育;④ 促进日常生活活动能力发育;⑤ 促进情绪的稳定和社会适应性的发育;⑥ 环境改造及进食、更衣、如厕、沐浴、交流、休闲活动用自助具,上肢矫形器、轮椅等辅助器具的应用。

3. 言语治疗(speech therapy,ST)

对于语言障碍的患儿,必须了解其是否伴有智力障碍、听力障碍、构音障碍、吞咽障碍等,这样才能进行针对性的语言、言语治疗。

言语治疗主要包括:① 日常生活交流能力的训练;② 进食训练;③ 构音障碍训练;④ 语言发育迟缓

训练；⑤ 利用语言交流辅助器具进行交流的能力训练等。

4. 传统医学康复疗法

为中国小儿脑瘫康复的特色，包括针刺疗法的头针、体针、手针、耳针、电针等，推拿按摩疗法的各种手法，穴位注射，中药药浴、熏蒸，集中药、推拿按摩、针灸为一体的中医综合疗法。

5. 辅助器具及矫形器

根据脑瘫不同类型、年龄、瘫痪部位及不同目的选配。规范选配辅助器具和矫形器。目前软组织贴扎技术也被应用于脑瘫康复治疗中。

6. 护理与管理

小儿脑瘫的护理和管理主要由护理人员与家人承担，专业工作者应重视对家长的教育和辅导，如儿童所处的环境状况，儿童的精神、营养、睡眠、饮食、消化状况，采取正确抱姿和携带、移动方式，制作和选择简易的防护用具及辅助器具，进行日常生活能力、交流能力、理解能力、交往能力和智力水平的开发，防止并发症及合并症的发生，合理使用药物等。特别注意预防关节畸形和肌肉挛缩。

7. 心理康复

脑瘫儿童可能伴有情绪、性格的问题和障碍，与正常儿童相比较，更易产生自卑感和抑郁的情绪，产生一些心理障碍及学习困难。因此，脑瘫儿童的心理康复提倡早期进行，通过各种方法纠正异常心理发育，促进正常心理发育。

8. 医教结合

脑瘫儿童的教育需早期进行。主要教育途径包括学校教育（普通学校特殊班、特殊学校、普通学校）、康复机构的教育、家庭教育、社区教育等。教育方法主要包括诊疗教学法、主题单元教学法、行为矫正法、任务分析法、引导式教育、感觉统合训练、音乐治疗、电脑辅助教学等。提倡医疗康复与教育康复相结合的教育方法。在保证患儿享有受教育权利的同时，保障其得到最好的康复治疗。

9. 家庭及社区康复（community based rehabilitation，CBR）

家庭是患儿最佳的也是最终的康复场所，我们有义务帮助患儿在自己的环境中得到成功。脑瘫儿童定期到康复机构接受康复评定和康复治疗或解决特殊需求，长期以家庭或社区康复站点为基地，进行康复训练和治疗。近年来基于物联网的远程指导家庭康复模式逐渐成熟，并有着广泛的发展前景。

10. 职业康复及社会康复

（1）职业康复：是脑瘫儿童从儿童期转向成年期后回归社会的重要途径，其核心内容是协助大年龄组的脑瘫儿童妥善选择能够充分发挥其潜在能力的最适职业，如手工作业、电脑作业、器械作业、服务作业等不同的作业方式，帮助他们逐渐学会适应和充分胜任这一工作，取得独立的经济能力并贡献社会。

（2）社会康复：应充分发挥社区政府、机构及民间的作用，制定相关政策，保障公平待遇与权利，提供接受教育和培训的机会。开展宣传教育，组织不同形式的社会活动等，使脑瘫儿童及家庭真正融入社会。社会工作者在社会康复、社区康复、集中式康复与社区康复相结合中起到桥梁和骨干作用。

11. 其他方法

主要针对脑瘫儿童的伴随症状和合并症的药物和手术治疗，包括肌、肌腱和骨关节矫形手术，脊神经后根部分切断术和巴氯芬鞘内注射在内的手术治疗、音乐治疗、游戏及娱乐治疗、马术治疗，神经肌肉激活技术（neuromuscular activation，Neurac）、镜像视觉反馈疗法，虚拟现实康复训练等。

四、小儿脑瘫的预后和预防

（一）预后

尽管脑瘫儿童的期望寿命比一般人群短，但90%以上可以活到成年乃至老年。脑瘫儿童的预后与脑损伤的程度、是否早期发现、早期干预、康复治疗方法是否得当、康复预防情况以及社会因素有关。

（二）预防

小儿脑瘫的预防可分为三级预防。

（1）一级预防：是脑瘫预防的重点，主要目的是防止脑瘫的发生，即研究预防能够导致脑瘫的各种原因及所采取的干预措施。

（2）二级预防：是对已经造成脑损伤的儿童，采取各种措施防止其发生残疾。早期发现异常、早期干预和康复治疗，使其功能达到正常或接近正常，使脑瘫儿童得以身心全面发育。

（3）三级预防：是对已经发生残疾的脑瘫，应通过各种措施，预防残障的发生。特别预防次生损害如挛缩畸形的发生。深入进行脑瘫的临床和基础理论研究，积极采取综合措施，通过全社会的共同努力和网络化建设，可以有效预防脑瘫的发生，减少残疾和残障。

（唐　亮）

第四节　脊髓损伤

一、概述

（一）定义

脊髓损伤（spinal cord injury，SCI）是指由外伤或疾病等原因导致的脊髓结构和功能损伤，导致损伤平面以下运动、感觉、自主神经等多种功能障碍并存，是一种极为严重的高致死率和高致残率疾病。

脊髓损伤是中枢神经损伤的一种，其对患者、家庭和社会带来的后果往往是毁灭性的，负担是极为沉重的。绝大多数脊髓损伤都是外伤性的，非外伤性脊髓损伤主要因脊髓炎症、肿瘤、血管性疾病等引起。

（二）分类

1. 创伤性

（1）颈脊髓损伤：屈曲型旋转脱位或骨折脱位：最常见，最好发部位为C5—C6；压缩性骨折：C5—C6为最常见部位。过伸性损伤：最常见于伴有退行性变的老年人脊柱，占颈椎损伤的30％左右，最常见于C4—C5，属于稳定性损伤。

（2）胸、腰髓损伤：屈曲型旋转脱位或骨折脱位最常见，多位于T12—L1，造成椎体前移，通常不稳定，导致脊髓、圆锥或马尾神经功能的完全性障碍；压缩性骨折：较为常见，通常表现为椎体高度减低，损伤稳定，神经损伤少见；过伸性损伤，比较少见，通常导致完全性脊髓损伤。

（3）开放性损伤：占脊髓损伤的15％以下，可因爆裂伤、血管损伤引起，也可因子弹穿过或骨折片刺破脊髓所致。这些损伤通常不导致脊柱不稳。

（4）挥鞭样损伤：放射线表现往往呈阴性，无骨折和脱位，脊髓损伤为不完全性，一般病情较轻，但仍有少数患者可相当严重。

2. 非创伤性

（1）血管性：如动脉炎、梅毒、结核、动脉栓塞性疾病、脊髓前动脉栓塞性疾病、由骨盆向脊髓静脉逐渐延伸的脊髓栓塞性静脉炎、动静脉畸形、主动脉造影并发症、减压性疾病引起。

（2）感染性：如病毒性横贯性脊髓炎、脊髓灰质炎、脊髓炎、急性脑膜脑炎、硬膜外脓肿等。

（3）退行性：如脊柱肌萎缩、肌萎缩性侧索硬化、脊髓空洞症、多发性硬化症、恶性贫血所致。

（4）肿瘤：原发性：脑膜瘤、神经胶质瘤、神经纤维瘤、多发性骨髓瘤；继发性：继发于肺癌、前列腺癌、乳腺癌、甲状腺癌、肾癌和淋巴瘤等。

其他的有椎管狭窄、变形性骨炎（Paget 病）、类风湿性畸形、强直性脊椎炎、椎间盘突出症、神经管闭合不全、脊柱侧凸、放射性脊髓病、电击伤等。

（三）流行病学

据调查，2002 年北京地区脊髓损伤患者发病率为 60/100 万，最常见的原因是高空坠落，其次是车祸；在美国脊髓损伤患者的发病率约为 50/100 万左右。美国每年约新发有 1.2 万脊髓损伤患者，迄今为止美国脊髓损伤幸存者总数为 25 万。绝大多数患者年龄在 16～30 岁之间。超过 80% 为男性。交通事故、坠落和枪伤是美国脊髓损伤最主要的原因。65 岁以上人群中，坠落或跌伤是主要原因。根据美国疾病控制和预防中心估算，脊髓损伤相关医疗费用每年约为 97 亿美元。

20 世纪 30 至 40 年代以来，由于急救医学的进步，更多的脊髓损伤患者得以存活下来，表现为截瘫或四肢瘫，遗留移动不能、感觉异常、排尿、排便障碍等多种程度不一的功能障碍，其破坏性的影响波及患者及其家庭的各个方面，尤其严重地影响了患者的生活质量。因此，康复护理对减少脊髓功能进一步损害，预防并发症，最大限度地挖掘残存的功能潜力，在尽可能短的时间内让患者重建信心，重返家庭和社会具有重大意义。

（四）主要功能障碍

1. 运动障碍

根据损伤部位，主要表现为四肢瘫或截瘫，即下肢或四肢有不同程度的肌力减弱或消失，肌张力异常，患者完全不能行走和站立，甚至无法保持站立和坐位平衡，是影响脊髓损伤患者的最重要的方面。脊髓损伤后运动障碍的原因主要有以下几个方面。

（1）肌肉瘫痪：肌肉瘫痪是运动功能障碍的最主要原因。由于失神经支配的肌肉失能，也可以由于长期制动而导致肌肉萎缩。

（2）关节挛缩畸形：长期缺乏活动，肌肉纵向萎缩，肌腱弹力纤维短缩，常导致关节挛缩。迁延日久，甚至导致关节畸形，影响患者的移动和步行。

（3）痉挛：上运动神经元病变合并脊髓中枢兴奋性失控，上位中枢对下位中枢失抑制，导致肌张力过高、活动过多甚至痉挛。痉挛一般在损伤后 3～6 周开始，6～12 个月达到高峰。常见诱因是膀胱充盈或感染、结石、尿路阻塞、压疮等。如患者反复痉挛，则要警惕是否有并发症。由于痉挛，导致皮肤高强的剪切力，皮肤易发生损伤，甚至压疮。痉挛限制关节活动，影响日常生活活动。股内收肌痉挛影响小便及会阴部清洁。但是下肢肌群痉挛有助于患者尽早地站立和行走，预防直立性低血压，预防深静脉血栓，膀胱和腹部肌肉痉挛有助于排尿。

2. 感觉障碍

感觉障碍主要有感觉丧失、减退或过敏，即感觉异常和疼痛。脊髓损伤患者的感觉功能障碍主要有以下几个方面。

1）疼痛

疼痛是困扰和影响脊髓损伤患者最常见的感觉障碍之一。尽管运动功能的丧失在脊髓损伤患者功能障碍中影响最大的，但是疼痛依然是决定患者能否充分发挥残存的功能能力、参与日常生活活动以及社会参与至关重要的因素。

疼痛也是脊髓损害的早期症状,但是由于疼痛的复杂性,到目前为止,还没有一种国际公认的疼痛分类标准。最近,由国际脊髓损伤学会、美国脊髓损伤学会、美国疼痛学会专家学者整合以往分类系统的要素,提出了新的分类系统。疼痛分为伤害感受性疼痛和神经病理性疼痛。

(1) 伤害感受性疼痛:是指组织受到任何机械性、温度或化学性损伤以后发生的疼痛,此类疼痛经由完整的伤害感受性传导通路传递。① 肌肉骨骼性疼痛:一般来说,此类疼痛常被患者描述为“麻木”“疼痛”“与运动相关”“休息后可以缓解”等表现。一般是由于骨骼、肌肉、韧带、椎间盘及小关节的损伤引起的,也可以由于术前脊柱不稳定所造成的伤害性疼痛。可出现在损伤平面以上、损伤平面及以下保留部分感觉的区域。② 内脏性疼痛:一般发生在胸腹部,也就是躯干部位,常被患者描述为“肚子绞痛”“钝痛”等与内脏器官病例损害或功能异常有关。如果临床检查未能发现内脏器官病理损害,而对相应内脏结构的神经阻滞以后不能减轻疼痛,则应将这种疼痛归为神经性疼痛。③ 其他不能归类为肌肉骨骼性疼痛者。

(2) 神经病理性疼痛:此类疼痛的特点是“尖锐”“放射性”“电击样”“烧灼样”,可能伴有感觉过敏、痛觉过敏等症状。一般以脊髓损伤部位划分,共分为 4 个亚型。① 损伤平面的疼痛,即疼痛区域在损伤平面。② 损伤平面以下型,即疼痛区域在损伤平面以下,一般不会在损伤后短时间内出现,常在 6 个月至 1 年间出现症状加重。③ 损伤平面及以下型,即损伤平面和平面以下都有疼痛区域。④ 其他神经病理性疼痛,疼痛可出现在损伤平面以上,损伤所在平面或者以下,但与脊髓或神经根损伤无关。

2) 感觉异常

不完全性脊髓损伤患者感觉障碍表现不同,身体两侧针刺觉、轻触觉表现为缺失、减退或过敏。胸髓病变可出现束带感。

3) 感觉丧失

完全性脊髓损伤患者,损伤平面以下感觉功能完全消失。触觉、痛觉、温度觉等感觉全部消失,存在潜在的被烫伤、冻伤及挤压伤的风险。

3. 膀胱和直肠功能障碍

主要表现为尿潴留、尿失禁和排便障碍。

(1) 膀胱功能障碍:正常情况下膀胱可以贮尿和排尿,当膀胱内尿液达一定程度(约 400～500 ml)膀胱的牵张感受器受到刺激而兴奋,冲动传入骶髓排尿中枢,同时向上到达脑干和大脑皮层,产生尿意。然后神经冲动传出到效应器,膀胱逼尿肌收缩,尿道括约肌放松,尿经由尿道口排出。但脊髓损伤早期,膀胱无充盈感,呈无张力性神经源性膀胱,膀胱充盈过度时出现尿失禁,若导尿不及时,会出现膀胱输尿管反流和肾积水,甚至可发展为急性肾衰竭;若膀胱逼尿肌无收缩或不能放松尿道外括约肌,从而产生排尿困难,造成膀胱内压增加和残余尿量增多,出现尿潴留。

(2) 直肠功能障碍:主要表现顽固性便秘、大便失禁及腹胀。排便与排尿一样受意识控制,由于乙状结肠的充盈与扩张所引起的神经冲动至圆锥部的骶髓中枢 L2～L4 节段后产生反射活动。传出冲动发出后,乙状结肠和直肠收缩而肛门括约肌协调性松弛,大便排出。当肛管排空后,肛门括约肌与提肛肌收缩而肛门闭锁。

与排便有关的神经损伤后,由于排便低级中枢与高级中枢联系中断,缺乏胃结肠反射,肠蠕动减慢,肠内容物水分被过多吸收,最后导致排便困难,便秘。

当第 12 胸髓节段至第 1 腰髓节段及以上的脊髓损伤时,排便反射弧及中枢未受损,但是与高级中枢的联系被切断,缺乏主动控制,称反射性大肠。而第 12 胸髓节段至第 1 腰髓节段及以下的脊髓损伤及马尾损伤,破坏了排便反射弧,无排便反射,直肠内外括约肌功能丧失,称迟缓性大肠,两次排便间隔期可有大便失禁。

4. 脊髓休克

脊髓休克是指脊髓受到外力作用后短时间内损伤平面以下的脊髓功能完全消失,所有反射消失,肢体呈完全性迟缓性瘫痪、尿潴留、便失禁,持续时间一般为数小时或数周,偶有数月之久。

5. 自主神经调节功能障碍

脊髓损伤后,由于自主神经系统紊乱,会出现直立性血压的改变,即头高足低位血压显著下降,平卧血压恢复到原水平,下肢抬高血压升高;也会出现体温调节障碍,颈髓损伤后,交感和副交感神经系统失衡,引起损伤平面以下血管扩张,汗腺麻痹而不能分泌汗液,产生热量散发障碍,体温增高。同时由于寒战及竖毛反射消失、血管扩张及肌肉瘫痪不能收缩而产热量较少,也可出现低体温;此外,还会造成自主神经反射亢进,表现为心动过缓、心律失常、阵发性高血压、出汗、视野缺损等症状。

6. 呼吸功能障碍

高位脊髓损伤患者,如颈髓损伤,由于损伤平面以下神经传导阻滞,参与呼吸的肌肉瘫痪,常存在不同程度的呼吸功能障碍,可引发多种呼吸系统并发症。呼吸系统并发症是导致颈髓损伤患者住院时间长,医疗费用增加,甚至死亡的最主要原因之一。

绝大多数脊髓损伤患者死于并发症,只有及时有效地防治并发症,才能提高患者的生存质量和延长生存期。主要并发症包括呼吸道感染、呼吸衰竭、心血管功能退化、泌尿系感染、下肢深静脉血栓形成、异位骨化、压疮、关节痉挛、骨质疏松、迟发性神经功能恶化、心理障碍等。

二、康复诊断和康复功能评定

(一) 康复诊断要点

1. 外伤史

有明确外伤史。最常见车祸,其次为高处跌落造成。

2. 临床表现

损伤水平以下躯体感觉、运动障碍,大小便功能障碍,体温控制障碍及性功能障碍。

3. 影像学检查显示

椎体骨折或脱位,CT 和 MRI 扫描发现脊髓损伤。

(二) 功能评定

1. 脊柱稳定性评估

临床康复治疗中,普遍重视通过训练达到提高功能的目的,往往忽视康复治疗带来的一些不良反应,甚至不可逆转的严重后果。脊髓损伤后虽经手术固定或外固定制动,但因脊柱稳定性重建时间过短,尚不完全稳定或刚刚稳定,因此在康复治疗前,必须对脊柱稳定性进行详细的评价,包括脊柱骨折类型、手术方式与内固定材料性质、外固定及患者病情情况、病程长短等内容。应定期进行骨折部位的影像学检查,观察骨折复位及内固定与植骨的融合情况。

脊髓不稳定或病程 2 周内的脊髓损伤患者,应在床边进行评定和康复治疗。应加强主管医师、康复治疗师、护士及其家属之间的联系和沟通,根据患者反应随时调整治疗内容和安排。所有康复治疗都必须防止可能因损伤部位的移位而产生脊髓的再损伤。早期活动时不允许范围过大,更不应该影响手术效果,进行关节活动度训练和肌力增强训练中,应注意避免影响脊柱的稳定,治疗要循序渐进,控制肢体活动的范围和强度,并应注意观察治疗过程中患者的反应与病情变化。

(1) 颈椎稳定性标准:下列 6 种情况每项为 2 分,① 脊椎前部破坏或功能丧失;② 脊椎后部破坏或功能丧失;③ 相对矢状面的移位超过 3~5 mm;④ 相对矢状面的旋转超过 11°;⑤ 牵张试验阳性;⑥ 脊髓损伤。以下 2 种情况每项为 1 分,根部损伤、异常椎间隙变窄。总分 5 分以上表明脊柱不稳。以上标准不适用于颈部 C1 和 C2 的损伤。

(2) X 线影像胸椎稳定性标准:一般采用 Danis 的三柱概念,前柱是由前纵韧带、纤维环和椎体前部组成;中柱包括椎体后部、纤维环后部和后纵韧带;后柱由所有后面结构组成,包括椎弓、棘突和韧带。如果三柱中任何两柱受到破坏或出现其中一柱破坏伴有神经损伤时,可以认为脊柱不稳。

(3) 压缩性骨折稳定性标准:脊柱后凸<20°,侧屈<10°,椎体高度压缩小于 50%。

2. 脊髓损伤的神经功能评估

1) 损伤平面的评定

损伤平面的确定主要以运动损伤平面为依据。运动损伤平面和感觉损伤平面是通过检查关键性肌肉的徒手肌力和关键性感觉点的痛觉和触觉来确定。

当关键感觉点或关键肌因某种原因无法检查时,检查者将记录"无法检查"来代替神经评分。如可能会因为关键点处损伤治疗的原因而无法评定受累处的感觉运动分数和总的感觉与运动分数,但即使同时合并有脑外伤、臂丛神经损伤、肢体骨折等影响神经系统的检查,也应该尽可能精确地评定神经损伤平面。必要时所测的感觉运动评分和残损分级可以参考以后的检查结果。

(1) 运动平面(motor level)评定:运动平面是指身体两侧均具有正常运动功能的最低脊髓节段。运动功能正常是指该脊髓节段所支配肌肉的肌力≥3 级,同时其上一节段关键肌肌力必须≥5 级的关键肌所代表的平面。由于左右两侧的运动平面可能不一致,因此需分别评定。某些脊髓平面相应肌节的肌力无法通过徒手检查获得,只能假定其运动平面与感觉平面相同,以感觉损伤平面来确定。

表 4-7 为运动检查 10 对关键肌评分标准。

表 4-7　运动检查 10 对关键肌

右侧的评分	平　面	代表性肌肉	左侧的评分
5	C5	肱二头肌	5
5	C6	桡侧伸腕肌	5
5	C7	肱三头肌	5
5	C8	中指指深屈肌	5
5	T1	小指外展肌	5
5	L2	髂腰肌	5
5	L3	股四头肌	5
5	L4	胫前肌	5
5	L5	足(拇)长伸肌	5
5	S1	腓肠肌	5

选择这些肌肉是因为它们与相应节段的神经支配相一致,并且脊髓损伤时更适合于做仰卧位检查。俯卧位是被禁止的。

脊髓损伤评定还可包括其他肌肉,但并不用来确定运动分数或运动平面,建议测定下列肌肉:膈肌(通过透视)、三角肌、腹肌(Beevor 征)、内侧腘绳肌、髋内收肌。肌力按无、减弱、正常来记录。所推荐的选择性项目虽不用于评分,但可以对特定患者的临床描述进行补充。

(2) 感觉平面(sensory level)评定:感觉平面即身体两侧具有正常感觉功能的最低脊髓节段,或其下一平面即出现感觉异常的节段。确定感觉平面时,须从 C2 节段开始检查,直到针刺觉或轻触觉<2 分的平面为止。由于左右两侧的感觉平面可能不一致,因此需分别评估。表 4-8 为感觉检查 28 个关键点。

表 4-8　感觉检查 28 个关键点

C2	枕骨粗隆	T8	第 8 肋间(在 T6—T10 的中点)*
C3	锁骨上窝	T9	第 9 肋间(在 T8—T10 的中点)*
C4	肩锁关节的顶部	T10	第 10 肋间(脐)*
C5	肘前窝外侧	T11	第 11 肋间(在 T10—T12 的中点)*
C6	拇指近节背侧皮肤	T12	腹股沟韧带中点
C7	中指近节背侧皮肤	L1	T12 与 L2 之间的 1/2 处
C8	小指近节背侧皮肤	L2	大腿前中部
T1	肘前窝内侧	L3	股骨内髁
T2	腋窝顶部	L4	内踝
T3	第 3 肋间*	L5	第 3 跖趾关节足背侧
T4	第 4 肋间(乳线)*	S1	足跟外侧
T5	第 5 肋间(在 T4—T6 的中点)*	S2	腘窝中点
T6	第 6 肋间(剑突水平)*	S3	坐骨结节
T7	第 7 肋间(在 T6—T8 的中点)*	S4—S5	肛门周围(作为 1 个平面)

* 指位于锁骨中线上的关键点。

除对这些两侧关键点进行检查外,还要求检查者做肛门指检测试肛门外括约肌。感觉分级为存在或缺失(即在患者的总表上记录有或无)。肛门周围存在任何感觉,都说明患者的感觉是不完全性损伤。

2) 损伤程度的评定

根据 ASIA 的损伤分级(见表 4-9),判定最低骶节(S4—S5)有无残存功能。骶部感觉功能包括肛门黏膜皮肤交界处的感觉及肛门深感觉,运动功能是指肛门指检时肛门处括约肌的自主收缩。

表 4-9　ASIA 损伤分级

分级	损伤程度	临　床　表　现
A	完全损伤	S4—S5 无任何感觉和运动功能保留
B	不完全损伤	损伤水平以下,包括 S4—S5 有感觉功能但无运动功能
C	不完全损伤	损伤水平以下,运动功能存在,大多数关键肌肌力<3 级(0—2 级)
D	不完全损伤	损伤水平以下,运动功能存在,大多数关键肌肌力≥3 级
E	正常	感觉和运动功能正常

(1) 完全性损伤(complete injury):是指最低骶段(S4—S5)的感觉和运动功能完全消失。

(2) 不完全性损伤(incomplete injury):指在神经平面以下包括最低位的骶段(S4—S5)保留部分感觉和/或运动功能。骶部感觉包括肛门黏膜皮肤交界处和肛门深部的感觉。骶部运动功能检查是指通过肛门指检发现肛门外括约肌有无自主收缩。

(3) 部分功能保留区(zone of partial preservation, ZPP):部分功能保留区只适用于完全性脊髓损伤患者。指在神经平面以下皮节和肌节保留部分神经支配。有部分感觉或运动功能的最低节段范围成为部分保留区。运动损伤平面以下保留 3 个节段的运动功能,鞍区感觉保留并有肛门括约肌的自主收缩。

(4) 脊髓休克的评定:判断脊髓休克是否结束的指征之一是球海绵体反射,反射消失为休克期,反射的再出现表示脊髓休克结束。需要注意的是正常人有 15%～30% 不出现该反射,圆锥损伤时也不出现该反射。脊髓休克结束的另一指征是损伤水平以下出现任何感觉运动或肌肉张力升高和痉挛。

3. 运动功能评定

(1) 运动评分:脊髓损伤患者的肌力评定不同于单块肌肉,要综合评估。ASIA 采用运动评分法

(motor score，MS)进行脊髓损伤的肌力评估。选择 10 块关键肌,评估时分左、右两侧进行,评估标准：采用 MMT 法测定肌力,每一条肌肉所得分与测得的肌力级别相同,如测得肌力为 1 级则评 1 分,肌力为 5 级则评 5 分。将两侧肌节得分相加,得出一个总的运动评分并用这一评分量化评定运动功能的变化。最高分为 100 分,左侧 50 分,右侧 50 分。评分越高肌肉功能越佳。NT 表示无法检查,如果任何因素妨碍了检查,如疼痛,体检或失用等,则该肌肉的肌力被认定是 NT。

（2）痉挛评定：临床上多采用改良 Ashworth 量表。

4. 感觉功能评定

采用 ASIA 的感觉指数评分(sensory index score，SIS)来评定感觉功能。选择 C2～S5 共 28 个节段的关键感觉点,分别检查身体两侧的针刺觉和轻触觉,缺失为 0 分,障碍(部分障碍或感觉改变,包括感觉过敏)为 1 分,正常为 2 分。针刺觉检查时常用一次性安全针。轻触觉检查时用棉花。在针刺觉检查时,不能区别钝性和锐性刺激的感觉应评为 0 级。一侧、一种感觉最高得 $2\times28=56$ 分,左右两侧两种感觉最高得 $56\times2\times2=224$ 分。分数越高表示感觉越接近正常,无法检查为 NT。

5. ADL 评估

截瘫患者可用改良的 Barthel 指数(modified Barthel index，MBI)评定,四肢瘫患者可用四肢瘫功能指数(quadriplegic index of function，QIF)来评定(见表 4-10)。

表 4-10　改良 Barthel 指数量表

项　目	评　分　标　准	评定时期(年/月/日)		
		初期	中期	后期
		/ /	/ /	/ /
1. 大便	0=失禁或昏迷 5=偶尔失禁(每星期<1 次) 10=能控制			
2. 小便	0=失禁或昏迷或需由他人导尿 5=偶尔失禁(每 24 h<1 次,每星期>1 次) 10=控制			
3. 修饰	0=需帮助 5=独立洗脸、梳头、刷牙、剃须			
4. 如厕	0=依赖别人 5=需部分帮助 10=自理			
5. 吃饭	0=依赖 5=需部分帮助(切面包、抹黄油、夹菜、盛饭) 10=全面自理			
6. 转移(床⇌椅)	0=完全依赖别人,不能坐 5=需大量帮助(2 人),能坐 10=需少量帮助(1 人)或指导 15=自理			
7. 活动（步行） (在病房及其周围,不包括走远路)	0=不能动 5=在轮椅上独立行动 10=需 1 人帮助步行(体力或语言指导) 15=独立步行(可用辅助器)			
8. 穿衣	0=依赖 5=需一半帮助 10=自理(系开纽扣、关开拉锁和穿鞋等)			

项　目	评　分　标　准	评定时期（年/月/日）		
		初期	中期	后期
		/ /	/ /	/ /
9.上楼梯（上下一段楼梯，用手杖也算独立）	0＝不能 5＝需帮助（体力或语言指导） 10＝自理			
10. 洗澡	0＝依赖；　5＝自理			
总分				
ADL 缺陷程度*				
评定者				

＊ADL 能力缺陷程度：0～20＝极严重功能缺陷；25～45＝严重功能缺陷；50～70＝中度功能缺陷；75～95＝轻度功能缺陷；100＝ADL 自理。

6. 心理社会状况评估

脊髓损伤患者因有不同程度的功能障碍，会产生严重的心理负担及社会压力，正确评估患者及家庭对疾病和康复的认知程度。心理状态、家庭及社会支持程度，对疾病康复有直接影响。

7. 压疮风险评估

压疮是脊髓损伤后主要的并发症之一，且具有易复发，难治性的特点，因此评估脊髓损伤患者的压疮风险极为重要（见表 4 - 11）。

表 4 - 11　脊髓损伤压疮风险评估量表

患者姓名：	评定者：	日期：
项目	参考值	得分
1 活动水平	步行 0 分 轮椅 1 分 卧床 4 分	
2 移动能力	无障碍 0 分 受限 1 分 制动 3 分	
3 完全性脊髓损伤	是 1 分　否 0 分	
4 尿失禁或总是潮湿	是 1 分　否 0 分	
5 自主神经反射异常或严重痉挛	是 1 分　否 0 分	
6 年龄	＜34 岁 0 分 35～64 岁 1 分 ＞65 岁 2 分	
7 抽烟史	不吸烟 0 分 以前抽烟 1 分 依然在抽 3 分	
8 肺脏疾病	有 1 分　无 0 分	
9 心脏疾病	有 1 分　无 0 分	
10 糖尿病	有 1 分　无 0 分	

（续表）

11 肾脏疾病	有 1 分　无 0 分
12 认知功能损伤	有 1 分　无 0 分
13 在护理院或养老院	是 1 分　否 0 分
14 白蛋白<34 g/L 或总蛋白<64 g/L	是 1 分　否 0 分
15 血红蛋白<120 g/L	是 1 分　否 0 分
总分（0～25 分）	
风险程度：低风险 0～2 分　中等风险 3～5 分　高危险 6～8 分　极高风险 9～25 分	

　　按照美国压疮协会分类，压疮分为 4 度。Ⅰ度，为具有红斑但皮肤完整；Ⅱ度为损害涉及皮肤表层或真皮层，表现为皮损、水泡或浅层皮肤创面。Ⅲ度损害涉及皮肤全层及其皮下脂肪交界的组织，表现为较深皮肤创面。Ⅳ度损害广泛涉及肌肉、骨骼或结缔组织（肌腱、关节、关节囊等）。

　　8. 功能恢复与预后

　　对于完全性脊髓损伤的患者，C7 是关键水平，C7 基本上能自理，C7 以下完全能自理，C7 以上时，C5、C6 只能部分自理，C4 完全不能自理；从轮椅上能独立的角度看，C8 是个关键水平，C8 以下均能独立；从步行功能看，T3—T12，L1—L2，L3—L5，分别为治疗性、家庭性、社区性功能步行的关键水平。如为不完全性脊髓损伤，则结局要好很多。

　　对完全性脊髓损伤的患者，可根据其不同的损伤平面预测其功能恢复情况（见表 4-12、表 4-13）。

表 4-12　损伤平面与功能预后的关系（轮椅依赖与独立程度）

损伤平面	不能步行	轮椅依赖程度			轮椅独立程度		独立步行
		大部分	中度	轻度	基本独立	完全独立	
C4～C5	√						
C4		√					
C5			√				
C6				√			
C7～T1					√		
T2～T5						√	
T6～T12							√①
L1～L3							√②
L4～S1							√③

　　注：① 可进行治疗性步行；② 可进行家庭性步行；③ 可进行社区性步行。

表 4-13　不同平面脊髓损伤患者的功能预后

神经平面及关键肌	运　动	功能活动能力	辅助工具或帮助
C1—C3 颈髓节段 面部及颈肌	讲话、咀嚼、饮水、吹气	床上活动（依赖） ADL（完全依赖） 轮椅技能 转移（依赖）	需要全日制的护理人员 声控电动轮椅

（续表）

神经平面及关键肌	运　动	功能活动能力	辅助工具或帮助
C4 颈髓节段 膈肌、斜方肌	呼吸、提肩胛	床上活动（依赖）	
		ADL 进食	电动上肢支具（有肘腕关节）及改造过的餐具
		ADL 打字	口/头操控杆敲击键盘
		ADL 翻页	口/头操控杆或电动翻页器
		ADL 电话、家具、电器使用	环境控制系统
		轮椅技能：减压	口头操纵杆、电动轮椅
		轮椅技能：转移	电动 tilt-in-space 轮椅
		皮肤监控	依赖
		娱乐	依赖，口/头操纵杆
C5 颈髓节段 肱二头肌、肱肌、肱桡肌、三角肌、冈下肌、菱形肌	肘屈曲、前臂旋后、肩后伸、肩外展 90°、有限的肩前屈	床上活动	需要一定的帮助
		ADL 可以通过更少的帮助完成第 4 颈髓节段所完成的所有活动	需要他人帮助其穿戴辅助具，之后独立完成一些日常活动
		ADL 进食	可移动的上肢支撑，改造的餐具及腕支具
		ADL 打字	电脑键盘、手支具、改造的打字杆、部分患者可能需要上肢的可移动支撑或悬吊
		翻页	同上
		有限的自理活动，如洗脸、刷牙、梳头	洗脸手套、改造牙刷、梳子
		轮椅技能	需要装置凹凸不平的橡胶覆盖物或者选用有操纵杆的电动轮椅
		转移（依赖）	滑板
		皮肤监控（依赖）	
		减压	电动挺仰式（tilt-in-space）
		咳嗽	需要器具增加腹压
C6 颈髓节段 桡侧腕伸肌、冈下肌、背阔肌、胸大肌、旋前圆肌、前锯肌、小圆肌	肩关节前屈后伸、内旋、内收肩胛骨外展及外上回旋、前臂旋前、腕关节伸展	床上活动	需要部分帮助达到独立，如床边应用围栏、床头应用悬吊
		ADL 进食	万能腕套
		ADL 穿衣	有限的穿衣能力，需要通过惯性伸展肢体，需要纽扣钩、拉链套等辅助帮助
		自理	万能腕套及改造的自理用具（牙刷、梳子）
		轮椅技能	可以独立手动驱动轮椅，轮椅驱动轮边缘需要装置橡胶覆盖物，远距离行动需要电动轮椅
		转移	需要滑板可独立完成部分转移
		皮肤监控和减压	独立
		直肠和膀胱护理	需要帮助
		咳嗽	需要器具增加腹压

（续表）

神经平面及关键肌	运 动	功能活动能力	辅助工具或帮助
C7 颈髓节段 拇长伸肌、拇短伸肌、指伸肌、桡侧腕屈肌、肱三头肌	肘关节伸展、手指伸展、腕屈曲	床上运动 ADL 进食 ADL 穿衣 ADL 自理 轮椅技能 转移 直肠膀胱护理 咳嗽 家务 驾驶	独立 独立 独立，需要纽扣钩等辅具 淋浴椅及环境改造的淋浴装置 独立驱动手动轮椅，标准的驱动轮 独立，部分患者需要滑板帮助 需要直肠刺激器、直肠栓剂、尿引流装置等 独立 部分厨房活动，厨房能够容纳轮椅通行，需要家庭环境改造 改造的汽车，可以手动控制可以让轮椅进出汽车
C8 颈髓节段 T1 胸髓节段 指屈肌、尺侧腕屈肌、拇长屈肌、拇短屈肌、手固有指屈肌	完全的上肢神经肌肉支配能完成协调性和力量很好的抓握	床上活动 ADL 轮椅技能 家务 转移 驾驶 就业	独立 在个人自理和卫生方面完全自理需要一些改造的器具，如淋浴椅、扶手等 独立驱动手动轮椅，标准的驱动轮 部分家务独立，可以独立准备食物，家居环境适合轮椅通行 独立 改造的汽车，可手动控制 可以在无障碍建筑中工作
T4—T6 胸髓节段 上半部分肋间肌、竖脊肌（骶脊肌，半脊肌）	改善的躯干控制更好的呼吸功能	床上活动 ADL 轮椅技能 1. 过障碍物 2. 轮椅运动 转移 治疗性站立 家务	独立 独立 独立的手动驱动轮椅 通过翘轮技术过障碍物 完全参与 独立 需要站立架，固定髋膝踝关节 独立，需要适合轮椅通行的家居环境
T9—T12 胸髓节段 全部肋间肌、腹肌	更好的躯干控制改善的耐力	室内步行轮椅	双 KAFO、腋杖、助行器 完全独立
L2—L4 腰髓节段 髂腰肌、股四头肌、腰方肌、股薄肌、缝匠肌	髋关节屈曲、膝关节伸展、髋关节外展	功能性步行轮椅	KAFO 或 AFO 及拐杖轮椅用于能量节约
L4—L5 腰髓节段 股四头肌、胫前肌、胫后肌、趾伸肌、腘绳肌内侧	更强大的髋屈、膝伸展，较弱的踝背屈	功能性步行	AFO、肘杖或手杖

三、康复治疗

（一）康复目标与原则

1. 康复原则

早期应以急救、制动固定、防止脊髓二次损伤及药物治疗为原则；恢复期以康复治疗为中心，加强姿势控制、平衡、转移及移动能力的训练,提高日常生活活动能力。

2.康复目标

恢复独立生活能力、回归社会,开创新生活。

(1)短期目标:脊髓损伤发生后,早期以急救、固定制动、药物治疗及正确选择手术适应证,防止脊髓二次损伤及并发症的发生。

(2)长期目标:最大限度地恢复独立生活能力及心理适应能力,提高生存质量,并以良好的心态回归家庭与社会,开始新的生活。

(二)康复方法

1.物理治疗

主要采用各种运动疗法,按照不同病程阶段,运动疗法侧重点有所不同。其次可以采用各种经典物理因子如直流电疗法、短波疗法、超短波疗法、微波疗法、超声波疗法、低中频电疗法、神经肌肉电刺激、痉挛肌电刺激、经皮神经电刺激、功能性电刺激、肌电生物反馈疗法、磁疗、气压疗法、紫外线疗法、激光疗法、红外线疗法及蜡疗等。应根据功能情况及并发症的发生情况酌情选用。此外,在恢复后期还可以采用水疗,通常根据工伤职工脊柱稳定性和残余肌力等情况进行气泡浴＋涡流治疗、水中肢体功能训练和水中步行运动训练等水疗项目。

现将各种运动疗法运用,简述如下:

1)急性期运动疗法

脊髓损伤的早期康复应该从受伤现场救治就开始进行,在脊柱稳定性重建术后需要及时地进行系统、规范的康复治疗,并将康复理念贯穿于整个临床治疗过程的始终。

急性期是指脊髓损伤后约6~8周内,主要问题是脊柱骨折尚不稳定,咳嗽无力呼吸困难,脊髓休克。此期主要防止并发症,其次维持关节活动度和肌肉的正常长度,进行肌力和耐力训练,为过渡到恢复期治疗做准备。脊柱、脊髓损伤患者早期急救处理极为重要,急救措施的正确及时与否,决定患者的预后。不完全脊髓损伤可因急救处理不当而造成完全性损伤,完全性损伤可因急救处理不当造成损伤水平上升。对颈脊髓损伤患者,上升一个节段就意味着康复目标的降低及残疾程度的增加。

脊髓损伤早期康复阶段包括卧床期和轮椅活动适应期。早期康复治疗应分阶段进行,预防和减少脊髓功能的丧失是最重要的,任何可能造成脊髓损伤加重的救治都必须避免。卧床期应在配合临床治疗同时,积极预防和干预失用综合征与并发症的发生发展,轮椅活动适应期主要是训练脊髓损伤患者逐步离床活动,对残存肌力或受损平面上的肢体进行肌力和耐力训练,并为过渡到恢复期的训练做准备,以适应后期系统、规范、强度较大的康复治疗,为提高日常生活活动能力奠定坚实基础。

(1)正确体位的摆放:急性期卧床阶段正确的体位摆放,不仅对保持骨折部位的正常排列,稳定脊柱以避免进一步损伤,而且对于预防压疮、关节挛缩及痉挛的发生都是非常重要的,应在发病后立即按照正确体位摆放患者。

仰卧位:四肢瘫痪患者上肢体位摆放时应将双肩向上,防止后缩,肩下的枕头高度适宜,双上肢放在身体两侧的枕头上,肘伸展,腕关节背屈30°~45°以保持功能位,手指自然屈曲。手掌可握毛巾卷,以防形成功能丧失的"猿手"。

截瘫患者上肢功能正常,采取自然体位即可。四肢瘫及截瘫患者下肢体位摆放相同。髋关节伸展,在两腿之间放1~2个枕头,以保持髋关节轻度外展。膝关节伸展,膝关节下可放小枕头,以防止膝关节过度伸展。双足底可垫软枕,以保持踝关节背屈,预防足下垂的形成,足跟下放小软垫,防止出现压疮。

侧卧位:四肢瘫患者应将双肩向前,肘关节屈曲,上侧的前臂放在胸前的枕头上,下侧的前臂旋后放在床上,腕关节自然伸展,手指自然屈曲,在躯干背后放一枕头给予支持;四肢瘫及截瘫患者的下肢体位摆放相同,下侧的髋和膝关节伸展,上侧的髋和膝关节屈曲放在枕头上,与下侧的腿分开,踝关节自然背屈,上面踝关节下垫一软枕。

（2）关节活动度训练:早期即应对脊髓损伤患者所有关节进行关节活动范围内的被动活动。活动时动作应轻柔,避免引起躯干旋转,四肢关节均需活动。手术内固定或外固定手术后 2 周,在评估脊柱稳定性基础上,可以根据病情在不影响脊柱稳定情况下,给予起立床站立训练。

对外伤和脊柱骨折导致的脊髓损伤,脊柱稳定性差的患者,禁止脊柱的屈曲和扭转活动。四肢瘫的患者禁止头颈部及双肩的牵伸运动。为避免加重胸、腰椎的损伤,截瘫患者的髋关节活动应禁止。肩关节屈曲、外展对上脊柱有影响,应控制在 90° 以内。对下脊柱有影响的直腿抬高运动时应禁止超过 45°,膝屈曲下髋关节屈曲运动禁止超过 90°。

患者处于休克期时,每天应进行 2 次被动活动,休克期后每天 1 次,并靠自己的力量保证充分的关节活动度。进行被动活动时,每个肢体的关节从近到远端的活动时间应在 10 min 以上,每个关节都要进行数次的全范围的活动。

一定要注意对日常活动意义重要的一些关节活动范围的保存,例如肩关节屈伸、水平外展及外旋;肘关节屈伸、腕关节的掌屈背伸;指间关节的屈曲与拇指外展;髋、膝、踝、足趾等下肢关节的屈伸活动。被动活动可促进血液循环,保持关节和组织的最大活动范围,防止关节畸形、肌肉缩短和挛缩。患者受伤后就应开始训练。

（3）肌力训练:在保持脊柱稳定性原则基础上,所有能主动运动的肌肉均应强化训练,防止发生肌肉萎缩或肌力下降,也为后期代偿动作的进行做好准备。根据损伤平面的不同,一般主要针对三角肌、肱二头肌、肱三头肌、背阔肌等肌群进行肌力训练,采用助力运动、抗阻训练、渐进性抗阻训练等方式。肌力训练可加强上肢支撑力和维持坐、立姿势的能力,为日后手控制轮椅或用拐杖步行打下基础。

加强患者肢体残存肌力的训练,可以提高机体的运动功能,增强日常生活能力,为患者重返社会奠定基础。不同肌肉、不同肌力的训练方法不同,以循序渐进为原则,不可操之过急,造成损伤,逐渐从被动运动过渡到主动运动,并尽早进行独立的功能性上肢运动。

主动运动包括:助力运动,肌力小于 3 级的肌群可采取助力运动,在治疗师的帮助下,配合完成肢体运动,也可在悬吊装置的帮助下进行肢体减重运动,提高肌力;抗阻力运动,肌力大于 3 级需进行抗阻力运动,可用沙袋、滑轮提供阻力,或采取渐进性抗阻力运动;等速肌力运动,对肌力大于 3 级可利用等速训练仪进行训练,可较快提高肌力。但抗阻力运动和等速肌力训练还有一定限制,最好在恢复早期或后期康复进行中进行。

（4）基本轮椅运动:保证脊柱稳定性原则下,可根据患者病情做早期轮椅适应性训练。C6 及以下水平损伤患者首先从坐位平衡开始训练,让患者能直腿能坐在床上,进一步训练其稳定性,令其两臂伸直前平举,维持坐位姿势,又可突然对患者身体施以少许推力,训练患者维持平衡的能力。训练患者轮椅与治疗床之间、轮椅与厕所之间的转移;学习如何控制和推动,使之前进、后退和转弯,接着学习如何上坡、下坡,最后学习如何离开轮椅到床上和地板上,然后再回到轮椅上。

（5）体位变换:应防止患者某一部位长时间持续受压。一般采取交替变换仰卧、侧卧位等体位的方法。卧位变换体位的时间一般不超过 2 h;坐位时,应间隔 20～30 min 用双手撑起身体,使臀部抬离床面 30 s,以改善受压部位的血液循环。

脊髓损伤患者应根据病情变换体位,一般每 2 h 变换一次,使用气垫床可延长体位变换时间。变换前向患者及家属说明目的和要求,以取得理解和配合。体位变换时,注意维持脊柱的稳定性,可由 2～3 人轴向翻身,避免托、拉、拽等动作。

并仔细检查全身皮肤有无局部压红、破溃、皮温、肢体血液循环情况，并按摩受压部位。可用软枕、海绵等将骨突出部位垫高，特别是枕后、肩胛骨、骶尾部、髋关节、膝关节以及足跟和内外踝。对于四肢部位的压疮无论变换何种体位，都应用两块小海绵垫将压疮部位架空；对躯干部的压疮（如骶尾部、两侧坐骨结节）可用两块大海绵垫将压疮部位架空。

（6）呼吸功能训练：呼吸肌由膈肌、肋间肌和腹肌3组肌肉组成。膈肌的神经支配为第4颈髓节段，它是主要的吸气肌，肋间肌的神经支配为第1～7胸髓节段，其主要作用是稳定肋骨骨架，以配合膈肌运动。腹肌的神经支配为第6～12胸髓节段，是主要的呼气肌，并在咳嗽、呕吐及排便动作中起很大作用。低水平脊髓损伤患者的肺功能一般是正常的，高位尤其是颈段脊髓损伤后，损伤平面以下的呼吸肌麻痹，胸廓活动能力及肺活量降低，尤其是急性期，呼吸道分泌物增多而无法排除，很容易发生肺部感染和肺不张。目前呼吸系统并发症已在脊髓损伤患者死亡原因中占据首位，尤其是在早期，最容易发生呼吸系统并发症。

为增加肺活量，清除呼吸道分泌物以保证呼吸道通畅，减少肺部感染发生率，脊髓损伤患者应每天进行2次以上的呼吸和排痰训练。虽然胸腰段脊髓损伤患者的肺功能一般是正常的，但坚持呼吸功能训练和鼓励咳嗽、改善排痰是十分重要的。呼吸功能训练包括胸式呼吸训练、腹式呼吸训练以及辅助咳嗽训练、体位排痰训练等。

a. 呼吸肌肌力训练：所有患者都要进行深呼吸锻炼。指导患者运用腹式呼吸，先从放松缓慢开始，逐渐用手法或使用沙袋将一定阻力施于患者腹部等方式，锻炼呼吸肌的负荷能力。阻力施加时应循序渐进，开始训练时最好进行血氧饱和度监测，以患者感到稍许呼吸困难但血氧饱和度仍维持在95%以上为度。在患者进行有效呼气期间，用两手在患者胸壁上施加压力，并尽量分开双手，每次呼吸之后，应变换手的位置，尽量多覆盖患者胸壁。

b. 辅助咳嗽：用双手在膈肌下施加压力，可代替腹肌的功能，协助完成咳嗽动作。单人辅助法：两手张开放在患者的胸前下部和上腹部，在患者咳嗽时，借助躯体力量均匀有力地向内上挤压胸廓，压力要酌情，避免骨折处疼痛，又要把痰排出为度。两人辅助法：如患者有肺感染，痰液黏稠或患者胸部较宽，可两人操作。操作者分别站在患者的两侧，将前臂错开横压在胸壁上或张开双手放在患者靠近自己一侧的胸壁上和下部，手指向胸骨，待患者咳嗽时同时挤压胸壁。最初两周内，每天进行3～4次，以后可每天1次。患者可每天自行练习咳嗽或在家人的帮助下练习，该方法对颈脊髓损伤患者十分重要，可有效排出呼吸道分泌物，预防和治疗肺感染。

c. 增加胸壁运动：在医师允许下，以不影响脊柱稳定性为前提，有目的性的被动牵伸双上肢，增加胸壁运动，或者指导或协助患者进行床上翻身活动。

d. 排痰训练：指导并督促管床护士及患者家属坚持每天按照由外向正中线、由下向上有节律地叩击、拍打患者胸背部，同时鼓励患者主动进行咳嗽咳痰训练，防止气道分泌物潴留。

e. 日常趣味训练：为提高患者肺活量、延长呼气时间及提高呼吸肌肌力，还可设计多种多样的主动呼吸训练的方法，如：吹蜡烛游戏、吹气球等。对高位、依赖呼吸机的患者进行舌咽式呼吸和颈辅助肌呼吸训练，可增加患者的用力肺活量，减少对呼吸机的依赖，并能锻炼患者的功能性咳嗽能力。

（7）排便功能训练：脊髓损伤后出现的排尿障碍为神经源性膀胱，不能排空尿液而遗留不同程度的残余尿，为细菌繁殖提供培养基，造成尿路感染。残余尿增多还可造成膀胱输尿管反流，形成上尿路积水使肾功能受损。

脊髓损伤后1～2周内多采用留置导尿的方法，指导并教会患者家属定期开放尿管，一般每3～4 h开放一次，嘱患者做排尿动作，主动增加腹压或用手按压下腹部使尿液排出。保证每日摄水量在2 500～3 000 ml，引流袋低于膀胱水平以下，避免尿液反流，预防泌尿系感染。

待病情稳定后,尽早停止留置导尿,施行间歇导尿法。如有尿道狭窄、膀胱颈梗阻、尿道或膀胱损伤(尿道出血、血尿)、膀胱容量小于 200 ml 及有认知障碍等禁用间歇导尿。间歇导尿应注意饮水控制,规律导尿,以达到每 4~6 h 导尿一次。当间歇导尿后,残留尿量小于 100 ml 时,经过系统的膀胱训练后,可停止间歇导尿,锻炼反射性排尿。

应进行定时饮水、定时排尿训练,增加腹压的训练,尽可能站立或坐位排尿,少用卧位排尿。排尿时患者或者家属可用手在下腹部用力压迫将尿排出,但不能用力过大,以免尿液反流。排尿前,可叩击、按摩下腹部或大腿根部,挤压下腹,牵拉阴毛;在耻骨联合上进行有节奏拍打,进行电刺激。通过训练建立排尿反射。

脊髓损伤早期,因脊髓休克期,直肠松弛,结肠蠕动也少,通常 3~4 天不用处理大便。4 天以后,戴乳胶手套检查直肠内,有大便直接抠出来。7 天以后,进食正常,可服用些缓泻药,如番泻叶泡水喝,或吃中药"麻仁润肠丸"。排便时可按压结肠,用带指套指扩张肛门括约肌,刺激肠蠕动,以增进排便。在能起床生活稳定后,应坐在马桶上排大便。每次时间不少于 20 min,中间要支持臀部,加软垫圈,防止压疮,患者可戴手套,自行注入甘油于肛门内,并可用手扩张肛门括约肌,并腹加压,多可养成顺利排大便的习惯。应尽量避免卧床排大便方式。另外,平时多吃富含维生素多的食物和水果,以利于大便排出。

饮食高纤维素、高热量和高营养。排便困难者,可按结肠走向按摩,使用缓泻药或低压灌肠。排便频度以每 2~3 天 1 次为宜。

2) 恢复期运动疗法

脊髓损伤患者生命体征平稳、骨折部位稳定、神经损害或者压迫症状稳定、呼吸平稳后即可进入恢复期治疗。

脊髓损伤患者经过急性期的综合康复治疗与,运动、平衡、转移及日常生活活动能力都有了一定程度的改善,此期的问题是挛缩、各种功能性活动能力低下、日常生活不能自理。

(1) 肌力训练:为促进运动功能恢复,脊髓损伤患者为了应用轮椅、拐杖或自助器,在卧床或坐位时,应重视肌力的训练。上肢针对肩带肌、胸大肌、三角肌、肱二头肌、肱三头肌、肱桡肌,屈伸腕部,屈伸手指肌群及握力训练。躯干部针对背肌、腹肌进行强化训练。下肢针对腰方肌、髂腰肌、股四头肌、胫前肌、踇长伸肌、腓肠肌、臀大肌、臀中肌等进行训练。① 0 级和 1 级肌力主要训练方法为被动活动、肌肉电刺激及生物反馈治疗;② 2~3 级肌力时,可进行较大范围的辅助、主动及器械性运动,根据患者肌力情况,调节辅助器;③ 3~4 级肌力时,可进行抗阻力运动。

(2) 垫上训练:患者的垫上训练主要对躯干、四肢的灵活性、力量及功能性动作的训练。

a. 垫上翻身:患者平卧在垫上,头颈屈曲旋转,双上肢上举,做节律性对称性摆动,借摆动惯性,头从一侧转向另一侧,随后双上肢、躯干、下肢顺势转向俯卧位。从俯卧位向仰卧位翻身,可先在一侧骨盆或肩胛下放枕头帮助最初的旋转,如翻身仍困难,可增加枕头,实现躯干和肢体的转动,四肢瘫患者需帮助才能完成,也可借助绳梯或吊环,如高颈髓损伤者可借助吊环在翻身或坐起时,将前臂穿进吊环,用力屈肘完成起坐或翻身动作。

翻身对床上的体位变换和减压以及协助穿裤子方面有重要意义。在翻身训练中,患者需要学会应用头、颈、上肢的旋转以及旋转带来的惯性,来驱动躯干和下肢,实现翻身。从仰卧位翻向俯卧位较为简单,翻身训练从仰卧位开始。如果患者身体两侧力量不平衡,可以选择从较强一侧翻向较弱一侧。

开始时,翻身训练可以在垫上进行,但最终患者必须掌握在其家居用床上独立翻身的能力。为了让患者最大限度地掌握翻身技能,在进行训练时尽可能地不用床边扶手、绳索、悬吊等辅助器具的帮助。患者也需要掌握在盖有被褥或毯子时的翻身技能。

在从仰卧位向俯卧位翻身时,可以在肩胛和骨盆下垫置枕头制造躯干旋转,帮助实现翻身。在开始时可以选择垫置两个枕头,随着训练的进步逐渐减少枕头的数量和垫起的高度,直至最后患者可以在没有枕头帮助的情况下实现独立翻身。在从俯卧位向仰卧位翻身时可以考虑在胸壁和骨盆下垫放枕头。对于一些翻身困难较大的患者,可以考虑从侧卧位开始。

b. 垫上胸肘支撑:为改善床上活动,强化前锯肌和其他肩胛肌的肌力,促进头颈和肩胛肌的稳定,应在垫上进行胸肘支撑的练习。俯卧位时,两肘交替移动,直到两肘撑起后,肘位于肩的下方,也可做双肘伸直支撑、手支撑俯卧位,可用于床上移动,但需要三角肌、肱二头肌、肱三头肌、肱桡肌等的良好肌力及肘关节活动正常。

c. 垫上双手支撑:进行垫上双手支撑的患者,上肢功能必须正常。这项训练更适用于截瘫患者。患者双手放于体侧臀旁支撑的垫上,使臀部充分抬起,这是日常生活动作的基础,有效支撑动作取决于上肢力量、支撑手的位置和平衡能力。训练时为保持坐位平衡,头、肩、躯干要前屈,使重心保持在髋关节前面,双上肢靠近身体两侧,手在髋关节稍前一点位于垫上,手掌尽可能伸展,手指伸展,身体前倾,头的位置超过膝关节。双侧肘关节伸直,双手向下支撑。双肩下降,把臀部从垫上抬起,如患者上肢长度不足抬起以支撑使臀部抬离床面,可加用一段拐。

d. 垫上转移:包括侧方支撑移动、前方支撑移动和瘫痪肢体移动,患者可利用吊环进行坐起和床下训练。对改善患者日常生活活动能力非常重要。截瘫患者因双上肢功能正常,垫上移动容易完成,而四肢瘫患者的垫上移动与损伤水平、上肢的长度有关。移动方法是:先借助吊环自我坐起,双手放在体侧,躯干前屈、前倾。双手用力快速向下支撑,头及肩后伸,躯干及下肢向前移动,反复训练。相同方式进行向后和两侧的移动。

(3)坐位训练:脊髓损伤患者多采用长坐位和端坐位进行平衡维持训练。包括静态平衡训练和动态平衡训练。在训练中,应逐步从睁眼状态过渡到闭眼状态下进行。

a. 静态平衡训练:患者取长坐位,在前方放一姿势镜,患者和护士可随时调整坐位的姿势。当患者在坐位能保持平衡时,再指示患者将双上肢从前方、侧方抬起至水平位。

b. 动态平衡训练:护士可与患者进行抛球、传球的训练,不但可以加强患者的平衡能力,也可强化患者双上肢、腹背肌的肌力及耐久力。

对于缺乏躯干有效肌肉收缩的患者,当其前移或侧移时可能失去躯干直立姿势的控制,此时要保持坐位的躯干稳定需要借助上肢的帮助。损伤平面较高或者躯干力量较差的患者可以依靠于轮椅的靠背,或者通过躯干的对线保持躯干的平衡,但脱离了这些位置后就会失去平衡,这时患者便需要借助上肢的帮助。

利用上肢维持躯干直立姿势的一个较简单的方式是上肢后伸勾住轮椅推手。如果患者的肱三头肌存在有效收缩,也可以选择双上肢支撑大腿或扶手来控制重心的前移,维持躯干的直立姿势。

(4)转移训练:转移训练分为平面转移和非平面转移。平面转移是指两个高度相同的支持面之间的转移。平面转移相对来讲难度系数低,非平面转移难度系数较高,可能需要很强的肌力,较好的躯干姿势控制和平衡能力。

对于双上肢神经支配完整,肌力正常的患者,平面转移容易完成。而对于高位损伤,特别是C5、C6脊髓节段平面损伤,缺乏有效的肱三头肌收缩的患者,在独立转移的过程中都将面临较大的困难。因为在独立的转移过程中,上肢对躯干的支撑极为重要,而肘关节的锁定对保证上肢负重异常重要。对于高位损伤患者,缺失了肱三头肌的神经支配,要实现独立转移需要寻求代偿的方式保证肘关节的锁定。

对于第5颈髓节段平面脊髓损伤患者,其仍然保留三角肌的支配,因此肘关节的锁定方式,主要靠上肢的位置摆放和三角肌的代偿性收缩。患者将一侧上肢向前侧方放置于床上或垫上,在放置时,要尽可能地远离身体重心以为臀部侧方转移提供空间,同时又不能太远而影响支撑。另一侧上肢放置于髋关节侧方的轮椅坐垫上。在上肢的放置中要保证肩关节外展外旋、肘关节伸展、前臂外旋、腕关节伸展、指间关节屈曲(保护屈指肌腱)。在这种上肢闭链支撑的情况下,通过三角肌前束的收缩内收内旋肩关节,实现肘关节的过伸,达到代偿性锁定的目的。转移过程中,患者向前侧方倾斜躯干,通过前侧的上肢负重支撑,向相反方向甩动头颈,利用头-髋位置关节移动臀部,达到转移目的。

对于第 6 颈髓节段损伤的患者,由于保留了前锯肌的神经支配,能够利用前锯肌的收缩控制肩胛骨的运动,在转移的过程中能够更有效地控制肩胛,而帮助上肢负重。因为第 6 颈髓节段以下平面损伤的患者,因为保留了肱三头肌神经支配,在转移的过程中能够通过肱三头肌的收缩锁定肘关节而实现上肢的有效支撑负重,而使转移容易实现。

按照是否需要他人帮助,可分为辅助转移训练和独立转移训练。

a. 辅助转移训练:可由 1 人辅助进行双足不离地的躯干垂直转移,或 2 人辅助进行。转移训练时,治疗师双足及双膝抵住患者的双脚及双膝的外面,开始时患者躯干前倾、髋关节屈曲、髋后伸、伸膝、躯干伸展。治疗师双手抱住患者臀下或提起患者腰带,同步完成站立动作。注意患者站立时锁住双脚及双膝,以防跌倒。坐下时,患者髋关节屈曲,治疗师双手由臀部滑向肩胛,使患者屈髋,臀部坐到凳子上。

b. 独立转移训练:包括臀部在轮椅上向前移动、将下肢移到训练床上及躯干移动。从轮椅到床的转移方法有:向前方转移:训练前,护士应先演练、讲解,并协助患者完成训练。将轮椅靠近床边 30 cm,锁住轮椅,将双下肢放在床上,打开刹车靠近床边,刹车,用双上肢支撑将身体移至床上完成转移;向侧方转移:轮椅侧方靠近床边并去掉床侧轮椅的扶手,将双下肢放在床上,一手支撑在轮椅的扶手上,另一手支撑在床上,将臀部移至床上。另一种方法是将双脚放在地上,使脚与地面垂直,这种转移方法可以使双脚最大限度地负重;斜向转移:将轮椅斜向 30°,刹住并将双脚放在地面上。利用支撑动作将臀部移到床上。上述转移过程也可使用滑板,如床与轮椅转移时将轮椅与床平行,前轮尽量向前,刹住轮椅,取下靠床的轮椅扶手,架好滑板,放好双下肢,用双上肢支撑将臀部移到滑板上,然后将臀部移到床上。

(5) 站立训练:病情较轻的患者经过早期坐位训练后,无体位性低血压等不良反应即可在康复医师指导下进行站立练习。训练时应注意协助患者保持脊柱的稳定性,协助佩带腰围训练站立活动。T10 以下截瘫患者,可借助矫形器与拐杖实现功能性步行。若借助传动矫形器、电动矫形器和拐杖,甚至损伤平面更高的患者也能实现独立步行。患者站起立床,从倾斜20°开始,逐渐增加角度,约 8 周后达 90°。

(6) 步行训练:站立平衡是进行步行训练的基础,在步行训练之前,患者需要掌握维持躯干直立姿势的能力。脊髓损伤患者,双下肢瘫痪,膝踝足矫形器可以帮助其控制膝关节和踝关节,要维持站立平衡,患者需要很好地控制髋关节。在缺失髋周围肌肉主动收缩的情况下,患者可以通过髋关节的过伸维持躯干的平衡。

完全性脊髓损伤患者在步行过程中,需要依赖下肢矫形器和步行辅助工具的帮助。下肢矫形器沉重而且限制下肢关节的活动,穿戴矫形后患者需要良好的躯干对线和足够的髋关节后伸才能实现稳步站立,步行中,下肢的摆动动力往往全部来源于上肢和躯干的代偿。穿戴矫形器的步行速度很慢,步行能耗是正常步行的 2~4 倍,所以脊髓损伤患者要实现功能性步行需要良好的呼吸循环系统耐力。虽然患者可以通过上肢的耐力训练改善躯体的耐力状况,但患者的年龄、体重以及呼吸循环系统的疾病往往是很大的限制因素。另外,患者的痉挛、本体感觉缺失、疼痛、关节挛缩畸形和其他并发症使得实现功能性步行更为困难。

伤后 3~5 个月,已完成上述训练,可佩戴矫形器完成步行训练。尽早开始步行训练课防止下肢关节挛缩,减少骨质疏松,促进血液循环。先在平行杆内训练轮椅上坐位到站位的转移,要注意保护并协助患者,在患者实现站立平衡后,再在平行杆内行走训练。可采用摆至步、迈过步、四点步、二点步、后方侧方迈步等方法训练,平稳后移至杆外训练,用双拐来代替平行杆,方法相同。

平面步行技能的掌握,可以帮助患者实现独立的室内步行。社区的步行环境较室内更为复杂,步行的支持面往往高低不平,患者要实现独立的社区步行需要掌握过障碍物技能训练。通过上下路崖、上下楼梯、上下坡道等训练方式使患者能够适应更为复杂的步行环境。不同损伤部位及损伤程度的患者,步行能力恢复的程度是不一样的。

(7)摔倒训练:脊髓损伤患者通过下肢矫形器和辅助工具的帮助的步行总有摔倒的风险。摔倒可能会对患者的身体造成伤害,为了尽可能地减少伤害,患者需要掌握安全摔倒的方式,并在摔倒后掌握从地面站起的技能。有两种方式可以一定程度地减少摔倒造成的伤害。① 在摔倒的过程中,将拐杖甩开,避免倒落过程中拐杖对躯干或上肢带来伤害。② 在摔倒时,可以考虑用手掌触地,并通过肘肩关节的支撑缓冲地面对身体的反作用力伤害。③ 靠近墙时,可以顺着墙面缓缓滑落到地面上。

2. 作业治疗

(1)床边训练:早期进行体位摆放,并行床边日常生活活动训练,内容包括床上翻身、坐位平衡、进食和修饰等。

(2)日常生活活动训练:包括进食、梳洗、如厕、更衣、沐浴、交流、家务、外出等训练。训练前应协助患者排空大小便,如患者携带尿管、便器等应在训练前协助患者妥善固定好,训练后,对患者整体情况进行观察及评估,如有不适感及时与康复医师联系,调整训练内容。① 进食:不具备手的抓握功能的患者需要借助自助具来完成进餐动作。训练用的餐具如碗。盘应特殊制作,具有防滑、防洒功能。② 梳洗:手功能受限的患者在刷牙、梳头时可用环套套在手上,将牙刷或梳子套在套内使用。拧毛巾时,可指导患者将毛巾中部套在水龙头上,然后将毛巾双端合拢,再将毛巾向同一个方向转动,将水挤出。③ 如厕:患者如厕一定要遵照轮椅转换的动作。④ 更衣:训练用的衣服宜宽大、简单,衣扣和带子改为尼龙搭扣。以穿脱开襟衣服为例。⑤ 穿法:衣服背面放在膝盖上,领子对着自己,衣服的前面向上并打开,将一手伸入衣袖内并伸出手腕;用同样方法完成另一只手,低头将衣服举翻过头顶,手臂伸直,让衣服垂落至肩膀上,身体前倾,使衣服沿躯干与椅子之间的空隙滑下来。⑥ 脱法:解开衣服纽扣,躯干尽量前屈,双手由衣领处向上拉并使衣服过头,恢复躯干伸展坐位,一只手拇指勾住对侧衣袖腋窝处使手推出衣袖,用同样方法退出另一只手。⑦ 沐浴:姿势一般采用长坐位,身体向前倾,头颈部屈曲,可借助长柄的海绵刷擦洗背部和远端肢体,注意防止烫伤。⑧ 交流:通常语言交流无障碍,由于手功能差,可能无法进行书信交流和电话交流,可以制作不同的自助具,以提高患者生活质量。⑨ 家务:胸1以下脊髓损伤患者一般能做家务,但由于患者须坐在轮椅上,因此患者的生活环境需要进行改造。⑩ 外出:主要是轮椅与汽车间的转移动作。需要注意的是,坐在轮椅上时,每30 min左右用上肢撑起躯干使臀部离开椅面减压一次,以免坐骨结节等处形成压疮。

(3)轮椅操作技术训练:进行轮椅上减压、平地驱动和转移训练(轮椅与床、椅、厕座、浴缸、交通工具等的转移),上肢功能比较好的进行上下斜坡训练,截瘫患者需进行大轮平衡技术训练。

(4)辅助器具配置及使用训练:配置辅助器具并对患者进行辅助器具使用训练。

(5)文体训练和虚拟现实训练:文体训练可包括手工艺训练、艺术治疗、园艺治疗、小组治疗(室内小组、户外小组)和治疗性游戏训练等。

(6)功能训练指导:进行家庭康复指导、家居环境改造指导和环境适应训练。

(7)其他操作性训练:如耐力训练等。

3. 康复心理治疗

脊髓损伤患者由于身体的残障,形成了于其他人不同的特殊群体心理,这种心理特征决定了心理康复的内容、方法与应注意的问题。患者大多经历震惊、否定、抑郁反应、对抗独立以及适应阶段。以上各阶段多数时候无法截然划分,可能交叉出现。应运用心理治疗方法减轻患者的心理障碍,减少焦虑、抑郁、恐慌等神经症状,帮助患者建立良好的人际关系,促进人格的正常成长,很好地面对生活及适应社会。当然有关人员(同事或家属)的协助系统、专家协助系统、社区辅助支持系统的合作与帮助,在康复过程中起着非常重要的作用。

4. 传统康复治疗

进行针刺治疗,根据情况选择电针、头皮针、水针等;进行推拿治疗,选穴参照针刺穴位,手法施以滚法、按法、揉法、搓法和擦法等。根据情况选择艾灸、火罐、中药药膳、内服、外敷和熏洗治疗等。

5. 辅助技术与器具

颈椎损伤患者早期配置头颈胸矫形器,胸腰椎损伤配置胸腰骶椎矫形器以加强脊柱的稳定性。大部分脊髓损伤的患者配置防静脉血栓袜预防深静脉血栓形成。配置防压疮床垫和/或防褥疮坐垫预防压疮。

(1)颈髓损伤:根据患者功能情况选配高靠背轮椅、普通轮椅或电动轮椅。部分患者需进行轮椅个性化改造,以提高其使用轮椅的安全性和便利性。早期活动时可佩戴颈托,部分患者需要配置手功能位矫形器和/或踝足矫形器等,多数需要进食、穿衣、打电话和书写等自助具,坐便器和洗澡椅可根据情况选用。

(2)T1—T4脊髓损伤:常规配置普通轮椅、坐便器、洗澡椅和拾物器。符合条件者可配备截瘫步行矫形器或髋膝踝足矫形器,配合助行架、拐杖和/或腰围等进行治疗性站立和步行。多数夜间需要踝足矫形器维持足部功能位。

(3)T5—L2脊髓损伤:可通过截瘫步行矫形器或膝踝足矫形器配合助行架、拐杖和/或腰围等进行功能性步行,夜间使用踝足矫形器维持足部功能位。常规配置普通轮椅。部分需要配置坐便器、洗澡椅,可根据情况选用。

(4)L3及以下脊髓损伤:应用踝足矫形器、四脚拐或手杖等可独立步行,但部分仍需要轮椅、座便器和洗澡椅。

6. 家居无障碍环境改造

为了使脊髓损伤患者在家能顺利完成日常生活活动,方便轮椅的出入,家居环境具体要求如下:出入口的屋内外地面宜相平,若有高度差时,应用坡道连接,坡度不超过5°;门最好采用推拉门或红外自动感应门,门开启的净宽不得少于0.8 m;调整床和坐便器的高度,便于轮椅转移动作;家庭卫生间宽度不能少于0.8 m,卫生间的门与坐便距离不少于1.2 m,在坐便器附近的墙上安装可承受身体重量的安全抓杆;厨房用具的台面需要调低,水龙头开关要求装有长柄,易开关,方便使用;浴室内轮椅面积不应少于1.2 m×0.8 m,邻近墙面应装有安全抓杆;床旁、厨房、沙发、饭桌旁均安装可拆卸的扶手,以利于完成转移动作;家用电器带有遥控器装置,可使用专门设计的"环境控制系统"等。

7. 康复护理

(1)体位护理:体位摆放、体位变换、体位转移和使用体位垫等。

(2)神经源性膀胱护理:开展盆底肌肉训练、尿意习惯训练以及应用激发技术和行为学疗法进行训练,制定饮水计划,进行膀胱容量测定、膀胱残余尿量测定、间歇导尿清洁导尿、留置尿管和改良膀胱冲洗等。

(3)排便训练:调整饮食结构,早期开始肠道功能训练,如排便操、腹部按摩等,养成每日或隔日的排便习惯。保持大便通畅,3日无大便给予缓泻剂或使用开塞露,必要时进行人工掏便方法排便。

(4)康复延伸治疗:根据康复治疗师的意见,监督和指导患者进行关节活动度、肌力、日常生活活动、站立步行和/或呼吸功能等延续性训练。

(5)并发症的预防及护理:开展预防体位性低血压、自主神经反射增强、下肢深静脉血栓和骨质疏松等并发症的护理;开展预防泌尿系统和呼吸系统等感染的护理;防压疮护理;开展预防关节挛缩及废用综合征的护理。

8. 职业社会康复

1)职业康复

根据不同的损伤水平和个体差异设计不同的康复方案,四肢瘫患者可利用上肢残余功能,以个体化的技能培训为主,必要时须借助辅助器具或改良设备;截瘫患者按需要进行工作耐力训练、技能培训、就业选配等职业康复训练。训练内容主要包括:职业咨询与指导、职业技能再培训、工作职务调整与再设计及职前训练。

2) 社会康复

(1) 住院期:主要采用康复辅导、伤残适应小组辅导、社会行为活动训练等方式,对患者伤残社会心理适应提供专业支持,协助他们建立合理的康复期望和目标;提供家庭咨询,使患者及其家庭成员循序渐进地接受伤后的生活转变,适应家庭角色的转换,逐步重建生活常规。

(2) 出院准备期:为患者提供出院准备指导、家居环境改造咨询家庭康复技巧指导及医疗依赖者家属辅导等,在真实的社区参与活动过程中体验和增强自己的能力,还原社会人的角色,协助患者有效使用社区资源、合理计划未来生活安排、进行家居环境改造,重点解决家庭生活适应和社交退缩问题。

(3) 出院后:出院后为严重的脊柱脊髓损伤患者提供持续的个案管理服务及社会环境适应干预,通过重返社区跟进协调,促进患者更好地适应和融入社会生活。

(三) 临床治疗和防治并发症

脊髓损伤早期临床救治对脊髓损伤患者是至关重要的。在相当程度上,早期临床救治的正确、及时与否,决定着患者的预后或终生的残疾程度。

1. 正确地急救转运

脊髓损伤患者急救转运的原则是维持脊柱的稳定,防止脊柱的分离、扭转,以避免移动时再次损伤脊髓。因此尽可能经制动固定后再搬动。制动装置中,简单实用的是脊柱固定板。

2. 药物治疗

脊髓损伤早期药物治疗的主要目的是减轻脊髓损伤的继发性损伤。包括使用大剂量类固醇激素、脱水剂、神经节苷脂(GM-1)、Ca^{2+} 通道阻滞剂、阿片受体拮抗剂、自由基清除剂、东莨菪碱等要药物治疗。

(1) 类固醇激素是目前国际公认的脊髓损伤早期治疗药物,主要作用机制是稳定脊髓白质、抗炎、减轻水肿及成纤维细胞的活动、减少纤维蛋白沉积,防止各种溶酶体的释放,从而维持细胞膜、血管内皮细胞的完整性。类固醇使用必须在伤后数十分钟至数小时内,最长一般在 24 h 内。最常用的方法为甲基泼尼松龙静脉注射,30 mg/kg。由于使用时间甚短,故停药后不会出现撤药综合征。治疗时很少出现类固醇激素的不良反应。

(2) 啡肽类物质拮抗剂:纳洛酮可阻断内源性啡肽类物质的降压作用,从而提高中等动脉血压计脊髓血流量,以改善神经功能。用量为 2 mg/(kg·h)静脉注射,连续 4 h。每天给药 1 次,连续 2～3 天。

(3) 渗透性利尿剂:可以采用尿素或甘露醇等,以减轻损伤局部的水肿,改善神经功能。

(4) 东莨菪碱或阿托品可以改善微循环,从而减轻脊髓损伤的程度。可采用肌肉注射 0.3～0.9 mg/次,每 3～4 h 一次,连续 3 天。

(5) 神经节苷脂(GM1):单唾液酸神经节苷脂可以通过血脑屏障,嵌入神经元细胞。正常人血清中含量很低,在脑脊液中仅有微量,在脊髓不完全损伤时可以增强多巴胺代谢,使轴突再生加快,但对完全性脊髓损伤无明显疗效。

3. 手术治疗

手术的主要目的是尽早解除对脊髓的压迫,及时将椎骨骨折或脱位予以复位和固定。重建脊柱稳定性,防止不稳定的脊柱再次损伤脊髓,有利于康复训练的进行。包括牵引(颅骨牵引复位及 HaLo 牵引支架)、姿势复位、手术复位椎管减压、内固定、植骨融合等。

(梁贞文)

第五节　周围神经疾患康复

一、概述

周围神经是指中枢神经(脑和脊髓)以外的神经节、神经丛、神经干以及神经末梢。它包括 12 对脑神经,31 对脊神经和自主性神经(交感神经、副交感神经)。根据分布,周围神经可分为躯体神经和内脏神经,躯体神经是由运动纤维、感觉纤维和自主神经纤维组成的混合神经。周围神经疾患的病因主要有炎症、外伤、产伤、骨发育异常、铅和酒精中毒等引起受该神经支配的区域出现感觉障碍、运动障碍和营养障碍。

1. 周围神经病的定义

周围神经病分为神经痛和神经病损两大类。神经痛是指受累的感觉神经分布区发生剧痛,而神经传导功能及神经递质无明显变化,如三叉神经痛。神经病损又可分为神经炎、神经损伤两大类,前者泛指周围神经的某些部位由于炎症、中毒、缺血、营养缺乏、代谢障碍等引起的一组疾病,属炎症性质,因而通常称为神经炎。后者与外伤损伤有关,轻者可能仅为一过性卡压。例如,习惯于跷二郎腿者,时间长会发生下肢麻木,改变体位并活动下肢即可消失。重者神经断裂,损伤神经支配区域感觉、运动障碍等。

2. 周围神经损伤分类

主要有两种分法,Seddon 分类法与 Sunderland 分类法。前者系 1943 年 Seddon 首次提出,将神经损伤分为 3 种类型:① 神经功能失用:暂时性传导阻滞,神经保持连续性;无瓦勒变性;临床可见运动与感觉功能障碍,数天后恢复。② 轴索断裂:轴索连续性破坏,有瓦勒氏变性;运动、感觉及自主神经功能的完全瘫痪,由完整的神经内膜管引导轴索再生,经一定时期可自行完全恢复。③ 神经断裂:神经纤维结缔组织鞘皆断裂,即神经连续性中断,功能完全丧失。无法自行恢复,需手术治疗。如图 4‑12 所示。

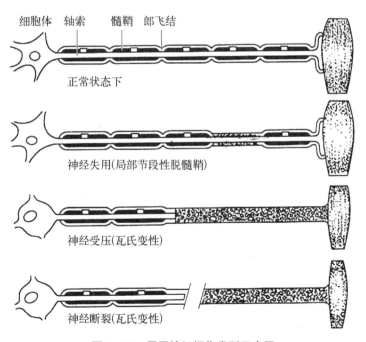

图 4‑12　周围神经损伤类型示意图

3. 流行病学

常见的周围神经疾患有：三叉神经痛、坐骨神经痛、特发性面神经麻痹(面神经炎或称面瘫)、神经炎、急性感染性多发性神经根神经炎(格林-巴利综合征)、臂丛神经损伤、尺神经损伤、桡神经损伤、正中神经损伤、胫神经损伤、腓总神经损伤、股外侧皮神经炎、坐骨神经痛、肋间神经痛等。由于所涉及病种较多，发病率各异。以特发性面神经麻痹为例，该病发病急骤，以一侧面部发病为多，无明显季节性，但多见于冬季和夏季，任何年龄段可见，但好发于 20~40 岁青壮年，性别差异不大。据 1982 年公布"中国六城市居民神经系统疾病流行病学调查"，本病患病率为 425.7/10 万人口。1989 年公布了我国 21 个省区农村 1985 年面神经炎流调结果，患病率为 259/10 万人口，各个省区患病率不一样。发病季节以 4 月、5 月与 7 月、8 月较多。

二、诊断

如前所述，本类疾患病因复杂，可能与局部炎症、营养代谢、药物及中毒、血管炎、肿瘤、遗传、外伤或机械压迫等原因相关。这些因素损伤周围神经的不同部位，导致相应的临床表现。依据患者的临床表现、特有体征，结合各类实验室检查、电生理学检查、影像学检查等可以做出诊断。

1. 周围神经疾患的主要障碍

(1) 运动障碍：弛缓性瘫痪、肌张力降低、肌肉萎缩、束颤。

(2) 感觉障碍：局部感觉消失或感觉异常(局部麻木，疼痛如灼痛、刺痛，感觉过敏)、实体感缺失等。

(3) 反射障碍：浅反射和深反射(腱反射)减弱或消失等。

(4) 自主神经功能障碍：① 刺激性-皮肤发红、皮温升高、潮湿、角化过度及脱皮等。② 破坏性-皮肤发绀、冰凉、干燥无汗或少汗、菲薄，皮下组织轻度肿胀，指甲(趾甲)粗糙变脆，毛发脱落，甚至发生营养性溃疡等。

(5) 并发症状：周围神经损伤后，如若治疗不及时，将有继发症状如：浮肿、关节挛缩等症。

2. 周围神经疾患的临床诊断

1) 早期诊断

周围神经疾患的早期诊断是制定正确有效治疗方案的前提，及早明确诊断，实施适宜的临床治疗手段，配合早期康复治疗，才可能使肢体及早获得功能上的恢复。错误或延误的诊断，将直接影响肢体的功能康复。

(1) 伤病史：询问患者发病史、出现相应神经症状和体征的时间、有否其他疾病史、如果系受伤，应了解受伤细节以及与出现症状的关联等。如腕部切割伤，立即发生正中神经或尺神经支配区的运动和感觉功能丧失；若在反复手法整复或小夹板或石膏固定后数小时内出现，可考虑是骨折处的血肿压迫或外固定压迫造成的正中神经损伤。如肱骨内上髁骨折，若于数天后出现尺神经支配区的运动和感觉障碍，应考虑为尺神经被局部血肿或水肿组织压迫。

(2) 了解受伤部位：对于预测可能出现的周围神经损伤也是很重要的，上肢、下肢周围神经特定的解剖部位，容易受到肢体骨折脱位的影响，造成神经损伤。例如肩关节前脱位易引起腋神经损伤。肱骨骨干中段骨折易引起桡神经损伤，肱骨髁上骨折易引起正中神经损伤，肱骨内上髁骨折易引起尺神经损伤，桡骨头脱位易引起桡神经深支损伤，髋关节后脱位易引起坐骨神经损伤，腓骨颈骨折易引起腓总神经损伤等。

2) 临床检查

神经损伤所将引起该支配区的运动肌、感觉和植物性神经系统的功能障碍。故针对周围神经支配区的运动、感觉和自主神经系统的检查是必需的。通过详细的病史采集和体格检查，可以初步判断神经受损的部位和程度；再进一步通过一些特殊物理检查、功能检查与评估，可以确定神经受损的性质、程度、合并症有无等;继而为确定康复目标、制订康复计划、评价康复效果,做出预后判断等。

3. 神经损伤诊断要点

(1)有无神经损伤:任何四肢损伤都应考虑神经损伤的存在,任何开放性损伤不论伤口大小和深浅都有邻近神经损伤的可能,特别是闭合性损伤,更应高度警惕神经损伤的发生。感觉神经障碍是判断周围神经有无损伤的重要方法。

(2)神经损伤的定位诊断:应详细的做功能检查,根据运动及感觉丧失情况进行定位诊断。

(3)神经损伤的定性诊断:根据病程,临床体征表现及神经-肌电检测结果,进行综合判断。

三、康复功能评定

周围神经疾患的康复功能评定,在于正确判断疾病性质、病损的部位,病理变化过程以及功能障碍的程度和预后。康复评估的重点应围绕周围神经损伤康复过程中可能存在的问题:① 神经的损伤;② 运动功能障碍;③ 感觉、知觉功能障碍;④ 局部畸形:包括关节肿胀、僵硬等;⑤ 其他器官系统的损伤、并发症,如糖尿病、骨折、感染等;⑥ 日常生活活动不能自理;⑦ 有压疮的可能,皮肤溃疡迁延不愈;⑧ 心理障碍;⑨ 社会交往方面的问题;⑩ 职业、经济上的问题等。

1. 外观评估

当周围神经完全损伤时,由于与麻痹肌肉相对的正常的拮抗肌肉的牵拉作用,肢体呈现特有畸形,因而必须首先观察有否关节畸形、肢体肿胀、肌肉萎缩等情况的存在与否。

(1)关节畸形:观察畸形,如上臂部桡神经损伤后,因伸腕、伸指和伸拇肌肉发生麻痹,而手部受正常的屈腕、屈指和屈拇肌肉的牵拉,使手呈现典型的垂腕和垂指畸形。腕部尺神经损伤后,它所支配的小鱼际肌,第 3 蚓状肌、第 4 蚓状肌和所有骨间肌发生麻痹,呈现典型的爪形指畸形。尺神经损伤发生于肘部,因无名指和小指的指深屈肌也发生麻痹,手部爪形较尺神经在腕部损伤者为轻。

(2)肢体围径和长度测定:肌肉萎缩、肿胀的程度及范围,可用尺测量或容积仪测量对比。

2. 运动评定

神经完全损伤后,肌肉的肌力完全消失,但在运动神经不完全损伤的情况下,肌力多表现为相应程度的肌力减退。伤病后,随着施行手术修复或各种康复治疗手段的介入后,其肌力将逐渐恢复。故首先应进行的是 MMT 与 ROM 的评估,以正确地评价肌力以及关节、肌肉、软组织挛缩程度。进一步的评估需要上下肢功能评定、电诊断、神经肌肉电图检查、神经传导速度测定等。

(1)肌力和关节活动范围测定:参见本书有关章节,此外,也应对耐力、速度、肌张力、肌腱反射检查予以评价。注意对昏迷患者可进行轻瘫试验、坠落试验。

(2)运动功能恢复情况评定:英国医学研讨院神经外伤学会将神经损伤后的运动功能恢复情况分为六级(见表 4-14),这种分法对高位神经损伤很有用。

表 4-14 周围神经损伤后的运动功能恢复等级

恢 复 等 级	评 定 标 准
0 级(M0)	肌肉无收缩
1 级(M1)	近端肌肉可见收缩
2 级(M2)	近端、远端肌肉均可见收缩
3 级(M3)	所有重要肌肉能抗阻力收缩
4 级(M4)	能进行所有运动,包括独立的或协同的
5 级(M5)	完全正常

3. 感觉功能评定

周围神经损伤后,其分布区的触觉、痛觉、温度觉、振动觉和两点辨别觉可出现完全丧失或减退。由于各皮肤感觉神经有重叠分布,交叉支配的现象,所以神经受损后,感觉消失区往往较该神经实际支配区小,但局限于某一特定部位,称为单一神经分布区(或称绝对区)。例如:正中神经损伤,开始时它的桡侧3个半手指,即拇指、示指、中指和环指桡侧有明显感觉障碍,后来仅有示指和中指末节的感觉完全丧失,即为正中神经单一神经分布区。尺神经损伤后,开始是小指和环指尺侧感觉发生障碍,后来只有小指远端两节感觉完全丧失的单一神经分布区感觉丧失。桡神经单一神经分布区是在第1掌骨、第2掌骨间背侧的皮肤。

1) 感觉检查

包括浅感觉(痛、温、触),深感觉(关节位置、振动、压痛)和复合觉(数字识别、二点辨别、实体),此外,还要根据病例特点询问有无主观感觉异常(异常感觉、感觉倒错)。在神经不全损伤的情况下,神经支配区的感觉(触觉、痛觉、温度觉、振动觉和两点辨别觉)丧失的程度不同,在神经恢复过程中上述感觉恢复的程度也有所不同。

目前,临床上感觉评定的方法较多,除了常见的用棉花或大头针测定触觉、痛觉外,还可做温度觉研究、Von Frey 单丝压觉研究、Weber 两点辨别觉研究、手指皮肤皱褶研究、皮肤定位觉、皮肤图形辨别觉、实体觉、运动觉和位置觉研究、Tinel 征检查等。

2) 感觉功能恢复评定

对感觉功能的恢复情况,目前临床上多采用英国医学研究会神经外伤学会(BMRC)1954 年提出的评价标准,将其分为六级(见表 4-15)。

表 4-15　感觉功能恢复评定

恢 复 等 级	评 定 标 准
0 级(S_0)	神经支配区感觉完全丧失,无恢复
1 级(S_1)	支配区皮肤有深部痛觉存在
2 级(S_2)	支配区有一定的表浅痛觉和触觉恢复
3 级(S_3)	浅痛触觉存在,但有感觉过敏
4 级(S_4)	浅痛触觉存在,感觉过敏消失
5 级(S_5)	除 S3 外,有两点辨别觉部分恢复
6 级(S_6)	感觉正常,两点辨别觉≤6 mm,实体觉存在

在康复评价中上述感觉检查已够用,但为了仔细查明神经损伤程度和术后恢复情况,可加用 Von Frey 设计的各种单丝做 Semmes Weistein 单丝触觉试验。

3) 神经干叩击试验(Tinel test)

在神经损伤和神经再生的判断方面有一定的临床价值,此法简单易行,通过这一试验可以判定断裂神经近端所处的位置。

(1) 方法:用指或叩诊锤沿着缝接的神经干叩打时,若在神经分布区远端有麻电或蚁走感,为阳性。

(2) 意义:神经有再生现象。

(3) 原理:在神经断裂后,其近侧断端出现再生的神经纤维,开始时无髓鞘,如神经未经修复,即使近端已形成假性神经瘤,叩击神经近侧断端,可出现其分布区放射性疼痛,称为 Tinel 征阳性。断裂的神经在经过手术修复以后,神经的纤维生长会沿着神经内膜管向远端延伸。此时,沿着神经干缝合处向远端叩击试验,到达神经轴突再生的前沿时,即出现放射性疼痛,通过这一试验,可以测定神经再生的进度。待髓鞘形成后,上述征象即消失。在早期,如沿神经干无上述征象,表示无神经再生,可能是缝接的神经失败或再断裂;若出现阳性部位不向远段移动,表示神经再生遇到障碍。

4. 自主神经功能评定

神经损伤后,由交感性自主神经纤维支配的血管舒缩功能、出汗功能和营养性功能发生障碍。开始时出现血管扩张,汗腺停止分泌,因而皮肤温度升高、潮红和干燥。2周后,血管发生收缩,皮温降低,皮肤变得苍白及其他的营养性变化,有时皮肤可出现水疱或溃疡。骨骼可发生骨质疏松,幼年患者神经损伤侧肢体可出现生长迟缓。

1) 发汗试验(weating test)

汗液分泌与交感神经功能有关,当交感神经受损时,在其支配体表区域内少汗或无汗。方法:① 在被检查部位的皮肤上涂以含碘溶液,干后再在其上均匀地撒上细淀粉一薄层。② 发汗方法:温度调节法或称加"热"发汗,服阿司匹林 0.6~0.9 g,饮热开水 1 杯,再将患者置于干烤电架,足端盖毛毯。作用于中枢,可能为刺激下丘脑汗腺分泌中枢,引起全身出汗。③ 原理:采用碘与淀粉在汗液作用下呈蓝色反应的原理,根据蓝色的深浅了解出汗障碍的区域及其程度,间接了解皮肤交感神经分布的功能状态。

2) 手指皮肤试验(wrinkled finger test, O'Riain, 1973)

该试验是将手浸泡在 40℃的温水中 20~30 min。正常手指腹皮肤起皱纹,与之相反,丧失交感神经指配的手指腹皮肤仍光滑。

5. 神经电生理学评定

对周围神经损伤,电生理学检查具有重要的诊断和功能评定价值。应用不同物理参数的电刺激可以了解神经或肌肉的功能状态,判断周围神经病损的部位、程度与范围和损伤神经修复后的恢复情况,为评估现状及预后提供更加准确的客观依据。电生理学评定方法较多,从准确判定及操作程度的方便程度,较好的是 i/t 曲线、时值、肌电和神经传导速度测定,现简介如下。

1) 直流感应电测定

又称古典式电诊断,是用直流电和感应电来测定神经肌肉兴奋性的一种定性检查方法。原理是神经肌肉均具有兴奋性,且神经与肌肉的兴奋阈值不同。正常:神经兴奋性＞肌肉兴奋性;神经损伤早期:肌肉兴奋性＞神经兴奋性;神经损伤晚期:兴奋性消失。如表 4-16 所示。

表 4-16　直流感应电检查法诊断标准

反　应	感　应　电	直　流　电
正常反应:神经	强直性收缩	单个闪电样收缩,阴通＞阳通
肌肉	强直性收缩	单个闪电样收缩,阴通＞阳通
部分变性反应:神经	反应减弱	反应减弱
肌肉	反应减弱	收缩缓慢,阴通≤阳通
完全变性反应:神经	反应消失	反应消失
肌肉	反应消失	蠕动收缩,阴通＜阳通
绝对变性反应:神经	反应消失	反应消失
肌肉	反应消失	反应消失

本项测试可以了解神经损伤程度、损害部位、当前康复程度以及预后。缺点是灵敏度差,一般在支配肌的 50%以上的神经纤维受损时,或者临床检查肌力在 3 级以下时,方有异常反应,故早期检出神经异常的灵敏度不如肌电图检查。

2) 强度-时间曲线检查

这是一种神经肌肉兴奋性的电诊断方法。通过时值测定和曲线描记判断肌肉为完全失神经支配、部分失神经支配及正常神经支配。它可对神经损伤程度、恢复程度、损伤的部位及病因进行判断,对康复治疗有指导意义。本法只检测肌肉,在肌肉运动点刺激根据刺激时间、刺激强度观察不同反应曲线,观察指标有:曲线(左移、右移、弯折);时值(2倍基强度);最短反应时:通过时值测定和曲线描记判断肌肉为完全失神经支配、部分失神经支配及正常神经支配。它可对神经损伤程度、恢复程度、损伤的部位、病因进行判断,对康复治疗有指导意义,缺点同上。曲线的类型:① 正常曲线:特点是斜度小,平滑,上升部分偏左,阈值普遍较低,在0.1～100 ms范围内均有反应。② 肌肉部分失神经的曲线特征:阈值较高,曲线抬高,曲线右移弯折。③ 肌肉完全失神经支配的曲线特征:位置显著右移,阈强度明显升高,斜率没有突变曲线光滑。如图4-13所示。

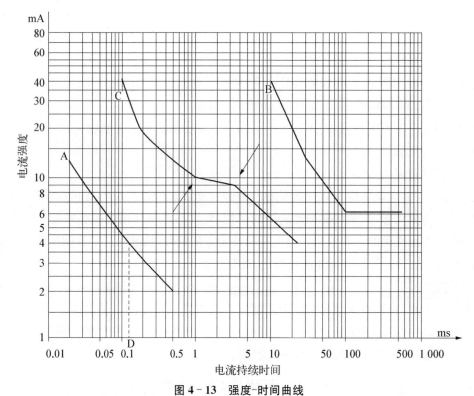

图4-13　强度-时间曲线

A—正常肌肉;B—完全失神经支配;C—部分失神经支配;D—时值;箭头处为弯折

表4-17　强度-时间曲线检查法诊断标准

曲 线 类 型	斜 率	最短反应时间	扭 结	时 值	适应比值
正常神经支配	小	≤0.03 ms	无	<1 ms	3～6
部分失神经支配	较大	>0.05 ms	有	1～10 ms	1～3
完全失神经支配	大	>0.3 ms	无	>5 ms	<1

强度-时间曲线较直流-感应电检查敏感,在支配肌肉的神经纤维有10%～30%变性时即可检查出异常,但较肌电图差。肌电图可检出5%以上有变化。

3) 肌电图检查

肌电图是研究运动单位的电活动和测定运动系统功能的一种手段。通过针极肌电图检查,可判断神经受损的程度是神经失用或轴突断离或神经断离。通过纤颤电位、正锋波数量减少、出现多相新生电位可判断神经再生。在肌肉获得神经支配的早期,往往看不到明显的肌肉收缩或肢体运动,此时可用肌电图来测定。肌电图一般可比肉眼或手法检查早1～2个月发现肌肉重新获得神经支配的迹象。意义:① 肌电图可以显示这个系统中各个不同环节的损害。上运动神经元(大脑皮质、脊髓、椎体束和椎体外系等);下运动神经元(前角细胞和神经轴索);神经-肌接头及肌肉。② 鉴别神经源性和肌原性肌萎缩;③ 早期诊断神经或肌肉病变;④ 预测神经外伤的恢复,协助制定正确的神经肌肉诊疗计划,但肌电图不能确定病因。

　　4) 神经传导速度测定

　　神经传导速度测定是应用一定参数的电流刺激运动神经或感觉神经,以引出肌肉、神经的动作电位,测定运动或感觉神经传导速度。对损伤以外的神经病具有极为重要的价值。运动神经传导速度＝两刺激点间距(mm)/两刺激点潜伏期之差(单位:m/s)。

　　神经传导速度的临床应用:① 定量测定神经的损害程度;② 确定反射弧损害的部位,区分感觉神经损害和运动神经损害及周围性损害,中枢性损害;③ 确定神经损害的节段是近心段还是远心段,其精度可达到10 cm;④ 能够区分脱髓鞘性病变与轴索性病变。前者以传导减慢为主,后者以失神经电位和 MVAP 振幅下降为特征;⑤ 能够确定神经支配异常。

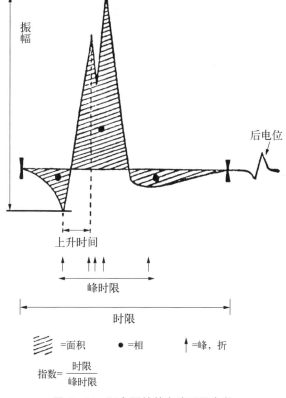

图 4-14　肌电图的基本波形及参数

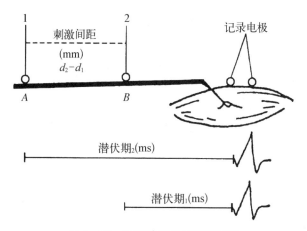

图 4-15　运动神经传导速度测定

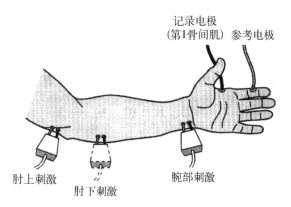

图 4-16　尺神经运动传导在第1骨间肌记录示意图

　　5) 体感诱发电位检查

　　体感诱发电位(SEP)是刺激从周围神经上行至脊髓、脑干和大脑皮层感觉区时在头皮记录的电位,具有灵敏度高、对病变进行定量估计、对传导通路进行定位测定、重复性好等优点。对常规肌电图难以查出的病变,SEP 可容易作出诊断,如周围神经靠近中枢部位的损伤、在重度神经病变和吻合神经的初期测定神经的传导速度等。

　　6. ADL 能力评定

　　ADL(日常生活活动)是人类在生活中反复进行的最必需的基本活动。周围神经损伤后,会不同程度地出现 ADL 能力困难。ADL 评定对了解患者的能力,制订康复计划,评价治疗效果,安排重返家庭或就业都十分重要。ADL 能力评定参见本书有关章节。

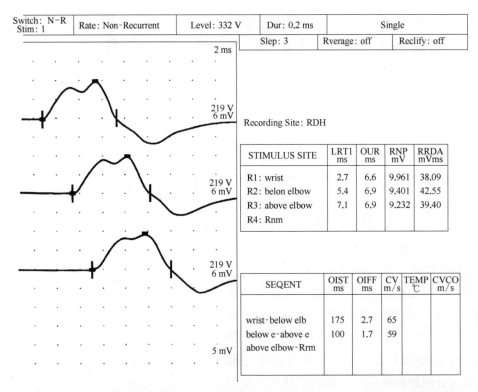

Switch: N-R Stim: 1	Rate: Non-Recurrent	Level: 332 V	Dur: 0.2 ms	Single	
		Slep: 3	Rverage: off	Reclify: off	

Recording Site: RDH

STIMULUS SITE	LRT1 ms	OUR ms	RNP mV	RRDA mVms
R1: wrist	2.7	6.6	9.961	38.09
R2: belon elbow	5.4	6.9	9.401	42.55
R3: above elbow	7.1	6.9	9.232	39.40
R4: Rnm				

SEQENT	OIST ms	OIFF ms	CV m/s	TEMP ℃	CVCO m/s
wrist-below elb	175	2.7	65		
below e-above e	100	1.7	59		
above elbow-Rrm					

图 4-17　正常时尺神经运动传导分别在腕、肘下、肘上刺激,在小指展肌上记录波形图

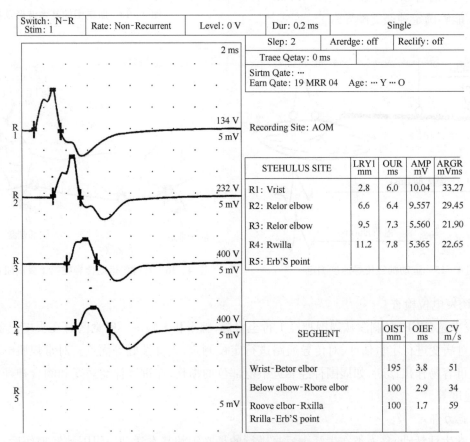

Switch: N-R Stim: 1	Rate: Non-Recurrent	Level: 0 V	Dur: 0.2 ms	Single	
		Slep: 2	Arerdge: off	Reclify: off	
		Traee Qetay: 0 ms			
		Sirtm Qate: … Earn Qate: 19 MRR 04　Age: … Y … O			

Recording Site: AOM

STEHULUS SITE	LRY1 mm	OUR ms	AMP mV	ARGR mVms
R1: Vrist	2.8	6.0	10.04	33.27
R2: Relor elbow	6.6	6.4	9.557	29.45
R3: Relor elbow	9.5	7.3	5.560	21.90
R4: Rwilla	11.2	7.8	5.365	22.65
R5: Erb'S point				

SEGHENT	OIST mm	OIEF ms	CV m/s
Wrist-Betor elbor	195	3.8	51
Below elbow-Rbore elbor	100	2.9	34
Roove elbor-Rxilla	100	1.7	59
Rrilla-Erb'S point			

图 4-18　神经传导阻滞图

　　一患者晨起后突然右侧无名指和小指麻木,无力 2 周,尺神经传导检查发现在肘上和肘下之间即尺神经沟处有明显传导阻滞,其肌肉动作电位波幅下降达 75%,传导速度只有 34 m/s

7. 其他

功能独立性评定(FIM)、家庭、职业等社会环境的调查、生活满意度的调查等项,也应一一进行评估。

四、康复治疗

周围神经疾患的临床处理主要有药物治疗、手术治疗及康复治疗。一般药物治疗主要用于病损早期,手术治疗用于保守治疗无效而又适合或需要手术治疗的损伤,而康复治疗无论在周围神经疾患的早期与恢复期还是在手术治疗前后均应进行。康复治疗的目的是消除或减轻疼痛,预防与处理各种并发症,解决肌肉肌腱挛缩、关节僵硬等问题,防止肌肉萎缩,增强肌力,恢复运动与感觉功能,最终恢复患者的生活和工作能力。康复治疗应建立在康复功能评估的基础之上。

(一) 预防与治疗并发症

1. 肿胀

可用抬高患肢,弹力绷带压迫,患肢按摩与被动运动,使用压力治疗仪、热敷、温水浴、蜡浴、红外线、电光浴以及超短波、短波或微波等方法来改善局部血液循环、促进组织水肿或积液的吸收。

2. 挛缩

预防极为重要。除采用预防浮肿的方法外,还应将受累肢体及关节保持在功能位置上,可使用三角巾、夹板、石膏托或其他支具作固定或支托,并应注意避免对感觉丧失部位的压迫,以免引起新的损伤。

3. 继发性外伤

一旦发生创伤,由于创口常有营养障碍,治疗较难。对丧失感觉的部位等要经常保持清洁,并进行保护。对创口可采用超短波、微波、紫外线、激光等方法进行治疗,以促进创口愈合。

(二) 康复治疗措施

1. 促进神经再生

对保守治疗与神经修补术后患者早期应用理疗有利于受损神经的再生过程,例如应用微波、超短波无温量进行局部照射,每日 1 次或每日 2 次。同时,可应用促神经再生药物。

2. 保持肌肉质量,迎接神经再支配

可采用低频电刺激、电针疗法及推拿、被动运动等方法,以防止、延缓、减轻失神经肌肉萎缩,保持肌肉质量。

3. 增强肌力

一旦受累肌的肌电图检查出现较多的动作电位时,就应开始进行增强肌力的训练,以促进运动功能的恢复。具体应针对不同级别肌力来进行:如助力运动(肌力 1～2 级)、主动运动(2～3 级肌力)、抗阻运动(4 级肌力)。

4. 促进感觉功能的恢复

可采用微波、超声、振动疗法等物理因子治疗措施,适当加用神经营养药物,有助于改善感觉功能。

5. 解除心理障碍

周围神经病损患者,往往伴有心理问题。可采用医学宣教、心理咨询、集体治疗、患者示范、作业治疗等方式来消除或减轻患者的心理障碍,使其发挥主观能动性,积极地进行康复治疗。

6. 康复工程辅助疗法

对保守治疗无效而又适合或需要手术治疗的周围神经损伤患者,应及时进行手术治疗。对受累肢体功能不能完全恢复或完全不能恢复,应视具体情况分别给其设计、配制辅助器具,进行代偿功能训练。如表 4-18 所示。

表 4-18　周围神经损伤常见畸形与常用矫形器

症状或功能障碍部位	神经损伤	矫形器
肩关节	臂丛神经	肩关节外展矫形器
全上肢麻痹	臂丛神经	肩外展矫形器、上肢组合矫形器
指间关节、腕关节	桡神经	上翘矫形器、Oppenheimer 矫形器
指关节伸直挛缩	正中、尺神经	正向屈指器
指关节屈曲挛缩	桡神经	反向屈指器
拇对掌受限	正中神经	对掌矫形器
猿手畸形	正中神经	对指矫形器、长拮抗矫形器
爪形手	尺神经	短拮抗矫形器、反向屈指器
下垂足、马蹄内翻足	腓总神经	足吊带、AFO、踝矫形器
膝关节	股神经	KAFO、KO、膝框矫形器
屈膝挛缩	股神经	KO

(三) 常见周围神经损伤

常见周围神经损伤所涉及肌群、临床特点及康复功能训练重点总结如表 4-19 所示。

表 4-19　常见周围神经损伤特征及功能训练重点

损伤神经	损伤肌群	临床特征	功能训练重点
桡神经损伤	肱桡肌、桡侧腕伸肌、肘后肌、前臂伸肌	垂腕、指关节屈曲畸形	伸腕、伸指
正中神经损伤	前臂内旋、屈肌群	"猿手"畸形、拇指不能对掌、示指和中指的末节感觉障碍	手指伸屈、抓握练习
尺神经损伤	上臂区损伤:尺侧腕屈肌,指深屈肌,小鱼际肌,骨间肌,第3、4蚓状肌,拇内收肌,拇短屈肌内侧头前臂区损伤:除尺侧腕屈肌,指深屈肌外,其余各肌麻痹	"爪"型手,各指内收外展不能,小指、环指掌指过伸,指间关节屈曲	各手指分开并拢练习,手指伸展练习
坐骨神经	高位损伤:半腱肌、半膜肌、股二头肌、腓总神经与胫神经支配肌均麻痹股以下损伤:腓神经或胫神经损伤表现	小腿不能屈曲、足及足趾运动障碍,呈"跨槛步"	完全损伤应及时手术,注意预防膝关节挛缩、弓足、足内翻或外翻、趾屈畸形
腓神经	胫前肌、趾长伸肌、蹬长伸肌、趾短伸肌麻痹	"内翻垂足",呈"跨槛步"	踝背屈及足趾伸展练习足跟着地足尖上抬练习等
胫神经	腓肠肌、腘肌、比目鱼肌、胫骨后肌、趾长曲肌、趾短屈肌、蹬长屈肌、蹬短屈肌及足底肌麻痹	"外翻足",足跖屈、足内收、及内翻障碍	足跖屈练习、足尖着地足跟提起练习等

(王　颖)

第六节　帕金森病康复

一、概述

帕金森病(Parkinson's disease,PD)又称震颤麻痹,是一种中老年人发病率较高的脑组织进行性变性疾病。最初由英国詹姆斯·帕金森医师于 1817 年首先描述,其后医学界就用帕金森来命名该病。根据病因不同又可分为原发性帕金森病及继发性帕金森病,后者又称之帕金森综合征(Parkinsonism),是指因药物、毒素、脑血管病、脑炎、外伤等所致的继发性 PD,包括:脑血管病性帕金森综合征;感染性帕金森综合征;药物性帕金森综合征;中毒性帕金森综合征;以及其他神经系统疾变性病。由于本病致残率较高,因而是康复医学的目标群体之一。

(一) 定义与发病机制

帕金森病是一种常见的中老年神经系统退行性疾病,主要以黑质多巴胺能神经元进行性退变和路易小体形成的病理变化,纹状体区多巴胺递质降低、多巴胺与乙酰胆碱递质失平衡的生化改变,震颤、肌强直、动作迟缓、姿势平衡障碍的运动症状和嗅觉减退、便秘、睡眠行为异常和抑郁等非运动症状的临床表现为显著特征。

该病与年龄老化、遗传、环境毒素(工农业污染、室内装修污染、手机、电脑辐射可能致病)的接触等综合因素有关。20%患者因环境污染或受化学毒素侵蚀而发病。

(二) 流行病学

我国 65 岁以上人群总体患病率为 1 700/10 万,并随年龄增长而升高。全球 400 万患者中有 170 万人在中国。根据 1986 年统计数据,中国帕金森病发病率为 0.047%,而根据上海 2000 年的统计,这个数据已达到了 1.14%,2005 年的流行性学调查,65 岁以上的人群男性是 1.7%,女性是 1.6%,多数患者是在 50~70 岁之间发病,最近全国范围内的统计数据则高达 2%左右。最保守的估计,近 20 年中国帕金森病发病率至少增长了 20 多倍。两性发病无明显差异,男性稍多于女性。50 岁以上的患者占总患病人数的 90%以上,通常认为从发病至诊断明确平均为 2.5 年,5~8 年后约半数以上的患者需要帮助,是康复医学的目标群体之一。

患帕金森的青少年往往有帕金森家族遗传背景,系因基因突变,而不只是单纯缺乏多巴胺而导致脑组织逐渐被破坏。

为提高公众对本病的关注程度,欧洲帕金森病联合会从 1997 年开始,将每年的 4 月 11 日定为"世界帕金森日"。

(三) 临床表现与主要功能障碍

1. 临床表现

震颤、强直、运动不能(或运动减少)与姿势和平衡障碍为其主要临床表现,两侧肢体症状不对称是帕金森病的临床特点之一,症状常自一侧上肢开始,逐渐发展到同侧下肢、对侧上肢、对侧下肢,呈"N"型进展。

本病首发症状存在着个体差异,以多动为主要表现者易于早期诊断。首发症状依次为震颤(70.5%)、强直或动作缓慢(19.7%)、失灵巧和/或写字障碍(12.6%)、步态障碍(11.5%)、肌痛痉挛和疼痛(8.2%)、精神障碍如抑郁和紧张等(4.4%)、语言障碍(3.8%)、全身乏力和肌无力(2.7%)、流口水和面具脸(各1.6%)。

2. 主要功能障碍

1) 运动功能障碍

(1) 震颤:静止性震颤是帕金森病震颤的最主要特征,即肢体处于静止或休息状态时出现,随意运动时减轻,睡眠或麻醉状态时消失,情绪紧张时加重。震颤往往是发病最早期的表现,是因肢体的原动肌与拮抗肌节律性(4~6 Hz)交替收缩而引起,通常从某一侧上肢远端开始,以拇指、示指及中指为主,逐渐扩展到同侧下肢及对侧上下肢。下颌、口唇、舌及头部一般均最后受累。上肢的震颤常比下肢重。表现为手指的节律性震颤,连及手指、腕、肘、肩等关节发抖,手指内收,似握书卷,拇指做对掌抖动,称"搓丸样动作"。强烈的意志和主观努力可暂时抑制震颤,但过后有加剧趋势。

(2)肌强直:可发生于随意横纹肌和非随意平滑肌。可同时发生于肢体肌群和躯干肌群,伸肌和屈肌均可累及,当关节做被动运动时,原动肌和拮抗肌的肌张力都增高,增高的肌张力始终保持一致,而感均匀的阻力,称为"铅管样强直"。如患者合并有震颤,则在伸屈肢体时感到在均匀的阻力上出现断续的停顿,如齿轮在转动一样,称为"齿轮样强直"。肌强直最先出现是在腕关节、肘关节及肩关节,初期仅仅感到某一肢体运动不灵活,有僵硬感,并逐渐加重,出现运动迟缓,甚至做一些日常生活的动作都有困难。次之,强直,病变的面部表情肌张力增高,使面部缺乏表情,呈"面具脸";瞬目减少,眼肌强直致眼球转动缓慢,注视运动时可出现黏滞现象。吞咽肌肉及构音肌肉的强直引起咀嚼及吞咽动作缓慢,唾液不易咽下,大量流涎(是由口、舌、腭及咽部等肌肉运动障碍所引起,而唾液分泌并无增加,仅因患者不能把唾液自然咽下所致),易产生呛咳。严重患者可发生吞咽困难、声音低沉、说话缓慢、结巴口吃、音调直、缺乏抑扬顿挫等。

肌强直早期多自一侧肢体开始。后期则全身肌肉紧张度均增高,以颈肌、肘、腕、肩和膝、踝关节活动时肌强直更显著。由于肌肉强直,患者出现特殊姿势。头部前倾,躯干俯屈,上臂内收,肘关节屈曲,腕关节伸直,手指内收,拇指对掌,指间关节伸直,髋、膝关节均略微弯曲。疾病进展时,这些姿势障碍逐渐加重。严重者腰部前弯几乎可成为直角;头部前倾严重时,下颌几乎可触胸。肌强直严重者还可合并肢体的疼痛。

(3)运动障碍:运动不能或运动减少,各种动作缓慢,是帕金森病致残的主要原因。既往认为运动不能系肌强直所致。自手术治疗帕金森病后发现,手术可减轻甚至消除肌强直,但对运动减少或少动影响不大。临床上肌强直、少动之间表现程度也不平行。目前认为运动减少与DA缺乏有关。运动障碍表现为:① 运动徐缓:表现为运动启动困难和速度减慢。在早期,由于上臂肌肉和手指肌的强直,患者上肢往往不能做精细的动作,如解系鞋带、扣纽扣、穿脱鞋袜或裤子、剃须、洗脸及刷牙等动作变得比以前缓慢许多,或者根本不能顺利完成。日常生活不能自理,重复运动易疲劳。病至晚期,坐位不能起立,卧位不能翻身。② 运动变换困难:从一种运动状态转换为另一种运动困难,出现运动中止或重复。如行走中不能敬礼、回答问题时不能扣纽扣、系鞋带等精细动作困难,连续轮替动作常有停顿,患者上肢不能做精细动作等。

运动徐缓加上肌张力增高,常产生帕金森病特有的征象,如手指、腕、臂强直,产生写字强直,书写困难,落笔不直,字行不整,所写的字弯曲不正,越写越小,称为"写字过小症"等。

(4)姿势保持与步态、平衡障碍:最初帕金森报道时就提出姿势与步态异常为本病的主要表现。Martin(1967)认为姿势与步态的异常是由于伴随主动运动的反射性姿势调节障碍所致,可出现于帕金森病的早期。① 姿势:尽管患者全身肌肉均可受累,肌张力增高,但静止时屈肌张力较伸肌高,故患者站立时出现低头屈背、上臂内收、肘关节屈曲、腕关节伸直、手指内收、拇指对掌、指间关节伸直、髋及膝关节略弯曲的特殊姿势。② 步态:行走时起步困难,足底似乎被冻结在地面上,不能迅速跨步向前,尤其在椅子上突然站起或开门入室,出现黏着不动现象,称之"冻结足"。步行慢、一旦开步,身体前倾,重心前移,呈步距小、前冲步态,且越走越快,不能即时停步或转弯,称之"慌张步态"。行走时因姿势反射异常,缺乏上肢应有的协同运动。③ 转弯困难:因躯干僵硬加上平衡障碍,故当患者企图转弯时,乃采取连续小步原地踏步,头、躯干与下肢呈同一纵轴线一起旋转。由于姿势反射调节障碍,患者行走常发生不稳、跌倒,尤其在转弯,上下楼梯更易发生,立位时轻推(拉)患者有明显不稳。因平衡与姿势调节障碍患者头前屈、前倾,躯干前曲、屈膝、屈肘,双手置于躯干前,拇指和小指轻度对掌,构成本病特有的姿态。④ 平衡功能障碍:由于运动缓慢、身体重心转换困难而出现姿势不稳,主要表现为容易跌倒。

2)其他功能障碍

(1)自主神经功能障碍:表现为皮脂分泌过多、怕热、多汗、排尿不畅、唾液增多、顽固性便秘、直立性低血压、皮肤网状青斑、下肢水肿。出汗可只限于震颤一侧,因此有人认为出汗是由于肌肉活动增加所引起。皮脂溢出增多在脑炎后患者尤为显著。少数患者可有排尿不畅。动眼危象是一种发作性两眼向上窜动的不自主眼肌痉挛运动,多见于脑炎后震颤麻痹患者。

(2) 精神症状和认知功能障碍:部分患者有忧郁倾向、消极悲观、对事物缺乏兴趣的表现,情绪易焦虑、激动、记忆力差。15%~30%的患者存在认知功能障碍,以记忆力,尤其是近期记忆力减退明显,严重时表现为全面认知功能低下,并发痴呆。

二、诊断与功能评定

根据发病年龄、临床表现及病程,结合实验室检查、影像学检查,排除继发震颤等,即可做出诊断。

(一) 诊断

1. 实验室检查

(1) 血清肾素活力降低、酪氨酸含量减少;黑质和纹状体内去甲肾上腺素(NE)、5-羟色胺(5-HT)含量减少,谷氨酸脱羧酶(GAD)活性较对照组降低50%。

(2) 脑脊液(CSF)中 GABA 下降,CSF 中 DA 和 5-HT 的代谢产物高香草酸(HVA)含量明显减少。

(3) 生化检测:放免法检测 CSF 生长抑素含量降低。尿中 DA 及其代谢产物 3-甲氧酪胺、5-HT 和肾上腺素、NE 也减少。

2. 其他辅助检查

(1) CT、MRI 影像表现:由于帕金森病是一种中枢神经系统退性变疾病,病理变化主要在黑质、纹状体、苍白球、尾状核及大脑皮质等处,所以 CT 影像学表现,除具有普遍性脑萎缩外,有时可见基底节钙化。MRI 扫描除能显示脑室扩大等脑萎缩表现外,T2 加权像在基底节区和脑白质内常有多发高信号斑点存在。

(2) 单光子发射断层摄像(SPECT)影像表现:① 通过多巴胺受体(DAR)的功能影像:可诊断早期帕金森病。但 SPECT 功能影像只能检测 DAR 受体数目,不能帮助确诊是否为原发性帕金森病,但是可以区别某些继发性帕金森病,还可用做帕金森病病情演变和药物治疗效果指标。② 通过多巴胺转运蛋白(DAT)功能显像:多巴胺转运蛋白(DAT)如何转运多巴胺(DA)尚不清楚,DAT 主要分布于基底节和丘脑,其次为额叶。DAT 含量与帕金森病的严重程度是存在着正相关性,基底节 DAT 减少,在早期帕金森病患者表现很显著。③ PET 功能影像:正电子发射断层扫描(PET)诊断帕金森病,可对帕金森病进行早期诊断,可做帕金森病高危人群中早期诊断,是判断病情严重程度的一种客观指标,对了解多巴制剂应用疗效、鉴别原发帕金森病和某些继发帕金森病均有很大作用。

3. 鉴别诊断

(1) 继发性震颤麻痹综合征:有明确病因可寻,如感染、药物、中毒、动脉硬化和外伤等。

(2) 抑郁症:抑郁症不具有 PD 的肌强直和震颤,抗抑郁剂治疗有效,可以鉴别。此外,两种疾病也可同时存在。

(3) 其他震颤:① 特发性震颤:震颤虽与本病相似,但其震颤以姿势性或运动性为特征,无肌强直与运动徐缓症状,发病年龄早,饮酒或用普萘洛尔(心得安)后震颤可显著减轻,1/3 患者有家族史,病程良性,少数或可演变成震颤麻痹。② 老年性震颤:见于老年人,震颤细而快,于随意运动时出现,无肌强直。③ 癔症性震颤:病前有精神因素,震颤的形式、幅度及速度多变,注意力集中时加重,并有癔症的其他表现。④ 由颅脑损伤、肿瘤和中毒引起者,可根据有关病史及检查发现而做出诊断。⑤ 有基底节钙化者须查明引起钙化的原因。基底节钙化者未必都出现震颤麻痹症状。⑥ 酒精中毒、焦虑症及甲状腺功能亢进的震颤:根据病史,不难识别。

（4）与伴有震颤麻痹症状的某些中枢神经多系统变性病相鉴别：如肝豆状核变性、原发性直立性低血压、小脑脑桥橄榄萎缩症等。这些疾病除有震颤麻痹症状外，还具有各种疾病相应的其他神经症状，如小脑症状、锥体束征、眼肌麻痹、不自主动作、直立性低血压、运动神经元病及痴呆等。

（二）功能评定

1. 躯体功能的评定

（1）肌力评定：可以采用徒手肌力检查法来进行肌力评定，也可以借助一些专门的肌力测试装置来进行评定，如等长肌力测试、等速肌力测试等。

（2）肌张力评定：大多采用 Ashworth 痉挛量表或改良 Ashworth 痉挛量表来进行评定。

（3）关节活动度的评定：可用关节量角尺进行测量。

（4）平衡功能评定：常用的平衡量表主要有 Berg 平衡量表（Berg balance scale, BBS）、Tinetti 量表（performance-oriented assessment of mobility）、"站立-走"计时测试（the timed "UP&GO" test）及功能性前伸（functional reach）、跌倒危险指数（fall risk index）等。另外，Fugl - Meyer 量表和 Lindmark 运动功能评估表中也有评定平衡功能的部分，临床上也可以采用。此外，也可以用平衡测试仪进行测定。

（5）步行能力评定：包括定性分析和定量分析两种方法。定性分析是由康复医师或治疗师以目测观察患者行走过程中，通过与正常步态的对比并结合病理步态的特点从而做出步态分析的定性结论。常用的量表有 Hoffer 步行能力分级（见表 4 - 20）、Holden 步行功能分类等。

表 4 - 20　Hoffer 步行能力分级

分　　级	评 定 标 准
Ⅰ. 不能步行（nonambulator）	完全不能步行
Ⅱ. 非功能步行 （nonfunctional ambulator）	借助膝-踝-足矫形器（KAFO）、杖等能在室内行走，又称治疗性步行
Ⅲ. 家庭性步行 （household ambulator）	借助于踝-足矫形器（AFO）、手杖或独立可在室外和所在社区行走，并进行散步、去公园、去诊所、购物等活动，但时间不能持久，如需要离开社区做长时间步行仍需要坐轮椅

步态的定量分析是通过专门的仪器获得的客观数据来对步态进行分析，包括运动学和动力学分析。运动学分析是对患者步行时步长、步长时间、步幅、步频、步行速度、步宽、足偏角度等参数进行分析判断的方法；动力学分析是指步行时作用力、反作用力的强度、方向和时间进行分析的方法。所借助的器械设备简单如卷尺、秒表、量角器等测量工具，复杂的如电子角度计、肌电图、三维步态分析仪等设备。

（6）其他身体功能评定：如吞咽功能可采用洼田饮水试验来进行评定；言语功能、呼吸功能等的评定可选用相关量表或仪器进行评定。

（7）认知、心理功能的评定：常用的智力测验量表有韦氏智力量表和简易精神状态检查法；情绪评定分为抑郁和焦虑的评定，常用的抑郁评定量表有汉密尔顿抑郁量表（HAMD）、Berk 抑郁问卷（BDI）和抑郁状态问卷（DSI）等；常用的焦虑评定量表有焦虑自评量表（SAS）、汉密尔顿焦虑量表（HAMA）。

2. ADL 的评定

（1）日常生活活动能力评定：可采用 Barthel 指数或 FIM 量表进行评定。

（2）韦氏帕金森病评定法（Webster Parkinson disease evaluation Form）：根据患者功能情况，每项得分均分为 4 级：0 为正常，1 为轻度，2 为中度，3 为重度，总分为每项累加分，1～9 分为轻度，10～18 分位中度残损，19～27 分为严重进展阶段（见表 4 - 21）。

表 4-21　韦氏帕金森病评定量表

临床表现	生 活 能 力	记分
1. 手动作	不受影响	0
	精细动作减慢、取物、扣纽扣、书写不灵活	1
	动作中度减慢、单侧或双侧各动作中度障碍、书写明显受影响,有"小字症"	2
	动作严重减慢、不能书写、扣纽扣、取物显著困难	3
2. 强直	未出现	0
	颈、肩部有强直、激发症阳性,单侧或双侧腿有静止性强直	1
	颈、肩部中度强直,不服药时有静止性强直	2
	颈、肩部严重强直,服药仍有静止性强直	3
3. 姿势	正常,头部前屈<10 cm	0
	脊柱开始出现强直,头屈达 12 cm	1
	臀部开始屈曲,头前屈达 15 cm,双侧手上抬,但低于腰部	2
	头前屈>15 cm,单侧、双侧手上抬高于腰部,手显著屈曲,指关节伸直、膝开始屈曲	3
4. 上肢协调	双侧摆动自如	0
	一侧摆动幅度减少	1
	一侧不能摆动	2
	双侧不能摆动	3
5. 步态	跨步正常	0
	步幅 44～75 cm,转弯慢,分几步才能完成,一侧足跟开始重踏	1
	步幅 15～30 cm,两侧足跟开始重踏	2
	步幅<7.5 cm,出现顿挫步,靠足尖走路转弯很慢	3
6. 震颤	未见	0
	震颤幅度<2.5 cm,见于静止时头部、肢体,行走或指鼻时有震颤	1
	震颤幅度<10 cm,明显不固定,手仍能保持一定控制能力	2
	震颤幅度>10 cm,经常存在,醒时即有,不能自己进食和书写	3
7. 面容	表情丰富,无瞪眼	0
	表情有些刻板,口常闭,开始有焦虑、抑郁	1
	表情中度刻板,情绪动作时现,激动阈值显著增高,流涎,口唇有时分开,张开>0.6 cm	2
	面具脸,口唇张开>0.6 cm,有严重流涎	3
8. 言语	清晰、易懂、响亮	0
	轻度嘶哑、音调平、音量可、能听懂	1
	中度嘶哑、单调、音量小、乏力呐吃、口吃不易听懂	2
	重度嘶哑、音量小、呐吃、口吃严重、很难听懂	3
9. 生活自理能力	能完全自理	0
	能独立自理,但穿衣速度明显减慢	1
	能部分自理,需部分帮助	2
	完全依赖照顾,不能自己穿衣进食、洗刷,起立行走,只能卧床或坐轮椅	3

（3）Yahr 分期评定法：是目前国际上较通用的帕金森病病情程度分级评定法,它根据功能障碍水平进行综合评定。其中 Yahr Ⅰ、Ⅱ级为日常生活能力一期,日常生活无须帮助；Yahr Ⅲ、Ⅳ级为日常生活能

力二期,日常生活需部分帮助;Yahr Ⅴ级为日常生活能力三期,需全面帮助。

Yahr 给各阶段的定义是:① Ⅰ期:单侧身体受影响,功能减退很小或没有减退。② Ⅱ期:身体双侧或中线受影响,但没有平衡功能障碍。③ Ⅲ期:受损害的第一个症状是直立位反射,当转动身体时出现明显的站立不稳或当患者于两脚并立,身体被推动时不能保持平衡。功能方面,患者的活动稍受影响,有某些工作能力的损害,但患者能完全过独立生活。④ Ⅳ期:严重的无活动能力,但患者仍可自己走路和站立。⑤ Ⅴ期:除非得到帮助外,只能卧床或坐轮椅。

3. 参与水平的评定

可采用帕金森统一评定量表(unified Parkinson disease ration scale,UPDRS)。帕金森病统一评定量表包括 6 个分量表,第 1 分量表用于判断该病患者的精神活动和情感障碍;第 2 分量表用于判断该病患者的日常生活能力;第 3 分量表用于判断该病患者的运动功能;第 4 分量表用于判断该病患者治疗的并发症;第 5 分量表用于判断该病患者病程中的基本发展程度;第 6 分量表用于判断该病患者在"开"实相和"关"时相的活动功能。每部分分为 4 级指数,从 0~4 级。0 是正常,4 是最严重。通过该量表的评定,可对患者的运动功能、日常生活能力、病程发展程度、治疗后状态、治疗不良反应和并发症等方面做出客观的评定。

三、帕金森病的康复治疗

(一) 康复治疗目标与原则

每一例帕金森病患者都可以先后或同时表现出运动症状和非运动症状,但在整个病程中都会伴有这两类症状,有时会产生多种非运动症状。不仅运动症状影响了患者的工作和日常生活能力,非运动症状也明显干扰了患者的生活质量。因此,对帕金森病的运动症状和非运动症状应采取全面综合的康复治疗,包括药物治疗、手术治疗、运动疗法、心理疏导及照料护理等。药物治疗为首选,且是整个治疗过程中的主要治疗手段,手术治疗则是药物治疗的一种有效补充。目前应用的治疗手段,无论是药物或手术治疗,只能改善患者的症状,并不能阻止病情的发展,更无法治愈。因此,治疗不仅要立足当前,并且需要长期管理,以达到长期获益的目的。

由于康复治疗本身不能改变疾病的进程结局或疾病的直接损伤,但康复治疗对继发性损伤障碍及由此带来的功能残损有重要作用。因而本病的康复目标就是延缓病情发展,延长独立生活能力。

1. 康复治疗目标

(1)康复治疗的长期目标:① 预防和减少继发性损伤的障碍发生;② 注重功能代偿策略;③ 维持患者充分范围的功能能力;④ 帮助患者和家属调整心理状态。

(2)康复治疗的近期目标:① 促进所有关节进行功能范围内充分运动;② 预防挛缩和纠正不正常姿势;③ 预防或减轻废用性萎缩及肌肉无力;④ 增强姿势,平衡反应、安全意识;⑤ 改善步态功能,或提供补偿措施;⑥ 维持或增加肺活量、胸扩张及说话能力;⑦ 采用节能技术;⑧ 维持或改善耐久力;⑨ 维持或增加 ADL 能力和功能独立;⑩ 帮助患者及家属针对慢性残疾进行心理调整和生活方式的修正。

由于每一患者病情是不同的,存在的问题也是不同的,因此目标的设立应个体化,并分阶段适当调整。对于轻度帕金森病,早期干预与预防是关键性的,一般说每一治疗期间都应鼓励参与治疗性活动,但是治疗性活动必须与适当休息相结合,注意两者的平衡,保证患者不会疲劳和消耗。

2. 康复治疗原则

由于本病主要为功能障碍,需要长期进行功能康复,因而针对本病的康复治疗原则应遵循综合治疗原则、个体化原则,包括用药原则以及功能训练原则。

临床治疗原则:用药从小剂量开始、缓慢递增,尽量以较小剂量取得满意疗效,治疗方案个体化。

(二)康复治疗措施

如前所述,本病康复治疗应选择综合治疗措施,其中药物治疗为首选,并涵盖疾病早期与中晚期。其次应根据不同病程,制定各种物理治疗、作业治疗及康复护理方案。

1. 药物治疗

应按照《中国帕金森病治疗指南》(第三版)规范用药。由于疾病的运动症状和非运动症状都会影响患者的工作和日常生活能力,因此,用药原则应该以达到有效改善症状、提高工作能力和生活质量为目标。提倡早期诊断、早期治疗,不仅可以更好地改善症状,而且可能会达到延缓疾病进展的效果。应坚持"剂量滴定"以避免产生药物的急性不良反应,力求实现"尽可能以小剂量达到满意临床效果"的用药原则,避免或降低运动并发症尤其是异动症的发生率,应强调个体化特点,不同患者的用药选择需要综合考虑患者的疾病特点(是以震颤为主,还是以强直少动为主)和疾病严重程度、有无认知障碍、发病年龄、就业状况、有无共病、药物可能的不良反应、患者的意愿、经济承受能力等因素,尽可能避免、推迟或减少药物的不良反应和运动并发症。进行抗帕金森病药物治疗时,特别是使用左旋多巴时不能突然停药,以免发生撤药恶性综合征。

根据临床症状严重度的不同,可以将帕金森病的病程分为早期和中晚期,即将 Hoehn - Yahr 1～2.5 级定义为早期,Hoehn - Yahr 3～5 级定义为中晚期。以下我们分别对早期和中晚期帕金森病提出具体的治疗意见。

1) 早期

初期多予单药治疗,但也可采用优化的小剂量多种药物(体现多靶点)的联合应用,力求达到疗效最佳、维持时间更长而运动并发症发生率最低的目标。

药物治疗包括疾病修饰治疗药物和症状性治疗药物。疾病修饰治疗药物除了可能的疾病修饰作用外,也具有改善症状的作用;症状性治疗药物除了能够明显改善疾病症状外,部分也兼有一定的疾病修饰作用。

首选药物原则参见图 4 - 19。

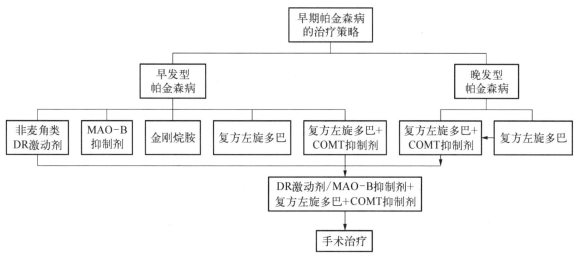

图 4 - 19　早期帕金森病的治疗策略

DR—多巴胺受体;MAO - B—单胺氧化酶 B 型;COMT—儿茶酚 - O - 甲基转移酶

(1)早发型患者:在不伴有智能减退的情况下,可有如下选择:① 非麦角类 DR 激动剂;② MAO - B 抑制剂;③ 金刚烷胺;④ 复方左旋多巴;⑤ 复方左旋多巴＋儿茶酚 - O - 甲基转移酶(COMT)抑制剂。首选药物并非按照以上顺序,需根据不同患者的具体情况而选择不同方案。若遵照美国、欧洲的治疗指南应首选方案①②或⑤；若患者由于经济原因不能承受高价格的药物，则可首选方案③；若因特殊工作之需，力求显著改善运动症状，或出现认知功能减退，则可首选方案④或⑤；也可在小剂量应用方案①②或③时，同时小剂量联合应用方案④。对于震颤明显而其他抗帕金森病药物疗效欠佳的情况下，可选用抗胆碱能药，如苯海索。

（2）晚发型或有伴智能减退的患者：一般首选复方左旋多巴治疗。随着症状的加重，疗效减退时可添加 DR 激动剂、MAO‐B 抑制剂或 COMT 抑制剂治疗。尽量不应用抗胆碱能药物，尤其针对老年男性患者，因其具有较多的不良反应。

（3）常用治疗药物：主要有：抗胆碱能药、金刚烷胺、复方左旋多巴（苄丝肼左旋多巴、卡比多巴左旋多巴）、DR 激动剂、MAO‐B 抑制剂、COMT 抑制剂。

2）中晚期帕金森病的治疗

中晚期帕金森病，尤其是晚期帕金森病的临床表现极其复杂，其中有疾病本身的进展，也有药物不良反应或运动并发症的因素参与其中。对中晚期帕金森病患者的治疗，一方面要继续力求改善患者的运动症状；另一方面要妥善处理一些运动并发症和非运动症状。

运动并发症（症状波动和异动症）是帕金森病中晚期常见的症状，调整药物种类、剂量及服药次数可以改善症状，手术治疗如脑深部电刺激术（DBS）亦有疗效。

（1）症状波动的治疗：症状波动主要包括剂末恶化、开‐关现象，参见图 4‐20。

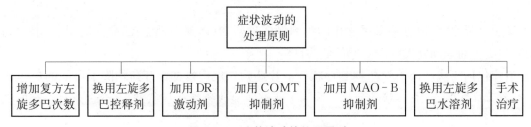

图 4‐20　症状波动的处理原则
DR—多巴胺受体；MAO‐B—单胺氧化酶 B 型；COMT—儿茶酚‐O‐甲基转移酶

（2）异动症的治疗：异动症（AIMs）又称为运动障碍，包括剂峰异动症、双相异动症和肌张力障碍，参见图 4‐21。

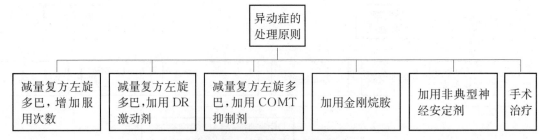

图 4‐21　异动症的处理原则
DR—多巴胺受体；COMT—儿茶酚‐O‐甲基转移酶

2. 物理治疗

帕金森病的康复治疗以物理治疗（运动疗法及其他物理因子治疗）为主，作业疗法为辅。针对帕金森病四大运动障碍：强直、少动、震颤和姿势反应异常等，以及由此产生的一系列继发性并发症造成的障碍的预防。

在制定运动治疗方案时，应注意如下原则：① 抑制不正常的运动模式，学会正常的运动模式：帕金森病的患者经常将不正常的运动模式误认为是正确的，因此在训练中应通过大量重复简单的正常动作来让他学会正常的运动方式。② 充分利用视、听反馈：帕金森病患者自身具有良好的利用视、听反馈来帮助运动的能力，因此在运动治疗时应给予充分利用。③ 让患者积极主动地参与治疗：只有患者全神贯注，才能重新学会正常的运动模式，因此在治疗中应善于调动患者的积极性。④ 避免劳累：帕金森病患者易发生劳累，而且一旦发生很难消失。⑤ 避免阻抗运动：阻抗运动易加重肌紧张，一旦引发肌紧张，则不但消失慢，且易导致不愉快的感觉。

1) 松弛训练

针对肌紧张的松弛训练是十分有必要的，松弛训练方法主要有以下几类。

（1）振动疗法：早在100年前就发现帕金森患者坐在颠簸的车上或骑马有戏剧性的改善强直，得到松弛。其后发现让患者坐在震动椅子上反复震动刺激证实对肌张力降低有良好效果。

（2）瑜伽球训练：利用瑜伽球进行缓慢的前庭刺激，如柔顺地来回摇动和有节奏的技术可使全身肌肉松弛，还可以利用摇动椅子或转动椅子都可以降低强直和提高运动能力，也可利用软垫支持位置完成缓慢节奏的转动运动。如图4-22所示。

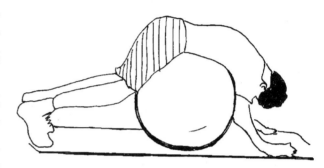

图4-22 利用瑜伽球做躯干屈曲训练

躯干俯卧于球上，放松，手脚着地支撑身体。呼气、吸气，放松身体并像布娃娃一样贴附在球面上，在这个姿势位休息。

（3）本体感觉神经肌肉促进法（proprioceptive neuromuscular facilitation，PNF）技术：有节奏地进行，从被动帮助运动到主动运动，开始在小范围运动，逐步进行到全运动范围，这不仅对帕金森病的强直有松弛作用，也能克服因少动带来的损伤效应。① 头颈及上肢的旋转运动：(i)患者仰卧位，头缓慢转向左侧、两下肢向右侧转动，然后反过来，头转向右侧，而两下肢转向左侧。(ii)仰卧位，一侧上肢肩外展45°，肘屈曲90°，然后该上肢肩向外旋转，对侧肩向内旋转，肩缓慢地转向背部，有顺序的从内侧到外侧转位。iii. 进一步训练头、肩及下肢做从一侧位置到另一侧位置的类似转动。训练时应注意开始慢，运动范围小，使患者没有牵拉感。如图4-23所示。② 胸部与骨盆的旋转运动：在侧卧位胸部缓慢向前转，向后转，在

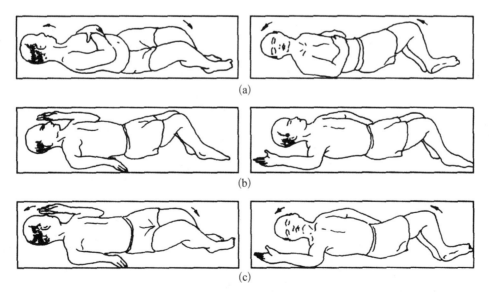

(a)

(b)

(c)

图4-23 帕金森患者的松弛训练(1)

做这一训练时治疗师手可放在患者髂嵴上,防止骨盆运动,让患者感到胸部和骨盆是分离的。一旦患者可以自己训练,就可以放开手。如图 4 - 24 所示。

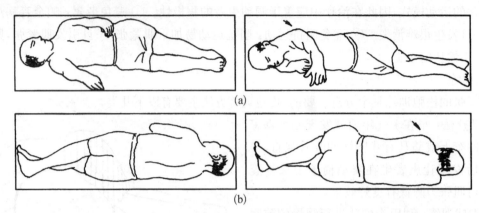

(a)

(b)

图 4 - 24　帕金森患者的松弛训练(2)

2) 关节运动范围训练

关节主动或被动训练是每天不可缺少的项目,活动训练的重点是牵伸缩短的、绷得紧紧的屈肌,特别是挛缩的肌肉,增加关节的运动范围。在训练时必须在患者被牵拉肌肉的最大内收范围内进行,但又要避免过度牵拉引起疼痛。

(1) 俯卧位训练:若患者长久的坐或不动,站立时伸髋将牵拉发紧的屈髋肌而导致疼痛,可以俯卧练习伸髋,同时还可以往复快速伸屈两膝,协助患者克服迈步时的两足往复运动困难。还可以让患者俯卧在垫上,两肘支撑,俯卧伸展,或提高胸部伸展。

(2) 站立位训练:不能耐受俯卧训练的,可采用站立位,上肢平举推墙壁或墙角,也可以促进躯干的伸展。

(3) 可应用自动抑制技术方法,如 PNF 法的挛缩松弛技术,有良好效果,这是肢体旋转活动运动产生抑制,持续被动牵拉也可通过自动抑制和用手工或机械牵引,增加活动范围。必须注意的是要在患者被牵拉的肌肉最大耐受范围中进行。治疗者要避免过度牵拉及疼痛,因为过度牵拉可刺激疼痛受体和产生反射性肌肉收缩,进而撕伤组织、形成瘢痕,最终反而造成使关节活动范围缩小。

总之,关节活动范围的训练应与其他训练结合起来,强调整体运动功能模式。在关节强直或关节周围的韧带很紧的患者,可用关节松弛技术手法有帮助。选择分级的辅助运动,也可能使关节活动范围扩大及减轻疼痛。

3) 移动训练

帕金森病患者的训练程序的基础是在于功能运动模式受到个别身体节段的约束。强调的是姿势训练和旋转运动,有节奏相互交替运动,进行充分范围的关节运动,开始于有扶持的位置中进行,直到直立,无支持的位置。也可使用语言、听、触刺激,增强感觉,有助于患者的运动意识。在促进活动的执行中,语言指令、音乐、拍手、进行曲,节拍、镜子和地上记号均是有效工具。这些刺激技术在运动控制方面,增加了对外来刺激的依赖。

利用 PNF 法针对帕金森病患者的进行治疗,是有效的训练方法。用对角线式的肢体与躯干 PNF 模式可达到个别训练目的,许多临床问题,可以在整体训练和个别运动相结合的生理模式中获得改善。

促进面、舌骨、舌等肌肉运动是训练中又一重要目标,由于存在强直及少动使进食动作差及社交活动受限制。对患者的全面心理状态和欲望有很大影响。使用按摩、牵拉、手法接触、阻力和语言指令均可促进面部运动。特别是交替运动。如果影响到吃,则应做嘴、颊、咀嚼的开闭运动,与颈控制结合(如头在正中位置稳定化)。

4)平衡训练

在坐位和站立位较慢地重心转移训练可帮助患者发展肢体的稳定性。

(1)垫上体重转移训练：帕金森病患者由于重心转移困难而难以坐直,可以在坐位训练患者的重心转移和平衡能力,即让患者进行将重心由一臀向另一臀转移,以及使重心前后转移的练习：让患者坐在垫上,将体重先移向左侧,再移向右侧,这样左右来回摇动。

(2)在垫上用臀"行走"：在发病早期可以训练患者在垫上用臀向前或向后"行走"。向前"行走"时左臀先向前移,右臀后向前移,向后"行走"时则右臀先向后移,左臀再向后移,两种方法配合训练,不仅训练了患者躯干的旋转、体重的转移和左右交替活动,而且也训练了方向的变换。

(3)平衡促进训练：治疗者协助促进姿势及安全意识。逐渐增加活动的复杂性、增加重心转移的范围或附加上肢的作业,如从地上拾起东西。在姿势方面,运动转移,如坐到站、跨步、行走均可增加难度及复杂性。应鼓励患者在力所能及的情况下增加活动速度,在体操球上作坐活动可帮助增进姿势反应,这鼓励骨盆及躯干移动。慢慢摇晃骨盆,跨步或进行中交替两上肢摆动,以及也可以坐在球上做上躯干转动伴两上肢摆动模式活动。也可让患者重心点稍稍偏移或移动体操球。

中立坐位,收紧腹部肌肉,身体后仰,脊柱保持伸直中立位,双手伸向头顶上方,踮起脚尖。交换手臂,眼睛注视上举的手臂的同时,对侧手放下到对侧膝(见图4-25)。

中立位站立,一侧脚尖放于球上,以脚尖滚动训练球书写字母收缩躯干肌群和支撑腿肌群保持身体稳定。通过将字母书写得更大来增加难度(见图4-26)。

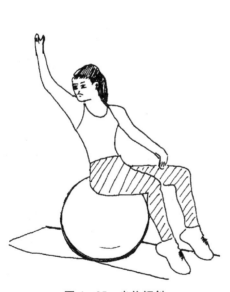

图4-25　坐位倾斜

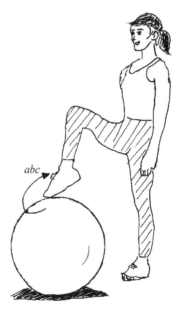

图4-26　站立平衡训练

(4)协调性训练：① 手足的往复或交互运动：训练时治疗师与患者相对而坐,让患者模仿治疗师做手足交互运动,如果不能完成,可以先做双上肢和双下肢的交互活动,然后再上、下肢同时活动。这种运动对于患者正确的步行及步行的稳定性有重要意义。② 同时伸腿和击掌：这一训练主要有助于患者克服同时做两个动作的困难。方法是：患者坐位,模仿治疗师的动作,伸一侧下肢时,双上肢在另一侧的头外侧击掌,然后换另一侧。③ 上肢、下肢的反向运动：即双上肢向左运动,同时双下肢向右运动,两侧交替进行。④ 上肢翻转交叉再复原：这一训练主要是训练患者旋前和旋后的动作,对患者进行梳洗、用餐等日常生活动作十分重要。

5) 步态训练

帕金森病患者步行时有启动慢、前冲和小碎步步态、双上肢摆动差等异常,为了克服这些异常可以根据患者的情况,做针对性的训练,也可以进行综合的步态训练。

（1）使步行时足易于离地:此项训练是为了解决患者起步时足不能离地的困难。让患者手持体操棒,双上肢先向一侧摆动,躯干旋转,重心由一足移至身体朝向侧的足,另一足自然抬离地面,然后向相反方向运动,如此反复进行。

（2）上肢摆动和躯干旋转训练:如果患者步行时上肢不能与下肢协调地摆动,可训练患者一侧肩和上肢向前摆,另一侧向后摆,如此反复进行。动作的幅度可以逐渐加大,但不要失去平衡。

（3）重心的移动:让患者立正站好,在训练足前放一纸片,患者训练足迈过纸片,同时两上肢向前推,另一足离地,这时重心前移;然后向后靠,用后足负重,双手向后拉,训练足离地,重心后移。如此反复地前后来往缓慢的练习。还可以做仰泳式运动,一侧足离地,同侧上肢向前、向上、再向后做仰泳式划动,直至复原于身旁,然后再做另一侧。

（4）转身训练:开始时患者对任何方向的转换都感到困难,转身时常绊倒自己,因此要教给患者正确的转身方法。

（5）步行训练:为了克服帕金森病患者下列步态异常,如起动慢、前冲和小碎步步态、姿势调整差、肌姿势反射差等。训练目标是针对上述缺点,加快速度、加大步幅、步伐基底宽度及起动速度;增加躯干运动与上肢摆动相互交替;提高跟-足趾步态模式及重心移动;指定调节行走的程序;练习高跨步可采用站立位向前、向后跨步运动练习。综合的纠正患者不良步态,可以在地板上加设足印标记等,按标记指示行走可以得到步态控制。如行走路线标记、转移路线标记等,也可以设 5～7.5 cm 高的障碍物,让患者行走时跨过,这样可以控制步幅及宽度,避免小碎步。同时让患者两手执木棍或手杖的一端,治疗师执另一端,这样行走时治疗师可以指引患者两上肢的摆动。在行进中可以指令患者停止、转弯等,步态的节奏可以用口令、音乐旋律和节拍来控制。在行走时有冻结足现象时,可用视觉暗示来促进运动程序,有时可使冻结足溶解,或者先用原地踏步几次也可帮助冻结足溶解;或者在前面放置让患者跨过去的东西也可消除冻结足。调整鞋底鞋跟高度有利于缓解前冲步态,穿着鞋底摩擦力大的鞋,如橡胶底,可使步伐不易滑。也可在平行杠内,扶着用 PNF、十字交叉步侧向行走活动。步态模式的节奏可用口令、音乐旋律或节拍来指引调节控制。

6) 呼吸功能训练

帕金森病可导致肺功能低,肺活量低。因此教会患者深呼吸训练,增大胸廓移动和改善肺活量,强调用胸式呼吸。为增大胸的扩张,可用牵拉肋间肌和阻抗肋间肌运动,以及用上肢 PNF 手法双侧对称对角线屈曲和伸展模式与呼吸训练相结合,也可用"人工呼吸"操作手法做扩胸训练。

7) 其他运动疗法

帕金森病是易进展性疾病,药物治疗及康复治疗均只能改轻症状及障碍,提高生活质量,延缓病情发展,延长病程,而不能改变最终结局。为了尽可能达到上述目的,必须给予长期维持治疗,包括药物及康复治疗。关键是每天在家中进行有规则的训练和避免长期不活动。因此要让患者及家属参与训练,学会正规的伸展和移动体操,掌握补偿技能或克服少动和"冻结足"的方法是很重要的。针对帕金森病设计的体操,具体操作如下:

（1）面肌体操:可让患者对镜子做以下动作:① 微笑露齿,然后将口收成吹口哨状;② 反复将鼻子及上唇周围的肌肉皱起、放松;③ 交替瞬眼运动;紧闭双目、睁大,再抬起眉毛;④ 张口呈"O"形,口角交替向左右移动,伸舌运动;⑤ 交替鼓腮、凹腮运动。

（2）头,颈部体操：① 头向左、右转动各 4 次；② 头向左、右侧斜各 4 次；③ 头、下颌、颈同时向后收缩、向前收缩各 4 次,向后收缩稍稍保持不动 3～4 s。

（3）肩部体操：① 单肩向上耸,至能碰及耳垂,两肩交替进行,各 4 次；② 双肩同时向上耸,至能碰及两耳垂；③ 双肩向后,是双肩胛骨尽可能相互靠近,来回各 4 次。

（4）躯干体操：① 背部伸展体操：直立位,两上肢伸直向后,两手平放在桌上,同时挺胸,挺腹,每次来回 4 次；俯卧位做俯卧撑来回各 4 次；站立位,两手前举水平位扶在墙上,上身向前,两肘屈曲,然后两肘伸直,上身复原位。此体操两足不能移位。② 背部旋转操：俯卧位,两上肢伸直,右上肢上举带动右半身向左转,复原位。左上肢上举带动左半身向右转,平卧位,右上肢、右半身向左,复原,左上肢,左半身向右,反复各做 8 次；注意两下肢及下半身保持不动。③ 腰椎屈曲体操：直立位,两上肢下垂,弯腰前屈,两上肢、手触及膝以下,回位,反复各 8 次。④ 腰椎旋转体操：两手叉腰,躯干向左转,复位,向右转,复位,反复各 8 次。⑤ 躯干侧屈体操：两上肢下垂,或叉腰,躯干侧屈曲,反复各 8 次。

（5）上肢体操：① 上举运动：两手指交叉,掌心向外,两上肢垂直举过头,掌心向上,反复各 4 次。② 两上肢外展运动：两上肢外侧平举达头顶,两手掌相对,拍掌,各反复 4 次。③ 两上肢左右交替屈伸,手掌向内,上肢肘前冲,另一侧屈肘,交替进行各 8 次。④ 左右两手交替拍打对侧肩部,各做 8 次。⑤ 双手交叉握拳,手举,腕左右屈伸。

（6）手指体操：① 交替握拳,松拳,双上肢手举,一手握拳,一手松拳,交替进行,各 10 次。② 对指体操：双手拇指点对示指、中指、无名指、小指,然后相反进行,反复各 10 次。③ 手指分开体操及屈曲体操：双手,上肢上举,五指分开,按着分别先后拇指、示指、中指、无名指、小指屈曲,再五指伸展分开,反复各 10 次。

（7）下肢体操：① 伸髋运动：仰卧,双膝屈曲,抬起臀部,复原,反复 10 次。② 下肢分腿运动：直立位,右下肢向右侧横跨一步,收回,左下肢向左跨一步,收回,反复交替各 8 次。③ 下蹲运动：双下肢膝屈,下蹲,双手扶在双膝按压站起,各进行 8 次。④ 踢腿运动：直立位,双下肢交替进行向前踢腿。⑤ 左右交替一腿向前下蹲运动：右下肢向前跨一大步,屈膝,左下肢后伸,足跟离地,双手按压右下肢膝部,伸膝,立起,右下肢回原,左下肢跨前重复右下肢动作,左右各进行 4 次。

（8）步伐体操：① 原地踏步操：直立位,左右双腿膝抬高交替,尽可能膝抬高至腹部,同时摆动双臂左右交替,各做 10 次。② 原地跨步体操：在地上放高 10～15 cm 高的障碍物,左右交替跨越障碍各 10 次。③ 行进体操：根据口令向前,向左,向右,走出"女"形。

（9）床上体操：① 翻身体操：头转向一侧,一小腿放在头转向一侧小腿上,双臂上举,摆动双臂左右几次后,顺势向头转侧用力摆动,带动躯干转动,再复至仰卧位,按上述方法向另一侧翻身,每次各做 5 次。② 仰卧起坐：仰卧,双臂放在体侧,头、上身抬起,可借助双手推床帮助坐起,各做 4 次。③ 爬行体操：双膝、双手跪位,双肘屈曲,双臂向前爬行,再向后爬,复至原位,来回 10 次。

（10）呼吸体操：① 通气调节体操：仰卧,上身轻度抬高,下肢呈屈曲伸展,一手置于胸上,一手置于腹上,鼓腹做平静深吸气,并以手调节腹部运动,收腹时将吸入的气全部呼出,再做胸扩展深吸气,以手调节胸部运动。收胸时做呼气运动。最后同时进行扩胸和鼓腹深吸气运动,继之收胸和收腹将气全部呼出。反复做 10 次。② 呼气体操：坐位,两腿分开,挺胸。挺胸时深吸气,两臂向两侧分开,扩胸。呼气时,两手按压胸廓两侧,弓背把气全部呼出。③ 增强呼气量体操：深呼吸气后,用吸管向有水杯中缓缓吹气,直至全部吹完,反复进行 10 次。

8）其他物理因子治疗

（1）振动疗法：如前所述,机械振动疗法有助于缓解肌张力,可用振动平台、振动垫、电动振动按摩器等,进行全身振动疗法或局部振动疗法。

（2）高压静电疗法：利用高电位高压静电场作用于人体，进行预防和治疗疾病的方法称为静电疗法。主要原理系在交变电场的作用下，人体各个部位产生极其细微的振动，各组织器官的不平衡得到充分调整，各细胞产生与电流周期相适应的配向运动，细胞间的凝聚力趋向缓和，细胞内外液体，主要是影响体液中的矿物质离子（钾、钠、磷、镁、钙离子等），按照正常值重新分配（离子效果）。随着钙离子浓度的增加，锰离子、磷离子的减少，肌肉、心肌细胞活性提高，收缩有力；骨骼疾病得到改善，消除疲劳，精力旺盛。其次，微量的电源能介入神经，最后传入自主神经系统和内分泌系统的调整中枢——下丘脑，使其获得新的活力。有效补充人体静态的休息能量；补充人体动态的运动能量等。总之，静电场可促使人体全身放松，消除人体紧张状态。

（3）脊髓通电疗法：采用直流电脊髓通电疗法，颈部放置正极，腰骶部放置负极，称为脊髓通电的下行电疗法，可减低肌张力。

（4）红外线疗法：红外线作用于人体主要起改善局部血液循环、降低肌张力、缓解肌痉挛等作用，可用于肌紧张、关节挛缩病例的手法放松前的辅助治疗。

（5）冷疗：冰块可促进舌、面、舌骨肌肉的正常运动。

（6）音乐治疗：对许多帕金森病患者是一非常有效的方法。"冻结足"、局部运动困难、语言不流畅等都对音乐有反应。音乐的类型及节奏因人而异。这已被公认音乐治疗对患者有很大帮助。在治疗中，可教患者与音乐一起唱，一起打拍子。

（7）水疗：温泉水浴有镇静之功，亦可配合应用。

（8）自然物理因子治疗：日光浴、空气浴、森林浴等以增强补养的功效。

（9）色彩疗法：选用冷色、粉红色，使神情安静。

3. 日常生活功能训练

帕金森病患者的日常生活活作要比正常人花费更多的额外时间，及能量消耗也较正常人大。因此需对日常生活活动做修改。如穿宽松易脱的衣服，提高穿、脱能力。为提高起床能力，可把床头提高10 cm，使头位置提高，或在床尾结一个绳子便于患者牵拉起床。要避免坐软的沙发及深凹下去的椅子，应坐两侧有扶手的沙发及椅子后方提高，使之有一定倾斜度，便于起立。一些患者可用手杖来限制前冲步态及帮助平衡，但对平衡很差的或有后冲步态的不适用。为提高进食能力，患者的坐姿一定要正确，有一很好姿势，器皿要牢固，食物要保持温度及可口。

4. 心理治疗

震颤与心理十分密切，保持环境安静，思想放松，情绪安定，对于本病康复至关重要。在心理治疗中配合选用文娱疗法和音乐疗法时总以轻快、幽雅为宜，要避免激动、紧张、忧伤、恐惧及过分的音乐刺激。

5. 作业疗法

帕金森病患者作业疗法有：日常生活能力训练，安全技能训练，转移技能训练，另外娱乐作业也是行之有效的。如球戏作业训练，通过投球游戏的过程，从而达到康复上肢功能的目的。英国爱丁堡大学学者认为震颤麻痹综合征患者，用手无法拿稳一杯水，却可接到对方投掷给他的球，如果长期进行球戏训练，则有康复上肢功能活动的作用。

6. 康复护理

康复护理强调预防护理、整体护理、功能护理、自助护理。

由于本病是中老年人常见的神经系统变性疾病，尚无有效预防办法。早期诊断治疗，加强对患者的护理，可有效提高患者生活质量。从饮食保健入手，直至 ADL 训练的引导，康复护士承担着重要的宣教、功能训练的监督指导等角色任务。特别是在配合康复治疗之下，鼓励患者完成力所能及的各项生活自理动作。

7. 营养干预

老年人帕金森病饮食配伍：① 食物多样、细软。一天中的食物应多种多样,包括谷类、蔬菜瓜果类、奶类或豆类、肉类等。多样化食物能满足身体对各种营养的需要,也使饮食本身富有乐趣。同时食物应细软、易消化,便于咀嚼和吞咽,可按半流质或软食供给。② 多吃谷类和蔬菜瓜果。通常每天吃 300～500 g 谷类食物。碳水化合物通常不影响药物的疗效。每天大约吃 300 g 的蔬菜和 1～2 只中等大小的水果,从中获得维生素 A、B、C 和多种矿物质与膳食纤维。③ 经常吃奶类和豆类。奶类含丰富的钙质。钙是骨骼构成的重要元素,因此对于容易发生骨折和骨质疏松的老年帕金森病患者来说,每天一杯牛奶或酸奶是补充钙质的极好方法。但是牛奶中蛋白质成分可能对左旋多巴药物疗效有一定的影响,为了避免影响白天的用药疗效,建议将牛奶安排在晚上睡前饮用。另外,豆腐、豆腐干等豆制品也可补充钙质。④ 每天喝 6～8 杯水及饮品。水是最佳的饮品,充足的水分能使粪便软化、易排,防止便秘的发生,还可缓解口干、口渴、眼干的症状。⑤ 注意进餐和服药间隔。通常服用左旋多巴半小时后才进餐,以便药物能更好地吸收。但若服药后出现恶心症状明显时,可在服药的同时吃一些低蛋白质的食物如饼干、水果、姜汁或果汁等。少数患者服药后会有不自主运动症状加重,可以改在进餐时服药,通过延缓药物吸收来减轻症状。

8. 康复教育

健康宣教：① 限量吃肉类。由于食物蛋白质中一些氨基酸成分会影响左旋多巴药物进入脑部发挥作用,因此需限制蛋白质的摄入。每天摄入大约 50 g 的肉类,可选择精瘦的禽肉、畜肉或鱼肉。尽量不吃肥肉、荤油和动物内脏。饮食中过高的脂肪也会延迟左旋多巴药物的吸收,影响疗效。② 每日进行适度运动(参见前文)。③ 保持良好心态等。

四、常见并发症的处理

1. 药物不良反应

(1) 抗胆碱能药：这类药物对减轻肌张力较好,主要不良反应是口干、眼花、便秘、排尿困难,故青光眼、前列腺肥大者禁用。此外由于抑制了中枢的乙酰胆碱,可能引起记忆感知功能减退,故 70 岁以上老人慎用。

(2) 多巴胺替代治疗：应用该药时禁用维生素 B6,因该药可增加脑外的左旋多巴脱羧而成多巴胺,减少了左旋多巴进入脑内,影响疗效,而加重外周不良反应。其他如地西泮、吩噻嗪类药、氟哌啶醇、利血平均有对抗左旋多巴作用,应忌同时应用。左旋多巴的不良反应有恶心、呕吐、体位性低血压、心律不齐、血尿素氮增加,中枢性的不良反应有失眠、幻觉、妄想、多运动及不安感。当不良反应明显时,应及时调整药物。

2. 跌倒

本病由于影响平衡功能,因而患者易于发生跌倒,故除应加强动态平衡功能的训练外,还应注意其他影响因素的消除。例如,照明,老人起夜时通道不要放置零散物品以防磕绊等。晚间减少饮水,以减少起夜次数。一旦发生跌倒,应注意安抚,避免患者由此而产生心理障碍。同时针对跌倒后有否外伤、骨折等情况,进行对症处理。

3. 肺炎

本病晚期因呼吸功能减退,肺活量下降,免疫力低下,常并发各类呼吸道感染等症,故针对重症患者,应兼顾呼吸功能训练(参见本书相关章节)以进行预防。一旦已经发生肺炎等症,则应对症处理。

4. 骨折

如前所述,一旦已经发生骨折等症,应对症处理,参见本书相关章节。

五、预后

PD是慢性进展性疾病,目前无根治方法,多数患者发病数年仍能继续工作,也可迅速发展致残。疾病晚期可因严重肌强直和全身僵硬,终至卧床不起。死因常为肺炎、骨折等并发症。

（王　颖）

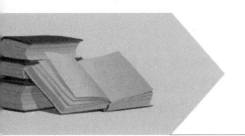

第五章　骨关节疾病康复学

第一节　骨　折

一、概述

（一）定义

骨或骨小梁的完整性和连续性发生断离,称之为骨折。骨折康复是在骨折整复和固定的基础上,针对骨关节功能障碍的因素,例如肿胀、黏连、关节僵硬和肌肉萎缩等采取相应的物理治疗、作业治疗和矫形器等手段,促进骨关节损伤部位愈合并且最大限度恢复功能,以适应日常生活活动、工作和学习的需要。

（二）分类

（1）根据骨折端是否与外界相通可分为闭合性骨折和开放性骨折。

（2）根据骨折周围组织损伤的程度可分为单纯骨折和复杂骨折。

（3）根据骨折的程度可分为不完全性骨折(裂缝骨折和青枝骨折)和完全性骨折(横形骨折、斜形骨折、螺旋形骨折、粉碎性骨折、嵌插骨折、压缩骨折和骨骺骨折)。

（4）根据骨折局部的形状和稳定程度可分为稳定性骨折(裂缝骨折、青枝骨折、嵌插骨折和横形骨折)和不稳定性骨折(斜形骨折、螺旋形骨折和粉碎性骨折)。

（5）根据骨折的时间可分为新鲜骨折和陈旧性骨折。

（6）根据骨折的部位可分为骨干骨折、扁平骨骨折和关节内骨折、骨骺损伤。

（三）骨折愈合过程

骨折愈合(fracture healing)是一个复杂而连续的过程,从组织学和细胞学的变化,通常将其分为3个阶段,但三者之间又不可截然分开,而是互相交织逐渐演进过程,可分为以下几个阶段。

1. 血肿形成

骨折时除骨组织被破坏外,也一定伴有附近软组织的损伤或撕裂。骨组织和骨髓都富含血管,骨折后常伴有大量出血,填充在骨折的两断端及其周围组织间,形成血肿。一般在数小时内血肿发生血液凝固。和其他组织的创伤一样,此时在骨折局部还可见轻度中性粒细胞浸润。骨折时由于骨折处营养骨髓、骨皮质及骨膜的血管随之发生断裂,因此在骨折发生的1～2天内,可见到骨髓造血细胞的坏死,骨髓内脂肪的析出,以后被异物巨细胞包绕形成"脂肪囊"("fat cyst")。骨皮质亦可发生广泛性缺血性坏死,骨坏死在镜下表现为骨陷窝内的骨细胞消失而变为空穴。如果骨坏死范围不大,可被破骨细胞吸收,有时死骨可脱落、游离而形成死骨片。

2. 纤维性骨痂形成

大约在骨折后的 2～3 天，从骨内膜及骨外膜增生的纤维母细胞及新生毛细血管侵入血肿，血肿开始机化。这些纤维母细胞实质上多数是软骨母细胞及骨母细胞的前身。上述增生的组织逐渐弥合，填充并桥接了骨折的断端，继而发生纤维化形成纤维性骨痂，或称暂时性骨痂（provisional callus），肉眼上骨折局部呈梭形肿胀。约经 1 周，上述增生的肉芽组织及纤维组织部分可进一步分化，形成透明软骨。透明软骨的形成一般多见于骨外膜的骨痂区，而少见于骨髓内骨痂区，可能与前者血液供应较缺乏有关。此外，也与骨折断端的活动度及承受应力过大有关。但当骨痂内有过多的软骨形成时会延缓骨折的愈合时间。

3. 骨性骨痂形成

骨折愈合过程的进一步发展，是骨母细胞产生新生骨质逐渐取代上述纤维性骨痂。开始形成的骨质为类骨组织，以后发生钙盐沉着，形成编织骨（woven bone），即骨性骨痂。纤维性骨痂内的软骨组织，和骨发育时的软骨化骨一样，发生钙盐沉着而演变为骨组织，参与骨性骨痂的形成。此时所形成的编织骨，由于其结构不够致密，骨小梁排列比较紊乱，故仍达不到正常功能需要。按照骨痂的细胞来源及骨痂的部位不同，可将骨痂分为外骨痂和内骨痂。外骨痂（external callus）或骨外膜骨痂（periosteal callus），是由骨外膜的内层即成骨细胞增生，形成梭形套状，包绕骨折断端。如上所述，以后这些细胞主要分化为骨母细胞形成骨性骨痂，但也可分化为软骨母细胞，形成软骨性骨痂。在长骨骨折时以外骨痂形成为主。内骨痂（internal callus）由骨内膜细胞及骨髓未分化间叶细胞演变成为骨母细胞，形成编织骨。内骨痂内也可有软骨形成，但数量比外骨痂为少。

4. 骨痂改建或再塑

上述骨痂建成后，骨折的断端仅被幼稚的、排列不规则的编织骨连接起来。为了符合人体生理要求而具有更牢固的结构和功能，编织骨进一步改建成为成熟的板层骨、皮质骨和髓腔的正常关系也重新恢复。改建是在破骨细胞的骨质吸收及骨母细胞新骨质形成的协调作用下进行的，即骨折骨所承受应力最大部位有更多的新骨形成而机械性功能不再需要的骨质则被吸收，这样就使骨折处上下两断端按原来的关系再连接起来，髓腔也再通。在一般情况下，经过上述步骤，骨折部恢复到与原来骨组织一样的结构，达到完全愈合。

（四）影响骨折愈合的因素

1. 全身性因素

（1）年龄：儿童骨组织再生能力强，故骨折愈合快；老年人骨再生能力较弱，故骨折愈合时间也较长。

（2）营养：严重蛋白质缺乏和维生素 C 缺乏可影响骨基质的胶原合成；维生素 D 缺乏可影响骨痂钙化，妨碍骨折愈合。

2. 局部因素

（1）局部血液供应：如果骨折部血液供应好则骨折愈合快，如肱骨的外科颈（上端）骨折；反之，局部血液供应差者，骨折愈合慢，如股骨颈骨折。骨折类型也和血液供应有关：如螺旋形或斜形骨折，由于骨折部分与周围组织接触面大，因而有较大的毛细血管分布区域供应血液，愈合较横形骨折快。

（2）骨折断端的状态：骨折断端对位不好或断端之间有软组织嵌塞等都会使愈合延缓甚至不能接合。此外，如果骨组织损伤过重（如粉碎性骨折），尤其骨膜破坏过多时，则骨的再生也较困难。骨折局部如出血过多，血肿巨大，不但影响断面的接触，且血肿机化时间的延长也影响骨折愈合。

（3）骨折断端的固定：断端活动不仅可引起出血及软组织损伤，而且常常只形成纤维性骨痂而难有新骨形成。为了促进骨折愈合，良好的复位及固定是必要的。但长期固定可引起骨及肌肉的废用性萎缩，也会影响骨折愈合。

（4）感染：开放性骨折（即骨折处皮肤及软组织均断裂，骨折处暴露）时常合并化脓性感染，延缓骨折愈合。骨折愈合障碍者，有时新骨形成过多，形成赘生骨痂，愈合后有明显的骨变形，影响功能的恢复。有时纤维性骨痂不能变成骨性骨痂并出现裂隙，骨折两断端仍能活动，形成假关节，甚至在断端有新生软骨被覆，形成新关节。

（五）骨折的临床愈合标准

临床愈合标准有如下几条：① 局部无压痛，无纵向叩击痛；② 局部无异常活动；③ X线片显示骨折线模糊，有连续性骨痂通过骨折线；④ 功能测定，在解除外固定情况下，上肢能平举 1 kg 物体达数分钟，下肢能连续徒手步行 3 min，并不少于 30 步；⑤ 连续观察 2 周骨折处不变形，从观察开始之日起倒算到最后一次复位的日期。其所历时间为临床愈合所需时间。注意：②④两项的测定必须慎重，以不发生变形或再骨折为原则。常见骨折临床愈合时间请参见表 5 - 1。

表 5 - 1　常见骨折临床愈合时间

骨 折 名 称	时间/周	骨 折 名 称	时间/周
锁骨骨折	4～6	股骨颈骨折	12～24
肱骨外科颈骨折	4～6	股骨转子间骨折	7～10
肱骨干骨折	4～8	股骨干骨折	8～12
肱骨髁上骨折	3～6	髌骨骨折	4～6
尺、桡骨干骨折	6～8	胫腓骨骨折	7～10
桡骨远端骨折	3～6	踝部骨折	4～6
掌、指骨骨折	3～4		

（六）骨折常见并发症

骨折后休克、脂肪栓塞、骨筋膜室综合征、重要脏器和神经、血管损伤等早期并发症需要临床紧急处理。同时，要预防和治疗后期并发症包括以下这些。

1. 坠积性肺炎

多发生于因骨折长期卧床不起的患者，特别是年老体弱和伴有慢性病的患者，有时可因此而危及患者生命，应鼓励患者尽早下床活动。

2. 压疮

严重骨折后患者长期卧床不起，身体骨突起处受压，局部血液循环障碍易形成压疮。常见部位有腰骶部、髋部、足跟部等。

3. 下肢深静脉血栓形成

多见于骨盆骨折或下肢骨折，下肢长时间制动，静脉血回流缓慢，加之损伤所致血液高凝状态，易发生血栓形成。应加强运动训练，预防其发生。

4. 感染

开放性骨折特别是污染较重或伴有较严重的软组织损伤者，若清创不彻底，坏死组织残留或软组织覆盖不佳，可能发生感染。处理不当可致化脓性骨髓炎。

5. 骨化性肌炎

由于关节扭伤、脱位或关节附近骨折，骨膜剥离形成骨膜下血肿，处理不当使血肿扩大，机化并在关节附近软组织内广泛骨化，造成严重关节活动功能障碍。特别多见于肘关节。

6. 损伤性关节炎

关节内骨折，关节面遭到破坏，又未能准确复位，骨愈合后使关节面不平整，长期磨损易引起损伤，形成关节炎,致使关节活动时出现疼痛。

7. 关节僵硬

患肢长时间固定,静脉和淋巴回流不畅,关节周围组织中浆液纤维性渗出和纤维蛋白沉积,发生纤维黏连,并伴有关节病变和周围肌挛缩,致使关节活动障碍。这是骨折和关节损伤最为常见的并发症。及时拆除固定和积极进行功能锻炼是预防和治疗关节僵硬的有效方法。

8. 急性骨萎缩

即损伤所致关节附近的病理性骨质疏松,亦称反射性交感神经性骨营养不良,好发于手、足骨折后,典型症状是疼痛和血管舒缩紊乱。

9. 缺血性骨坏死

骨折使某一骨折段的血液供应被破坏,而发生该骨折段缺血性坏死。常见的有腕舟状骨骨折后近侧骨折段缺血性坏死。

10. 缺血性肌挛缩

多为骨筋膜室综合征处理不当的严重后果,是骨折最严重的并发症之一。它可由骨折和软组织损伤所致,也常因骨折处理不当造成,特别是外固定过紧。一旦发生则难以治疗,常致严重残疾。典型的畸形是爪形手和爪形足。

二、诊断与康复功能评定

(一) 诊断标准

一般有外伤或跌倒病史;症状骨折发生后均有不同程度的疼痛,局部肿胀、瘀斑、畸形(成角、旋转、重叠等);体征局部压痛和叩击痛,异常活动及骨擦音;运动功能障碍或感觉功能障碍(若骨折合并神经损伤);影像学检查X线检查是确定骨折部位、程度及骨折类型的常规检查。

(二) 功能评定

功能评定包括以下几个方面。

(1) 骨折愈合情况:注意骨折对位对线、骨痂形成情况;注意发现是否存在延迟愈合或未愈合、假关节形成、畸形愈合等愈合不良情况;注意有无感染及血管、神经损伤、关节挛缩、骨化性肌炎等并发症。

(2) 疼痛的评定。

(3) 关节活动范围的评定。

(4) 肌力评定。

(5) 肢体长度及围径的评定。

(6) 感觉功能评定。

(7) 日常生活活动能力的评定:上肢骨折时重点评定饮食、写字、更衣等功能障碍。下肢骨折主要评定步行、负重等功能障碍。

三、康复治疗

(一) 康复原则与目标

1. 康复原则

骨折后的康复治疗应以功能重建为核心,充分发挥患者的积极性,遵循动静结合、主动与被动相结合,循序渐进地进行:① 早期:在保证不干扰骨折固定及影响骨折愈合的前提下,应该尽可能早地开始康复治疗,以防止关节内外黏连,维持关节周围肌肉力量,尽早恢复关节功能。② 主动:鼓励患者积极主动参与功能训练。③ 循序渐进：活动范围由小到大，次数由少到多，时间由短到长，强度由弱到强。活动量以不感到疲劳，骨折部位不感觉到疼痛为度。④ 个体化：由于不同年龄、不同身体条件、不同部位骨折情况等，患者对于功能训练的耐受程度不同因而需要根据具体患者来制定具体康复方案。

2. 康复目标

（1）骨折固定期-早期：主要目的是消除肿胀，缓解疼痛，预防并发症，促进骨折愈合。在骨折复位时，必须保证骨折端固定牢靠和稳定，使软组织在复位固定后立即进行最大限度地活动。

（2）骨折愈合期-恢复期：主要目的是进一步消除肿胀，牵伸短缩或挛缩的软组织，改善关节活动范围和肌力，恢复肌群的协调性和运动控制，提高生活质量，使患者能健全地重新回到社会，重返工作岗位。

上肢应围绕恢复手的应用进行训练，下肢应围绕恢复负重和行走功能进行训练。

（二）康复治疗

骨折后的康复治疗应涵盖骨折后治疗的全程，即早期就应介入，可以采用各种方法，包括良肢位固定、物理治疗技术等。其中特别应强调制动与运动的合理界定，因为无论是促进骨折愈合，还是预防骨折并发症，都需要协调运动和制动之间的平衡。制动是维持骨折端稳定的重要措施。伤肢制动，关节和肌肉得不到充分运动，静脉和淋巴瘀滞，循环缓慢，组织及肌肉间形成水肿，造成黏连，这种水肿可以在骨折邻近的关节和骨折以远的关节发生，水肿的关节局部血液循环减慢，关节液分泌减少，使关节囊、韧带因缺血而出现营养不良，近而关节囊挛缩而活动受限。四肢骨折，特别是近关节的骨折，伤后肢体在相当长一段时间内暂时丧失了功能，再加上长时间的关节制动，不少患者出现了骨折愈合后关节僵硬。制动和活动减少也是坠积性肺炎、下肢深静脉血栓形成、骨萎缩、肌肉萎缩等的重要原因。骨折康复必须协调制动和运动之间的矛盾，预防和治疗骨折并发症，使其朝向有利于骨折愈合的方向发展。据美国国立卫生中心统计，临床上有将近 20% 的四肢骨折患者，因为错误的肢体康复训练而留下了不同程度的肢体废用性萎缩及关节挛缩，对日后生活造成了很大影响。因为一旦使用了错误的训练方法，比如用患侧的手反复过度练习用力抓握，则会强化患侧上肢的屈肌协同，使得负责关节屈曲的肌肉痉挛加重，造成屈肘、屈腕旋前、屈指畸形，使得手功能恢复更加困难。

为便于临床康复治疗，骨折康复大致以时间划分为骨折固定期（早期）和骨折愈合期（后期）两个阶段。

1. 骨折固定期（早期）

1）抬高肢体保持良知位

肢体远端必须高于近端，近端要高于心脏平面。保持肢体位置处于良肢位。

2）物理因子治疗

作用为减轻肿胀疼痛，改善血液循环，促进骨痂形成，减轻黏连，软化瘢痕。

（1）电疗法：主要采用超短波疗法，患部对置，骨折 1 周内无热量，1 周以后微热量，10～15 min/次，1 次/天，15～30 次为 1 个疗程。此法可在石膏外进行，但有金属内固定物时禁用。

（2）光疗法：主要采用紫外线疗法，骨折局部，亚红斑量或红斑量，每日或隔 1 天 1 次，3～5 次为 1 个疗程。骨折 48 h 以后，可加红外线照射，适温（防过热），如局部石膏固定，可在健侧相应部位照射。

（3）磁疗法：选用脉冲电磁疗法，患肢位于环状磁极中，或采取患区对置法，20 min/次，1 次/天，20 次为 1 个疗程。

3）淋巴按摩

在骨折部位近心端进行淋巴引流，使用向心性手法，15 min/次，1～2 次/天。

4）运动疗法

主动运动是预防及消除水肿的最有效、最可行和花费最少的方法。

（1）伤肢未被固定关节的各个轴位上的主动运动：必要时给予助力。每次 10 min 左右，每日数次。注意逐渐增加活动强度，以免影响骨折端的稳定。上肢应注意肩关节外展、外旋、手功能位；下肢应注意踝关节背屈位。此外，训练时注意保持骨折部位的稳定性。

（2）进行固定部位肌肉有节奏的等长收缩训练：以预防失用性肌萎缩，并使骨折端对合有利骨愈合。每次训练 10 min 左右，每日数次。

（3）关节内骨折：应尽早开始功能训练，以促进关节软骨面的修复塑形，并可减轻关节内黏连。一般在固定 2～3 周后，每日短时取下外固定，进行损伤关节不负重的主动运动或被动运动，运动结束后继续原位固定。

（4）健肢和躯干：应尽可能维持其正常活动，以改善全身状况，防止合并症发生。

2. 骨折愈合期（后期）

1）物理因子治疗

温热疗法等其他物理治疗：蜡疗、红外线、短波、热敷促进循环，改善关节活动范围；直流电碘离子导入疗法软化瘢痕，松解黏连。

2）运动疗法

（1）主动-辅助运动和被动运动：除去石膏的肢体难以自主活动，可采用主动-辅助运动，以后随着关节活动度改善可减少助力。对有组织挛缩及黏连严重，被动运动及主动-辅助运动无效者，可采用被动牵张训练或关节松动技术来松动僵硬的关节，但牵张时应平稳、轻柔，不引起明显疼痛和肿胀，切忌暴力，以免造成新的组织损伤。

（2）主动运动：受累关节进行各活动轴方向的主动活动，包括摆动训练、牵张训练等。运动幅度应逐渐增大，在患者耐受范围内进行，每次 30 min 左右，每日数次。有时为提高治疗效果宜每小时进行一次，每次 5～10 min。

（3）肌力和耐力训练：骨折不伴随神经损伤时，肌力训练常采取抗阻训练方式，既要发展原动肌肌力，又应发展拮抗肌肌力。常用的抗阻训练方法为渐进抗阻法，重负荷（抗阻）、重复次数可少些（10 次左右），2 次/天。耐力训练的方法则取中等负荷（抗阻）、多次重复（超过 20～30 次），每次 20 min 左右，1 次/天。等张、等速练习的运动幅度应随关节活动度的恢复而加大。受累的肌肉应按关节运动方向依次进行练习，至肌力与健侧相近或相等时为止。

3）手法治疗

宜在温热疗后进行，并着重于深推和按压，以牵张纤维黏连及消除残存的肿胀。与早期相比，后期的治疗手法应增强，通过按摩可减轻疼痛。揉捏和摩擦引起肌肉内的活动，有助于牵张黏连以获得更大的运动范围。每次 15 min 左右，1～2 次/天。

4）夹板和矫形器的应用

当关节挛缩严重时，为维持治疗效果，可在治疗间歇期内用夹板或矫形器固定患肢，以减少纤维组织的弹性回缩。随着关节活动范围的改善，夹板和矫形器须做相应的更换。

5）作业治疗

针对骨折患者的具体的功能障碍，从日常生活活动、手工操作劳动和文体活动中选出一些有助于患肢功能和技能恢复的作业。

四、常见骨折康复要点

（一）肱骨近端骨折（切开复位内固定术后）

（1）术后患肢首先用吊带悬吊和绷带包扎 10 天。

（2）伤口拆线后，如果内固定牢靠，可开始轻柔的钟摆式功能训练。此时需仔细判断，如果有严重骨质疏松及内固定欠牢固，则推迟功能训练。

（3）若骨折块固定牢固，术后第2～3周开始钟摆式活动。第3～4周可以做轻柔的被动前屈和内旋外旋活动。第4～6周才可以做一些主动或抗阻训练。

（二）肱骨干骨折（髓内钉固定术后）

肱骨干骨折后，因长期制动，肩关节袖易发生黏连，而导致肩周炎甚至肩关节强直。尤其老年人更易发生，故更应早期开始肩关节功能训练。复位固定后开始练习指、掌、腕关节活动，并做上臂肌肉的主动舒缩练习，以加强两骨折端在纵轴的挤压力。禁止做上臂旋转运动。

（1）术后石膏托和颈腕吊带固定2～3天。如果稳定性欠佳，也可用管型石膏外固定。

（2）术后4～7天开始肩和肘关节主动关节活动度训练。

（3）骨折愈合通常需要12周或更长时间。

（三）肱骨远端骨折（切开复位内固定术后）

（1）手术目的是恢复关节面（提携角），对骨折做牢固的内固定，以利于早期关节活动。

（2）术后以腋后皱襞至手掌石膏托固定。

（3）术后7天创口愈合满意，可定期取下石膏托，做轻柔的、主动的和被动的关节活动度训练，训练后仍用石膏托固定。

（4）术后3周去除石膏托，上臂用吊带悬吊固定。如果患者能忍受疼痛，可主动活动肘关节。禁忌肘关节主动或被动强力活动以及麻醉下行手法操作，因为强力活动会增加肘关节周围出血和纤维化，加重对关节刺激，降低关节活动能力。

（四）尺、桡骨骨折

除尺、桡骨骨折治疗需恢复肢体长度、对位和轴线外，如果要达到良好旋前旋后ROM，必须取得正常旋转对线。

1. 钢板内固定术后

用后侧石膏托固定3～4天，术后24 h拔除负压引流管。鼓励患者做肩部和手的主动的和主动-辅助的关节活动度训练。当前臂肿胀减轻时，进行肘关节屈伸和前臂旋转训练。

2. 髓内钉固定术后

用石膏夹板固定2周。若内固定不牢固，需用长臂管型石膏外固定，维持前臂旋转中立位，屈肘90°位。在骨折愈合前，在保护下进行功能活动。骨折愈合后去除管型石膏，分级进行功能训练。

（五）股骨颈骨折和粗隆间骨折

为老年人常见骨折，尤以女性及骨质疏松者多见。目前主张积极手术治疗，以减少因长期卧床引起的各种并发症。手术种类可概括为复位内固定和人工髋关节置换两大类后者可参见本书相关章节。

1. 股骨颈骨折复位内固定术后

对于内固定合格的患者，一般术后1～2周可在床上运动，预防肺部感染、静脉炎等并发症，并为患者选择一个合适的辅助器具，以恢复ADL独立性及扶拐下地活动。如果患肢负重时不感到疼痛，则可逐步扶拐训练行走，直至骨折愈合，方可弃拐。术后随诊，数日内拍X线片证实复位及内固定质量可靠，然后约每2～3个月复查摄片一次。一般愈合时间约需4～6个月。骨折愈合后仍应继续随诊，每6～12个月复查一次,直至术后 5 年,以便早期发现股骨头缺血性坏死和塌陷。

2. 股骨粗隆间骨折

指由股骨颈基底部至小粗隆水平以上的骨折。股骨粗隆间骨折(intertrochanteric fracture)是老年人常见损伤,患者平均年龄 70 岁,比股骨颈骨折患者高 5～6 岁。由于粗隆部血运丰富,骨折后极少不愈合,但甚易发生髋内翻,高龄患者长期卧床引起并发症较多,病死率为 15%～20%。

股骨粗隆间骨折是粗隆间骨折可分为顺粗隆间骨折与逆粗隆间骨折两大类。顺粗隆间骨折,骨折线的走行方向大致与粗隆间线平行,即自大粗隆顶点的上方或稍下方开始,斜向内下方走行,到达小粗隆的上方,或其稍下方。逆粗隆间骨折的骨折线与粗隆间线方向相反,即骨折线自大粗隆下方斜向内上方走行,到达小粗隆上方,小粗隆也可能成为游离骨片。此外,骨折线经过大小粗隆的下方,成为横行、斜行或锯齿形,骨折也可能轻度粉碎,为粗隆下骨折。随着内固定技术的进步,为避免长期卧床所导致的并发症,目前临床上多推荐急症内固定手术治疗。内固定成功取决于稳定的骨连接,牢固把持骨折远近端固定能力,又取决于骨折类型、固定器械设计、固定器械正确使用、骨质疏松的程度及术后合理的康复治疗。

为预防髋关节内收畸形,患肢保持外展中立位,应将骨盆放正,两大腿间放一三角枕,保持患肢与健肢分开。

保守疗法牵引期间(一般牵引持续时间约 8～12 周,原始错位的严重患者,牵引时间应延长)应说明功能锻炼的重要性,以取得合作,指导患者有计划地进行全身及股四头肌舒缩、踝关节、足趾的运动训练。禁止直腿抬高训练。肿胀严重可以应用物理因子,消肿止痛。下床活动前先指导患者练习床旁坐,待适应后再练习床旁站立,最后床旁活动。务必注意安全,预防跌倒。

(六) 股骨干骨折

股骨干骨折多为创伤所致,常合并多系统损伤。目前有数种治疗方法,各有其优缺点及适应证。但不管选择何种方法,下述治疗原则已获得一致,且必须遵循:恢复肢体对线、旋转和长度;保留血液供应以促进骨折愈合,防止感染;促进患肢及全身的康复。

1. 钢板螺丝钉固定术后

术后当天允许坐起,术后 48 h 拔除引流管。无论是开放性或闭合性骨折,术后 24 h 均用抗生素。鼓励患者主动膝关节 ROM 训练。不鼓励患者肌力训练,因为过分的应力将作用于钢板-骨或螺丝钉-骨的界面,并且应力方向难以控制。待 X 线片显示骨折愈合后 1 个月内,允许患肢部分负重,并逐渐开始肌力训练,然后允许非限制性负重。

2. 髓内钉固定术后

单纯骨折时,用 Thomas 架支持 5～7 天,不需制动;待术后反应消失,及早进行腘绳肌和股四头肌训练。如果腿部肌肉能够控制下肢活动,年轻患者一般在术后 7～10 天扶拐行走。在术后最初的 4～6 周,可扶拐行走,但仅允许患肢点地负重。待桥形骨痂出现后,可允许在扶拐下逐渐增加负重。如果愈合过程正常,则最早在 12 周时可允许弃拐完全负重行走。

3. 预防并发症

股骨干骨折后膝关节伸直位僵直是常见的并发症。患者应尽早开始患肢的足趾及踝关节主动屈伸活动,以及髌骨的被动活动(尤其是髌骨的上下活动非常重要),以促进肢体血液循环、促进的肿胀消退、骨折断端紧密接触,并可预防关节挛缩畸形和下肢深静脉血栓形成。在骨折端稳定的情况下尽早开始膝关节活动度练习,尽快恢复膝关节活动度。对健肢和躯干应尽可能维持其正常活动,尤其是年老体弱者,应每日做床上运动,以改善全身状况,防止制动综合征。

（七）髌骨骨折

（1）采用张力带钢丝固定。

（2）用大腿石膏后托固定患肢于伸直位。术后第 1 天即可下床活动，并根据患者耐受情况决定患肢的负重程度。

（3）固定部位肌肉的等长训练。

（4）如果骨折固定牢固，并且支持带撕裂较少的患者术后即行连续被动运动（CPM）。

（5）术后 2～3 周，伤口愈合后，主动关节活动度训练。

（6）术后 6～8 周，经 X 线片证实骨折已愈合，去除石膏托，开始分级抗阻训练。

（7）大约术后 18～24 周，股四头肌肌力完全恢复，活动可不受限制。

（8）骨折固定欠牢固及支持带广泛损伤者，主动活动应推迟至骨折愈合后才能进行。一般在术后 6 周，在佩戴控制活动的膝关节支具下，开始进行关节活动度训练。允许完全伸直，但屈曲程度取决于内固定程度。

（八）胫骨干骨折

因胫骨特殊的解剖部位，使其开放性骨折比其他部位的长骨更为常见，而且胫骨的血液供应较其他有肌肉包绕的骨骼差得多，胫骨骨折可能并发骨-筋膜间室综合征或神经血管损伤。踝和膝关节均为铰链关节，不能调整骨折后的旋转畸形，因此在复位时特别注意矫正旋转畸形。延迟愈合、不愈合和感染是胫骨干骨折常见的并发症。

1. 不稳定性胫骨干骨折钢针和石膏联合固定术后

使用管型石膏固定 3～6 周；稳定性的横行骨折，而且位置较好者，固定钢针可在 3～4 周去除；但粉碎性或斜行骨折，一般在 4～6 周才能拔针。拔针后，改用塑形良好的长腿行走管型石膏固定，开始扶拐逐渐增加负重训练。一般在 8～10 周后，长腿石膏改为短腿髌腱石膏（Sarmiento 石膏）继续固定，直至骨折愈合。

2. 长斜行或螺旋形骨折螺丝钉横穿固定（ASIF）术后

维持膝关节轻度屈曲，踝关节中立位下，将患肢由大腿中部到足趾以石膏固定（非行走石膏）。3～4 周后更换为长腿行走管型石膏，扶拐逐渐负重行走 8～10 周。10 周后更换为髌腱支撑短腿石膏，直至骨折完全愈合，一般需要 3～4 个月。

3. 短斜行或横行骨折钢板螺丝钉固定术后

如果内固定牢靠，患肢可用后侧石膏托外固定，术后第 2 天即可开始早期负重。6 周内保持最轻微负重，术后 6～12 周才逐渐增加负重。对于骨折固定不稳定的患者，需用管型石膏固定，根据骨折愈合情况确定石膏固定和限制负重时间。

4. 胫骨骨折髓内钉固定（Ender 钉）术后

根据髓内钉固定稳定程度选择治疗，如果能控制骨折旋转及成角，可在患者能耐受的前提下，轻度负重扶拐行走；如果固定不够坚实，则采用短腿或长腿石膏加强，负重程度取决于内固定所达到的稳定性。

（九）踝关节骨折

踝关节骨折复位后的 X 线片显示应达到恢复踝骨的正常解剖关系；踝关节负重面必须与小腿纵轴线垂直；踝关节负重面的轮廓应尽可能光滑。

（1）用石膏托固定踝关节于中立位，并抬高患肢。

（2）若骨质条件好，且内固定牢靠，2～4 天后开始关节活动度训练。

（3）6周内限制负重,如果骨折愈合较好,6周后开始部分负重,完全负重一般在12周以后。

（十）注意事项

（1）患者骨折肢体的康复应当及早开始,但具体开始时间需根据骨折和软组织的稳定度而定。运动疗法应与其他物理治疗相结合。

（2）与骨折邻近的关节应当尽可能早地开始活动。但是在开放性骨折中,覆盖骨折处的肌肉-肌腱单元的活动会刺激软组织,并使其降低对感染的抵抗力,因此需要采用石膏夹板、支架对骨折邻近的关节进行制动。一旦软组织愈合情况允许,即开始主动或主动-辅助的关节活动度训练。

（3）因神经损伤导致的肢体主动活动能力丧失者,其关节需用夹板固定于功能位,预防挛缩。

（4）在骨折愈合过程中,负重应当加以限制。这需要根据骨折固定的稳定程度、固定材料及其固定方式和患者全身情况而定。患肢负重的增加应当根据X线片所示骨的稳定度和骨痂生长情况而定。

（5）关节活动度训练和肌力训练应当在治疗师的监视和指导下进行。

五、几种特殊类型骨折的康复

（一）肱骨外科颈骨折

肱骨外科颈位于解剖颈下2～3 cm,胸大肌止点以上,此处为松质骨向皮质骨过渡且稍细,是力学薄弱区,骨折较为常见,各种年龄均可发生,老年人较多。此骨折多为间接暴力所致,如跌倒时手或肘着地,暴力沿肱骨干向上传导冲击引起骨折;肩部外侧直接暴力亦可引起骨折。临床上根据骨折端移位方向将骨折分为:外展型骨折和内收型骨折。外展型骨折是由于跌倒时上肢外展位所致,并使骨折远侧段呈外展,近侧段相应地内收,形成两骨折端向内成角畸形,且常有两骨折端互相嵌插。内收型骨折是跌倒时上肢内收位,使骨折远侧段内收,近侧段相应地外展,形成两骨折端向外成角畸形,两骨折端内侧常有互相嵌插。由于肱骨外科颈接近盂肱关节,故极易因此引起肩关节功能障碍。

1. 康复要点

外展型骨折有嵌插且畸形角度不大者无须复位,以三角巾悬吊患肢2～3周,并逐步开始肩关节功能活动;无嵌插明显移位的骨折应行手法整复,随后以石膏或小夹板固定3～4周。内收型骨折有移位者皆应复位,复位方法有手法及切开两种,并给以适当的外固定或内固定。

（1）手法复位外固定:一般需在骨折血肿内麻醉下进行,然后根据具体情况适当外固定。常用者有:① 超肩关节夹板外固定。② 石膏绷带固定。③ 外展支架固定。无论用哪种方法固定,皆需早期开始功能活动,一般4～6周可酌情去除固定。

（2）切开复位和内固定:适应证:① 外科颈骨折移位严重,复位后不稳定;手法整复外固定失败者;② 50岁以下患者合并肱骨头粉碎骨折;③ 合并肱骨大结节撕脱骨折有移位并与肩峰下部抵触;④ 不能复位的骺板骨折分离(肱二头肌长头嵌入);⑤ 治疗较晚已不能复位的青枝骨折。

2. 注意事项

外展型骨折避免肩关节主动外展训练,内收型骨折避免内收肩关节主动训练。

（二）肱骨髁上骨折

肱骨髁上系指肱骨下端内外两髁之上2 cm松质骨与坚质骨交界处。该处前后扁薄而内外宽,呈鱼尾状,这是易在此处折断的原因之一。此外,肱骨下端向前倾斜,偏离肱骨干长轴成25°～40°的前倾角,这也与该处易发生骨折密切相关。肱骨髁上骨折以小儿最多见,占儿童肘部骨折的30%～40%,好发年龄为5～12岁。早期处理不当易发生缺血性肌挛缩,晚期可出现肘内翻等畸形。

由于受伤机制不同,可分为伸直型与屈曲型两种不同类型骨折。两型骨折的局部表现不同,移位方向相反,整复与固定方法有原则的区别。伸直型:占肱骨髁上骨折的绝大多数,是由跌倒时肘半屈位以手撑地而致。骨折线多为横形或小斜形,骨折线自前下方斜向后上方,骨折远端向后向上移位,近侧端向前移位而突向肘前窝。屈曲型:较少见,多为跌倒时肘屈位臂内收、肘尖着地而伤。或为直接暴力,由肘后向前方击撞所致,骨折线多自后下方斜向前上方。骨折远端向前上方移位,近端向后移位。无论伸直型或屈曲型,由于暴力的作用,骨折远端均可能有向内或向外的侧方移位。手法复位的要点为:先纵向牵引纠正重叠移位,再侧方挤压纠正侧方移位,最后纠正前后移位。桡侧侧方移位不必完全纠正,尺侧侧方移位应矫枉过正,以避免发生肘内翻畸形。屈曲型骨折,复位后固定于半伸直位;伸直型骨折,复位后固定于小于90°屈曲位,以骨折稳定又不影响手部循环和神经功能为度。固定后即开始练习手指的握拳动作和腕的伸屈,以减轻前臂及手的肿胀。骨折基本愈合后,逐渐活动肩关节。骨折愈合解除固定后,应积极练习肘的屈伸活动,尽快使肘关节活动恢复正常。

(三) 桡骨远端骨折

本性骨折非常常见,约占全身骨折的 1/10。多见于老年妇女,青壮年发生均为外伤暴力较大者。骨折发生在桡骨远端 2～3 cm 范围内。常伴桡腕关节及下尺桡关节损坏。X 线片可清楚显示骨折及其类型。伸直型者桡骨骨折远端向背桡侧移位,关节面掌侧及尺侧倾斜角度变小、消失,甚至反向倾斜。桡骨远骨折端与近侧相嵌插,有的合并尺骨茎突骨折及下尺桡关节分离。屈曲型骨折桡骨远端向掌侧移位。对轻微外力致伤的老年患者应做骨密度检查,以了解骨质疏松情况。

伸直型骨折,非粉碎性未累及关节面者,常采用保守疗法,如牵抖复位法;老年患者、粉碎骨折、累及关节面者,常采用提按复位法。复位后,保持腕关节掌屈及尺偏位,石膏或外固定架固定 4 周。屈曲型骨折纵向牵引后复位方向相反,复位后,腕关节背屈和旋前位固定 4 周。固定后即拍 X 线片检查对位情况外,1 周左右消肿后需拍片复查。骨折固定期间要注意肩、肘及手指的活动锻炼。尤其是老年人,要防止肩关节僵硬。

(四) 胸腰椎压缩骨折

胸腰椎压缩性骨折,一般是指前屈力造成椎体前半部(前柱)压缩,脊椎后部的椎弓(后柱)正常,少数有牵拉力损伤。椎体通常楔形变,是脊柱骨折中较多见的损伤类型。胸腰椎交界区是骨受力集中之处,因此,骨折常发生在胸 11、12(T11—T12)腰 1、2(L1—L2)椎体,临床称为胸腰段骨折。患者受伤后,常主诉背痛,不敢活动,可妨碍站立行走。如果压缩程度较重,后柱的棘突或韧带有损伤,产生局部后凸畸形,或出现肿胀瘀斑。压痛、叩击痛常见,胸腰椎活动受限。胸腰椎压缩性骨折大部分为稳定骨折,少有脊髓损伤瘫痪者。

(1) 单纯胸腰椎压缩性骨折多是稳定性骨折,无神经损伤症状,在急性期需平卧硬板床,平衡翻身,即看护者手持患者肩部和髋部同时用力滚动式翻身,避免躯干扭曲,患者配合绷紧躯干的肌肉。

(2) 对于少数不稳定性骨折可采取切开复位内固定手术。

(3) 针对老年骨质疏松新鲜骨折,可在 X 线或 CT 引导下配合体位复位,并在损伤椎体骨折间隙注入骨水泥,使被压缩的椎体膨胀成形,加固损伤的椎体,避免椎体进一步塌陷,随着伤椎稳定,患者疼痛会逐渐缓解。

(4) 目前认为卧床时间一般不应超过 2 周,应当尽快下床。床上应当尽早开始腰背肌训练。

(安丙辰　梁贞文)

第二节 颈 椎 病

一、概述

颈椎疾病是十分常见的。随着年龄的增长,颈椎退变日渐严重,可诱发多种疾病,可涉及周围的脊髓、神经、血管等多种重要组织,进而引发多种特异性表现。如颈交感神经受刺激、损伤会出现胃肠功能异常,表现为食欲不振、恶心、呕吐、便稀或便秘等,极易与消化系统疾病相混淆。又如第四颈椎压迫神经根,可致心动过速、冠脉供血不足、心绞痛等症状,若仅给予心脏病药物治疗而不治疗颈椎,虽能暂时缓解症状,但易反复发作。此外,颈椎的退变还可引起呼吸或吞咽困难、血压异常等许多看似与颈椎病无关的症状。因此,了解并熟悉颈椎疾病的诊断处理以及康复防治措施是十分重要的。

(一) 定义

颈椎椎间盘组织退行性改变及其继发病理改变累及其周围组织结构(神经根、脊髓、椎动脉、交感神经及脊髓前中央动脉等),并出现与影像学改变相应的临床表现者,称为颈椎病(cervical spondylosis)。国际上倾向将这类疾病统称为"颈椎疾病"(cervical myelopathy 或 cervical degeneration disorder)。随着现代从事低头工作方式人群增多,如电脑、手机、空调的广泛使用,人们低头屈颈和遭受风寒湿的机会不断增加,颈椎病的患病率不断上升,且发病年龄越来越年轻。

(二) 分型

根据受累组织和结构的不同,颈椎病分为:颈型(又称软组织型)、神经根型、椎动脉型、脊髓型、交感型、其他型(目前主要指食管压迫型)。如果两种以上类型同时存在,称为"混合型颈椎病"。

1. 颈型颈椎病

颈型颈椎病多由睡眠姿势不当或枕高不适宜,使颈椎过伸或过屈,颈项部肌肉、韧带、神经受到牵张或压迫所致。本型多以颈部疼痛、僵硬及转头活动不利为主要表现。

2. 神经根型

由于椎间盘退变、突出、节段性不稳定、骨赘形成等原因在椎管内或椎间孔处刺激和压迫颈神经根所致。在各型中发病率最高,约占60%~70%。本型以臂丛神经根刺激症状,如一侧上臂放射性疼痛、麻木等为主要表现。

3. 椎动脉型

正常人当头向一侧歪曲或转动时,其同侧椎动脉受挤压、血流减少,但对侧椎动脉可以代偿,从而保证椎-基底动脉血流。当颈椎出现节段性不稳定和椎间隙狭窄时,可以造成椎动脉扭曲并受到挤压;椎体边缘以及钩椎关节等处的骨赘可以直接压迫椎动脉,或刺激椎动脉周围交感神经纤维,使椎动脉痉挛而出现椎动脉血流瞬间变化,导致椎-基底供血不全而出现症状。主要表现为椎-基底供血不足所致头晕等。

4. 脊髓型

是由颈椎间盘的突出物或局部增生的骨赘刺激或压迫脊髓,严重者发展至四肢瘫痪、步态不稳。

5. 交感型

本型系由于颈椎周围交感神经受刺激所致。

6. 混合型

兼有以上两种以上型别的症状体征。

(三) 流行病学

颈椎病的起病与头部长期所处位置有密切关系。统计表明本病发病与职业有高度相关性,通常伏案或低头位工作者多见。

二、诊断与功能评定

(一) 诊断

1. 临床表现

(1) 颈型:具有典型的落枕史及颈项部症状体征;影像学检查可正常或仅有生理曲度改变或轻度椎间隙狭窄、钩椎关节密度增高甚至局部骨赘形成。

(2) 神经根型:具有根性分布的症状(麻木、疼痛)和体征;椎间孔挤压试验或/和臂丛牵拉试验阳性;影像学所见与临床表现基本符合;排除颈椎外病变(胸廓出口综合征、网球肘、腕管综合征、肘管综合征、肩周炎、肱二头肌长头腱鞘炎等)所致的疼痛。

(3) 脊髓型:出现颈脊髓损害的临床表现,影像学显示颈椎退行性改变、颈椎管狭窄,并证实存在与临床表现符合的颈脊髓压迫;除外进行性肌萎缩性脊髓侧索硬化症、脊髓肿瘤、脊髓损伤、继发性黏连性蛛网膜炎、多发性末梢神经炎等。

(4) 交感型:诊断较难,目前尚缺乏客观的诊断指标。出现交感神经功能紊乱的临床表现、影像学显示颈椎节段性不稳定。对部分症状不典型患者,如果行星状神经节结封闭或颈椎高位硬膜外封闭后,症状有所减轻,则有助于诊断。需除外其他原因所致的眩晕:① 耳源性眩晕:由于内耳出现前庭功能障碍,导致眩晕。如美尼埃综合征、耳内听动脉栓塞、耳石症等。② 眼源性眩晕:屈光不正、青光眼等眼科疾患。③ 脑源性眩晕:因动脉粥样硬化造成椎-基底动脉供血不足、腔隙性脑梗死、脑部肿瘤、脑外伤后遗症等。④ 血管源性眩晕:椎动脉局部斑块、管腔狭窄导致椎-基底动脉供血不足;高血压病、冠心病、嗜铬细胞瘤等。⑤ 其他原因:糖尿病、神经官能症、过度劳累、长期睡眠不足等。

(5) 椎动脉型:曾有猝倒发作,并伴有颈性眩晕;旋颈试验阳性;影像学检查显示节段性不稳定或钩椎关节增生;除外其他原因导致的眩晕;颈部运动试验阳性。

2. 影像学检查

(1) 影像学检查:是颈椎损伤及疾病诊断的重要手段,也是颈部最基本最常用的检查技术。X线平片对于判断损伤的严重程度、治疗方法选择、治疗评价等提供影像学基础。常拍摄全颈椎正侧位片、颈椎动态伸屈应力片以及双斜位片,主诉头晕者需拍摄颈 $1\sim2$ 张口位片。正位片可见钩椎关节变尖或横向增生、椎间隙狭窄;侧位片见颈椎序列不良、生理弧度变直或反弓、椎间隙狭窄、椎体前后缘骨赘形成、椎体上下缘(运动终板)骨质硬化、发育性颈椎管狭窄等;过屈、过伸侧位可判断节段性不稳定;左、右斜位片可见椎间孔缩小、变形。有时还可见到在椎体后缘有高密度的条状阴影——颈椎后纵韧带骨化(ossification of posterior longitudinal ligament,OPLL)。脊髓造影配合 CT 检查可显示硬膜囊、脊髓和神经根受压的情况。颈部 MRI 检查则可以清晰地显示出椎间盘、椎管内、脊髓内部的改变及脊髓受压部位及形态改变,对于颈椎损伤、颈椎病及肿瘤的诊断具有重要价值。

(2) 经颅彩色多普勒(TCD)、DSA、MRA:可探查基底动脉血流、椎动脉颅内血流,判断椎动脉缺血情况,是诊断椎动脉供血不足的有效手段,也是临床诊断颈椎病,尤其是椎动脉型颈椎病的常用检查手段。

(3) 肌电图检查:肌电图是对周围神经与肌肉的神经电生理学检查方法之一,用其观察并记录肌肉在静止状态、主动收缩和刺激周围神经时的电活动,同时也可用其测量周围神经的传导速度,故有助于对神经肌肉疾患和周围神经损伤的诊断及疗效判定,亦有助于对上神经元或下神经元病变的鉴别诊断。颈椎病患者进行肌电图检查有助于:① 判定概括性损害:当骨赘或椎间盘或黏连性束带对对脊神经根形成压迫后,早期为部分性损害,此时可出现多种电位。当肌肉松弛时可出现震颤电位;肌肉收缩时多为正常动作电位,但多是低电压;当肌肉强烈收缩时,可出现单纯相或干扰相;当神经根长期受压,致使所支配肌肉完全失去控制,则可能出现各种异常电位,甚至电静息状态。因此其既可判定脊神经根是否受损,又可判定其受损程度。② 判定神经恢复情况:通过治疗前后肌电图波型的对比,以判定所支配的脊神经根恢复情况,并结合临床检查(肌力、感觉等)综合判定,则更为可靠。③ 有助于与其他疾患鉴别:根据波形改变不仅可区别肌源性萎缩与神经源性萎缩,而且可根据其用力收缩时电位波幅的高低,及是否有肌肉不同点动作电位的同时性,来判定是属于周围神经性(其波幅正常或减低,动作电位的同时性少见)或中枢性(波幅增高,常出现动作电位的同时性)。此外尚可根据根性损害的范围推断是单纯根性或包括多节神经根的脊髓节段性损害,前者波及范围多为单根,而后者则为多节段,可助确立神经根型以及脊髓型的诊断。

3. 临床诊断标准

颈椎病在医学上的独立性已得到公认,其发病机制、临床表现及治疗原则已经有了统一的概念及标准。目前通用的颈椎病诊断标准及类型如表5-2所示。

表5-2　颈椎病诊断标准及类型

一般原则	① 临床表现与X线片均符合颈椎病者,可以确诊 ② 具有典型颈椎病临床表现,而X线片上尚未出现异常者,应在排除其他疾患的前提下,诊断为颈椎病 ③ 对临床上无主诉及体征,而在X线片上出现异常者,不应诊断为颈椎病。可对X线片上的异常所见加以描述
各型颈椎病的诊断	(1) 颈型颈椎病 ① 主诉头、颈、肩疼痛等异常感觉,并伴有相应的压痛点 ② X线片上颈椎显示曲度改变,或椎间关节不稳定,具有"双边""双突""切凹""增生"等表现 ③ 除外颈部扭伤(俗称"落枕")、肩周炎、风湿性肌纤维炎、神经衰弱及其他非因颈椎间盘退行变所致的肩颈部疼痛
	(2) 神经根型颈椎病 ① 具有较典型的根性症状(麻木、疼痛),且其范围与受累的神经根所支配的区域相一致 ② X线片上显示颈椎曲度改变、不稳或局部骨质增生 ③ 压颈试验或上肢牵拉试验阳性 ④ 痛点封闭治疗效果不明显 ⑤ 临床表现与X线片上的异常所见在节段上相一致 ⑥ 除外颈椎骨实质性病变(如结核、肿瘤等)、胸廓出口综合征、肩周炎、网球肘、肱二头肌腱鞘炎等以上肢疼痛为主的疾患
	(3) 脊髓型颈椎病 ① 临床上有脊髓受压表现,分为中央及周围两型。中央型症状先从上肢开始,周围型者则从下肢开始,又分为轻、中、重三度 ② X线片上显示椎体后缘多有骨质增生,椎管前后径出现狭窄 ③ 除外肌萎缩型脊髓侧索硬化症、脊髓肿瘤、脊髓损伤、继发性黏连性蛛网膜炎、多发性末梢神经炎 ④ 个别鉴别诊断困难者,可作脊髓造影检查 ⑤ 有条件者,可做CT扫描检查

（续表）

各型颈椎病的诊断	（4）椎动脉型颈椎病 ① 曾有猝倒发作,并伴有颈性眩晕 ② 旋颈试验阳性 ③ X线片显示椎间关节失稳或钩椎关节骨质增生 ④ 除外耳源性及眼源性眩晕 ⑤ 除外椎动脉Ⅰ段(即进入颈6横突孔以前的椎动脉段)和颈椎动脉Ⅲ段(即出颈椎进入颅内以前的椎动脉段)受压所引起的基底动脉供血不足 ⑥ 除外神经官能症、颅内肿瘤等 ⑦ 确诊本病,尤其是手术前定位,应根据椎动脉造影检查 ⑧ 椎动脉血流图及脑电图只有参考价值
	（5）交感型颈椎病 临床表现为头晕、眼花、耳鸣、手麻、心动过速、心前区疼痛等一系列交感神经症状,X线片上有失稳或退变,椎动脉造影阴性
	其他型 如食道型颈椎病,颈椎椎体前鸟嘴样增生压迫食管引起吞咽困难等。此型经食管钡剂造影可证实

4. 鉴别诊断

颈椎病最易与肩周炎相混淆,后者特征运动障碍与活动相关,静止时无疼痛,夜间无痛。各种疾病与颈椎病的鉴别要点参见表5-3。

表5-3　颈椎病的鉴别要点

疾病	病史	症状体征	功能	影像片
肩周炎	多发于50岁左右,女性多于男性。缓慢起病	肩关节周围疼痛和有压痛点(结间沟、三角肌前后沿、冈上窝),姿势不适或活动时可诱发剧痛并可放射到颈部和上臂中部	肩关节活动(主、被动均受限),尤其外展、外旋后伸受限明显。肩部肌肉萎缩	X线片一般无改变,有时可见局部骨质疏松,冈上肌腱、肩峰下滑囊钙化
颈椎结核	有结核史,有低热、盗汗、食欲缺乏等全身症状	早期颈肩背痛,受累椎体有压痛、叩击痛,随后上肢放射疼痛、麻木	晚期四肢瘫	X线检查可见骨质破坏征象
脊髓空洞症	多发于30岁左右	以节段性分离性感觉障碍为特征	上肢肌力减退,皮肤营养障碍(上肢均明显于下肢),脊柱侧弯等	MRI扫描表现明显区别于椎间盘病变导致颈椎病
椎管内肿瘤		根性痛	感觉障碍,运动障碍,自主神经功能障碍	CT扫描可见病变部位椎管扩大,椎体后沿受压,有软组织填充于椎管内;腰椎穿刺可见脑脊液蛋白增多

(二)功能评定

颈椎病的功能评定主要包括颈椎活动范围,发现不适时,注明不适的角度。评定颈椎屈伸、侧屈和旋转的肌肉力量,进行全身感觉和运动检查[可参考《脊髓损伤神经学分类国际标准》(2011年第7版)]。注意观察压痛点和疼痛放射的部位,判断病变所处节段。必要时进行肌电图、神经传导速度检查。可进行ADL评定,以明确颈椎病对患者生活和工作的影响程度。受累椎间盘与症状体征的关系如表5-4所示。

表 5-4　受累椎间盘与症状体征关系

受累椎间盘	神经根	疼痛部位	感觉异常区	受累肌肉	反射异常
颈 4~5	颈 5	上臂外侧	上臂外侧三角肌区	冈上肌、冈下肌、三角肌、肱二头肌、菱形肌	肱二头肌腱
颈 5~6	颈 6	上臂外侧、前臂桡侧	拇指、示指	肱二头肌、肱桡肌、腕伸肌	肱二头肌腱、桡骨膜
颈 6~7	颈 7	上臂外侧、前臂桡侧	示指、中指、腕桡侧	肱三头肌、腕屈肌、指伸肌	肱三头肌腱
颈 7~T1	颈 8	上臂及前臂尺侧	小指、无名指	指屈肌	
胸 1~2	胸 1	上臂内侧	上臂内侧	骨间肌	

1. 颈椎功能评估

主要有：① ROM：针对颈椎活动范围，可以采用方盘量角器进行颈椎屈曲、伸展、侧弯以及旋转度的具体测量。② 肌力评定：胸锁乳突肌、斜方肌、前臂肌群（有时需要评定下肢肌力）。③ 疼痛评定：视觉模拟评分法、数字疼痛评分法、口述分级评分法、McGill 疼痛问卷表。④ 感觉检查：痛觉、温觉、触觉检查等。

2. 日常生活活动（ADL）能力评定

Barthel 指数评定表和 FIM 评定表（参见本书相关章节）。

3. 功能能力评定（functional capacity evaluations，FCE）

传统的 ROM、肌力、耐力的评定方法不足以描述脊柱疾病所致的功能限制。临床医师经常需要评定患者重返工作的能力并提供工作限制的建议，这促进了 FCE 的发展。目前，FCE 在美国已被广泛使用。FCE 不仅用于颈部，还用于工伤的预防和许多疾病的康复。FCE 要求患者执行一系列的特定测试活动以评定个体满足工作要求的能力。除了用于工伤后职业康复程序的制定和监测外，FCE 被越来越多地用于判断患者重返工作岗位的能力、就业前筛选、确定残疾和协助法医鉴定。

4. 颈椎病综合评估

较常用的有以下评定量表。

1）JOA 颈椎病评分（脊髓型）

该量表系日本骨科学会 1975 年制定的判定标准（JOA score，又称 17 分法）。以后得到了日本国内及国际上的广泛认同。1994 年，日本骨科学会又在旧的 17 分法的基础上加入神经根功能的评价部分，制定了新的 17 分法。虽然 17 分法非常常用，但是在患者的健康程度和日常生活的影响方面评价仍然非常困难，也存在各种问题。参见表 5-5。

表 5-5　颈椎病判定标准（JOA score, 1994）

	分　级	评　分
运动功能		
上肢		
正常	0	4
用筷子吃饭有些困难	1	3
用筷子吃饭很困难	2	2
能用汤匙吃饭，但不能用筷子	3	1
自己不能吃饭	4	0
下肢		
正常	0	4
不用任何辅助，可以行走		

（续表）

	分 级	评 分
但是有轻度的肌肉挛缩	1	3
上下台阶需要扶栏杆	2	2
在平地上行走需要辅助器具	3	1
不能行走	4	0
感觉		
上肢		
正常	0	2
轻微感觉缺失	1	1
明显感觉缺失	2	0
下肢		
正常	0	2
轻微感觉缺失	1	1
明显感觉缺失	2	0
躯体		
正常	0	2
轻微感觉缺失	1	1
明显感觉缺失	2	0
膀胱功能		
正常	0	3
轻度功能障碍	1	2
严重功能障碍	2	1
完全尿潴留	3	0
总分		17

治疗后颈髓功能改善率计算公式：（术后总分－术前总分）/（17－术前总分）×100%，即：改善率＝（改善分/损失分）×100%。

2）颈椎功能障碍指数（the neck disability index，NDI）（见表5-6）

表5-6 颈椎功能障碍指数

项 目	表 现
1. 疼痛强度	我此刻没有疼痛
	此刻疼痛非常轻微
	此刻有中等程度的疼痛
	此刻疼痛相当严重
	此刻疼痛非常严重
	此刻疼痛难以想象
2. 个人护理（洗漱、穿衣等）	我可以正常照顾自己，而不会引起额外的疼痛
	我可以正常照顾自己，但会引起额外的疼痛
	在照顾自己的时候会出现疼痛，我得慢慢地、小心地进行

（续表）

项　目	表　　　现
	我的日常生活需要一些帮助
	我的大多数日常生活活动每天都需要照顾
	我不能穿衣,洗漱也很困难,不得不卧床
3. 提起重物	我可以提起重物,且不引起任何额外的疼痛
	我可以提起重物,但会引起任何额外的疼痛
	疼痛会妨碍我从地板上提起重物,但如果重物放在桌子上合适的位置,我可设法提起
	疼痛会妨碍我提起重物,但可以提起中等重量的物体
	我可以提起轻的物体
	我不能提起或搬动任何物体
4. 阅读	我可以随意阅读,而不会引起颈痛
	我可以随意阅读,但会引起轻度颈痛
	我可以随意阅读,但会引起中度颈痛
	因中度的颈痛,使得我不能随意阅读
	因重度的颈痛,使得我阅读困难
	我完全不能阅读
5. 头痛	我完全没有头痛
	我有轻微的头痛,但不经常发生
	我有中度头痛,但不经常发生
	我有中度头痛,且经常发生
	我有严重的头痛,且经常发生
	我几乎一直都有头痛
6. 集中注意力	我可以完全集中注意力,并且没有任何困难
	我可以完全集中注意力,但有轻微的困难
	当我想完全集中注意力时,有一定程度的困难
	当我想完全集中注意力时,有较多的困难
	当我想完全集中注意力时,有很大的困难
	我完全不能集中注意力
7. 工作	我可以做很多我想做的工作
	我可以做多数日常的工作,但不能太多
	我只能做一部分日常的工作
	我不能做我的日常工作
	我几乎不能工作
	我任何工作都无法做
8. 睡眠	我睡眠没有问题
	我的睡眠稍受影响(失眠,少于 1 h)
	我的睡眠轻度受影响(失眠,1～2 h)
	我的睡眠中度受影响(失眠,2～3 h)
	我的睡眠重度受影响(失眠,3～5 h)
	我的睡眠完全受影响(失眠,5～7 h)

（续表）

项　目	表　现
9. 驾驶	我能驾驶而没有任何颈痛
	我想驾驶就可以驾驶,但仅有轻微颈痛
	我想驾驶就可以驾驶,但有中度颈痛
	我想驾驶,但不能驾驶,因有中度颈痛
	因严重的颈痛,我几乎不能驾驶
	因颈痛,我一点都不能驾驶
10. 娱乐	我能从事我所有的娱乐活动,没有颈痛
	我能从事我所有的娱乐活动,但有一些颈痛
	因颈痛,我只能从事大部分的娱乐活动
	因颈痛,我只能从事少量的娱乐活动
	因颈痛,我几乎不能参与任何娱乐活动
	我不能参与任何娱乐活动

　　每个问题 6 个选项,最高得分 5 分,第一项得 0 分,依次选择最后一项得 5 分,若 10 问题都做了问答,记分方法是:实际得分/50(最高可能得分)×100%,假如有一个问题没回答,则记分方法是:实际得分/45(最高可能得分)×100%,如越高表明功能障碍越严重。0～20%表示轻度功能障碍;21%～40%表示中度功能障碍;41%～60%表示重度功能障碍;61%～80%表示极重度功能障碍;81%～100%表示完全功能障碍或应详细检查受试对象有无夸大症状。

三、康复治疗

　　颈椎病康复治疗目的在于缓解症状、恢复功能、预防复发。通过治疗可减轻颈神经根、硬膜囊、椎动脉和交感神经的受压刺激从而减轻症状;解除神经根的黏连和水肿,缓解颈、肩、臂肌痉挛达到恢复功能的目的;患者通过治疗可以了解为什么会导致颈椎病、怎样配合治疗、利用人体工效学知识纠正不良坐姿及预防复发。

　　所有颈椎病均应遵循首选非手术治疗,无效后再手术的基本原则。对个别呈进行性发展者(多为脊髓型颈椎病),则需当机立断,及早进行手术。手术治疗目的主要是解除由于椎间盘突出、骨赘形成或韧带钙化所致的对脊髓或血管的严重压迫,重建颈椎的稳定性。神经根型颈椎病症状重、影响患者生活和工作或者出现了肌肉运动障碍,以及反复发作的其他各型颈椎病,保守治疗无效或疗效不巩固,亦可考虑手术治疗。

(一) 物理因子治疗

　　物理因子治疗的主要作用是扩张血管、改善局部血液循环,解除肌肉和血管痉挛,消除神经根、脊髓及其周围软组织炎症、水肿,减轻黏连,调节交感神经功能,促进神经和肌肉功能恢复。常用治疗方法有以下这些。

　　1. 牵引治疗

　　颈椎牵引是颈椎病等症的首选康复治疗方法。多用机械方式牵引,牵引力可以利用砝码或重锤等。亦可人工手法牵引,或利用体位(斜卧位)即利用自身体重进行牵引。颈椎牵引有助于解除颈部肌肉痉挛,缓解疼痛;松解软组织黏连,牵伸挛缩的关节囊和韧带;改善或恢复颈椎的生理曲度;使椎间孔增大,解除神经根刺激和压迫;拉大椎间隙,减轻椎间盘内压力;调整小关节的微细异常改变,使嵌顿的滑膜或错位的关节突关节复位。颈椎牵引治疗时必须掌握牵引力的方向(角度)、重量和牵引时间三大要素,才能取得良好效果。

1) 牵引参数的选择

(1) 体位：体位的选择应按照患者病情而定。一般而言，下列情况应首选卧位牵引：重度骨质疏松症、高龄老人、脊髓型颈椎病、寰枢关节半脱位，以及其他不能耐受坐位牵引者。除此以外，均可选用坐位牵引。

(2) 牵引角度：指牵引作用力的方向，即牵引力（枕颌牵引套为牵引力作用起点）与沿身体纵轴之间的夹角。角度的选择应服从于颈椎病变的节段，以及患者颈椎的弧度。目的是将牵引产生的最大应力更好地集中在病变部位，同时调整生理弧度。如果患者生理弧度存在，则只考虑病变节段。上颈段、反弓及"S"弧度宜选垂直位牵引，下颈段宜选前倾位（15°～30°）牵引。

(3) 牵引重量：牵引的重量应视疾病性质、患者体质及其对牵引的反应而定。例如：寰枢关节半脱位，不宜过重，通常以 5 kg 左右为宜，依患者体重而有所加减[$\pm$(0.5～1) kg]。此外，脊髓型颈椎病、重度骨质疏松、年老体弱等，亦不宜过重。除此以外，通常仅控制最大重量不超过 20 kg，这是由于颈项部周围韧带薄弱、肌肉短小密集，牵引重量过大，容易造成肌肉、韧带、关节囊的损伤。常用牵引重量约相当于体重的 10%～20%。最大不宜超过 1/4 体重。首次牵引，重量宜小，以 5 kg$\pm$起始，2～3 日递增 1 kg，症状改善后维持此重量直到症状缓解消失。当牵引 2～3 周后，症状完全没有改善，或牵引过程中症状加重，应终止牵引治疗。

(4) 牵引时间：通常牵引时间以（20$\pm$5）min 为宜。研究表明，牵引的前 10 min 之内，应力随时间增加，可使椎间隙产生有效分离，15 min 时达到最大值，之后逐渐减慢，30 min 达到饱和（即再延长牵引时间，椎间隙的分离也不再增加）。因此，最佳的牵引时间是 15～20 min，超过 30 min，疗效不会因此而增加。颈椎牵引时间与牵引重量之间存在相关性，牵引重量大则牵引时间可相应缩短，牵引重量轻则牵引时间可适当延长。

(5) 牵引疗程：门诊患者可以每天一次接受牵引治疗，住院患者可每天 2 次。以 10～12 次为一个疗程，一般治疗 2～3 个疗程即可获得症状体征的缓解甚至消失。个别患者恢复缓慢，但症状体征确有所缓解的，可以继续治疗；如果连续治疗 2～3 个疗程后，完全没有缓解，则需终止治疗。

2) 适应证与禁忌证

(1) 适应证：① 各型颈椎病；② 颈椎钩椎关节功能紊乱；③ 颈椎骨折、脱位的固定；④ 其他：颈部肌肉痉挛、颈椎退行性疾病、肌筋膜炎等引起的严重颈肩痛，儿童的自发性寰枢关节半脱位早期。

(2) 禁忌证：① 颈椎结构完整性损害：如颈椎及其邻近组织的肿瘤、结核等疾病侵犯到椎体；颈椎邻近有血管损害性疾病；颈内动脉严重狭窄且有斑块形成。② 颈椎不适宜活动的疾病：如颈椎严重失稳（Ⅱ°以上滑脱）；颈椎椎体骨折；颈脊髓明显受压；重度颈椎间盘突出且突出物有钙化脊髓受压明显；严重的骨质疏松。③ 牵引后症状加重：如颈部肌肉及软组织的急性拉伤、扭伤、急性炎症等。④ 其他：如强直性脊柱炎、类风湿关节炎、先天性脊柱畸形等。

(3) 注意事项：应充分考虑个体差异，年老体弱者宜牵引重量要轻，牵引时间要短，年轻力壮则可牵重些长些；牵引过程要注意观察询问患者的反应，如有不适或症状加重者应立即停止牵引，查找原因并调整、更改治疗方案。

2. 电疗

(1) 直流电离子导入疗法：常用用各种西药（维生素 B_1、维生素 B_{12}、碘化钾、普鲁卡因等）或中药煎液（陈醋、乌头、威灵仙、红花等）置于颈部，按药物性能接阳极或阴极，与另一电极对置或放置于肩臂部疼痛区域，与颈部呈斜对置，每次通电 20 min，适用于各型颈椎病。

(2) 低频调制中频电疗法：使用时按不同病情选择处方（镇痛、活血、解痉等），电极放置方法同直流电，每次治疗一般 20～30 min，适用于各型颈椎病。

（3）超短波疗法：用波长 7 m 左右的超短波进行治疗。一般用中号电极板 2 块，分别置于颈后与患肢前臂伸侧，或颈后单极放置。急性期无温量，每日一次，每次 12～15 min。慢性期用微温量，每次 15～20 min。10～15 次为一个疗程。适用于神经根型（急性期）和脊髓型（脊髓水肿期）颈椎病。

（4）高电位疗法：使用高电位治疗仪，患者坐于板状电极或治疗座椅上，脚踏绝缘垫，每次治疗 30～50 min。可同时用滚动电极在颈后领区或患区滚动 5～8 min，每日一次，每 12～15 天为一个疗程，可用于各型颈椎病，其中以交感神经型颈椎病效果为佳。

3. 超声波疗法

（1）经典超声治疗：超声频率 800 kHz 或 1 000 kHz 的超声波治疗机，声头与颈部皮肤密切接触，沿椎间隙与椎旁移动，强度用 1.3～1.5 W/cm² ，每日一次，每次 8～15 min，5～10 次为一个疗程。可以连用 2～3 个疗程。用于治疗脊髓型颈椎病或神经根型颈椎病（局部已经有肌肉持续痉挛、局部疼痛硬结等）。

（2）超声电导靶向透皮给药治疗：采用超声电导仪及超声电导凝胶贴片，透入药物选择 2% 利多卡因注射液。将贴片先固定在治疗发射头内，取配制好的利多卡因注射液 1 ml 分别加入到两个耦合凝胶片上，再将贴片连同治疗发射头一起固定到患者颈前，治疗 30 min，每天一次，10 天为一个疗程。用于治疗椎动脉型和交感神经型颈椎病。

4. 光疗

（1）紫外线疗法：颈后上平发际下至第 2 胸椎，红斑量（3～4 生物量），隔日一次，3 次一个疗程，配合超短波治疗神经根型急性期。

（2）红外线疗法：各种红外线仪器均可，颈后照射 20～30 min/次。用于软组织型颈椎病，或配合颈椎牵引治疗。

5. 其他疗法

如磁疗、电兴奋疗法、音频电疗、干扰电疗、蜡疗、激光照射等治疗也是颈椎病物理治疗经常选用的方法，选择得当均能取得一定效果。

（二）运动治疗

颈椎的运动治疗是指采用合适的运动方式对颈部等相关部位以至于全身进行锻炼。运动治疗可增强颈肩背肌的肌力，使颈椎稳定，改善椎间各关节功能，增加颈椎活动范围，减少神经刺激，减轻肌肉痉挛，消除疼痛等不适，矫正颈椎序列异常或畸形，纠正不良姿势。长期坚持运动疗法可促进机体的适应代偿过程，从而达到巩固疗效，减少复发的目的。

颈椎运动疗法常用的方式有麦肯基颈椎操、S－E－T 运动疗法、徒手操、棍操、哑铃操等，有条件也可采用颈椎柔韧性练习、颈肌肌力训练、颈椎矫正训练等。此外，还有全身性的运动如跳舞、游泳、球类等也是颈椎疾患常用的治疗性运动方式。运动疗法适用于各型颈椎病症状缓解期及术后恢复期的患者。具体的方式方法因不同类型颈椎病及不同个体体质而异，但颈部周围肌群的等长抗阻训练是必不可少的项目。

（三）手法治疗

手法治疗是颈椎病治疗的重要手段。是根据颈椎骨关节解剖及生物力学原理为治疗基础，针对其病理改变，对脊椎及脊椎小关节进行推动、牵拉、旋转等手法进行被动活动治疗，以调整脊椎的解剖及生物力学关系，同时对脊椎相关肌肉、软组织进行松解、理顺，达到改善关节功能、缓解痉挛、减轻疼痛的目的。

常用的方法有中式手法及西式手法。中式手法指中国传统的推拿手法，一般包括骨关节复位手法及软组织推拿手法。西式手法在我国常用的有麦肯基（Mckenzie）方法、关节松动手法（Maitland 手法）、脊椎矫正术（chiropractic）等。

应特别强调的是,颈椎病的手法治疗必须由训练有素的专业医务人员进行。手法治疗宜根据个体情况适当控制力度,尽量柔和,切忌暴力。对于难以除外椎管内肿瘤等病变者、椎管发育性狭窄者、有脊髓受压症状者、椎体及附件有骨性破坏者、后纵韧带骨化或颈椎畸形者、咽喉颈枕部有急性炎症者、有明显神经官能症者,以及诊断不明等情况,慎用或禁止使用任何推拿和正骨手法。

(四) 康复工程辅具选择

1. 矫形支具应用

颈椎的矫形支具主要用于固定和保护颈椎,矫正颈椎的异常力学关系,减轻颈部疼痛,防止颈椎过伸、过屈、过度转动,避免造成脊髓、神经的进一步损伤,减轻脊髓水肿,减轻椎间关节创伤性反应,有助于组织的修复和症状的缓解;配合其他治疗方法同时进行,可巩固疗效,防止复发。最常用的有颈围、颈托,可应用于各型颈椎病急性期或症状严重患者。颈托也多用于颈椎骨折、脱位,经早期治疗仍有椎间不稳定或半脱位患者。乘坐高速汽车等交通工具时,无论有还是没有颈椎病,戴颈围保护都很有必要。但应避免不合理长期使用,以免导致颈肌无力及颈椎活动度不良。具体应针对患者按需选用颈围领或颈托,均可起制动和保护作用。但长期应用颈托可继发颈背部肌肉萎缩,关节僵硬,不利于颈椎病的康复,故仅在颈椎病急性发作时使用。使用时颈围的高度必须合适,以保持颈椎处于中立位为宜。若由于颈部损伤所致,则可应用前面宽,后面窄的颈托使颈部处于轻度后伸位,以利于颈部损伤组织的修复。

2. 睡枕要求

颈部姿势对颈椎病症状有明显影响,其中睡眠姿势的影响尤大。枕头是颈椎的保护工具。一个成年人,每天有1/4～1/3的时间是在睡眠(枕头上)中度过的,所以枕头一定要适合颈部的生理要求。人在熟睡后,颈肩部肌肉完全放松,只靠椎间韧带和关节囊的弹性来维护椎间结构的正常关系。如果长期用高度不合适的枕头,使颈椎某处屈曲过度,就会将此处的韧带、关节囊牵长并损伤,进而造成颈椎失稳,发生小关节错位,以后可发展成颈椎病。这类患者常常表现为睡眠中或睡醒后晨起时颈项不适、落枕、头昏、头痛或顽固性失眠等症状。

合理的枕头对治疗和预防颈椎病十分重要,是药物治疗所不能替代的,但应长期坚持应用。合理的枕头必须具备两项:科学的高度和舒适的硬度。对枕头的高度有多种数据,不宜过高,亦不宜过低。少数人需适当高枕,如棘突发育畸形等,此时枕头过低则可使症状加重。

由于人体的颈椎有正常的生理弯曲,从侧面看颈椎有轻度前凸,从正面看,颈椎排列是一直线,既不向左也不向右弯曲。只有保持这种状态时,颈部的肌肉、韧带、椎间盘及颈部其他器官,如气管、颈动、静脉和神经组织才能处于正常生理状态。而高枕时,无论是左还是右侧卧,都会使颈椎根处于非生理弯曲状态[见图5-1(a)]。这就使颈部肌肉,颈椎骨和韧带等都处于紧张状态,得不到真正放松和休息,甚至使一些神经和血管受压,使颈椎病症状在睡后加重。同样,如果采用低枕或不用枕睡觉,也会使颈椎处于非生理弯曲状态[见图5-1(b)],继之发生高枕一样的弊病,故枕高应结合个体体型。一般以仰卧时头枕于枕上,枕中央在受压状态下高度8～15 cm为宜;而在枕的两端,应比中央高出10 cm左右,因为侧卧时,肩部在下垫起,会使颈椎弯曲,增加枕两端高度则可消除这一不良影响,保证颈椎的生理弯曲[见图5-1(c)]。总之,枕头的高度应以醒后,颈部无任何不适为宜。

良好的睡姿对脊柱的保健十分重要。睡眠应以仰卧为主,头应放于枕头中央,侧卧为辅,要左右交替;侧卧时左右膝关节微屈对置。应及时纠正不良睡姿,如俯卧、半俯卧、半仰卧或上、下段身体扭转而睡等。过高、过硬、过短、过窄、充填物不合适的枕头都是不合适的。合乎人体生理状况的枕头应该具有以下特点:曲线造型符合颈椎生理弯曲;枕芯可以承托颈椎全段,使颈肌得到充分的松弛和休息;枕芯透气性良好,避免因潮湿而加重颈部不适。

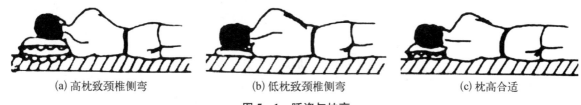

| (a) 高枕致颈椎侧弯 | (b) 低枕致颈椎侧弯 | (c) 枕高合适 |

图 5-1　睡姿与枕高

(五) 康复教育

随着现在生活节奏的加快与工作环境的单一,颈椎病发病率越来越高。由于大部分颈椎病与工作、生活的姿势不良有关,故而康复教育重点在于预防复发。

1. 调节生活、工作姿势

颈肩部软组织慢性劳损,是发生颈椎病的病理基础。故纠正生活、工作中的不良姿势,防止慢性损伤,对颈椎病的防治显得尤为重要。在伏案工作、用电脑时,每隔两小时一定要站起来休息一下,活动肩颈,做扩胸动作等。要按照人体工效学方法调整工作和学习环境。

2. 颈椎保健运动

(1) 适宜颈椎病的运动:放风筝、游泳、打羽毛球、瑜伽都是比较适宜的运动;而对于已经出现了颈椎病症状的人来说,运动时一定不要太过剧烈。

(2) 颈椎操:种类有很多,主要都是通过上下左右,简单轻缓转动头部、颈部的方式,来达到对颈部的局部锻炼。需要注意的是,颈椎操虽然有预防颈椎病的效果,但主要适合长期伏案工作和轻度颈椎患者群。其原理主要是加强对颈部肌肉的强化练习,增强其功能活动能力,以保持颈椎具有较好的稳定性。这里介绍一组颈椎操,本组操与麦氏(Mckenzie)操以及 Pilates 技术之颈椎操有着异曲同工之妙,都有相同的原理与相近的操练方法。具体做法是:① 仙鹤点头(类似于麦氏的颈项牵拉):先做预备姿势(立正姿势,两脚稍分开,两手撑腰)。练习时:低头看地,以下颌能触及胸骨柄为佳;还原至预备姿势;动作宜缓慢进行,以呼吸一次做一个动作为宜。② 犀牛望月(类似于麦氏抬头拉颈):预备姿势同上,练习时:缓慢抬头,双目仰望天空;还原至预备姿势;呼吸一次做一个动作。③ 金龟摆头(类似于麦氏侧弯颈椎):预备姿势同上,练习时:头颈向左侧弯,左耳尽力靠向左肩,还原至预备姿势;头颈向右侧弯,右耳尽力靠向右肩,还原。动作要配合呼吸,缓慢进行。④ 金龙回首:预备姿势同上,练习时:头左右旋转,先用头部旋转,再以颏部尽力接触肩峰,还原。

以上 4 个动作按节律反复进行,主要是练习颈部的伸屈与侧弯功能。每动作可做两个 8 拍(按做操口令)。每日可进行 1～2 次。

3. 其他注意事项

(1) 避免诱发因素:颈椎病是一种慢性病,在短期内难以根除,故平时应加强颈椎病的预防。颈椎病的致病因素是复杂的,总的可以分为内因(体内因素)和外因(急慢性外伤),两者可以互为因果。内因是致病的基础,而外因是可以预防的。应从两方面采取措施,有效地降低发病率和防止复发。诱发因素除外伤外,常见的还有落枕、受凉、过度疲劳、强迫体位工作、姿势不良及其他疾病(如:咽喉部炎症、高血压、内分泌紊乱等)。

(2) 防止外伤:设法避免各种生活意外及运动损伤。如乘车中睡眠,急刹车时,极易造成颈椎损伤,故应尽量防止,坐车时尽量不要打瞌睡。劳动或走路时要防止闪、挫伤。在头颈部发生外伤后,应及时去医院进行早期诊断和治疗。

(3) 避免长时间颈部吹空调等。

(安丙辰　王　颖)

第三节　肩　周　炎

一、概述

肩痛问题是十分常见的。"肩痛"是一个症状,肩部的疼痛可以是肌肉源性、韧带源性、神经源性、滑囊源性,甚至还有内脏问题引发的牵涉性疼痛等。

(一) 定义

肩周炎又称肩关节周围炎(scapulohumeral periarthritis)、黏连性关节囊炎(adhesive capsulitis)、冻结肩(frozen shoulder)、露肩风、五十肩、肩凝症等,是中老年人群常见病多发病之一,是肩关节囊、关节周围肌肉、韧带、肌腱、滑囊等软组织退变、损伤而引起的关节囊和关节周围软组织的一种慢性无菌性炎症,以肩关节疼痛、运动功能障碍为特征的疾病。

值得注意的是,肩周炎作为一个诊断名称是不够准确的。临床上本症常包括冻结肩、喙突炎、冈上肌腱炎,肱二头肌长头腱炎、肩锁关节病变等。但是目前仍多沿用肩周炎这一名称,以说明起因不同而涉及肩周肌腱、韧带和关节囊的一种病症。

(二) 分类与病因病理及基础知识回顾

1. 分类

肩周炎通常可分为原发性与继发性两类。原发性肩周炎的确切病因至今尚不十分清楚,可能与某些诱因如慢性劳损、局部受湿受寒等因素相关。继发性肩周炎可继发于颈椎病、颈椎间盘突出,或有局部外伤史、骨质疏松症,或继发于肩部或上臂骨折、肩部软组织损伤及全身性疾病等。

2. 病因

肩痛的病因通常可以分为两类,肩部因素与肩外因素。肩部因素又可分为:损伤(疲劳性损伤、创伤)、风湿、骨关节炎等,而肩外因素可分为:颈性肩痛(颈椎病、颈椎间盘突出、其他颈椎问题、臂丛神经卡压)、神经因素、内科疾病因素(心脏病、肺部疾病、肝胆、脑卒中、血管病变)、全身性疾病(代谢性疾病、骨质疏松)等。这些因素中以肩部因素较为常见。其中,不同年龄人群高发因素不同,青壮年损伤因素多见,老年人以骨质疏松性肌痉挛或退行性骨关节炎多见。以肌肉源性为例,病变涉及不同的肌肉,处理方法不同。与肩关节相关的肌肉有 17 块,这些肌肉的起止点不同,因而引发肩关节活动伴发疼痛的方向各异。与肩关节相关的滑囊有 11 个,分别位于不同的部位。因而需要仔细查体,找到压痛点,然后找到与疼痛相关的运动方向,再排除颈椎因素、神经因素、内脏因素(运动方向不受限)、全身性疾病、其他因素(血管病变、肿瘤)等,方能确诊病因。

总之,肩周炎的发生可能由软组织退行性变、肩关节损伤、肩关节活动减少、颈椎疾患、内分泌系统疾病、神经系统疾病、免疫功能方面的改变、姿势失调等诱发。

3. 病理

按照肩周炎的病理改变,通常可以分为 3 期。

(1) 急性期或称冻结前期:是肩周炎的急性发病阶段,因炎症、疼痛而引起反射性肌肉痉挛为主要病理变化,一般无软组织黏连等不可逆转的病理改变。本期临床表现以疼痛和肩关节的某个(或几个)活动方向的疼痛为主要特征,但肩关节活动不受限。病变主要位于盂肱关节囊,表现为关节滑膜水肿,炎性浸润,组织液渗出,肩部软组织痉挛,局部血液、淋巴液循环不畅,组织代谢障碍,肩前外侧疼痛,呈进行性加重;此期肩部为持续性疼痛,并向肩部周围放射,患者不敢患侧卧位;活动时,如梳头、洗脸、摸背疼痛加重,肩部压痛部位广泛。

(2) 冻结期或黏连期:此期是肩周炎的急性发病过程迁延至慢性的发病阶段,此时肩部疼痛的症状较前减轻。但由于肩关节周围软组织在一段时间的非特异炎症反应以后发生挛缩、增生、肥厚和黏连等,严重限制了肩关节活动,所以此期为软组织发生器质性病理改变的阶段;随着病变的加剧除关节囊挛缩外,关节周围大部分软组织均受累,胶原纤维变性,组织纤维化并挛缩而失去弹性,脆弱而易撕裂。此期临床表现为持续性肩痛,上臂活动及盂肱关节活动受限达高峰。关节囊及其周围结构,如冈上肌、冈下肌、肩胛下肌痛,喙肱韧带挛缩,滑膜充血、肿胀,失去弹性,不能活动,疼痛持续但可逐渐减轻,肩关节呈"冻结状态",梳头、洗脸、摸背、穿衣均感困难,肌肉萎缩,以三角肌为明显,可持续 3 个月以上。

(3) 缓解期或称恢复期:本期炎症过程逐步趋于消退,病理改变停止发展,相应的症状开始得到缓解。此时只要能坚持生理范围内的肩关节可动域训练,功能可逐渐得到一定恢复,否则功能往往不会自行恢复。本期通常经半年至一年半时间方能逐渐恢复。

4. 相关解剖基础知识回顾

肩关节是人体关节活动度最大的关节,是由盂肱关节、肩锁关节、肩胛胸壁连接和胸锁关节 4 部分组成的关节复合体。肩关节周围有很多肌肉和韧带附着,包括冈上肌、冈下肌、小圆肌、肩胛下肌、三角肌、胸大肌、胸小肌、背阔肌、肱二头肌、肱三头肌以及喙肩韧带、盂肱韧带、喙肱韧带等。以维持肩关节稳定,增加其活动范围,同时肩部还有盂肱关节囊和众多的滑液囊,起润滑关节、减少摩擦的作用。盂肱关节的血供主要依靠锁肱前动脉、肩胛上动脉及旋肱后动脉等,盂肱关节及周围滑液囊主要受颈 5 和颈 6 神经支配,即肩胛上神经、肩胛下神经、肌皮神经和腋神经的关节支支配。盂肱关节是典型的球窝关节,其运动分为前屈、后伸、外展、内收、外旋和内旋 6 个自由度。

(三) 流行病学

本病发病与年龄相关,40～70 岁的中老年人易患,发病率大约 2%～5%,女性多于男性(3∶1),左肩多于右肩。也有少数患者双侧同时发病,但在同一关节很少反复发病。常见于厨师、老师、会计、司机及长期从事手工劳动者等。常因肩部损伤、受风寒、偏瘫、外固定而诱发。多数病例为慢性发病。有资料表明,黏连性肩关节囊炎在我国城市的发病率为 8%,在 49 岁以上人群中发病率为 20.6%。本病是一种自限性疾病,临床表现起病缓慢,病程较长,病程一般在 1 年以内,较长者可达到 1～2 年,但预后良好。

二、诊断与功能评定

(一) 诊断

主要依据病史、症状、体征,结合影像学表现,排除颈椎病、肩袖损伤等症可以确诊。

1. 病史

病史的询问就肩周炎而言非常重要。患者主诉有肩关节局部疼痛,且疼痛与活动相关,休息体位则无疼痛。如果患者主诉夜间疼痛显著,则需考虑神经因素(颈椎病)或骨质疏松因素等。① 疼痛特点:初为轻度肩痛,逐渐加重。多数为慢性发作,以后疼痛逐渐加剧或顿痛,或刀割样痛,且呈持续性,按压时反而减轻。严重者稍一触碰,即疼痛难忍。气候变化或劳累后,常使疼痛加重;夜间不能向患侧侧卧,疼痛可牵涉到颈部、肩胛部、三角肌、上臂或前臂背侧。平时患者多呈自卫姿态,将患肢紧靠于体侧,并用健肢托扶以保护患肢。② 活动受限:肩关节活动逐渐受限,以外展、前屈、外旋和内旋受限明显,随着病情进展,由于长期废用引起关节囊及肩周软组织的黏连，肌力逐渐下降，加上喙肱韧带固定于缩短的内旋位等因素，使肩关节各方向的主动和被动活动均受限；当肩关节外展时出现典型的"扛肩"现象，特别是梳头、穿衣、洗脸、叉腰等动作均难以完成，严重时肘关节功能也可受影响，屈肘时手不能摸到同侧肩部，尤其在手臂后伸时不能完成屈肘动作。③ 畏寒：患肩怕冷，不少患者终年用棉垫包肩，即使在暑天，肩部也不敢吹风。

2. 体格检查

局部有压痛点是本病确诊条件之一，且压痛点与肩周肌群肌腱解剖位置相符合，相关肌群收缩运动时可引发疼痛。① 压痛：多在喙突、肩峰下、结节间沟、三角肌止点、冈下肌群及其联合腱等。在冈下窝、肩胛骨外缘、冈上窝处可触及硬性条索，并有明显压痛，冈下窝压痛可放射到上臂内侧及前臂背侧。② 关节活动范围受限：以外展、外旋、后伸受限最明显，亦有内收、内旋以及前屈受限。③ 肌肉萎缩：三角肌、冈上肌等肩周围肌肉早期可出现痉挛，晚期可发生废用性肌萎缩。④ 肌肉抗阻试验：主要发生病变的肌肉不仅在其起止点、肌腹及腹腱衔接处有明显压痛且抗阻试验阳性。

3. 影像学检查

肩部 X 线正位片多数无明显阳性发现。后期部分患者可见骨质疏松，但无骨质破坏。可在肩峰下见到钙化影。

(1) 超声波检查：由于超声波在不同声阻抗组织的临界面产生反射或折射，出现界面反射(回声)和组织内部回声区。应用这一原理可观察到肩袖，结节间沟和肱二头肌长头肌腱的形态。B超检查可发现因疼痛而萎缩的肌肉、局部肿胀的肌腱或与疼痛相关的肌群异常表现。有报道证实 B 超诊断肱二头肌长头肌腱病变的灵敏度为 90％。本法经济、方便、安全、易重复，而且本项检查是一种非侵袭性方法，符合国情，故有较好的实用价值，可作为肩周炎重要的辅助诊断手段而推广。

(2) X 线检查：早期可无异常表现(13％)，但可借此排除其他疾病如颈椎病性肩部疼痛。一项针对 135 例患者的研究发现，其 X 线表现，部分显示肩关节退变(37.8％)，肩部软组织内斑点状、片状钙化(26.7％)，关节面边缘骨质增生(17.8％)，不同程度骨质疏松、关节间隙改变(20％)。

(3) MRI(磁共振成像)扫描：如前所述，肩周炎并非局部某一点的独立疾病，而是与肩关节周围的病变(如三角肌下滑囊炎、肩胛下肌滑囊炎、冈上肌腱炎、钙化、撕裂、肱二头肌长头肌腱炎等)有密切病理联系，继而引起肩关节周围组织广泛黏连，引起肩痛和肩关节活动受限等。所以，肩周炎诊断中应用 MRI 检查，不但可以排除骨和软组织的肿瘤、肩袖等肌腱的撕裂伤，还可以进一步明确其病理病变所在，使治疗更有针对性。研究表明，在肩周炎患者中 MRI 检查发现盂肱关节积液(87.5％)、肩峰下关节滑囊积液。冈上肌肌腱形态和信号异常(33.3％)，其中约 1/3 为冈上肌肌腱有部分撕裂等。

4. 实验室检查

多数患者没有阳性表现，个别继发于类风湿关节炎等，有原发疾病的相应表现。

(二) 康复评定

1. 疼痛测定

治疗前、中及后期均用同样的方法进行疼痛评定：压力测痛、视觉模拟评分法、口述分级评定法、McGill 疼痛调查表。

2. 关节活动度和肌力测定

用测角器测量肩关节活动度，患者的患侧肩关节外展上举、前屈上举、后伸及内旋、外旋等活动度范围均小于正常范围。应与健侧进行对比。

3. 肌力评定

主要是针对与肩关节活动有关的肌肉利用徒手肌力测试方法进行测定。

4. ADL 能力评定

患者需进行 ADL 评定,如果有穿脱上衣困难,应了解其受限程度;询问如厕、个人卫生及洗漱(梳头、牙刷、洗澡等)受限的程度;了解从事家务劳动如洗衣、切菜、做饭等受限情况。

5. 综合评定

(1) Gonstant - Murley 量表(见表 5 - 7):包括疼痛(15 分)、日常生活活动(20 分)、关节活动度(40 分)和肌力(25 分)4 个部分,共 100 分。其中 35 分(疼痛和日常生活活动)来自患者主诉的主观感觉,65 分(关节活动度和肌力)为医师的客观检查,是一个全面、科学而又简便的方法。

表 5 - 7 Gonstant - Murley 量表

项 目		表 现	评 分
Ⅰ. 疼痛(最高分 15 分)		无疼痛	15 分
		轻度痛	10 分
		中度痛	5 分
		严重痛	0 分
Ⅱ. ADL(最高分 20 分)			
i.	日常生活活动的水平	全日工作	4 分
		正常的娱乐和体育活动	3 分
		不影响睡眠	2 分
ii.	手的位置	上抬到腰部	2 分
		上抬到剑突	4 分
		上抬到颈部	6 分
		上抬到头顶部	8 分
		举过头顶部	10 分
Ⅲ. ROM			
前屈、后伸、外展、内收活动分别按下列标准评分(每种活动最高分 10 分,4 项最高 40 分):			
i.	前屈	0～30°	0 分
		31～60°	2 分
		61～90°	4 分
		91～120°	6 分
		121～150°	8 分
		151～180°	10 分
	外展	0～30°	0 分
		31～60°	2 分
		61～90°	4 分
		91～120°	6 分
		121～150°	8 分
		151～180°	10 分
ii.	外旋(最高分 10 分)	手放在头后肘部保持向前	2 分
		手放在头后肘部保持向后	4 分
		手放在头顶肘部保持向前	6 分
		手放在头顶肘部保持向后	8 分
		手放在头顶再充分向上伸直上肢	10 分

（续表）

项　目	表　现	评　分
iii.　内旋（最高分 10 分）	手背可达大腿外侧	0 分
	手背可达臀部	2 分
	手背可达腰骶部	4 分
	手背可达腰部（L3 水平）	6 分
	手背可达 T12 椎体水平	8 分
	手背可达肩胛下角水平（T7 水平）	10 分
Ⅳ.　肌力（MMT）	0 级	0 分
	Ⅰ 级	5 分
	Ⅱ 级	10 分
	Ⅲ 级	15 分
	Ⅳ 级	20 分
	Ⅴ 级	25 分

（2）Neer 评分（见表 5-8）：Neer 评分方法为应用最广泛的评分系统之一。评分为百分制，其中疼痛 35 分，功能 30 分，活动度（ROM）25 分，解剖位置 10 分，90～100 分为优，80～89 分为良，70～79 分为可，<70 分为差。

表 5-8　Neer 评分

1. 疼痛（35 分）	2. 功能（30 分）	3. 运动范围（25 分）
a. 无疼痛，或疼痛可被忽略	a. 力量	前屈（矢状面）
b. 轻微疼痛，偶尔出现，不影响活动	正常	180°
c. 轻微疼痛，不影响日常活动	良	170°
d. 中度疼痛，能忍受，活动能力有减退，　　需服镇痛药	中	130°
	差	100°
e. 疼痛严重影响活动	仅有肌肉收缩	80°
f. 疼痛导致完全不能活动	0 级肌力	<80°
	b. 手能触及的范围	后伸（矢状面）
	头顶	45°
	嘴	30°
	腰部	15°
	对侧腋窝	0°
	胸罩扣搭	外展（冠状面）
	c. 稳定性	180°
	搬运	170°
	敲击	140°
	投掷	100°
	推	80°
	举东西过头顶	<80°
		外旋（从标准解剖学姿势开始，肘关节屈曲）
		60°
		30°
		10°
		<10°
		内旋（从标准解剖学姿势开始，肘关节屈曲）
		90°（触及 T6）
		70°（触及 T12）

（续表）

1. 疼痛(35分)	2. 功能(30分)	3. 运动范围(25分)
		50°(触及 L5)
		30°(触及背部)
		<30°

4. 解剖(10分)(包括旋转、成角、关节吻合不佳、大结节上移、内固定断裂、肌炎、骨不连、缺血性坏死)
　无、轻度、中度、重度

三、康复治疗

康复目标是消炎镇痛,改善关节活动度,恢复肩关节功能。

(一) 康复治疗原则

通常以非手术治疗为主,包括物理因子治疗、手法治疗、运动疗法等。治疗原则是消炎镇痛、恢复功能。针对肩周炎的不同时期,或是其不同症状的严重程度采取相应的治疗措施。一般而言,若诊断及时,治疗得当,可使病程缩短,运动功能尽早恢复。

1. 早期

疼痛症状较重。功能障碍往往是由于疼痛造成的肌肉痉挛所致,所以治疗主要是以解除疼痛,预防关节功能障碍为目的,缓解疼痛可采用药物治疗以及吊带制动和外敷药物、肌内效贴布等方法,使肩关节得以充分休息。本期一般不宜过早采用推拿,按摩方法,以防疼痛症状加重,使病程延长。一般可采取一些主动训练,保持肩关节活动度,在急性期限过后方可推拿、按摩,以达到改善血液循环,促进局部炎症消退、松解黏连的目的。

2. 冻结期

本期关节功能障碍是其主要问题,疼痛往往由关节运动障碍所引起。治疗重点以恢复关节运动功能为目的。采用的治疗手段可以用理疗、推拿、手法松动等多种措施,以达到解除黏连,扩大肩关节运动范围,恢复正常关节活动功能的目的。

针对功能障碍的症状,严重的肩周炎患者必要时可采用麻醉下大推拿手法,撕开黏连。这个阶段,应坚持肩关节功能锻炼。除了被动运动之外,患者应积极主动地配合,开展主动运动。

3. 恢复期

以消除残余症状为主。主要以继续加强功能锻炼为原则,增强肌肉力量,恢复在先期已发生废用性萎缩的肩胛带肌肉,恢复三角肌等肌肉的正常弹性和收缩功能,以达到全面康复和预防复发的目的。

(二) 药物治疗

1. 镇痛剂

应尽量选择胃肠道不良反应较小的药物,以非类固醇抗炎药(NSAIDs)为例,尽可能选择环氧酶(COX)-2抑制剂,例如美洛昔康、塞来昔布(西乐葆)等。

2. 肌松剂

本病早期以肌痉挛为主,故可酌情选用肌松剂。例如:鲁南贝特(氯唑沙宗)、乙哌立松等。

3. 局封

① 痛点局部注射利多卡因+激素,可较好改善疼痛,缓解病情。1次/周,连续3周。② 通过关节腔

穿刺术向受累关节腔内注射糖皮质激素,能够有效抑制滑膜炎症,从而缓解肩周炎的病理过程。但大量应用可妨碍软骨的修复过程,包括妨碍氨基葡聚糖和透明质酸的合成,并增加关节内感染的机会。③ 超声引导下定点注射法:可精确定位,疗效突出,是今后治疗方向。

(三) 物理因子治疗

本病主要以疼痛与关节活动范围受限,故本病的康复治疗应聚焦于利用各类无创物理治疗技术,来解决疼痛与功能障碍。

1. 物理因子治疗

由于各种物理因子均有良好的镇痛、改善血液循环等效应,因而可以作为本病的首选治疗方法。

(1) 电疗类:① 高频类:早期炎症反应比较突出时,可首选超短波(无温量)对置于肩关节前后,1 次/天;或者微波照射痛点,25～50 W,10 min,1 次/天。② 低频电疗类:局部压痛明确,可选用痛点并置或对置,1 次/天。③ 中频电疗:针对疼痛区域较大,可选用干扰电,处方:肩关节前后交叉放置,耐受量,1 次/天。

(2) 光疗:可采用激光照射痛点或阿是穴,辅以肩贞、肩井、天宗等穴,1 次/天。

(3) 超声治疗:当肩关节活动受限严重时可选用,可以松解黏连,改善活动度。处方:接触移动,脉冲 30%～50%,声强 1.5～2.5 W/cm²;或冲击波痛点治疗,2.0～3.0,低或中速每痛点冲击 2 000 次,每周治疗 1 次。

(4) 温热疗法:慢性期可选择红外线、蜡疗等促进局部血液循环。以患者有舒适的热感或无明显热感为度,照射时间通常以 15～30 min 为宜。

(5) 磁疗:痛点贴敷高场强磁片(0.2 T),也有较好疗效。

(6) 冷疗:疼痛剧烈时可采用痛区冰块按摩,可用毛巾包裹冰块对疼痛区域进行按摩,至局部微泛红,隔日一次。

(7) 水疗:较长时间进行温水浸浴,可使肌张力减低,疼痛痉挛减轻;水的静压作用可改善血液、淋巴液的回流;浮力作用则更适于有运动功能障碍的锻炼。浸浴的同时,可缓慢地进行肩臂外展、内收、内旋等功能活动。水疗温度宜 37～42℃ 之间。每次浸浴 20～30 min,每日浸浴 1 次,10 次为 1 个疗程。

2. 运动疗法

运动治疗技术是肩周炎康复治疗中最重要的部分。训练时需强调关节活动度练习要在肩关节可忍受轻度疼痛的范围内进行,这也是肩周炎运动疗法的基本原则。急性期主要是改善全身状况、促进血液循环和缓解炎症反应、防止组织黏连和肌肉萎缩、预防关节活动受限;冻结期和缓解期主要是松解黏连、增强肩关节周围肌腱和韧带的弹性,从而逐步增加肩关节的活动度和肌力。运动疗法通常采用主动运动,利用器械进行训练,也可徒手体操。这些操练均需足够的训练次数和训练时间,才能取得明显效果。训练的主要内容有肌力训练、关节活动度训练、平衡和协调功能训练等。训练方法很多,可以根据个人的障碍情况和生活工作需求设计训练动作;以任务为导向,不同项目可交替进行;每天 3～5 次,每次 15～30 min,一般每个动作做 30 次左右,持之以恒。

1) Codman 钟摆运动

如图 5-2 所示,躯体前屈,将躯干扶在台子上,上肢下垂,尽量放松肩关节周围的肌肉和韧带,然后做前后、左右或环转摆动练习,幅度可逐渐加大,以不产生疼痛或不诱发肌肉痉挛为宜。开始时,所持的重物不宜太重。可以先用 0.5 kg 沙袋,再逐步每日添加沙子,直至 3～5 kg,每日练习。

2) 爬墙训练

① 正身双手爬墙:患者面向墙壁站立,双手上抬,扶于墙上,用双侧的手指沿墙缓缓向上爬动,使双侧

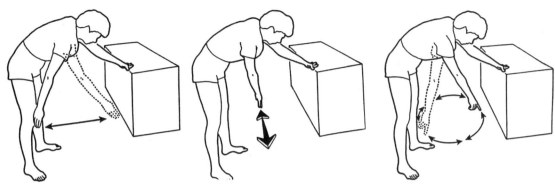

图 5-2 Codman 钟摆运动

上肢尽量高举,达到最大限度时,在墙上做一记号,然后再徐徐向下返回原处。反复进行,逐渐增加高度。② 侧身单手爬墙:患者侧向墙壁站立,用患侧的手指沿墙缓缓向上爬动,使上肢尽量高举,到最大限度,在墙上做一记号,然后再徐徐向下回原处。反复进行,逐渐增加高度。需注意的是本法不适用于老年人群,因老年人关节盂缘软骨脆易于损伤。如图 5-3 所示。

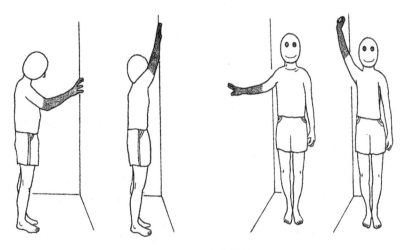

图 5-3 爬墙训练

3) 体操棒练习

预备姿势:患者持体操棒于体前,两手抓握棒的距离尽可能大些,分腿直立。为防止以肩带活动(肩胛骨与胸壁间位移)代替肩关节活动,可用压肩带固定肩胛骨。动作:① 前上举,以健臂带动患臂,缓慢做前上举,重复 15~30 次;② 患侧上举,以健臂带动患臂缓慢做患侧的侧上举,重复 15~30 次;③ 做前上举后将棒置于颈后部,再还原放下,重复 15~30 次;④ 两臂持棒前平举,做绕圈运动,正反绕圈各重复 15~30 次;⑤ 将棒置于体后,两手分别抓握棒两端,以健臂带动患臂做侧上举,重复 15~30 次;⑥ 将棒斜置于体后,先患侧手抓上端,健侧手抓下端,以健臂带动患臂向下做患肩外旋动作,重复 15~30 次,然后换臂,健侧手抓上端,患侧手抓下端,健侧臂上提做患肩内旋动作,重复 15~30 次。

4) 其他

(1) 定滑轮装置:健臂辅助患肩做屈、伸、旋转活动等。但需注意:① 动作范围宜逐渐增大。② 如一动作完成后感肩部酸胀不适,可稍休息后再做下一动作。③ 每一动作均应缓慢,且不应引起疼痛。

(2) 弹力带训练:利用弹力带进行肩关节后伸、外展、内旋、外旋的训练(见图 5-4)。

(3) 指天画圈训练:本法适合于高龄老年人群。因侧卧位关节外展 90°位是肩关节最稳定的状态,环

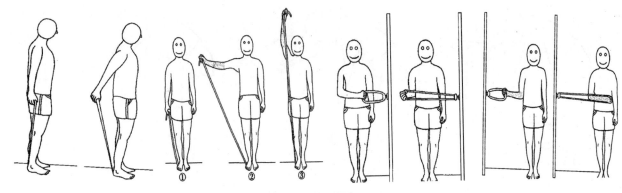

图 5-4　弹力带练习

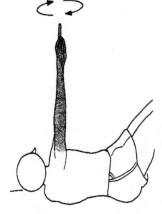

图 5-5　指天划圈

转运动有利于关节滑液的流动,同时上肢的重力作用对关节构成压力可强化本体感觉。如图5-5所示。

3. 手法

1) 关节松动技术

关节松动术是以关节运动学为基础,采用关节面的滑动、滚动、旋转及分离运动等关节囊内的附属运动为基本手法,借以牵伸痉挛肌群、挛缩的韧带,改善关节活动度。本法能够缓解疼痛,促进关节液流动,松解组织黏连,增加本体反馈。患者一般取仰卧位,患肢外展,治疗师立于患者的患肢与躯干之间。

(1) 分离牵引:缓解疼痛。治疗师外侧手托住患者上臂远端及肘部,内侧手四指放在腋窝下肱骨头内侧,拇指放在腋前。内侧手向外侧持续拉肱骨约10 s,然后放松,重复3~5次。操作中要保持分离牵引力与关节盂治疗平面相垂直。

(2) 长轴牵引:缓解疼痛。治疗师外侧手握住肱骨远端,内侧手放在腋窝,拇指在腋前。外侧手向足的方向持续牵拉肱骨约10 s,使肱骨在关节盂内滑动,然后放松,重复3~5次。操作中要保持牵引力与肱骨长轴平行。

(3) 前屈向足侧滑动:增加肩前屈活动范围。患者体位:仰卧,上肢前屈90°,屈肘,前臂自然下垂。治疗师站在躯干一侧,双手分别从内侧和外侧握住肱骨近端,双手五指交叉,同时向足的方向牵拉肱骨。

(4) 外展摆动:增加外展活动范围。患者体位:仰卧,肩外展至活动受限处,屈肘90°,前臂旋前。治疗师内侧手从肩背部后方穿过,固定肩胛骨,手指放在肩上,以防耸肩的代偿作用。外侧手托住肘部,并使肩稍外旋和后伸。外侧手将肱骨在外展终点范围内摆动。

(5) 水平内收摆动:增加肩水平内收活动范围。患者体位:坐位,肩前屈90°,屈肘,前臂旋前,手搭在对侧肩上。治疗师立于患肩后方,同侧手托住患侧肘部。另一侧手握住搭在对侧肩部的手。双手同时将患侧上肢做水平内收摆动。

(6) 内旋摆动:增加肩内旋活动范围。患者体位:仰卧,肩外展90°,曲肘90°前臂旋前。治疗师立于患肩外侧,上方手握住肘窝部,下方手握住前臂远端及腕部。上方手固定,下方手将前臂向床面运动,使肩内旋。

(7) 外旋摆动:增加肩外旋活动范围。患者仰卧,肩外展,屈肘90°。治疗师立于患肩外侧,上方手握住前臂远端及腕部,下方手放在肱骨头前面固定肩部并稍向下加压,上方手将前臂向床面运动,使肩外旋。

关节松动术实施时应根据肩部病变程度,采用不同的分级方法进行治疗。对于关节疼痛明显的患者采用Ⅰ级手法,既有关节疼痛又有活动受限者采用Ⅱ、Ⅲ级手法,而关节僵硬或挛缩但疼痛不著者,则采用Ⅳ级手法。松动疗法治疗时间因人而异,常为每次 20 min,每日或隔日一次,5～10 天为 1 个疗程。每次治疗时要求患者尽量放松肩部,治疗后应进行主动肩部活动,例如配合行钟摆运动等。关节松动术适用于第Ⅱ、Ⅲ期的患者。

2) 推拿技术

肩周炎属于中医学"肩凝症"范畴,手法以舒筋活血,滑利关节为目标,常用手法如下:

(1) 舒筋活络法:此为准备手法。患者取端坐位,医者以右手全掌着力,从手腕部开始,由肘、肩推抚至颈部,由上肢、肩内侧至外侧、后侧,依次推抚,反复施术 20 余次。

(2) 滚揉法:患者仰卧或坐位,医者用滚法或指揉法施术于患侧肩前部及上肢内侧,反复数次,配合患肢外展、外旋活动。再取卧位,医者一手握住患肢肘部,另一手在肩外侧或腋后部施用滚揉法,并嘱患者做患肢上举、内收等活动;再让患者仰卧,医者用滚揉法或指揉法在患侧胸外上部、肩前部滚揉,然后让患者坐起,配合患肢后伸活动。

(3) 点按穴位法:患者取坐位,医者点按合谷、曲池、缺盆、肩髃、肩贞、肩髎、臂臑、肩井、天宗、曲垣、阿是等穴,使局部产生酸胀感。

(4) 环转摇肩法:医者站在患者患侧稍后,一手挟患肩,一手握住腕部或托住肘部,以肩关节为轴做环转运动,幅度由小到大。然后,一手托起前臂,使患侧肘屈曲,前臂内收,患侧手由健肩绕头顶、患肩、面前反复环绕 10 次。同时,另一手拿捏患肩。

(5) 上肢被动后扳法:医者站在患者患侧稍前方,一手握住患侧腕部,以肩顶住患者患侧肩前部,握腕之手将患臂由前方扳向背后,逐渐用力使之后伸,反复 4～5 次。

(6) 背后拉臂法:医者站在患者健侧稍后方,一手扶健侧肩,以防止患者上身前屈,另一手握住患侧腕部,从背后将患肢向健侧牵拉,逐渐用力,加大活动范围,以患者能忍耐为度。

(7) 提抖法:医者站在患者患侧肩外侧。双手握住患肢腕部稍上方。将患肢提起,用提抖的方法向斜上牵拉。牵拉时要求患者先沉肩屈肘,医者缓缓向斜上方牵拉患肢,活动幅度逐渐增大,手法力量由小到大,注意用力不能过猛,防止意外发生。

4. 弹力贴布疗法

选择肌内效贴布,按照病变肌群解剖位置贴敷,减轻病变肌群受力,缓解疼痛,每贴敷 3 天,停 1 天。

四、康复教育

肩周炎是可以预防的。老年人一般缺乏活动,上肢与肩部周围组织的血液循环较差。因此,肩关节的关节囊、肌腱容易变性、钙化,发生炎症。如果老年人平时注意运动,锻炼上肢及肩部,就可以有效地避免肩周炎的发生。故需注意以下几点。

(1) 注意防寒保暖:由于自然界的气候变化,寒冷湿气不断侵袭,可使肌肉组织和小血管收缩;肌肉较长时间的收缩,使肌肉组织受刺激而发生痉挛,久则引起肌细胞的纤维样变性,肌肉收缩功能障碍而引发各种症状。

(2) 纠正不良姿势:对于经常伏案、双肩经常处于外展工作的人,应注意调整姿势,避免长期的不良姿势造成慢性劳损和积累性损伤。

(3) 及时治疗相关疾病:注意容易引起继发性肩周炎的相关疾病,如糖尿病、颈椎病、肩部和上肢损伤、胸部外科手术及神经系统疾病;在这些疾病治疗的同时注意保持肩关节的主动运动和被动运动,以维持肩关节的活动度。

(4) 坚持功能锻炼:可以平时结合自己的生活习惯做一些如屈肘甩手、体后拉手、展臂站立、头枕双手、旋肩等简单锻炼，或者跳舞等，不仅可以预防肩周炎，还能较好地缓解肩周炎的初期症状。

（安丙辰　王　颖）

第四节　腰椎间盘突出症

一、概述

腰背痛是十分常见的，作为一种主诉，它标示着一组症候群，因而是症状名称而非疾病名称，是老年科、康复科、骨科、神经科门诊中，最常见的主诉症状；同时，它也是非常普遍的职业疾病。其病因极为复杂，影响因素较多，因而诊断与治疗均有相当的难度。在发达国家，其发病率可高达 $60\%\sim80\%$，是仅次于上呼吸道疾患的就诊综合征。腰痛的病因分类中，约 97% 为人体力学性腰痛（mechanical low back pain），1% 为非人体力学性腰痛（non-mechanical low back pain），2% 为内脏性疾病（visceral disease）。人体力学性腰痛中，72% 是腰部扭伤（sprain）和过劳（strain），11% 是椎间盘退行性疾患，14% 为椎间盘突出（herniation）。

（一）定义

腰椎间盘突出症（rupture of the Lumbar intervertebral disk）是指腰椎间盘退行性病变后，在外力作用下，纤维环部分或全部破裂，连同髓核一并向外膨出，刺激或压迫神经根或脊髓（马尾神经）引起的腰痛，并且伴有坐骨神经放射性疼痛等症状为特征的一种病变。

（二）病因病理及分类

脊柱是人体中轴，腰椎在承受人体各向活动中承受巨大的应力。在 20 岁以后开始持续退变，腰椎间盘内的水分和营养成分减少，弹性下降，胶原纤维增多，随之椎间隙逐渐变窄，进而导致周围韧带松弛，椎体间活动增加。椎体间过度活动是腰椎间盘破裂突出的基础，急性或慢性应力负荷过大则是发病常见诱因。特别是弯腰转身（旋转）取重物时，腰椎间盘不仅受到向内的压力，而且受到张力和剪切力的作用，髓核后移，纤维环在已有退变的基础上受到过大的由内向外的力量冲击而断裂；先是髓核被挤入破裂的纤维环内，Crock（1976）称之为椎间盘内破裂（internal disc disruption）；破裂的髓核分散应力的性能遭遇破坏，髓核逐渐退变脱水或髓核回复原位后再受二次应力或外伤，则引起椎间盘突出（disc prolapse）。突出多数是在无后纵韧带的后外侧区，挤压到神经根，患者出现真性坐骨神经痛。病变继续发展，则椎间隙更窄，骨质增生，成为"退行性腰椎病"（degenerative spondylosis lumbar spine）。

1. 发病诱因

（1）脊柱畸形或脊柱生理曲度改变：脊柱如存在对称或不对称的移行椎、融合椎、脊柱侧弯或其他发育畸形都是腰椎间盘突出的诱发因素。如脊柱侧弯、椎间隙不等宽，特别是伴旋转时，脊柱凸侧承受更大应力，易于加速退变。

（2）过度负荷：从事重体力劳动和举重运动常因过度负荷造成椎间盘早期退变。从事弯腰工作者，当双下肢直立弯腰提取 20 kg 的重物时，椎间盘内压力可增加到 30 kg/cm^2。如煤矿工人或建筑工人，长期处于如此大的椎间盘内压，易造成腰椎间盘突出。

（3）遗传因素：腰椎间盘突出症有家族发病的报道，印第安人、爱斯基摩人和非洲黑人发病率较其他民族发病率明显为低。

（4）急性损伤：外伤只是引起椎间盘突出的诱因，原始病变在于无痛的髓核突入内层纤维环，导致髓核内部应力改变，继发外伤使髓核进一步突出到外面有神经支配的纤维引起疼痛。在日常生活工作中，当腰部处于屈曲位时，髓核向后滑移，后侧纤维环承受压力最高，如突然加以旋转则易诱发髓核突出。

（5）腹压增加：椎间盘退行性变的基础上，某种可诱发椎间隙压力突然升高的因素致使呈游离状的髓核穿过已变性、薄化的纤维环进入椎管前方或侵入椎体边缘处，如剧烈的咳嗽喷嚏、屏气、Valsalva 动作、妊娠等。

（6）医源性因素：早在 1935 年 Pease 首先报道在腰穿后发现椎间隙狭窄。以后也有病例报道，在进行腰穿或腰麻以后发生椎间隙狭窄。这些病例多为少年甚至是 4 岁儿童。患者在腰穿后数天之内，严重腰痛，脊背部肌肉强直，一系列的 X 线片显示椎间隙迅速狭窄。原因是在腰穿时，穿刺针穿破纤维环，髓核从针眼处漏出。已有腰腿痛症状的腰椎间盘突出症患者被施以过重手法的推拿、按摩，甚至在全麻下腰椎牵引，一部分腰腿痛患者会突然加重，而且呈持续性，经手术证实：破裂纤维环的碎片游离进入了椎管。

2. 病理

腰椎间盘突出症的病理变化过程，大致可分为 3 个阶段。

（1）突出前期：此期髓核因退变和损伤可变成碎块状物，或呈瘢痕样结缔组织；变性的纤维环可因反复损伤而变薄变软或产生裂隙。此期患者可有腰部不适或疼痛，但无放射性下肢痛。

（2）椎间盘突出期：外伤或正常的活动使椎间盘压力增加时，髓核从纤维环薄弱处或破裂处突出。突出物刺激或压迫神经根即发生放射性下肢痛，或压迫马尾神经而发生大小便障碍。在急性髓核突出期，受压的神经根常发生急性创伤性炎症反应，神经根充血、水肿、变粗和极度敏感，此时任何轻微刺激均可产生剧烈疼痛。

（3）慢性期：脱出或突出的髓核可有以下转归：① 纤维化：从早期开始，于突出物的表面即可有毛细血管渗入、包绕，呈现无菌性炎症改变；随着成纤维细胞的侵入而逐渐纤维化。② 萎缩化：主要由于突出物的脱水而使其体积缩小至原体积的 20%～30%。此种皱缩现象亦可视为机体自愈的防御性反射。尤多见于椎间盘突出症时。③ 钙化或骨化：随着影像学的发展。临床上发现椎间盘钙化（或骨化）的病例日渐增多，其产生机制主要是在前两者基础上由于钙盐沉积所致。④ 骨赘化：位于椎体边缘的髓核，最终可与边缘部的骨赘融合在一起而构成骨赘的一部分。

3. 分类

当发生椎间盘破裂、髓核突出时，髓核可从椎间盘的各个方向突出，有前方突出、后方突出、全盘四周膨出和椎体内突出（Schmorl 氏结节）。其中以后方突出为最多，且后方突出可刺激或压迫神经根与马尾神经，引起严重的症状和体征。临床上一般将后方突出分为旁侧型和中央型两类，其中以旁侧型居多数。

（三）流行病学

如前所述，腰背痛发病率较高，且近年来呈上升趋势，约占人群 15% 以上。腰椎间盘突出症占门诊腰痛患者 10%～15%，其中男性占 1.9%～7.6%，女性占 2.5%～5.0%，男女之比约为（10～30）：1，好发于 20～50 岁青壮年，平均年龄为 30 岁左右。发病部位以第四、五腰椎之间居多，第五腰椎、第一骶椎之间次之，第三、四腰椎间较少见。

本病发病与局部所受应力相关，因而不同工种间发病率有较大不同。例如汽车、飞机等驾驶员中本病高发可达 30%～38% 以上。

二、诊断与功能评定

(一) 诊断

主要依据病史、临床表现,典型的症状是腰或腰臀部疼痛和下肢放射麻木和/或疼痛。

1. 主要症状

(1) 腰痛:多数患者都有腰痛,这是因为突出的髓核压迫后纵韧带刺激纤维环内的痛觉纤维反射到腰部所致。疼痛轻重不一,严重者可影响腰部的活动,当咳嗽、打喷嚏增高腹内压时,腰部疼痛加重。

(2) 下肢放射痛:当髓核进一步后突,经过后纵韧带压迫神经根,产生腰腿痛。疼痛往往自臀部开始向下肢放射至大腿后侧,小腿外侧,以致足趾;疼痛区域较固定,患者多能指出其具体部位;下肢放射痛多因站立、用力、咳嗽、喷嚏或运动而加剧,平卧位休息后可减轻。有些患者由于巨大的椎间盘后突出压迫马尾神经出现部分双下肢瘫痪,会阴部麻木和大小便功能障碍。

(3) 主观麻木感:病程较久或神经根受压迫较重者,常有下肢麻木感。麻木区与受累神经根的分布区域一致,限于小腿外侧或足部;中央型突出发生鞍区麻木。

(4) 肢体冷感:有少数病例(约5%以上)自觉肢体发冷、发凉,这是由于椎管内的交感神经受刺激之故。

(5) 间歇性跛行:中央型髓核突出的情况下,可出现继发性腰椎椎管狭窄症的病理和生理学基础;对于伴有先天性发育性椎管矢径狭小者,脱出的髓核更加重了椎管的狭窄程度,以致易诱发本症状。

(6) 肌肉萎缩:因腰椎神经根持续受压,导致该神经支配肌肉萎缩,肌张力减弱。

(7) 马尾神经症状:主要见于重度中央型及旁中央型的髓核突(脱)出症者,其主要表现为会阴部麻木、刺痛、排便及排尿障碍、阳痿(男性)及双下肢坐骨神经受累症状。严重者可出现大、小便失控及双下肢不全性瘫痪等症状。

(8) 其他:根据脊神经根的部位与受压程度、邻近组织受累范围及其他因素不同,可出现某些少见的症状,如肢体多汗、肿胀、骶尾部痛、大腿外侧麻木以及膝部放射性痛等多种症状。

2. 体征

体征可分为两大类:可有腰部及脊柱以及神经根受压体征。如表5-9所示。

表5-9 腰部及脊柱及神经根受压体征

腰部及脊柱体征	1. 姿势的异常:患者为避免神经根受压,多自然地将腰固定于某姿势,腰部可发生过度前凸,变平或侧弯。急性期或对神经根压迫明显、症状较重者,患者可出现行走姿态拘谨、一手扶腰身体前倾,凸臀跛行或患足怕负重及呈跳跃式步态等 2. 腰椎前凸增大,腰部不能伸直,侧弯,但前屈受限 3. 腰椎曲线变平或反弓:此种姿势是由于较大的、足以阻止腰部后伸的后外侧或后方突出物所致。常伴有严重的坐骨神经痛和腰椎侧弯,任何使腰伸直的动作,都可加重下肢放射痛 4. 脊柱侧弯:是一种保护性反应,可凸向健侧也可凸向患侧。系减少神经根压迫和紧张的补偿体位
	1. 脊柱运动受限:脊柱屈曲、伸展、侧弯及旋转等均有不同程度受限,尤以前屈受限为多。这是因为腰部活动如站立、走路、弯腰和负重等,都可增加椎间盘的压力,牵拉神经根,加重腰腿痛 2. 压痛及放射痛:压痛点多在下腰椎棘突间及椎旁1~2 cm处,相当突出物的平面。用力下压时,可引起下肢放射痛。疼痛的部位符合受累神经根所分布的区域,可作为诊断本病的定位依据
神经根受压或牵拉体征	1. 根性刺激征:直腿抬高加强试验阳性,仰卧挺腹屈颈加压试验阳性、颈静脉压迫试验阳性 2. 神经肌肉系统检查:突出物压迫神经根,可使其支配的区域感觉障碍,肌力减弱,腱反射减弱或消失,肌肉萎缩

3. 诊断性试验

(1) 直腿抬高试验及加强试验:患者仰卧,伸膝,被动抬高患肢。正常人神经根有4 cm滑动度,下肢抬高到 60°～70° 始感腘窝不适。本症患者神经根受压或黏连使滑动度减少或消失,抬高在 60° 以内即可出现坐骨神经痛,称为直腿抬高试验阳性。在直腿抬高试验阳性时,缓慢降低患肢高度,待放射痛消失,此时再被动背屈患肢踝关节以牵拉坐骨神经,如又出现放射痛称为加强试验阳性。有时因突出髓核较大,抬高健侧下肢也可因牵拉硬脊膜而累及患侧,诱发患侧坐骨神经产生放射痛。值得注意的是中央型突出,本体征可以阴性。

(2) 屈颈试验:又名 Lindner's 征。嘱患者站立或仰卧或端坐,检查者将手置于头顶,并使其前屈。如患侧下肢出现放射痛,则为阳性,反之为阴性。其机制主要是由于屈颈的同时,硬脊膜随之向上位移,以致与突出物相接触的脊神经根遭受牵拉之故。

(3) Lasegue 征:此征阳性是在将髋关节与膝关节均置于屈曲 90° 状态下再将膝关节伸直到 180°;在此过程中如患者出现下肢后方放射性疼痛时,则为阳性。其发生机制主要是由于伸膝时使敏感的坐骨神经遭受牵拉刺激。

(4) 股神经牵拉试验:患者俯卧位,患侧膝关节伸直 180°,检查者将患肢小腿上提,使髋关节处于过伸位,使股神经紧张性增高,从而刺激了椎间盘突出所压迫的神经根,出现大腿前方痛即为阳性。在腰 2—腰 3 和腰 3—腰 4 椎间盘突出症时为阳性,腰 4—腰 5 和腰 5 骶 1 椎间盘突出时为阴性。

4. 特殊检查

(1) 影像学检查:① 脊髓造影:其诊断可靠率为 30%～40%,目前已较少运用。其优点是能看到整个椎管情况,可以鉴别肿瘤和腰椎管狭窄症。② CT、MRI 扫描:是目前临床应用最多的诊断检查,其诊断可靠率较高,显像清晰。在 CT、MRI 上可见髓核突出和纤维环膨出,附着在椎板和每个关节突的黄韧带也可以清楚地显示出来。

(2) 电生理检查(肌电图、神经传导速度及体感诱发电位):可协助确定神经损害的范围及程度,观察治疗效果。

5. 实验室检查

实验室检查对确诊帮助不大,但在鉴别诊断中有其价值。

6. 诊断标准

(1) 诊断依据:① 腰腿痛呈典型的坐骨神经分布区域的疼痛和/或坐骨神经分布区域的皮肤感觉麻木。② 腰椎旁压痛、放射痛。③ 直腿抬高较正常减少 50%,或兼有健侧下肢直腿抬高试验阳性,作弓弦试验即腘窝区域指压胫神经引起肢体的远、近两端的放射痛。④ 出现 4 种神经体征中的两种征象(肌肉萎缩、运动无力、感觉减退和反射减弱)。⑤ 与临床检查一致的影像学检查发现,包括椎管造影、CT 或 MRI。

(2) 定位诊断:① 腰 3—腰 4 腰椎间盘突出,以压迫第 4 腰神经根为主。表现为:骶臀区、大腿前侧、小腿前内侧疼痛;小腿前内侧麻木;伸膝肌力减弱,股四头肌压痛,髌腱反射消失或减弱;股神经牵拉试验阳性。② 腰 4—腰 5 腰椎椎间盘突出,以压迫腰 5 神经根为主。表现为:骶臀区、大腿、小腿后外侧疼痛;小腿外侧上部麻木和感觉改变,胫前肌肌腹压痛,反射无改变。③ 腰 5 腰椎与腰 1 骶椎椎间盘突出,以压迫第一骶神经根为主。表现为:骶臀区、大腿、小腿及跟区疼痛;小腿外侧下部包括腓侧三趾麻木及痛觉改变;屈趾肌力减弱,腓肠肌压痛;跟腱反射消失或减弱。④ 腰中央巨大突出物(常在腰 4—腰 5 间或腰 5 腰椎与腰 1 骶椎间)以压迫马尾为主。表现为:下腰部、双大腿及小腿后侧疼痛,鞍区及足跟后侧麻木感,括约肌麻痹(大小便失禁),双足或单足下垂;跟腱反射消失。

7. 鉴别

常见的腰腿痛及其鉴别如表 5-10 所示。

表 5-10　常见的腰腿痛鉴别表

	外伤史	疼 痛	压痛点	腰肌痉挛	根性刺激征	直腿抬高试验	其 他
腰肌扭伤	++	剧烈	明显、局限	++	—	—	X线片无异常
腰突症	+/−	剧烈	多处	+/−	++	++/−	腓肠肌挤压痛++,有 X 线片、CT、MRI 改变
腰椎小关节紊乱	++	剧烈	明显、局限	++	+/−		腓肠肌挤压痛++,有 X 线片改变
退行性脊柱炎	—	酸痛、钝痛	不明显	—	—	—	劳累后著,休息可缓,有 X 线片改变
骶髂关节扭伤	++	较强	明显、局限	+/−	+/−		"4"征++
臀上皮神经卡压	+/−	锐痛	明显、局限	+/−	—		局限浅感觉障碍
腰骶结构不良（移行椎）	—	酸痛、钝痛	不明显或局限轻压痛	—	—		劳累后著,休息可缓,有 X 片改变
腰肌纤维炎	—	钝痛	不明显或广泛轻压痛	—	—	—	劳累后著,休息可缓

（二）康复评估

1. 疼痛程度

可以反映症状种类及严重程度：常用 VAS 评定疼痛程度。

2. 体征

针对体征的评估,包括压痛、放射痛、直腿抬高试验及加强试验的角度、腰椎屈度改变、踝反射、踝背伸以及趾背伸肌力减弱、感觉障碍的存在及其严重程度。

3. 腰椎活动度测定

需进行前屈、后伸、侧弯、旋转测试评估。

4. 肌力评估

腰背肌、腹肌、双侧下肢肌力的测试参见本书相关章节。

5. 步态评估

行走能力测定：包括步行距离、速度、步行困难程度、疼痛程度及步幅、步频、步态改变。

6. 综合评定

可参考日本骨科学会腰痛评价表（JOA score）,满分为 29 分,以及 Oswestry 功能障碍指数,满分为 50 分。如表 5-11、表 5-12 所示。

表 5-11　日本骨科学会的腰椎疾患评估表

1. 自觉症状（最高分 9 分）		2. 临床检查（最高分 6 分）	
① 腰痛		① 直腿抬高试验	
无	3分	正常	2分
偶有轻度腰痛	2分	30°~70°	1分
常有轻度腰痛,或偶有严重腰痛	1分	<30°	0分
常有剧烈腰痛	0分		
② 下肢痛和/或麻木		② 感觉	
无	3分	正常	2分

（续表）

偶有轻度下肢痛和/或麻木	2分	轻度感觉障碍	1分
常有轻度下肢痛和/或麻木,或偶有严重下肢痛和/或麻木	1分	明显感觉障碍	0分
常有剧烈下肢痛和/或麻木	0分	③ 肌力(两侧肌力均减弱时以严重侧为准)	
③ 步行能力		正常(5级)	2分
正常	3分	轻度肌力减弱(4级)	1分
步行500 m以上发生痛、麻和/或肌无力	2分	重度肌力减弱(0～3级)	0分
步行500 m以内发生痛、麻和/或肌无力	1分		
步行100 m以内发生痛、麻和/或肌无力	0分		

3. 日常生活动作(最高分14分)		4. 膀胱功能(最高分0分)(应除外尿路疾患)	
① 睡觉翻身		正常	0分
容易	2分	轻度排尿困难(尿频、排尿延迟)	−3分
困难	1分	重度排尿困难(残尿感、尿失禁)	−6分
非常困难	0分	尿闭	−9分
② 站立		5. 自我满意程度(参考)	
容易	2分	很好(治愈)	
困难	1分	好(改善)	
非常困难	0分	无变化	
③ 洗脸		恶化	
容易	2分	6. 精神状态(参考)	
困难	1分	① 主诉(疼痛)性质、部位、程度不确定	
非常困难	0分	② 疼痛伴有从功能上难以解释的肌力减弱、疼痛过敏和自主神经改变	
④ 弯腰		③ 多医院多科室就诊	
容易	2分	④ 对手术期望值过高	
困难	1分	⑤ 以往手术部位异常疼痛	
非常困难	0分	⑥ 病休时间超过一年	
⑤ 长时间(1 h)坐立		⑦ 对职业及家庭生活不满意	
容易	2分	⑧ 工伤及交通事故	
困难	1分	⑨ 精神科治疗史	
非常困难	0分	⑩ 医疗纠纷史	
⑥ 持重物或上举			
容易	2分		
困难	1分		
非常困难	0分		
⑦ 行走			
容易	2分		
困难	1分		
非常困难	0分		

表 5 - 12 OSWESTRY 腰痛问卷

一、疼痛强度	二、生活料理(梳洗、穿衣、如厕等)
5 我能忍受疼痛,不需要用任何药物	5 生活自理,且在此过程中不加重疼痛
4 疼痛虽使我感到不适,但只要调整好姿势等,不必用药物镇痛	4 生活自理,但在此过程中会加重疼痛
3 用药后能解除疼痛	3 在梳洗过程中感到不便,只能放慢速度和非常小心
2 用药后能减轻疼痛	2 在有人帮忙的情况下,几乎全部自理
1 用药后稍稍减轻疼痛	1 大部分的梳洗需要每天有人帮我一起完成
0 药物不能起任何镇痛作用,我已不用此类药物	0 我不能自己着装,梳洗亦很难,自理能力障碍

（续表）

三、负重	四、行走
5　抬举重物不感到疼痛	5　能随意行走
4　抬举重物感到轻微疼痛	4　因疼痛的关系，行走不能超过 1.5 km
3　抬举重物感到明显疼痛	3　因疼痛的关系，行走不能超过 700 m
2　不能搬起、拿起在地面上的重物，但能抽、拉在台面上的重物	2　因疼痛的关系，行走不能超过 300 m
1　只能搬动一些轻物	1　只能借助拐杖行走
0　无法举起和搬运任何物品	0　我绝大部分时间卧床，甚至难以一个人上厕所

五、坐位	六、站立位
5　我能够随心所欲地长时间坐位工作	5　站立位不加重疼痛
4　我能较长时间坚持坐位工作，但必须是我习惯的座椅	4　站立位过久会加重疼痛
3　疼痛使我不能在坐位体位超过 1 h	3　因为疼痛，站立时间不能超过 1 h
2　疼痛使我不能在坐位体位超过半小时	2　因为疼痛，站立时间不能超过半小时
1　疼痛使我不能在坐位体位超过 10 min	1　因为疼痛，站立时间不能超过 10 min
0　因疼痛难忍，我无法坐下来	0　疼痛难忍，无法站立

七、睡眠	八、性生活
5　睡眠不受影响	5　我的性生活正常，做爱过程中未引起疼痛
4　用药后我能很好入睡	4　我的性生活正常，但做爱过程始动时有疼痛
3　用了药，我的睡眠仍少于 10 h	3　我的性生活接近正常，但做爱过程中很痛
2　用了药，我的睡眠仍少于 4 h	2　因为痛的缘故，我的性生活频率和动作极有限
1　用了药，我的睡眠仍少于 2 h	1　疼痛使我几乎失去了性生活
0　疼痛使我无法入睡	0　疼痛妨碍，使我无法过性生活

九、社交活动	十、旅游
5　没有因为疼痛而影响我的社交活动	5　能去任何地方旅游，不感到疼痛
4　社交活动正常，但常以加重疼痛为代价	4　能去任何地方旅游，但累了感到疼痛
3　疼痛虽不影响我的社交活动，但有些内容受限（如跳舞等）	3　有疼痛，但我能支撑 2 h 的旅行
2　社交活动有所减少，比以前少出门	2　旅行出门不能超过 1 h
1　因为疼痛而大大减少我的社交生活，常愿意待在家中	1　旅行出门不能超过半小时
0　动了就痛，因而无法参与社交活动	0　我根本不想动，除非是为了去接受治疗等

三、康复治疗

　　腰椎间盘突出症若能早诊断、早治疗，对于病程短、症状轻、神经没有损害患者，经过系统的非手术疗法，多数可以达到临床痊愈。非甾体抗炎止痛药解痉药物对缓解肌痉挛、缓解疼痛及消除炎症有一定帮助。适当应用利尿药亦可减轻神经根水肿充血，对于急性期患者，尤为必要。对于病情严重，有明显神经损害，尤其是伴有马尾神经损伤者，或保守治疗无效果或效果欠佳者，严重影响患者的生活及工作，应当进行手术治疗。

　　由于腰椎的功能由活动度、肌力、协调性和稳定性组成，康复治疗亦应重点落在这几个方面。康复治疗原则：防治结合、动静平衡。所谓防，是要防止发生，特别是防止复发，因而功能训练是长期的。所谓动静平衡，是强调恢复脊柱的协调性与稳定性，即动态、静态的力学平衡。康复治疗的目的：缓解疼痛、减轻肌肉痉挛、改善关节活动度、提高肌力、矫正姿势、改善功能。

　　康复治疗方案：治疗方法众多，但应针对不同的病因，选用某种疗法为主，辅以其他治疗。病因治疗应与症状治疗同步进行，并强调早期（介入）、综合（治疗）、主动（患者参与）、长期（维持性训练）。

　　康复治疗目的：急性期着眼于减轻椎间盘压力，缓解神经根受压，使患者疼痛减轻；恢复期通过增强脊柱核心肌肌力训练，改善脊柱稳定性，巩固疗效，减少复发。康复的重点是增强脊柱结构源性和肌源性稳定因素，前者主要是椎体、椎间盘、小关节、椎板和韧带等；后者是腰椎周围的肌肉，特别是腰背肌和腹肌。从康复的角度来讲,肌源性稳定比结构源性稳定更重要。因为康复训练可有助于恢复肌肉的体积、强度和耐力。纠正小关节紊乱,减少结缔组织增生,恢复关节功能。增强脊柱的稳定性,巩固和提高治疗效果。

(一) 康复治疗方法

1. 姿势疗法

或称体位疗法。体位对腰椎负荷具有极为重要的影响,因而姿势疗法有其生物力学的基础。脊柱的负荷为某节段以上的体重、肌肉张力和外在负重的总和。不同部位的脊柱节段承担着不同的负荷。由于腰椎处于脊柱的最低位,负荷重,又是活动段与固定段的交界处,因而损伤机会多,成为腰背痛最常发生的部位。脊柱的负荷有静态和动态两种。静态是指站位、坐位或卧位时脊柱所承受的负荷及内在平衡。动态则指身体在活动状态下所施于脊柱的力。这些负荷需要相应的关节、韧带和肌肉来维持。此时应尽可能避免有可能增加脊柱负荷、增加椎间盘压力的动作或姿势。如表 5 - 13 所示。

表 5 - 13　人体活动和 L3 椎间盘压力增加之百分比

活　　　动	压力增加百分比
咳嗽或施压	5%～35%
大笑	40%～50%
行走	15%
侧弯	25%
轻跳	40%
前弯	150%
旋转	20%
以直背屈膝的方式举起 20 kg 重的东西	73%
以屈背直膝的方式举起 20 kg 重的东西	169%

(1) 站立:正常立姿时,身体重力线通过齿突,颈胸及胸腰交界处,经骶骨岬前方,髋关节中心稍后方,膝及踝关节前方达地面。正常站立姿势[见图 5 - 6(d)],身体重力经椎间盘均匀传到椎体各部。姿势不正,如腰椎前凸增加[见图 5 - 6(a)],则重力后移到关节突关节,可引起关节退变;胸椎后凸增加[见图 5 - 6(c)],则易引起韧带慢性劳损。

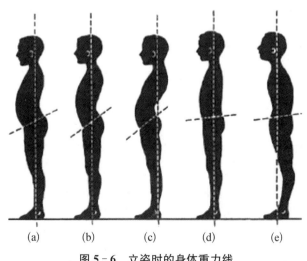

(a)　　(b)　　(c)　　(d)　　(e)

图 5 - 6　立姿时的身体重力线

（2）坐位：坐位时腰椎的负荷比站立时大，此时骨盆后倾，腰椎前凸消失，身体重力中心移向脊柱前方，力臂加长，后部韧带紧张，应力增大，椎间盘受压增大。直坐时骨盆前倾，腰椎前凸，腰椎负荷较上述为小。但仍比直立时大；座椅腰后有腰托时，腰椎前凸接近直立位置，负荷也较小。如图 5-7 所示。

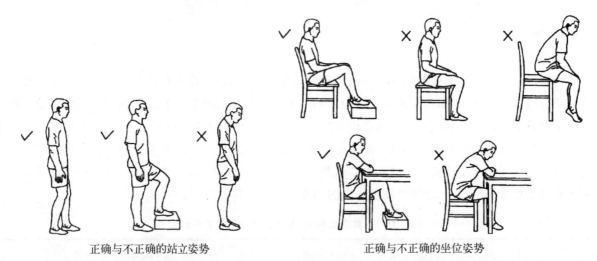

正确与不正确的站立姿势　　　　　正确与不正确的坐位姿势

图 5-7　站立与坐位姿势

（3）卧位：仰卧时脊柱减少了上身的重量，因而负荷最小。伸髋仰卧位腰大肌紧张，增加对脊柱的压力。屈髋仰卧腰部肌肉放松，椎间盘负荷减少。因此椎间盘突出患者屈髋仰卧（或侧卧）较伸髋仰卧时痛轻。腰部牵引时，应使髋处于半屈位。如图 5-8 及表 5-14 所示。

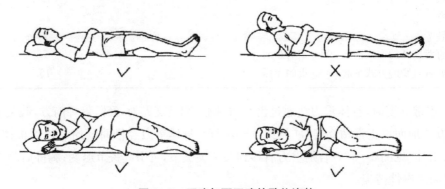

图 5-8　正确与不正确的卧位姿势

表 5-14　腰 椎 休 息 位

腰椎（lumbar spine）	
休息位置：	在屈曲与后伸的中间
关节最紧位置：	后伸
关节囊受限模式：	侧弯与旋转相同受限、后伸

（4）Alixanda 技术：为一种头颈躯干姿势疗法，适用于职业性颈肩腰背痛患者。

总之，根据腰痛病因的不同，可分别选用不同的体位疗法。例如，对小关节滑膜嵌顿可采用向疼痛的对侧方向过屈的体位，反复数次即可缓解。又如：对屈曲位发生的肌痉挛性疼痛，应采用背伸位体位；反之，对背伸肌痉挛，应采取屈曲位体位等。而腰椎间盘突出症则应保持正常腰椎生理曲度位置，如卧硬板床休息、直立位活动等，避免弯腰久坐，以减轻腰椎间盘内压。

2. 肌力训练

躯干肌群(前屈肌群、后伸肌群)肌力的不平衡,腰骶生理曲度不良(前凸过大、过小甚至僵直、侧凸等),腰骶结构不良(骶裂,移行椎如骶1腰化、腰5骶化等),腰椎间盘突出等,均应进行相应肌力训练。常用有Mckenzie式背伸肌训练及Williams式前屈肌训练等。主要适用于亚急性期与慢性期。此外其他肌力训练有Kraus-Weber训练,S-E-T悬吊式肌力训练等。

(1)Kraus-Weber曾提出评定躯干全部肌肉的适应能力的简便方法,通过评定找出有缺陷的部分进行针对性的训练。其要点简示如图5-9所示。

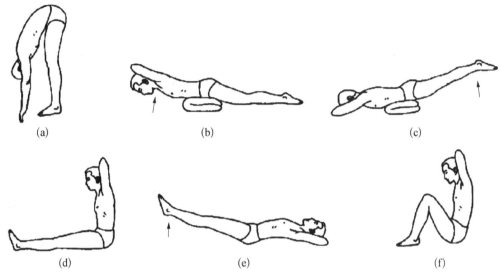

图 5-9　评定躯干肌肉适应能力的方法

图5-9(a)用于评定及训练腰背肌和股后方肌的柔软性。如有不足,可针对不足进行训练。图5-9(b)用于评定及训练上部肌群的强度。图5-9(c)评定及训练臀大肌的强度。图5-9(d)评定及训练上腹部肌群的强度。图5-9(e)评定及训练髂腰肌及下腹肌的强度。图5-9(f)评定及训练髂腰肌以外的下腹肌群强度。

(2)SET悬吊式肌力训练:如图5-10所示,调节不同的悬吊点A或B,可以按需进行肌力增强训练。

(3)Mckenzie疗法:治疗原则是姿势综合征需矫正姿势。功能不良综合征出现力学变形时用屈曲或伸展原则。椎间盘后方移位时,若伸展使疼痛向心化或减轻,则用伸展原则;椎间盘前方移位时,若屈曲使疼痛向心化或减轻,则用屈曲原则。神经根黏连用屈曲原则。

如上所述,正确的运动维持性训练对预防腰痛的发生,特别是预防复发有着极为重要的意义。但针对不同的病因,应选用适宜的训练方法,并定期随访。此外,特别推荐游泳运动。因为在游泳的体位下,腰椎间盘的内压最低,同时又可有效训练腰腹肌及四肢肌肌力,是一项适合腰痛患者的健身运动项目。

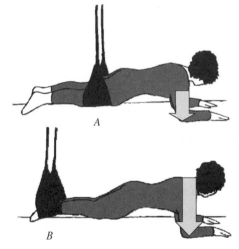

图 5-10　SET悬吊式肌力训练

3. 牵引

通常有骨盆牵引、自身体重悬吊牵引等方法。可用于腰椎间盘突出症、腰椎小关节紊乱(或错缝)、腰椎小关节滑膜嵌顿、腰椎滑脱、腰肌筋膜卡压、腰肌痉挛等症。对腰椎间盘突出而言,牵引之外力可使腰椎间盘内压下降，突出的髓核因间盘中心负压而暂时回纳；一旦外力去除之后，即便髓核再度突出，仍可能改变原突出物与神经根的相对位置关系，达到解除根性压迫，消除症状体征的目的。此外，牵引的其他作用有：使错缝的小关节重新对位良好、释放嵌顿的小关节滑膜、松解卡压的腰肌筋膜、增加 ROM 等。

4. 手法

运用各种手法治疗下腰痛常有较好疗效，是我国传统医学特色之一，现在西方国家也获得普遍认可及应用。手法治疗的机制，主要是恢复脊柱的力学平衡。特别适用于腰椎间盘突出症、腰椎小关节紊乱（或错缝）、腰椎小关节滑膜嵌顿、腰肌筋膜卡压、腰肌痉挛等症。但针对不同病因，应采用适宜的手法。

1) 传统中医推拿手法治疗

适用于症状和体征较轻者，或由于全身性疾病或局部皮肤疾病，不能施行手术者。可采用推、揉、滚等手法，配合穴位按摩、对抗牵引手法或颤抖手法等效果明显。每日 1～2 次，每次 20～30 min。禁忌证主要有巨大中央型腰椎间盘突出；突出物与神经根严重黏连；伴较严重腰椎管狭窄、腰椎滑脱、侧隐窝狭窄，以及有脊椎骨质病变者。常用手法有：

(1) 轻手法：轻手法主要是松弛腰背腿部的肌肉，疏通筋脉，促进血运，为下一步施行重手法作准备。具体手法：① 揉摩法：患者俯卧，术者立其身旁，以双手拇指和手掌自肩部起循脊柱两侧足太阳膀胱经路线自上而下，揉摩脊筋；过承扶穴后改用揉捏，下至殷门、委中而过承山穴，重复 3 次。② 按压法：术者双手交叉，右手在上，左手在下，以手掌自第 1 胸椎开始，沿督脉向下按压至腰骶部；左手在按压时稍向足侧用力，反复 3 遍。再以拇指点按腰阳关、命门、肾俞、志室、环跳、承扶、委中等穴。③ 滚法：术者于腰背部督脉和足太阳膀胱经，自上而下施行滚法，直至下肢承山穴以下，反复 3 次。重点在下腰部，可反复多次。④ 拿捏法：用拇指与其他各指相对的用力挤捏肌肉、韧带等软组织。⑤ 滚摇法：患者仰卧，两髋膝屈曲，使膝尽量靠近腹部。术者一手扶两膝部，将腰部旋转滚动。并将双下肢用力牵拉，使之伸直。推拿按摩后患者多感舒适轻松，症状减轻。⑥ 叩击法：以虚拳之背侧轻轻叩击腰背部，上下来回数次。⑦ 拍打法：以虚掌轻轻拍打腰背部软组织，速度均匀，不宜过快。

(2) 复位手法：此类手法是治疗的关键手法，手法的选择和操作正确是疗效的基本保证。因此，操作手法必须适宜，否则不但事倍功半，甚至还会加重病情。① 牵引按压法：患者俯卧，两手把住床头，一助手在床前拉患者腋部，一助手拉住两踝，向两端拔伸牵引约 10 min；术者立病员一侧用拇指或手掌按压椎旁压痛点。按压时力由轻变重。此法可使椎间隙增宽，髓核还纳。② 俯卧扳腿法：术者一手按压腰部，另一手托住腿部，使该下肢尽量后伸，左右侧各做一次。③ 斜扳法：患者侧卧，卧侧下肢伸直，另一下肢屈曲放于对侧小腿上，术者站立其面前；肘部弯曲，用一肘部前臂上端置于患侧肩前方向外推动，另一肘部上臂下端置于臀部向内扳动，同时用力推肩向后，骨盆向前，使脊柱发生旋转，此时可听到后关节摆动的"咔嗒"声音。此法可使椎间隙产生负压，利于髓核还纳。注意切不可使用暴力，扳动要"轻巧、短促、随发随收"，关节弹响虽常标志手法复位成功，但不可追求弹响。④ 腰椎定位旋转扳法：若患者单个棘突偏歪，可采用本方法。以向右扳动为例，患者取坐位，骑跨在治疗床头（或坐于凳上，助手站于患者前方，两腿夹患者左腿，双手压住左侧大腿根部，以稳定患者坐姿），治疗师站立其侧后方，左手拇指抵住偏凸之棘突，右手从患者腋下穿过，反扣患者颈项部，使患者腰部缓慢前屈，至左手拇指始感觉指下棘突欲动时，控制此前屈角度，反扣颈部之手令患部向右缓慢旋转，至脊柱扭转弹性限制位，感觉到有阻抗时，右手继续右旋，左手拇指向左侧推顶偏凸棘突，做一突发扳动，扩大扭转幅度 3°～5°，常可听到"咔嗒"声响，左手拇指可感觉到棘突有跳动感。⑤ 抖法：患者俯卧，胸部垫以软枕，两手把住床头。术者立于足侧，双手握住踝部，再用力牵引的同时进行上下抖动，重复数次。⑥ 麻醉下推拿方法：一般采用全麻或硬膜外腔阻滞麻醉。麻醉生效后采用对抗牵引按压法、俯卧扳腿法、斜扳法、滚摇法进行治疗。

(3) 推拿疗法的注意事项：① 推拿结束后，令患者仰卧位卧床休息 15 min 左右。② 早期宜绝对卧硬板床休息,可用腰围固定。③ 减少腰部活动,注意腰部保暖,愈后加强腰背肌功能锻炼。④ 中央型腰椎间盘突出者,慎用推拿,若轻型可做推拿治疗,但禁止做腰椎扳法。⑤ 推拿治疗应配合药物内服外敷、针灸、理疗等以加强疗效。

2)神经松动术疗法

神经松动术是针对由神经组织导致的疼痛进行治疗的一种物理治疗手法技术。它依据神经系统的解剖结构,利用肢体的运动,在神经外周的软组织中进行滑动、延展、加压、张力变化,改善神经系统间的微循环、轴向传输和脉冲频率等。神经松动技术强调的是关节位置的控制与操作手法,过强的牵张力、过快的频率可能会导致神经的损伤。神经松动术手法为交替进行牵伸和放松,以改善纵-横-纵走行的神经血管。神经松动的形式为滑动松动和张力松动:① 滑动松动技术特点是单向滑动(头向尾侧或尾向头侧),适用于神经系统疾病急性期;② 张力性松动技术特点是双向牵伸,内部张力作用明显,适用于神经系统疾病慢性期。

椎间盘突出引起坐骨神经痛的因素是多方面的,突出物的机械压迫和突出物炎性反应对其周围神经结构功能影响是主要因素。因此治疗应主要围绕解除神经根的压迫和神经束与周围组织的黏连,改善神经纤维的营养。神经力学认为神经系统是个整体,肢体活动时,脊髓和神经束在椎管和组织间隙被拉长滑动;在神经被拉长放松的过程中,神经组织内压相应的出现增加或减少,从而促进神经组织的物质交换。坐骨神经痛患者因疼痛活动受限,神经延展性下降,特别是病程较长者,神经束与周围的组织黏连,神经滑动能力减弱,神经营养不良。利用滑动技术,可以让坐骨神经及构成它的神经根与它们周围的软组织之间产生相对运动,从而能够松解神经的黏连。利用牵张技术,通过反复牵拉放松,可以促进坐骨神经外膜、束膜和内膜的血液循环,以及轴突内物质的运输,从而改善神经的营养。神经松动术是直接对坐骨神经进行牵张和滑动刺激的治疗方式,故其对黏连松解和神经营养改善较传统推拿手法好。

进行神经松动技术时,首先对相应神经进行评估,找出疼痛的位置;根据位置不同,选择近端关节活动或远端关节活动。手法治疗时一次只能对一个关节进行被动活动。进行手法操作时,需要时刻对患者疼痛的位置进行评估,找到神经张力最大的点;通常在神经张力最大的点患者会主诉疼痛。针对该类患者的特殊病情,对腰椎神经根和坐骨神经及其分支采用神经松动术中的 Straight Leg Raising 试验技术(SLR)。目的是使坐骨神经位置移动 $2\sim8$ mm,预防术后坐骨神经根局部水肿和黏连,改善血循环,避免康复期出现下肢痛。

具体方法:

(1)SLR1:患者仰卧位,治疗师将患者患侧髋关节屈曲并内收、膝关节伸直、踝关节背屈,缓慢地将该侧下肢抬起,在神经张力最大的点,对坐骨神经和胫神经交替进行牵伸和放松。

(2)SLR2:患者仰卧位,治疗师将患者患侧髋关节屈曲、膝关节伸直、踝关节背屈、足外翻、足趾背屈,缓慢地将该侧下肢抬起,在神经张力最大的点,对胫神经交替进行牵伸和放松。

(3)SLR3:患者仰卧位,治疗师将患者患侧髋关节屈曲、膝关节伸直、踝关节背屈、足内翻,缓慢将该侧下肢抬起,在神经张力最大的点,对腓肠神经交替进行牵伸和放松。

(4)SLR4:患者仰卧位,治疗师将患者患侧髋关节屈曲并内旋、膝关节伸直、踝关节背屈、足内翻,缓慢地将该侧下肢抬起,在神经张力最大的点,对腓总神经交替进行牵伸和放松。

(5)SLR5:患者仰卧位,治疗师将患者患侧髋关节屈曲、膝关节伸直、踝关节背屈,缓慢地将该侧下肢抬起,在神经张力最大的点,对腰椎节段神经根交替进行牵伸和放松。需要注意的是,通常进行神经松动技术时,SLR髋关节屈曲角度不超过 $70°$,且不宜做持续牵伸。注意:神经松动技术强调的是关节位置的控制与操作手法,过强的牵张力、过快的频率可能会导致神经的损伤。

5. 各种物理因子治疗

腰痛急发时可选用局部冰敷(消肿止痛),亚急性期可用温热疗(促进局部血循,消除无菌性炎症,消除局部水肿），治疗性超声、电疗、直流药物离子导入疗法（消除局部黏连、消除水肿等）、低中频电疗（消除局部肌痉挛等）、高频电疗（短波等）、肌电图（EMG）生物反馈等均可酌情选用。

（二）药物治疗

1. 常规药物

腰痛急发时，可视疼痛程度选用非甾体类抗炎止痛剂，如：对乙酰氨基酚、双氯酚酸钠等。有肌痉挛时，可加用肌松剂如乙哌立松或氯唑沙宗等药物。局部有水肿时，可加用消肿药物如七叶皂苷钠（迈之灵）、消脱止、地奥斯明口服。当急性水肿显著时，加脱水剂甘露醇等。神经体征明显时，可加用神经营养药物口服或肌注。亦可酌情加用中医中药等。

2. 枝川注射疗法

类似于局封，但注射点不同。可用于慢性下腰痛。枝川液配制：生理盐水 10 ml＋地塞米松 0.3 mg（普通用）；生理盐水 10 ml＋地塞米松 0.1 mg（较广部位用，如肌硬结重，部位较小用 0.5～1 mg）。进针时，针头与肌纤维平行，与皮肤表面小于 45°，斜行刺入；不要只向一个方向注射，应将药液"浸润"到有压痛肌硬结的四周。

3. 局封或骶管封闭

疼痛剧烈或无法接受其他物理治疗者，可考虑局封或骶管封闭。

（三）其他疗法

1. 银针局部导热疗法

系一种密集型温质针治疗。在刺入的针杆上加艾绒燃烧使针道的细胞蛋白凝固，随之刺激新生毛细血管长入，由此改善局部微循环，对一些慢性顽固性腰痛有效。此法属有创治疗，治疗前，入针点应打局麻。

2. 小针刀松解疗法

是一种闭合性手术，可用于直接切开或剥离肌筋膜疼痛或黏连的痛点。其治病机制除了有经络刺激调整作用外，更多的是用于解剖学上局部黏连的分离。首先是机械刺激和分离，使局部组织活动能力加强和淋巴循环加快，局部被切开的疤痕组织逐渐被吸收。但小针刀治疗在一些含有重要神经血管或器官的部位，如梨状肌或坐骨神经出臀点等部位要慎用。

3. 射频热凝疗法

类似于密集型温质针治疗机制的正在探索的射频热凝疗法，系采用射频进行椎间盘内电热疗。近几年对于椎间盘源性下腰痛应用椎间盘内电热疗逐渐增多。治疗过程包括经后外侧置入管道，然后将热疗管插入纤维环内。电热治疗的机制还不是很明确，一种假说是引起蛋白变性和使纤维环失神经支配从而达到止痛的目的。

4. 手术

重度椎间盘突出，保守治疗无效时应及时选用。

（四）康复工程

1. 弹力腰围

急性发作时应配用内置支撑钢条的弹力腰围，有利于稳定躯干，避免加重椎间盘内压的动作或姿势。可用于腰痛急发时，如腰椎间盘突出症、腰椎滑脱、腰椎压缩性骨折等症。

2. 环境改造

针对已确诊腰椎间盘突出症的患者，应为其提供按生物力学规律改造工作环境、家居环境的建议。

如：改造各种常用设施高度等,尽量减少弯腰;一般而言,以直立位或端坐位操作为宜。

3. 家具

卧具应选硬板床,选硬木高靠背椅子,且中下 1/3 处应加靠垫。

(五)注意事项

腰痛急发时,局部水肿、根性刺激征明显者慎用手法及温热疗法,以免加重病情。当腰椎间盘突出症之突出物占椎管矢状径 1/2 以上时,牵引及大手法(如斜扳、旋转复位等)慎用。对严重骨质疏松者、孕妇,慎用牵引及大手法。合并有出血性疾患、恶性肿瘤的患者慎用理疗。治疗性运动处方应根据患者年龄、体质状况及病程阶段而定,并根据疗后反应调整。

四、康复教育

(一)健康教育

1. 生活工作

主要有:① 姿势疗法:了解并维持正确的坐、立姿势,即保持正常的腰椎生理前凸。② 脊柱调衡:需要长时间固定同一姿势或重复同一动作时,要注意定时改变和调整姿势和体位,并穿插简短放松运动以调整脊柱屈伸肌群之间的生物力学平衡。③ 充分利用杠杆原理,学习省力的姿势动作。如搬动重物时尽量采取屈膝屈髋下蹲,避免直腿弯腰搬物;同时,重物应尽量靠近身体,缩短阻力臂。④ 避免在腰椎侧弯及扭转时突然用力;不能避免时,也应先做热身运动,以增强脊柱抗负荷能力。⑤ 肥胖者应适当减肥。

2. 营养

保持足够的维生素、钙等的摄入量。

3. 着装

避免着高跟鞋,不能避免时也要尽量缩短连续穿着高跟鞋的时间。腰痛发作时应选用低跟或坡跟轻便鞋。

(二)常见误区

由于本病原因众多,而针对不同的病因,其治疗方法亦可能有较大差异,最终影响到康复治疗效果。现将常见的误诊误治情况简述如下。

1. 常见诊断失误

(1)直腿抬高试验:假阳性:因为腰臀软组织疼痛亦可出现直腿抬高假阳性体征,然而无下肢痛觉异常表现,肌电图检查常为阴性,此为两者的重要区分点。假阴性:腰椎间盘突出症者,如突出髓核位于神经根内侧或为中央型突出时,可出现直腿抬高假阴性体征,但平卧位或于牵引下疼痛可缓解。结合 CT 扫描可助鉴别。

(2)下肢放射性痛:多数腰臀肌筋膜痛只放射至膝,与椎间盘突出症比较,两者有一定差别;然而软组织痛所致的放射现象,也常常被误认为椎间盘突出症。

(3)踇背伸肌力减弱或踇下垂体征:对诊断腰椎间盘突出症较为可靠,但如进行肌电图检查,仍有近 1/3 为阴性,故不能单纯因踇背伸力异常而肯定诊断为椎管内病变或断定为腰 5、骶 3 神经根损害。

(4)肌电图检查:神经根虽有压迫,但无变性表现,肌电图检查往往阴性。肌电图对椎管狭窄的阳性发现率仅有 43.2%。如果肌电图检查阳性,则提示腰 4 或腰 5 神经根受损,术中定位比较可靠,应予重视。

(5)CT 检查:通常 CT 检查较为准确可靠,但应注意以下情况:CT 报告为椎间盘膨隆,甚至有的报告两节或三节膨隆,但手术为阴性。这是因为:① 膨隆并非突出,属生理性改变。② 术中麻醉后髓核常有回纳现象,故手术所见为阴性。另外,CT 扫描对于髓核摘除术后又有症状者,往往误认为椎间盘突出复发,而经过再次手术证实无突出。CT 扫描对于术后黏连常不易区分。

（6）其他如：过分强调椎管外软组织病损性痛,而实为髓核突出;误认为腰腿痛症状由腰椎滑脱引起,实为软组织黏连等。

正确的诊断不应过分强调临床体征或单凭某项辅助检查来确定,而应把临床体征与辅助检查相结合,进行综合分析,这样得出的结论才准确可靠,才能避免错误的治疗导向,以及不必要的反复手术给患者增加痛苦。

2. 常见治疗误区

（1）错误的保守疗法：腰椎牵引：有以下情况不宜行牵引治疗。① 腰椎间盘突出症急发期,局部水肿明显,此时牵引易加剧疼痛。② 腰椎间盘突出症,当突出物已超过 CT 片椎管矢状径 1/2 以上时,不宜行牵引治疗。③ 病程较长,突出物较大且已钙化,侧隐窝狭窄者不宜行牵引治疗。④ 病程较长,局部骨质增生显著,特别是小关节增生显著,MRI 片示脊髓如糖葫芦样前后受压改变时,牵引治疗通常无效,应首选手术。⑤ 其他如：肿瘤、结核、脊柱化脓性炎症等不宜行腰椎牵引。

（2）手法治疗：① 年老体弱合并骨质疏松时,不宜行大手法。② 病程较长,局部骨质增生显著,此时单纯手法治疗通常不奏效。③ 长期手法治疗,可能导致局部黏连。④ 其他如小关节紊乱或滑膜嵌顿等,手法施力方向不对时,可能加重病情。

（3）肌力训练：一般而言,在疾病的急发期,通常不主张行肌力训练。因为不正确的肌力训练可能加重腰椎负荷,加重病情。但在明确诊断的前提下,可辅助选用甚至主选有针对性的肌力训练。

（王　颖　安丙辰）

第五节　骨　关　节　炎

一、概述

广义的骨关节炎(osteoarthritis)泛指发生在人体关节及其周围组织的炎性疾病,病变呈慢性进程,多发于中年以后人群。临床表现为关节的红、肿、热、痛、功能障碍及关节畸形,病理变化最初发生于关节软骨,以后侵犯软骨下骨板及滑膜等关节周围组织,以关节面及其边缘的软骨变性以及新骨形成为主要特征。发病机制较为复杂,一般认为与衰老、创伤、炎症、肥胖、自身免疫反应、代谢和遗传、退行性病变等因素有关。严重者导致关节残疾、影响患者生活质量。狭义的骨关节炎主要指非炎症性关节疾病。

临床上根据炎症严重程度的大小可分为：非炎症性关节炎和炎症性关节炎。可分为数十种。非炎症性关节炎包括：退行性关节炎、外伤后、劳损(如：骨关节炎、创伤性骨坏死等),遗传性或代谢性(如：脂质沉积症、血色素沉积病、低丙种球蛋白血症、血红蛋白病等)。炎症性关节炎常见的有：结缔组织疾病(如：RA、JIA、SLE、PSS、DM－PM、银屑病性关节炎等)、晶体诱导炎症性疾病(如：痛风、假性痛风、磷酸钙沉积症等)、病原体感染(如：细菌、真菌、结核、螺旋体等)、血清阴性脊柱关节病(如：强直性脊柱炎、赖特综合征等)。

（一）定义

骨关节炎(osteoarthritis,OA)又称退行性关节炎、增生性关节炎、老年性关节炎和肥大性关节炎等,其主要病变是关节软骨的退行性变和继发性骨质增生,是一种非对称性、非炎症性、无全身性征象的疾病。好发在负荷较大的膝关节、髋关节、脊柱关节及手指关节等部位。骨关节炎可分为原发性和继发性两种。

原发性骨关节炎一般是原因不明的多关节退行性关节炎,通常在几个关节同时存在不同程度病变,极少在35岁之前发病。多与年龄、性别、种族和遗传因素相关。继发性骨关节炎通常是单关节骨关节炎,由于关节对某些疾病产生反应而引起关节面匹配不良所致。先天性畸形、感染、非特异性炎症、代谢性疾病、出血性疾患、外伤、后天性关节面适应不良、关节不稳定、医源性因素及肥胖是其常见原因。

(二) 流行病学

如前所述骨关节炎是最常见的关节炎,也是导致老年人疼痛致残的首要病因。骨关节炎的人群总发病率在20%左右。女性多于男性,发病年龄多集中在40～65岁,高峰年龄在50岁。65岁以上人群的患病率达到68%。Butter等报道,在44岁以下、45～59岁和60岁以上3组人群中,X线片上骨关节炎的患病率分别为6.2%、21.6%和42.0%。好发部位多在负重部位,如膝、髋、腰椎、颈椎及手的远侧指间关节(拇指远侧指间关节)、第1趾跖关节、肘关节等部位。其中双侧发病占80%左右。5处以上病变称为全身性骨关节炎。骨关节炎的发病率和受累关节的种类及数量可能与人种、年龄、职业、生活方式和遗传因素有关。白种人妇女中手的骨关节炎常见,南非黑种人,印度东部居民和中国人髋骨关节炎的发生率较欧洲和美国白种人低,非洲人和马来人的手多发性骨关节炎少见。

膝关节骨关节炎以女性发病为主,在Framingham的研究中,女性每年发生的X线检查膝关节骨关节炎的发生率为2%,炎性型为1%,而男性的比值分别为1.4%和0.7%。Sase等的调查显示,膝骨关节炎男性和女性患者发病率率的峰值分别为24.7%和54.6 %,髋关节为11.1%和26.0%。

二、诊断与功能评定

(一) 临床诊断

主要依据病史、体检、实验室检查以及影像学检查可以确立。

1. 诊断

决定关节炎类型的重要因素包括:病变是炎性还是非炎性,病变关节数目,是否对称,是否伴有全身和关节外表现。炎症性关节炎主要表现为急性疼痛发作、发热、关节和关节周围皮肤红斑,伴有和炎症程度一致的单个或多个关节红肿压痛,实验室检查发现伴有核左移的白细胞增多,红细胞沉降率升高,关节液炎性改变,X线检查显示软组织肿胀、骨膜炎、骨侵蚀或均一的软骨破坏。不同性质关节炎的诊断思路及全身表现特征,关节炎发生部位所对应的疾病及其相关检查项目和关节外部位,如表5-15、表5-16所示。

表5-15 关节炎的全身表现所指向的疾病

系统/器官	疾 病	系统/器官	疾 病
皮肤	幼年特发性关节炎	耳鼻喉	Reiter 综合征
	银屑病关节炎		类风湿关节炎
	Reiter 综合征	眼睛	幼年特发性关节炎
	肠病关节炎		Reiter 综合征
	结节性关节炎		类风湿关节炎
	化脓性关节炎(特别是奈		结节性关节炎
	瑟菌和淋球菌脑膜炎)	消化道	肠病关节炎
	高脂血症		硬皮病
	系统性红斑狼疮		进行性系统性硬化症
	淀粉样变	心血管	淀粉样变
	皮肌炎		多发性肌炎

（续表）

系统/器官	疾 病	系统/器官	疾 病
呼吸道	幼年特发性关节炎	肾脏系统	类风湿关节炎
	Reiter 综合征		淀粉样变
	强直性脊柱炎		痛风
	结节病		系统性红斑狼疮
	多发性肌炎		进行性系统性硬化症
	类风湿节炎	血液系统	类风湿关节炎
神经系统	系统性红斑狼疮		系统性红斑狼疮

表 5-16　关节炎发生部位所对应的疾病及其相关检查项目和关节外部位

病 因	疾 病	实验室检查	其他受累器官
滑膜炎	类风湿关节炎	乳胶,X 线	肺,心脏,皮肤结节
	银屑病关节炎/赖特综合征	X 线	皮肤
附着点炎	强直性脊柱炎	HLA-B27 骶髂关节,X 线,磁共振	心脏
	银屑病关节炎/赖特综合征		皮肤,黏膜
晶体关节炎	痛风	血清尿酸,关节积液	皮肤,肾脏
	假性痛风		
关节感染	细菌	关节结构,关节积液	阴道感染
	病毒		菌血症
	真菌		肝炎
关节积液	创伤	关节积液	甲状腺 肝脏
	反应性关节炎		
	代谢/内分泌失调		
血管炎	硬皮病	肌肉活检	任何器官
	DM-PM	EMG	
	SLE	抗核抗体	心脏
	多肌病	ESR	
		CRP	
组织条件 本身	肌腱端炎 肌纤维织炎		

DM-PM,多发性肌炎-皮肤炎;CRP,C 反应蛋白;EMG,肌电图;SLE,系统性红斑狼疮;MRI,磁共振成像。

2. 诊断思路

排除炎症性关节炎,结合症状体征及影像学表现可以确立诊断,如图 5-11 所示。

（1）实验室检查：① 一般检查血、尿常规、血沉、C 反应蛋白、生化(肝、肾功能,A/G)、免疫球蛋白、蛋白电泳、补体等。实验室检查体征详见表 5-17。② 身抗体类风湿因子、抗环状瓜氨酸抗体、类风湿因子 IgG 及 IgA、抗核周因子、抗角蛋白抗体,以及抗核抗体、抗 ENA 抗体等。③ 遗传标记 HLA-DR4 及 HLA-DR1 亚型。

（2）影像学检查：① 关节 X 线片：可见软组织肿胀、骨质疏松及病情进展后的关节面囊性变、侵袭性骨破坏、关节面模糊、关节间隙狭窄、关节融合及脱位。② CT 检查：包括关节 CT 和胸部 CT 检查。③ MRI 检查：关节的 MRI 检查对发现类风湿关节炎患者的早期关节病变很有帮助。④ 超声：关节超声是简易的无创性检查,对于滑膜炎、关节积液及关节破坏有鉴别意义。如表 5-18 所示。

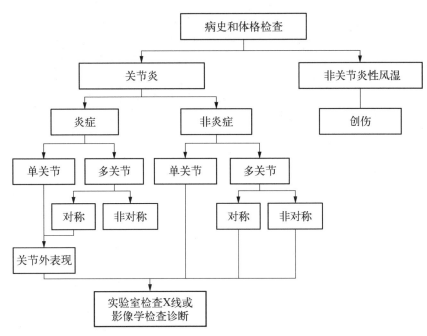

图 5-11 诊断步骤

表 5-17 实验室检查特征

滑液组	颜 色	清晰度	黏 度	黏蛋白凝块	细胞×10⁹个/L	外周血白细胞多形白细胞比率
正常	淡黄色	透明	高	好	$<25\%$	$<10\%$
组一(非炎性)	黄色或深黄	透明	高	好	$<2\,000$	$<25\%$
组二(中度炎症)	黄色或深黄	透明至不透明,略微浑浊	不断减少	适量到少量	$3\,000\sim50\,000$	$>70\%$
组三(重度炎症)	可变的:灰黄,化脓	不透明,浑浊	低	少量	$50\,000\sim100\,000$(通常是100×10^9/L或以上)	$>75\%$,通常接近100%
组四(出血性)	红色	不透明	高	好	接近正常血液数量	可能和正常血液相同

表 5-18 各类关节炎影像学表现

疾 病	解剖分布	影 像 改 变
类风湿关节炎	对称性: 非常常见:MCP(掌指关节),MTP(跖趾关节),手腕,近指关节(PIP)	近关节 OP,梭形软组织肿胀边缘侵蚀,骨囊肿半脱位(鹅颈/纽扣花/尺侧偏斜) 晚:骨硬化,压力性糜烂,表面骨吸收
脊柱关节病: AS 赖特综合征 PSA 银屑病关节炎	非对称性: 非常常见: 骶髂关节,足跟,脊柱,髋,肩 膝,踝关节,MCP,PIP(远指关节),MTP	软组织水肿,腊肠指(例如,瑞特,PSA)新骨形成,蓬松骨膜骨,韧带骨赘,附着点骨化或糜烂或两者皆有,骨性强直,严重毁损关节炎
化脓关节炎	非对称:膝,踝,腕,髋关节,小关节	软组织肿胀,关节间隙扩大骨膜增厚,晚期:骨破坏
痛风	非对称:第一 MTP,小关节,膝关节,肘>足和手	软组织肿胀软组织钙化斑,痛风石
假性痛风	对称:膝关节,腕,髋>椎间盘,肩(盂唇与髋臼)	软骨钙质沉着 软骨下囊肿
SLE	对称:手足腕小关节 关节骨坏死:髋,膝,肩,踝	关节软骨下硬化 钙质沉积和软骨下透亮区(即新月征/股骨头坏死) 软骨下骨破坏和骨吸收/骨重建

（续表）

疾　病	解 剖 分 布	影 像 改 变
PSS	对称：手足小关节	晚期：关节间隙狭窄 肢端骨溶解（即骨吸收） 软组织钙化，腊肠指
幼年慢性关节炎（JIA 特发慢性 RA，Still 病）	股骨踝，肱骨头，桡骨小头，指骨，MCP，MTP，股骨，胫骨，腓骨，桡骨，颈椎	骨骺肿大，压扁和异常，骨干增长，骨质疏松，软组织肿胀，骨膜炎和骨突缩小

（3）特殊检查：① 关节穿刺术对于有关节腔积液的关节是必要的，关节液的检查包括：关节液培养、类风湿因子检测等，并做偏振光检测鉴别痛风的尿酸盐结晶。② 关节镜及关节滑膜活检对关节炎的诊断及鉴别诊断很有价值。

3. 诊断标准

（1）膝关节骨关节炎诊断要点：① 症状：关节疼痛，上下楼梯、下蹲起立困难。② 体征：关节肿胀，压痛明显，膝关节屈伸有摩擦音。③ 影像学检查：X 线片显示关节间隙狭窄、软骨下致密硬化、关节面边缘变锐、关节边缘骨赘形成、关节面增大和皮质下骨囊肿形成，关节内可有游离体。后期可有关节腔消失、结构破坏、畸形。

（2）髋关节骨关节炎诊断要点：① 症状：2/3 的患者为单侧发病。患者可表现为髋关节疼痛，可放射到股内侧和膝关节内侧，活动后疼痛加重，活动受限，下蹲尤其困难。② 体征：检查关节无红、肿，压痛不明显，被动活动（内、外旋）受限，"4"字试验阳性，有时患侧腹股沟下，相当于股骨头的部位有明显压痛。③ 影像学检查：X 线片正位可见髋臼或股骨头边缘有骨刺，关节间隙变窄，负重处骨质硬化，软骨下骨质有一个或多个囊腔，严重者股骨头增大、变形。

（3）腰椎退行性关节病诊断要点：① 症状：慢性腰痛，晨起、坐久、更换体位时腰痛，活动后减轻。腰僵硬感，尤其晨起时明显，弯腰困难，活动或捶腰后症状减轻或消失。少数患者伴有单侧或双下肢麻痛，间歇性跛行。② 体征：检查可有腰肌紧张，无明显确定压痛点，偶有腰椎及椎旁有压痛。③ 影像学检查：主要为 X 线检查，其结果为：椎体边缘骨质增生，可呈唇样骨赘形成，多见于腰椎前缘及侧缘，重者可于两椎体间形成骨桥；椎间隙不均匀变窄；腰椎小关节间隙变窄、小关节面骨质增生而使椎间孔变小；腰椎前凸生理曲度消失甚至变直；变性的髓核或韧带钙化，可呈似骨质样密度的斑片或条带状钙化影。

4. 鉴别诊断

依据关节炎有否全身性表现、关节炎发生部位所对应的疾病及其相关检查项目、实验室检查特征、各类关节炎影像学表现，可以进行鉴别。

（二）功能评定

1. 疼痛评定

骨关节炎主要以疼痛与活动受限为主诉，故可从疼痛的持续时间、严重程度、缓解方式、服用镇痛药的类别、药量等方面进行评定。可选用视觉模拟评分量表（visual analogue scale，VAS）和数字评分量表（numerical rating scale，NRS）等。

2. 肌力评定

以徒手肌力评定为主。当累及指间、掌指等小关节时，评定宜采用握力计法：将血压袖带卷折充气形成小气囊。气囊内压力保持在 30 mmHg（4 kPa），令患者双手分别在无依托情况下紧握气囊，血压计水银柱上升数减去原有 30 mmHg 数即为实测数。连续测 3 次，取均值。同理可测出捏力、夹持力。

3. 关节活动范围评定

骨关节炎可致关节活动障碍,甚至出现畸形,用量角器测量关节活动范围以作为康复治疗前后的对比。具体参见本书第二章。

4. 关节肿胀程度评定

除了皮皱的判断以外,还可选用关节围度测量,超声检查测量积液情况等。

5. 关节功能评定

根据病变关节选择相应的评定量表进行评定。

6. 日常生活活动能力(ADL)评定

直接评定患者的日常活动情况,进行评分。在症状发作期和存在功能障碍、畸形的缓解期,应根据患者功能障碍的发生部位和情况,有所侧重地选择评定项目,如进行综合性 ADL 评定及生活质量评定。

7. 各种功能评估工具

常与传统的疾病状态评估标准,如肿痛关节计数(红肿疼痛关节的数量)、疾病状态的生化指标(如急性期反应物)结合使用。

8. 评估项目

各类关节炎所需评估项目如表 5-19 所示。

表 5-19 各类关节炎所需评估项目

	MMT	ROM	疼痛	疲劳	ADL	步行	认知能力	角色/社会互动
OA		+++	++		+	++		
RA	+	++	++	+++	++	++		++++
脊椎关节病		+++	++		+	+		++
DM-PM	++			+++	++	++		++++
PSS		++	++	+				++
SLE	+			+++	+	+	++	++++
痛风(结晶)			+++			++		
纤维肌痛			+++	+++				++++

+,可能有用的评估;++推荐的评估;+++强烈推荐;++++必须评估。

MMT,徒手肌力测试;OA,骨关节炎;PSS,进行性系统性硬化症;RA,类风湿关节炎;DM-PM,皮肌炎-多发性肌炎;SLE,系统性红斑狼疮;ADL,日常生活活动。

表 5-20

	活动性	生活自理	交 流	疼 痛
美国风湿病学会(ACR)	全面	全面	0	0
斯坦福健康评估问卷(HAQ)	++	+++	0	+
关节炎影响测量量表(AIMS-2)	+++	++	+	++
疾病影响量表(SIP)	+++	+++	+	0
第二版简表36(SF36)	++	+	0	+

引自:Hicks JE, Joe JO, Shah JP, et al. Rehabilitation management of rheumatic diseases. In: O'Young BJ, Youn MA, Stiens SA, eds. Physical Medicine and Rehabilitation Secrets. 2nd ed. Philadelphia, PA: Hanley Belfus; 2002.

0,无此方面问题;+,极少关于此方面的问题;++,中量关于此方面问题;+++,大量关于此方面问题。

三、康复治疗

关节炎康复的目的是减轻或消除疼痛和肿胀,改善或恢复关节功能,改善生活质量。康复中应当注意康复治疗与药物治疗相结合。治疗应当个体化,结合患者自身情况,如年龄、性别、体重,自身危险因素、病变部位及程度,全身情况等选择合适的治疗方案,必要时手术治疗。

康复治疗方法主要包括:制动(休息)、运动疗法、热疗和冷疗和矫形器的应用等。康复中,应当强调早期实施康复治疗,早期疼痛显著者可以应用消炎镇痛药物以缓解疼痛、延缓病情发展,降低残疾,由建议休息到适当休息和活动,要重视中医等替代疗法治疗,增加辅具和其他辅助措施的应用,促使患者由被动接受治疗到主动自我管理,康复过程中尤其要观察患者的心理状况,重视康复教育。

(一) 基本原则

早期阶段,适当休息可减轻疼痛,应取关节功能位休息。但因过多休息会引起僵硬,而过多活动又会使症状加重,所以应尽量使休息与活动达到平衡。其次,尽可能采用保护关节的活动方法,采用节能技术。

(二) 主要康复方法

1. 物理因子治疗

(1) 直流电离子导入疗法:选用醋酸根离子导入,极性随药物而变,衬垫法,电极置于患处,对置或并置,20 min/次,1 次/天,20 次为 1 个疗程。

(2) 超短波疗法:电极置患部,前后对置,微热量,10～15 min/次,1 次/天,20 次为 1 个疗程。

(3) 微波疗法:患者取舒适体位,50～70 W,距离 10 cm,15 min/次,1 次/天,15 次为 1 个疗程。

(4) 局部泥疗或蜡疗:应用于关节局部,温度多采取 50～53℃,20～25 min/次,1 次/天,20 次为 1 个疗程。

(5) 全身泥疗:多应用于全身骨关节炎,泥温 30～40℃,12～25 min/次,1 次/天,20 次为 1 个疗程。

(6) 水疗法:主要采用矿泉浴,可用全身矿水浴、盐水浴、淡水浴、氡泉浴等,将 38～41℃ 的矿泉水,引注于各式池内,患部以沐浴方式浸泡,15～20 min/次,1 次/天,在池内可徐徐轻动患部,以扩大接触面,形成活性薄膜,以达到消炎、止痛,改善循环及提高新陈代谢的作用。

(7) 磁疗法:脉冲磁疗法或旋磁疗法,患区局部,磁场强度 50～150 mT,20 min/次,1 次/天,15～20 次为 1 个疗程。

(8) 光疗法:主要采用红外线疗法,患区局部照射,距离 30 cm 左右,温热感,20～30 min/次,1 次/天,20 次为 1 个疗程。

2. 运动疗法

(1) 关节活动度训练:适宜的关节运动可以维持关节的正常活动范围,可以促进血液循环,消除慢性炎症,以缓解临床症状。并可对关节软骨进行适度的加压与减压,以促进软骨基质液与关节液的交换,改善关节软骨的营养与代谢。具体方法为:器械上的连续被动运动;关节不负重的主动运动。下肢运动最好在坐位与卧位进行,以减少关节的应力负荷。必要时亦可做恢复关节活动范围的牵引。

(2) 肌力训练:患病关节周围肌群及患肢的肌力训练,可给关节以一定的应力刺激,可预防和治疗失用性及关节源性肌萎缩,可增强关节的稳定性,起到保护关节的作用。具体方法:在不引起疼痛的角度上,做等长收缩肌力的训练,以多点等长训练更好。其用力程度或阻力可逐渐增加。

(3) 本体感觉反馈训练:病变关节由于病理改变导致本体反馈能力下降,继而关节周围肌力舒缩协调性下降,有针对性的本体感觉训练有助于增强本体感觉,利于恢复病变关节的动态稳定性。

(4) 有氧训练:全身大肌群参加的有氧运动有利于脂质代谢,再配合适当的饮食控制,可促使体重正常化,从而减轻关节负荷。

3. 作业治疗

骨关节炎常因关节劳损所致,选用作业治疗项目时,应以不增加关节负担为原则。一般可选择音乐、绘画、书法等项目,以静力性操作为主的方法。

4. 康复工程

可根据需要选用各种拐、杖、助行器、支架、轮椅等,一般以拐与杖使用较多。及时使用拐或杖,可以减轻罹患下肢关节的重力负荷,有积极的治疗作用。

(安丙辰　梁贞文)

第六节　类风湿关节炎

一、概述

类风湿关节炎(rheumatoid arthritis,RA)是一种以侵蚀性关节炎为主要表现的全身性自身免疫病。其特征是外周关节对称性、多关节、小关节病变为主的持续性慢性炎症性疾病,可伴有皮下结节、血管炎、心包炎等关节外多系统损害,属自身免疫性结缔组织病。病理特点为关节滑膜炎,即关节滑膜的慢性炎症、血管翳形成,并出现关节的软骨和骨破坏,最终可导致关节畸形和功能丧失。临床表现为以双手和腕关节等小关节受累为主的对称性、多关节炎。此外,患者尚可有发热及疲乏等全身表现。血清中可出现类风湿因子(RF)及抗环瓜氨酸多肽(CCP)抗体等多种自身抗体。

不同地域、不同种族 RA 发病率有一定差异,我国患病率约为 0.34%,女性发病率为男性的 2~3 倍。本病可发生于任何年龄,但发病高峰年龄在 30~50 岁。

二、诊断与功能评定

(一) 诊断

1. 症状

缓慢起病,乏力、关节晨僵、食欲缺乏、体重减轻及低热等;常以近端指间关节、掌指关节及腕关节为主的对称性、多关节、小关节肿痛、活动受限、指关节呈梭形肿胀,晚期可畸形;晨僵持续时间常与病情活动程度一致。

2. 体征

关节隆起部位单个或多个数毫米至数厘米大小的类风湿结节,持续数月至数年;部分患者病情活动时有胸膜炎、间质性肺炎、心包炎、浅表淋巴结肿大、肝脾大等。

3. 实验室检查

中轻度贫血,活动期血沉加快;血清免疫球蛋白增高,抗核抗体 10%~20% 阳性,类风湿因子 80% 阳性,C 反应蛋白增高;滑液半透明或不透明、黄色、黏度差、白细胞数（5~10）个 $\times 10^9$/L、中性粒细胞占 50%~90%、类风湿因子阳性,有时可见类风湿细胞。

4. 影像学检查

主要为 X 线检查。早期关节周围软组织肿胀、骨质疏松;后期关节软骨破坏、侵蚀、关节间隙狭窄、强直和畸形。CT 检查:包括关节 CT 和胸部 CT 检查。MRI 检查:关节的 MRI 检查对发现类风湿关节炎患者的早期关节病变很有帮助。超声:关节超声是简易的无创性检查,对于滑膜炎、关节积液及关节破坏有鉴别意义。

5. 特殊检查

① 关节穿刺术:对于有关节腔积液的关节可行此项检查,关节液的检查包括:关节液培养、类风湿因

子检测等,并做偏振光检测鉴别痛风的尿酸盐结晶。② 关节镜及关节滑膜活检对关节炎的诊断及鉴别诊断很有价值。

(二) 诊断标准

诊断标准如表 5-21 所示。

表 5-21　诊 断 标 准

特 征 评 价	表　　现
1. 晨僵	关节内及其周围的晨僵在获得最大改善前持续≥1 h
2. ≥3 处的关节炎	可观察到至少同时 3 处以上有软组织的肿胀或积液(注意不为单独的骨生长过大),14 个观察的关节区为左、右 PIP、MCP、腕、肘、膝、踝和 mP 等关节
3. 手关节关节炎	在腕、MCP 或 PIP 关节上至少有一个关节区肿胀
4. 对称性关节炎	标准 2. 中关节双侧同名关节同时受累(PIP、MCP 双侧受累,MTP 关节可以不是绝对对称)
5. 风湿结节	可观察到骨突起处、伸肌表面或在近关节处的皮下结节
6. 血清类风湿因子	血清类风湿因子阳性(对照组<5%阳性的任何方法)
7. 放射影像学改变	手-腕后前位的 RA 影像学改变最典型,包括糜烂或不太模糊的骨局灶脱钙

＊ PIP＝近端指间关节,MCP＝掌指关节,MTP＝跖趾关节。

＊ 若患者 7 项标准中至少有 4 项,则为 RA;标准 1.～4.必须持续在 6 周以上。

(三) 功能评定

(1) 关节活动范围的评定。

(2) 关节肿胀程度评定:可选用关节围度测量。

(3) 肌力评定主要评定握力等手部肌力,多采用握力计法,因手的小关节畸形,可改用血压计法测定握力。将水银柱式血压计袖带卷折后再充气达压力 4 kPa(30 mmHg),令患者用手在无依托情况下紧握气囊,将得出的读数减去 4 kPa(30 mmHg)即为实测握力数,取连续测量 3 次的平均值。以同样方式可测出手指捏力和夹力。

(4) 疼痛的评定除了可进行目测类比法(VAS)、简化 McGill 疼痛问卷和压力测痛法等疼痛评定外,尚有专门针对 RA 关节压痛而设计的各种关节指数评定方法,常用的方法如表 5-22 所示。

表 5-22　为 RA 关节压痛设计的各种关节指数评定方法

方　　法		评 定 标 准
Ritchie 关节指数	通过对指定关节(双侧手近端指间关节、腕关节、肘关节、肩关节、膝关节等 28 个关节或更多关节)进行压诊,视其产生的反应对每一关节评分	无触痛“0”分;有触痛“1”分;有触痛且触之患者有躲避“2”分;有触痛且触之患者躲避并回缩“3”分。将各关节评分合计即为 Ritchie 关节指数
Fuchs 28 个关节定量关节指数	评定关节:双侧手近端指间关节(10 个)、腕关节(2 个)、肘关节(2 个)、肩关节(2 个)、膝关节(2 个),共 28 个关节	**肿胀分:** 正常“0”分;轻微“1”分;关节区域内有肿胀“2”分;超出正常范围的肿胀“3”分;共 4 级 **压痛分:** 无压痛“0”分;轻微压痛“1”分;按压时肢体有退缩现象“2”分;按压时肢体有躲闪现象“3”分;患者拒绝按压“4”分;共 5 级 **活动受限分:** 活动正常“0”分;活动受限达 25%“1”分;活动受限达 50%“2”分;活动受限达 75%“3”分;关节强直“4”分;共 5 级

（5）功能障碍及其严重程度的评定：有关 RA 功能障碍评定的量表较多，其中最为常用的是类风湿关节炎功能指数（见表 5-23）。

表 5-23　类风湿关节炎功能指数

分　级	表　现
Ⅰ级	日常活动不受任何限制，能完成日常一般活动（包括生活自理、职业活动、业余活动）
Ⅱ级	能完成一般生活自理活动和职业活动，但业余活动受限制
Ⅲ级	能完成一般生活自理活动，但职业活动和业余活动受限制
Ⅳ级	一般生活自理活动、职业活动和业余活动均受限制

注：一般生活自理项目包括穿衣、进食、洗澡、梳妆、修饰和如厕等；职业活动包括工作、学习、家务活动；其余活动包括娱乐（消遣性）和（或）闲暇活动；职业活动和业余活动与患者的愿望、年龄、性别有一定关系。

三、康复治疗

（一）康复治疗基本原则

（1）药物、夹板、休息控制炎症。

（2）运动疗法保持关节活动范围、肌力和耐力。

（3）功能训练包括应用适应性和辅助性器械。

（4）教育患者加强关节保护。

（5）注意采用能量节约技术。

（6）强调疾病自我治疗。

（7）必要时应用矫形器。

（8）心理、休闲、业余爱好的干预治疗。

（二）主要康复方法

有药物疗法、合理制动（休息）、运动疗法、物理因子疗法、作业疗法、康复工程、心理治疗等。

1. 药物治疗

用药原则为选用可迅速控制炎症、预防关节损害的药物；用药要安全、药价不昂贵、可长期使用，以求在发病 1～2 年内控制疾病；必要时可根据情况联合用药。① 非甾体类抗炎药（NSAID）：可选择应用对乙酰氨基酸、萘普生、布洛芬、双氯芬酸等。② 糖皮质激素：NSAID 疗效不佳者短期加用泼尼松；重症者，可短期使用中至大剂量泼尼松或地塞米松。③ 慢作用抗风湿药：包括甲氨蝶呤、金诺芬、柳氮磺胺吡啶、青霉胺和雷公藤总甙片等。④ 药物关节腔内注射：可采用糖皮质激素对病变关节进行关节腔内注射。但每一关节注射次数＜3 次/年。

2. 合理制动

无论是活动期还是稳定期患者均需足够的休息时间。

1）全身性休息

急性期绝对安静休息，卧床时注意良好体位，如枕头不宜过高，尽量避免用软床垫，以防髋、膝关节屈曲畸形；足部放置支架，防止被服下压双足，以避免双足下垂等。仰卧位、侧卧位交替。炎症控制后应立即开展运动疗法。

2）局部休息

急性炎症渗出的关节可采用低温热塑板材等制作夹板制动，以消肿止痛。制动时应将关节置于最佳功能位置（各关节最佳功能位置：髋关节 5°～10°屈曲位固定，旋转取中位；膝关节 5°～10°屈曲位固定；踝关节保持中位；肩关节屈曲 30°～45°，内旋 10°位固定；肘关节屈曲 70°～80°，前臂旋后 10°～15°位固定；腕关节背屈 5°～10°位固定；掌指关节屈曲 30°位固定；拇指外展位固定）。制动时间不宜过长，一般连续夹板固定 2～3 周不会引起关节活动受限，小于 4 周产生可逆转的关节挛缩和骨质疏松。同时每日应除去夹板，进行主动或主动-辅助关节活动度训练。

3）注意保持良好的关节位置和功能

目的是防止肢体挛缩。可在各种体位下保持适当姿势及关节功能位置。

（1）站立位时，头部应保持中位，下颌微收，双肩自然位（不下垂、不耸肩），下腹微收，髋、膝、踝均取自然位。

（2）坐位时，采用硬垫直角靠椅，椅高为使双足可平置地面、双膝呈 90°屈曲。

（3）各关节功能范围：指维持各关节至少的活动范围以利于功能活动，如表 5-24 所示。

（4）病变关节的保护，如表 5-25 所示。

表 5-24　各关节功能活动所需最少范围

关　节	至　少　维　持　范　围
髋关节	伸屈范围在 0°～30°
膝关节	伸展范围在 0°～60°
踝关节	跖屈范围在 0°～30°，背屈范围在 0°～10°
肩关节	屈曲保持在 0°～45°，外展 0°～90°，外旋 0°～20°
肘关节	伸屈范围在 0°～90°，可使手接近嘴以利进食、洗漱
手　指	近端指间关节屈曲范围在 0°～50°以上，拇指保持关节稳定，腕掌关节内旋 30°以上，可完成正常对掌动作

表 5-25　保护关节方法

状　　态	保　护　方　法
多关节受累时	尽可能使用大关节的活动，避免加重手部等受累小关节的炎症，即多利用身体近侧部的关节
各关节活动时	要求该关节处在最稳定位和功能位。在卧、坐、站时均保持良好姿势
手指关节受累时	改变某些生活用具结构，如采用增粗、增长把柄的用具和外加橡胶软套；应用轻便设备代替笨重的装置；必须物件放在固定、顺手的位置
携带重物时	尽可能以辅助方式（如滑轮车、他人帮助）完成，同时减少对关节有牵拉的活动
避免手的尺侧偏运动	尤在开（关）拧瓶盖、拧毛巾时，可采用固定瓶盖或压干毛巾的方法替代
注意避免的情况	尽可能避免长期保持同一体位不变
	避免牵拉、弯腰工作和长时间步行
	尽可能采取平卧位休息，避免长久持续性休息以免引起关节僵硬
	控制体重，避免超重

3. 运动疗法

（1）运动疗法的选择顺序：依次为关节活动度训练和牵张训练、等长收缩训练、动力性运动训练、有氧训练和娱乐性运动。

（2）ROM 训练与肌力训练方法如表 5-26、表 5-27 所示。

表 5-26　ROM 训练方法

ROM 训练方法	
主动关节活动度训练	在受累关节可耐受范围内进行，宜 3～4 次/天，每次活动不同的关节。训练前可对相应关节进行湿热敷等治疗（注意不可过热，以免加重症状）。训练时尽可能进行全范围、包括各可动阈位的活动

（续表）

ROM 训练方法	
被动关节活动度训练	在受累关节无法达到充分活动时进行。在被动关节活动度训练前可先做热疗。训练时活动范围和运动量以患者仅感到稍有疼痛和稍有引起或加重关节肿胀为限。训练后,疼痛不应持续 3～4 h,否则应减量或暂停活动。此外,应注意避免加重畸形可能的情况,如手腕病变者应防止过于强力的抓握或提捏
牵张训练	在患者有肌腱、关节囊等挛缩时,可考虑进行牵张训练。根据患者情况选择被动牵张、持续机械被动牵张或重复机械牵张。训练前为减少疼痛,可应用温热疗法、超声波疗法或系列矫形器。注意,急性炎症期,不做被动牵张;中等量至大量积液、关节不稳定、生物力学紊乱的关节避免牵张;晚期患者过度牵张可引起关节囊破坏

表 5-27 肌力训练方法

保持和增强肌力的训练	
等长收缩训练	RA 患者肌力减退和功能受限十分多见,卧床休息后更易发生。因此,必须通过等长收缩训练保持或加强肌力。一般采用短暂等长收缩训练,每次收缩持续 5～10 s,两次收缩间歇时间 20 s,重复 1～6 次
动力性抗阻训练	对于 RA 患者可进行轻柔的、在不引起疼痛的关节活动范围内进行的动力性伸屈、外展、内收、内外旋的抗阻训练,并和休息交替进行。注意,阻力应从小量开始,缓慢增量,训练不应引起患者疲劳,若出现疲劳则需要较长时间的休息

（3）有氧训练：常用项目为行走、自行车、游泳、划船等低冲击性有氧活动。应用时根据关节炎症情况和心肺功能确定强度,当关节炎症稳定时,通常以最大心率的 $60\%～85\%$ 为靶心率,并从低水平（60%）开始。

（4）娱乐性运动：娱乐性运动内容应根据患者的兴趣、爱好和能力及其病情而定。水中运动是首选项目,骑自行车和中等量的步行也是较好的选择。具有跑、跳动作的运动不适合下肢负重关节有炎症渗出者,球类运动只适合于关节炎症已控制者。

（5）注意事项：在运动疗法制定前及执行运动疗法中均应注意运动反应,具体参见表 5-28。

表 5-28 运动疗法注意事项

局部状态与全身状态	对关节、周围软组织等局部状况（如炎症所处阶段、关节破坏程度、肌力、软组织挛缩等情况）应做细致评定,对每一关节应根据上述评定进行针对性运动,同时还要考虑患者心肺功能和全身情况,以建立运动时间、强度、频度等运动处方,并除外潜在的对关节有害的训练
炎症阶段	注意关节炎症所处阶段。急性期应以休息为主,每日仅允许数次主动的关节活动度训练和等长收缩训练,避免过度牵张关节周围软组织;亚急性期运动次数可增多;慢性期则可考虑各种运动疗法
疼痛类型	区别关节疼痛的类型。炎性疼痛时,仅能进行关节活动度训练;力学结构紊乱性疼痛时,轻者可行关节活动度训练、等长收缩训练、等张收缩训练及低冲击性有氧训练,重者仅做关节活动度训练和等长收缩训练
训练前处理	训练前采用冷疗、热疗或轻柔的按摩等缓解肌肉痉挛和疼痛,以利于运动疗法的进行
合并症有否	应注意老年患者合并的其他疾病和退行性改变
运动量调整信号	注意运动过度的信号。每次运动后,须有适量的休息时间。一般运动后若轻度疼痛并且夜间休息后缓解者,表明运动量合适;若疼痛持续 2 h 以上,有过度疲劳感、虚弱感加重、关节活动度降低、关节肿胀增加,则说明运动量过度,应做适当调整

4. 物理因子治疗

物理因子治疗适合于各期类风湿关节炎,但疾病时期不同,首选的物理因子以及治疗参数有所不同,具体参见表 5-29。

表 5-29 物理因子治疗的选择

目 的	种 类	方 法
消炎镇痛	冷疗法	RA急性期可适当采用冰袋、冷水浸浴等
	紫外线疗法	急性期,根据不同的病变部位,采用Ⅱ～Ⅲ级红斑量照射病变关节,1次/天;病变关节较多时可轮流进行,3～5次为一个疗程。配合抗风湿药物治疗时,有增强药物疗效的作用。稳定期,疼痛局部的紫外线照射止痛作用明显,1次/天或隔日一次,3～6次为一个疗程。为防止骨质疏松,采用亚红斑量或阈红斑量全身照射,隔日一次,3～6次为一个疗程
	超短波疗法	板状电极对置法于病变关节,无温量,15 min/次,1次/天,10～15次为一个疗程
	蜡疗法	仅用于无类风湿活动时。具体方法有刷法、浸法及蜡饼法,20～30 min/次,1次/天或隔日一次,10～20次为一个疗程
	磁疗法	病变部位较浅表时采用旋磁法;病变部位较深时采用脉冲磁场或恒定磁场
	低中频脉冲电疗法	如TENS、干扰电流疗法等
促进代谢、改善骨与软骨营养	超声波疗法	受累关节局部移动法,0.5～1 W/cm²,5～15 min/次(根据受累关节多少决定治疗时间),1次/天,20次为一个疗程
	短波、微波疗法	有深部透热作用,但可能使关节腔内温度升高,故应用时要慎重
	水浴疗法及水中运动	可采用硫化氢浴、氡水浴等,并可在水中进行水中运动。水中运动尤为适合RA患者,温水泳池的温度和浮力提供了无痛训练的环境。规律的水中运动还可改善肌力和促进机体健化
	泥疗法	可采用全身泥敷、局部泥敷等
促进药物吸收	四槽浴离子导入法	水杨酸离子导入时,阴极浴槽内放入水杨酸钠,浓度为1%,双手、双足都需要导入药物时,可交替放药(枸橼酸离子导入时,阴极浴槽内枸橼酸钠浓度1%～2%),电流强度20～30 mA,20 min/次,1次/天,20次为一个疗程。一般大关节可用衬垫法离子导入
缓解挛缩		超声波疗法:大关节用移动法1～1.5 W/cm²,10～12 min/次,1次/天;小关节用水下法,用密闭的声头,浸入除气后的水中,距离1～2 cm,对浸在水下的小关节进行辐照,0.5～1 W/cm²,8～10 min/次,1次/天

5. 作业治疗

RA患者的作业治疗内容主要以促进患者能独立完成日常生活所需的ADL训练。若患者使用自助具或矫形器时,则需结合采用的自助具或矫形器进行训练,其中手指训练的作业治疗项目包括利用温热箱黏土作业、手工艺加工、编织、手游戏等。作业治疗应注意合理安排时间,避免过度劳累,一般时间宜短;选择与物理治疗相适应的项目;避免水中浸泡、温度偏低或变化急剧的项目;保持肢体处于良好功能位置下进行。

6. 康复工程辅助技术

主要为矫形器的应用:① 上肢矫形器:分固定式(静止性)和功能性(可动性,即装有弹簧或其他具有弹性结构的装置)两大类。如固定式手指制动器、天鹅颈矫正环、Bumell夹板、固定式手部制动器、固定式腕部矫形器和功能性手指矫形器等。② 下肢矫形器:主要用于治疗RA患者足病。一般有鞋底摇杆、跖骨杆、鞋底楔块、软跟矫形鞋等。③ 日常生活训练用具和自助具:如加长卫生器、穿衣杖、穿鞋器、穿袜器等。④ 助行器具:主要为帮助行走的拐杖或手杖。

7. 心理治疗

针对患者可能存在的心理问题,例如抑郁、焦虑等进行评定和治疗。

8. 手术治疗

对已产生畸形、药物和康复措施无法解决的功能问题,可进行外科手术矫治,包括滑膜切除、关节置换等。

（三）不同阶段的康复方法

1. 急性期

1）目的

缓解疼痛和肌肉痛性痉挛；预防畸形，保护非受累关节的活动范围，受累关节的休息，保持肌力，预防心肺并发症，逐渐恢复受累关节的活动和功能。

2）康复方法

包括休息、夹板及运动疗法、水疗等物理治疗，并可逐渐应用冷疗、温热疗法、蜡疗、短波等其他物理治疗。

（1）休息：根据炎症的严重程度和范围，可卧床休息1～3周。

（2）夹板：主要用于颈、手、腕、膝和踝部以用于支持和休息，但不要过度矫正畸形。

（3）运动疗法：① 卧床休息阶段，运动疗法主要是保持肌力和功能；一旦炎症有减退的迹象（如ERS下降）即可开始受累关节的等长训练，一般2次/天，每次重复3～4次收缩；与畸形反向的肌肉（臀肌、股四头肌、踝跖屈肌、肩伸展肌、肘伸肌、腕伸肌和指屈肌）收缩宜多些；只要可能，即在治疗师指导和支持下进行非受累关节全关节活动范围的主动运动；训练应逐渐增加重复次数、逐步增大关节活动范围和徒手阻力。② 呼吸训练是保持肺功能的重要基础。③ 当患者可坐起，应给予稳定的高坐位，以确保患者不产生头晕；然后进行高椅上的起坐训练，并逐渐过渡至跨步站立平衡和行走平衡训练（此时可应用手杖等辅助具支持，若需要可应用夹板支持膝关节于伸展位）。

（4）水疗法：开始为浮力辅助训练［坐位—辅助伸展下的起立—坐下；坐位，肩外展；俯卧位（半牵张状态），髋伸］，逐渐开展浮力反向平衡训练和抗浮力运动训练。

2. 恢复期

1）目的

进一步缓解疼痛；恢复和增加日常活动能力。

2）康复方法

（1）缓解疼痛的方法：用毛巾包裹碎冰块的冷疗方法可用于减轻关节肿胀、缓解疼痛，特别是膝关节。用蜡疗缓解手部的疼痛，特别是在运动训练前。温热疗法适用于残留的疼痛，尤其是由活动所诱发的疼痛；主要采用短波和湿热袋等。

（2）恢复和增加日常活动能力的方法：主要采用运动疗法，强调日常活动训练程序，要求每一关节均为最大活动范围；若主要肌群不能等张收缩5次，则进行等长收缩；休息和运动的时间比例可根据个体情况和关节损害程度、失能情况而定；规律的运动疗法训练同时可促进健身、增强心肺功能；注意休息不是简单的坐下或躺下而是处于放松体位。

3. 慢性RA

1）目的

进一步缓解疼痛；预防和矫正畸形；维持和改善患者生存质量。

2）康复方法

（1）进一步缓解疼痛的方法：通过药物、夹板、运动疗法和放松缓解疼痛。

（2）预防畸形的方法：通过运动疗法、休息、夹板等预防畸形。

（3）矫正畸形的方法：尤其是矫正膝屈畸形和获得腕伸展。膝关节的畸形可采用管型石膏矫正。管型石膏范围在踝以上、大腿上1/3以下，尽可能固定膝关节于充分伸展位，固定2周，然后更换新的管型石膏，以获得进一步的伸展，直至不再有关节活动范围改善；在更换管型石膏的3～7天间隔内，应进行较大强度的股四头肌力量训练以保持获得的关节活动范围。这一技术只能用于慢性RA患者，使用时应根据患者具体情况适当调整，并注意避免皮肤擦伤，患者不适时应注意是否存在压疮。

（4）保持生活质量的方法：运动训练保持关节活动度和肌力。运用防水、轻质地、耐用材料制成的且使用简单、易于固定的功能夹板，以保持患者的功能性独立。利用辅助具完成个人卫生、穿衣、进食、烹饪、移行等日常生活活动。积极开展各种社交、休闲娱乐活动，保持生存质量。

4. 常见损害部位的局部康复治疗

1）踝、足损害

（1）矫形器：目的是缓解疼痛，矫正常见的跟骨外翻和距骨内翻等畸形，恢复正常的生物力学列线。方法：① 踝-足矫形器用于制动存在慢性渗出和结构性病理改变的踝关节，降低疼痛和改善步态。② 特殊的鞋子用于各种足部畸形，具体包括应用柔软的制鞋材料、制鞋时改良鞋构造的边缘区域（如足趾部高而宽大、鞋面宽、鞋帮后跟无约束等）以使鞋内容积最大而减少对足趾部、后跟部和足面等处潜在的压迫、鞋底的改良（如跖骨疼痛时采用跖骨垫或足弓垫缓解压力，在足底外侧或内侧填垫预防踝内翻或外翻，减压鞋底减轻跖骨压力，使步态周期的足跟离地相更加舒适有效）。

（2）物理治疗：① 缓解症状的理疗：通常采用浅表热或冷渗透的方法作用于足-踝部。冷疗法以摩或擦的方法代替持续冰敷使患者更易于接受。深透热疗法用于牵张前改善连接组织弹性，但急性炎症期或感觉缺失者禁忌。对所有肢体血管性疾患或感觉降低者，温热疗法和冷疗应谨慎使用。② 保持和恢复运动功能的运动疗法：内容包括跟腱和腓肌腱的被动牵张、踝和距跟关节的主动关节活动度训练、足踝前部肌群的等长训练、胫前肌和胫后肌从伸展位开始的向心等张训练、腓肠肌和腓肌从缩短位开始的离心收缩训练。

2）膝关节损害

（1）急性炎症期：① 矫形器：限制负重；休息夹板（如软性膝关节制动器）提供最大限度的伸展，促进局部关节休息；在卧位移去矫形器时避免用枕垫于膝下，以减少膝关节屈曲挛缩的危险性。② 物理治疗：冷疗法是最简捷的缓解症状的方法，浅表热、湿热等热疗法也可使患者感到舒适；通过等长收缩等运动疗法可保持股四头肌肌力；但在急性期不宜采用等张收缩或等速收缩训练。

（2）亚急性或慢性炎症期：① 矫形器和辅助具：病程较长的类风湿关节炎患者一般对矫形器的耐受性较差，故无特殊的矫形器。若存在膝屈挛缩，则可在夜间使用软性膝关节制动器；若存在单纯的腘绳肌紧张，可采用可调节的或夹板辅助的膝伸矫形器；若存在膝外翻畸形，限制距跟关节旋前的踝-足矫形器是有益的，在膝内侧结构相对完好时可垫高足内侧。手杖、助行器、拐等可降低步态过程中膝关节的应力，一般鼓励患者使用。② 物理治疗：缓解症状的理疗除了急性期所采用的温热疗法外，超声波疗法、经皮神经电刺激疗法（TENS）等均可用于缓解疼痛。运动疗法可通过从股四头肌等张开链训练、渐进为闭链向心训练和离心训练增加肢体肌力；但登楼梯训练和倾斜跑台训练可导致前膝痛，应予避免；水中运动可使有氧训练更为容易，但降低了对股四头肌的针对性肌力训练；膝屈挛缩可采用缓慢的腘绳肌牵张训练，同时可配合浅表热或深部热疗。③ 能量节约和关节保护：学习有效完成 ADL 的技巧，并节约能量、缓解关节压力，如应避免重复的爬楼（其可使膝关节应力较正常增加 6～7 倍）。

3）髋关节损害

（1）移行辅助具和矫形器：步行器或手杖可在步态过程中降低对髋关节的应力；四脚拐等适用于上、下肢体关节均有病理改变者。

（2）设施改建：升高坐便器位置、增加洗澡椅、栏杆和坐垫有助于髋关节受累患者在完成 ADL 时避免髋关节处于疼痛位置；此外可利用长柄把手装置帮助穿裤子、洗浴，促进独立。

（3）物理治疗：① 理疗：浅表热或冷疗虽不直接影响关节内在病理，但可缓解大转子滑囊炎等浅表结构的疼痛。炎症消退后，配合牵张训练的超声波疗法可缓解关节囊紧张。② 运动疗法：急性期患者仰卧位或俯卧位，臀下垫枕伸展髋关节且不使膝关节屈曲，以此使髋关节获得休息；可完成一些髋关节肌群的简单等长收缩。亚急性期和慢性期，水中运动是完成等张训练和有氧训练的最佳方式，主要靶肌群为髋伸肌和髋外展肌;应用功率自行车、跑台和渐进性行走训练可很好地获得肌力和耐力;此外,训练前后的牵张训练是必要的。

4)颈椎损害

(1)矫形器:软性或半刚性颈围有助于帮助放松肌肉痉挛,但软性颈围对限制关节活动无效;有轻度半脱位且无脊髓损害的患者在矫形外科会诊后可采用制动更强的枕-颈-胸矫形器等矫形器。

(2)物理治疗:① 理疗:浅表热疗法、超声波疗法或两者共同作用可缓解颈部肌肉的紧张。② 运动疗法:恢复更多的肩胛和盂肱运动和轻柔的局部按摩有助于恢复颈部的关节活动范围;患者将手置于前额和头部施加向前、向后、向侧方的压力完成等长训练;等张训练须谨慎使用。牵引和力量偏大的手法治疗为绝对禁忌。③ 能量节约和关节保护:通过上肢非负重方式和应用恰当的颈部生物力学,使颈段脊柱负荷降低,建议技术为提轻袋、贴身提举物体、在弯腰和伸手过头取物时颈部保持正立位。

5)特殊的手和腕的损害

主要有以下类型。

(1)天鹅颈畸形:应用蜡疗法松弛软组织并镇痛;手指按摩以降低水肿,减少纤维化形成;"环夹板"主要用于近端指间关节,改变远端指间关节的被动屈曲和补偿掌指关节屈曲畸形;牵张训练促进掌指关节伸展和近端指间关节屈曲。

(2)Boutonniere畸形:手指按摩和蜡疗法是有用的治疗。牵张训练促进掌指关节屈曲、近端指间关节伸展和远端指间关节屈曲。内在肌的牵张训练提供近端指间关节伸展和掌指关节屈曲的部分帮助。矫形器可促进近端指间关节伸展,以产生远端指间关节屈曲运动或通过三点压力和逆转近端指间关节屈曲提供远端指间关节屈曲运动。

(3)掌指尺侧偏和腕桡侧偏:应用持续的管型石膏有效地预防韧带挛缩并将关节置于休息位,但这一过程可造成近端或远端关节的畸形,因此必须小心监测。功能夹板可使关节处于休息位,但使用不方便,腕管夹板可能会造成神经损害。物理治疗包括蜡疗法、水肿的按摩和超声波疗法等。氢化可的松关节腔及腱鞘注射可极大缓解疼痛并加速功能恢复。关节保护对有腕、掌病理改变的患者特别重要。作业治疗主要帮助对家庭和工作场所的再设计。

(4)扳机指:治疗主要为氢化可的松腱鞘内注射,重者可选择对纤维索条的松解。

(5)内在肌紧张:应用掌指关节伸展和近端指间关节屈曲牵张缩短的内在肌和支持连接组织。应用蜡疗法和水疗法促进牵张。强调运用避免掌指关节屈曲和近端指间关节伸展的功能技巧(如避免坐在手掌上和用手掌面携物等习惯性活动)可减缓内在肌紧张。

(四)康复教育

(1)日常生活指导:有关休息、体位、病变关节保护等。营养方面应多进食富含蛋白质和维生素类的食物。

(2)就业指导:可根据患者具体情况和能充分发挥的工作技能选择职业。RA患者一般可胜任脑力劳动、办公室工作或缝纫、刺绣、编织、书写等工作。

(安丙辰　梁贞文)

第七节　关节置换术后

一、概述

人工关节置换术是指用人工关节假体治疗严重关节损伤与关节疾病,重建关节功能的手段。关节置换术后康复的目的在于缓解关节疼痛,矫正关节畸形,改善关节功能和提高患者的生活质量,最大限度增加日常生活活动能力,减少术后并发症;使患者掌握正确假体使用的技巧,延长假体的使用寿命。人工关节置换术要达到理想效果,必须包括手术成功和良好的康复治疗两个重要方面。手术前即应开展康复宣教与康复治疗,在康复治疗之前必须了解下列情况以便采取适宜的训练方式和适宜的强度:① 患者全身情况及有无骨质疏松;② 手术切口部位;③ 手术应用的假体材料、种类及是否因骨组织过多缺损而应用个体化定制假体;④ 术中有否并发假体周围骨折及其处理;⑤ 术中假体固定方式是骨水泥固定或生物学固定。骨水泥固定者可以早期活动和负重,生物学固定需通过骨组织长入假体多孔表面的孔隙才能达到固定目的,一般至少需 6 周时间,早期活动宜谨慎。

人工关节假体植入后的康复训练是人体适应植入假体运动的过程。到目前几乎所有四肢关节均可接受关节置换术,但最常用的还是人工髋关节和膝关节置换。

关节置换术主要包括人工髋关节、膝关节、肩关节、肘关节和掌指关节。本章节主要介绍人工全髋和全膝关节置换术后康复。

全髋关节置换是治疗晚期髋关节炎最常见的手术操作之一。在美国,每年约进行 25.4 万例以上的全髋关节置换术。这表明每 10 万名美国人中就有 92 人曾接受过全髋关节置换。美国每年膝关节置换手术超过 30 万例。我国目前尚无详细的数据,但据估计每年接受关节置换患者数量已在 20 万左右,特别是近年来,越来越多的过去由于经济原因无法接受治疗的中晚期关节疾病患者将有机会接受关节置换治疗。

二、人工全膝关节置换术后

(一) 概述

关节置换是指用人工关节替代病损或损伤的膝关节。特别是长期患有类风湿膝关节炎和骨关节病、顽固的膝关节疼痛、严重关节畸形、接受药物或保守治疗效果不显者需人工关节治疗。关节置换术后康复的目的是最大限度增加患者的活动及日常生活的功能,最低地减少术后合并症;使患者掌握正确假体使用的技巧,延长假体的使用寿命。

(二) 诊断与功能评定

1. 诊断

症状:术前有类风湿膝关节炎和骨关节病等病史,术后可有局部疼痛、关节活动受限等;体征:膝关节肿胀、压痛;膝关节屈曲、伸展活动受限;膝关节周围肌肉力量减弱;影像学检查 X 线片显示人工膝关节。

2. 功能评定

(1) 术前评定:包括肌力评定,常用徒手肌力评定患侧下肢的肌力;关节活动范围评定,主要评定患侧膝关节及患侧下肢其他关节的活动范围;步行功能评定,观察步态,确定步态类型,有无使用助行器;身体形态评定:测定手术肢体的长度;X 线片检查了解膝关节的对线、对位,有无关节内、外翻畸形等。

(2) 术后评定:可分别在术后 1~2 天、术后 1 周、2 周以及术后 1 月、3 月和 6 月进行评定。内容包括:切口愈合情况,并注意有无感染情况;关节肿胀情况;关节疼痛情况;关节活动状况;下肢肌力;活动及转移的能力;步行功能;下肢功能性活动能力;X 线片检查确定手术后膝关节正确对线情况,特别是了解是否存在胫骨平台后倾 7°左右;确定是否存在骨质疏松,以避免治疗时施力过大;心、肺功能(必要时进行)。

3. 康复治疗

1) 术前:术前健康教育,使患者了解手术、手术并发症(如感染、关节肿胀、关节疼痛和下肢静脉血栓等)、术后康复的方法和注意事项等,消除患者对手术的恐惧心理;增强患肢及其他肢体的肌力训练;教患者学会深呼吸及咳嗽,预防术后卧床可能会导致的肺部感染;教患者术后应用的训练方法,内容包括床上及转移活动、各关节的主动-辅助运动和主动运动、助行器的使用等。

2) 术后

(1) 物理因子治疗:① 冰疗法,术后第一天即可使用冰袋置于手术的膝关节,30~60 min/次,1~2次/天,至关节消肿、疼痛减轻;② 磁疗法:交变磁场,0.3 T,并置于手术部位,30~60 min,1 次/天。磁片并置于伤口两侧,0.15~0.2 T,同名极贴敷,连续贴 3 天主要目的为缓解疼痛、消除肿胀。③ 光疗法:如果切口感染可用紫外线或激光局部照射,剂量参见第三章。

(2) 运动疗法:目的增强肌肉力量,防止关节挛缩及术后合并症,获得生活自理能力。参见表 5-30。

表 5-30　关节置换术后运动疗法

肌力训练	可作为术前教育的一部分,并持续到手术后的康复训练中。手术后 1~3 天,进行手术一侧关节周围的肌肉等长收缩,以及手术侧髋、踝关节、非手术下肢和双上肢主动活动和抗阻训练,以保持它们的力量和柔韧性。30~60 min/次,1~2 次/天。手术后 1 周,渐进性抗阻训练可逐渐从屈髋、伸膝开始,之后屈髋、屈膝,直到关节无痛时,再增加阻力,达到耐受程度。增强上肢的肌力以帮助患者自理及转移
关节活动度训练	待伤口引流管拔除后,全身病情况稳定可进行以下训练。术后第 2~3 天可开始使用持续被动运动,(3~5) h/天,2 次/天,每日增加 5°~10°左右。术后第 2~3 天可进行关节主动-辅助运动、主动运动,患者可先借助外力,如毛巾、绳、悬吊装置等,帮助活动膝关节,逐渐过渡自行做主动屈、伸关节的训练,30~60 min/次,1~2 次/天
牵张训练	术后 2 周膝关节屈曲度应达到 90°。如患者在规定时间未达到预期目标,查明原因。如果是由于软组织挛缩造成膝关节屈曲或伸展挛缩,可以开始对膝关节进行屈曲和伸展的牵张训练。牵张训练应在康复医师指导下进行;如有特殊情况,要与骨科医师协商制定治疗方案
负重训练	当患者具有一定的肌力和平衡能力时,可进行负重训练。对于骨水泥固定的患者,一般在术后的 3~7 天开始负重训练。1 周后,负重训练可借助平衡杠、助行器从部分负重,逐步过渡到手术后 6 周完全负重。在平衡杠或步行器辅助下,可进行膝关节开链和闭链的训练。对于非骨水泥固定的患者,负重训练应延迟,完全负重应在 6 周之后
步态训练	可分为站立相和摆动相。在站立相,训练患者的髋伸展,膝关节屈、伸控制,髋、膝、踝的协调运动,以及患肢的负重训练。在摆动相,训练患者摆动时屈髋屈膝,伸髋屈膝,足跟着地时伸膝和足背屈。除此之外,骨盆的移动和旋转,行走时各关节的配合协调运动和行走姿势要仔细观察和分析,必要时进行训练和矫正。获得一定步行能力后,患者开始进行上、下楼梯的训练。如一侧膝关节手术,上楼时非手术下肢先上,下楼时手术下肢先下

(3) 作业治疗:主要为功能性独立能力的训练。术后鼓励患者立即进行床上的功能性活动,如:桥式运动及翻身训练。尽早从卧位转为坐位。良好的躯干旋转是完成床上功能活动的重要基础。术后 1 周,鼓励患者自行穿衣、如厕、行走。术后 5~6 周,训练上、下楼梯,骑自行车和乘车等功能性活动。

(4) 预防并发症的治疗:为预防手术后感染、深静脉血栓等并发症,患者在术后应尽早开始深呼吸训练、咳嗽训练和踝关节"泵"式往返训练。

(5) 术后康复程序:参见表 5-31。

表 5-31　人工全膝关节置换术后康复程序

分　期	时　间	目标与方法	方　法
第 1 阶段:控制炎症期	术后 1~3 日	康复目标	控制肿胀、预防深静脉血栓、缓解疼痛、逐渐恢复患膝关节活动度(充分伸膝,屈膝控制 60°以内)、增加双下肢肌肉控制能力,能够良好的收缩股四头肌,完成直腿抬高

（续表）

分　期	时　间	目标与方法	方　　法
		训练方法	患肢体位抬高，下肢主要肌群的等长收缩练习，踝泵，每小时 20 次；足跟下垫高，每小时患者主动压膝保持膝关节充分伸直 5 min，可坐起后坐位牵伸膝关节后方肌肉与关节囊；晚上睡觉时佩戴伸膝支具，维持充分伸膝，避免术后膝关节屈曲挛缩；术后第一天松开伸膝支具，小范围助动屈膝 20°，每日增加 10°～15°，第 3 天增加屈膝至 40°～60°；直腿抬高离心肌力练习，可先做健侧卧位侧向直腿抬高，接着做健侧卧位的伸膝屈髋，如能轻松完成，可再尝试仰卧位的直腿抬高（伸膝支具固定）；鼓励患者床上坐起，避免长期平躺；引流管拔除后，增加持续加压冷疗，30～45 min/次上下午各一次；健腿和上肢伸肌肌力练习，为下地扶助行器训练做准备；CPM 的使用：角度每日增加 10°～15° 为宜，在小角度训练时运行速度宜慢，每日训练 1 h。CPM 使用后对伸膝的练习应加强；此阶段如患者达到屈膝 60°，主动完成直腿抬高（伸膝支具固定）训练，则可进行下一阶段训练
	术后 4～7 日	康复目标	消除肿胀与疼痛对患者的困扰；增加主动屈膝角度至 90° 甚至更大，维持巩固充分伸膝；加强直腿抬高，终末端伸膝（terminal knee extension, TKE）等股四头肌肌力训练；增加膝关节灵活度与协调性；良好的体位转移能力；可忍受疼痛的负重；平衡与步态训练
		训练方法	CPM/Wall slide；主动屈膝与伸膝训练（仰卧位床面上滑动屈伸膝关节或坐在椅子上脚在地面上前后滑动屈伸膝盖）；每小时巩固伸膝 5 min（足下垫高压膝，或者坐位伸膝牵伸）；床边放松前后摆腿，增加患膝灵活度；各向直腿抬高，如果没有伸膝滞后，可脱离伸膝支具训练直腿抬高；四点全桥，腘绳肌肌力训练；NMES 促进股四头肌控制能力；伸膝支具固定下扶持站立；帮助下体位转移训练；部分负重，重心左右前后转移训练；站立位患腿屈膝练习；原地踏步；加压冷疗。此阶段如患者膝关节屈伸达到 0～90°，良好的股四头肌肌力，独立完成转移，开始下一阶段训练
	术后 8～14 日	康复目标	控制疼痛；巩固伸膝；膝关节屈曲增加到 100°～120°；良好的下肢负重及闭链肌力控制能力；改善步态，独立助行器或拐杖扶持步行；自行扶持上下台阶练习
		训练方法	仰卧位，站立位及坐位下主动屈膝训练；巩固完全伸膝 直腿抬高，仰卧位及负重下 TKE 站立位屈膝，提踵练习；扶持站立微蹲；坐-站-坐练习 下肢离心负重训练；加强独立体位转移训练 助行器扶持步行训练；平衡训练进阶；扶持自行上下台阶练习；训练后加压冷敷；此阶段如患者膝关节屈伸达到 0～120°，良好的股四头肌肌力，独立完成转移，辅助步态正常，开始下一阶段训练
第 2 阶段：恢复功能期	术后 2 周至 1 个月	康复目标	巩固 ROM 及肌力训练；良好的下肢协调运动能力；家中良好的自行生活能力；稳定的步行能力，防止摔倒；增加体能
		训练方法	巩固肌力与 ROM 训练；部分负重至完全负重；平衡与抗跌倒练习；平地行走训练；家中恢复正常日常生活；肌力及行走训练后加压冷敷。此阶段患者如果获得良好的 ROM 与肌力，主动独立的体位转移能力，则进入下一阶段训练
第 3 阶段：功能加强期	术后 1 个月至 3 个月	康复目标	无痛全范围 ROM；提高运动能力
		训练方法	微蹲；平衡板训练；障碍物行走训练；小区内行走；泳池内步行或功率自行车训练
第 4 阶段：回归社会期	术后 3 个月至 6 个月	训练方法	此阶段患者基本融入正常生活，鼓励患者在体力允许的条件下参加些小负荷的运动锻炼，比如游泳、旅游、乒乓球、保龄球、自行车等，但对于运动强度大，身体碰撞频繁，下肢需反复屈伸旋转的运动如篮球、足球、网球、羽毛球等都还是避免参加，以增加对假体的保护及防止摔倒

三、人工全髋关节置换术后

(一) 概述

人工髋关节置换术是指用人工关节替代病损或损伤的髋关节。特别是长期患有类风湿髋关节炎和骨关节病、顽固的髋关节疼痛、严重髋关节畸形、接受药物或保守治疗效果不显以及各种原因致骨股头坏死的患者需人工关节治疗。关节置换术后康复的目的是最大限度增加患者的活动及日常生活的功能,减少术后并发症;使患者掌握正确假体使用的技巧,延长假体的使用寿命。

(二) 诊断与功能评定

1. 诊断要点

症状术前有类风湿髋关节炎和骨关节病等病史,术后可有局部疼痛、关节活动受限等;体征有:髋关节肿胀、压痛;髋关节屈曲、伸展、内、外旋转活动受限;髋关节周围肌肉力量减弱;影像学检查 X 线片显示人工髋关节。

2. 康复评定

(1) 术前评定:① 肌力评定:常用徒手肌力评定患侧下肢的肌力。② 关节活动范围评定:主要评定患侧髋关节及患侧下肢其他关节的活动范围。③ 步行功能评定:观察步态,确定步态类型,有无使用助行器。④ 身体形态评定:测定手术肢体的长度。⑤ X 线片检查了解髋关节的对线、对位等。

(2) 术后评定可分别在术后 1～2 天、术后 1 周、2 周以及术后 1 月、3 月和 6 月进行评定。内容包括:① 切口愈合情况,并注意有无感染情况。② 关节肿胀情况。③ 关节疼痛情况。④ 关节活动状况。⑤ 下肢肌力。⑥ 活动及转移的能力。⑦ 步行功能。⑧ 下肢功能性活动能力。⑨ X 线片检查确定手术后髋关节正确对线情况;确定是否存在骨质疏松,以避免治疗时施力过大。⑩ 心、肺功能(必要时进行)。

3. 康复治疗

1) 术前

① 术前健康教育,使患者了解手术、手术并发症(如感染、关节肿胀、关节疼痛和下肢静脉血栓等)、术后康复的方法和注意事项等,消除患者对手术的恐惧心理。② 增加患肢及其他肢体的肌力训练。③ 教患者学会深呼吸及咳嗽,预防卧床引起肺部感染。④ 教患者术后应用的训练方法:床上及转移活动,各关节的主动-辅助运动和主动运动,助行器的使用等。

2) 术后

(1) 物理因子治疗:① 冰疗法,术后第一天即可使用冰袋置于手术的膝关节,30～60 min/次,1～2次/天,至关节消肿、疼痛减轻;② 磁疗法:交变磁场,0.3 T,并置于手术部位,30～60 min,1 次/天。磁片并置于伤口两侧,0.15～0.2 T,同名极贴敷,连续贴 3 天主要目的为缓解疼痛、消除肿胀。③ 光疗法:如果切口感染可用紫外线或激光局部照射,剂量参见第三章。

(2) 运动疗法:参见表 5-32。

表 5-32　人工全髋关节置换术后运动疗法

项　目	方　　　　法
肌力训练	可作为术前教育的一部分,并持续到手术后的康复训练中。手术后早期,进行手术一侧关节周围的肌肉如梨状肌、臀中肌、臀小肌、髂腰肌、股四头肌、臀大肌、股二头肌等长收缩,以及手术侧膝、踝关节、非手术关节下肢和双上肢主动活动和抗阻训练,以保持它们的力量和柔韧性。手术后 1 周,髋关节屈曲肌、髋关节外展肌、髋后伸肌群抗阻力训练。增加上肢的肌力以帮助患者自理及转移

（续表）

项　目	方　　　法
关节活动度训练	首先,应避免4种危险的体位:髋屈曲超过90°;下肢内收超过身体中线;伸髋外旋;屈髋内旋。根据手术入路,活动有所不同限制。后外侧入路手术后,应避免屈曲超过90°,过度旋转和内收;前外侧入路手术后,应避免外旋。全髋关节置换术4~6周后,患者髋关节能够完全伸直,屈曲80°~90°,轻度内旋(20°~30°)和外旋,并且可以在忍受的范围内被动外展
转移能力的训练	卧位-起坐转移:鼓励患者借助双臂支撑力量起坐。长腿坐-床旁-坐位转移:向患侧转位移动(双髋置换,后跟进的一侧不能过中线),便于控制患侧髋关节内收,同时利于提高髋外展肌力。翻身活动:双侧均可。多鼓励向患侧翻身,能在确保安全情况下独立完成。若向健侧翻身,必须在他人的帮助下维持患侧于外展中立位,以免因外展肌力不足受重力的影响而髋屈曲、内收和内旋,导致脱位。坐-站的转移:健侧膝、足在后,患膝、足在前,双手支撑扶手,保持起立时躯体重心移动过程中患侧屈髋不能超过90°,防止脱位。坐位时,膝关节不能超过髋关节的水平位置
髋关节控制训练	髋关节的稳定对行走至关重要,增强髋关节周围软组织的生理功能可大大提高其稳定性。骨盆下降训练:患侧下肢外展约10°,保持上身不动,患者做髋关节下蹲动作,治疗师在足部施加适当阻力。桥式训练:患者以双下肢和双肩为支点,做臀部上抬的动作
负重训练	当患者具有一定的肌力和平衡能力时,对于骨水泥固定的患者,可进行负重训练,一般在术后的3~7天。1周之后,负重训练可借助平衡杠,助行器从部分负重,逐步过渡到手术后6周完全负重。在平衡杠或步行器辅助下,可进行髋关节开链和闭链的训练。对于非骨水泥固定的患者,负重练习应延迟,完全负重在6周之后
步态训练	可分为站立相和摆动相。在站立相,训练患者的髋伸展,膝关节屈、伸控制,髋、膝、踝的协调运动,以及患肢的负重训练。在摆动相,训练患者摆动时屈髋屈膝,伸髋屈膝,足跟着地时伸膝和足背屈。除此之外,骨盆的移动和旋转,行走时各关节的配合协调运动和行走姿势要仔细观察和分析,必要时进行训练和矫正。获得一定步行能力后,患者开始进行上、下楼梯的训练。如一侧髋关节手术,上楼时健侧下肢先上,下楼时患侧下肢先下

（3）作业治疗:主要为日常生活活动能力的训练,如:穿裤,让患者坐在床边或椅子上用带钩的长鞋拔或拐杖,先穿健腿,后穿患腿;避免患者坐矮椅或交叉腿坐;洗澡入浴盆或上、下车时,嘱患者患侧髋关节尽可能在伸展状态下做膝关节的屈曲动作。

（4）常见并发症的治疗:① 下肢深静脉血栓形成:患者术后应尽早进行被动、主动运动,尽早下床练习。一旦发现患者不明原因的下肢肿胀,局部疼痛,可立即行下肢B超或静脉血流图的检查,及早确诊。② 假体脱位:主要强调术后的预防措施,尤其是在术后的6周之内。一旦发生,可考虑手术治疗,并立即制动。③ 异位骨化:发生率在5%~71%。常发生在术后1年内。高发病种有活动期强直性脊柱炎和类风湿关节炎、短期内迅速进展的骨性关节病。对这些患者活动时应予注意。④ 同侧股骨骨折:同侧股骨骨折占人工髋关节置换术后并发症的第3位。骨质疏松、假体松动和外伤均易导致骨折。注意活动强度和时间。

（5）术后康复程序:表5-33是人工全髋关节置换术后康复程序。

表5-33　人工全髋关节置换术后康复程序

分　期	时　间	目的	方　　　法
第1阶段	康复早期	目的	消肿、止痛,预防深静脉血栓,逐渐增加关节活动度至90°;预防脱位
	术后1~3天	训练方法	抬高患肢、踝泵;下肢重要肌群等长收缩训练;卧床体位摆放:患髋轻度屈曲、外展、外旋位,上半身抬高,定期翻身拍背;髋关节外展肌群肌力训练;上肢肌群肌力训练;床上体位转换训练
	术后4~14天	训练方法	开始主、被动ROM训练,可应用CPM,可从完全伸直位逐渐增加到屈曲90°;床上-椅子-步行体位转换训练,椅子、凳子要相对较高;站立训练;在步行器保护下开始负重步行训练,步行转身训练 上厕所训练;上肢肌群肌力训练;下肢重要肌群肌力等长训练

（续表）

分期	时间	目的	方法
第2阶段	保护期2～8周	目的	继续增强患者运动能力,预防髋关节脱位
		训练方法	训练患者应用辅助器具穿衣、鞋袜;继续进行步行器步态训练,由家庭步行训练逐渐过渡到社区步行训练;继续进行上下肢肌群肌力训练;避免容易导致脱位的日常生活和工作姿势及动作,卧床及翻身时仍旧需要双腿间垫枕;ROM仍旧限制在屈曲0°～90°之间
第3阶段	功能恢复期2个月～3个月	目的	由于软组织已经基本愈合,可以逐渐增加关节活动度,达到假体设计所允许达到的最大活动范围
		训练方法	此期由于下地时间延长,患者常发现下肢肿胀情况,可以继续患肢抬高,必要时请血管外科会诊;开始训练患者徒手穿脱鞋袜;步态训练时可以放弃步行器,扶双拐或单拐;3个月后可以弃拐步行 逐渐增加髋关节各相活动度,达到假体设计所达到的最大活动范围;逐渐恢复正常生活和工作
第4阶段	回归社会期3个月后	方法	此阶段患者基本融入正常生活,鼓励患者在允许的条件下参加些小负荷的运动锻炼,比如游泳、旅游、乒乓球、保龄球、自行车等,但对于运动强度大,身体碰撞频繁,下肢需反复屈伸旋转的运动如篮球、足球、网球、羽毛球等都还是避免参加,以增加对假体的保护以及防止跌倒

（6）注意事项:① 由于直腿抬高髋关节应力十分巨大,因此在训练过程中应尽可能避免各相直腿抬高训练。② 人工全髋置换术后早期康复的重点是在日常生活及运动中如何避免脱位。髋关节容易脱位的体位包括:髋关节内收、内旋、半屈位,此体位最易出现假体撞击脱位,应避免双膝并拢,双足分开时身体向术侧倾斜的体位;髋关节过度屈曲、内收、内旋位,假体易撞击脱位,坐位不宜过低;导致髋关节过伸的位置也应当注意:卧床期间应用坐便器时挺腹伸髋,老年人坐回床上时,髋关节尚位于床沿,此时扶持床面的手突然无力或放松,造成髋关节过伸。③ 体位维持:术后第1天:平卧去枕6 h后,能渐抬高床头,双膝间垫枕,维持髋关节于轻度屈曲、外展、外旋位。住院期间:多采取半卧位。出院后:待术后2个月后可开始正常卧、躺、站。步行训练转向时需特别注意。

（7）术后运动推荐:参见表5-34。

表5-34　全膝、髋关节置换术后运动推荐

最好 极力推荐	好 推荐	需要一定训练 需要技巧	注意 咨询医师	避免
静态自行车	保龄球	骑自行车上街	有氧运动	打棒球
跳舞	击剑	独木舟	健美体操	打篮球
静态滑雪	划船	骑马	爵士乐舞蹈	踢足球
游泳	快速步行	溜冰	速度滑冰	打垒球
步行	打乒乓球		攀岩	打手球
举重	越野滑雪		高山滑雪	慢跑
			网球-双人	打壁球
			鹦鹉螺运动	打长曲棍球
			步行训练仪(全膝不适合)	打橄榄球
				网球-单人
				打排球

（8）正确平卧床姿势，双腿间夹枕，避免患髋内收。2个月后可以去枕床上随意翻身。参见图 5 - 12；正确的生活动作，如穿脱鞋袜姿势等，2个月内患者可通过家属或辅助器具穿脱鞋袜，2个月后可以开始徒手穿脱鞋袜。参见图 5 - 13。

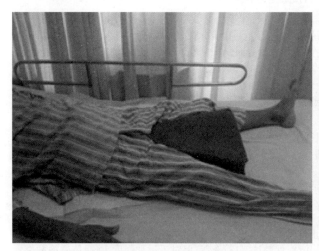

图 5 - 12　正确平卧位姿势

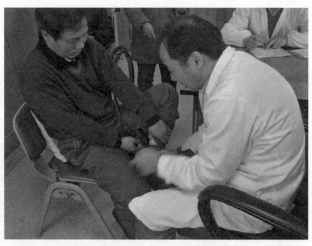

图 5 - 13　患者徒手穿脱鞋袜方法：髋膝关节屈曲、髋关节外旋、外展穿脱鞋袜

（安丙辰　梁贞文）

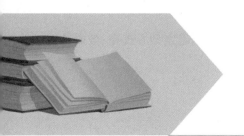

第六章　内脏疾病康复学

第一节　冠心病康复

一、概述

(一) 定义

冠状动脉粥样硬化性心脏病是冠状动脉血管发生动脉粥样硬化病变而引起血管腔狭窄或阻塞,造成心肌缺血、缺氧或坏死而导致的心脏病,常常被称为"冠心病"。冠心病康复是针对冠心病所导致的各种障碍,综合采用主动积极的身体、心理、行为和社会活动的训练与再训练,帮助患者缓解症状,改善心血管功能,在生理、心理、社会、职业和娱乐等方面达到理想状态,提高生活质量。冠心病康复过程中也要同时积极干预冠心病危险因素,阻止或延缓疾病的发展过程,减轻残疾和减少再次发作的危险。

冠心病康复涵盖心肌梗死、心绞痛、隐性冠心病、冠脉搭桥术后以及经皮冠状动脉介入治疗后等疾病的康复。急性心肌梗死(acute myocardial infarction,AMI)是指因持久而严重的心肌缺血所致的部分心肌急性坏死。本章节主要介绍 AMI 的康复。

(二) 主要功能障碍

冠心病患者除了由于心肌供血不足直接导致的心脏功能障碍之外,还有一系列继发性躯体和心理障碍。

(1) 循环功能障碍:冠心病患者往往减少体力活动,从而导致循环功能降低。

(2) 呼吸功能障碍:长期心血管功能障碍可导致肺循环功能障碍,使肺血管和肺泡气体交换的效率降低,吸氧能力下降,诱发或加重缺氧症状。

(3) 运动功能障碍:冠心病和缺乏运动均导致机体吸氧能力减退、肌肉萎缩和氧化代谢能力降低,从而限制了全身运动耐力。

(4) 代谢功能障碍:脂质代谢和糖代谢障碍:血胆固醇和甘油三酯增高,高密度脂蛋白胆固醇降低。脂肪和能量物质摄入过多以及缺乏运动是基本原因。缺乏运动还可导致胰岛素抵抗,引起糖代谢障碍,形成高胰岛素血症和高脂血症。

(5) 行为障碍:冠心病患者往往伴有不良生活习惯、心理障碍等,也是影响患者日常生活和治疗的重要因素。

(三) 分类

根据病理解剖和病理生理变化,近年来将冠心病分为急性冠脉综合征和慢性冠脉综合征两大类。前者包括不稳定型心绞痛、非 ST 段抬高心肌梗死和 ST 段抬高心肌梗死;后者包括稳定型心绞痛、微血管性心绞痛、无症状心肌缺血和缺血性心力衰竭。

(四) 流行病学

心血管病是目前中国人群的首要死因。中国人群中主要的心血管疾病为脑卒中和冠心病,两者均呈上升趋势。中国人群中具有主要心血管病危险因素的绝对人数较高(1.3 亿的高血压患者和 3 亿多的烟民);中国人群中主要的心血管病危险因素水平呈上升趋势。中国心血管病流行现状具有如下特点:① 心血管病的发病率和病死率迅速增长。② 心血管病发病和死亡有明显的地区差异。③ 目标人群转向中青年。④ 农村心血管病死亡率接近或超过了城市。

二、诊断

(一) 诊断方法

1. 临床表现

1) 症状与体征

(1) 症状:疼痛最先出现,多发生于清晨,疼痛部位和性质与心绞痛相同。但程度重,持续时间长,休息或硝酸甘油无效,可伴濒死感,少数人一开始就出现休克或急性心衰;全身症状发热、心动过速、白细胞增高和血沉增快等。发热多在疼痛发生后 24~48 h 后出现,体温多在 38℃左右;胃肠道症状恶心、呕吐和上腹胀痛,重症者有呃逆;心律失常多发生在起病 1~2 周内,而以 24 h 内最多见。以室性心律失常最多,尤其是室性期前收缩。房室和束支传导阻滞亦较多;低血压和休克多在起病后数小时至 1 周内发生,多为心源性的;心力衰竭主要是急性左心衰竭。为梗死后心肌收缩力减弱或收缩不协调所致。

(2) 体征:心脏体征有:心界扩大,心率快,心尖部第一心音减弱,可出现第四心音奔马律,多在 2~3 天有心包摩擦音。心尖区可出现粗糙的收缩期杂音或收缩中晚期喀喇音,为二尖瓣乳头肌功能失调或断裂所致,可有各种心律失常。血压降低。

2) 心绞痛分级

通常采用加拿大血管学会制订的标准(见表 6-1)。

表 6-1 心绞痛分级法

Ⅰ级	一般体力活动(如散步、登梯)不受限,仅在强、快或持续用力时会发生心绞痛
Ⅱ级	一般体力活动轻度受限,快步、登梯、爬坡、餐后、寒冷或刮风中、情绪激动或醒后数小时内发作心绞痛。一般情况下,心绞痛多发生于平地步行 200 m 以上或登一层以上时
Ⅲ级	一般体力活动明显受限。一般情况下,心绞痛多发生于平地步行 200 m 或登梯一层时
Ⅳ级	轻微活动或休息时即可发生心绞痛

2. 实验室检查

心肌酶谱 CPK、GOT、LDH 升高,最早(6 h 内)增高为 CPK,3~4 天恢复正常。增高时间最长者为 LDH,持续 1~2 周。其中 CPK 的同工酶 CPK - MB 和 LDH 的同工酶 LDH1 的诊断特异性最高。血象白细胞增多,中性粒细胞增多,嗜酸性粒细胞减少或消失,血沉加快,血清肌凝蛋白轻链增高。

3. 心电图检查

心电图特征性改变有 Q 波心梗的心电图特点。① 坏死区出现病理性 Q 波在面向透壁心肌坏死区导联出现。② 损伤区 ST 段弓背向上型抬高,在面向坏死区周围心肌损伤区导联出现。③ 缺血区 T 波倒置,在面向损伤区周围心肌缺血区导联出现。④ 背向心梗区 R 波增高,ST 段压低和 T 波直立并增高。

(二) 诊断标准

根据典型的临床表现,特征性的心电图改变及实验室检查进行诊断。对老年患者出现严重心律失常、休克、心衰而原因未明或突然发生较重而持久的胸闷或胸痛者应考虑本病。

(三) 鉴别诊断

1. 心绞痛

性质轻,时间短,硝酸甘油有效,血压升高,全身症状少,ST 段暂时性压低。

2. 急性心包炎

疼痛与发热同时出现,呼吸、咳嗽时加重,早期即有心包摩擦音,心电图除 aVR 外,其余导联均为 ST 段弓背向下的抬高,无异常 Q 波。

3. 急性肺动脉栓塞

以右心衰为主,心电图可出现 SⅠ、QⅢ、TⅢ,右束支传导阻滞,肺型 P 波和电轴右偏。

4. 急腹症

病史、体检、心电图和心肌酶谱可鉴别。

5. 主动脉夹层

胸痛一开始即达高峰,常放射到背、肋、下肢。可出现两上肢的血压和脉搏差别明显,主动脉瓣关闭不全。二维超声、磁共振成像(MRI)、数字减影血管造影(DSA)、主动脉 CTA(CT angiography)检查有助于诊断。

三、康复功能评定

(一) 心电图运动试验

亦称心电图运动负荷试验,是通过逐步增加心脏负荷,观察心电图变化,对已知或怀疑患有心血管疾病,尤其是冠状动脉粥样硬化性心脏病(冠心病)进行临床评估的方法。

心电图运动试验的绝对禁忌证包括:① 急性心肌梗死(7 天内);② 高危的不稳定型心绞痛;③ 未控制的伴有临床症状或血流动力学障碍的心律失常;④ 有症状的严重主动脉狭窄;⑤ 临床未控制的心力衰竭;⑥ 急性心肌炎或心包炎;⑦ 急性主动脉夹层分离;⑧ 急性肺栓塞或肺梗死;⑨ 急性非心脏性功能失调影响运动试验或被运动试验加剧;⑩ 躯体障碍影响安全性或运动量。

心电图运动试验相对禁忌证包括:① 冠状动脉左主干狭窄;② 中度狭窄的瓣膜性心脏病;③ 血清电解质紊乱;④ 严重高血压(收缩压>200 mmHg 和/或舒张压>110 mmHg);⑤ 快速性心律失常或缓慢性心律失常;⑥ 肥厚型心肌病或其他流出道梗阻性心脏病;⑦ 高度房室传导阻滞;⑧ 精神或体力障碍而不能进行运动试验。

1. 运动方式和试验方案

运动试验包括 3 个阶段:起始热身运动(低负荷);进行性不间断运动伴随不断增加的负荷量分级运动,每级维持足够的时间长度;运动终止恢复期。有些异常反应出现在恢复期,因此运动后应继续监测 6～8 min 或心率和心电图恢复至运动前状态。这种运动后期的心电图异常假阳性者少。

1) 踏车运动试验

让受试者在特制的自行车功量计上以等量递增负荷进行踏车。从 1 级至 8 级,每级运动 2～3 min。运动量以 kg·m/min 为单位(或以 W 为单位),起始负荷量为 25～30 W,每级增加 25 W。40 岁以下可从 50 W 开始,每级增加 50 W。踏车的速率保持在 35～100 r/min,最理想的速率为 60 r/min。也可采用另一种方式:起始 3 min 无负荷,之后每分钟增加 5～30 W,如患者不能保持车速 40 r/min 则终止试验。踏车运动氧耗量受体重影响,同级运动氧耗量随体重的减少而减少。活动平板运动试验的氧耗量与体重无关。

踏车运动试验较便宜,占地面积小,噪声小,上身活动少,便于测量血压及记录平稳、干扰少的 ECG。但应注意避免上肢的等长或阻力运动。

2）活动平板运动试验

让受试者在带有能自动调节坡度及转速的活动平板仪上行走,按预先设计的运动方案,规定在一定的时间提高一定的坡度及速度。活动平板运动方案有多种,应据患者体力及测试目的而定。健康个体多采用标准 Bruce 方案。老年人和冠心病患者可采用改良 Bruce 方案。满意的运动方案应能维持 6～12 min 运动时间,方案应个体化。运动耐力以 METs 评价而非运动时间。活动平板在分级运动测验中是较好的运动形式,其达到最大耗氧能力比踏车运动时为大,且易达到预计最大心率,因而更符合生理性运动。

3）极量及次极量运动试验

分级运动试验是在连续心电图监测下,从低负荷量开始逐渐增加负荷量的运动方法。通常分极量和次极量运动试验。前者是逐渐增加运动量,氧耗量平行增加,达到某一高水平运动量时氧耗量最大,继续增加运动量氧耗量不再增加,这时的运动量称为极量运动。当受试者运动到筋疲力尽时可认为已达到极量运动,此时心率应达到该年龄组的最大心率平均值。次极量运动的运动量相当于极量运动的 85％～90％。临床上多以心率为准。当运动心率达最大心率的 85％～90％时为次极量运动。年龄预计的最大心率＝220－年龄。

4）症状限制性运动试验

在冠心患者,运动试验常在未达到极量或次极量运动水平时已出现重度心肌缺血（心绞痛、ST 段下降）而终止运动。症状限制性运动是以患者出现重度症状、体征为终止运动的指标。除心肌缺血表现外尚有血压下降、严重心律失常、呼吸困难、头晕、步态不稳等。

5）心肺运动试验

进行运动中的气体分析是评估心肺疾患有价值的指标。可用于评价心衰患者的运动能力及心衰治疗效果；辅助鉴别呼吸困难或运动能力降低的原因（心源性或肺源性）。所测指标主要包括氧摄取量（VO_2）、二氧化碳排出量（VCO_2）、每分通气量（VE）、通气/无氧阈比值、呼吸频率和潮气量。这些指标与运动负荷量、氧耗量、心率和心输出量呈线性相关。（VO_2）＝心输出量×动静脉氧差。后者相对恒定,因此 VO_2 可估测心输出量。根据年龄、性别、身高由公式算出经验 VO_{2max} 值,测定值/经验值＜85％～90％提示峰运动能力减低。

无氧阈是指通过增加运动负荷,机体由有氧代谢转变为无氧代谢的转折点。以下指标均代表无氧代谢阈：每分通气量突然升高的转折点；每分通气量/每分耗氧量锐利升高的转折点,同时每分通气量（VE）/二氧化碳排出量 VCO_2 未见降低；呼出气体氧浓度明显变化的转折点；二氧化碳排出量 VCO_2 突然升高的转折点；每分二氧化碳排出量 VCO_2 与氧摄取量的交点；呼吸交换率锐利升高的转折点。健康不锻炼的个体在达极量运动的 50％～60％时乳酸开始产生并随运动量的增加而增加,最后出现代谢性酸中毒,乳酸被血液中碳酸盐系统缓冲,产生 CO_2 排出体外,引起反射性过度通气。无氧阈之下,CO_2 产生与氧耗量成比例；无氧阈之上,CO_2 产生大于氧耗量。无氧阈是一个有用的参数,多数日常活动均处于未达无氧阈时的活动量,心血管患者的无氧阈值常降低。锻炼可提高无氧阈。无氧阈还可用来评估疾病的进展及疗效观察。运动中测定混合静脉血乳酸浓度,可反映全身代谢状况,揭示有氧及无氧代谢水平。运动试验前,患者适应几分钟,然后测定静息状态的通气量及其他心肺功能参数,以便比较。运动中始终监测气体交换参数、心电图及血压,每分钟可采集血气标本。

呼吸功能障碍及/或心功能不全可出现呼吸困难。以下 3 点支持呼吸功能障碍为主所致的呼吸困难：动脉低氧血症；运动 VE＞最大通气量 50％；因呼吸困难不能达最大氧摄取量。心脏病患者无动脉低氧血症,VE 也不会超过呼吸储备的 50％,可超过无氧代谢阈,获得最大氧摄取量。

2. 检查程序

1）询问病史及查体

以除外禁忌证,发现重要的体征如:心脏杂音、奔马律、肺部的干、湿啰音。不稳定心绞痛及心衰患者病情稳定后方可进行运动试验。应明确瓣膜病及先心病患者,因为这些患者运动中可出现血流动力学异常,需严密监测,有些患者不能进行本试验。某些药物干扰运动时的反应,使结果解释困难,有时需要在试验之前停用某些药物,医师应询问所服用的药物并注意其可能造成电解质紊乱及其他反应;如不明确某患者的运动试验目的时,应及时与其主治医师联系;记录运动前心电图及过度通气时心电图有助于排除假阳性心电图改变;应记录立位 ECG 及血压,以除外血管调节异常所致 ST 段压低的因素。

2）患者的准备

简要询问病史进行查体除外禁忌证,运动前 3 h 禁食、禁吸烟;之前 12 h 禁过度体力活动,并须停用影响试验结果的药物,包括但不限于洋地黄制剂、硝酸甘油、双嘧达莫、咖啡因、麻黄碱、普鲁卡因胺、奎尼丁、钙拮抗剂、血管紧张素转化酶抑制剂、β 受体阻滞剂、酚噻嗪类等药物;衣着舒适;感冒或其他病毒、细菌性感染 1 周内,不宜参加试验;向患者作详细的解释工作,说明检查的目的、运动试验过程和安全性,但不排除意外事件发生的可能性。

3）皮肤处理

电极-放大器-记录系统最关键的地方是电极与皮肤的界面。对其表层进行处理可明显减小皮肤阻抗,降低信噪比。在放置电极之前备皮,然后用酒精清洁皮肤,再用细砂纸或薄纱布轻轻打磨表皮,使皮肤阻抗<5 000 Ω。

4）测定安静时血压。

测量患者安静时的血压。

5）电极安放

双极导联:首先用于运动试验的心电图记录。双极导联的正极位于 V_5(锁骨中线第五肋间),参考电极可改变部位而构成不同的双极导联。一般说 R 波振幅最高而 ST 段下降水平最明显的导联最理想。双极导联中 CM5 对检出心肌缺血最敏感,CS5 及 CC5 导联受心房复极波的影响,减少假阳性结果。双极导联的优点是:放置电极所需时间短,人为移动电极位置的因素小,易于查找干扰产生的部位。

常规 12 导联:运动试验中采用 12 导联记录时,可将肢体导联的上肢导联移至锁骨下凹,下肢导联的电极移至髂前上棘或低于脐的位置。侧壁导联 $V_4 \sim V_6$ 相对敏感,可检出 12 导联记录的 ST 段下降的90%。5 个导联以上出现 ST 段压低,提示多支血管病变。Ⅱ、V_2、V_5 导联 ST 段下降提示缺血可能为冠痉挛脉所致,这 3 个导联有助于心律失常的分析。无症状或胸痛不典型者,静息 12 导联心电图无异常,仅用 CC5 可满足试验要求。但对心律失常、病理 Q 波、可疑冠脉痉挛或需评价冠脉病变严重程度者,采用 12 导联记录是必要的。

6）过度通气试验

大口喘气 1 min 后立即描记监护导联心电图,如果出现 ST 段下移为阳性。阳性结果没有病理意义,但提示运动中诱发的 ST 段改变不一定是心肌缺血的结果。

7）试验中测量

按照运动方案逐级增加负荷,同时测定如下指标:心率或脉搏,每级最后 10～15 s 测定一次;血压,每级最后 1 min 测定一次;心电图,除用心电示波器连续监测心电图变化外,每级运动最后 10 s 记录心电图一次;摄氧量和 CO_2 排出量;主观感觉,试验中随时询问、观察,并做记录。

8）运动试验终点

终止运动试验的指征,包括绝对指征和相对指征。绝对指征:随运动负荷的增加收缩压较基线水平下降＞10 mmHg,伴随其他缺血证据;中-重度心绞痛;出现神经系统症状如:共济失调、头晕、接近晕厥;灌注不良的征象:发绀、苍白;出现影响监测 ECG 及收缩压的技术故障;受试者拒绝继续运动;持续室性心动过速;无病理性 Q 波的导联出现 ST 段抬高≥1.0 mm(V_1 及 aVR 导联除外)。相对指征:随运动负荷的增加收缩压较基线水平下降＞10 mmHg,不伴随其他缺血证据;ST 或 QRS 波的变化如:ST 段过度压低(水平或下斜型 ST 段压低＞2 mm)或运动诱发的明显的电轴偏移;除持续性室性心动过速外的其他心律失常如:多形室性早搏、短阵室性心动过速、室上性心动过速、心脏传导阻滞或心动过缓;疲乏、气短、耳鸣、腿痉挛;出现束支阻滞或不能与室速相鉴别的室内阻滞;进行性胸痛;高血压反应(收缩压＞250 mmHg 及/或舒张压＞115 mmHg)。

9) 运动试验的安全性、主要并发症及抢救措施

(1) 运动试验安全性:运动试验相对安全,其危险性主要取决于受试者的临床特点。在非选择人群中进行运动试验,事件发生率＜0.01%,死亡率＜0.05%。急性缺血后即刻运动试验的危险增加。对 151 941 例急性心肌梗死后 4 周内运动试验的调查结果显示,死亡率为 0.03%。心肌梗死后早期进行症状限制运动试验,其致命性并发症的发生率仅为 0.03%。1 286 例心功能代偿的心衰患者采用踏车运动试验未发现有重要并发症,运动试验相对安全。Yong 等人对 263 例有危及生命的室性心律失常患者进行 1 377 次,发现发生持续室速需电转复、心肺复苏、抗心律失常药物复律者占 2.2%。在无症状或低危人群进行运动试验并发症极低。

为减少运动试验并发症,应在运动前仔细询问病史及查体,并在运动中严密观察患者症状,监测心电图和血压。严格掌握运动试验禁忌证。不稳定心绞痛发作后,应至少在患者无静息胸痛发作或其他缺血证据或心衰 48～72 h 后进行运动试验。无并发症的急性心肌梗死 5～7 天后进行运动试验是明智的。有左室流出道的明显梗阻者进行运动试验危险性明显增加。有选择地让合适的患者进行低水平运动对评价左室流出道梗阻的严重程度很有价值。未控制的高血压是运动试验的禁忌证。患者运动前测血压,收缩压≥200 mmHg/110 mmHg 时应休息 15～20 min 后再测血压,如血压仍高,则应推迟运动试验,直到血压控制良好。

(2) 运动试验主要并发症:心脏并发症:缓慢性心律失常包括窦性、房室交界性、室性、房室阻滞和心脏骤停;猝死(室速/或室颤);心肌梗死;充血性心衰;低血压休克。非心性并发症:骨骼肌损伤。其他并发症:严重乏力、头晕、晕厥等。

(3) 运动试验前应准备好抢救措施:运动试验室应备有急救车、除颤器、必要的心血管抢救用药,如治疗快速心律失常、房室阻滞、低血压和持续心绞痛的药品。对高危患者,如评价致命心律失常药物疗效时应建立静脉通路。抢救仪器设备应定期检查。预先制定好一旦发生心脏急性事件时的处理方案,如患者的转运及进入冠心病监护病房的通道。

10) 主观用力程度分级

是根据运动者自我感觉用力程度衡量相对运动水平的半定量指标(见表 6-2)。

表 6-2　主观用力程度分级

7 级	9 级	11 级	13 级	15 级	17 级	19 级
轻微用力	稍用力	轻度用力	中度用力	明显用力	非常用力	极度用力

3. 结果分析指标

1) 心率

正常人运动负荷每增加 1 代谢当量(MET),心率应该增加 8～12 次/min。心率的异常运动反应有过快和过慢两类。运动试验中及恢复期心率相对较快,其原因有:外周阻力降低、血容量少、卧床时间较长、

贫血、代谢异常。心肌梗死及冠状动脉手术后多见。相对慢的心率反应多见于：参加体育锻炼者、每搏输出量高或由于药物如β受体阻滞剂的影响。运动中心率上升受限是冠心病的一种表现，心率反应减弱是预后不良的指标。

2）血压

血压取决于心输出量及外周阻力。正常的反应是随运动量增加，收缩压进行性增加，峰值可达 160～200 mmHg，舒张压变化不大，波动在 10 mmHg 左右。运动高峰及终止运动即刻的收缩压被认为是评价心肌收缩力的重要指标。收缩压一般可以达到 180～220 mmHg，运动时收缩压达到 250 mmHg、舒张压达到 120 mmHg 为高限。异常反应：运动中收缩压不升或不超过 130 mmHg，或血压下降甚至低于安静水平，提示心脏收缩功能储备力很小。运动中收缩压越高，发生心源性猝死的概率反而降低。运动中最高收缩压小于 140 mmHg，年死亡率为 97.0%，140～199 mmHg，年死亡率为 25.3%。运动中舒张期血压明显升高，比静息水平高 15 mmHg 以上，甚至可超过 120 mmHg，说明总外周阻力明显升高，提示冠状血管储备力接近或达到极限，机体只有通过提高舒张压来增加心脏舒张期的冠脉灌注压，从而补充冠状动脉供血，常见于严重冠心病。

收缩压升高不足 120 mmHg 或持续降低≥10 mmHg 提示可能为心输出量不足或外周血管阻力降低。运动低血压发生率为 2.7%～9.3%。收缩压下降多由于严重冠心病患者心肌缺血致心功能减低引起，在 3 支冠脉病变或左主干病变患者中发生率高。尤其发生于运动初期，低负荷运动量时提示冠脉病变严重，预后不良。运动诱发的低血压提示患者在运动试验过程中发生室颤的危险性高。运动期间舒张压增高，诊断冠心病的特异性高，并提示冠脉病变严重。

3）每搏量和心输出量

运动时每搏量逐步增加，心输出量也逐渐增大，最高可达静息时的 2 倍左右。但到 40%～50%时，每搏量不再增加，此后心输出量增加主要依靠心率加快。心输出量最大量可达静息时的 4～5 倍，但是运动肌的血流需求量高于心输出量增加，因此需要进行血流再分配，以确保运动组织和重要脏器的血液供应。

4）率压积（RPP）

指心率和收缩压的乘积，是间接反映心肌氧需的指标，代表心肌耗氧相对水平。它随运动量的增加而增加，其峰值可评价心血管功能。发生心肌缺血时的 RPP 可作为心肌缺血阈。运动中 RPP 越高，说明冠状血管储备越好，而较低的 RPP 常提示病情严重。由于这一指标受血管活动性药物治疗的影响，正常人及患者率压积有明显重叠，因此不能作为诊断参数。多支冠脉病变者，运动高峰的血压心率双乘积明显低于无冠脉病变者。康复训练后 RPP 提高，提示冠状血管侧支循环生成增加，导致冠状血管的储备力提高。

5）心电图改变

应正确识别正常反应与常见异常反应。

正常反应：运动中 P 波更加直立，在下壁导联幅度增加明显，时程无明显变化。在下壁导联 PR 间期缩短，PR 段下斜性压低（由心房复极 Ta 波引起），可引起下壁导联 ST 段假性压低。运动高峰时 Q 波轻度加深。运动高峰 V₅ 导联 R 波明显减小并持续至运动结束后 1 min。V₅ 和 aVF 的 S 波加深，以后逐渐恢复。R 波幅度减小的同时 S 波振幅可加深。J 点在侧壁导联降低，ST 段上斜性压低。运动初始 T 波逐渐减低，运动高峰时 T 波幅度开始增加。

异常反应：ST 段测量应以 PR 段为基线，由 J 点起始。如 ST 段为水平或下斜性压低，应以 J 点后 60 ms 或 80 ms 测量。将 ST 段上斜性压低且上升缓慢视为异常可提高运动试验的敏感性但减低特异性。运动诱发的心肌缺血可产生 3 种 ST 段表现：ST 段压低、抬高或正常化（见图 6-1）。

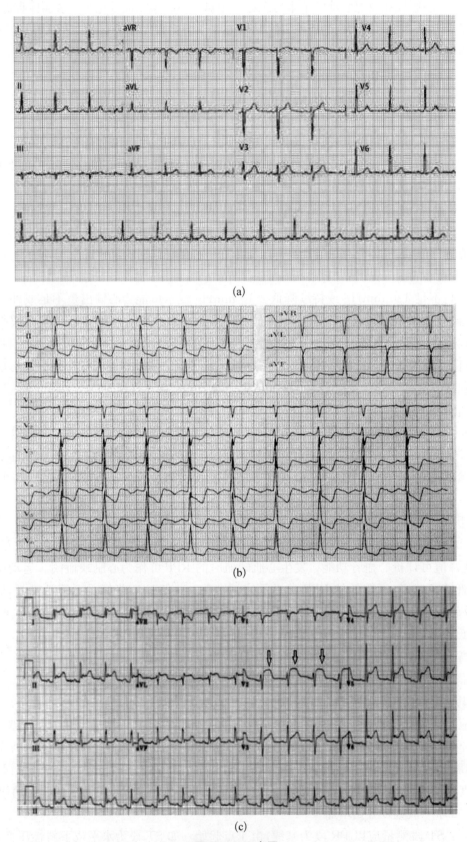

(a)

(b)

(c)

图 6-1 心电图

(a) 正常心电图；(b) ST 段压低；(c) ST 段抬高

（1）ST 段压低：是常见心肌缺血表现，代表心内膜下心肌缺血。极量运动出现 J 点下降是一种正常反应，J 点后 ST 段快速上斜性降低（＞1 mv/s）＜1.5 mm 应视为正常。J 点后 80 ms ST 段缓慢上斜性降低≥1.5 mm 视为异常。ST 段水平或下斜性降低≥0.1 mv，持续 80 ms 为异常。下斜型较水平型 ST 段压低更有意义。运动前已存在 ST 段基线异常者，运动诱发 ST 的压低较不特异。ST 段压低的程度、涉及的导联数、出现的时间、持续的时间与冠心病的危险度及严重程度相关。在较低的运动负荷和心率血压双乘积时出现 ST 段压低提示其预后差，更可能为多支血管病变。恢复期 ST 段压低存在也与冠心病的严重程度相关。

（2）ST 段抬高：ST 段抬高出现于有心肌梗死病史并遗留病理性 Q 波的导联或无病理性 Q 波的导联，其意义不同。运动诱发 ST 段抬高多见于有 Q 波的 V_1、V_2 导联。运动诱发心肌梗死后有 Q 波的导联的 ST 段抬高是由于局部心肌运动障碍或室壁瘤形成。有 Q 波导联在运动试验中诱发出现 ST 段抬高者较未出现 ST 段抬高者射血分数低。无病理性 Q 波导联出现 ST 段抬高，提示病变可能位于血管近端或由于冠脉痉挛引起。严重透壁的心肌缺血也表现为 ST 段抬高并可由此估计出缺血的部位，而 ST 段压低估计缺血部位不可靠。运动诱发 ST 段抬高者更易发生室性心律失常。

（3）ST 段正常化或无变化：也可能是心肌缺血的一种表现，但不特异，指静息是 ECG 异常，T 波倒置，ST 段压低，而心绞痛发作或运动时恢复正常。

（4）最大 ST/HR 斜率：正常人运动时 ST 段降低程度轻，很少超过 1.0 mm，且最大 ST 段下降发生在心率接近 140 次/min 时，冠心病患者在心率并不很快时就出现 ST 段下降。ST 段下降经心率校正可能提高运动试验敏感性。各导联根据不同心率时 ST 段下降绘制曲线。用统计学方法求出回归方程的最大斜率。随运动负荷的增加，同样的心率变化引起的 ST 段下降逐渐加深，到运动终点前达最高值。最大 ST/HR 斜率≥2.4 mv/次/min 视为异常，≥6 mv/次/min 提示 3 支血管病变。

（5）U 波变化：U 波倒置可出现于左室肥厚、冠心病、主动脉及二尖瓣反流患者。由左室舒张功能异常引起。静息 ECG 正常，运动诱发 U 波倒置提示心肌缺血病变可能在左前降支。

（6）Q-T 间期：有研究表明 QT 间期延长与冠心病、高血压性心脏病相关性好。正常人运动使 QTC 缩短，冠心病患者运动使 QTC 延长或不变。

6）心脏传导障碍

预激综合征，如果运动中消失，则提示预后良好（约占 50%）；束支传导阻滞：运动可诱发频率依赖性左、右束支传导阻滞以及双支传导阻滞，如在心率低于 125 次/min 时发生多与冠心病有关，而在心率高于 125 次/min 发生的则病理意义不大。静息时右束支传导阻滞可掩盖 ST 段下移。而左束支传导阻滞本身可以造成运动时 ST 段下降，往往难以与缺血性改变鉴别。心室内传导阻滞可见于运动前，运动中可加重亦可能消失。

7）运动性心律失常

运动时心律失常的原因与交感神经兴奋性增高和心肌需氧量增加有关。利尿剂和洋地黄制剂可促使运动中发生心律失常，近期饮酒和服咖啡因可加重运动诱发的心律失常，冠心病患者心肌缺血也可诱发心律失常。室性期前收缩是运动中最常见的心律失常。其次是室上性心律失常和并行心律。有猝死家族史的室性期前收缩应该加以重视，也应重视持续性心动过速的患者。运动中和运动后一过性窦性心律失常和良性游走心律也较常见。

8）症状

正常人在亚极量运动试验中应无症状。极量运动试验时可有疲劳、下肢无力、气急并可伴有轻度眩晕、恶心和皮肤湿冷。这些症状发生在亚极量运动时应作为异常。胸痛、发绀、极度呼吸困难发生在任何时期均属于异常。运动中发生的胸痛如果符合典型心绞痛，可以作为诊断冠心病的重要指征。在发生心绞痛的同时不一定伴有 ST 段下移。ST 段的改变可以在心绞痛前、后或同时发生。对于运动诱发不典型心绞痛的患者,可以选择另一方案重复运动试验,观察患者是否在同等心率压力乘积(RPP)的情况下诱发症状。由于冠心病患者的心肌缺血阈一般比较恒定,所以如果症状确实是心肌缺血所致,就应该在同等 RPP 时出现症状。但是要注意心绞痛不一定就是心肌缺血的结果。

9) 最大摄氧量(VO_{2max})和代谢当量(METs)

正常应大于正常人预计值的 84%,心脏疾病患者 VO_{2max} 降低。运动试验的强度越大,VO_2 越大。因此,可用 VO_{2max} 的百分比表示运动强度。由 VO_{2max} 推算而出。1 METs 相当于 3.5 ml/(kg·min)VO_{2max}。METs 不仅可以表示各种日常生活的强度,而且可以据此来评定心功能能力,以指导患者日常生活活动与职业活动。

10) 靶心率和氧脉搏

靶心率是指在心脏康复训练时所应达到和保持的心率,可作为表示运动强度的另一个指标,一般不宜超过 85% HR_{max}。氧脉搏由 VO_{2max} 推算而出,该值减小,则提示心脏储备功能下降。

4. 阳性结果评定标准

(1) 运动中出现典型心绞痛发作。

(2) 运动中以及运动后(2 min 内出现)以 R 波为主的导联出现下垂型、水平型、缓慢上斜型(J 点后 0.08 s)ST 段下移≥0.1 mV,并持续 2 min 以上。如运动前有 ST 段下移,则在此基础上再增加上述数值。

(3) 运动中收缩期血压下降(低于安静水平)。

以上标准不能简单地套用,可以作为临床诊断的参考,而不能独立依此做出临床诊断。

(二) 心功能分级

1. NYHA 分级

目前主要采用美国纽约心脏病学会(NYHA)1928 年提出的一项分级方案,主要是根据患者自觉的活动能力划分为四级。Ⅰ级(最大代谢当量 6.5 METs):患者患有心脏病但体力活动不受限制。平时一般活动不引起疲乏、心悸、呼吸困难、心绞痛等症状。Ⅱ级(轻度心衰,最大代谢当量 4.5 METs):体力活动轻度受限。静息时无自觉症状,一般的活动可出现上述症状,静息后很快缓解。Ⅲ级(中度心衰,最大代谢当量 3.0 METs):体力活动明显受限。休息时无症状,轻于平时一般的活动即引起上述症状,休息较长时间后方可缓解。Ⅳ级(重度心衰,最大代谢当量 1.5 METs):不能从事任何体力活动。休息时亦有心衰的症状,体力活动后加重。

2. AHA 分级

1994 年美国心脏病学会(AHA)对 NYHA 的心功能分级方案再次修订时,采用并行的两种分级方案。第 1 种即上述的四级方案,第 2 种是客观的评估,即根据客观的检查手段如心电图、负荷试验、X 线、超声心动图等来评估心脏病变的严重程度,分为 A、B、C、D 四级:A 级,无心血管疾病的客观依据;B 级,客观检查示有轻度的心血管疾病;C 级,有中度心血管疾病的客观依据;D 级,有严重心血管疾病的表现。

3. Killip 分级

用于评估急性心肌梗死患者的心功能状态。Ⅰ级,无肺部啰音和第三心音;Ⅱ级,肺部有啰音,但啰音的范围小于 1/2 肺野;Ⅲ级,肺部啰音的范围大于 1/2 肺野(肺水肿);Ⅳ级,休克。

(三) 心绞痛分级

通常采用加拿大血管学会制订的标准(见表 6-3)。

表 6-3　心绞痛分级法

Ⅰ级	一般体力活动(如散步、登梯)不受限,仅在强、快或持续用力时会发生心绞痛
Ⅱ级	一般体力活动轻度受限,快步、登梯、爬坡、餐后、寒冷或刮风中、情绪激动或醒后数小时内发作心绞痛。一般情况下,心绞痛多发生于平地步行 200 m 以上或登梯一层以上时
Ⅲ级	一般体力活动明显受限。一般情况下,心绞痛多发生于平地步行 200 m 或登梯一层时
Ⅳ级	轻微活动或休息时即可发生心绞痛

(四) 行为类型评定

A 型行为(type A behaviour)是美国加州心脏病专家 Meyer Friedman 和 Rosenman RH 于 1970 年提出,其基本行为特征为竞争意识强,对他人敌意,过分抱负,易紧张和冲动等,是一种可能与冠心病危险性增高有关的生活方式。A 型行为类型并不是一种单一的心理素质和行为表现方式,而是包含了以人格为基础的行为,性格和情感元素的一个复合因素群或行为群,是不同的人格由相应的竞争和挑战性环境塑造的一整套的外显行为,是介于典型的 A 型行为到典型的非 A 型行为之间的行为连续体。当前把行为类型分为 5 型:A、mA、M、mB、B。A 型是 A 型行为人的极端型,有强烈的进取心和竞争欲。有时间紧迫感,人际关系不协调,有敌意倾向。mA 是一种不那么明朗和极端的 A 型人。B 是 B 型行为人中的极端型,是与 A 型行为相反的一种类型,缺乏竞争性,喜欢不紧张的工作,喜欢过松散的生活,无时间紧迫感,有耐心,无主动的敌意。mB 不像 B 型表现得那么明朗和极端。M 是介于 A 型和 B 型之间的一种混合型。弗瑞德曼和罗森曼通过近 10 年的研究,发现 A 型行为被试者冠心病的发病率是 B 型被试者发病率的 2 倍以上。

(五) 其他评定方法

包括 6 min 步行试验、代谢当量活动问卷、汉密尔顿焦虑量表等方法。

四、康复治疗

(一) 康复分期与原则

1. 康复分期和适应证

根据冠心病康复治疗特征,国际上将冠心病康复治疗分为 3 期。

Ⅰ期:指急性心肌梗死或急性冠脉综合征住院期康复。冠状动脉分流术(CABG)和经皮冠状动脉腔内成形术(PTCA)术后早期康复也属于此列。发达国家此期已缩短到 3~7 天。Ⅰ期适应证:患者生命体征稳定,无明显心绞痛,静息心率<110 次/min,无心力衰竭、严重心律失常和心源性休克,血压基本正常,体温正常。

Ⅱ期:指患者出院开始,至病情稳定性完全建立为止,时间 5~6 周。由于急性节段缩短,Ⅱ期的时间也趋向于逐渐缩短。Ⅱ期适应证:与Ⅰ期类似,患者病情稳定,运动能力达到 3 METs 以上,家庭活动时无显著症状和体征。

Ⅲ期:指病情处于较长期稳定状态,或Ⅱ期过程结束的冠心病患者。经皮经腔内冠状动脉成形术(PTCA)及支架置入术后或 CABG 术后的康复也属于此列。康复程序一般为 2~3 个月,自我锻炼应该持续终身。Ⅲ期适应证:临床病情稳定者,包括陈旧性心肌梗死、稳定型劳力性心绞痛、无症状冠心病、冠状动脉分流术、腔内成形术和支架置入术后、心脏移植术后、安装起搏器后。过去被列为禁忌证的一些情况如病情稳定的心功能减退、室壁瘤等正在被逐步列入适应证的范畴。有人将终生维持的运动锻炼列为Ⅳ期。

2. 不同分期的康复原理与原则

Ⅰ期康复原理和原则：通过适当活动,减少或消除绝对卧床休息所带来的不利影响。过分卧床休息可导致以下对机体的不利影响:血容量减少,导致每搏量和心输出量降低,代偿性心率加快;回心血量增加,心脏前负荷增大,心脏射血阻力相对增高,心肌耗氧量相对增加;回流缓慢,血液黏滞性相对增加,发生下肢静脉血栓和肺栓塞的概率增加;横膈活动降低,通气及换气功能障碍,排痰困难,容易合并坠积性肺炎;运动耐力降低;胰岛素受体敏感性降低,葡萄糖耐量降低;患者对疾病的恐惧和焦虑情绪增加,肾上腺素激素分泌增加。

Ⅱ期康复原理和原则:设立Ⅱ期康复是基于心肌梗死瘢痕形成需要 6 周左右的时间,而在心肌瘢痕形成之前,患者病情仍然有恶化的可能性,进行较大强度的运动的危险性较大。因此患者在此期主要是要保持适当的体力活动,逐步适应家庭活动,等待病情完全稳定,准备参加Ⅲ期康复锻炼。有的康复中心在Ⅱ期开始进行心电监护下的运动锻炼,其实际效果尚有待验证。

Ⅲ期康复原理和原则:① 外周效应:指心脏之外的组织和器官发生的适应性改变,是公认的冠心病和各类心血管疾病康复治疗机制。肌肉适应性改善,长期运动训练后肌肉毛细血管密度和数量增加,运动时毛细血管开放的数量和口径增加,肌肉运动时血液-细胞气体交换的面积和效率相对增加,外周骨骼肌摄取能力提高,动静脉氧差增大;运动肌氧利用能力和代谢能力改善,肌细胞线粒体数量、质量和氧化酶活性提高,骨骼肌氧利用率增强。肌细胞胰岛素受体开放数量增加,葡萄糖进入细胞的速率和数量增加,从而运动能量代谢效率改善,血流需求相对减少;交感神经兴奋性降低,血液儿茶酚胺含量降低;肌肉收缩的机械效率提高,定量运动时能量消耗相对减少;最大运动能力提高。由于定量运动时心脏负荷减轻,心肌耗氧量降低,最大运动能力相应提高。外周效应需要数周时间才能完成,停止训练则丧失,因此训练必须持之以恒。② 中心效应:指训练对心脏的直接作用,主要为心脏侧支循环形成(冠脉生物搭桥),冠状动脉供血量提高,心肌内在收缩性相应提高。动物实验已经获得积极的效果,但是临床研究尚有待进行。③ 危险因素控制:包括改善脂质代谢异常,改善高血糖和糖耐量异常,控制高血压,改善血液高凝状态,帮助戒烟。

(二)康复方法

1. 药物治疗

(1)解除疼痛常用药物:① 哌替啶肌注或吗啡皮下或静脉注射;② 轻者可用可待因或罂粟碱;③ 硝酸甘油或硝酸异山梨酯,舌下含用或静滴,注意心率加快和低血压;④ 中药制剂;⑤ 心肌再灌注疗法亦可解除疼痛。

(2)消除心律失常常用药物:① 室性期前收缩或室性心动过速用利多卡因,情况稳定后,改用美西律;② 心室颤动时,采用非同步直流电除颤,药物治疗室性心动过速不满意时,及早用同步直流电复律;③ 缓慢的心律失常可用阿托品静注;④ Ⅱ、Ⅲ度房室传导阻滞宜用临时人工心脏起搏器;⑤ 室上性心律失常药物不能用洋地黄、维拉帕米控制时,用同步直流电复律或用抗快速心律失常的起搏治疗。

(3)控制休克:① 补充血容量:右室梗死,中心静脉压升高不一定是补充血容量的禁忌;② 应用升压药;③ 应用血管扩张剂如硝普钠、硝酸甘油等。

(4)其他对症治疗:① 纠正酸中毒保护肾功能,应用糖皮质激素;② 促进心肌代谢药物,维生素 C、辅酶 A、细胞色素 C、维生素 B_6 等;③ 极化液疗法,用氯化钾、胰岛素、葡萄糖配成,促进心肌摄取和代谢葡萄糖;④ 右旋糖酐 40 或淀粉代血浆;⑤ β受体阻滞剂,钙通道阻滞剂和血管紧张素转换酶抑制剂,对前壁心梗伴交感神经亢进,可防止梗阻范围扩大;⑥ 抗凝疗法、华法林等,同时监测凝血酶原时间。

2. 康复治疗

1) Ⅰ期(院内康复期)

(1)治疗目标:为住院期冠心病患者提供康复和预防服务。康复目标:缩短住院时间,促进日常生活及运动能力的恢复,增加患者自信心,减少心理痛苦,减少再住院;避免卧床带来的不利影响,提醒戒烟并为Ⅱ期康复提供全面完整的病情信息和准备。同时经过康复,使患者低水平运动试验阴性,可以按正常节奏连续行走100~200 m或上下1~2层楼而无症状和体征。运动能力达到2~3 METs,能够适应家庭生活,使患者理解冠心病的危险因素及注意事项,在心理上适应疾病的发作和处理生活中的相关问题。

（2）治疗周期:一般7天,急性心肌梗死可适当延长至14天,未进行溶栓或溶栓失败也未进行血运重建治疗者可以延长至28天。

（3）治疗方案:以循序渐进地增加活动量为原则,只要患者生命体征稳定,无明显心绞痛,安静心率<110次/min,无心衰、严重心律失常和心源性休克,血压基本正常,体温正常,无并发症时即可开始。通过适当活动,减少或消除绝对卧床休息所带来的不利影响。康复治疗的基本原则是根据患者的自我感觉,尽量进行可以耐受的日常活动。康复治疗采用团队合作模式,即由心脏科医师、康复科医师、康复治疗师（物理治疗、作业治疗、心理治疗等）、护士、营养师等共同工作。具体如表6-4所示。

表6-4 治疗方案

分 类	具 体 方 法
1. 床上活动	活动一般从床上的肢体活动开始,包括呼吸训练。肢体活动一般从远端肢体的小关节活动开始,从不抗地心引力的活动开始,强调活动时呼吸自然、平稳。没有任何憋气和用力的现象。然后可以逐步开始抗阻活动。抗阻活动可以采用捏气球、皮球,或拉皮筋等,一般不需要专用器械。徒手体操十分有效。吃饭、洗脸、刷牙、穿衣等日常生活活动可以早期进行
2. 呼吸训练	呼吸训练主要指腹式呼吸。腹式呼吸的要点是在吸气时腹部浮起,让膈肌尽量下降;呼气时腹部收缩,把肺的气体尽量排出。呼气与吸气之间要均匀连贯,可以比较缓慢,但是不可憋气
3. 坐位训练	坐位是重要的康复起始点,应该从第一天就开始。开始坐时可以有依托,例如把枕头或被子放在背后,或将床头抬高。有依托坐的能量消耗与卧位相同,但是上身直立体位使回心血量减少,同时射血阻力降低,心脏负荷实际上低于卧位。在有依托坐适应之后,患者可以逐步过渡到无依托独立坐
4. 步行训练	步行训练从床边站立开始,先克服体位性低血压。在站立无问题之后,开始床边步行（1.5~2.0 METs）,以便在疲劳或不适时及时能够上床休息。此阶段开始时最好进行若干次心电监护活动。此阶段患者的活动范围明显增大,因此监护需要加强。要特别注意避免上肢高于心脏水平的活动,例如患者自己手举盐水瓶上厕所。此类活动的心脏负荷增加很大,常是诱发意外的原因
5. 大便	患者大便务必保持通畅。卧位大便时由于臀部位置提高,回心血量增加,使心脏负荷增加,同时由于排便时必须克服体位所造成的重力,所以需要额外的用力（4 METs）。因此卧位大便对患者不利。而在床边放置简易的坐便器,让患者坐位大便,其心脏负荷和能量消耗均小于卧床大便（3.6 METs）,也比较容易排便。因此应该尽早让患者坐位大便,但是禁忌蹲位大便或在大便时过分用力。如果出现便秘,应该使用通便剂。患者有腹泻时也需要注意严密观察,因为过分的肠道活动可以诱发迷走反射,导致心律失常或心电不稳
6. 上楼	上下楼的活动是保证患者出院后在家庭活动安全的重要环节。下楼的运动负荷不大,而上楼的运动负荷主要取决于上楼的速度。必须保持非常缓慢的上楼速度。一般每上一级台阶可以稍事休息,以保证没有任何症状
7. 心理康复与常识宣教	患者在急性发病后,往往有显著的焦虑和恐惧感。护士和康复治疗师必须安排对于患者的医学常识教育,使其理解冠心病的发病特点,为患者分析发病诱因,注意事项和预防再次发作的方法。控制冠心病危险因素,特别强调戒烟、低脂低盐饮食、规律的生活、个性修养等,提高患者依从性。同时对患者家属的教育也同样重要。一旦患者身体状况稳定,有足够的精力和思维敏捷度,并且知晓自己的心脏问题即可开始患者教育
8. 康复方案调整与监护	如果患者在训练过程中没有不良反应,运动或活动时心率增加<10次/min,次日训练可以进入下一阶段。运动中心率增加在20次/min左右,则需要继续同一级别的运动。心率增加超过20次/min,或出现任何不良反应,则应该退回到前一阶段运动,甚至暂时停止运动训练。为了保证活动的安全性,可以在医学或心电监护下开始所有的新活动。在无任何异常的情况下,重复性的活动不一定要连续监护
9. 出院前评估及治疗策略	当患者顺利达到训练目标后,可以进行症状限制性或亚极量心电运动试验,或在心电监护下进行步行。如果确认患者可连续步行200 m无症状和无心电图异常,可以安排出院。患者出现合并症或运动试验异常者则需要进一步检查,并适当延长住院时间

2) Ⅱ期(院外早期康复或门诊康复期)

一般为出院后 1～6 个月。冠状动脉介入治疗、冠脉搭桥术后常规 2～5 周。因目前我国冠心病患者住院时间控制在平均 7 天左右,因此Ⅰ期康复时间有限,Ⅱ期康复为冠心病康复的核心阶段,既是Ⅰ期康复的延续,也是Ⅲ期康复的基础。

对急性冠脉综合征恢复期、稳定性心绞痛、冠状动脉介入治疗或冠脉搭桥术后 6 个月内,生命体征稳定,运动能力达到 3 代谢当量(METs)以上,家庭活动时无显著症状和体征的患者,建议进入Ⅱ期康复计划。不稳定性心绞痛,心功能Ⅳ级,未控制的严重心律失常,未控制的高血压[静息收缩压> 160 mmHg(1 mmHg=0.133 kPa)或静息舒张压> 100 mmHg]等情况的患者,病情尚不稳定,不能进入此期。

(1) 康复目标:与Ⅰ期康复不同,除了患者评估、患者教育、日常活动指导、心理支持外,这期康复计划增加了每周 3～5 次心电和血压监护下的中等强度运动,包括有氧运动、阻抗运动及柔韧性训练等。每次持续 30～90 min,共 3 个月左右。推荐运动康复次数为 36 次,不低于 25 次。

本期治疗周期一般为 3 个月。

(2) 治疗方案:根据患者的评估及危险分层,给予有指导的运动。其中运动处方的制定是关键。需特别指出,每位冠心病患者的运动康复方案须根据患者实际情况制订,即遵循个体化原则来分步实施治疗方案。

第一步:准备活动,即热身运动,多采用低水平有氧运动,持续 5～10 min。目的是放松和伸展肌肉、提高关节活动度和心血管的适应性,预防运动诱发的心脏不良事件及预防运动性损伤。

第二步:训练阶段,包含有氧运动、阻抗运动、柔韧性运动等,总时间 30～90 min。其中,有氧运动是基础,抗阻运动和柔韧性运动是补充。具体运动方式如表 6-5 所示。

表 6-5 训练阶段运动方式

分 类	运 动 方 式
有氧运动	有氧运动所致的心血管反应主要是心脏的容量负荷增加,改善心脏功能。其对冠心病的治疗作用有:使冠状动脉管径增大、弹性增加;改善血管内皮功能,从而改善冠状动脉的结构和功能。常用有氧运动方式有行走、慢跑、骑自行车、游泳、爬楼梯,以及在器械上完成的行走、踏车、划船等,每次运动 20～40 min。建议初始从 20 min 开始,根据患者运动能力逐步增加运动时间。运动频率 3～5 次/周,运动强度为最大运动强度的 50%～80%。体能差的患者,运动强度水平设定为 50%,随着体能改善,逐步增加运动强度。对于体能好的患者,运动强度应设为 80%
抗阻运动	阻抗运动的时期选择:冠状动脉介入治疗后至少 3 周,且应在连续 2 周有医学监护的有氧训练之后进行;心肌梗死或冠脉搭桥术后至少 5 周,且应在连续 4 周有医学监护的有氧训练之后进行;冠脉搭桥术后 3 个月内不应进行中到高强度上肢力量训练,以免影响胸骨的稳定性和胸骨伤口的愈合。与有氧运动比较,阻抗运动引起的心率反应性较低,主要增加心脏的压力负荷,从而增加心内膜下血流灌注,获得较好的心肌氧供需平衡。其他益处:增加骨骼肌质量,提高基础代谢率;增强骨骼肌力量和耐力,改善运动耐力,帮助患者重返日常生活和回归工作;其他慢性病包括腰痛、骨质疏松、肥胖、糖尿病等也能从阻抗运动中获益。证据表明,阻抗运动对于血压已经控制的高血压患者是安全的,对心力衰竭患者亦主张进行阻抗运动。冠心病的阻抗运动形式多为循环阻抗力量训练,即一系列中等负荷、持续、缓慢、大肌群、多次重复的阻抗力量训练,常用的方法有利用自身体质量(如俯卧撑)、哑铃或杠铃、运动器械及弹力带。其中弹力带具有易于携带、不受场地及天气的影响、能模仿日常动作等优点,特别适合基层应用。每次训练 8～10 组肌群,躯体上部和下部肌群可交替训练,每周 2～3 次或隔天 1 次,初始推荐强度为:上肢为一次最大负荷量(one repetition maximum, 1-RM,即在保持正确的方法且没有疲劳感的情况下,一个人仅一次重复能举起的最大重量)的 30%～40%,下肢为 50%～60%,Borg 评分 11～13 分。应注意训练前必须有 5～10 min 的有氧运动热身,最大运动强度不超过 50%～80%,切记运动过程中用力时呼气,放松时吸气,不要憋气,避免 Valsalva 动作

（续表）

分　类	运　动　方　式
柔韧性运动	骨骼肌最佳功能需患者的关节活动维持在应有范围内,保持躯干上部和下部、颈部和臀部的灵活性和柔韧性尤其重要,如果这些区域缺乏柔韧性,会增加慢性颈肩腰背痛的危险。老年人普遍柔韧性差,使日常生活活动能力降低。柔韧性训练运动对老年人也很重要。训练原则应以缓慢、可控的方式进行,并逐渐加大活动范围。训练方法:每一部位拉伸时间 6~15 s,逐渐增加到 30 s,如可耐受可增加到 90 s,期间正常呼吸,强度为有牵拉感觉同时不感觉疼痛,每个动作重复 3~5 次,总时间 10 min 左右,每周 3~5 次

第三步:放松运动,有利于运动系统的血液缓慢回到心脏,避免心脏负荷突然增加诱发心脏事件。因此,放松运动是运动训练必不可少的一部分。放松方式可以是慢节奏有氧运动的延续或是柔韧性训练,根据患者病情轻重可持续 5~10 min,病情越重放松运动的持续时间宜越长。安全的运动康复除制定正确的运动处方和医务人员指导外,还需运动中心电及血压等监护。低危患者运动康复时无须医学监护,中危患者可间断医学监护,高危患者需严格连续医学监护。对于部分低、中危患者,可酌情使用心率表监护心率。

同时应密切观察患者运动中表现,在患者出现不适反应时能正确判断并及时处理,并教会患者识别可能的危险信号。运动中有如下症状时,如胸痛,有放射至臂部、耳部、颌部、背部的疼痛;头昏目眩;过度劳累;气短;出汗过多;恶心呕吐;脉搏不规则,应马上停止运动,停止运动上述症状仍持续,特别是停止运动 5~6 min 后,心率仍增加,应进一步观察和处理。如果感觉到有任何关节或肌肉不寻常疼痛,可能存在骨骼、肌肉的损伤,也应立即停止运动。

3) Ⅲ期(院外长期康复期)

也称社区或家庭康复期。为心血管事件 1 年后的院外患者提供预防和康复服务,是第Ⅱ期康复的延续。包括:陈旧性心肌梗死,稳定型劳力性心绞痛,隐性冠心病,冠状动脉分流术和腔内成形术后,心脏移植术后;安装起搏器后。过去被列为禁忌证的一些情况如病情稳定的心功能减退、室壁瘤等现正在被逐步列入适应证的范畴。这个时期,部分患者已恢复到可重新工作和恢复日常活动。为减少心肌梗死或其他心血管疾病风险,强化生活方式改变,进一步的运动康复是必要的。此期的关键是维持已形成的健康生活方式和运动习惯。

康复目标:巩固Ⅱ期康复成果,控制危险因素,改善或提高体力活动能力和心血管功能,恢复发病前的生活和工作。此期可以在社区或家庭进行。

康复方案:全面康复方案包括,有氧训练、抗阻训练、柔韧性训练、医疗体操、作业训练、放松性训练、行为治疗、心理治疗等。有氧训练是核心。运动方式:最常用的运动方式包括步行、登山、游泳、骑车、中国传统形式的拳操等;训练形式:可以分为间断性和连续性运动;运动量:每周总运动量为 700~2 000 cal(1 cal＝4.2 J),相当于步行 10~32 km。运动量的基本要素为强度、时间和频率。合适运动量的主要标志是,运动时稍出汗,轻度呼吸加快但不影响对话,早晨起床时感舒适,无持续的疲劳感和其他不适感。每次训练都必须包括准备活动、训练活动和放松运动。

3. 日常生活指导

指导患者尽早恢复日常活动是心脏康复的主要任务之一。应根据运动负荷试验测得患者最大运动能力[以最大代谢当量(MET_{max})表示],将目标活动时的 METs 值与患者测得的 MET_{max} 比较,评估进行该活动的安全性(见表 6 - 6)。

开车所需能量消耗水平较低(<3 METs)。一般而言,病情稳定 1 周后可开始尝试驾驶活动,但应告知患者避免在承受压力或精神紧张,如时间紧迫、天气恶劣、夜间、严重交通堵塞或超速等情况下驾驶。

虽病情已稳定,心脏事件后患者如果伴有以下情况之一者,即低血压、严重心律失常、重度传导阻滞或心力衰竭,应延缓驾驶时间至 3 周以上。乘坐飞机因受高空气压影响,可能会有轻度缺氧。

心脏事件后 2 周内乘坐飞机的患者应具备静息状态下无心绞痛发作、无呼吸困难及低氧血症,并且对乘坐飞机无恐惧心理。同时必须有伴同行,并备用硝酸甘油。

患者心肌梗死后的性生活:尽管当前社会对性的话题日渐开放,但在心肌梗死康复计划中通常被忽略。患者及其配偶在医师面前对此问题也常难以启齿。

医师同样觉得这是患者隐私,或因患者没有咨询过而认为他们这方面不存在问题。研究表明,患者在心肌梗死后性生活减少大都源于患者及其伴侣的焦虑与不安,并非真正身体功能障碍所致。许多人错误认为性生活会诱发患者再次心肌梗死。事实上,这种情况很少发生,约为每小时(20~30)/100 万人。

一般情况下,建议患者出院 2~4 周后重新开始性生活,其中冠状动脉介入治疗后患者出院后 1 周,冠脉搭桥术后 6~8 周。通常性生活可使心率加快到 130 次/min,随之血压也会有所升高。如果患者能够在 10~15 s 内爬完 20 步楼梯未感呼吸急促、胸痛等症状,心跳与安静时相比增加不超过 20~30 次/min,或进行心脏负荷试验,最大心脏负荷>5 METs,患者进行性生活是安全的。

如患者在性生活时出现心绞痛或其他相关不适,应及时停止并就医。同时应提醒患者随时备用硝酸甘油。要特别提醒患者,西地那非类药物与硝酸甘油严禁同时使用,以避免严重低血压,甚至导致生命危险。此外,某些治疗冠心病、高血压的药物可能对患者性功能有影响。如发生,及时更换药物。

4. 职业康复指导

临床发现,很多青壮年心肌梗死患者心脏功能虽恢复,但未回归工作岗位,而长期病假或申请退休。患者的社会功能明显受损,不仅影响患者生活质量,对社会来说,损失青壮年劳动力,也是巨大损失。

在美国,心肌梗死后患者回归工作的可能性约为 63%~94%。研究发现低风险的心肌梗死患者(年龄<70 岁,左心室射血分数>45%,1~2 个血管病变且冠状动脉介入治疗成功)行冠状动脉介入治疗后 2 周即重返工作,该研究中所有患者均未发生不良事件。

有研究表明,发生心肌梗死事件前无抑郁症状或症状较轻的患者,恢复工作能力的速度较快。发生心肌梗死事件前,生活自理能力越强的患者平均住院时间越短。心脏事件前的最大有氧运动能力和抑郁评分是事件后恢复工作能力的最佳独立预测因子。心脏功能状态并不是患者是否能够回归工作有力预测因子。

与不能完全回归工作有相关性的因素包括糖尿病、较高年龄、病理性 Q 波型心肌梗死和心肌梗死前心绞痛。然而,一些研究中显示某些心理变量的预测性更好,如信任感、工作安全性、患者对"残疾"的主观感受和医患双方对康复的期望等。此外,主要应根据运动负荷试验所测得的实际运动能力,指导患者回归工作(见表 6-6 各种活动能量消耗水平)。

表 6-6　各种活动的能量消耗水平(用 METs 衡量)

能量消耗水平 (METs)	日常生活活动	职业相关活动	休闲活动	体育锻炼活动
<3	洗漱,剃须,穿衣,案头工作,洗盘子,开车,轻家务	端坐(办公室),打字,案头工作,站立(店员)	高尔夫(乘车),编织、手工缝纫	固定自行车,很轻松的健美操
3~	耙地,使用自动除草机,铺床或脱衣服,搬运 6.75~13.5 kg 重物	摆货架(轻物),修车,轻电焊/木工	交际舞,高尔夫(步行)、帆船,双人网球,6 人排球,乒乓球,夫妻性生活	步行(速度 4.8~6.4 km/h),骑车(速度 10.0~13.0 km/h),较轻松的健美操
5~	花园中简单的挖土,手工修剪草坪,慢速爬楼梯,搬运 13.5~27.0 kg 的重物	户外木工,铲土,锯木,操作气动工具	羽毛球(竞技)、网球(单人),滑雪(下坡),低负荷远足,篮球,橄榄球,捕鱼	步行(速度 7.2~8.0 km/h),骑车(速度 14.5~16.0 km/h),游泳(蛙泳)

（续表）

能量消耗水平（METs）	日常生活活动	职业相关活动	休闲活动	体育锻炼活动
7～	锯木,较重的挖掘工作,中速爬楼梯,搬运 27.5～40.50 kg 重物	用铲挖沟,林业工作,干农活	独木舟,登山,乒乓球,步行(8.0 km/h),跑步(12 min 跑完 1 600 m),攀岩,足球	游泳(自由泳),划船机,高强度健美操,骑行(19.0 km/h)
≥9	搬运大于 40.00 kg 的重物爬楼梯,快速爬楼梯,大量的铲雪工作	伐木,重劳动者,重挖掘工作	手球,足球(竞技),壁球,越野滑雪,激烈篮球比赛	跑步(速度＞10.0 km/h)骑车(速度＞21.0 km/h)跳绳,步行上坡(速度＞8.0 km/h)

5. 改变生活方式

急性心肌梗死的危险因素有血脂异常、吸烟、高血压、糖尿病、腹型肥胖、心理社会压力、摄入水果蔬菜少、饮酒、规律的体力活动少,这 9 种危险因素分别可解释男性和女性心肌梗死原因的 90％ 和 94％。因此,冠心病可防可控。广义而言,二级预防是冠心病康复的一部分。

主要包括:坚持长期服药,不突然停药,定期就诊复查;生活要有规律,避免精神过度紧张和情绪波动;对心肌梗死的患者,克服焦虑、恐惧等情绪更为重要;冠心病与睡眠障碍关系密切,应当躯体治疗结合心理综合治疗,镇静安眠药要短程、足量、足疗程,要根据患者情况选择合适药物;合理膳食,低盐低脂饮食,食盐摄入量控制在每日 5 g 以下,少吃动物脂肪和胆固醇含量高的食物,如蛋黄、鱼子、动物内脏等,多吃鱼、蔬菜、水果、豆类及其制品。糖类食品应适当控制,少饮浓茶及咖啡等,水果、饮食不宜过饱,提倡少食多餐;保持排便通畅,防止便秘;参加适当的体力劳动和体育活动,如散步、打太极拳、做广播操等;肥胖者要逐步减轻体重;治疗高血压、糖尿病、高脂血症等与冠心病有关的疾病;不吸烟,不酗酒;常备缓解心绞痛的药物,如硝酸甘油片,以便应急服用。若持续疼痛或服药不能缓解,应立即送医院急诊。

（安丙辰　梁贞文）

第二节　高血压康复

一、概述

高血压(hypertension)是以体循环动脉收缩压和/或舒张压的持续增高为主要表现的临床综合征。

根据血压水平的分类:血压在(140～159) mmHg/(90～99) mmHg 为 1 级高血压;血压在(160～179) mmHg/(100～109) mmHg 为 2 级高血压;血压大于或等于 180 mmHg/110 mmHg 为 3 级高血压。

根据病因可分为原发性与继发性两大类。绝大多数患者高血压的病因不明,称之为原发性高血压,占高血压患者的 95％ 以上。原发性高血压的发病机制不明,目前倾向认为是在一定的遗传背景下,由于多种后天因素的影响导致调节正常血压机制的失代偿引起的多因素疾病。已发现与发病有关的因素为遗传、年龄、性别、饮食、职业与环境、吸烟、饮酒、肥胖。本病发病机制有以下几个学说:精神、神经学说,肾素-血管紧张素-醛固酮系统平衡失调学说,遗传学说,钠摄入过多学说,肥胖,胰岛素抵抗,血管内皮功能异常等。

高血压病是最常见的心血管疾病之一,高血压病的发病率有地域、年龄、种族的差别,各国情况也不尽相同。我国的高血压病患病率不如工业化国家高但却与年俱增。目前我国高血压患病率为 29.6％,知晓率、治疗率和控制率分别为 42.6％、34.1％ 和 9.3％,接受降压治疗的患者中血压达标率为 27.4％。发病率的逐年增高,发病年龄的年轻化,高血压所带来的靶器官损害和相应并发症越来越多,给个人、家庭和社会带来巨大考验。康复治疗可以有效协助降压,减少药物使用量及靶器官损害,提高体力活动能力和生活质量,是高血压病治疗的必要组成部分。对于轻症患者可以单纯用康复治疗使血压得到控制。

二、诊断与功能评定

(一) 诊断

高血压诊断主要依据测量血压值,采用经核准的水银柱或电子血压计,测量安静、休息、坐位、上臂肱动脉部位血压值,一般需要非同日测量 3 次以上血压值,收缩压均≥140 mmHg,和/或舒张压≥90 mmHg即可确诊。

原发性高血压诊断标准参见 1999 年《世界卫生组织/国际高血压联盟(WHO - ISH)高血压治疗指南》中制订的 18 岁以上者高血压诊断标准和分级(见表 6-7)。

表 6-7　1999 年世界卫生组织/国际高血压联盟高血压治疗指南

类　　　别	收缩压/mmHg	舒张压/mmHg
理想血压	<120	<80
正常血压	<130	<85
正常高值	130~139	85~89
1 级高血压("轻度")	140~159	90~99
亚组:临界高血压	140~149	90~94
2 级高血压("中度")	160~179	100~109
3 级高血压("重度")	≥180	≥110
单纯收缩期高血压	≥140	<90
亚组:临界收缩期高血压	140~149	<90

(二) 功能评定

运动疗法是高血压主要康复治疗手段,但由于高血压患者对运动的反应与正常人不同,因此高血压患者在运动训练之前应接受全面的医学检查与康复功能评定,以确定患者是否适于运动训练,以及适于什么样的运动。

1. 一般评估

在开始运动训练之前应对患者进行包括病史、生活习惯、运动爱好及各种医疗检查在内的各种检查。病史应注意询问患者血压增高的诱因及血压增高的规律,所服用的降压药种类、治疗效果及有无不良反应。了解患者以往的运动爱好项目、活动量和身体素质。进行全面检查以了解患者是否合并冠心病、糖尿病,及其心脏的功能水平。

2. 运动试验

对于高血压患者,运动试验不仅有指导运动疗法的作用,而且还有辅助诊断高血压病和评价疗效的作用,尤其是对于只在运动时显示血压增高的患者具有早期诊断的作用。

1) 运动试验指征

运动试验应有心电图、血压监测,其指征为:① 年龄>40 岁的男性;② 年龄>50 岁的女性;③ 伴有冠心病主要危险因素的所有人(不限年龄、性别);④ 有提示心、肺、代谢疾病的症状、体征或被确认为这些疾病的患者。无高血压危险因素、轻度高血压患者参加步行运动程序以前不需要进行运动试验。

2) 运动试验诊断高血压的标准

（1）下肢动态运动试验（活动平板等）：① 50％ VO_{2max} 运动强度：血压＞180/80 mmHg 为轻度高血压；收缩压＞190 mmHg 或/和舒张压≥90 mmHg 为中度高血压。② 极量运动：血压≥210 mmHg/80 mmHg 为轻度高血压；收缩压＞220 mmHg 或/和舒张压≥90 mmHg 为中度高血压。

（2）握力试验：对于参加阻力训练者，还需要进行肌肉等长收缩的运动试验，通常采用 50％最大握力的握力试验，时间 90 s，在对侧肢体每隔 30 s 进行血压测定。血压＞180/120 mmHg 为轻度高血压，收缩压＞190 mmHg 或/和舒张压≥130 mmHg 为中度高血压。

三、康复治疗

（一）康复原则与目标

（1）康复原则：高血压的康复治疗原则是高血压的处理不仅要控制血压水平，而且还应改善诸多紊乱因素，以预防或逆转脏器的损害。

（2）康复目标：康复治疗目标是对高血压人群、高危人群和健康人群进行分级管理与健康教育，有效控制血压，降低高血压的病死率、致残率，提高高血压患者的生活质量。在综合治疗的基础上，以药物治疗为主，积极实施康复治疗。

（二）康复治疗方法

康复治疗方法除用药外，还包括物理治疗、心理治疗及其他疗法等。

1. 物理治疗

适用于各级高血压患者，构成高血压防治及预防心、脑血管疾病的基础。1 级高血压如无糖尿病、靶器官损害即以此为主要治疗方式。2 级、3 级高血压患者需先将血压控制达标。

（1）生物反馈疗法：患者进入安静、避光、舒适的房间后，休息 5～10 min，听医师介绍生物反馈仪所显示的声、光的意义及生物反馈疗法控制血压的机制。然后嘱其坐在显示屏前，正负电极分别置于患者双侧额部眉弓上 2 cm 处，参考电极置于正负电极中点。治疗师利用暗示性语言及生动的情景描述来增加患者的想象，身体松弛后测定基础肌电值，根据基础值来预设一个比基础值稍低的指标。当被试肌肉放松达到预置肌电值时，反馈的音乐将持续不断，显示屏出现优美柔和的图片。让患者反复想象和体会，直到能随意达到预设目标为止。治疗完毕，关闭电源，从患者身上取下电极。每次生物反馈治疗持续 30 min 左右，每日治疗 1～2 次，20～30 次为一个疗程。

（2）高压静电疗法：利用 9 000 V 高压静电场作用于机体以达到双向调整血压的治疗方法，治疗时间 20～30 min，治疗时需去除贴身金属物品，连续 5～10 次为一个疗程。

（3）运动疗法：低度危险组高血压患者且对运动无过分血压反应者可参与非药物治疗的运动；对于中、高度危险组，极高危组且无运动禁忌证的高血压患者，应进行包括降压药、运动治疗在内的综合康复治疗。运动治疗主要适用于：临界性高血压，1～2 级高血压病以及部分病情稳定的 3 级高血压患者。对于目前血压属于正常偏高者，也有助于预防高血压的发生。年龄一般不列为禁忌证的范畴。主要方法参见表（见表 6-8）。

表 6-8　运动疗法

有氧训练	侧重于降低外周血管阻力，在方法上强调中小强度、较长时间、大肌群的动力性运动（中、低强度有氧训练），以及各类放松性活动，包括气功、打太极拳、放松疗法等。太极拳动作柔和，姿势放松，意念集中，强调动作的均衡和协调，有利于高血压患者放松和降压。一般可选择简化太极拳，或者选择个别动作（如云手、野马分鬃等）训练。不宜过分强调高难度和高强度。适当的运动治疗可以减少药物用量，降低药物不良反应，稳定血压

（续表）

循环抗阻运动	在一定范围内,中小强度的抗阻运动可产生良好的降压作用,而并不引起血压的过分升高。一般采用循环抗阻训练,即采用相当于40%最大一次收缩力作为运动强度,做大肌群的抗阻收缩,每节在10~30 s内重复8~15次收缩,各节运动间休息15~30 s,10~15节为一个循环,每次训练1~2个循环,每周3~5次,8~12周为一个疗程。逐步适应后可按每周5%的增量逐渐增加运动量
禁忌证	任何临床情况不稳均应属于运动治疗禁忌证,包括急进性高血压、重症高血压或高血压危象,病情不稳定的3级高血压病,合并其他严重并发症,如严重心律失常、心动过速、脑血管痉挛、心力衰竭、不稳定性心绞痛、出现明显降压药的不良反应而未能控制、运动中血压过度增高(>220 mmHg/110 mmHg)等。高血压病合并心衰时血压可以下降,这要与治疗所造成的血压下降鉴别,以免发生心血管意外

（4）其他物理治疗：参见表6-9。

表6-9　其他物理因子治疗

低周波治疗	选择脊髓通电疗法,下行电,颈膨大区域"＋"极,腰骶部"一"极,剂量为感觉阈上,通电15~30 min,Qd。可连续2~3个疗程
直流电离子导入疗法	患者取卧位,用直流电疗仪,选取1×(300~400)cm² 电极,置于颈肩部,导入镁离子;2个150 cm² 电极置于双小腿腓肠肌部位,导入碘离子,电量15~25 mA,时间20~30 min,每日1次,15~20次为1个疗程。此方法适于1~2级原发性高血压的治疗
磁疗	全身磁疗：环形低场强磁场[400 Gs(1 Gs＝10⁻⁵ T)]作用于全身,每日30~40 min,连续2~4周 穴位磁疗法：低场强磁片贴敷穴位：可选三阴交、内关、肾俞、曲池等 耳穴磁疗：磁珠贴敷穴位：肝、心、肾、交感、耳尖、耳背沟及角窝上,连续4周
水疗	全身：全身松脂浴 局部：足浴
其他	He-Ne激光穴位照射、穴位共鸣火花电疗法等,均有一定疗效,可根据患者的病情及设备条件酌情选用

2. 心理治疗

长期精神压力和心情抑郁是引起高血压的重要原因之一。可能与大脑皮质的兴奋、抑制平衡失调,导致交感神经活动增强,儿茶酚胺类介质的释放使小动脉收缩并继发引起血管平滑肌增殖肥大,交感神经的兴奋还可促进肾上腺素释放增多,这些均促使高血压的形成并维持高血压状态。因此,对高血压患者采用心理疏导治疗,不但可提高降压治疗的效果,还有助于降低其并发症。

3. 其他疗法

（1）中药治疗：根据中医辨证施治的原则,选择合适的方剂或单方、验方治疗。

（2）针灸治疗：取三阴交、阴陵泉、太冲、照海、曲池、合谷、内关等穴。每次选用数穴,交替使用,7~10天一个疗程。也可使用耳针治疗,主穴为降压穴、心、神门,配穴为皮质下、肾上腺、交感等,每次2~3穴,每天1次,7~10天一个疗程。

（3）推拿疗法：可采用五指拿手法：推、颤、揉、拿、扫散头顶部,梳理五经,推窍孔。拇指重点按揉印堂、睛明、头维、百会、安眠、风池等穴,共操作8~10 min,然后双手相扣大面积摩擦胸胁部及叠掌揉、拿腹部,拇指按揉中脘、关元、气海、足三里、丰隆、曲池、内关等操作5~8 min。最后双掌贯通推背腰及下肢,掌或肘揉背腰部膀胱经路线,拇指揉督脉路线,按揉心俞、肝俞、胆俞、三焦俞、肾俞,拿揉滚扣下肢,掌搓涌泉,按揉手部或足部反射区,共操作12~15 min。

（4）杵针治疗：是用循经取穴的途径用杵针杵压穴位的方法达到治病的目的。杵针由杵针头、杵针体、握柄、加压板和缓压垫等部分组成。杵针有单柄单支、单柄双支、加压板单支和加压板双支等多种,杵针治疗方法独特治疗时间短、见效快、应用范围广,既可治病又可防病,对高血压有一定双向调节作用,临床应用效果良好。可应用百会八阵、神道八阵、至阳八阵、命门八阵、腰阳关八阵、头颈及腰背部河车路行杵针治疗,每日或隔日一次,5～10次为一个疗程。

(三) 预防、保健与临床治疗

1. 药物治疗

利尿剂(如吲达帕胺等);β受体阻断药(如美托洛尔等);钙通道阻滞药(如硝苯地平等);血管紧张素转换酶抑制药(ACEI)(如福辛普利等);血管紧张素Ⅱ受体拮抗药(ARB)(如缬沙坦等);醛固酮受体拮抗剂(如依普利酮等)及α受体阻断剂(如乌拉地尔等),以及其他复合制剂等,可酌情单一或联合使用。

2. 预防和保健

(1) 合理的膳食:对高血压患者进行科学、合理的膳食指导,适当限制钠盐,每天食盐量应降至6 g以下;增加钾盐摄入;减少膳食脂肪;增加优质蛋白质的摄入,多选用鱼类、禽类及适量瘦肉,少吃动物油、肥肉及动物内脏;多吃蔬菜、水果,尤其是深绿色和红黄色果蔬,因其富含钾、钙、抗氧化维生素和食物纤维,对血压控制和心血管有保护作用。

(2) 良好的生活习惯:禁烟少酒,控制体重,劳逸结合,保证充足良好的睡眠及一定的体育锻炼。

(3) 按时用药:让患者明白平稳降压、减少血压波动的重要性,并建议患者根据其经济情况选用疗效长、疗效稳定、服用方便、不良反应少、效果好的药物,以提高其治疗的顺应性。

(4) 心理疏导:对高血压患者进行必要的心理疏导和护理,教育患者应保持情绪轻松、稳定,尽量减少影响情绪激动的因素。也可通过解释、说服、鼓励、听音乐等手段消除患者的紧张和压抑心理。教会患者及其家属正确测量血压,让其学会自己观察血压变化。

(5) 社区防治:采取政府领导部门(如街道办事处)、卫生主管部门(如街道医院)和专业人员三结合的组织形式,通过健康教育、卫生促进、疾病监测等工作,降低高血压的发生率,对于行动不便或精神有障碍的老年人,最好由社区医师负责监督诊治。

(陈秋红)

第三节　慢性阻塞性肺疾病康复

一、概述

慢性阻塞性肺疾病(chronic obstructive pulmonary disease,COPD)简称慢阻肺,是一种常见的以持续性呼吸道症状和气流受限为特征的可以预防和治疗的疾病,呼吸道症状和气流受限是由有害颗粒和有害气体导致的气道和/或肺泡异常引起的。

COPD的危险因素:① 烟草烟雾(包括香烟、旱烟、雪茄等),最为常见。② 高强度或长时间暴露于职业性粉尘和化学烟雾中。③ 室外空气污染。④ 在通风环境较差,使用生物燃料烹饪和取暖所引起的室内空气污染。⑤ 妊娠期和儿童期任何可能影响肺部发育的原因(如低体重、呼吸道感染等)也增加罹患COPD的危险。⑥ 遗传性抗胰蛋白酶α-1缺乏。

COPD的临床表现:主要表现为慢性咳嗽、咳痰、呼吸困难等,晚期患者会有体重下降。由于COPD存在各种亚型,症状也不尽相同。有些人抱怨长期咳嗽、咳痰,多为白黏痰,晨起症状较重。另一些人主诉活动后呼吸困难,以爬楼梯时感觉最为明显,但咳嗽、咳痰症状较轻。随着病情的进展,一些患者弯腰拾物、穿脱衣服时都气喘吁吁,难以承受。

二、COPD 的诊断与功能评定

(一) 诊断

1. 诊断

存在呼吸困难、慢性咳嗽或咳痰，以及危险因素暴露史的患者，都应考虑 COPD 可能性，应进行肺功能检查。若患者吸入支气管扩张剂后，FEV_1（forced expiratory volume in one second，第 1 秒用力呼气容积）/FVC（forced vital capacity，用力肺活量）<0.70，表明存在持续性气流受限，可以确诊为 COPD。

2. 鉴别诊断

(1) COPD：一般在中年后发病，症状进展缓慢，呼吸困难多为渐进性加重，活动后明显。多有吸烟史或其他烟雾暴露史。

(2) 支气管哮喘：多有家族史，通常在儿童期开始出现症状。咳、喘多在夜间或清晨时加重，常伴有鼻炎病史。可每年发作或间断发作。

(3) 充血性心力衰竭：患者也会有咳、喘症状，但多有心脏疾病史，部分患者胸片显示心影增大、肺水肿。肺功能为限制性通气功能障碍，无气流受限。

(4) 支气管扩张：年龄分布范围较广，多有长期咳嗽、咳痰病史，一些患者有大量浓痰，胸部 CT 显示支气管扩张的影像。

(5) 肺结核：也可表现为咳嗽、咳痰、气促。但该病在各个年龄段均可发病，胸部影像可见肺部浸润性病灶，通过微生物学检查可以确诊。

需要说明的是：有的患者可能 COPD 与其他疾病并存，如：支气管哮喘-慢阻肺重叠综合征（asthma COPD overlap syndrome，ACOS），ACOS 与 COPD 相比，病情更为严重，预后更差。一些 COPD 患者合并肺结核。还有一些患者常伴有心功能不全。应详问病史，给予相应的实验室检查。

(二) COPD 患者的康复功能评估

评估的目的是明确疾病的严重程度，预测未来风险事件发生（急性加重、住院和死亡）对患者的影响，以指导治疗。应分别从以下方面进行评估：症状、气流受限程度、急性加重风险、并发症。

1. 气流受限程度通过肺功能评估（见表 6 - 10）

表 6 - 10　COPD 患者气流受限严重程度的肺功能分级

肺 功 能 分 级	患者 FEV_1 占预计值的百分数
GOLD 1 级：轻度	$FEV_1 \geq 80\%$ 预计值
GOLD 2 级：中度	$50\% \leq FEV_1 < 80\%$ 预计值
GOLD 3 级：重度	$30\% \leq FEV_1 < 50\%$ 预计值
GOLD 4 级：极重度	$FEV_1 < 30\%$ 预计值

值得注意的是：COPD 患者初诊多在基层医院，应在基层医院配备更多的肺功能仪；接诊医师常为内科或全科医师，应提高他们使用肺功能仪诊断 COPD 的意识。

2. 症状评估

可以使用 COPD 评估测试（COPD Assessment Test，CAT）或（见表 6 - 11）改良版的英国医学研究委员会呼吸困难问卷（modified british medical research council，mMRC）（见表 6 - 12）。

表 6-11　COPD 评估测试(COPD assessment test, CAT)

我从不咳嗽	0 1 2 3 4 5	我总是在咳嗽
我一点痰也没有	0 1 2 3 4 5	我有很多很多痰
我没有任何胸闷的感觉	0 1 2 3 4 5	我有很严重的胸闷感觉
当我爬坡或上 1 层楼梯时,没有气喘的感觉	0 1 2 3 4 5	当我爬坡或上 1 层楼梯时,感觉严重喘不过气来
我在家里能够做任何事情	0 1 2 3 4 5	我在家做任何事情都受影响
尽管我有肺部疾病,但对外出很有信心	0 1 2 3 4 5	由于我有肺部疾病,对离开家一点信心都没有
我的睡眠非常好	0 1 2 3 4 5	由于我有肺部疾病,睡眠相当差
我精力旺盛	0 1 2 3 4 5	我一点精力都没有

CAT 评分共包含 8 个问题,每个问题 0~5 分,各问题分数相加得总分。其中 0~10 分为病情轻微,11~20 分为疾病状态中度,21~30 分为疾病状态严重,31~40 分为疾病状态非常严重。

表 6-12　mMRC 问卷

呼吸困难评价等级	呼吸困难严重程度
0 级	只有在剧烈活动时感到呼吸困难
1 级	在平地快步行走或步行爬小坡时出现气促
2 级	由于气促,平地行走时比同龄人慢或者需要停下来休息
3 级	在平地行走 100 m 左右或数分钟后需要停下来喘气
4 级	因严重呼吸困难以至于不能离开家,或在穿衣服、脱衣服时出现呼吸困难

3.急性加重风险

COPD 急性加重是一个突发事件,以患者呼吸症状突然加重为特征,这种加重往往超出平时的波动范围,被迫调整用药方案。频繁急性加重致患者的活动能力明显下降,增加死亡的风险。故对所有稳定期的 COPD 患者,应评估其急性加重的风险,给予规范化的治疗,降低风险。根据患者的症状、肺功能、既往急性加重史将患者分为 A、B、C、D 4 组,如表 6-13 所示。

表 6-13　稳定期 COPD 患者病情严重程度评估表

患者	特　征	肺功能分级	上一年急性加重次数	CAT	mMRC
A	低风险,症状少	GOLD 1~2 级	<2	<10	0~1 级
B	低风险,症状多	GOLD 1~2 级	<2	≥10	≥2 级
C	高风险,症状少	GOLD 3~4 级	≥2	<10	0~1 级
D	高风险,症状多	GOLD 3~4 级	≥2	≥10	≥2 级

需要说明的是:

(1)若患者在最近一年内有 1 次急性加重并住院,则确定为高风险。

(2)患者对急性加重次数的回忆有时不够准确。医师应仔细询问患者是否咳嗽、咳痰、气促 3 种表现中的任一个或数个症状较平时加重,因而到门、急诊就诊甚至住院,并在医师指导下增加了药物剂量和/或品种。

4. 并发症

常见的并发症包括：心血管疾病,骨质疏松,抑郁和焦虑,骨骼肌功能下降,代谢综合征和肺癌等。这些合并症可能会影响 COPD 患者的入院率和死亡率,应注意诊治。

三、康复治疗

1. COPD 急性加重期的诊治原则

(1) COPD 急性加重最常见的原因是呼吸道感染(病毒或细菌感染)。治疗原则主要包括：氧疗、支气管扩张剂、糖皮质激素(包括系统性的和雾化吸入),有指证时使用抗生素,物理治疗(可选高频电疗：如超短波,无温量,12～15 min/Bid,有消炎、提高机体免疫力等作用)等。

(2) 呼吸功能训练：可采用一对一辅助呼吸法,由康复治疗师诱导患者缓慢进行,尽可能增大每次呼吸动度,减少残气量。(需要强调的是：在 COPD 急性加重期,通过对患者身体状况及活动能力的全面评估,应该尽可能帮助患者进行康复功能训练,以减少卧床时间,降低肺不张和肌肉废用性萎缩的可能性,但运动处方的设置应从最小量开始,住院患者应在工作人员照护下活动。)

(3) 诱导有效咳嗽：由治疗师辅助患者学习有效咳嗽方法(深吸气,呼吸过程中用力咳出,有利于排痰,详见下文)。

2. COPD 稳定期的药物治疗

要使 COPD 患者参与康复治疗,首先要确认其是否规范化用药,以减轻患者的症状,减少急性发作的频率和严重程度,并改善患者的健康状态和运动耐量。对于不同组别的患者首选药物如表 6 - 14 所示。

表 6 - 14 COPD 患者药物治疗一览表

患者	首 选 建 议
A组	首选支气管扩张剂(短效或者长效),评估疗效后可继续原方案、停用或者更换其他支气管扩张剂
B组	首选长效支气管扩张剂(LAMA 或 LABA);如症状持续可两者合用
C组	首选长效支气管扩张剂单药治疗,推荐 LAMA;若症状加重可联合应用 LAMA＋LABA,次选方案为 LABA/ICS
D组	首选 LAMA/LABA 联合治疗。某些患者(既往诊断/目前怀疑为 ACOS,或血嗜酸性粒细胞增多)可首选 LABA/ICS;若症状持续加重可升级为 LAMA＋LABA/ICS;如仍无法控制症状可加用罗氟司特或大环内酯类抗生素

注：LAMA：长效抗胆碱能受体拮抗剂;LABA：长效 β_2 受体激动剂;ICS：吸入糖皮质激素。

目前国内常用的吸入型短效支气管扩张剂有：β_2 受体激动剂(沙丁胺醇等)、抗胆碱能受体拮抗剂(异丙托溴铵等)。吸入型长效支气管扩张剂有：β_2 受体激动剂(福莫特罗、沙美特罗等)、抗胆碱能受体拮抗剂(噻托溴铵等)。长效 β_2 受体激动剂/吸入糖皮质激素联合制剂有福莫特罗/布地奈德、沙美特罗/氟替卡松等。

需要说明的是：

(1) 一些患者不愿意使用吸入型药物,以为只有口服或静脉给药最为可靠。应做好解释工作,劝导其规范用药,教会其用药方法。实际上一些患者在吸入长效支气管舒张剂或长效支气管舒张剂/吸入糖皮质激素联合制剂后,会感到咳、喘症状减轻,主动要求继续用药。

(2) 医护人员应该教会患者正确使用吸入型药物,若为长效 β_2 受体激动剂/吸入糖皮质激素联合制剂,应使患者吸入药物后充分漱口,然后吐掉。经常有患者特别是老年人忘记漱口,或将漱口液咽下,加重了真菌感染的可能性。

（3）对于一些高风险的患者，在噻托溴铵的基础上，加入长效 β₂ 受体激动剂或长效 β₂ 受体激动剂/吸入糖皮质激素联合制剂可使患者改善症状更为明显。虽然联合用药增加了患者支出，但降低了急性加重甚至住院的风险，患者多愿意接受。

（4）不推荐长期口服糖皮质激素维持治疗，因为这样会增加感染和骨折的风险。也不推荐长期吸入糖皮质激素单药，因为其效果不如联合制剂。

（5）茶碱类药物因价格低廉，有一定效果，我国的 COPD 患者较为常用。有证据显示对于稳定期 COPD 患者，茶碱类药物与安慰剂比较，有轻微的支气管舒张作用和症状获益。但应注意茶碱类药物可能会致胃黏膜损伤，心率加快等不良反应，应在医师指导下服用。

（6）疫苗：流感疫苗可以减少 COPD 患者的严重程度和病死率。流感疫苗分为灭活或减毒疫苗，推荐使用减毒活疫苗并且每年接种一次。对于年龄 65 岁以上，以及年龄 65 岁以下，但是 $FEV_1 < 40\%$ 预计值的 COPD 患者，使用肺炎链球菌多聚糖疫苗可以减少社区获得性肺炎的发生率。

（7）抗菌药：应在医师指导下使用，不推荐非感染性因素所致的急性加重使用抗菌药物。

（8）黏液溶解剂：有黏痰的患者可以从黏液溶解剂（如羧甲司坦）中获益，但总体获益较小。

3. 氧疗

（1）对于严重的具有静息状态下低氧血症的患者，长期氧疗（>15 h/天）可以提高慢性呼吸衰竭患者的生存率。长期氧疗的指证包括：$PaO_2 \leqslant 7.3\,kPa(55\,mmHg)$ 或 $SaO_2 \leqslant 88\%$，伴或不伴有在 3 周内至少发生两次的高碳酸血症；或 PaO_2 在 $7.3\,kPa(55\,mmHg)$ 和 $8.0\,kPa(60\,mmHg)$ 之间；或者 SaO_2 为 88%，合并有肺动脉高压、提示充血性心力衰竭的外周水肿或者红细胞增多症（血细胞比容>55%）的证据。

（2）目前，国人家庭氧疗的意识较为低下，一些患者认为只有生命垂危时才需要氧疗。应大力开展宣传教育，鼓励患者每天氧疗时间>15 h。此外，在康复锻炼或外出活动时吸氧，能够增加安全感，减少低氧血症的发生。

（3）若采用制氧机氧疗，应请专业人员定期测定制氧效果，必要时更换分子筛等零部件。

4. 无创性机械通气

一些日间有高碳酸血症的患者，联合使用无创通气及长期氧疗，可以提高生存率，但无法改善生活质量。

5. 康复功能训练

康复功能训练适合各期 COPD 患者。无论处于疾病哪一期的患者均可以从运动训练中获益，呼吸功能训练可以改善患者运动耐量，减轻呼吸困难症状和疲劳感。甚至在一次康复计划完成后获益还将持续。一次有效的康复计划至少应该持续 6 周以上，持续的时间越长效果越明显。即使康复计划结束了获益也不会停止，如果患者能够在家里继续运动训练，则可保持比康复前更好的状态。

康复功能训练禁忌证：合并严重肺高压、不稳定心绞痛及近期心梗、认知功能障碍、充血性心力衰竭、明显肝功能异常、癌转移、近期脊椎损伤、肋骨骨折、咯血等。

肺功能康复方案包括一系列适合不同病情的治疗方法，主要有：物理因子治疗、呼吸功能训练技术、放松技术、辅助呼吸训练技术、氧疗、排痰技术等综合项目。现简述如下。

1）呼吸功能训练

针对 COPD 进行呼吸训练是十分重要的。通过正确的呼吸训练可以建立有效呼吸模式，如：指导患者运用呼吸辅助肌肉以改善通气，鼓动胸部作快速吸气，内收腹部，噘起嘴慢慢地将气吹出以充分利用横膈活动。慢而深地呼气可防止气道早期闭合。鼓励散步和从事力所能及的家务劳动以及气功、保健操等，改善体力并充分利用其有限的肺功能。

（1）腹式呼吸：肺气肿患者多采用胸式呼吸，呼吸浅弱，潮气量较低，肺气肿使横膈活动减弱或固定，通气量减少,无效腔气量增大。为改变不良呼吸模式,应教会患者学习腹式呼吸,也称膈式呼吸,其主要是靠腹肌和膈肌的收缩而进行的一种深缓呼吸,以减低气道的阻力,提高潮气量,减少无效腔气量,改善气体的分布,增进肺泡通气量,使通气/血流比率失衡得到纠正,缓解缺氧。训练时,取仰卧位,嘱全身放松,吸气时,将腹部慢慢而均匀隆起,呼气时,将腹部慢慢收缩,使横膈上抬。腹式呼吸是一种低耗、高效的呼吸模式,关键在于协调膈肌和腹肌在呼吸运动中的活动。它通过增加膈肌活动度来提高通气功能,降低呼吸肌耗氧量,增加潮气量。做法: ① 双手置上腹部法;② 两手分置胸腹法;③ 下胸季肋部布带束胸法;④ 抬臂呼气法来诱导腹式呼吸。

(2) 缩唇呼气:COPD 患者因为小气道壁弹性减退和肺泡弹性减弱,肺的弹性回缩力减低,小气道阻力升高,等压点向末梢小气道移动,呼气时小气道提早闭合,致使气体滞留在肺内,加重通气/血流比值失调。缩唇呼吸可以延缓呼气气流的下降,可提高气道内压,增加气道外口段阻力,以抵抗气道外的动力压迫,使等压点移向中央大气道,防止小气道过早闭合,因此能改善通气和换气,达到减少残气量的目的,同时减少呼吸频率、分钟通气量、降低二氧化碳水平、增加潮气量、升高动脉血氧分压和氧饱和度。本法也称吹笛式呼吸。方法是患者闭嘴经鼻吸气,呼气时双唇缩紧如吹口哨状,在 4～6 s 内将气体缓慢呼出。该法可减少下呼吸道内压力递减梯度,防止小气道过早闭塞。

(3) 呼吸体操:以下介绍各种呼吸训练方法以及各种体位下的呼吸操(见表 6 - 15)。

表 6 - 15　各种呼吸训练方法

序号	体　位	方　　法
1	仰卧位	两手放置上腹部,进行腹式呼吸,缓缓吸气,使腹部鼓起,然后再把气慢慢呼出。动作从容舒适,像熟睡之态,具有安定神经的作用。腹壁隆起(吸),腹壁内收(呼),进行 10 次,两手随腹壁起伏
		两手放置脐部,进行腹式呼吸,腹壁隆起(吸),两手随腹壁抬起;腹壁内收,两手推按腹壁,帮助呼气(呼),进行 10 次
2	坐位	两手叉腰,进行腹式呼吸,吸气短、呼气长,两者之比为 1∶2～1∶3,进行 10 次
		两手抱胸,进行胸式呼吸,深吸气,使胸廓不断扩张,然后不间断地慢慢把气呼出。呼气时两手压迫胸廓两侧,帮助呼气,进行 10 次
		两手放置上腹部,进行腹式深呼吸,呼气时两手压迫上腹部,腹壁收缩,以加强呼气,进行 10 次
		两手下垂于身侧(吸),身体下弯两手抱腘窝,以大腿压迫胸腹,以加强呼气(呼)进行 10 次
		在身前 50 cm 处悬一丝线,吸气后进行缩唇深呼气,把丝线吹动,越远越好,进行 10 次
		手拿水杯,通过玻璃管式塑料管向水吹气,吹气时间逐渐增长。吸气用一般鼻吸法
3	立位	两手置上腹部,仰体(吸),身体前弯,两手压迫上腹部(呼),进行 10 次
		两足分开与肩同宽,两臂自然下垂,仰体(吸),深呼气时做深下蹲,两手抱于腹前,压迫腹壁(呼),进行 10 次,起立时深吸气
4	上胸式呼吸	将两手掌按在锁骨上,然后上胸部扩张吸气,待吸气后再向外呼气。呼吸要均匀,节奏可逐渐加快
5	深呼吸	吸气时,依次鼓腹、扩张胸部、扩张上腹部,使胸、腹腔处于"饱和"状态,然后再逆序呼出气体
6	节律呼吸(亦称步行呼吸)	走 3～4 步用鼻吸气,再走 3～4 步用鼻呼气。步速与呼吸节律要很好地配合
7	强烈呼吸	先吸足气略憋片刻,然后将嘴噘成圆形向外急速呼气 3 次。其动作似吹口哨一般
8	激励呼吸	先吸足气略憋片刻,然后通过齿缝向外呼气,并发出"嘶嘶"声

（续表）

序号	体　　位	方　　法
9	净化呼吸	立姿，两脚开立同肩宽。用鼻做深吸气，同时两臂缓缓经侧平举至上举。待吸足气后（两臂恰成上举），两臂急速下放似"挥砍"，张口吐气的同时高喊一声"哈"。这一练习有助消除精神紧张，并能使长期郁积在肺部的浊气排出体外
10	自由呼吸	保持良好心态，仿佛置身于海边、湖岸和林间，以轻松自如的呼吸结束呼吸操的动作

2）姿势训练

姿势训练包括增加一侧胸廓活动；活动上胸及肩带训练；活动上胸及牵张胸肌；纠正头前倾和驼背姿势。

3）全身肌力训练

改善全身运动耐力和气体代谢，提高免疫力。①上肢训练：如手摇车训练及抱重物训练，以运动时出现轻度气促为宜。拖重物训练：以 0.5 kg 开始，渐增至 2～3 kg，做高于肩部的各个方向活动，每次活动 1～2 min，休息 2～3 min，每日 2 次。② 下肢训练：常兼用有氧训练方法如快走、划船、骑车、登山等。运动后不应出现明显气促、气短或剧烈咳嗽。

4）太极拳等各种运动锻炼

各种运动，如步行、登阶、柔软操、太极拳、气功等锻炼能改善呼吸循环功能，提高神经肌肉的活动效能，应持之以恒。太极拳的缓慢、深沉、均匀的呼吸，对改善和提高呼吸功能大有益处。太极拳追求放松、气沉丹田，习之日久则功夫自出，呼吸功能提高，表明肺的功能增强，可减少 COPD 患者疾病的发作。因而打太极拳是一项极益于 COPD 缓解期患者练习的项目。当然还有游泳、跳交际舞等项目，也都非常适合这类患者锻炼。

6. 控制感染

除合理使用抗生素外，为保持和改善呼吸道的通畅，还可利用排痰技术、物理因子治疗技术等，来改善炎症状态。总体上 COPD 病程各期均适合进行物理因子治疗，可按需选用。有助于消炎、抗痉挛，利于排痰，保护呼吸道黏膜和纤毛功能。用法：① 感染严重时可选用无温量高频电疗，每日 1～2 次，15～20 次一个疗程。② 痰液黏滞不易排出时，可选用超声药物雾化吸入，加手法振动、体位排痰技术等可有效促进排痰，缓解症状（详见下文）。

7. 排痰技术

COPD 患者常表现为反复呼吸道炎症反应，一般都有一定量的分泌物，如分泌物不能及时排出，单纯依赖药物，则很难取得良好效果。由于痰液多在下呼吸道，排出困难，有效的痰液引流与合理用药具有同等的治疗意义。所以呼吸康复特别强调及时给予辅助排痰以改善通气功能。辅助排痰方法有以下这些方法：

（1）深呼吸和有效咳嗽：鼓励和指导患者进行有效咳嗽。通过深呼吸和有效咳嗽，可及时排出呼吸道内分泌物，指导患者每 2～4 h 进行数次随意的深呼吸，在呼气终末屏气片刻，然后暴发性咳嗽，促使分泌物从远端气道随气流移向大气道。

（2）胸部叩击，震颤：通过叩击震动背部，间接地使附在肺泡周围及支气管壁的痰液松动脱落。方法为五指并拢，向掌心微弯曲呈空心掌，腕部放松，迅速而规律地叩击胸部，由下而上、由外到内，双手轮流叩击拍打 30～45 s，叩击拍打后，手按压胸壁部，嘱患者作呼吸和咳嗽、咳痰，在深吸气时作颤摩振动，连续 3～5 次，再重复叩击、震颤 2～3 次，嘱患者咳嗽以排痰。时间 15～20 min，每日 2～3 次，餐前进行。叩击时观察患者面色、呼吸、咳嗽及排痰情况，如有不适应立即停止。胸部叩击手法如图 6-2 所示。

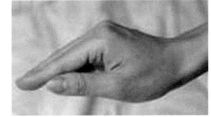

图 6-2　叩击手法

（3）体位引流：利用重力促使各个肺段内积聚的分泌物排出，不同的病变部位应采用不同的引流体位,目的是使该病变部位的肺段支气管开口向下,利用重力,加有效咳嗽或胸部叩击,将分泌物排出体外。方法:每天引流2~4次,根据分泌物多少决定引流次数,分上、下午两次完成,宜在多在早餐前1 h,晚餐前及睡前进行,每次引流一个部位,每次10~15 min,总时间不超过30~45 min。严密观察咳嗽和痰液引流情况,注意神志、呼吸及有无发绀。如图6-3所示。

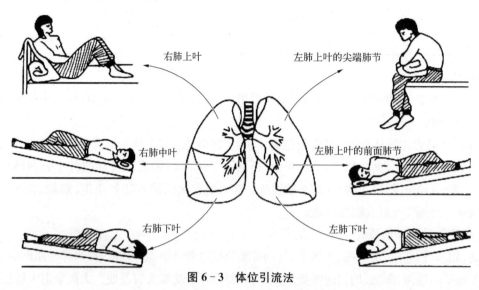

右肺上叶　左肺上叶的尖端肺节

右肺中叶　左肺上叶的前面肺节

右肺下叶　左肺下叶

图6-3 体位引流法

(4) 雾化吸入:可以减轻气道炎症严重程度,扩张支气管,缓解气促症状,提高患者活动能力。雾化吸入既可以在医院进行,也可以在家中操作。只要家中有制氧机,就能够以氧气为动力,通过雾化器将药液带入气道。目前常用的雾化吸入药物有三大类:糖皮质激素类(如布地奈德雾化液等)、β2受体激动剂类(如硫酸特布他林雾化液等)、胆碱M受体拮抗剂类(如吸入用异丙托溴铵溶液等)。患者在治疗时尽量做深呼吸。应注意吸入的装置有面罩和咬嘴两种,建议以咬嘴为主。若吸入含有糖皮质激素的药液,应在用后立即漱口,然后将漱口液吐掉;若使用的是面罩,还应该洗脸。这一点应对患者耐心讲明,且经常强调。

(5) 排痰技术注意事项:① 引流应在饭前进行,一般在早晚进行,因饭后易致呕吐。② 说服患者配合引流治疗,引流时鼓励患者适当咳嗽。③ 引流过程中注意观察患者,有无咯血、发绀、头晕、出汗、疲劳等情况,如有上述症状应随时终止体位引流。④ 引流体位不宜刻板执行,必须采用患者即能接受,又易于排痰的体位。

(6) 排痰技术适应证与禁忌证:

适应证:① 体位引流可用于分泌物或细胞滞留引起的大块性肺不张,结构异常而引起分泌物聚集,长期无法排除(如支气管扩张,囊性肺纤维化或肺脓肿)。② 由于用力呼气受限(如COPD、肺纤维化)而无力排出分泌物的患者急性感染时。③ 咳嗽无力(如老年或恶病质患者、神经肌肉疾病、术后或创伤性疼痛或气管切开术患者)。④ 支气管碘油造影检查前后。

禁忌证:① 年迈及一般情况极度虚弱、无法耐受所需的体位、无力排除分泌物(在这种情况下,体位引流将导致低氧血症)。② 抗凝治疗。③ 胸廓或脊柱骨折、近期大咯血和严重骨质疏松。

四、康复教育

可以增加患者活动能力,减少急性加重次数,降低医疗费用。对于我们这样的人口众多的发展中国家尤为重要,每个医务人员均有义务和责任做好宣教。建议以社区医师为主,邀请专科医师参与,在辖区内分片、巡回讲座。其内容主要包括以下几个方面。

1. 戒烟

由于吸烟对患者的影响较为隐匿,往往在多年后才能显现,一些患者对戒烟不以为然,只到咳喘症状严重,行走困难时才戒烟,为时已晚。应该使患者懂得越早戒烟对改善肺功能、增加活动能力效果越好!一些患者单凭意志力难以戒烟,可以用药物辅助。这些药物包括:尼古丁口香糖、吸入剂、鼻喷雾剂、透皮贴,舌下含片等,以及采用伐尼克兰、安非他酮或去甲替林的药物。研究表明:这些药物能够有效提高长期戒烟率,相比于安慰剂更加有效。笔者发现一些患者即使采用上述药物仍难以摆脱香烟的诱惑,或以逐步减少吸烟量为借口,为此,需要医务工作者苦口婆心地做患者及家属的工作。

2. 避免烟雾

通过宣传和立法建设无烟学校,无烟公共场所和无烟的工作环境等,并鼓励患者家中无烟。

3. 减少或避免职业暴露

职业暴露所致的COPD同样较为隐匿。应做好宣传教育,加强工作环境的监测,通过消除或减少工作环境中的各种暴露以降低COPD的风险。此外,在通风不良的地方,应采取措施降低或避免因烹饪和取暖而燃烧生物燃料所造成的室内空气污染。

4. 体育活动

所有的COPD患者都可从规律的体育锻炼中获益,应鼓励患者进行适量的体育活动。这种运动康复的理念应大力推广。一些COPD患者因“动则气促”而惧怕运动,整日与床、沙发为伴;久而久之,患者废用性的肌肉萎缩,身体抵抗力下降,氧化应激增加,急性加重频繁,其活动更加困难。所以,要打破这种恶性循环,就要鼓励患者参加适当的体育活动。医务人员应建立包括康复科在内的多科合作团队,根据患者的状况,提供他们适合的运动处方,并指导其活动。

呼吸康复程序表单如图6-4所示。

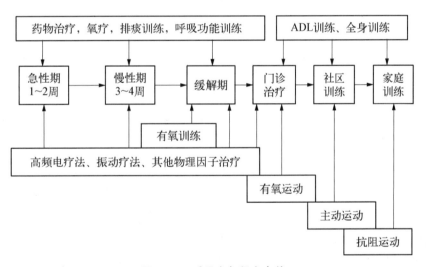

图6-4 呼吸康复程序表单

(屠春林 王 颖)

第四节 糖尿病康复

一、概述

糖尿病(diabetes mellitus,DM)是由遗传和环境因素共同作用引起的一组以糖代谢紊乱为主要表现的临床综合征,是以血浆葡萄糖增高为特征的代谢内分泌疾病,其基本病理生理为绝对或相对胰岛素分泌不足和胰高血糖素活性增高所引起的碳水化合物、蛋白质、脂肪、水及电解质等代谢紊乱,严重时常导致酸碱平衡失常;其特征为高血糖、尿糖、葡萄糖耐量减低及胰岛素释放试验异常。临床上早期无症状,许多患者仅于健康检查或因各种疾病就诊化验时发现高血糖;至症状期才有多食、多饮、多尿、烦渴、善饥、消瘦或肥胖、疲乏无力等症状,久病者常伴发心脑血管、肾、眼及神经等病变。严重病例或应激时可发生酮症酸中毒、高渗性昏迷、乳酸性酸中毒而威胁生命,常易并发化脓性感染、尿路感染、肺结核等。

(一) 分类

目前国际上通用 WHO 糖尿病专家委员会提出的分型标准(1999)。如表 6-16 所示。

表 6-16 1999 年 WHO 推荐的糖尿病分型

1. 1 型糖尿病(胰岛 β 细胞破坏,通常导致胰岛素绝对缺乏)
   (1) 自身免疫性
   (2) 特发性
2. 2 型糖尿病(胰岛素抵抗为主伴相对胰岛素缺乏,或胰岛素分泌不足为主伴有或不伴有胰岛素抵抗)
3. 其他特殊类型糖尿病
   (1) 胰岛 β 细胞功能遗传缺陷
   (2) 胰岛素作用遗传缺陷
   (3) 胰腺外分泌疾病
   (4) 内分泌疾病
   (5) 药物或化学制剂所致
   (6) 感染
   (7) 免疫介导的罕见类型
   (8) 其他遗传综合征伴随糖尿病
4. 妊娠糖尿病

(二) 流行病学

目前,在世界范围内,糖尿病患病率、发病率和糖尿病患者数量急剧上升,根据国际糖尿病联盟(IDF)报道:2013 年全世界糖尿病患者达 3.82 亿。近 30 年来我国糖尿病患病率增长迅速:2008 年我国成人糖尿病患病率为 9.7%,成人糖尿病患者总数达 9 240 万;2010 年达到 11.6%,约 1.139 亿人。糖尿病已成为严重威胁人类健康的世界性公共卫生问题。

二、诊断与康复功能评定

(一) 诊断

1. 诊断标准

我国目前采用国际上通用的 WHO 糖尿病专家委员会(1999)提出的诊断和分类标准。如表 6-17 和表 6-18 所示。

表 6-17 糖尿病诊断标准

（WHO糖尿病专家委员会报告，1999 年）

诊 断 标 准	静脉血浆葡萄糖水平/(mmol/L)
(1) 糖尿病症状加随机血糖	≥11.1
或	
(2) 空腹血糖(FPG)	≥7.0
或	
(3) 口服葡萄糖耐量试验(OGTT)2 h 血糖	≥11.1

注：需再测一次予证实，诊断才能成立。随机血糖指不考虑上次用餐时间，一天中任意时间的血糖，不能用来诊断 IFG 或 IGT。

表 6-18 糖代谢状态分类

（WHO 糖尿病专家委员会报告，1999 年）

糖代谢分类	静脉血浆葡萄糖水平/(mmol/L)	
	空腹血糖(FPG)	糖负荷后 2 h 血糖(2 h PPG)
正常血糖(NCR)	<6.1	<7.8
空腹血糖受损(IFG)	6.1～<7.0	<7.8
糖耐量减低(IGT)	<7.0	7.8～<11.1
糖尿病(DM)	≥7.0	≥11.1

注：2003 年 11 月国际糖尿病专家委员会建议将 IFG 的界限值修订为 5.6～6.9 mmol/L。

2. 鉴别诊断

注意鉴别其他原因所致尿糖阳性。甲亢、胃空肠吻合术后，因碳水化合物在肠道吸收快，可引起进食后 1/2～1 h 血糖过高，出现糖尿，但 FPG 和 2 h PG 正常。严重肝病时肝糖原合成受阻，肝糖原储存减少，进食后 1/2～1 h 血糖过高，出现糖尿，但 FPG 偏低，餐后 2～3 h 血糖正常或低于正常。

(二) 功能评定

1. 生理功能评定

(1) 生化指标测定：包括血糖、糖化血红蛋白 A1、血脂、肝肾功能等。其中糖化血红蛋白 A1(GHbA1) 测定可反映取血前 2～3 个月血糖的总水平，可弥补空腹血糖只反映瞬时血糖值之不足，是糖尿病控制的重要监测指标之一，其正常值为 3.2%～6.4%，糖尿病患者常高于正常值。

(2) 靶器官损害程度评定：主要包括视网膜、周围神经、心、脑、肾及足等靶器官功能水平的评定。

(3) 糖尿病康复疗效评定：糖尿病康复治疗疗效的评价实际上与临床治疗疗效评价是一致的。糖尿病的控制目标如表 6-19 所示，对判断糖尿病康复治疗的疗效具有较好的参考价值。

表 6-19 糖尿病的控制目标

	理想控制	较好控制	控制差
1. 血浆葡萄糖			
空腹/(mmol/L)	4.4～6.1	≤7.0	>7.0
非空腹/(mmol/L)	4.4～8.0	≤10.0	>10.0
2. 糖化血红蛋白(HbAlc)/%	<6.5	6.5～7.5	>7.5

（续表）

		理想控制	较好控制	控制差
3. 血脂				
总胆固醇/(mmol/L)		<4.5	≥4.5	≥6.0
HDL‑C/(mmol/L)		>1.1	0.9~1.1	<0.9
甘油三酯/(mmol/L)		<1.5	<2.2	≥2.2
LDL‑C/(mmol/L)		<2.6	2.6~3.3	>3.3
4. 血压/mmHg		<130/80	130/80~140/90	≥140/90
5. BMI/(kg/m²)	男	<25	<27	≥27
	女	<24	<26	≥26

注：见中华医学会糖尿病学分会 2004 年《中国糖尿病防治指南》。

2. 心理状况评定

糖尿病患者的心理改变，主要是因缺乏疾病相关知识而产生的焦虑、抑郁等，一般选择相应的量表进行测试评定，如 Hamilton 焦虑量表（HAMA）、Hamilton 抑郁量表（HAMD）、简明精神病评定量表（BPRS）、症状自评量表（SCL‑90）等。

3. 日常生活活动能力评定

糖尿病患者日常生活活动能力评定可采用改良巴氏指数评定表，高级日常生活活动能力（包括认知和社会交流能力）的评定可采用功能独立性评定量表。

4. 社会参与能力评定

主要进行生活质量评定、劳动力评定和职业评定。

三、康复治疗

（一）康复目标

糖尿病康复治疗的近期目标是通过控制高血糖和相关代谢紊乱以消除糖尿病症状和防止出现急性严重代谢紊乱；远期目标是通过良好的代谢控制达到预防及/或延缓糖尿病慢性并发症的发生和发展，维持良好健康和学习、劳动能力，保障儿童生长发育，提高患者的生活质量、降低病死率和延长寿命。

（二）康复方法

国际糖尿病联盟（IDF）提出糖尿病综合管理 5 个要点：糖尿病教育、医学营养治疗、运动治疗、血糖监测和药物治疗等被称为"五驾马车"。其中起直接作用的是医学营养治疗、运动治疗和药物治疗 3 方面，而糖尿病教育和血糖监测则是保证这 3 种治疗方法正确发挥作用的必要手段。

1. 糖尿病健康教育

是重要的基础管理措施，是决定糖尿病管理成败的关键。良好的健康教育可充分调动患者的主观能动性，积极配合治疗，有利于疾病控制，防止各种并发症的发生和发展，降低经济耗费和负担，使患者和国家均受益。健康教育的对象包括糖尿病防治专业人员、医务人员、患者及其家属和公众卫生保健人员。健康教育的具体内容包括疾病知识、饮食指导、运动指导、药物指导、胰岛素使用方法、血糖的自我监测、糖尿病日记、糖尿病足等并发症的预防及应急情况的处理等。每位糖尿病患者均应接受全面糖尿病教育，充分认识糖尿病并掌握自我管理技能。

2. 医学营养治疗

是糖尿病基础管理措施，是综合管理的重要组成部分。对医学营养治疗的依从性是决定患者能否达到理想代谢控制的关键影响因素。具体方法如下：

（1）制定每日摄入的总热量：首先按患者性别、年龄和身高查表或用简易公式计算理想体重［理想体重（kg）＝身高（cm）－105］，然后根据理想体重和工作性质，参照原来生活习惯等，计算每日所需总热量。成年人休息状态下每日每千克理想体重给予热量 105～126 kJ（25～30 kcal），轻体力劳动 126～146 kJ（30～35 kcal），中度体力劳动 146～167 kJ（35～40 kcal），重体力劳动 167 kJ（40 kcal）以上。儿童、孕妇、哺乳期妇女、营养不良及伴有消耗性疾病者应酌情增加，肥胖者酌减，使体重逐渐恢复至理想体重的±5%左右。

（2）营养素的热量分配：碳水化合物的摄入量占总热量的 50%～60%；脂肪量一般按成人每日每千克理想体重 0.6～1.0 g 计算，热量不超过全天总热量的 30%，所有脂肪以不饱和脂肪酸为宜；蛋白质的摄入量按成人每日每千克理想体重 0.8～1.2 g 计算，约占总热量的 15%，孕妇、哺乳期妇女、营养不良及有消耗性疾病者，可酌情加至 1.5 g 左右，个别可达 2.0 g，占总热量的 20%，儿童糖尿病患者可按每千克体重 2～4 g 计算，肾脏病变者，可给予低蛋白膳食，占总热量的 10% 左右。

（3）制定食谱：每日总热量及营养素的组成确定后，根据各种食物的产热量确定食谱。每克碳水化合物和蛋白质均产热 16.7 kJ（4 kcal），每克脂肪产热 37.7 kJ（9 kcal）。根据生活习惯、病情和药物治疗的需要，可按每日三餐分配为 1/5、2/5、2/5 或 1/3、1/3、1/3；也可按四餐分配为 1/7、2/7、2/7、2/7。

（4）其他：富含食用纤维的食品可延缓食物吸收，降低餐后血糖高峰，有利于改善糖、脂代谢紊乱。推荐膳食纤维每日摄入量至少达 14 g/4 184 kJ（1 000 kcal）。糖尿病患者每日的食盐摄入量应限制在 6 g 以下。戒烟限酒。

3. 运动治疗

在糖尿病的管理中占重要地位。规律运动可增加胰岛素敏感性，有助于控制血糖，减少心血管危险因素，减轻体重，提升幸福感。

1）适应证和禁忌证

（1）适应证：糖耐量减低者、无显著高血糖和并发症的 2 型糖尿病患者。无酮症酸中毒的 1 型糖尿病患者，在调整好饮食和胰岛素用量基础上进行运动治疗。

（2）禁忌证：有糖尿病酮症酸中毒等急性代谢并发症、空腹血糖＞16.7 mmol/L、反复低血糖或血糖波动较大、合并急性感染、增殖性视网膜病、严重肾病、严重心脑血管疾病（不稳定性心绞痛、严重心律失常、一过性脑缺血发作）。

2）运动处方

（1）运动方式：适用于糖尿病患者的训练是低至中等强度的有氧运动。常采用有较多肌群参加的持续性周期性运动，如步行、慢跑、登楼、游泳、划船、有氧体操、球类等活动，也可利用活动平板、功率自行车等器械来进行。运动方式因人而异。1 型糖尿病患者多为儿童和青少年，可根据他们的兴趣爱好及运动能力选择运动项目，如游泳、踢球、跳绳、舞蹈等娱乐性运动训练，以提高他们的积极性；合并周围神经病变的糖尿病患者可进行游泳、上肢运动、低阻力功率车等训练；下肢及足部溃疡者不宜慢走、跑步，可采用上肢运动和腹肌训练；视网膜病变者宜选择步行或低阻力功率车；老年糖尿病患者适合平道快走或步行、太极拳、体操、自行车及轻度家务劳动等低强度的运动。

（2）运动强度：运动量是运动方案的核心，运动量的大小由运动强度、运动持续时间和运动频度三个因素决定。在制定和实施运动计划的过程中，必须根据个体化差异、肥胖程度、糖尿病的类型和并发症的不同，给患者制定出能将风险降低至最低的个体化运动处方。运动量是否合适，应以患者运动后的反应作为评判标准。运动后精力充沛，不感疲劳，心率常在运动后 10 min 内恢复至安静时心率说明运动量合适。运动强度决定了运动治疗的效果，一般以运动中的心率作为评定运动强度的指标。临床上将能获得较好运动效果,并能确保安全的运动心率称为靶心率(target heart rate,THR)。靶心率的确定最好通过运动试验获得,即取运动试验中最高心率的 60%～80% 作为靶心率,开始时宜用低运动强度进行运动,适应后逐步增加至高限。如果无条件做运动试验,靶心率可通过以下公式获得:靶心率＝[220－年龄(岁)]×(60%～80%),或靶心率＝(最高心率－静息心率)×(60%～80%)＋静息心率。

(3) 运动时间:运动时间是准备活动、运动训练和放松活动 3 部分时间的总和。每次运动一般为 40 min,其中达到靶心率的运动训练时间以 20～30 min 为宜,因为运动时间过短达不到体内代谢效应,而如果运动时间过长或运动强度过大,易产生疲劳、诱发酮症,加重病情。训练一般可从 10 min 开始,适应后逐渐增加至 30～40 min,其中可穿插必要的休息。以餐后 30～60 min 运动为宜。

(4) 运动频率:一般每周运动 3～4 次或每天 1 次。次数过少,运动间歇超过 3～4 天,则运动训练的效果及运动蓄积效应将减少,已获得改善的胰岛素敏感性将会消失,这样就难以达到运动的效果。

(5) 抗阻训练:鼓励没有运动禁忌证、视网膜病和近期激光治疗的糖尿病患者进行抗阻训练。推荐的抗阻训练包括以下内容:① 运动方式:多关节运动;② 运动强度:2～4 组,每组以最大力量的 60%～70%重复 8～12 次;③ 运动频率:每周 2～3 次,每两次之间至少要间隔 48 h。

3) 运动注意事项

制定运动方案前,应对患者进行全面检查,详细询问病史,并进行血糖、血脂、血酮体、肝肾功能、血压、心电图、运动负荷试验、X 线胸片、关节和足的检查。运动实施前后必须要有热身活动和放松运动,以避免心脑血管意外发生或肌肉关节损伤。适当减少口服降糖药或胰岛素的剂量,以防发生低血糖。注射胰岛素应避开运动肌群,以免加快该部位胰岛素的吸收,诱发低血糖,一般选择腹部为好。适当补充糖水或甜饮料,预防低血糖的发生。

4. 自我监测血糖

自我监测血糖可为糖尿病患者和医务人员提供动态数据,为调整药物剂量提供依据,可采用便携式血糖计监测血糖变化。实践证明,长期良好的病情控制可在一定程度上延缓或预防并发症的发生。

5. 药物治疗

糖尿病的药物治疗主要包括口服降糖药和胰岛素的运用。

1) 口服抗糖尿病药物

目前常用的口服降糖药物大致分为 3 类:促胰岛素分泌剂、胰岛素增敏剂和 α-葡萄糖苷酶抑制剂。在这 3 类药物中促胰岛素分泌剂可以引起低血糖,而后两类一般不引起低血糖。可根据病情选用一种或两种药物联合治疗。

(1) 促胰岛素分泌剂:① 磺酰脲类:如格列齐特,80～240 mg/天;格列吡嗪,5～30 mg/天等,餐前服。② 格列奈类:如瑞格列奈,每次 0.5～4 mg;那格列奈,每次 120 mg,餐前口服。

(2) 胰岛素增敏剂:① 双胍类:可选用二甲双胍,0.5～2.0 g/天,餐后服用。② 噻唑烷二酮类:罗格列酮,4～8 mg/d,早晚服用。

(3) α-葡萄糖苷酶抑制剂:阿卡波糖,150～300 mg/天,餐时服用。

2) 胰岛素治疗

短效胰岛素,3～4 次/天,餐前 30 min 皮下注射;中长效胰岛素,1～2 次/天,早、晚餐前 30 min 皮下注射;预混胰岛素,1～2 次/天,早、晚餐前 30 min 皮下注射。根据病情选择制剂和剂量,监测血糖,调整胰岛素用量。

6. 心理治疗

糖尿病是一种慢性疾病,病程长,患者常会出现各种心理障碍,从而影响患者的情绪,不利于病情的稳定。有研究表明,糖尿病患者在疲劳、焦虑、失望和激动时,可见血糖升高,对胰岛素的需求量增加。另外,在应激状态下,肾上腺素、去甲肾上腺素分泌增多,胰岛素的分泌受抑制,致使血胰岛素水平下降,血糖升高。因此,在治疗糖尿病的同时,必须重视心理康复治疗,减少各种不良心理刺激,并学会正确对待自身的疾病,取得对自身疾病的正确认识,树立信心,达到心理平衡,从而有利于控制糖尿病。

7. 手术治疗

研究表明,手术治疗可明显改善肥胖伴 2 型糖尿病患者的血糖控制水平,甚至可以使一些糖尿病患者的糖尿病症状"缓解"。此外,非糖尿病肥胖患者在接受手术治疗后发生糖尿病的风险也显著下降。因此,目前临床上逐步将手术治疗作为伴有肥胖的 2 型糖尿病患者的治疗方法之一,尤其是对药物控制不理想的严重肥胖的 2 型糖尿病患者更有治疗价值。常用的手术方式有"腹腔镜下可调节胃束带术"和"腹腔镜胃旁路术"等。

附：糖尿病足的康复

一、概述

根据 WHO 的定义,糖尿病足是由糖尿病引起的下肢远端神经异常和不同程度的周围血管病变,从而引起的足部感染、溃疡和/或深部组织破坏的病变。发病年龄多在 40 岁以上,且发病率随年龄增加而增高。糖尿病足的主要后果是足溃疡和截肢。最近的调查显示,我国三甲医院非创伤性截肢患者中约有 1/3 为糖尿病所致。

糖尿病足按其病变程度分为 0～5 级：0 级为皮肤完整,无开放性病灶;1 级为皮肤有开放性病灶,但未累及深部组织;2 级为感染病灶已侵犯深部肌肉组织,脓性分泌物较多,但无肌腱、韧带破坏;3 级为肌腱韧带受损,蜂窝织炎融合形成大脓腔,但无明显骨质破坏;4 级为严重感染导致骨质缺损、骨髓炎、骨关节破坏或假关节形成,部分肢端可出现湿性或干性坏疽;5 级为足大部或全部感染或缺血,导致严重湿性或干性坏死。

二、康复评定

1. 神经病变评定

应用 Semmes-Weinstein 5.07(10 g)的尼龙单纤维丝进行检查,音叉测试双拇趾振动觉。

2. 血管评估

皮肤血液灌注压的测定,趾部血压和跨皮肤的氧分压($TcPO_2$)的测定,胫后动脉和足背动脉的脉搏触诊,踝肱压力指数(ABI)测定。

三、康复治疗

治疗前,首先要鉴别溃疡的性质是属于神经性溃疡、缺血性溃疡还是感染性溃疡,再采取不同的治疗方法。神经性溃疡常见于反复受压的部位,如跖骨头的足底面、胼胝的中央,常伴有感觉缺失或异常,而局部供血良好,治疗主要是减压,特别要注意患者的鞋袜是否合适。缺血性溃疡多见于足背外侧、足趾尖部或足跟部,局部感觉正常,但皮肤温度低、足背动脉和/或胫后动脉搏动明显减弱或不能触及,治疗则要重视改善下肢血供,轻-中度缺血的患者可以实行内科治疗,病变严重的患者可予介入治疗或血管外科成形手术。对于合并感染的足溃疡,需定期去除感染和坏死组织,只要患者局部供血良好,必须进行彻底清创;根据创面的性质和渗出物的多少,选用合适的敷料;在细菌培养的基础上选择有效的抗生素进行治疗。

糖尿病足一般采用综合治疗,包括内科、外科和康复治疗 3 个方面。

1. 内科治疗

控制血糖、控制感染,用药物改善下肢循环等。

2. 外科治疗

包括动脉重建术、截肢术等。

3. 康复治疗

改善下肢循环及治疗感染溃烂的创口和坏疽。主要有以下。

1）改善下肢循环

（1）按摩治疗：自感染溃烂或坏疽部位以上用适当的力量做向心性按摩，每次 10～12 min，每天 1～2 次。

（2）运动治疗：第一节，患者平卧，患肢伸直抬高 45°，做足趾的背伸跖屈活动 30 次，每天 1～2 回。第二节，患者平卧，患肢伸直抬高 45°，做踝关节的伸屈活动 30 次，每天 1～2 回。第三节，以患肢为左侧为例，患者平卧，身体左侧靠床缘，患肢伸直抬高 45°维持 2～3 min，平放床缘上 2～3 min，如此重复 5～6 次，每天 1～2 回。视病情轻重，患者可选做 1～2 节均可，持之以恒，会有收效。

（3）正负压治疗（vacuum compression therapy）：需借助正负压治疗仪来进行。将患肢放入一个有机玻璃舱内，然后用电脑控制，注入或吸出空气，使压强在−6.8 kPa～＋13.4 kPa 之间交替进行，每相均维持 30 s，每次做 1 h，每天 1 次。

2）感染溃烂创口和坏疽的处理

① 漩涡浴治疗：视创口的大小、脓液的多寡，每天治疗 1～2 次，每次 30 min。② 清创：可采用蚕食的方式，每隔 1～2 天清创 1 次，把坏死、腐烂的组织剪去。

四、康复预防

积极控制糖尿病，严格控制高血糖、高血脂及各种导致动脉粥样硬化的因素。糖尿病患者至少每年进行 1 次足部检查，高危患者足部检查每 3～6 个月 1 次。保持足部卫生，每天用温水洗脚，但避免热水烫伤；鞋袜要清洁、宽松、柔软、合脚，通气要良好。第一次穿新鞋要试走 1～2 min，以判断是否合脚；不宜赤脚行走和穿拖鞋外出。自行用刀片剪修胼胝要小心，不要削得太深，避免出血而引起感染。适当运动，戒烟。足部有畸形或其他足病时，要及时到足科或骨科就医，以获得科学专业的治疗。

（吴　曼）

第五节　脂肪肝康复

脂肪性肝病（fatty liver disease，FLD）是以肝细胞脂肪过度贮积和脂肪变性为特征的临床病理综合征。不同种族、不同年龄组男女均可发病，以 40～49 岁的发病率最高，我国成人患病率为 15％～25％，近年有上升趋势，并且患病年龄日趋提前。临床上，根据有无长期过量饮酒分为非酒精性脂肪性肝病和酒精性脂肪性肝病。

一、非酒精性脂肪性肝病概述

非酒精性脂肪性肝病（nonalcoholic fatty liver disease，NAFLD）是一种与胰岛素抵抗（insulin resistance，IR）和遗传易感密切相关的代谢应激性肝脏损伤，其病理学改变与酒精性肝病（alcoholic liver disease，ALD）相似，但患者无过量饮酒史，疾病谱包括非酒精性单纯性脂肪肝（nonalcoholic simple fatty liver，NAFL）、非酒精性脂肪性肝炎（nonalcoholic steatohepatitis，NASH）及其相关肝硬化和肝细胞癌。NAFLD 是 21 世纪全球重要的公共健康问题之一，亦是我国愈来愈重要的慢性肝病问题。

NAFLD 是欧美等西方发达国家肝功能酶学异常和慢性肝病最常见的原因，普通成人 NAFLD 患病率为 20％～33％，其中 NASH 及其相关肝硬化分别占 10％～20％和 2％～3％。肥胖症患者 NAFL 患病率为60％～90％、NASH 为20％～25％、NASH 相关肝硬化为2％～8％,2 型糖尿病和高脂血症患者 NAFLD 患病率分别为28％～55％和27％～92％。随着肥胖症和代谢综合征在全球的流行,近20年亚洲国家 NAFLD 增长迅速且呈低龄化发病趋势,中国的上海、广州和香港等发达地区成人 NAFLD 患病率在15％左右。

二、诊断与功能评定

(一) 诊断标准

推荐中华医学会肝脏病学分会脂肪肝和酒精性肝病学组 2010 年1月修订的《非酒精性脂肪性肝病诊疗指南》的诊断标准。

1. 临床诊断

明确 NAFLD 的诊断需符合以下3 项条件:① 无饮酒史或饮酒折合乙醇量<140 g/周(女性<70 g/周);② 除外病毒性肝炎、药物性肝病、全胃肠外营养、肝豆状核变性、自身免疫性肝病等可导致脂肪肝的特定疾病;③ 肝活检组织学改变符合脂肪性肝病的病理学诊断标准。鉴于肝组织学诊断难以获得,NAFLD 工作定义为:肝脏影像学表现符合弥漫性脂肪肝的诊断标准且无其他原因可供解释;和/或有代谢综合征相关组分的患者出现不明原因的血清 ALT 和/或 AST、GGT 持续增高半年以上。减肥和改善 IR 后,异常酶谱和影像学脂肪肝改善甚至恢复正常者可明确 NAFLD 的诊断。

2. 病理学诊断

NAFLD 病理特征为肝腺泡3 区大泡性或以大泡为主的混合性肝细胞脂肪变,伴或不伴有肝细胞气球样变、小叶内混合性炎症细胞浸润以及窦周纤维化。与成人不同,儿童 NASH 汇管区病变(炎症和纤维化)通常较小叶内严重。推荐 NAFLD 的病理学诊断和临床疗效评估参照美国国立卫生研究院 NASH 临床研究网病理工作组指南,常规进行 NAFLD 活动度积分(NAFLD activity score, NAS)和肝纤维化分期。

1) NAS 积分(0～8 分)

① 肝细胞脂肪变:0 分(<5％);1 分(5％～33％);2 分(34％～66％);3 分(>66％)。② 小叶内炎症(20 倍镜计数坏死灶):0 分,无;1 分(<2 个);2 分(2～4 个);3 分(>4 个)。③ 肝细胞气球样变:0 分,无;1 分,少见;2 分,多见。NAS 为半定量评分系统而非诊断程序,NAS<3 分可排除 NASH,NAS>4 分则可诊断 NASH,介于两者之间者为 NASH 可能。规定不伴有小叶内炎症、气球样变和纤维化,但肝脂变>33％者为 NAFL,脂肪变达不到此程度者仅称为肝细胞脂肪变。

2) 肝纤维化分期(0～4 期)

0 期:无纤维化;1a 期:肝腺泡3 区轻度窦周纤维化;1b 期:肝腺泡3 区中度窦周纤维化;1c 期:仅有门脉周围纤维化;2 期:腺泡3 区窦周纤维化合并门脉周围纤维化;3 期:桥接纤维化;4 期:高度可疑或确诊肝硬化,包括 NASH 合并肝硬化、脂肪性肝硬化以及隐源性肝硬化(因为肝脂肪变和炎症随着肝纤维化进展而减轻)。不要轻易将没有脂肪性肝炎组织学特征的隐源性肝硬化归因于 NAFLD,必须寻找有无其他可能导致肝硬化的原因。

3. 影像学诊断

规定具备以下3 项腹部超声表现中的两项者为弥漫性脂肪肝:① 肝脏近场回声弥漫性增强("明亮肝"),回声强于肾脏;② 肝内管道结构显示不清;③ 肝脏远场回声逐渐衰减。CT 诊断脂肪肝的依据为肝脏密度普遍降低,肝/脾 CT 值之比小于1.0。其中,肝/脾 CT 比值<1.0 但>0.7 者为轻度,≤0.7 但>0.5 者为中度,≤0.5 者为重度脂肪肝。

4. 代谢综合征的诊断

推荐代谢综合征组分的诊断采用改良的2005 年国际糖尿病联盟标准,符合以下5 项条件中3 项者诊断为代谢综合征：① 肥胖症：腰围＞90 cm(男性)，＞80 cm(女性)，和/或 BMI＞25 kg/m²；② TG 增高：血清 TG≥1.7 mmol/L，或已诊断为高 TG 血症；③ HDL - C 降低：HDL - C＜1.03 mmol/L(男性)，＜1.29 mmol/L(女性)；④ 血压增高：动脉血压≥130 mmHg/85 mmHg，或已诊断为高血压病；⑤ 空腹血浆葡萄糖(FPG)增高：FPG≥5.6 mmol/L，或已诊断为 2 型糖尿病。

（二）病情评估

（1）对于存在代谢危险因素(内脏性肥胖、2 型糖尿病、血脂紊乱、高血压病、代谢综合征，以及近期体重增加或急剧下降)的患者，除需评估心、脑、肾等器官有无损伤外，建议常规检测肝功能和进行上腹部超声检查。

（2）对于无症状性肝大、血清肝脏酶谱异常和/或影像学检查提示弥漫性脂肪肝的患者，建议进一步询问病史并作相关检查，明确有无其他损肝因素、是否存在 NAFLD 并寻找潜在的代谢因素。除详细采集包括近期体重和腰围变化、饮酒史、药物与肝毒物质接触史以及糖尿病和冠心病家族史外，常规检查项目包括：① 人体学指标(身高、体重、腰围)和动脉血压；② 全血细胞计数；③ 血清酶学指标，例如 ALT、AST、GGT 和碱性磷酸酶(反映胆汁淤积)；④ HBsAg(阳性者检测 HBV DNA)、抗- HCV(阳性者检测 HCV RNA)、抗核抗体；⑤ 包括 TG、HDL - C、LDL - C 的血脂谱；⑥ FPG 和糖化血红蛋白：如果 FPG≥5.6 mmol/L 且无糖尿病史者则做口服 75 g 葡萄糖耐量试验(OGTT)。

（3）对于临床诊断的 NAFLD 患者，可供选择的参考指标包括：① 根据 FPG 和空腹胰岛素计算稳态模型评估抑制指数(IR)指数(HOMA - IR)。根据 OGTT 判断餐后血糖调节能力和胰岛素敏感性；② 全血黏度、超敏 C 反应蛋白、尿酸及尿微量白蛋白等检测代谢综合征有关组分；③ 血清总胆红素、白蛋白及凝血酶原时间反映肝脏功能储备，疑似肝硬化的患者行胃镜筛查食管-胃静脉曲张，并检测甲胎蛋白筛查肝癌；④ 颈部血管彩色多普勒超声检测动脉硬化；⑤ 肝脏超声检查结论不清，特别是不能除外恶性肿瘤时，行 CT 和磁共振检查；⑥ 相关检查明确有无铁负荷过重、睡眠呼吸暂停综合征、多囊卵巢综合征、甲状腺功能减退症、垂体前叶功能减退症等情况；⑦ 尽管肝活检至今仍是区分 NAFL 与 NASH 以及判断 NAFLD 分级和分期的唯一方法，但是 NAFLD 的临床诊断通常无须肝活检证实。

（4）建议肝活检组织学评估主要用于：① 经常规检查和诊断性治疗仍未能明确诊断的患者；② 有进展性肝纤维化的高危人群但缺乏临床或影像学肝硬化证据者；③ 入选药物临床试验和诊断试验的患者；④ 由于其他目的而行腹腔镜检查(如胆囊切除术、胃捆扎术)的患者；⑤ 患者强烈要求了解肝病的性质及其预后。肝活检的费用和风险应与活检结果对估计预后和指导治疗的价值相权衡，肝组织学评估要考虑标本和读片者误差等因素。

（5）建议只用于科学研究的检测项目：葡萄糖钳夹技术测定胰岛素抵抗指数(IR)或通过空腹时肝脏葡萄糖输出量与胰岛素的乘积计算肝脏 IR 指数；磁共振波谱分析检测肝脏甘油三酯(TG)含量；双能 X 线扫描或腹部 CT 判断体脂含量及其分布类型；双源 CT 检查心脏和冠状动脉；以及用于鉴别 NAFL 与 NASH 和评估肝纤维化的无创伤检查措施。例如，血清脂联素、瘦素、凋亡相关指标和肝脏瞬时弹性超声检查等。

三、康复治疗

（一）康复目标

鉴于 NAFLD 为代谢综合征的重要组分并且大多数患者肝组织学改变处于 NAFL 阶段，治疗 NAFLD 的首要目标为改善 IR，防治代谢综合征及其相关终末期器官病变，从而改善患者生活质量和延长存活时间；次要目标为减少肝脏脂肪沉积并避免因"二次打击"而导致 NASH 和肝功能失代偿，NASH 患者则需阻止肝病进展，减少或防止肝硬化、肝癌及其并发症的发生。

(二) 康复治疗方法

1. 健康宣传教育,改变生活方式

通过健康宣教纠正不良生活方式和行为,参照代谢综合征的治疗意见,推荐中等程度的热量限制,肥胖成人每日热量摄入需减少 2 092～4 184 kJ(500～1 000 kcal);改变饮食组分,建议低糖低脂的平衡膳食,减少含蔗糖饮料以及饱和脂肪和反式脂肪的摄入并增加膳食纤维含量;中等量有氧运动,每周 4 次以上,累计锻炼时间至少 150 min。通常需要有一定程度的体重下降才能有益于包括 NAFLD 在内的代谢综合征组分的康复。

1) 饮食治疗

饮食治疗的方法主要为适宜的热能摄取[标准体重×(83.7～105) kJ/d 或标准体重×(20～25 kcal)/d],合理分配三大营养要素并兼顾其质量,适当补充维生素、矿物质及膳食纤维,戒酒和改变不良饮食习惯,食物宜多样化,少盐及刺激性调料,烹调方式以蒸、煮、拌为主。

(1) 设定理想的目标体重:标准体重(kg)=身高(cm)−105,或标准体重(kg)=[身高(cm)−100]×0.9。人体的理想体重判断是以肥胖度[(实际体重−标准体重)/标准体重×100%]为依据。肥胖度为±10%属于正常范围,此时机体对胰岛素的敏感性最高。肥胖度<10%为消瘦,>10%为超重。当肥胖度>20%,即肥胖时胰岛素的感受性将明显下降。据此,脂肪肝患者恰当的目标体重应以肥胖度 0～10%为理想。

(2) 严格控制热能摄入:合理控制每日热能摄入量是治疗脂肪肝的首要原则,脂肪肝患者恰当的一日摄取能量应是能满足社会生活需要限度的量,重要的是不能超过这个量。以轻体力劳动或脑力劳动的中老年患者为例,标准体重者每日 126 kJ(30 kcal)/kg,超重者(83.7～105) kJ 或(20～25 kcal)/kg,体型消瘦者 146 kJ(35 kcal)/kg。如表 6-20 所示。

表 6-20　不同体型/劳动强度热能需求表 kcal/(kg·d)*

	体型消瘦	体型正常	肥　胖
卧床休息	20～25	15～20	15
脑力/轻度体力劳动	35	25～30	20～25
中度体力劳动	40	35	30
重度体力劳动	40～45	40	35

*　1 kcal=4.184 kJ。

(3) 合理分配三大营养要素:在总热能一定的情况下,给予脂肪肝患者高蛋白、低脂肪、适量糖类的膳食。蛋白质占总热能的 15%～20%,其中 1/3 以上为动物蛋白;脂肪占 20%～25%(包括食物中所含脂肪及烹调油在内);碳水化合物占 50%～60%。计算时首先安排蛋白质和脂肪的量,最后用糖类补足每日所需热能总量。

(4) 增加膳食纤维摄入量:脂肪肝患者膳食纤维可从 20～25 g/d 增至 40～60 g/d。

(5) 增加维生素和水分的摄入。

(6) 坚持合理的饮食制度:脂肪肝患者应改变不良饮食习惯,实现有规律的一日三餐。

2) 运动治疗

运动疗法也是综合治疗(包括去除病因、调整饮食、合理运动、服用药物)的重要方面。适宜的运动方式是持之以恒的、低中等强度、较长时间的有氧运动。

(1) 适应证和禁忌证:运动疗法最适合于伴胰岛素抵抗和体重超重的脂肪肝患者。脂肪肝患者存在严重合并症,如心肌梗死急性期、不稳定性心绞痛、充血性心力衰竭、严重心律失常、重度高血压、1 型糖尿病、肾功能不全、肝功能明显损害或发展至肝硬化失代偿期等时,应限制活动,以免病情恶化。

（2）运动处方：参见如下：

运动方式：采用可以持续进行的使用大肌群的任何一种活动，并且具有节奏性和有氧代谢的特点，如慢跑与中速快步行走，骑自行车，上、下楼梯，爬山，打球，跳舞，跳绳，游泳，做操等。

运动强度：实际应用中常常用心率表示运动强度。靶心率＝［220－年龄（岁）］×（60％～70％），或靶心率＝安静心率＋安静心率×（50％～70％）。

运动时间：运动时间是准备活动、运动训练和整理活动3部分时间的总和。每次运动一般为40 min，其中准备活动5 min，达到靶心率的运动训练时间以20～30 min为宜、整理活动5～10 min。

运动频率：一般每周运动3～5次或每天1次。

可根据体力情况，进行短时间的肌肉力量训练，每周1～2次。

（3）运动注意事项：患者自行运动时，嘱其准备一张医疗卡，标明自己的姓名、住址、联系电话、联系人、患病情况等，便于运动中佩戴，发生意外时可及时发现和处理。指导患者选择合适的运动鞋，除透气性好外，还应有一定的伸展空间，鞋底要有一定厚度，有较好的弹性。运动后如果出汗较多，不宜马上洗冷水浴和热水浴。运动时要注意避免追求减轻体重而随意加大运动量。伴有糖尿病者必要时需额外补充食物。患者在运动锻炼期间，必须注意运动与饮食、药物协调的问题，既要控制饮食，又不能缺乏营养，保证足够的身体需要，同时，要注意及时调整药物剂量，尽量以最小量化学手段和最大的生理性措施达到最有效的治疗效果。

2. 控制体重，减少腰围

合并肥胖的NAFLD患者如果改变生活方式6～12个月体重未能降低5％以上，建议谨慎选用二甲双胍等药物辅助减肥。除非存在肝功能衰竭、中重度食管-胃静脉曲张，重度肥胖症患者在药物减肥治疗无效时可考虑上消化道减肥手术。NAFLD患者的血清酶谱异常和肝组织学损伤通常伴随体重下降而显著改善，但是最有效的减肥措施以及减肥药物的安全性和如何防止体重反弹都有待进一步探讨。

3. 改善胰岛素抵抗，纠正代谢紊乱

根据临床需要，可采用相关药物治疗代谢危险因素及其合并症。除非存在明显的肝损害（例如血清转氨酶大于3倍正常值上限）、肝功能不全或失代偿期肝硬化等情况，NAFLD患者可安全使用血管紧张素受体阻滞剂、胰岛素增敏剂（二甲双胍、吡格列酮）以及深海鱼油和他汀类药物，以降低血压和防治糖脂代谢紊乱及动脉硬化。但这些药物对NAFLD患者血清酶谱异常和肝组织学病变的改善作用，尚有待进一步临床试验证实。

4. 减少附加打击以免加重肝脏损害

NAFLD特别是NASH患者应避免体重急剧下降，禁用极低热量饮食和空-回肠短路手术减肥，避免小肠细菌过度生长，避免接触肝毒物质，慎重使用可能有肝毒性的中西药物和保健品，严禁过量饮酒。

5. 保肝抗炎药物防治肝炎和纤维化

保肝抗炎药物在NAFLD防治中的作用和地位至今仍有争论，目前并无足够证据推荐NAFLD/NASH患者常规使用这类药物。在基础治疗的前提下，保肝抗炎药物作为辅助治疗主要用于以下情况：① 肝组织学确诊的NASH患者；② 临床体征、实验室改变以及影像学检查等提示可能存在明显肝损伤和/或进展性肝纤维化者。例如，合并血清转氨酶增高、代谢综合征、2型糖尿病的NAFLD患者；③ 拟用其他药物因有可能诱发肝损伤而影响基础治疗方案实施者，或基础治疗过程中出现血清转氨酶增高者。建议根据疾病活动度和病期以及药物效能和价格，合理选用多烯磷脂酰胆碱、水飞蓟宾、甘草酸制剂、双环醇、维生素E等1～2种中西药物，疗程至少需要1～2年。

6. 积极处理肝硬化的并发症

根据临床需要采取相关措施，防治肝硬化门静脉高压和肝功能衰竭的并发症。NASH并肝功能衰竭、失代偿期肝硬化以及 NAFLD 并发肝细胞癌患者可考虑肝移植手术治疗。肝移植术前应全面评估代谢危险因素及其并发症,术后仍需加强代谢综合征组分的治疗,以减少 NAFLD 复发和提高患者的生存率。

(三) 监测与随访

(1) 通过健康宣教加强自我监督,设置能让患者针对自己的饮食、运动、体重、腰围以及与生活质量相关观察指标进行自我记录的图表,以供医患之间交流以及完善个体化的饮食和锻炼计划。

(2) 疗效判断需综合评估代谢综合征各组分、血清酶谱和肝脏影像学的变化并监测不良反应,以便及时启动和调整药物治疗方案;动态肝组织学检查仅用于临床试验和某些特殊目的患者。

(3) 推荐 NAFLD 患者每半年测量体重、腰围、血压、肝功能、血脂和血糖,每年做包括肝脏、胆囊和脾脏在内的上腹部超声检查。建议根据患者实际情况并参照有关诊疗指南,筛查恶性肿瘤、代谢综合征相关终末期器官病变以及肝硬化的并发症。

附：酒精性脂肪性肝病

一、概要

酒精性脂肪性肝病又称酒精性肝病(alcoholic liver disease,ALD)是由于长期大量饮酒导致的肝脏疾病。初期通常表现为脂肪肝,进而可发展成酒精性肝炎、肝纤维化和肝硬化。严重酗酒时可诱发广泛肝细胞坏死,甚至肝功能衰竭。酒精性肝病是我国常见的肝脏疾病之一,严重危害人民健康。

我国尚缺乏酒精性肝病的全国性大规模流行病学调查资料,但地区性流行病学调查显示我国饮酒人群和酒精性肝病的患病率有上升趋势。华北地区流行病学调查显示,从 20 世纪 80 年代初到 90 年代初,嗜酒者在一般人群中的比例从 0.21% 升至 14.3%;21 世纪初,南方及中西部省份流行病学调查显示饮酒人群增至 30.9%~43.4%。饮酒人群中一部分嗜酒者或饮酒过量的人群出现酒精相关健康问题,其中酒精性肝病是酒精所致的最常见的脏器损害。21 世纪初,南方及中西部省份酒精性肝病流行病学调查资料显示,成人群体酒精性肝病患病率为 4.3%~6.5%。酒精性肝病占同期肝病住院患者的比例在不断上升,从 1991 年的 4.2% 增至 1996 年的 21.3%;酒精性肝硬化在肝硬化的病因构成比从 1999 年的 10.8% 上升到 2003 年的 24.0%。酒精所致的肝脏损害已经在中国成为一个不可忽视的问题。

二、诊断与功能评定

1. 诊断标准

推荐中华医学会肝脏病学分会脂肪肝和酒精性肝病学组 2010 年 1 月修订的《酒精性肝病诊疗指南》的诊断标准。

1) 临床诊断

(1) 有长期饮酒史,一般超过 5 年,折合乙醇量男性≥40 g/d,女性≥20 g/d,或 2 周内有大量饮酒史,折合乙醇量>80 g/d。但应注意性别,遗传易感性等因素的影响。乙醇量(g)换算公式＝饮酒量(ml)×乙醇含量(%)×0.8。

(2) 临床症状为非特异性,可无症状,或有右上腹胀痛、食欲缺乏、乏力、体质量减轻、黄疸等;随着病情加重,可有神经精神症状和蜘蛛痣、肝掌等表现。

(3) 血清天冬氨酸氨基转移酶(AST)、丙氨酸氨基转移酶(ALT)、γ-谷氨酰转肽酶(GGT),总胆红素(TBil),凝血酶原时间(PT),平均红细胞容积(MCV)和缺糖转铁蛋白(CDT)等指标升高。其中 AST/ALT>2、GGT 升高、MCV 升高为酒精性肝病的特点,而 CDT 测定虽然较特异但临床未常规开展。禁酒后这些指标可明显下降,通常 4 周内基本恢复正常(但 GGT 恢复较慢),有助于诊断。

（4）肝脏 B 超或 CT 检查有典型表现。

（5）排除嗜肝病毒现症感染以及药物、中毒性肝损伤和自身免疫性肝病等。符合第(1)(2)(3)项和第(5)项或第(1)(2)(4)项和第(5)项可诊断酒精性肝病；仅符合第(1)(2)项和第(5)项可疑诊酒精性肝病。符合第(1)项，同时有病毒性肝炎现症感染证据者，可诊断为酒精性肝病伴病毒性肝炎。

2）符合酒精性肝病临床诊断标准者，其临床分型诊断如下：

（1）轻症酒精性肝病：肝脏生物化学指标、影像学和组织病理学检查基本正常或轻微异常。

（2）酒精性脂肪肝：影像学诊断符合脂肪肝标准，血清 ALT、AST 或 GGT 可轻微异常。

（3）酒精性肝炎：是短期内肝细胞大量坏死引起的一组临床病理综合征，可发生于有或无肝硬化的基础上，主要表现为血清 ALT、AST 升高和血清总胆红素(TBil)明显增高，可伴有发热、外周血中性粒细胞升高。重症酒精性肝炎是指酒精性肝炎患者出现肝功能衰竭的表现，如凝血机制障碍、黄疸、肝性脑病、急性肾功能衰竭、上消化道出血等，常伴有内毒素血症。

（4）酒精性肝硬化：有肝硬化的临床表现和血清生物化学指标的改变。

3）影像学诊断

影像学检查用于反映肝脏脂肪浸润的分布类型，粗略判断弥漫性脂肪肝的程度，提示是否存在肝硬化，但其不能区分单纯性脂肪肝与脂肪性肝炎，且难以检出＜33％的肝细胞脂肪变。应注意弥漫性肝脏回声增强以及 CT 密度值降低也可见于其他慢性肝病。

（1）超声显像诊断：具备以下 3 项腹部超声表现中的两项者为弥漫性脂肪肝：i. 肝脏近场回声弥漫性增强，回声强于肾脏；ii. 肝脏远场回声逐渐衰减；iii. 肝内管道结构显示不清。

（2）CT 诊断：弥漫性肝脏密度降低，肝脏与脾脏的 CT 值之比≤1。弥漫性肝脏密度降低，肝/脾 CT 比值≤1.0 但＞0.7 者为轻度；肝/脾 CT 比值≤0.7 但＞0.5 者为中度；肝/脾 CT 比值≤0.5 者为重度。

4）组织病理学诊断

酒精性肝病病理学改变主要为大泡性或大泡性为主伴小泡性的混合性肝细胞脂肪变性。依据病变肝组织是否伴有炎症反应和纤维化，可分为单纯性脂肪肝、酒精性肝炎、肝纤维化和肝硬化。酒精性肝病的病理学诊断报告应包括肝脂肪变程度(F0～4)、炎症程度(G0～4)、肝纤维化分级(S0～4)。

（1）单纯性脂肪肝：依据脂肪变性肝细胞占肝组织切片的比例，依据肝细胞脂肪变性占据所获取肝组织标本量的范围，分为 4 度(F0～4)：F0 ＜5％肝细胞脂肪变；F1 5％～33％肝细胞脂肪变；F2 33％～66％肝细胞脂肪变；F3 66％～75％肝细胞脂肪变；F4 75％以上肝细胞脂肪变。

（2）酒精性肝炎和肝纤维化：酒精性肝炎时肝脂肪变程度与单纯性脂肪肝一致，分为 4 度(F0～4)，依据炎症程度分为 4 级(G0～4)：G0 无炎症；G1 腺泡 3 带呈现少数气球样肝细胞，腺泡内散在个别点灶状坏死和中央静脉周围炎；G2 腺泡 3 带明显气球样肝细胞，腺泡内点灶状坏死增多，出现 Mallory 小体，门管区轻至中度炎症；G3 腺泡 3 带广泛的气球样肝细胞，腺泡内点灶状坏死明显，出现 Mallory 小体和凋亡小体，门管区中度炎症伴和/或门管区周围炎症；G4 融合性坏死和/或桥接坏死。依据纤维化的范围和形态，肝纤维化分为 4 期(S0～4)：S0 无纤维化；S1 腺泡 3 带局灶性或广泛的窦周/细胞周纤维化和中央静脉周围纤维化；S2 纤维化扩展到门管区，中央静脉周围硬化性玻璃样坏死，局灶性或广泛的门管区星芒状纤维化；S3 腺泡内广泛纤维化，局灶性或广泛的桥接纤维化；S4 肝硬化。

（3）肝硬化：肝小叶结构完全毁损，代之以假小叶形成和广泛纤维化，为小结节性肝硬化。根据纤维间隔有否界面性肝炎，分为活动性和静止性。

2. 病情评估

有多种方法用于评价酒精性肝病的严重程度及近期存活率，主要包括 Child - Pugh 分级、凝血酶原时间-胆红素判别函数(Maddrey 判别函数)以及终末期肝病模型(MELD)积分等，其中 Maddrey 判别函数有较高价值,其计算公式为:$4.6 \times PT(s)$差值$+TBil(mg/dl)$。

三、康复治疗

1. 康复原则

酒精性肝病的治疗原则是:戒酒和营养支持,减轻酒精性肝病的严重程度;改善已存在的继发性营养不良和对症治疗酒精性肝硬化及其并发症。

2. 康复方法

(1)戒酒:戒酒是治疗酒精性肝病的最重要的措施,戒酒过程中应注意防治戒断综合征。

(2)营养支持:酒精性肝病患者需良好的营养支持,应在戒酒的基础上提供高蛋白,低脂饮食,并注意补充维生素 B、维生素 C、维生素 K 及叶酸。如存在蛋白质热量不足,则需摄入高热量、高蛋白、富含维生素的饮食以纠正并存的营养不良。推荐高质量的早餐和晚间加餐,每日摄入 146 kJ(35 kcal)/kg 以上的热能和 $1.2 \sim 2$ g 的蛋白质的多餐规律饮食。膳食应富含不饱和脂肪酸和必需氨基酸。合并肥胖的酒精性肝病患者,则要坚持"高蛋白、适量热量、低脂肪、适量糖类"的平衡膳食和减食疗法[一般每日热能摄入(20~25) kcal/kg]原则。

(3)运动治疗:严重的酒精性肝病患者应严格或半严格地执行卧床休息。疾病的稳定阶段应做肌肉锻炼。如每天 2 次,每次屈膝 $10 \sim 15$ 次、单足站立 $10 \sim 15$ 次、屈臂 $10 \sim 15$ 次、弯腰 $10 \sim 15$ 次的身体锻炼。

(4)药物治疗:① 糖皮质激素可改善重症酒精性肝炎(有脑病者或 Maddrey 指数>32)患者的生存率。② 美他多辛可加速酒精从血清中清除,有助于改善酒精中毒症状和行为异常。③ S-腺苷蛋氨酸治疗可以改善酒精性肝病患者的临床症状和生物化学指标。多烯磷脂酰胆碱对酒精性肝病患者有防止组织学恶化的趋势。甘草酸制剂、水飞蓟宾类、多烯磷脂酰胆碱和还原型谷胱甘肽等药物有不同程度的抗氧化、抗炎、保护肝细胞膜及细胞器等作用,临床应用可改善肝脏生物化学指标。双环醇治疗也可改善酒精性肝损伤。但不宜同时应用多种抗炎保肝药物,以免加重肝脏负担及因药物间相互作用而引起不良反应。④ 酒精性肝病患者肝脏常伴有肝纤维化的病理改变,故应重视抗肝纤维化治疗。目前有多种抗肝纤维化中成药或方剂,今后应根据循证医学原理,按照新药临床研究规范(GCP)进行大样本、随机、双盲临床试验,并重视肝组织学检查结果,以客观评估其疗效和安全性。⑤ 积极处理酒精性肝硬化的并发症(如门静脉高压、食管胃底静脉曲张、自发性细菌性腹膜炎、肝性脑病和肝细胞肝癌等)。⑥ 严重酒精性肝硬化患者可考虑肝移植,但要求患者肝移植前戒酒 $3 \sim 6$ 个月,并且无其他脏器的严重酒精性损害。

(吴　曼)

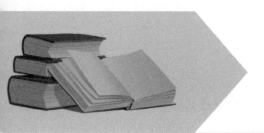

第七章 其他问题康复学

第一节 慢性疼痛的康复

一、概述

（一）疼痛及慢性疼痛的定义

疼痛是组织损伤或与潜在组织损伤相关的一种不愉快的躯体感觉和情感经历，同时可伴有代谢、内分泌、呼吸、循环功能和心理学的改变。疼痛是主观的，包括感觉和情感的反应，这种反应是神经末梢痛觉感受器受到伤害和病理刺激后，通过神经冲动传导到中枢的大脑皮质而产生，生物学家认为引起疼痛的刺激，易于造成组织的损伤，因此疼痛总是与组织损伤相关。有些人在没有组织损伤的情况下，主诉疼痛，这通常与心理因素有关。

慢性疼痛（chronic pain）是由一个慢性病理过程造成的。持续时间较长，为 3～6 个月以上，常在损伤后仍持续存在。它的起病是逐步的或不很明确的，病症持续，不减弱并可能变得越来越重，患者常表现为消沉及孤独，没有交感神经过度兴奋的表现。伴有慢性疼痛的患者常出现嗜睡、冷淡、厌食和失眠症状。

（二）疼痛的解剖生理学基础及其调控

1. 疼痛感受器

游离神经末梢是主要的痛感受器。广泛分布于皮肤、角膜、血管壁。一般认为，痛觉由 Aδ（有髓鞘）和 C（无髓鞘）纤维传导。牙髓、肌腱、关节、骨膜及内脏中的 Aδ 纤维的游离神经末梢，为高阈值机械痛感受器（high threshold mechanociceptor），Aδ 纤维传导速度快，兴奋阈较低，主要传导快痛；C 纤维的游离神经末梢，可被各种高强度的机械、化学、温热刺激兴奋，因此又称为"多型伤害性感受器"（polymodal nociceptor）。C 纤维传导速度慢，兴奋阈较高，主要传导慢痛。疼痛感受器受邻近其他感受器状态的影响，受脑的下行性控制，其敏感性还受到局部血液供应和组织内理化变化的影响。传统的观点认为，任何刺激（如温度、机械刺激、电刺激等物理因素，酸碱、高渗或低渗盐水等化学刺激）的强度达到一定的程度，就成为伤害性刺激、可以作用于相应的感受器、引起疼痛的感觉与反应。

2. 疼痛传导通路及其调控

传导快痛的 Aδ 纤维由脊神经后根进入脊髓后角顶端的胶状质区（后角板层Ⅰ）换元，其中一部分经前连合交叉至对侧，经脊丘侧束上行直达丘脑后腹核，然后经内囊投射到大脑皮质中央后回的第一感觉区，引起有定位特征的痛觉，这种长的直达纤维只在高等动物和人类的脊丘束中存在，称为"新脊髓丘脑束"。在新脊丘束内侧还有一些纤维经直接通路或网状结构的多突触通路上行，到达丘脑的髓板内核群，投射到大脑的边缘叶和第二感觉区，引起伴随痛觉的强烈情绪反应。这类纤维除人类外也见于低等动物。

在种系上发生较早,称为"旧脊髓丘脑束"。

来自 C 纤维的冲动进入脊髓板层 V 后,在脊髓灰质周围的固有束上行,经多次换元后到达网状结构和丘脑,这些短纤维多突触的通道,总称为旁中央上行系统,与慢痛和情绪反应有关。

另有报道,粗纤维/脊柱/内侧丘脑系统中有少量突触后纤维仅对伤害性刺激反应,终止予背柱核更靠近吻端部位,在痛知觉和痛行为中有一定作用。

内脏痛的传入神经主要是交感神经,其冲动由交感神经中的 C 类纤维传导。由后根进入脊髓,此后与躯体痛觉的走行相同,但食道、气管、直肠、外阴部痛觉纤维是与副交感神经一起走行的。来自盆腔器官的疼痛冲动经副交感神经(盆神经)传入中枢,脊髓内脏二级纤维上行到皮质的径路比较分散,经脊髓丘脑侧束深部上行,再经网状结构多次中继,经下丘脑投射到嗅皮质或额叶、脑岛等部皮质。

由新脊丘束构成的传导快痛的特异传导通路与由旧脊丘束构成的传导慢痛的非特异传导通路间的功能和作用是相辅相成的。

在中枢镇痛系统中还有很多化学物质调控着痛信息的传递。Terenius 等(1978)发现机体内存在内源性阿片样肽类物质,如甲硫脑啡肽(met-enkephalin, M - ENK),亮脑啡肽(leucine-enkephalin, L - ENK),β-内啡肽(β- endorphin, β- EP),强啡肽(dynolphin, Dyn)等,具有强力镇痛作用;另外,P 物质(suhstance P)、胆囊收缩素(cholecystokinin, CCK)、促胃液素(gastrin, G)等脑肠肽类,5 - 羟色胺、乙酰胆碱、γ-氨基丁酸等神经递质也与疼痛或镇痛有关。

综上,疼痛不是简单地与躯体某一个解剖部位的变化有关,不是由神经系统的某一条传导通路、神经核团和神经递质进行传递,也不是由某一个中枢部位所调制,而是由神经系统内特异与非特异传导系统等多重传导通路之间,以及大脑皮质和皮质下各结构之间多种往返联系相互调节的结果,后者为机体提供伤害性刺激的位置,强度等知觉信息,提出逃避的方向,并帮助神经系统结合过去的经验进行分析,对疼痛认知,而产生痛行为学反应如运动等。在这一复杂的多重系统中,破坏任何一个环节都会引起整个系统一系列"雪崩式"的变化来代偿被破坏部位的原有功能,这是机体内部调节机制的作用所决定的。

3. 痛觉的闸门学说

关于痛觉发生机制的学说,目前国内外多数学者同意 Melzack 和 Wall 提出的闸门控制学说。

闸门学说认为,脊髓后角胶状质(SG)具有疼痛的闸门作用,它对传入神经纤维的感觉传入具有突触前抑制作用。外周传入神经末梢的传入既可直接作用于二级细胞(T 细胞)。又可改变 SC 对 T 细胞的抑制作用;因此,闸门的开关,受外周感觉输入与中枢下行抑制相互作用结果的制约。

细纤维(C 类纤维)的输入,除作用于 T 细胞外,还抑制 SG 对 T 细胞的抑制而对后者起正反馈作用,使闸门开放,产生痛觉。

粗纤维(A 类纤维)的输入,除作用于 T 细胞外,还兴奋 SG 对 T 细胞的抑制而对后者起负反馈作用,使闸门关闭,产生镇痛;同时它还通过上行纤维的传入,触发中枢的下行抑制过程(包括记忆、注意、传递经验等过程),以关闭闸门。

闸控系统与疼痛的感觉、情绪及中枢控制之间也具有多种相互联系,T 细胞输出主要投射到感觉-分辨系统(经新脊丘系)和动机-情感系统(旁中央上行系统)。粗纤维兴奋又可以触发中枢控制过程。以上3 个系统相互作用并都投射到运动系统,引起一系列的痛反应。如烦躁、焦虑、抑郁、恐惧等情绪反应;身体呈屈曲姿势(屈曲反射)、坐卧不安、姿势调整;呻吟、喊叫、叹气、咬牙;转动头、眼检视伤区,不停地抚摩、揉搓伤区诉说疼痛体验,有的导致跛行,面红耳赤、大汗、心慌憋气、恶心呕吐、血压下降等各种自主神经性反应;联想既往经验、估计后果、增加服药频率;睡眠习惯的改变,如痛得难以入睡、夜间痛醒多次;发作时被迫停止活动及进餐等。

闸门学说认为疼痛程度受多种因素的影响。由 T 细胞所产生的输出的性质取决于多方面因素对其作用总和的结果。这一概念具有重要的现实意义。即由于疼痛的产生的复杂性,采取几种措施作用于其发出的多个环节的综合疗法势必比单一方法有效得多。因此,目前在慢性疼痛的治疗中要避免轮番序贯地试用各种疗法,致使患者对每一疗法依次出现抗药性、耐受性而迁延不愈,使疼痛加剧,残疾加重,患者对治疗的信心丧失。应采用综合疗法进行"总攻",以发挥多种疗法的协同作用,防止耐受与成瘾,其作用的整体性远远大于各疗法的简单相加,对于缩短病程、减轻患者的痛苦,限制和减少残疾的发生,减轻家庭和社会的负担、具有重要意义。

二、慢性疼痛的诊断

由于疼痛既可能是一种疾病或综合征,也可能是一种疾病的症状之一,甚至是某种严重疾病的早期症状,因此诊断和鉴别诊断就显得十分重要。在采取治疗措施之前必须进行有计划、有步骤的诊断方法,尽量在实施治疗前明确诊断或做出初步诊断。

疼痛诊断的内容和程序包括:① 根据患者主诉详细询问病史;② 根据主诉和病史提供的疼痛部位和特征,进行重点体格检查、证实和发现压痛点和阳性体征;③ 同时进行全面体格检查发现或排除其他部位、系统的疾病;④ 根据体格检查后的初步诊断,进行必要的实验室检查和辅助检查,如影像学、超声、肌电图、神经电生理、心电图等;⑤ 必要时行诊断性神经阻滞。

(一) 病史采集

1. 疼痛部位

应使患者尽可能准确地指出疼痛的部位和范围,用手指指出疼痛部位往往比单纯的口诉要准确得多。如有放射痛,亦应指出其部位。一般颈部病变引起的疼痛可放射至项背部、肩部,直至上肢手部;腰骶部病变则可放射至臀部、大腿,小腿及足部。放射痛的具体部位,则与累及的神经根或肌肉有密切关系。累及不同的肌肉会产生不同方向的牵涉痛。

2. 疼痛性质和程度

(1) 性质:酸痛、胀痛、麻痛一般见于软组织的慢性劳损和陈旧性损伤,亦可见于某些风湿或类风湿病变;刺痛、刀割样痛较多见于关节囊、韧带、滑膜等急性损伤;牵拉痛、灼痛、麻痛多见于神经根受刺激所致;绞痛则需注意其他脏器的疾病,如胆囊、肾脏、输尿管结石等。

(2) 程度:一般常用的描述:有难以忍受的剧烈疼痛,表达那些引起患者坐卧不安,深大呼吸,甚至大汗淋漓、不思饮食的疼痛;剧痛,表达那些引起患者表情痛苦,呻吟不安,常保持一种特定的体位、不肯随意活动、甚至拒绝医师检查的疼痛;严重疼痛,指疼痛较重,但尚能坚持者;中度疼痛,指疼痛明显,但不甚重者;轻痛及微痛指较轻微的疼痛。

3. 疼痛发作时间

有两种情况与含义。一种情况为疼痛发作是间歇性或是持续性,或是持续疼痛阵发性加重,发作的持续时间长短有较大的临床价值。另外一种情况为一天中,是晨起痛,还是下午痛或是夜间痛,晨起痛甚者应考虑脊柱关节及周围软组织损害,或是风湿免疫性疾病;下午痛重者要考虑是否有椎管内神经压迫性损害;而夜间疼痛者要警惕肿瘤病变。

4. 疼痛发作的诱因与缓解因素

(1) 与活动的关系:绝大多数颈、腰、背痛患者减少活动与卧床休息能使疼痛明显好转,但也有少数患者卧床休息反使疼痛加重,这些多是严重的椎间盘突出、椎管内占位性病变等,因病变对神经根的挤压较重,站立及活动时患者可自行适当调整体位、减轻病变对神经根的挤压而使疼痛减轻,卧床休息时体位不易调整合适,故疼痛更重。典型的脊柱变性和骨质增生患者,往往在睡眠至黎明前腰痛明显,以致不得不清早起床,起床后开始活动时腰痛仍明显,但稍活动数分钟后,疼痛即明显好转。

(2) 疼痛与体位的关系:腰痛患者常在某一体位疼痛加重,而在另一体位疼痛减轻。如腰椎间盘突出患者,弯腰时神经根紧张,压迫更甚而使疼痛加重;腰椎管狭窄的患者则与此相反,腰后伸时椎管容量进一步变小而使狭窄更为严重,疼痛加重,弯腰及下蹲时则椎管容量加大而疼痛减轻。腰椎间盘突出的患者,还因突出物与神经根的关系不同,有的腰向患侧弯时疼痛加重,有的向健侧弯时疼痛加重。向患侧弯腰时腰痛及下肢放射痛加重者,其突出物多位于神经根的外上方,一般称为肩上型突出;向健侧弯腰而患侧腰痛及下肢放射痛加重者,其突出物多位于神经根的内下方,一般称为腋下型突出。腰背部筋膜及肌肉劳损者,多在弯腰时疼痛加重,而腰椎后小关节囊损伤者常有腰过伸性疼痛,但同时也可有前弯腰疼痛,这是因为腰后伸可使已受伤的后小关节囊受到挤压,而腰前弯时又可牵拉后小关节囊之故。

(3) 疼痛与治疗的关系:应当询问头痛患者对药物治疗的效果与反应,同样对腰背痛患者应询问是否进行过治疗、治疗方法及效果如何,这对推断病痛的性质和部位也很有帮助。如患者主诉 2 年前有腰部扭伤史,尔后经常有左侧腰痛,并向左臀部及大腿后外侧放射,曾经数个单位诊断为腰椎间盘突出。追问病史,过去曾行普鲁卡因痛点注射治疗,腰臀部及下肢放穿痛可明显减轻。于是用利多卡因加少量醋酸泼尼松龙作 L4—L5 左侧后小关囊注射,局部疼痛及下肢放射痛基本消失,1 周后再行局部注射 1 次,症状完全消失,随访 2 年未复发。此患者临床表现颇似腰椎间盘突出症,实为脊柱小关节囊损害,过去的治疗史有重要诊断价值。一般而言,理疗、推拿、针灸、服药、贴膏或局部注射等治疗主要针对脊柱椎管外软组织损害性病变;硬膜外药物注射、甾体类药物静脉滴注或脊柱介入治疗是针对脊柱椎管内损害性病变。

(4) 疼痛与外伤、职业及环境因素的关系:多数下腰痛患者并无外伤病史、部分患者曾经有过腰部或髋部扭闪损伤或摔伤病史,因未能及时治疗、治疗不当或日久失治而转为局部慢性损害性疼痛。职业性质、工作姿势与强度等也是引起疼痛发作的因素,如经常弯腰负重、搬运重物、长时间坐位伏案、长期驾驶车辆、超负荷训练等也是诱发疼痛的常见原因。长期在寒冷气流与潮湿环境中工作,包括水下作业,不利于颈肩腰腿部肌肉与关节疼痛疾病的恢复,也是诱发疼痛的因素。一般来说,因外伤后遗的疼痛比较局限,后者引起的疼痛则较为广泛,甚至可发展为全身性疼痛。这对选择正确的治疗方法具有重要的参考价值。

5. 疼痛的伴随症状

(1) 原发性疼痛的伴随症状:无先兆性偏头痛除了反复发作的单侧、搏动性头痛外,常伴有恶心、呕吐和/或畏光、畏声先兆性偏头痛在偏头痛发作之前或发作时,出现前驱症状,包括疲劳、注意力涣散、颈部僵硬、恶心、对光声敏感、闪光视野、打哈欠、与面色苍白等。丛集性头痛发作常伴有以下症状,包括结膜充血、流泪、鼻充血、流涕、面部出汗、瞳孔缩小、上睑下垂、眼睑水肿、感觉躁动等。

(2) 疼痛作为主症的疾病(或综合征)伴随症状:常见的有颈椎病、腰椎间盘突出症、肌筋膜痛综合征、纤维肌痛综合征、原发性三叉神经痛、内脏神经痛等均有相应的或伴有的血管神经和内脏功能障碍的症状。

(二) 体格检查

包括恰当而直接的神经、肌肉、骨骼检查,同时注意其他相关系统。不仅要对疼痛原因,还要对疼痛的影响(如身体状态下降)进行评估和记录。

(三) 慢性疼痛诊断的辅助检查

1. 实验室检查

(1) 白细胞:疼痛伴有感染可增高,严重的组织损伤可一过性增高。

(2) 红细胞沉降率:观察风湿性疼痛或活动性结核病引起的疼痛;首次病历帮助判断有无炎症;对疼痛伴有肿块的患者,用来判断肿块的性质;红细胞沉降率属于非特异性试验,但增快多提示器质性疾病。

（3）出血时间与凝血时间测定：临床上主要是对一些需要进行疼痛治疗，特别是有创的治疗判断其是否有出血倾向或疾病。

（4）抗链球菌溶血素"O"测定：主要用以协助诊断风湿热。

（5）类风湿因子凝集试验：用于诊断类风湿关节炎。

2. 影像学检查

（1）X线平片：X线平片主要用于软组织疼痛的初步检查和排除性诊断，检查简便、费用较低。

（2）电子计算机断层（CT）扫描：CT扫描不仅能显示组织结构横断解剖的空间关系，而且密度分辨率高，能区分密度差别小的脂肪、肌肉和椎间盘等组织，能显示细微的钙化和骨化，易于查出病灶，不存在组织结构相互重叠的情况，并能确定病变的部位、范围、形态和结构。

（3）磁共振成像（MRI）扫描：磁共振成像（magnetic resonance imaging，MRI）由于其本身的成像机制，对软组织的对比分辨率最高，尤其适合于软组织结构的成像。通过应用不同的表面线圈可以清楚地分辨肌肉、肌腱、筋膜、脂肪和血管等，特别是观察和分析四肢小关节及软组织，如韧带、肌腱的能力大大提高。

（4）超声检查：与CT和MRI相比，超声具有无创、简便、迅速、廉价及短期内可重复检查等优点，并能实时地观察肌腱的运动情况，所以在四肢骨、关节及软组织疾病的诊断中发挥着重要作用。超声在骨膜与骨的表面上，大部分被反射和衰减，因而成人正常骨常得不到完整的图像。儿童及青少年由于骨组织未完全发育成熟，有时可使长骨清晰显像。正常骨密度表现为平直光滑而又致密的强回声光带，骨髓腔为带状弱回声。正常骨膜不显像。骨周围的各组肌呈梭形或羽状排列，为弱回声，肌束膜及肌外膜呈较强的回声光条。一般而言，肌腱和韧带均表现为边界相对清楚的中等回声结构，然而这些表现随着扫查声束的方向而改变。当声束垂直于肌腱时可见到纵行走向的纤维状回声，当声束斜切肌腱时可出现低回声假象。腕部扫描时可见腕管内的屈肌腱为具有典型的细纤维超声结构的；高回声组织，正中神经也呈细纤维状结构，但回声稍弱于屈肌腱，在掌部及手指的浅、深屈肌腱显示为紧靠低回声蚓状肌的回声结构。关节软骨在声像图上常表现为边缘锐利的低回声带，软骨骨界面回声比软骨滑膜腔界面回声强。关节囊为较强的回声光带。

3. 其他诊断方法

1）肌电图

肌电图是研究运动单位的电活动和测定运动系统功能的一种手段。肌电图可以显示神经系统中各个不同环节的损害，如上运动神经元、下运动神经元、神经肌肉接头和肌肉。肌电图可以预测神经外伤的恢复，协助制定正确的神经肌肉诊疗计划。神经传导速度测定是电流刺激检查方法与肌电图记录检查方法的联合应用。是测定周围神经功能的一种检查方法。它是利用电流刺激引起激发电位，从中计算兴奋冲动沿神经传导的速度。神经传导速度测定分为运动神经传导速度测定和感觉神经传导速度测定。临床中可用于定量测定神经损害的程度，确定反射弧损害的部位，区分感觉神经损害和运动神经损害及周围性和中枢性损害。

2）红外线热成像

（1）周围神经病变：如表7-1所示。

表7-1 周围神经病变临床表现

病 变	临 床 表 现
1. 脊椎病变	当脊椎发生退行性变、增生、椎间盘突出等刺激神经根，该神经的交感神经缩血管纤维兴奋性增加，造成肢体的血管收缩，血流量减少，局部区域出现"低温像"
2. 神经损伤	外伤导致神经断裂时，该区域的神经递质不能被重新摄取，递质的作用时间延长，造成所支配的血管持续性收缩，该区域呈现"冷像"

(续表)

病 变	临 床 表 现
3. 末梢神经病变	某些病毒、药物及糖尿病等引起的周围神经的器质性病变,神经结构的完整性受到损害,神经递质不能合成、释放,神经冲动不能传递,血管处于扩张状态,出现相应区域的"热像"
4. 运动神经元病变	单纯运动神经元病变,尽管肌营养不良性肌萎缩比较明显,但血流量不受影响,所以热像图表现不明显

（2）血管病变：炎症、血栓等造成的动脉狭窄供血不足,静脉曲张或静脉血栓形成所致的血液回流等均可在热像图上清楚地区别开。

（3）恶性肿瘤：由于恶性肿瘤生长迅速,血管增生,血流丰富,因此可在热像图根据温度升高的程度及血管的分布对乳腺、甲状腺及其他体表的肿瘤做出定性诊断。

（4）局部炎症：甲状腺、乳腺、关节及肌肉等的炎症,致炎因子的作用使炎症部位的血管扩张,血流增加、炎症部位的红、肿、热在热像图上有相应改变从而做出诊断。

三、慢性疼痛康复评定

（一）评估目的与意义

疼痛的测量一般指用某些测量标准(metric)对疼痛强度进行测定;疼痛的评估则包括对疼痛全过程中不同因素互相作用的测量。通过疼痛的测量与评估可以确定疼痛的强度、性质和持续时间,有助下对疼痛原因进行鉴别诊断,帮助选择治疗方法和评价不同治疗方法的相对有效性。在临床康复诊疗工作中,各单位可能使用不同的疼痛测量与评定方法,但常规推荐使用以下 3 种。

（二）针对疼痛的评估方法

1. 视觉模拟评分法（VAS 法）

1）方法

视觉模拟评分法是在白纸上画一条长 10 cm 的直线,两端分别标上"无痛"和"最剧烈的疼痛"（见图 7-1）。患者根据自己所感受的疼痛程度,在直线上某一点做一记号,以表示疼痛的强度,从起点至记号处的距离长度也就是疼痛的量。

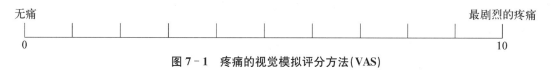

图 7-1　疼痛的视觉模拟评分方法(VAS)

2）注意事项

（1）使用前对患者需作详细解释,让患者理解该方法的概念以及此法测痛与真正疼痛的关系,然后让患者在直线上标出自己疼痛的相应位置。

（2）可使用正面有 0 和 10 之间游动的标尺,背面有 0～10 数字的视觉模拟评分尺。如果患者移动标尺,医师能立即在尺的背面看到具体数字,可精确到毫米。

（3）不宜用于老年人,因老年人准确标定坐标位置的能力不足。

2. 麦吉尔疼痛问卷调查法

1）方法

麦吉尔疼痛问卷表（McGill pain questionaire, MPQ)含有 4 类 20 组疼痛描述词,每组词按程度递增的顺序排列,其中 1～10 组为感觉类(sensory),11～15 组为情感类(affective),16 组为评价类(evaluation),17～20 组为其他相关类(miscellaneous)(见表 7 - 2)。被测者在每一组词中选一个与自己痛觉程度相同的词(没有合适的可以不选)。

由 MPQ 可以得到 3 种测定方法

(1) 疼痛评估指数(pain rating index,PRI):根据被测者所选出词在组中的位置可以得出一个数字(序号数),所有这些选出词的数值之和即疼痛评估指数。PRL 可以求四类的总和,也可以分类计算。

(2) 选出词的数值 (number of words chosen,NWC)。

(3) 现时疼痛强度(present pain intensity,PPI):用 6 分 NRS 评定当时患者全身总的疼痛强度。即 0～5 的疼痛强度:① 无痛(0 分);② 轻度疼痛(1 分);③ 引起不适感的疼痛(2 分);④ 具有窘迫感的疼痛(3 分);⑤ 严重的疼痛(4 分);⑥ 不可忍受的疼痛(5 分)。所以现时疼痛强度评估实际上是 6 点口述分级评分法。

2) 注意事项

(1) 原来假定:MPQ 和每亚小组中疼痛形容词的词汇在次序衡量方面是等距离的,但在目前的研究中已明确,描绘疼痛所用词汇之间的差别是不等同的。有些词汇虽然不在同一组内,但它们的意义极为接近,故难以区别。例如第 10 小组的"绷紧"和第 18 小组的"勒紧"难以辨别;三大组所包含的亚组数目不同。每亚组所列出的描绘字数目也不相等,多者有 6 个词汇,少者 2 个词汇,所以"疼痛评估指数"的算法不合理,合理的算法应是总体评级、每组的评分相加后,再算出其平均数,详细算法如表 7 - 2 所示。

表 7 - 2　麦吉尔疼痛调查表的总体评级法举例

	感　　觉	情　　绪	评　　估
	1. 忽隐忽现 1 抖动样重 2 搏动性痛*3 跳痛 4 打击痛 5 猛击痛 6	11. 疲倦*1 疲惫 2	16. 烦扰的*1 恼人的 2 悲惨的 3 严重的 4 难堪的 5
亚小组评级:	3/6＝0.5	1/2＝0.5	1/5＝0.2
	4. 锐利的痛 1 刀割样痛 2 撕裂样痛 3	14. 惩罚的*1 折磨的*2 残酷的 3 狠毒的 4 致死的 5	
亚小组评级:	3/3＝1.0	2/5＝0.4	
	7. 热痛*1 烧灼痛 2 滚烫样痛 3 烧烙痛 4		
亚小组评级:	1/4＝0.25		
亚小组总分:	1.75	0.9	0.2
小组 PRI	1.75/10＝0.175	0.9/5＝0.18	0.2/1＝0.2
总评级	(0.175＋0.18＋0.2)/3＝0.185		

注:* 选中的词;PRI 为疼痛评估指数。

（2）简化的 McGill 疼痛问卷(short form of McGill pain questionnaire，SF‐MPQ)：由于 MPQ(见表 7‐3)包括内容多·检测费时，较烦琐，Melzack 又提出内容简洁、耗时短的 SF‐MPQ(见表 7‐4)。SF‐MPQ 仅由 11 个感觉类和 4 个情感类对疼痛的描述词以及 PPl 和 VAS 组成。

表 7‐3　McGill 疼痛问卷

患者姓名		日期		时间		am/pm
PRI：S	A	E	M	PRI(T)	PPI	
(1～10)	(11～15)	(16)	(17～20)	(1～20)		

1. 忽隐忽现； 抖动样痛； 搏动性痛； 跳痛； 打击痛； 猛击痛	11. 疲倦； 疲惫	短暂的； 瞬间的； 暂时的	有节奏的； 周期的； 间歇的	持续的； 不变的； 恒定的
	12. 不适感； 窒息感			
2. 跳跃样痛； 闪电样痛； 射穿样痛	13. 恐惧的； 可怕的； 恐怖的			
3. 针刺样痛； 钻孔样痛； 锥刺痛； 戳刺样痛； 刀割样痛	14. 惩罚的； 折磨的； 残酷的； 狠毒的； 致死的			
4. 锐利的痛； 刀割样痛； 撕裂样痛	15. 沮丧的； 不知所措的			
5. 挤捏样痛； 压痛； 咬痛； 夹痛； 挤压痛	16. 烦扰的； 恼人的； 悲惨的； 严重的； 难堪的			
6. 牵引痛； 拉扯痛； 扭痛	17. 扩散的； 放射的； 穿透的； 刺破的			
7. 热痛； 烧灼痛； 滚烫样痛； 烧烙痛	18. 勒紧的； 麻木的； 抽吸的； 碾压的； 撕碎的			
8. 刺痛； 痒痛； 针刺痛； 蜇痛	19. 凉的； 冷的； 冰冷的			
9. 钝痛； 伤痛； 尖刺痛； 创伤痛； 猛烈痛	20. 困扰的； 作呕的； 极度痛苦； 畏惧的； 受刑似的	注释：		
10. 触痛； 绷紧痛； 擦痛； 割裂痛	PPI 0 无痛； 1 轻度； 2 适度； 3 痛苦； 4 可怕的； 5 折磨人的			

所有描述词均用 0～3 分别表示"无""轻""中"和"重"的不同程度。由此可以分类求出 PRI 或总的 PRI。PPI 仍用 6 分法评定。SF-MPQ 适用于检测时间有限,同时又要获得其他疼痛强度信息,如 VAS 评分结果。同典型的 MPQ 一样,SF-MPQ 是一种敏感、可靠的疼痛评价方法,其评价结果与 MPQ 具有很高的相关性。SF-MPQ 也能对不同的疼痛综合征进行鉴别。

表 7-4 为 SF-McGill 疼痛问卷表。

表 7-4　SF-McGill 疼痛问卷表

	无	轻　微	中　度	重　度
跳　痛	0	1	2	3
放射痛	0	1	2	3
戳　痛	0	1	2	3
锐　痛	0	1	2	3
夹　痛	0	1	2	3
咬　痛	0	1	2	3
烧灼痛	0	1	2	3
创　伤	0	1	2	3
猛烈痛	0	1	2	3
触　痛	0	1	2	3
割裂痛	0	1	2	3
疲劳衰竭	0	1	2	3
不适感	0	1	2	3
恐　惧	0	1	2	3
折磨人的	0	1	2	3

附注:

VAS 无痛 |——|——|——|——| 最严重的痛

PPI　0 无痛

　　　1 轻度

　　　2 不适

　　　3 痛苦

　　　4 可怕的

　　　5 折磨人的

3. 压力测痛计的使用

迄今为止,压痛检查依然是临床体检中可靠的诊断方法之一。压痛检查是基于加外力以激发疼痛,观察和听取受检者反应以判断疼痛的性质与程度,压力测痛计是应用特制的仪器,将所给出的压力进行定量。其原理是将弹簧或液压的力通过表或数字定量。定量以 N 或 kg/cm^2 为单位。外力达到一定强度(数字),患行出现疼痛反应,此时定为痛域;继续加力至不可耐受时,定出其耐痛域。治疗后重复检查得出治疗后的痛阈与耐痛阈,以判断康复治疗效果,阈值上升表明有效果,上升数值的大小代表效果的高低。表头式也可改为液晶数字显示,便于识读。测痛时,先以手指按压以找准痛点,将压力测痛计测痛头平稳地对准痛点,逐渐加力下压,直至引起疼痛,记下指针所指刻度,定为痛阈。继续加压、记下受试者不能耐受的压力刻度,定为耐痛阈。同时,应记录所测痛区的体表定位,以便对比。应定期(数日至数周)复查,记录读数。测痛时应注意防止用压痛头的边缘测试。

压力测痛特别适用于肌肉疼痛的测评。

使用时应注意：① 患者体位必须合适，使检查部位松弛，以提高检查准确性。② 测痛器的圆形头须平稳地放在待测部位。③ 必须密切注意指针移动情况，记下测定时日与引起疼痛反应的读数。

(三) 社会心理评估

包括目前的精神心理症状（如焦虑、抑郁或愤怒）、精神紊乱、人格特征或状态、应付机制等。

四、慢性疼痛康复治疗

(一) 慢性炎性疼痛

慢性炎性疼痛是由于软组织、骨与关节慢性损伤后，致痛物质，如 5 - 羟色胺、缓激肽以及前列腺素等物质的局部释放引起的慢性局限性疼痛。本节主要介绍在临床上最常见但易被忽视的慢性疼痛原因肌筋膜疼痛综合征。

肌筋膜痛综合征（myofacial pain syndrome，MPS）为一种局部疼痛综合征，以肌筋膜存在激痛点（TrP）为特征。能够检测到 TrP 存在的方法有：特异性细针电极 EMG 技术、超声、疼痛仪和热像图等。牵涉性运动功能障碍能够用表面 EMG 技术检测出来。临床推荐使用的活动性 TrP 的诊断标准是在肌紧张带的某一小节有圆形压痛点和施压时患者的疼痛感觉。运动终板的功能障碍是 TrP 发生的重要因素。新发现的 TrP 的电诊断特征是自发性电活动和活动性病灶的波峰，而活动性病灶与运动终板的功能障碍密切相关。

1. 临床表现

（1）症状：肌筋膜痛综合征（MPS）是区域性分布的综合征。即使一个以上身体结构受累，它们在解剖上仍局限于某个区域或躯体部位。有激痛点的患者通常表现为患部深在肌肉骨骼关节的持续性钝痛，定位比较模糊。疼痛经常自 TrP 牵涉至远隔的某一个部位。有时，患者仅感到麻木或感觉异常。可有功能障碍和睡眠障碍。由肌筋膜痛引起的躯体功能障碍，包括局部皮肤温度增高、牵涉区域的皮肤变凉、流泪、眩晕、耳鸣、平衡失调和举物的重力感觉异常等。运动功能障碍主要是肌力减弱、肌肉协同功能丧失和工作耐力减退。这正是经常为加强功能锻炼的指征，但如果不消除 TrP，仅采用肌力锻炼的方法，反而会由于其他肌肉替代使患肌进一步变弱，使症状加重。另外，患者还会不自主地去替代变弱的肌肉。睡眠障碍会加重疼痛的敏感性，肌肉被压在身体下面时，较长时间处于痉挛状态，肌肉痛点就会变得更痛。

（2）体征：有明确定位的肌肉痛点，同时可触及细绳索样硬化物或硬结，称之为紧张带或压痛结节。实验资料显示，在每个 TrP 内部有许多活动性病灶，病灶越多 TrP 就会越敏感。在 TrP 的中心部位很可能就是功能障碍的运动终板附近敏感的伤害感受器。TrP 具有两个特征：① 压痛与牵涉痛；② 激发紧张束带短暂的局部颤搐反应。存在活动性 TrP 的肌肉由于疼痛的缘故，都会表现伸直受限。试图将肌肉被动伸直时，就会剧烈疼痛。一旦活动性 TrP 失活及紧张带松弛后，肌肉运动范围就达到正常。有 TrP 的肌肉痉挛性疼痛，即对其予以固定阻力而强烈收缩时，患者就感觉疼痛。肌肉收缩易出现疲劳，肌力减弱的程度，在不同的肌肉或不同的部位有所区别。

2. 诊断和鉴别诊断

1）诊断

一般通过典型的临床症状和 TrP 特征性体征可以得出诊断。近年来，客观地证实肌激痛点存在的检测技术已成为重要的研究工具，其中超声图像、红外热图和 EMG 在诊断 TrP 方面已逐步应用到临床，提供有价值的诊断依据。

（1）超声图像：Rha 记录了超声可用于发现背深部肌肉中的局部抽搐反应，但是他们没有描述激痛点的表现。Sikdar 和 Ballyns 描述了 TrP 的超声表现：① TrP 在 2-D 超声上表现为局部、低回声（较黑）区域；② 用振动超声弹性成像 TrP 比周围肌肉更加坚实；并且③ 在多普勒上活动性 TrP 有高阻抗血管床。与 Sikdar 和 Ballyns 描述 TrP 为低回声相反，Shankar 在一个病例报告中发现在斜方肌和冈上肌中的 TrP 表现为局部高回声区域。Shankar 推测此差异是由于 Sikdar 在其研究中所用的低频曲线探头，而 Sikdar 的报告使用了线性排列探头。Shanker 报告 Gerwin 在 1997 年最早报告的 TrP 超声表现中描述为高回声。Niraj 把腹直肌中的激痛点描述为"混合回声区域"。激痛点的超声表现似乎仍然存在争议。

（2）红外热图：通过红外线照射和计算机数据分析得出的图像做出参考性结论，具有实时、精确、快速、对比及大范围显示皮肤温度改变的特点。此项技术可以验证 TrP 的皮肤反射现象。这些温度改变的内在原因一般是交感神经系统活动的结果。TrP 部位的温度是升高的，但并不出现在牵涉痛部位。热图上的热点可以用作 TrP 的初步定位，然后通过检查确定 TrP，这样可排除热图上无活性的 TrP。目前，红外热图能否作为诊断标准还存在争议。

（3）表面 EMG：表面 EMG 有助于：检测休息状态下的肌张力，当肌张力完全由 TrP 产生的骨骼肌痉挛引起时，EMG 记录无动作电位；当肌张力来自神经源性肌肉收缩时，因神经肌肉接头的激活，EMG 能发现产生肌张力的动作电位。TrP 导致了肌肉功能的紊乱，表现为 3 个方面问题：一是反应性增高；二是延迟松弛；三是快速疲劳。患部肌肉的反应性增高在 EMG 上表现为，当肌肉自发性收缩或负载时，波形的振幅变高。患有 TrP 的肌肉延迟松弛在表面 EMG 中比较常见，重复训练的肌肉在 EMG 上产生锐利的波谷（gap），这些波谷的消失与肌肉疲劳明显有关。临床观察发现，与正常侧肌肉相比，患侧肌肉的 EMG 振幅增高，而中位能量频度明显降低，这是早期快速疲劳的特征。中位能量频度降低与最大自发收缩能力下降呈线性关系。

2）鉴别诊断

TrP 引起的疾病专指 MPS，用局部肌痛综合征或软组织痛表示非特异的用法。人体每一块骨骼肌都可能产生 TrP，不少肌肉是常见的。因此，当一个患者有 TrP 以外部位的疼痛时，临床医师即要想到有 TrP 牵涉痛的可能，同时要考虑排除器质性疾病的可能，应仔细鉴别，否则就会误诊。由 TrP 导致患者疼痛症状易误诊的常见疾病诊断有冻结肩（肩胛下肌）、非典型偏头痛（胸锁乳突肌、颞肌、颈后肌）、痛经（下腹直肌）、肩肋综合征（斜角肌、中斜方肌、肩胛提肌）、带状疱疹后神经痛（前锯肌、肋间肌）、颞下颌关节紊乱（咬肌、翼外肌）等。

下面是与 TrP 密切相关而需要加以鉴别的两个痛病。一是纤维肌痛，二是关节功能障碍。纤维肌痛（FMS）常与 MPS 同时存在，并且治疗方法也不同。所以，临床医师要明确的鉴别出这两种疾病。当 TrP 是活动性时，两者比较容易鉴别。而当 TrP 变成慢性疼痛综合征时，鉴别就十分困难。以下几点可供参考：① 男女比例。MPS 为 1∶1，FMS 为 1∶（4～9）。② MPS 为局部疼痛和压痛浅，FMS 为广泛疼痛和压痛深。③ MPS 感觉肌肉紧张，而 FMS 感觉肌肉发软。④ MPS 关节运动范围受限，FMS 则为高活动性。⑤ MPS 的 TrP 注射反应迅速，而 FMS 的 TrP 注射反应缓慢且较弱。

关节功能障碍的骨病损节段被证实有痛阈下降、交感神经活动增强和运动接头连通，伴随关节功能障碍的节段部位有明显的椎旁肌活动兴奋性增加。关节功能障碍时，异常应力产生的异常感觉输入可以激活 TrP，从而 TrP 所增加的张力和运动活动性的增加能维持关节的异位应力。关节功能障碍会有效地增加邻近肌肉的运动神经元对远隔部位 TrP 产生的伤害输入的反应性。所以，当两者同时存在，应鉴别关节功能障碍和肌肉痛。

3. 治疗

（1）冷喷和牵伸：Travelt 发明"冷喷并牵拉"（spray and stretch）的特殊方法，即在患者肌激痛点及沿着其牵涉痛方向，用氯乙烯（Ethylene chloride）或氟甲烷（Fluorimethane）冷剂（后者毒性较低）喷射至皮肤上、同时将该 TrP 所在的肌紧绷带牵拉放松,此方法已广为流传。如今将上述方法结合间歇冷敷,可以强化伸展放松肌肉,以使肌筋膜 TrP 失活,还能使内脏起源的牵涉痛得到缓解。其作用机制是产生了较强的中枢介导效应与自主神经系统的介导效应。如果能配合收缩松弛技术,加以轻柔的伸展放松,再经常坚持做缓慢呼气动作,即呼吸须足够慢又深,这样可以达到肌肉筋膜放松的效果。

(2) 缺血性按压手法:操作时让患者使患部肌肉处于伸展位,施术者用手指或手掌由浅入深、较柔和地在肌肉 TrP 处逐渐加压,手下遇到一定的阻力后,即保持该种程度压力,手指沿着已经松弛的肌肉部位纵向缓缓柔动推进,此刻患者会感觉到局部不适或酸胀痛。一般每个位点要施压约 1 min,每次可治疗 10～12 个位点,隔 1～2 天可重复治疗。也可采取整脊疗法(chiropractice),在颈、胸、腰椎的某一个节段快速地施以牵伸、扭转或剪切应力,使椎旁的挛缩肌肉小节伸长放松。实验研究显示,足够的机械压力可破坏功能障碍运动终板能完全使其失活,并使肌纤维破坏以释放细胞内的肌球蛋白,通过局部组织推拿按摩产生的肌肉伸展效应,中断功能障碍终板假说中的一个关键链环,从而取得疗效。

(3) 激痛点干针疗法:激痛点干针(dry needling, DN),也称为肌肉内刺激(intramuscular stimulation, IMS),是一种使用针(常用针灸针)刺入皮肤和肌肉以灭活激痛点的侵入性程序。激痛点干针是一种相对较新的康复治疗技术,常常与其他物理治疗方法结合使用。先前的临床研究显示激痛点干针与局麻药注射对于灭活激痛点同样有效,而且与“空心”注射针相比可能引起较少的组织损伤。将针先插入皮下,进而再插入肌肉内 TrP 所在位置,找出可以导致疼痛的点,如此把针插入,再抽出至皮下,又重新插入到肌肉内,重复进出多次,一直到患者患处压痛消失为止,如能诱发肌纤维的短暂收缩,即局部抽搐反应(local twitch response,LTR),则奏效更迅速。

(4) 肌激痛点注射:TrP 局部麻醉剂注射可使其立即失活,而且能明显减轻注射后针刺留下的疼痛,这一点优于单纯的针刺技术。局麻注射液有助于稀释和消散功能障碍终板区域的致痛物质。通常应用 0.5％利多卡因注射液 10～15 ml、每个 TrP 位点注射 2～4 ml。规范的持注射器的姿势是:操作者以拇指和环、小指握住注射器,将腕部放在患者治疗部位,以示指推压针栓。这样可以稳定地控制针头,以防患行身体突然移动而发生针头穿刺过深,引起意外损伤。如果在治疗过程中激发出一个 LTR(局部颤搐反应),说明注射位置精确、治疗效果会更佳。近年来,肉毒菌素 A(BTx)被成功地应用于治疗 TrP 所致的肌筋膜疼痛。治疗剂量的 BTx 可阻断 Ach 从神经肌肉接头处运动神经末梢的释放,引起肌肉麻痹,最终导致神经肌肉接头变性。一般在 3～6 个月内,去神经支配的肌纤维能再次获得神经支配。BTx 注射须有明确的适应证,即患者一定存在不可逆的永存因素,如中枢神经系统损伤导致的肌痉挛状态,而 TrP 所致的疼痛仍然需要缓解。由于肉毒菌素 A 的破坏性,所以仅在其他非手术疗法未能奏效之后才能应用。

(5) 康复治疗:TrP 经治疗后失活,为巩固疗效,促进肌肉恢复正常功能,指导患者学会怎样避免疼痛复发,应该积极地进行康复治疗。包括体育疗法,进行肌肉主动运动训练,将有助于肌肉达到正常肌力与活动范围,有助于纠正肌痉挛造成的肌纤维长度的不等。伸展活动、喷雾或注射后应采用治疗部位表面湿热敷,也有助于患者肌肉放松。物理治疗中电刺激疗法既可做基础治疗,也可用于康复治疗。临床经验提示,以循环式增加电流刺激达到肌肉轻柔收缩,是一种很有效的被动收缩放松的方式。在激痛点治疗中使用超声治疗正变得更加广泛。虽然此机制未被完全理解,一些特定的超声方案已经产生了有希望的临床效果。非甾体类药物一般对 TrP 的肌筋膜痛无明显效果,但是对针刺后或注射治疗后疼痛很有帮助。

(二) 慢性神经病理性疼痛

国际疼痛研究协会将神经病理性疼痛(neuropathic pain,NPP)定义为由神经系统原发性损害和功能障碍所激发或引起的疼痛。它属于一种慢性疼痛,疼痛表现为自发性疼痛、痛觉过敏、异常疼痛和感觉异常等临床特征。

1. 解剖基础

神经受伤后,往往会出现损伤部位的交感神经纤维增多,引起脊神经感觉神经元对机械、冷热制激的敏感性增强。同时发现,初级传入有髓低阈值 Aβ 神经纤维占据了高阈值 C 纤维的位置,并且与原来的 C 纤维形成新的突触,激活了原本对 C 纤维无反应的神经元。这是 Aβ 神经纤维参与神经病理疼痛的解剖基础。

2. 病因病理

由于外伤、血管病变等因素引起中枢或周围神经损伤,包括脑血管疾病、颅脑损伤以及脊髓损伤等中枢病变引起的疼痛。脑血管病变,尤其在丘脑部位发生损伤,常会出现非常复杂而剧烈的疼痛,通常被称为丘脑综合征。病理改变经常累及下丘脑、皮质下纤维束以及部分边缘系统结构等丘脑周围结构。在中枢性神经痛的过程中,往往会产生中枢敏化,这种敏化来源于兴奋性氨基酸的释放,从而激活 NMDA 受体和非 NMDA 受体。NMDA 受体的激活会导致神经元长时期的兴奋性改变。这些神经元可塑性变化构成损伤或炎症刺激时的自发性疼痛、痛觉过敏等慢性疼痛。

3. 临床表现

中枢神经损伤后,患者常常在患病后 1 周或 1 个月内出现中枢性疼痛。但也有部分患者在患病后数月甚至数年后才出现。外周神经在损伤后数天或数周有时甚至几个月以后,可表现为突发的自发性疼痛,持续时间大约几周。疼痛性质多种多样,大多表现为烧灼样疼痛,疼痛多发生在躯体感觉障碍或缺失区域,疼痛性质及程度不一,重者疼痛完全无法忍受,程度轻者仅在受到伤害性刺激时才诱发出现难忍的疼痛。也有患者表现为突发的自发性疼痛,持续时间不定。神经病理性疼痛的特征包括:① 痛觉过敏(hyperalgesia),轻微的伤害性刺激即可出发剧烈的疼痛反应。② 异样疼痛(allodynia),正常非伤害性刺激,如触觉、温凉水刺激等均可引起异常不适的疼痛。③ 痛觉超敏,对各种刺激(如机械性、温热性、精神性、情感性等)均产生强烈的疼痛反应。

4. 治疗

1) 预防性治疗

对于外周伤害性疼痛,创伤面的完善处理和在受伤早期即应开始充分的镇痛。即把疼痛完善地控制在急性期,阻止其向慢性化方向转变,对防止由外周痛向中枢痛发展具有重要意义。

2) 药物治疗

(1) 抗忧郁药:主要通过抑制突触部位的 5-羟色胺和去甲肾上腺素再吸收,影响中枢传导递质的量而产生抗忧郁及镇痛作用。常用的有阿米替林、多塞平、氟西汀(百忧解)、文拉法辛和度洛西丁等。

(2) 抗惊厥药:该类药物对所有神经元都具有膜稳定作用,与影响细胞膜的离子运转有关。可降低神经细胞膜对 Na^+ 的通透性,减少神经细胞膜在动作电位期内的被动 Na^+ 内流,延迟 K^+ 外流,最终发挥稳定细胞膜、降低兴奋性的作用,抑制受损神经元的异常放电或过度兴奋。代表性的药物有卡马西平、苯妥英钠、丙戊酸钠和加巴喷丁等。

(3) 普瑞巴林:普瑞巴林特异性和中枢神经系统 P/Q 型 2 电压门控钙通道 a2-δ 蛋白亚单位结合,减少钙离子内流,从而减少谷氨酸盐、去甲肾上腺素、P 物质等兴奋性神经递质的释放,使过度兴奋的神经元恢复正常状态。

3) 物理因子治疗

经皮电刺激(TENS)是通过激活内源性阿片肽而镇痛,也可刺激疼痛部位的粗纤维神经,通过闸门学说的机制而镇痛,对改变感觉冲动传入中枢神经系统,减轻慢性疼痛,终止其继发性生理/或病理反应,有着积极的作用。其他物理因子如:磁疗、微波等亦可起到缓解疼痛的作用。

4) 神经阻滞治疗

由于发生于中枢神经系统的损伤,会改变外周神经的特性,而外周神经的损伤也可引起脊髓以上中枢神经的变化。交感神经阻滞可使一些患者疼痛得到缓解。常用的神经阻滞方法包括，星状神经节阻滞、胸交感神经阻滞、腰交感神经阻滞、静脉内局部神经阻滞。

5）神经毁损

对难治性神经痛患者，采用各种保守治疗效果不佳或疗效不能维持时采用化学或射频神经毁损方法，以达到较长期疗效的目的。多柔比星（阿霉素）、乙醇、酚甘油是常用的神经毁损药物。射频热凝毁损因疗效确切、可控性强目前常作为临床治疗的首选。

6）手术治疗

对于一些顽固性疼痛的患者，依据发生疼痛部位的不同，可酌情选用脊神经后根切除术、经皮脊丘束切断术、丘脑切除术及大脑皮层毁损术等。

7）心理治疗

急性疼痛转为慢性疼痛的过程中，随着功能障碍的出现，患者的心理负担在不断加重，导致生活质量下降。所以在治疗疼痛的整个过程中，心理因素不能忽视，要适当地介入一些精神心理方面的治疗，如认知疗法、松静疗法、生物反馈疗法、催眠等。

（三）慢性癌痛

癌性疼痛的发生是多因素共同作用的结果，在其发病过程中，即存在病理性改变，又存在心理因素：世界卫生组织（WHO）首先把癌症疼痛提到重要和优先解决的地位，因为癌痛可以发生在癌症期间的任何时间。据统计，接受治疗的癌症患者 50%存在不同程度的疼痛，而在癌症晚期则增长至 75%。

1. 癌痛病因

癌性疼痛的原因可分 3 类：① 肿瘤发展，转移浸润直接引起的疼痛，约占 88%；② 癌症治疗引起的疼痛，约占 11%；③ 肿瘤间接引起的疼痛，约占 1%。临床上也有少数肿瘤患者可出现与肿瘤无关的疼痛，例如肺癌患者因同时患有椎间盘突出症而引起的腰腿痛，是非癌症性疼痛而不是癌性疼痛。

2. 病理生理

癌性疼痛的机制尚不完全清楚。一般认为，在骨、软组织、淋巴管、血管、内脏机械或化学刺激激活或激敏机械感受器及化学感受器，通过 Aδ 纤维或 C 纤维传至中枢，产生痛觉。神经挤压、化学性致痛物质的释放、pH 改变、反应性肌肉痉挛、神经根浸润等因素是肿瘤引发疼痛的可能机制。

3. 临床表现

癌痛的表现具有较大的个体差异，与癌症的种类、部位、程度、全身状况、心理等因素有着密切的关系。癌痛的临床特点表现为全方位疼痛、剧烈难以忍受，常伴有自主神经功能异常，癌痛也常常伴有心理学异常，表现为焦虑和或抑郁的最多。从癌痛发病及持续的病程看，癌痛大多表现为慢性疼痛，大多数癌症患者的疼痛可能持续数月至数年。此外，在慢性疼痛的基础上，部分疼痛患者同时可能出现爆发性疼痛。从癌痛的发病机制及性质看，癌痛既表现为伤害感受性疼痛，也表现为神经病理性疼痛。当伤害感受性疼痛长期未得到及时有效治疗时，容易发展成为神经病理性疼痛。神经病理性疼痛在癌痛中占 40%～60%。神经病理性疼痛常表现为复杂性疼痛综合征。

4. 疼痛的治疗

疼痛可存在于癌症患者的各时期，其治疗目标是：让患者无疼痛，提高其生活质量和延长生存期。癌性疼痛一般以药物治疗为主，手术治疗往往需要结合患者的总体身体状况及生存期考虑。

1）药物治疗

（1）癌性疼痛的药物治疗原则：① 尽量口服给药，便于长期用药，可以减少依赖性和成瘾性。② 有规律按时给药，而不是出现疼痛时再给药。③ 按阶梯给药，根据 WHO 推荐的癌性疼痛"三阶梯疗法"。

④ 用药应该个体化。⑤ 注意使用抗焦虑、抗抑郁和激素等辅助药物,可提高镇痛治疗效果。

（2）癌性疼痛药物治疗的"三阶梯疗法"：

第一阶梯——非阿片类镇痛药：用于轻度癌性疼痛患者,主要药物有阿司匹林、对乙酰氨基酚（扑热息痛）等,可酌情应用辅助药物。

第二阶梯——弱阿片类镇痛药：用于当非阿片类镇痛药不能满意止痛时或中度癌性疼痛患者,主要药物有可待因,一般建议与第一阶梯药物合用,因为两类药物作用机制不同,第一阶梯药物主要作用于外周神经系统,第二阶梯药物主要作用于中枢神经系统,两者合用可增强镇痛效果。根据需要也可以使用辅助药。

第三阶梯——强阿片类镇痛药：用于治疗中度或重度癌性疼痛,当第一阶梯和第二阶梯药物疗效差时使用,主要药物为吗啡,也可酌情应用辅助药物。

2）物理因子治疗

冷疗等。

3）神经阻滞法

硬膜外和鞘内注射吗啡等。

4）外科治疗

① 脊髓后正中后索点状切开术（PMM）；② 脊髓止痛手术：根据癌性内脏痛的不同部位和特点,考虑行脊神经后根切断术、脊髓前外侧束切断术和脊髓前联合切断术。

5）心理治疗

心理治疗的方法包括以语言为主的心理治疗和操作性心理治疗,效果不佳时可辅以药物治疗。药物治疗包括抗抑郁药和抗焦虑药。

（俞晓杰）

第二节　慢性病患者营养问题的康复干预

一、概述

随着我国经济的飞速发展,居民的膳食结构发生了明显的变化,营养缺乏和营养过剩并存。人们的传统饮食观念和饮食习惯发生了深刻的变化,快餐、休闲食品等高蛋白、高脂肪、高能量饮食的大量摄入,加剧了膳食结构不平衡。同时,人口的老龄化速度也不断加快。目前我国多数城市已步入显著老年型社会,慢性病已经悄然成为威胁人们身体健康的一大病症。近代研究表明大多慢性病的形成都与不健康的膳食相关。近年来,慢性病和过劳死呈上升趋势,70%多的人口处于亚健康状态。

2006 年 5 月卫生部疾病预防控制局和中国疾控中心联合发布的《中国慢性病报告》表明,中国慢性病死亡人数占总死亡人数的比例已由 1991 年的 70% 上升到 2000 年的近 81%,城市和农村慢性病死亡人数占总死亡人数的比例高达约 85% 和 80%。引起慢性病主要因素有 3 个：不健康饮食、不锻炼身体和使用烟草,其中不健康的饮食习惯是最主要因素。营养相关性疾病如心脏病、脑血管病、肿瘤等疾病,已成为居民死亡的 3 大主要因素。

（一）临床营养学的相关知识

营养是人口素质的决定因素之一,调查数据表明,我国居民营养状况并未随着经济的迅速发展而得到同步改善,而是出现了更加复杂的新情况。近20年间国人每天通过膳食摄入的谷类、薯类、豆类以及蔬菜、水果、奶类食物的比例,已经呈现出不同程度的下降,唯有动物性食物呈现了上升趋势。这导致国人每天摄入的钾、钙、铁、磷、锌、镁等常量、微量元素及维生素等营养物,全部大大低于中国营养学会的推荐量,而脂肪却高出推荐量的一倍左右,造成了普遍存在的营养不足或过剩问题。

已知人体需要的营养素约有50种,归纳起来分6大类,即蛋白质、脂类、碳水化合物、矿物质和微量元素、维生素和水。近年来发现膳食纤维也是维持人体健康必不可少的物质,可算是第七类营养素。这些营养素在体内功能各不相同,概括起来可分为3方面:① 供给能量以满足人体生理活动和体力活动对能量的需要;② 作为建筑和修补身体组织的材料;③ 在体内物质代谢中起调节作用。

(二) 慢性病

慢性病主要指以心脑血管疾病(高血压、冠心病、脑卒中等)、糖尿病、恶性肿瘤、慢性阻塞性肺部疾病(慢性气管炎、肺气肿等)、精神异常和精神病等为代表的一组疾病,具有病程长、病因复杂、健康损害和社会危害严重等特点,并能引起多种多样的并发症,如心绞痛、心肌梗死、脑血栓、急性感染、动脉粥样硬化、肾和视网膜微血管病变等,目前慢性病已成为危害人民健康和生命的主要因素之一。据测算我国一半以上的人患有各种类型的慢性病,如高血压、频繁性感冒、神经衰弱、关节炎、支气管炎、哮喘、习惯性便秘、白细胞或血小板低下、慢性胃炎、肥胖、高血脂、血管硬化、冠心病、慢性肝炎、胆囊炎等,这些慢性病已经严重危害到人体健康。

对慢性病,有各种治疗方法。如:药物、食疗、康复治疗(运动疗法、传统疗法,包括针灸疗法、推拿疗法、气功等),其中食疗是最重要的治疗方法之一。

二、临床营养评估

营养评定(nutritional assessment)是通过人体组成测定、人体测量、生化检查、临床检查及多项综合营养评定方法等手段,判定人体营养状况,确定营养不良的类型及程度,估计营养不良所致后果的危险性,并监测营养支持的疗效。

(一) 人体组成

人体组成的研究可采用"五水平模式",即将人体分为原子水平、分子水平、细胞水平、组织系统水平和整体水平进行评价。① 原子水平:可在一定程度上反映整体水平。② 分子水平:水、蛋白质、糖原、脂肪和矿物质等。评估公示有:公式1:总体脂肪(TBF)=体重-去脂组织(FFM);公式2:FFM=总体水(TBW)/0.732。③ 细胞水平:细胞、细胞外液体(ECF)和细胞外固体(ECS),评估公式:体细胞群(BMC)=(总体钾/150)×(1/0.80),或BMC=总体钾×0.0083。④ 组织-系统水平:由主要组织和器官组成。⑤ 整体水平:评定方法包括人体测量及人体组成测定,如总体密度、双能源X线吸收法(DEXA)及生物电阻抗分析法(BIA)等。

(二) 人体测量

1. 体重

测定时必须保持时间、衣着、姿势等方面的一致性。体重计的感量不得大于0.5 kg,测定前须先标定准确。

(1) 现实体重占理想体重(IBW)百分比(%)=现实体重÷IBW×100%。

(2) 体重改变(%)=[通常体重(kg)-实测体重(kg)]÷通常体重(kg)×100%。

(3) 体重指数(BMI)=体重(kg)/身高^2(m^2)。

体重减少是营养不良最重要的指标之一,但应结合内脏功能的测定指标。当短期内体重减少超过10%,同时血浆白蛋白<3.0 mg/dl时,可判定患者存在严重的蛋白质热量营养不良。

2. 三头肌皮褶厚度(TSF)

TSF 正常参考值男性为 8.3 mm,女性为 15.3 mm。实测值相当于正常值的 90% 以上为正常;介于 80%~90% 之间为轻度亏损;介于 60%~80% 之间为中度亏损;小于 60% 为重度亏损。

3. 上臂围与上臂肌围

(1) 上臂围(AC)。

(2) 上臂肌围(AMC)＝AC(cm)−3.14×TSF(cm)。

AMC 的正常参考值男性为 24.8 cm,女性为 21.0 cm。实测值在正常值 90% 以上时为正常;占正常值 80%~90% 时,为轻度亏损;60%~80% 时,为中度亏损;小于 60% 时,为重度亏损。

(三) 生化及实验室检查

1. 血浆蛋白

(1) 血清白蛋白:持续的低白蛋白血症被认为是判定营养不良的可靠指标。

(2) 血清前白蛋白(PA):与白蛋白相比,前白蛋白的生物半衰期短,血清含量少且体库量较小,故在判断蛋白质急性改变方面似较白蛋白更为敏感。应注意很多疾病状态可影响血清前白蛋白浓度。造成其升高的因素主要包括脱水和慢性肾功能衰竭。降低因素包括水肿、急性分解状态、外科手术后、肝脏疾病、感染和透析等。

(3) 血清转铁蛋白(TFN):TFN 在肝脏合成,生物半衰期为 8.8 天,且体库较小,约为 5.29 g。在高蛋白摄入后,TFN 的血浆浓度上升较快。TNF 的测定方法除放射免疫扩散法外,还可利用 TFN 与总铁结合力(TIBC)的回归方程计算。

(4) 血清视黄醇结合蛋白(RBP):RBP 在肝脏合成,其主要功能是运载维生素 A 和前白蛋白。RBP 主要在肾脏代谢,其生物半衰期仅为 10~12 h,故能及时反映内脏蛋白的急剧变化。但因其反应极为灵敏,即使在很小的应激反应下,其血清浓度也会有所变化。胃肠道疾病、肝脏疾病等均可引起血清 RBP 浓度的降低。因此目前 RBP 在临床的应用尚不多,其正常值标准也未确定。

2. 氮平衡

氮平衡(NB)是评价机体蛋白质营养状况的可靠与常用指标。氮平衡的计算要求氮的摄入量与排出量都要准确地收集和分析。氮的摄入包括经口摄入、经肠道输入及经静脉输入,其摄入量均可测定。最好采用经典的微量凯氏定氮法定量,亦可采用一些较新而方便的方法,如化学荧光法等测定。

3. 肌酐身高指数(CHI)

肌酐系肌肉中的磷酸肌酸经不可逆的非酶促反应,脱去磷酸转变而来。肌酐在肌肉中形成后进入血循环,最终由尿液排出。肌酐身高指数是衡量机体蛋白质水平的灵敏指标,其优点在于:① 成人体内肌酸和磷酸肌酸的总含量较为恒定。② 运动和膳食的变化对尿中肌酐含量的影响甚微。③ 经 K40 计数测定,成人 24 h 尿肌酐排出量与瘦体组织(LBM)量一致。④ 在肝病等引起水肿等情况而严重影响体重测定时,因为 CHI 不受此影响,故显得价值更大。

CHI 测定方法:连续保留 3 天 24 h 尿液,取肌酐平均值并与相同性别及身高的标准肌酐值比较,所得的百分比即为 CHI。若 CHI>90% 为正常;80%~90% 表示瘦体组织轻度缺乏;60%~80% 表示中度缺乏;<60% 表示重度缺乏。

4. 血浆氨基酸谱

在重度蛋白质热量营养不良时,血浆总氨基酸值明显下降。不同种类的氨基酸浓度下降并不一致。一般来说,必需氨基酸(EAA)下降得较非必需氨基酸(NEAA)更为明显。在 EAA 中,缬氨酸、亮氨酸、异亮氨酸和甲硫氨酸的下降最多,而赖氨酸与苯丙氨酸的下降相对较少。在 NEAA 中,大多数浓度不变,而酪氨酸和精氨酸出现明显下降。个别氨基酸(如胱氨酸等)浓度还可升高。北京协和医院采用水解方法测定了42例正常人和18例营养不良患者的血浆氨基酸谱,结果:在正常情况下,EAA/NEAA>2.2。如果EAA/NEAA<1.8,则说明存在中度以上的营养不良。

(四) 临床检查

通过病史采集及体格检查来发现营养素缺乏的体征。

体格检查的重点在于发现下述情况:① 恶病质;② 肌肉萎缩;③ 毛发脱落;④ 肝大;⑤ 水肿或腹水;⑥ 皮肤改变;⑦ 维生素缺乏体征;⑧ 必需脂肪酸缺乏体征;⑨ 常量和微量元素缺乏体征等。

(五) 综合营养评定

1. 预后营养指数(PNI)

$$PNI(\%)=158-16.6(ALB)-0.78(TSF)-0.20(TFN)-5.80(DHST)$$

式中,ALB:血清白蛋白(单位:g%);TSF:三头肌皮褶厚度(单位:mm);TFN:血清转铁蛋白(单位:mg%),DHST:迟发性超敏皮肤反应试验(硬结直径>5 mm 者,DHST=2;<5 mm 者,DHST=1;无反应者,DHST=0)。

评定标准:若PNI<30%,表示发生术后并发症及死亡的可能性均很小;若30%≤PNI<40%,表示存在轻度手术危险性;若40%≤PNI<50%,表示存在中度手术危险性;若PNI≥50%,表示发生术后并发症及死亡的可能性均较大。

2. 营养危险指数(NRI)

$$NRI=10.7(ALB)+0.003\,9(TLC)+0.11(Zn)-0.044(Age)$$

式中,ALB:血清白蛋白;TLC:淋巴细胞计数;Zn:血清锌水平;Age:年龄。

评定标准:若NRI>60,表示危险性低;若NRI≤55,表示存在高危险性。

3. 营养评定指数(NAI)

$$NAI=2.64(AMC)+0.60(PA)+3.76(RBP)+0.017(PPD)-53.80$$

式中,AMC:上臂肌围(单位:cm);PA:血清前白蛋白(单位:mg%);PPD:用纯化蛋白质衍生物进行延迟超敏皮肤试验(硬结直径>5 mm 者,PPD=2;<5 mm 者,PPD=1;无反应者,PPD=0)。

评定标准:若NAI≥60,表示营养状况良好;若40≤NAI<60,表示营养状况中等;若NAI<40,表示营养不良。

4. 住院患者预后指数(HPI)

$$HPI=0.92(ALB)-1.00(DH)-1.44(SEP)+0.98(DX)-1.09$$

式中,ALB:血清白蛋白(单位:g/L);DH:延迟超敏皮肤试验(有1种或多种阳性反应,DH=1;所有均呈阳性,DH=2);SEP:败血症(有败血症,SEP=1;无败血症,SEP=2);DX:诊断患有癌症(有癌,DX=1;无癌,DX=2)。

评价标准:若HPI为+1,表示有75%的生存概率;若HPI为0,表示有50%的生存概率;若HPI为-2,表示仅有10%的生存概率。

5. 微型营养评定(MNA)

MNA评价内容包括:① 人体测量;② 整体评定;③ 膳食问卷;④ 主观评定等。上述各项评分相加,若 MNA≥24,表示营养状况良好;若 17≤MNA≤23.5,表示存在发生营养不良的危险;若 MNA<17,表示有确定的营养不良。

　　微型营养评定(mini nutrition assessment,MNA)用于老年患者营养风险评估。不仅适用于住院患者,也可用于家庭照顾患者。Guigoz 等将 MNA 用于社区健康老年人群的营养筛查,结果显示 MNA 既可发现营养风险以及和营养风险相关的生活方式,也可用于那些白蛋白和体重指数(body mass index,BMI)均正常的人群。MNA 快速、简单、易操作,一般需要 10 min 即可完成。该工具可用于预测健康结局、社会功能、病死率、就诊次数和住院花费。详见表 7-5。

表 7-5　微型营养评定表

基本信息
姓名:　　　性别:　　　年龄:　　　身高:　　　门诊号:　　　病区:　　　床号:
现在体重:　　　原来体重:　　　体重丢失百分比:
临床诊断:

人体测量评定
1. **体重指数 BMI?**　现 BMI 值 pBMI<18.5=0　18.5≤BMI<23.9=1　24≤BMI<28=2　BMI≥28=3
2. 上臂中点围?　　□ MAC<21=0.0　　□ 21≤MAC<22=0.5　　□ MAC>22=1.0
3. 小腿围?　　□ CC<31=0　　□ CC≤31=1
4. **近 3 个月体重丢失?**　　□ 大于 3 kg=0　　□ 不详=1　　□ 介于 1~3 kg=2　　□ 体重无丢失=3

总体评价
1. 患者是否独居?　　□ 否=0　　□ 是=1
2. 每日服用超过 3 种药物?　　□ 否=1　　□ 是=0
3. **在过去的 3 个月内患者是否遭受心理应激和急性疾病?**　　□ 否=1　　□ 是=0
4. 活动能力?　　□ 需卧床或长期坐着=0　　□ 能不依赖床或椅子,但不能外出=1　　□ 可外出活动=2
5. 是否有精神问题/心理问题?　　□ 严重智力减退或抑郁=0　　□ 轻度智力减退=1　　□ 无问题=2
6. 是否有压痛或皮肤溃疡?　　□ 否=1　　□ 是=0

膳食评定
1. 每餐食用几顿正餐?　　□ 1 餐=0　　□ 2 餐=1　　□ 3 餐=2
2. 1) 他/她的消费状况? 每天至少 1 次消费?　　□ 是　　□ 否
　　2) 每周食用 2 次或更多豆类或蛋类?　　□ 是　　□ 否
　　3) 每日食用肉类、鱼类或禽类?　　□ 是　　□ 否
　　□ 1 个或 0 个是=0.0　　□ 2 个是=0.5　　□ 3 个是=1.0
3. 他/她是否每日食用 2 次或更多水果或蔬菜?　　□ 是=1　　□ 否=0
4. **该患者在过去的 3 个月内是否因为食欲减退、消化问题、咀嚼或吞咽等导致摄食减少?**
　　□ 食欲严重降低=0　　□ 食欲中度下降=1　　□ 没有变化=2
5. 每日消费几杯饮料?　　□ 小于 3 杯=0.0　　□ 3~5 杯=0.5　　□ 多于 5 杯=1.0
6. 摄食方式?　　□ 完全需他人帮助=0　　□ 可自行进食但稍有困难=1　　□ 可自行进食无任何困难=2

主观评定
1. 该患者是否认为自己有任何营养问题?　　□ 营养不良=0　　□ 不能确定=1　　☑ 营养良好=2
2. 与同龄他人比较;该患者认为自己的健康状况如何?　　□ 不好=0.0　　□ 不清楚=0.5　　□ 一样好=1.0
　　□ 更好=2.0

加粗部分筛选总分(14):≥12　正常,无须评价　≤11　可能营养不良,继续完成其他评价
MNA 分级标准:
总分≥24 表示营养状况良好;总分 17~24 为存在营养不良的危险;总分<17 明确为营养不良

得　分:　　　　评价结果:
评价者:　　　　时　间:

6. 主观全面评定(SGA)

特点是以详细的病史与临床检查为基础,省略人体测量和生化检查。其理论基础是,身体组成改变与进食改变、消化吸收功能的改变、肌肉的消耗、身体功能及活动能力的改变等相关联。在重度营养不良时,SGA 与身体组成评定方法有较好的相关性。此方法简便易行,适于在基层医院推广。

7. 营养风险评价法(nutritional risk screening, NRS)

欧洲肠外肠内学会(ESPEN)于 2002 年推出住院患者的营养评定,其中突出对是否存在营养不良的风险进行评价,并由此确定是否需要进行营养支持。NRS(2002)的特点为简便、易行、无创、费用低。

(1) NRS(2002)总评分包括 3 个部分的总和,即:疾病严重程度评分+营养状态低减评分+年龄评分(若 70 岁以上加 1 分)。

(2) NRS(2002)对于营养状况降低的评分及其定义:① 0 分:正常营养状态;② 轻度(1 分):3 个月内体重丢失 5% 或食物摄入为正常需要量的 50%~75%;③ 中度(2 分):2 个月内体重丢失 5% 或前一周食物摄入为正常需要量的 25%~50%;④ 重度(3 分):1 个月内体重丢失 5%(3 个月内体重下降 15%)或 BMI<18.5 或者前一周食物摄入为正常需要量的 0~25%。(注:3 项问题任一个符合就按照其分值,几项都有按照高分值为准。)

(3) NRS(2002)对于疾病严重程度的评分及其定义:

1 分:慢性疾病患者因出现并发症而住院治疗。患者虚弱但不需卧床。蛋白质需要量略有增加,但可以通过口服补充来弥补。

2 分:患者需要卧床,如腹部大手术后,蛋白质需要量相应增加,但大多数人仍可以通过肠外或肠内营养支持得到恢复。

3 分:患者在加强病房中靠机械通气支持,蛋白质需要量增加而且不能被肠外或肠内营养支持所弥补,但是通过肠外或肠内营养支持可使蛋白质分解和氮丢失明显减少。

(4) 评分结果与营养不良风险的关系:

总评分≥3(或胸水、腹水、水肿且血清白蛋白<35 g/L 者)表明患者有营养不良或有营养不良风险,即应该使用营养支持。

总评分<3 分:每周复查营养评定。以后复查的结果如果≥3 分,即进入营养支持程序。

如患者计划进行腹部大手术,就在首次评定时按照新的分值(2 分)评分,并最终按新总评分决定是否需要营养支持(≥3 分)。

5 种方法的应用与比较参见表 7 - 6。

表 7 - 6　营养风险筛查的常用方法

方法	主观全面评定法	微型营养评定	营养不良通用筛查工具	营养风险筛查 2002	营养风险指数
英文	subjective global assessment, SGA	mini nutrition assessment, MNA	malnutrition universal screening tool, MUST	nutritional risk screening 2002, NRS2002	nutritional risk index, NRI
适用人群	接受过专门训练的专业人员使用	更适合于发现 65 岁以上严重营养不足的患者,住院患者,或家庭照顾患者均可	主要用于蛋白质热量营养不良及其发生风险的筛查,适用于所有住院患者	住院患者营养风险筛查,适用于 99% 以上的中国住院患者	临床腹部大手术和胸外科手术术前患者全肠外营养支持效果的评价

（续表）

方法	主观全面评定法	微型营养评定	营养不良通用筛查工具	营养风险筛查 2002	营养风险指数
优点	主观评估工具,预测并发症,包括透析、肝移植和 HIV 感染者	既可发现营养风险以及和营养风险相关的生活方式,也可用于那些白蛋白和体重指数均正常的人群	适用于不同医疗机构的营养风险筛查工具,适合不同专业人员使用,可预测老年住院患者的死亡率和住院时间(无法测量体重的卧床老年患者也可进行筛查及预测临床结局)	花费时间少,不需过多培训	NRI 的敏感性和特异性很好,可预测患者的并发症
缺点	不能满足快速临床筛查的目的,作为大医院常规营养筛查工具则不实用,更多反映的是疾病状况,而非营养状况。不宜区分轻度营养不足,更多侧重于慢性或已经存在的营养不足,不能很好体现急性营养状况的变化	主要适用于老年人		当患者卧床无法测量体重,或者有水肿、腹水等影响体重测量,以及意识不清无法回答评估者的问题时,该工具的使用将受到限制(用血清白蛋白代替)	根据患者目前和既往体重,如果患者由于疾病原因出现水肿,则会影响测量结果。此外,应激对血清白蛋白浓度的影响,也是 NRI 筛查方法使用受到限制的原因
制定者	ASPEN 推荐		英国肠外肠内营养协会多学科营养不良咨询小组开发	丹麦肠外肠内营养协会开发,ESPEN 推荐	美国退伍军人协会肠外营养研究协作组
内容	(1) 体重改变;(2) 进食改变;(3) 现存消化道症状;(4) 活动能力改变;(5) 患者疾病状态下代谢需求。身体评估主要包括 5 个方面：① 皮下脂肪丢失;② 肌肉消耗;③ 踝部水肿;④ 骶部水肿;⑤ 腹水		(1) BMI;(2) 体重减轻;(3) 疾病所致进食量减少。通过 3 部分评分得出总得分,分为低风险、中等风险和高风险	(1) 人体测量;(2) 近期体重变化;(3) 膳食摄入情况;(4) 疾病严重程度	根据血清白蛋白浓度,体重减少百分比进行营养风险评估

三、常见病营养指导

1. 高血压及心脑血管病的饮食管理

(1) 合理的钠、钙、钾摄入：食盐的摄入量与高血压的发生呈正相关,食盐的摄入每增加 1 g/d,则收缩压增加约 2.03 mmHg,舒张压升高 1.95 mmHg。WHO 建议成人每天摄入食盐量应控制在 5 g 以下。

钾与血压呈负相关。国外临床研究证明,限钠补钾可使高血压患者血压降低、体重下降,且能抑制肾素释放、增加前列腺素的合成。

膳食中钙不足可使血压升高。流行病学研究证明,日摄钙 300 mg 以下者平均血压比日摄钙 800 mg 以上者高 2.03~30 mmHg。中国营养学会建议成人钙摄入量为 800~1 000 mg/d。

降低饮食总脂肪、减少饱和脂肪酸、增加不饱和脂肪酸可使人群血压降低。膳食中不饱和脂肪酸大部分来自植物油和鱼类。

(2) 保持正常体重,预防超重和肥胖：超重和肥胖是心脑血管疾病的危险因素之一。中国的一项大型流行病学研究显示,人群中高血压、脂代谢紊乱、高胰岛素血症或胰岛素抵抗的患病率随 BMI 上升而明显升高。

（3）不吸烟，控制饮酒：尼古丁兴奋交感神经、增加血小板黏附力、促进一氧化碳和血红蛋白结合而降低血液携氧能力，从而损伤血管，增加高血压、动脉粥样硬化的发病率。少量的红葡萄酒有益于预防心血管疾病，因其中含有黄酮苷。摄入过量酒精可增加脂质过氧化物，易造成动脉粥样硬化。

2. 糖尿病的饮食管理

（1）控制总热量的摄入、维持理想的体重，防止超重和肥胖：用理想体重进行评价肥胖与否的方法如表7-7所示，用BMI评价肥胖与否的方法如表7-8所示。

表7-7　用理想体重进行评价营养状况

类　　型	实际体重－理想体重/理想体重
消　瘦	$<10\%$
轻度营养不良	$<20\%$
超　重	$>10\%$
轻度肥胖	$>20\%$
中度肥胖	$>30\%$
重度肥胖	$>40\%$

注：理想体重(kg)＝身高(cm)－105，或＝(身高－100)×90％。

表7-8　用BMI评价营养状况(亚太地区)

类　　型	BMI
体重过低	<18.5
正常范围	$18.5\sim22.9$
超　重	$23\sim24.9$
轻度肥胖	$25\sim29.9$
中至重度肥胖	$\geqslant30$

注：BMI＝体重(kg)÷身高^2(m)。

每天需要的总热量的计算方法如下：

$$总热量＝按需热量数值×理想体重$$

该公式中，按需热量数值分4级，如表7-9所示。

表7-9　按需热量数值分级

级　　别	热量/[kcal/(kg·d)]
休息状态	$20\sim25$
轻体力劳动	$25\sim30$
中体力劳动	$30\sim35$
重体力劳动	$35\sim40$

注：1 kcal＝4.184 kJ。

轻度肥胖者总热量取下限值，中度以上肥胖者在下限值基础上每天再减去1 255～2 301 kJ（300～500 kcal）。对消瘦者总热量取上限值。上述均需补充适量的维生素、矿物质及微量元素。

（2）保持各营养素之间比例恰当：蛋白质、脂肪和碳水化合物占总热量的比例应分别为15％～20％、

20%～25%、50%～60%。三大营养素占总热量的比例可根据脂代谢、糖代谢、肝肾功能及体重等情况予以调整,如表7-10所示。

表7-10　不同病情糖尿病3大营养素的分配比例

分　　　型	碳水化合物/%	蛋白质/%	脂肪/%
轻度肥胖(血糖基本控制)	54	22	24
轻度消瘦	50	20	30
中重型(血糖控制不稳或较差)	55	18	27
合并高胆固醇血症	60	18	22
合并高三酰甘油血症	50	20	30
合并肾功能不全	66	8	26
合并高血压	56	26	18
合并多种并发症	58	24	18

(3) 选择血糖指数低的碳水化合物为主:食物血糖指数的定义见下列公式,常见食物血糖指数如表7-11所示。

$$血糖指数 = \frac{某食物在食后2\,h血糖曲线下面积}{相等含量葡萄糖在食后2\,h血糖曲线下面积}$$

表7-11　食物血糖指数表

血糖指数/%	食　　　物
100	葡萄糖
80～90	麦芽糖、蜂蜜、土豆、胡萝卜
70～79	全麦面包、白米、小米、新鲜蚕豆、新鲜土豆
60～69	麦片、香蕉、葡萄干
50～59	荞麦、怀山药、土豆片、蔗糖
40～49	燕麦、橙子、橙汁
30～39	扁豆、豇豆、苹果、牛奶、酸奶、番茄汁
20～29	腰果
10～19	黄豆、花生米

(4) 摄入充足的膳食纤维:膳食纤维是一类不能被人体消化酶消化的植物性物质,其中大多数为非淀粉的多糖。膳食纤维有较好的吸水性,能增加食物的容积、降低餐后血糖、降血脂,对防治糖尿病是非常有益的。每天应摄入膳食纤维20～40 g,相当于蔬菜500～750 g。

(5) 增加抗氧化营养素的摄入:抗氧化营养素的摄入有助于增强清除自由基的能力,可保护血管内膜和重要的器官免受自由基的损伤,防止并发症。

抗氧化营养素主要是指β胡萝卜素、维生素C和微量元素。新鲜的黄绿色蔬菜富含维生素C、β胡萝卜素、维生素E;海产品富含微量元素硒;海带富含硒、铬、锌及膳食纤维,是糖尿病患者的适宜食物。

(6) 重视摄入富含铬的食物:铬是葡萄糖的耐量因子,能提高对胰岛素的敏感性,有利于降低血糖和血脂。每人每天需要铬50～200 μg。含铬丰富的食物有海带、绿豆、黑木耳、莲子、黑芝麻等。

(7) 少食多餐:有人研究将一天的进食量分成17次进食,血糖的上升曲线就没有明显的高峰,比较平稳而低,因此少食多餐有利于防止餐后血糖的明显上升。

3. 骨质疏松症的饮食管理

骨质疏松症是一种以骨质丢失、骨密度降低为特征,与营养关系非常密切的老年多发性疾病;流行病学研究发现,40岁以后,骨折发生率随年龄增高而逐步增加;骨质疏松症的发生主要与老年人钙营养状况有关。影响钙营养状况的主要因素如下:

1）老年人骨质疏松与营养

（1）成年时期的骨峰值:成年人体内含钙约1 200 g,其中大多数存在于骨与牙齿中,其余与枸橼酸及蛋白质结合,或以离子形式存在于细胞和体液中。成人每天钙更新约700 mg,当钙摄入不足致血钙降低时,骨钙可予以补充,日常钙摄入量越高,骨峰值越高,老年时发生骨质疏松症的概率越低。

（2）日常钙的摄入量与吸收率:老年人消化器官功能低下,饮食结构不佳导致钙摄入与吸收均下降。

（3）内分泌及运动:老年人内分泌功能降低是骨质疏松症发生的重要因素。卵巢功能减退和雌激素分泌不足是老年女性骨质疏松症高于男性的重要原因。运动可以促进骨质代谢,有利于骨骼对钙的利用,可减少或减轻骨质疏松。

2）骨质疏松症的营养防治措施

（1）坚持适于老年特点的平衡膳食:是最基本的措施。全面均衡的营养供给对于保护机体功能,包括与骨质代谢密切相关的内分泌、消化系统功能具有十分重要的意义。骨骼的健全不仅需要钙,还要有足够的蛋白质、其他无机元素（如磷、镁、氟等）及各种维生素。

（2）多食用含钙的食物:满足钙的摄入量是从小到老一生的重要保健措施。钙摄入量与骨折发生率关系密切。有报道称,每天钙摄入量在470 mg以下的人群骨折发生率是摄入量765 mg以上人群的2.5倍。中国营养学会制订的膳食钙的最高摄入量为2 000 mg/d。

（3）其他:适当运动有利于防治骨质疏松症。吸烟、酗酒则可促进骨质疏松症的发生。糖皮质激素和抗惊厥药可加快骨钙丢失。从事户外活动,多接受阳光照射可促进皮肤合成维生素D_3,有利于钙的吸收。

4. 高尿酸血症的饮食管理

痛风是一种由于嘌呤生物合成代谢增加,尿酸产生过多或因尿酸排泄不良而致血中尿酸升高,尿酸盐结晶沉积在关节滑膜、滑囊、软骨及其他组织中引起的反复发作性炎性疾病。专家认为,增加碱性食品的摄取,可以降低血清尿酸的浓度,甚至使尿液呈碱性,从而增加尿酸在尿中的可溶性,既能促进尿酸的排出,又能供给丰富的维生素和无机盐,有利于痛风的恢复。

1）禁忌食物

（1）奶肉蛋鱼类:动物内脏（肝、肾、脑等）,肉汁,肉脯,鱼干,海鱼（尤为沙丁鱼）,干贝,淡菜,蚝。

（2）果蔬豆谷类:黄豆,发芽豆,黄豆芽,紫菜,辣椒。

（3）其他类:酵母,鸡精,浓茶,咖啡,酒（尤为啤酒）。

2）慎用食物

（1）奶肉蛋鱼类:肉类,家禽,河鱼,虾,螃蟹,乌贼,鱼翅,贝类（除禁忌类）。

（2）果蔬豆谷类:豆制品（豆腐、豆浆等）,扁豆,刀豆,豇豆,绿豆,红豆,四季豆,豌豆等豆类,菠菜,花菜,茼蒿菜,青江菜,蘑菇类,金针菜类,木耳类,海带。

（3）其他类:枸杞子,杏仁,莲子,腰果,花生。

3）任选食物

（1）奶肉蛋鱼类:各种奶类及奶制品,各种蛋类,海参,海蜇皮,肉皮。

（2）果蔬豆谷类:各种水果,米,麦,米粉,面食,面包,麦片,玉米,土豆,红薯,各种蔬菜（除禁忌、慎用类）。

4）其他类

油,糖,蜂蜜,瓜子,汽水,琼脂制的点心。

此外,痛风患者应供给足量B族维生素和维生素C,还有含有较多钠、钾、钙、镁等元素的食物。多吃蔬菜、水果等碱性食物,蔬菜每天1 000 g,水果4~5个。鼓励大量饮水,每日应该饮水2 000~3 000 ml,促进尿酸排泄。喝碱性矿泉水比较好。

5. 慢性肾功能不全的饮食管理

慢性肾功能衰竭又称慢性肾功能不全,是指各种原因造成的慢性进行性肾实质损害,致使肾脏明显萎缩,不能维持其基本功能,临床出现以代谢产物潴留,水、电解质、酸碱平衡失调,全身各系统受累为主要表现的临床综合征,也称为尿毒症。可分为四期:① 肾功能不全代偿期;② 肾功能不全失代偿期;③ 肾功能不全衰竭期;④ 肾功能不全尿毒症期。

常见病因是:慢性肾小球肾炎、慢性间质性肾炎、高血压、多囊肾、SLE、梗阻性肾病、糖尿病等。

1) 治疗原则

① 原发病和诱因治疗。② 饮食疗法。③ 替代疗法:包括血液透析,腹膜透析,肾移植。

2) 饮食管理

(1) 慢性肾衰竭的患者应当低蛋白饮食,这样可以减轻肾脏负担,延缓肾功能恶化,可采用优质蛋白饮食,即富含必需氨基酸的蛋白质(如:牛奶、鸡蛋、鱼、肉等)。

(2) 忌食含有大量植物蛋白的食物,如豆制品,因为豆制品富含植物蛋白,含必需氨基酸少,而非必需氨基酸多,过多摄入会加重氮质血症。同时要控制坚果类食物,如瓜子、花生等。

(3) 钠盐的控制:患者若有低血钠现象,不用忌盐;如患者有水肿、血压升高,则要用少盐饮食,每日控制在 2~3 g。患者尿少、血钾升高时,应限制钾盐摄入量,禁食含钾多的食物如海带、紫菜、蘑菇、土豆、莲子、瓜子、瘦肉。

(4) 采用麦淀粉:一般的米、面等主食中,非必需氨基酸含量高,不利于尿素氮的下降,麦淀粉无此弊端,热量又高,故可用麦淀粉代替主食。也可以多食藕粉、粉丝、凉皮等。

(5) 在饮食烹调上应多蒸,少用油炸和煎炒,因为后两种烹饪方法可产生多量的甲基胍,后者是很强的尿毒症毒素。

6. 慢性阻塞性肺疾病(COPD)患者的饮食管理

营养不良同样是 COPD 患者病情不易恢复和反复发作的重要因素之一,因此慢阻肺患者的合理的饮食及调理十分重要。

(1) 高蛋白质:蛋白质每日摄入量为 1.2~1.5 g/kg(体重),以优质蛋白为主。由于奶制品易使痰液变稠而不利于排痰,会加重感染,应避免喝浓奶,但奶制品是钙的重要来源,应每日补充钙 100 mg。

(2) 限制盐摄入:每日食盐量小于 6 g,限制酱油、味精、奶酪、火腿、咸猪肉、拉面、罐装汤、酱汤、腌制食品、薯片、苏打饼干等。可选用新鲜鱼、肉、蔬菜、柠檬、葱、生姜、胡椒、生蒜、低盐酱油、醋、香油等。

(3) 维生素:保证摄入多种维生素、高纤维、足够的热量及矿物质如鱼肝油、胡萝卜、番茄和黄绿色蔬菜、水果,含钙多的植物油、鱼类、肉类、广橘、香蕉、山芋、油菜、水果脯。补充食物维生素,预防便秘:芥菜、白菜、菠菜、芹菜及水果等。

(4) 低碳水化合物饮食:可避免血液中的二氧化碳过高,减轻呼吸负荷。

(5) 少食多餐:每天可吃 5~6 餐,每餐不要吃太饱,餐前可以先休息,餐后适量运动,少食可以避免腹胀和呼吸短促。进餐时要细嚼慢咽,如感呼吸困难,等呼吸困难平顺后再吃,或者按照医师要求使用氧气。

(6) 伙食宜清淡:少吃辛辣食品,以软食为主;少吃胀气及难以消化的食物(如:油炸食品、豆类、碳酸饮料、啤酒、牛奶、洋葱、圆白菜、辣白菜、生苹果、红辣椒、玉米、哈密瓜等);少吃过甜及腌制食物,酱菜或者罐头食品及海鲜;避免食用过冷、过热与生硬食物,因其可刺激气管引起阵发性咳嗽。多饮茶水,利于气道湿化,痰液容易咳出。戒烟酒。

(7) 保持饮水:如果医师没有约束的要求,平时应注意喝水,这样气道分泌物就不会过于黏稠,痰液易于排出。

（8）推荐饮食：对于 COPD 稳定期患者宜低碳水化合物、高蛋白、高脂肪饮食,但对于病重出现呼吸困难者,不宜进食蛋白过高或糖类(碳水化合物)比例过多的食品,否则会加重呼吸困难。其原因是蛋白质食物过高,会刺激呼吸中枢兴奋,呼吸急促症状增加;而碳水化合物过高的食品可使体内二氧化碳产生增多,加速体内二氧化碳潴留,所以此时最好进食含脂肪比例高的食品,而且脂肪每克热量达 37.6 kJ(9 kcal)之多,对患者热量补充有利。

（9）中医调理：从中医来讲,由于患者平时黄痰或白黏痰多,体内有热象,因此"清补"为宜。可选食梨、莲心、大枣、萝卜、百合、白果、荸荠、木耳、核桃、山药、枇杷和蜂蜜等具有健脾补肾、养肺止咳、去痰平喘的食物或中药,或制成药粥,或熬成膏滋方;如面色㿠白,气短气促,声音低,容易出汗感冒,或进食少,大便稀溏舌质淡边有齿印,属中医的肺脾气虚。可予山药、茯苓、苡仁、大枣、桂圆等食物健脾补肺;如平时面红口干,手心发热,夜间盗汗,动则气喘,属于阴虚。在饮食中多予百合、莲子、银耳、白萝卜、西瓜、梨、甘蔗等滋阴润肺的食物;如形寒肢冷,腰膝酸软,气喘无力,小便清长,舌质淡属阳虚型。宜用温肾助阳之药膳,可用选食温热性食物,如狗肉、姜粥、桂圆红枣汤、猪肺羊肉汤、虫草、灵芝核桃膏等。

7. 脂肪肝患者的饮食管理

脂肪肝是一种常见的弥漫性肝病,如能及时诊治可使其逆转;反之,部分患者可发展为脂肪性肝炎,甚至肝硬化。因此,早期诊治对阻止脂肪肝进展和改善预后十分重要,其次,脂肪肝的饮食管理是十分重要的,在饮食方面要注意控制摄入量：

（1）摄入高蛋白饮食：高蛋白饮食能提供胆碱、胆氨酸等抗脂肪肝因素,可使脂肪变化为脂蛋白将其输送出肝脏,防止肝脏的脂肪浸润,适量的高蛋白饮食,可减轻体重、刺激新陈代谢。每日摄入蛋白质 100 g 左右,肉类、蛋、奶、豆制品均可。

（2）供给低糖饮食：控制碳水化合物的摄入,禁食蔗糖、果糖、葡萄糖和含糖较多的糕点、饮料,有利治疗脂肪肝。

（3）摄入热量应适当：应适当控制每天的总热量,一般工作量和正常体重的人,应按每千克体重 0.13 kJ(30 kcal)计算,超重者还应减量。

（4）摄入脂肪应适量：植物油不含胆固醇,有利于脂肪肝的治疗。每天应控制在 50 g 左右,应限制吃高胆固醇食物,如荤 油、动物内脏等。

（5）摄入足量维生素：新鲜的蔬菜和水果中含有丰富的维生素可保护肝细胞,防止脂肪肝对肝脏的损害,避免肝功能异常引起的储存维生素能力下降。

（6）供给足量的矿物质和膳食纤维：矿物质有利于代谢废物的排出,膳食纤维有利于调节血脂、肝脂、血糖。所以提倡食入适量的粗粮、蔬菜、水果、菌藻类食物。

（7）多饮茶、戒酒、戒烟：多饮茶可促进脂肪代谢。戒烟、戒酒可以避免酒精对肝脏的毒性,减少脂肪在肝脏的堆积,有利于脂肪肝的恢复。

8. 肌肉衰减症(sarcopenia)的饮食管理

随着增龄,人体会出现肌肉萎缩、力量下降的变化,实际上,这是一种综合性肌肉退行症状,国外称为"肌肉衰减症",在我国通常叫"肌少症"。肌少症的发病率各家文献报道差异极大,但研究表明,老年人是肌少症的高发人群。据研究亚洲社区老年人的肌少症患病率为 7.8%～35.3%,低于西方国家。肌少症常伴随躯体功能减退、衰弱及不同程度的失能,可增加跌倒风险,并与病死率增高有关。如果没有营养和运动干预,40 岁以上的人每年肌肉丢失为 0.5%～1%,而 30% 的 60 岁以上老人、50% 的 80 岁以上老人会发生不同程度的肌少症。"据发达国家的统计,80 岁以上老人每 5 人中有一个受到肌少症的困扰。"随增龄老年人骨骼肌中混合性肌肉蛋白减少,合成减慢,导致肌肉质量降低,从而诱导肌少症的发生,膳食蛋白质摄入不足会造成蛋白质合成底物不足,势必加剧肌肉减少。Chan 等研究显示,社区老年人膳食蛋白摄入量不足是瘦体质量丢失的主要因素。老年人除了进食量减少、消化吸收功能下降等客观因素,中国人传统观念上追求的"有钱难买老来瘦"的主观因素也是导致一些老年人营养不良进而发生肌少症的原因。还有就是摄入营养不合理,优质蛋白摄入不足。蛋白质约占肌肉重量的 20%,肌少症与蛋白质的代谢紧密相关,提高蛋白质的合成水平有利于减缓肌肉的衰减。研究证明,每餐摄入 25~30 g 的蛋白质,能够刺激肌肉蛋白质的合成,增加并保持肌肉质量,对肌少症起到预防作用。但是很多老年人的日常膳食达不到这个量。因此,增加膳食蛋白质摄入量是老年人肌少症的重要干预措施。

1) 肌少症的危害

如前所述肌少症常伴随躯体功能减退、衰弱及不同程度的失能,可增加跌倒风险,并与病死率增高有关。但更为隐性的危害则是肥胖型的肌少症,这种肌少症的表现是肌肉减少而脂肪增多,这样的老年人看上去不太消瘦,往往意识不到自身存在肌少症,对老年人的健康非常不利。

骨骼肌是人体进行各种体力活动的基础,骨骼肌的衰减会影响肌肉的正常功能。因此,患有少肌症的老年人站立困难、步履缓慢、容易跌倒骨折。

研究证明,骨骼肌的减少不仅会影响老年人体力活动水平,还会促使骨质疏松、关节炎等疾病的发展,它同时也是诱发高血压、糖尿病、高血脂等老年疾病的重要原因。已有研究证实:"通过饮食营养和抗阻力训练,可减缓肌肉衰减的速度,能够提高老年人生活质量。但肌少症在我国的认知率还比较低,很多人都不清楚肌肉衰减对于老年人身体的影响。"

而营养不良、机能衰退、活动减少是肌少症产生的重要因素。我国 60 岁以上老人平均营养缺乏比率为 12.4%,其中,农村老人高于城市老人。这些老人是发生肌少症的高危人群。

2) 肌少症的饮食与生活管理

(1) 摄入"快蛋白",预防肌蛋白流失:老年人要增加饮食中的营养和日常的锻炼,以减缓肌肉衰减的速度。在摄入蛋白类食物方面,应选择必需氨基酸齐全、比例合理的优质蛋白和更易于快速吸收、促进肌肉合成的"快蛋白"更为理想。营养专家比较了乳清蛋白、鸡蛋蛋白、酪蛋白、牛奶蛋白、牛肉蛋白、大豆蛋白、花生蛋白、谷蛋白等不同蛋白种类的氨基酸评分(PPCAAS)、生物利用率(BV,储留的氮与吸收的氮之比)、净蛋白合成率(MPV)、蛋白质效价比值(PER)等数据,可以看出,在氨基酸评分上,乳清蛋白、鸡蛋蛋白、牛奶蛋白、大豆蛋白、牛肉蛋白都是优质蛋白的良好来源。从吸收率看,则乳清蛋白、鸡蛋蛋白最为优越。参见表 7 - 12。

表 7 - 12　不同食品蛋白质营养效价比较

	PDCAAS	BV	MPV	PER
乳清蛋白	1.14	104	92	3.2
鸡蛋蛋白	1.0	100	94	3.9
牛　奶	1.0	91	82	2.5
酪 蛋 白	1.0	77	76	2.5
牛　肉	0.92	80	73	2.9
大豆蛋白	1.0	74		2.2
花 生 粉	0.52			1.8
谷 蛋 白	0.25	64	92	0.8

注:PDCAAS:不同蛋白种类的氨基酸评分;BV:生物利用率(储留的氮与吸收的氮之比);MPV:净蛋白合成率;PER:蛋白质效价比值。

乳清蛋白分子小、可溶、吸收率高,被称作"快蛋白",它富含支链氨基酸,特别是亮氨酸(肌肉合成的起始因子之一),因而在促进肌肉合成方面的作用十分突出。一项食用乳清蛋白、酪蛋白、大豆蛋白对肌肉合成的影响的比较研究证实,无论是静止时还是运动后,摄入乳清蛋白对肌肉合成的帮助都是最显著的,如果通过耐力运动,这一效果会增加更多。低乳膳食和高乳膳食比较试验也显示,乳清蛋白和钙可以帮助保持健康体重,提高肌肉的质量和力量。有证据表明,乳清蛋白比大豆蛋白对肌蛋白的合成更具支持作用。富含乳清蛋白的食品主要有酸奶和牛奶等乳制品、乳清蛋白质粉等。

图 7-2 为不同蛋白的肌肉合成率比较。

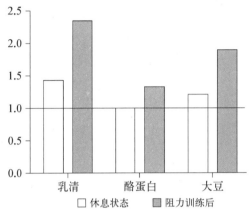

图 7-2 不同蛋白的肌肉合成率比较

另外,老人在摔倒、生病、卧床情况下,活动受限,肌肉的衰减会骤然增加,这时应特别注意多摄入一些乳清蛋白,以帮助身体的恢复。

(2) 充足的优质蛋白质食物(肉、蛋、奶、豆制品)摄入:每人每日每千克体重的蛋白摄入量为 0.8～1.5 g;二是脂肪供能比为 20%～35%,其脂肪来源应该是低胆固醇、低饱和脂肪的食物;三是碳水化合物供能比应达到 45%～60%。如果通过膳食就可以满足需要量,则无须额外补充蛋白粉。但应注意三餐的分配,如果一天摄入 90 g 蛋白质,有的老人的分配情况可能是早上 10 g、中午 60 g、晚上 20 g,从营养学角度来讲,这样的比例不如 30、30、30 的比例更容易被身体充分利用。当然,老年人每餐的进食量有限,可以考虑把蛋白质粉加入粥里,或以加餐时增加一杯酸奶的方式满足营养量的要求。

(3) 老年人应坚持做一些能活动全身肌肉的运动,比如散步,是比较适合老年人的锻炼方法。

目前我国并没有标准的肌少症医学诊断指标,通常通过观察、测定身体蛋白质量、测试肌肉力量等来综合诊断。但有一些简单方法可自测肌肉是否衰减。① 观察步态:年龄在 65 岁以上的老年人,如果常规步速小于 0.8 m/s,可判断有肌少症的征兆。② 观察体重:65 岁以上老人,年体重下降 5%,应注意肌少症发生的可能。③ 观察肌群:臀大肌变得扁平,小腿的腿围减小,握力下降,都能说明肌肉有所减少。老人眼眶下陷、肩胛骨突出、拇指向手背并拢处的骨间肌变平,也是肌肉流失的表征。女性双臂平展,大臂部有明显的皮肤松弛下垂,俗称"蝙蝠袖",是肌肉衰减的典型征兆。

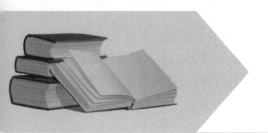

附　　录

附录1　常见病康复案例

一、特发性面瘫案例

1. 病史摘要

48岁女性,三天前晨起漱口时右侧口角轻微漏水,其后家人发现口角左偏,次日晨起发现右眼不能完全闭合,其后症状进行性加重,右侧咀嚼时食物滞留右侧齿颊。就诊查体:右额纹消失,右侧闭目露白3 mm,龇牙口角左偏,鼓腮右口角漏气,右鼻唇沟变浅,右面部表情动作消失,右侧耳屏前和右耳后乳突前下有压痛,耳道无疱疹,病前有感冒史,不发热。实验室检查:血常规:白细胞及分类正常,影像学检查以及面神经肌电图未做(患者拒绝)。

2. 康复评定

右面肌肌力评定0级,House-Brackmann面神经评定:完全麻痹,面部对称详细评价(DEFS)9分(见附录表1-1)。

附录表1-1　面部对称详细评价(DEFS)

面部对称性	临床表现	得分
静止状态时的面部	完全麻痹(无功能)	0
皱额	完全麻痹(无功能)	0
闭眼	面部活动更接近完全麻痹(保留功能的30%)	9
微笑	完全麻痹(无功能)	0
吹口哨	完全麻痹(无功能)	0

注:选自神经康复学评定方法.王玉龙主编.人民卫生出版社.2015.12.P360

3. 康复处方

(1) 右面部以及耳后微波或超短波治疗,治疗头或导子方向:斜向外(避免直接投射头颅),无温量,10 min,bid×5天。

(2) 直流电新斯的明+醋酸地塞米松药物离子导入,正极(半面具电极)导入右侧面颊部,负极置于右侧颈背后,电量:30 mA或均匀麻刺感,治疗时间:20～25 min,qd×5天。

(3) 低频电疗于面神经3支分布区域以及面神经干点,或穴位(阳白、四白、下关、牵正),运动阈,20 min,bid×5天。

(4) 自我对镜辅助面肌运动训练,抬眉皱眉、龇牙噘嘴,从上而下,依序进行,每个动作2个八拍进行操练。

4. 特发性面神经麻痹的康复计划及医嘱范本(如附录表 1-2)所示。

附录表 1-2　特发性面神经麻痹的康复计划及医嘱范本

患者姓名：×××　　　　性别：×　　　　年龄：×岁		

主要诊断：特发性面神经麻痹

目前存在的主要功能障碍：1. 闭目不全
　　　　　　　　　　　　2. 面部表情肌肌力低下
　　　　　　　　　　　　3. 咀嚼障碍

康复评定医嘱(PT 部)：1. 面部表情肌肌力评定
　　　　　　　　　　　2. 咀嚼肌肌力评估
　　　　　　　　　　　3. Stennert 继发损害面神经麻痹评分
　　　　　　　　　　　4. 面部对称详细评价(DEFS)

近期康复目标：消除局部肿胀、增进微循环,增进面部表情肌肌力、咀嚼功能;防止并发症(结膜炎等)
远期康复目标：获得长期缓解

康复治疗方案：1. 药物治疗(消肿、抗病毒、消炎、神经营养)
　　　　　　　2. 物理治疗(直流电药物离子导入、微波或其他高频电疗,低频电刺激等,面部表情肌肌力训练等)
　　　　　　　3. 生物反馈训练
　　　　　　　4. 咀嚼肌肌力训练
　　　　　　　5. 健康宣教

注意事项：1. 防止药物不良反应
　　　　　2. 防止并发症

注：王玉龙.选自神经康复学评定方法[M].人民卫生出版社,2015.

5. 特发性面神经麻痹不同阶段康复治疗方案

1) 急性期：以改善局部循环,消除炎症、水肿为主

(1) 药物治疗：① 激素治疗：泼尼松(20~40 mg)或地塞米松(1.5~4.5 mg)口服,1 次/d,连续 10~14 天后逐渐减量;② 改善微循环、减轻水肿：甘露醇 250,静滴 1 次(30 min 内滴完)口服迈之灵,0.15 两粒,bid,连用 1~2 周;③ 神经营养代谢药：维生素 B 类药物,神经生长因子注射等;④ 个别白细胞分类有异常者,可加用抗病毒药物,或抗生素。

(2) 物理治疗：① 直流电药物离子茎乳孔处导入(可选择地塞米松＋加兰他敏,阳极导入),促进神经肌肉接点恢复功能;② 茎乳孔附近的超短波无温量局部治疗,bid,以促进炎症消散;③ 低频电刺激面部表情肌,刺激量为运动阈,bid,促进面部表情肌肌力恢复。

(3) 防止并发症：防止暴露性角、结膜炎,可戴眼罩、点眼药水等。

2) 恢复期：以促进神经功能恢复为主

(1) 神经功能促进剂：可继续使用维生素类药物等。

(2) 物理治疗：主要有：① 可继续选用低频电刺激面部表情肌,刺激量为运动阈,bid;② 患者可对镜自行进行表情肌的辅助训练,按照闭目、皱眉、龇牙的顺序,自上而下,每个动作反复 16 次,10 min,1~2 次/天,面肌自主运动开始恢复后,可对镜练习瘫痪面肌的随意运动。

3) 后遗症期

针对保守治疗无效者,可选择手术治疗：对茎乳孔处疼痛明显者,可行茎乳孔或面神经管减压术,以减轻神经的受压。对神经功能恢复差,肌电图检查呈完全失神经性改变者,可考虑面神经黏连分离术或吻合术,可取得一定疗效。有必要采用手术治疗缓解自发出现或神经损伤部分修复后的面肌抽搐。在确定痉挛部位时,可注射酒精或部分切除神经干或神经的某一分支。

(王　颖)

二、脑卒中案例

1. 病史摘要

患者,陈某某,男性,67 岁。患者既往有高血压病史,3 周前无明显诱因下突发右侧肢体无力,不能持物,能独立行走,伴口角歪斜、言语含糊,无意识障碍、两便失禁、四肢抽搐,当时外院查头颅 CT:未见异常,但 2 h 后患者右侧肢体乏力加重、无法活动,伴言语不能,反应迟钝,遂送至我院急诊,查头颅 CT(发病 10 h 左右):左侧额颞顶叶大片脑梗死,收入神经内科后积极脱水降颅压、活血化瘀、改善脑循环等治疗,但第二天患者出现意识障碍,复查头颅 CT 扫描提示:左侧大脑半球大面积脑梗死。转入神经外科急诊全麻下行左侧额颞顶颅骨切除减压术,手术顺利,术后患者神志转清,目前患者右侧肢体活动障碍,反应迟钝,口齿含糊、言语表达不清,无饮水呛咳、两便失禁。诊断:脑梗死恢复期,右侧肢体偏瘫,认知知觉障碍,言语障碍,ADL 极重度障碍;高血压病 3 级(高危)。

2. 康复评定

(1) 运动功能评定:Brunnstrom 评分:右上肢Ⅰ级,右手Ⅰ级,右下肢Ⅱ级。

(2) 感觉功能评定:右侧肢体痛温觉减退,运动觉、位置觉正常,实体觉、图形觉丧失。

(3) 日常生活能力评定:Barthel 指数 25 分。

(4) 言语功能评定:BDAE 2 级,经皮质运动性失语(WAB 量表)。

(5) 吞咽功能评定:正常(洼田饮水试验:1 级)。

(6) 认知功能评定:中度认知功能障碍(MMSE 计分 17 分)。

(7) 心理评定:轻度抑郁(HAMD 抑郁评分 22 分)。

3. 康复处方

1) 物理因子治疗

(1) 脑电治疗:头颅并置,耐受量,15 min/次,qd。

(2) 气压治疗:患侧肢体,间歇性,20 min/次,qd。

(3) 低频电刺激:① 低频电疗于右下肢:正极置于右侧小腿胫前外侧区上部,负极 1 置于右侧小腿胫前外侧区下部近踝关节处,负极 2 置于右侧足背区,并置,运动阈。选取自动处方 4+3 号。30 min,耐受量,qd。② 低频电疗于右肩臂:正极置于右侧颈背部,上肢前外侧区上部,负极 1 置于右侧肩部三角肌腹,负极 2 置于右侧前臂伸侧区,并置运动阈。选取自动处方 1+3 号。30 min,耐受量,qd。

(4) 中频电刺激:贴片置于右腕伸肌、胫前肌,并置,自动处方,20 min,耐受量,qd。

(5) 肌电生物反馈。

(6) 功能性磁刺激。

2) 运动疗法

(1) 姿势治疗(良姿位摆放):如仰卧位时,患侧上肢 30°外展位,伸肘伸腕,前臂旋后,肩垫软枕,患侧下肢轻度屈髋屈膝,腘窝及足底各垫一软枕。

(2) 运动治疗:偏瘫肢体功能训练、运动疗法(肌力)、运动疗法(关节活动度)、运动疗法(器械)、床上练习(Bobath 握手上抬、桥式运动)、翻身、起坐训练等,患侧肢体肌肉按摩,患侧肢体关节被动运动,床边患侧肢体 CPM 应用、上下肢 Motomed 应用等。

3) 传统治疗

针灸,拔罐治疗。

4) 作业治疗

增加 ADL 练习、肩托应用、踝足矫形器等。

5）言语治疗

Schuell 刺激法、交流效果促进法,言语治疗仪辅助等。

6）认知功能训练

文娱活动,计算机辅助训练等。

7）心理治疗

对有焦虑、抑郁、情绪低落者进行心理疏导、解释和鼓励,同时动员家属和社区参与,可开展音乐治疗、文娱治疗。

（陈秋红）

三、颅脑损伤后持续植物状态案例

1. 病史摘要

患者,男性,34 岁,因"车祸后意识不清 7 月余"入院。患者 7 月前因车祸致意识不清,头颅 CT 扫描示"广泛脑挫裂伤、蛛网膜下腔大量出血、左侧额颞部硬膜下血肿、左侧颞叶脑挫裂伤并脑内血肿、右侧颞叶脑挫裂伤"。曾在多家三甲医院求医,意识障碍改善不明显;为进一步促醒于 2016 年 4 月 28 日入院。入院查体:持续植物状态,可自主睁眼,无言语及指令反应,无功能性（有目的性）运动,无视觉追踪;饮水呛咳,可经口进食少量半流食,留置胃管。入院诊断:脑外伤持续植物状态、脑室腹腔分流术后、颅骨缺损修补术后。

2. 康复评定

改良昏迷恢复量表评分:4 分。自身无意识,对外界无反应;对视、听、触及有害刺激无精神行为反应;无交流表达能力;睡眠—睁眼周期存在;丘脑、脑干功能存在;大小便失禁;颅神经及脊髓反射存在,但易变动,脑电活动、脑干诱发电位存在。

3. 康复处方

（1）药物治疗:给予脑复康、脑活素、胞二磷胆碱、脑苷肌肽等静滴治疗改善脑细胞代谢,促进神经营养、促进脑细胞功能恢复等,给予尼莫地平、银杏叶制剂保护脑细胞,改善脑部血液循环。中药鼻饲:根据中医辨正施治的原则,选用不同的方剂。

（2）脉冲式中频电刺激:电极置于四肢肌肉,多为伸肌运动点,下肢常选踝背屈及屈肌运动点,脉冲电刺激 20 s,间断 20 s,16 min/次,1 次/天。

（3）语言、声乐及光刺激:通过传入神经不停地将外界刺激传入大脑,以达到促醒的目的。呼唤患者,耳边放亲人的唤醒语言录音或收音机播放柔缓的音乐、戏曲等,早、中、晚各 1 次,每次 30 min;反复向患者讲述以前经历的事。光刺激,每天 1 次的白光或彩光刺激,10 min;床前悬挂可移动发音玩具。

（4）针灸、推拿治疗:根据中医经络理论选取穴位,行针灸治疗,1 次/天,并对四肢肌肉进行有规律的按摩,对四肢关节进行被动活动,伸屈活动范围由小到大,自肢体远端小关节逐渐进展到大关节,配合揉按、挤压、牵拉等手法,轻柔被动运动,上午、下午各 1 次,每次 30 min。

（5）运动疗法:采用脑循环治疗,冷热刺激等疗法以促醒;起立床站立防压疮,30 min/次,1 次/天;卧位采取良肢位摆放,防止痉挛;全身关节被动运动防治关节挛缩 2 次/天,60 min/次。

（6）电脑脉冲磁疗:将磁头分别置于患者头部额叶,双侧颞叶及顶叶头皮反射区,选中等强度,20 min/次,1 次/天。

（7）经颅直流电刺激,20 min/次,1 次/天。

（梁贞文）

四、脑瘫案例

1. 病史摘要

患儿,女孩,1岁10个月。因"姿势异常、运动发育落后"入院。第一胎第一产,剖宫产,早产,孕32周+4天出生,出生体重2000g左右,出生时否认窒息、抢救史,否认其他重大疾病史。辅助检查:颅脑MRI平扫:脑外间隙增宽,脑室旁白质软化。症状和体征:神志清,精神好,头颅无畸形。坐位:长坐位,上身可坐正,下肢屈曲;立位:不会独站。扶站立时呈足尖着地;手部:有拇指内扣,会伸手抓物;异常姿势明显;肌力:全身肌力偏弱。肌张力:双侧踝关节肌张力高,躯干肌张力高。站立时呈尖足着地;扶走时呈剪刀步态伴划圈步态;踝阵挛未引出,保护性反射存在;语言及智能评价:约18个月水平。诊断:脑性瘫痪。

2. 评估

1) 肌张力 Ashworth 0~3 级

中线有正常的肌肉张力,同时下肢有轻度的肌张力增高。左侧踝足的肌张力1+。试图站立位时,左侧踝足肌张力显著增加至3级,站立休息位时肌张力有降低。左侧上肢试图伸肘够物时,肌张力2级。

2) 关节活动度 ROM 部分关节活动受限

左侧上肢前臂旋后受限5°,拇指内收,抓物姿势异常。双侧下肢关节被动活动度都在正常范围内。主动做内旋动作时在双侧髋关节显示紧张和受限。左踝背屈终末时紧张但能获得全范围关节活动度。

3) 肌力 MMT 3~4 级

核心力量较弱,躯干呈圆背。右侧肢体可承重并轻度抗阻,左侧肢体可短时负重。

4) 生活自理能力 ADL 12

日常生活辅助量大,不能自理,由家人照顾。

5) 精细运动能力评估 109

(1) 视觉追踪好,范围和反应灵敏度尚可。

(2) 上肢关节活动能力整体可,姿势轻度异常。

(3) 抓握能力:手指精细动作分离不充分,尤其左侧拇指内收抓握姿势异常。

(4) 操作能力:双手的共同运动协调能力较差。

(5) 手眼协调:落后明显。

6) 言语语言能力稍落后

7) 粗大运动能力 GMFM 52

(1) 躺和翻身:俯卧及仰卧位有对称性姿势。能向左右翻身并翻回起始姿势。能用前臂支撑同时释放右手够目标物。伸展肘关节时屈曲髋关节。

(2) 坐位:大多数时间保持"W"坐姿,长坐位需单手支撑以上保持平衡。横坐位抗拒且不能保持。在所有的坐位姿势中,有轻度的圆背。

(3) 爬行和跪位:能独立转换保持4点支撑位。能交替向前爬行但髋关节活动减少。跪位双腿跪地过宽。跪宽减少则平衡控制能力降低。双手在抓握下能高跪位向前步行,腿能分开超过正常范围。在辅助支撑下能保持单腿跪位。

(4) 站立位:能用手臂支撑和腿的伸展完成小凳子边站立。能在双手的支持下站在镜子前。她的骨盆和躯干是稳定的。

(5) 站立姿势:站立时躯干是稳定和笔直的。双侧髋关节有轻度内旋显示交叉腿。她右侧的跟骨在中线,中足有轻度的内旋。她的左侧跟骨有轻度旋转,中足显示旋后和成外八姿势。前足趾有继发性增生。

8）评估小结

患儿较同龄儿双上肢功能落后明显。手臂的部分活动由于肌张力影响而减少，手指的精细动作能力较差，双手的共同协调动作基本没有。患儿粗大运动能力落后显著。当前稳定的能力是爬行和有好的坐位平衡能力。当前在学习如何从地板站起来和扶走。需要关注发展躯干和骨盆力量，通过长时间学习高跪和半跪。主要挑战在 W 坐姿。这使得髋关节周围的肌肉和肌腱变短和紧张从而使有些姿势比如俯卧、横坐和长坐变得困难和不舒服。髋关节的发育也受这些姿势的影响当站立时，骨盆有轻度的内旋。双足姿势也需要关注。由于升高的肌张力当站立移动时，左脚经常处于不良姿势。继发性影响双足骨性结构发育。

3. 治疗计划

1）运动治疗

（1）牵伸肌群（屈髋、踝背伸），降低肌张力。

（2）被动关节活动，减少黏连，维持正常活动度。

（3）核心肌力训练：Bobath 球、仰卧至坐起训练。

（4）髋关节控制及双下肢分离训练。

（5）平衡训练：坐位、四点支撑位。

（6）辅助下姿势转换：卧—坐—4 点支撑—跪位—单腿跪位。

2）作业治疗

（1）姿势矫正：提供躯干核心稳定。

（2）被动活动：牵伸左侧前臂旋后肌群、手掌大鱼际肌。

（3）肌力训练：肩胛带、肩袖肌群、手臂稳定控制。

（4）辅助下完成前臂旋前旋后动作。

（5）辅助下完成拇指示指捏动作（指侧—指腹—指尖）。

（6）辅助下完成双手抛大球。

4. 康复目标

1）近期（6 个月）康复目标

（1）独立保持高跪位做图画。

（2）能用左侧或右侧主导做跪位至单腿跪位转换。

（3）能独立保持长坐位平衡，同时释放双手抓物。

（4）能用双手完成扶墙壁向左或右行走。

（5）能双手拿起细小物体。

（6）能完成双手扶杯自主吃奶瓶。

（7）能接受在治疗和站立时穿戴矫形器。

2）远期目标

独立行走，生活自理。

（唐　亮）

五、肩周炎案例

1. 病史摘要

患者李某，女性，62 岁，因"右肩关节疼痛伴活动受限 5 个月"入院。患者 5 月前无明显诱因下开始出现右肩关节疼痛伴活动受限,当时未予注意,逐渐加重,2 周前我院骨科就诊,查肩关节 X 线检查提示"右肩峰、锁骨肩峰端和大结节骨质疏松,囊性变",给予消炎止痛药物治疗,患者疼痛有所改善,但活动受限仍存在,为进一步诊治拟"右肩关节周围炎"收入院。患者自发病来,精神可,胃纳可,夜眠可,两便如常,近期无明显体重变化。既往否认手术外伤史,否认高血压、糖尿病、慢性支气管炎等慢性病史,否认食物药物过敏史。查体:神志清楚,精神尚可。右肩关节局部无肿胀,肩峰下及结节间沟处压痛(++),右肘、腕及指关节活动正常,右上肢皮肤感觉正常,右桡动脉搏动正常。

2. 康复评定

(1) 疼痛评定:VAS 评分 8 分。

(2) 肌力评定:右肩前屈肌力 5 级,外展肌力 4 级,后伸肌力 4 级,右肩内旋肌力 5 级,外旋肌力 5 级。

(3) 关节活动度评定:主动关节活动度:前屈 80°,外展 70°,后伸 0°,内旋 5°,外旋 5°;被动关节活动度(positive range of motion, PROM):右肩前屈 90°,外展 90°,后伸 5°,内旋 15°,外旋 15°。

(4) 量表评定:Constant - Murley 肩关节功能评分 43 分。

(5) 日常生活活动能力评定:改良 Barthel 指数 80 分。

3. 康复处方

(1) 物理因子治疗:高频电疗微热量,激光疗法、电磁疗、超声波疗法等。

(2) 徒手治疗:关节松动术,急性期Ⅰ～Ⅱ手法,慢性期Ⅲ～Ⅳ级手法,改善关节活动度。

(3) 运动疗法:徒手操、棍棒操等。

(4) 作业治疗:增加日常生活活动能力训练,改善患者生活质量。

(5) 药物治疗:消炎止痛药,如吲哚美辛、苯丙氨酯、布洛芬、双氯芬酸钠、双氯芬酸钾等。或局部封闭:普鲁卡因加醋酸泼尼松。

(6) 传统康复治疗:可选用相应穴位进行推拿和针灸治疗。

(安丙辰)

六、腰椎间盘突出案例

1. 病史摘要

患者,男性,72 岁,右侧下肢持续疼痛、麻木步行困难进行性加重半月主诉就诊,发病以来无腰痛,两便正常。下肢疼痛麻木以坐位、步行显著,卧位时仅疼痛程度稍缓但麻木无缓解。一年前有跌倒史,半年前曾因腰痛、一侧下肢疼痛、间歇性跛行诊断为腰椎间盘突出并椎管狭窄 L4—L5 滑脱,行腰椎椎管减压以及 L4—L5 内固定术。术后恢复良好,腰痛及间歇性跛行消失。本次发作无外伤史、无提重物史,但曾抱 1 岁孙儿。既往曾有消化道溃疡病史、无药物过敏史。饮食习惯:喜素食,饮牛乳及肉类易腹泻。受寒易下肢抽筋。查体:患侧下肢不能完全伸展,呈右髋屈曲减痛体位,一侧腰肌紧张,但无压痛,腰椎无压痛,右侧臀中部肌紧张压痛显著,右腘窝有压痛,右腓肠肌有挤压痛,右直腿抬高 70°(+),加强试验 60°(+),挺腹加压试验(+),右拇背伸肌力 4 级,膝腱反射、跟腱反射正常。X 线片示:腰椎 L4—L5 钢板内固定影像,诸椎均有退行性变,椎体骨小梁稀疏,L5—S1 间隙狭窄。建议进一步检查:CT 行 L3—L4、L4—L5、L5—S1 扫描、右下肢坐骨神经肌电图检测、骨代谢、骨转换检测。临床诊断:① L5—S1 腰椎间盘突出症;② 骨质疏松症。

2. 康复评定

骨质疏松症程度评估、疼痛程度评估、肌痉挛程度评估。

3. 康复处方

(1) 药物治疗:降钙素肌注 20 u,qw,肌松剂(妙纳,50 mg,tid),口服钙剂。

（2）康复治疗综合方案如附录表1-3所示。

附录表1-3　康复治疗综合方案

项　目	处　　方	疗　程
牵引	首次为体重的50%左右,时间20～30 min,qd	连续1～2周
磁热振	右腰臀部,低温,中速,20 min	qd,连续1～2周
垂直律动	坐于律动台,3～5档(中～高速)做骨盆前后倾运动	qd,连续1～2周
脉冲超声波治疗	右臀部,20%脉冲,声强1.5～2.5 W/cm²,接触移动,加双氯芬酸钠(扶他林)乳胶剂于接触剂中,5～10 min	qd,连续1～2周
手法治疗	松解右腰臀痉挛肌群,点按、弹拨等	qod(隔天1次),3～5次
运动疗法	1. 激活右髋伸肌群(等长抗阻) 2. 牵伸右髋屈肌群 3. SET核心肌训练	qd,或qod连续1～2周
冲击波	必要时加右臀中肌冲击波治疗以缓解肌痉挛	qw,连续3～5次

（王　颖）

七、膝骨关节炎案例

1. 病史摘要

患者刘某,女性,68岁,因"反复左膝关节疼痛伴活动受限6年,加重1周"入院。患者自诉6年前无明显诱因出现左膝关节疼痛,当时未予特别关注,休息后缓解。其后反复发作,逐渐加重,对天气变换敏感,劳累时加重,休息后可缓解,无其他部位疼痛和放射痛,曾予以药物、针灸、拔罐等治疗(具体治疗方法不详),病情反复发作。某医院X线检查提示左膝关节退行性改变(见附录图1-1)。近1周患者自觉左膝关节疼痛再次加重,伴左下肢乏力、膝关节不能屈伸,晨起出现左膝关节僵硬,时间少于30 min,活动后改善。下蹲、上下楼梯困难。自发病以来患者神清、精神可,饮食两便正常。为求康复治疗,入住我科。患者既往高血压10年,血压最高:180 mmHg/100 mmHg,每日晨服氨氯地平(络活喜)5 mg,血压控制可,否认糖尿病病史。否认肝炎、肺结核病史。否认手术、外伤史。否认药物、食物过敏史。预防接种不详。

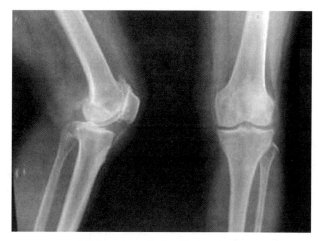

附录图1-1　左膝关节退行性改变

入院诊断:① 左膝骨关节炎;② 高血压康复诊断:节段性和躯体性功能障碍(左下肢)。

体格检查示:T:36.7℃,P:82次/min,R:13次/min,BP:125 mmHg/88 mmHg。神清、精神可、表情痛苦,心肺腹检查(-),脊柱、右侧肢体及左侧上肢无畸形、活动自如。左膝关节肿胀、内翻畸形,皮肤温度略高,内侧关节线压痛,活动时疼痛加重,研磨试验(±),浮髌试验(-),前后抽屉试验、侧方应力试验(-),双侧脐踝线,双侧大腿、小腿周径无异常。影像学检查:2014年9月8日本院X线检查提示关节间隙变窄,关节边缘骨赘形成。

2. 康复评定

（1）疼痛评定:左膝VAS指数5分。

(2) 关节活动度评定：左膝关节活动度：伸展：主动 0°，被动 0°，屈曲：主动 10°～110°，被动 10°～120°。

(3) 肌力评定：左膝关节周围肌力：股四头肌 V-级，腘绳肌 V-级，胫前肌 V-级，腓肠肌 V-级。

(4) 日常 Bathel 指数＝进食 10＋洗澡 5＋修饰 5＋穿衣 10＋控制大便 10＋控制小便 10＋如厕 5＋转移 15＋行走 10＋上下楼梯 5 总分＝85 分。

3. 康复处方

1) 物理因子治疗

(1) 中频电疗法：具有明显镇痛，促进血液循环作用，处方：患膝关节内外对置，肌肉放松方，耐受量，20 min，qd。

(2) 高频电疗法：能达到改善血液循环，解除肌痉挛，消炎消肿作用，处方：患膝关节内外对置，中等剂量(15 W)，20 min，qd。

(3) 超声波疗法：患膝关节 1～1.5 W/cm²，10～12 min，接触移动法，每日 1 次，5～10 次为一个疗程。

2) 运动疗法

予以髌骨关节松动术，肌力训练，关节活动度训练等运动疗法减轻疼痛，增强肌力，配合器械训练进行主动、抗阻运动以增强肌力，增大关节活动度。

3) 药物治疗

疼痛难忍时予以塞来昔布(西乐葆)，200 mg，po，qd 镇痛，亦可局部封闭治疗。

4) 手术治疗

如患者关节持续性疼痛畸形发展，保守治疗无效时，可考虑手术治疗。

注意事项：处理关节疼痛的重点是把体力活动限制在关节能耐受的范围内。告知患者避免同一姿势长时间负重；保持正确体位，以减轻膝关节负荷；保持关节正常的对位对线；工作或活动的强度以不产生或加重疼痛为度；在急性疼痛时，膝关节不应负荷或活动以减轻关节的反应，必要时可应用辅具保护。

(安丙辰)

八、跟腱断裂术后案例

1. 病史摘要

案例：某男，运动后左足跟腱断裂，当日急送医院后，行跟腱断裂修复术，术后石膏固定。

2. 康复评定

疼痛评估、肿胀评估、踝关节 ROM 评估、肌力评估。

3. 康复处方

治疗程序如附录表 1-4、附录表 1-5 所示。

附录表 1-4　跟腱术后早期康复治疗程序

术后时间	康复评估	康复治疗
2～14 天	局部肿胀 疼痛 (踝关节石膏固定中)	超短波：无温量，15 min，bid 磁疗：强磁场，20～30 min，bid 功能训练：各足趾主动屈伸训练，膝关节与髋关节主动屈伸训练以防并发症
15～28 天	同上	同上选择

附录表 1-5　跟腱术后恢复期康复治疗程序

术后时间	康　复　评　估	目的	康　复　治　疗　方　法
29～42 天	局部肿胀：小腿下部近踝关节处，以及踝关节以下足部轻度肿胀，后跟跟腱区域较健侧粗大	消肿	超短波：无温量，15 min，bid 序贯压力治疗：bid 等长踝关节跖屈位屈伸肌力练习：bid
		松解黏连	超声治疗跟腱区域，接触移动，脉冲 20%～30%，声强 1.5～2.0 W/cm²；或中频电疗，于跟腱区域，并置，耐受量，20～25 min
	疼痛：0	改善局部血液循环	微波，无温量-微温量，25～30 W，10 min；或机械振动治疗：局部探头，小剂量，低振幅，10～15 min
	ROM：踝关节呈跖屈 30°位	功能训练	功能训练：各足趾主动屈伸训练，膝关节与髋关节主动屈伸训练以防并发症 被动减张力位 ROM 练习：屈膝达全范围下进行踝关节背伸牵张练习 静态半负荷体重练习：足跟下垫高 5～6 cm，进行去拐站立练习
43～56 天	局部肿胀：仅踝关节及以下足部轻度肿胀，跟腱区轻度肿胀	消肿	序贯压力治疗：qd 足趾肌力训练：bid 机械振动治疗：bid
	ROM：踝关节呈跖屈 15°位，背伸不能达 0°位，但屈膝关节时踝关节可背伸达 0°，跖屈可达全范围，内、外翻可达全范围	功能训练	手法治疗：屈膝位过渡到直膝位，缓慢进行踝关节背伸牵张练习 静态全负荷体重练习：背靠墙站立，足跟下垫高 5～6 cm（每 2 日减低 2 mm），逐日增加单腿站立时间 动态半负荷体重练习：面向墙壁，双手扶墙，双下肢站立，同步进行膝关节微蹲起训练

1) 术后 8～9 周

(1) 达到正常步态行走。

(2) 继续加强踝关节周围肌肉力量：坐位垂腿"勾脚"练习，压沙袋等重物的练习。重量 1～5 kg 渐增，抗阻力完成动作为 1 次，30 次/组，组间休息 30 s，3 组连续，2～3 次练习/天。抗阻内外翻练习；抗橡皮筋阻力完成动作，30 次/组，组间休息 30 s，3 组连续，2～3 次练习/天。

(3) 强化下肢肌力，开始患侧单膝蹲起练习(半蹲位：即膝关节屈曲 90°位，足平放)：要求动作缓慢、有控制、上体不晃动。必要时可双手提重物以增加练习难度。3～5 min/次，2～3 次/组，2～3 组/天。

(4) 继续加强本体感觉练习，软垫上交替屈伸膝关节 10～20 min。

2) 术后 10～12 周

(1) 有条件可以使用固定自行车练习，无负荷至轻负荷，跟腱处不得有明显牵拉感。30 min/次，1～2 次/天。

(2) 可开始游泳。但请绝对避免滑倒！

(3) 此期间缝合的肌腱尚不够坚固，故练习及训练应循序渐进，不可勉强或盲目冒进。且应强化肌力以保证踝关节在运动中的稳定，并应注意安全，绝对避免再次摔倒！

(4) 可以开始由慢走过渡至快走练习。

(5) 开始提跟练习：即用脚尖站立，2 分/次，休息 5 s，10 次/组，2～3 组/天。逐渐由双脚提跟过渡到单脚提跟。

(6) 可以开始尝试：保护下全蹲，双腿平均分配体重，尽可能使臀部接触足跟。3～5 min/次，1～2 次/

天。台阶前向下练习。力量增强后双手可提重物为负荷或在踝关节处加沙袋为负荷。要求动作缓慢、有控制、上体不晃动。20次/组,组间间隔30 s,2~4组连续,2~3次/天。

3) 术后6月

可以逐渐开始恢复运动。

4) 注意事项

(1) 术后2~3月间缝合的跟腱刚刚愈合尚不够坚固,因而是再次断裂高发期,应禁忌跑、跳动作,防摔倒。

(2) 可以正常上班,但应垫高患侧的足跟进行行走(逐步降低垫高的高度),启动动作宜慢,同时应避免前足突然着地的动作。

(3) 上下楼梯注意好腿先上、伤腿先下。

(4) 建议每月定期康复门诊复诊,以检查评估伤处肌腱张力,指导进一步康复方案。

(王 颖)

九、高血压案例

1. 病史摘要

患者,蒋某某,女性,60岁。患者否认既往有高血压病史。近半年来时有头晕、全身疲乏感,自诉记忆力减退、注意力无法集中,家中曾多次监测血压160 mmHg/90 mmHg,休息后复测血压正常,故未予重视。2月前家务劳动后突发胸闷、心悸不适,急诊测血压165 mmHg/100 mmHg,查血常规、心肌酶谱无异常,心电图检查:窦性心律,ST-T改变,给予“单硝酸异山梨酯”静滴后血压回降、症状缓解,并口服依那普利控制血压,嘱门诊随访。半月前患者无明显诱因下突发头晕、头痛,无意识障碍,两便失禁、四肢抽搐发作,当时测血压170 mmHg/105 mmHg,给予“硝苯地平片”口服后0.5 h症状改善,复测血压140 mmHg/90 mmHg,头颅CT扫描:未见异常,TCD检查:脑动脉硬化,颈+椎动脉超声:双侧颈动脉硬化伴斑块形成,血常规、肝肾功能电解质血糖、甲状腺功能、肿瘤标志物均未见异常,胆固醇、甘油三酯、低密度脂蛋白水平升高,心彩超检查:左室舒张期顺应性降低,24 h动态血压:收缩压最高175 mmHg,发生于9:25,舒张压最高105 mmHg,发生于8:50,收缩压最低110 mmHg,发生于23:30,舒张压最低70 mmHg,发生于23:30,白天平均血压:收缩压149 mmHg,舒张压95 mmHg,晚上平均血压:收缩压125 mmHg,舒张压80 mmHg,目前患者口服“硝苯地平(拜新同)+缬沙坦”控制血压,但监测舒张压控制不理想(90~100 mmHg),患者时有头晕,多晨起活动后发作,无头晕、胸闷心悸等不适。患者否认家族遗传史,肥胖体型,平时不喜运动,一般体力劳动无受限,无吸烟、饮酒等不良嗜好,但脾气急躁、喜食荤腥、辛辣食物,合并有高脂血症,颈动脉粥样硬化伴斑块形成,无心、脑、肾靶器官受损,无糖尿病病史,无继发性血压升高因素,目前服用“拜新同+缬沙坦”控制血压。临床诊断:原发性高血压病2级(中危)。

2. 康复评定

(1) 平板运动试验:阴性。

(2) 50%最大握力试验:无高血压反应。

3. 康复处方

1) 物理因子疗法

(1) 直流电离子导入:5%~10%溴化钠,10%硫酸镁,电极置于颈区或胸腹交感神经节处。

(2) 脉冲超短波疗法:无热量,电极置于太阳神经丛区域。

(3) 穴位磁疗:选百会、曲池、足三里、太阳、风池、神门等穴,开始敷贴时选2~3个穴位,以后可根据情况增多。

(4) 水疗:如脂浴(36~38℃)、氡浴、二氧化碳浴、海滨疗养等。

2) 运动疗法

(1) 有氧训练：步行、踏车、游泳、慢节奏交谊舞等；强度：心率 80～112 次/min（最大心率的 50％～70％），自感劳累分级（RPE）11～13 级（较轻–稍累）；停止活动后心率于 3～5 min 内恢复；其间可穿插休息或医疗体操；时间：30～40 min；频率：5 次/周，1 次/天。

(2) 循环抗阻运动：大肌群的抗阻收缩；强度：40％最大一次收缩力；频率：每节 8～15 次收缩/10～30 s,休息 15～30 s,10～15 节/循环,每次 1～2 个循环;3～5 次/周,1 个疗程/8～12 周,逐步适应后可按每周 5％增量。

(3) 放松训练：太极拳（简化）、气功等。

3) 作业治疗

(1) 音乐治疗：聆听松弛性、镇静性乐曲。

(2) 园艺治疗：欣赏花卉、盆景等。

4) 行为治疗

(1) 改善行为方式：避免情绪激动。

(2) 降低体重：减低热量摄入、增加活动消耗。

(3) 控制饮食：减少钠盐摄入（每天氯化钠摄入少于 6 g），减少胆固醇和饱和脂肪酸摄取（每天胆固醇摄入少于 300 mg）。

(4) 减轻精神压力，保持良好心态。

（陈秋红）

十、慢性阻塞性肺疾病案例

1. 病史摘要

患者王老伯，72 岁，间断咳嗽、咳痰、气促 10 年。以晨起及临睡前咳、喘症状最为明显，痰白黏。爬楼梯时常感气促，上 3 楼要休息 2 次，平地可缓慢行走约 2 km，但不能耐受快步行走。平常气促时喷一下沙丁胺醇。5 月前因咳喘症状加重住院 1 次。有吸烟史 50 年，平均每天 1 包。既往无心、脑血管病史。查体：桶胸，两肺少量干啰音，心率 90 次/min，律齐。胸部 CT 扫描示：肺大疱，肺气肿。支气管舒张试验阴性。临床诊断：COPD。

2. 康复评定

(1) 肺功能检查：FEV_1 ％1.25 L，为预测值的 45％，$FEV_1/FVC<70$％，肺功能。

(2) 改良英国 MRC 呼吸困难指数：MMRC2 级。

(3) 血气分析：血氧饱和度为 93％（不吸氧）。

(4) 6 min 步行试验：小于 150 m。

(5) 呼吸障碍患者日常生活活动能力评定：2 级。

3. 康复处方

(1) 健康宣教：反复宣传吸烟的危害，帮助其戒烟。

(2) 物理因子治疗：超短波控制慢性支气管炎。

(3) 运动疗法：体位引流、叩拍技术；手法辅助呼吸技术；有效咳嗽训练；缩唇呼吸、局部呼吸、腹式呼吸等呼吸训练法；有氧步行训练；胸廓扩张操等。

(4) 作业疗法：日常生活活动训练。

(5) 药物治疗：超声雾化吸入激素；吸入布地奈德福莫特罗；口服茶碱缓释片及祛痰药等。

(6) 手术治疗：对于肺气肿严重的患者，可考虑手术切除塌陷的肺泡。

4. 注意事项

（1）患者 6 min 步行距离为 150 m，理论上 60 min 能够走 1 500 m，根据患者病情建议先采用低负荷运动强度：即 40%～60%最大步行距离。先设定为 50%，则 60 min 应行走 750 m。要求患者 20 min 步行 250 m，每天一次。

（2）患者管理：购买指脉氧测定仪，可以查看血氧饱和度和心率，要求患者活动时戴上它。叮嘱患者若心率超过 120 次/min（靶心率），或/和血氧饱和度低于 85%，或感到气促明显不能耐受时停止运动。待到心率低于靶心率，或血氧饱和度恢复至运动前水平，或气促缓解时再运动。

（3）运动康复的主要问题是患者的依从性。一般而言，文化程度较高、康复欲望较强、医患通密切的患者具有较好的依从性。所以选择合适的患者，经常与患者交流尤为重要。无论采用什么方式，至少每月应与患者接触一次。

（4）运动处方的设置不是一成不变的，若患者活动能力逐步增强，可适当增加运动量；反之，若患者处于 COPD 急性加重期，或因此而刚刚出院，应减少运动量。笔者认为，对于 COPD 稳定期的患者，每 3 个月调整一次运动处方较为合适。

（5）显然，全科医师比呼吸专科医师与患者接触更多，交流的时间也更为宽裕，但全科医师对运动康复不太熟悉，需要与专科医师、康复治疗师合作。所以 COPD 患者的康复应由多方合作进行全面康复。

（6）虽然要求患者每天步行训练，实际上此事较为单调，患者不易坚持，应变换一些辅助活动的内容，使运动形式多元化。并经常召开病友会，使患者有相互交流的机会。要强调的是：步行训练至少应每周 3 次，否则难以达到效果。

（屠春林）

十一、糖尿病案例

1. 病史摘要

患者，男性，55 岁，因"发现血糖升高 10 余年，控制不佳 4 月"至门诊就诊。患者十多年前单位体检时发现空腹血糖升高（8.1 mmol/L），无多饮、多食、多尿及体重变化等，随即进一步检查，餐后 2 h 血糖 11.3 mmol/L。当时胆固醇等升高（具体不详）。后随访血糖仍在 8.1～9.0 mmol/L 之间，遂诊断为 2 型糖尿病。医师建议患者采取饮食控制及适量运动以控制血糖。患者长期坚持长跑，每天 6 500～7 000 m，每周 5～7 d，血糖长期控制在 5.5 mmol/L 左右。近 4 个月来无明显诱因血糖升高，空腹血糖在 6.7～7.6 mmol/L 之间，遂就诊。患者最近 4 个月来，饮食无殊，大小便正常，体重增加约 2 kg。既往体健，否认其他慢性病病史，否认传染病病史，否认重大手术及外伤史。有输血史，具体不详。无药物过敏史，预防接种史不详。无糖尿病家族史。无烟酒嗜好。

2. 康复评定

日常生活活动能力评定，改良 Barthel 指数评定表：100 分。

3. 康复处方

1）糖尿病健康教育

保持健康生活习惯，定期随访血糖，做好足部护理等。

2）医学营养治疗

（1）制定每日摄入的总热量：理想体重（kg）＝身高（cm）－105＝164－105＝59，患者的理想体重为 59 kg。成年人休息状态下每日每千克理想体重给予热量 25～30 kcal，轻体力劳动 30～35 kcal，中度体力劳动 35～40 kcal，重体力劳动 40 kcal 以上。每日摄入的总热量＝理想体重（kg）×30～35 kcal/kg＝59×32.5＝1 918，患者每日摄入的总热量为 1 918 kcal。

（2）营养素的热量分配：碳水化合物的摄入量占总热量的 50%～60%,1 918×60%=1 151,患者每日碳水化合物的摄入量为 1 151 kcal;脂肪量一般按成人每日每千克理想体重 0.6～1.0 g 计算,热量不超过全天总热量的 15%,1 918×15%=288,患者每日脂肪的摄入量为 288 kcal;蛋白质的摄入量按成人每日每千克理想体重 0.8～1.2 g 计算,约占总热量的 15%,1 918×15%=288,患者每日蛋白质的摄入量为 288 kcal（1 kcal=4.18 kJ）。

（3）制定食谱：每克碳水化合物和蛋白质均产热 4 kcal,每克脂肪产热 9 kcal。碳水化合物 1 151/4=288 g,脂肪 288/9=32 g,蛋白质 288/4=72 g。根据生活习惯、病情和药物治疗的需要,可按每日三餐分配为 1/5、2/5、2/5 或 1/3、1/3、1/3;也可按 4 餐分配为 1/7、2/7、2/7、2/7。

（4）其他：推荐膳食纤维每日摄入量至少达 14 g/1 000 kcal,1 918×14/1 000=27,患者每日的膳食纤维摄入量为 27 g。患者每日的食盐摄入量应限制在 6 g 以下。戒烟限酒。

3）运动治疗

（1）运动方式：适用于糖尿病患者的训练是低至中等强度的有氧运动。常采用有较多肌群参加的持续性周期性运动,如步行、慢跑、登楼、游泳、划船、有氧体操、球类等活动,也可利用活动平板、功率自行车等器械来进行。

（2）运动强度：靶心率=[220-年龄(岁)]×(60%～80%)=(220-55)×70%=116,患者的靶心率为 116 次/min。

（3）运动时间：每次运动一般为 40 min,其中准备活动 5 min、达到靶心率的运动训练时间以 20～30 min 为宜、整理活动 5～10 min。以餐后 30～60 min 运动为宜。

（4）运动频率：一般每周运动 3～4 次或每天 1 次。

（5）推荐进行抗阻训练：① 运动方式：多关节运动;② 运动强度：2～4 组,每组以最大力量的 60%～70%重复 8～12 次;③ 运动频率：每周 2～3 次,每两次之间至少要间隔 48 h。

4）自我监测血糖

血糖仪。

5）药物治疗

格列吡嗪,5 mg qd,餐前服。

（吴　曼）

十二、脂肪肝案例

1. 病史摘要

患者,男性,27 岁,因"反复右上腹不适 1 年余"至门诊就诊。患者近 1 年来反复出现右上腹胀伴隐痛,疼痛不规则,与进食无关,劳累或久坐时加剧,并伴有乏力,轻度腰酸,偶有恶心,食欲缺乏,半年前于某医院门诊查肝功能示 TB 30.2 μmol/L,DB 14.2 μmol/L,ALT 156 IU/L,AST 76 IU/L,ALP 136 IU/L,γ-GT 102 IU/L,乙肝、丙肝病毒标志物阴性,外院 B 超检查示肝脂肪浸润,间断服用水飞蓟宾、垂盆草等药物,ALT 和 AST 仍波动在异常范围。既往无其他特殊药物服用史,除一般聚会、节假日外平时少有饮酒,无吸烟史,无肝病及肝肿瘤家族史。实验室检查：肝功能：TB 20.8 μmol/L,DB 7.2 μmol/L,A/G 50/28(g/L),ALT 142 IU/L,AST 56 IU/L,ALP 130 IU/L,γ-GT 123 IU/L;凝血酶原时间正常;AFP 正常。肾功能：BUN 4.0 mmol/L,UA 443 μmol/L,Cr 62 μmol/L。空腹血糖：7.8 mmol/L。血脂：TC 5.6 mmol/L,TG 6.45 mmol/L,LDL-C 2.36 mmol/L,HDL-C 0.98 mmol/L。乙型肝炎病毒和丙型肝炎病毒标志物均为阴性;抗核抗体(ANA)和抗线粒体抗体(AMA)阴性;铜蓝蛋白(CER)和血铜阴性。影像学检查：B 超检查：脂肪肝。

2. 康复处方

1) 健康宣传教育,改变生活方式

通过健康宣教纠正不良生活方式和行为,参照代谢综合征的治疗意见,推荐中等程度的热量限制,肥胖成人每日热量摄入需减少 500～1 000 kcal;改变饮食组分,建议低糖低脂的平衡膳食,减少含蔗糖饮料以及饱和脂肪和反式脂肪的摄入并增加膳食纤维含量;中等量有氧运动,每周 4 次以上,累计锻炼时间至少 150 min。

2) 饮食治疗

饮食治疗的方法主要为适宜的热能摄取,合理分配三大营养要素并兼顾其质量,适当补充维生素、矿物质及膳食纤维,戒酒和改变不良饮食习惯,食物宜多样化,少盐及刺激性调料,烹调方式以蒸、煮、拌为主。

(1) 设定理想的目标体重:标准体重(kg)=身高(cm)-105=165-105=60,患者的标准体重为 60 kg。肥胖度=[(实际体重-标准体重)/标准体重×100%]=(95-60)/60×100%=58%,当肥胖度>20% 为肥胖,患者肥胖。脂肪肝患者恰当的目标体重应以肥胖度 0～10% 为理想,患者的目标体重为 66 kg。

(2) 严格控制热能摄入:脑力/轻度体力劳动,标准体重者每日 25～30 kcal/kg(1 kcal=4.186 kJ),超重者每日 20～25 kcal/kg,体型消瘦者每日 35 kcal/kg。每日热能摄入量=标准体重(kg)×20～25 kcal/kg =60×22.5=1 350,患者的每日热能摄入量为 1 350 kcal。

(3) 合理分配三大营养要素:在总热能一定的情况下,给予脂肪肝患者高蛋白、低脂肪、适量糖类的膳食。蛋白质占总热能的 15%～20%,1 350×18%/4=61,患者的每日蛋白质摄入量为 61 g;脂肪占总热能的 20%～25%,1 350×22%/9=33,患者的每日脂肪摄入量为 33 g;碳水化合物占总热能的 50%～60%,1 350×60%/4=203,患者的每日碳水化合物摄入量为 203 g。

(4) 增加膳食纤维摄入量:患者的每日膳食纤维摄入量为 20～25 g。

(5) 增加维生素和水分的摄入。

(6) 坚持合理的饮食制度:患者的一日三餐可按 30%、40%、30% 的比例分配。

3) 运动治疗

(1) 运动方式:采用可以持续进行的使用大肌群的任何一种活动,并且具有节奏性和有氧代谢的特点,如慢跑与中速快步行走,骑自行车,上、下楼梯,爬山,打球,跳舞,跳绳,游泳,做操等。

(2) 运动强度:靶心率=[220-年龄(岁)]×(60%～70%)=(220-27)×60%=116,患者的靶心率为 116 次/min。

(3) 运动时间:每次运动一般为 40 min,其中准备活动 5 min、达到靶心率的运动训练时间以 20～30 min 为宜、整理活动 5～10 min。

(4) 运动频率:一般每周运动 3～5 次或每天 1 次。

(5) 可根据体力情况,进行短时间的肌肉力量训练,每周 1～2 次。

(吴　曼)

十三、肌筋膜痛综合征案例

1. 病史摘要

患者女性,35 岁,腰痛和右髋部后外侧疼痛 10 年。患者于 10 年前出现腰部和右髋后外侧疼痛并逐渐加重。当时曾在一次举重物运动中有过一次腰部屈曲损伤。长时间坐位或前屈时症状加重,而避免腰椎骨盆屈曲运动时症状减轻。无肢体肿胀,无麻木和刺痛,无行走困难。一般健康状况良好,无其他疾病史。曾服用抗炎药物后症状无缓解。

专科查体：躯干和下肢无渗出、红疹、瘀斑和摩擦音。用右腿站立平衡时稳定性降低。髋部徒手肌力测试显示有右侧髋关节伸展、外展和外旋软弱。俯卧失稳试验（＋）；腰椎附属运动测试 L3—L5（＋）。胸腰段和双侧臀区触诊：右侧臀大肌和臀中肌压痛和紧绷带。4 字试验和分离试验（－）。直腿抬高试验 75°（－），巴氏征和踝阵挛试验（－）。影像学检查：查 X 线正常没有明显的腰椎病理改变。MRI 显示有 L5—S1 椎间盘向右侧突出。

临床诊断：肌筋膜痛综合征（MPS），腰椎间盘突出。

功能障碍：腰椎节段性失稳（L3—L5），右髋稳定性障碍。

2. 康复评定

（1）疼痛评定：VAS 指数 5 分。

（2）Oswestry 功能障碍问卷（ODQ）：30%。

（3）腰椎和髋关节的主动活动范围评估：腰椎：屈/伸（65°/25°）；左/右侧屈（34°/32°）；左/右旋转（55°/55°）髋（左/右）：屈曲（124°/122°）；伸展（20°/22°）；内旋（37°/34°）；外旋（48°/50°）。

（4）肌力评定：髋关节肌肉力量（左侧/右侧）：伸展（5/4）、外展（5/4）、内收（5/5）、内旋（5/5）、外旋（5/5）。

（5）肌肉长度测试无受限。被动直腿抬高＜70°（腘绳肌紧张）、Thomas 试验（股四头肌和髂腰肌）；Ober 试验（髂胫束）。

（6）姿势分析：评估头部姿势、肩部和胸腰椎偏移、骨盆高低和旋转、下肢排列和负重对称性。

（7）步态分析：无避痛步态。

（8）疼痛诱发试验：腰椎附属运动测试：由后向前力量作用于目标节段检查 T10—L5 的关节活动度和疼痛诱发，L3—L5（＋）俯卧失稳试验：由后向前按压目标脊柱节段，双足着地疼痛出现，双足离地疼痛消失。

（9）运动-感觉-自主神经-营养（MAST）检查无明显异常。自主神经反应：血管舒缩改变（出汗、发冷等）；感觉反应：过度敏感；营养改变：皮肤干燥、泛红、营养性水肿、皮区脱发。

3. 鉴别诊断分析

（1）坐位和前屈加重症状考虑腰痛来源于腰椎和骨盆。

（2）Fritz 等认为 37 岁以下的腰痛患者表明有腰椎节段性失稳。客观检查包括单腿站立试验、髋部徒手肌力测试、俯卧失稳试验、腰椎节段性关节活动度试验以及在目标节段上使用后前向力量的疼痛诱发试验。

（3）影像学检查有腰椎间盘突出，需做下肢神经学检查排除腰椎神经根病。神经学检查包括皮节（L2—S2 神经根）、肌节（L2—S2）、深肌腱反射和被动直腿抬高试验确定神经张力。深肌腱反射包括髌腱（L2—L4）和跟腱（S1—S2）反射。

（4）诱发性特殊检查可排除病理解剖性疼痛原因。髋后部疼痛需排除髋关节内病变，需行屈曲内收外旋试验（FABER）、屈曲内收内旋试验（FADIR）和滚木试验（Log Roll）。排除骶髂关节病变可行分离试验、加压试验、Gaenslen、Thigh thrust 和 Sacral thrust 试验。

4. 康复处方

（1）物理因子治疗：疼痛急性发作可用氯乙烷喷射患处，镇痛消肿。慢性期可采用高频电疗微热量；红外线或蜡疗。以及中频电疗法止痛、缓解肌痉挛、松解黏连。或者超声波疗法移动法。

（2）传统康复：针灸、推拿等，与热疗法配合使用，八段锦、五禽戏等。

（3）运动疗法：肌肉牵伸训练、麦肯基腰椎疗法、SET 训练、脊柱体操等。

（4）干针疗法。

（俞晓杰）

附录2　某医院康复科住院患者评估记录单

姓名		男　女	病区		床号:		住院号:	

入院诊断:
病程:

治疗项目:物理治疗　作业治疗　传统治疗
　　　　　言语治疗　运动治疗

序号	项目名称	描　　述	首评	中评	终评
1	外观观察 不需评估 无法评估	皮肤完整性:A.完整;B.不完整 (1.发红;2.伤及表皮;3.伤及皮下组织;4.伤及肌肉骨骼)			
2	意识	A.参与治疗意愿:1.强;2.中;3.弱 B.意识:1.清醒;2.不完全清醒;3.嗜睡 C.家属配合度:1.高;2.中;3.差 D.其他			
3	ROM*	A.正常;　B.受限 1.左上肢;2.左下肢;3.右上肢;4.右下肢;5.腰椎;6.颈椎			
4	肌力*	A.左;B.右。1.上肢;2.下肢			
5	肌张力	A.上肢:屈肌伸肌。1.高张力;2.正常;3.低张力			
		B.下肢:屈肌伸肌。1.高张力;2.正常;3.低张力			
6	Brunnstrum分级	A.上肢;B.手;C.下肢			
7	感觉功能	患侧感觉:左/右(1.完整;2.迟钝;3.障碍;4.过敏)			
	疼痛	疼痛部位:			
		VAS:1—10			
8	动作功能: 1.完全依赖 2.最大帮助 3.中度帮助 4.最小 5.独立	翻身			
		侧卧→坐			
		转位(床↔W/C)			
		坐位→站立			
		行走能力			
	步态	1.不稳;2.着地期步态异常;3.离地期步态异常;4.步距不均			
9	维生, 辅具与环境	1.单拐;　2.四脚拐;　3.四脚助行器;　4.轮椅;　5.AFO; 6.颈托;　7.腰托;　8.背架			
		1.24 h需要看护;2.部分看护;3.出门困难			
		其他用品:1.气切;2.鼻胃管;3.尿管;4.尿布;5.呼吸器; 6.使用氧气			

（续表）

10	ADL （Barthel 指数）	个人卫生（0，5）/洗浴（0，5）	/	/	/
		进食（0，5，10）/如厕（0，5，10）	/	/	/
		上下楼梯（0，5，10）/穿脱衣服鞋袜（0，5，10）	/	/	/
		小便控制（0，5，10）/大便控制（0，5，10）	/	/	/
		体位转换（0，5，10，15）/步行（0，5，10，15）	/	/	/
		总分			
11	平衡能力	A. 坐位平衡（1 级，2 级，3 级）			
		B. 立位平衡（1 级，2 级，3 级）			
		C. 仪器评估*			
12	认知（MMSE）	1. 好；2. 中；3. 差/　得分	/	/	/
13	A. 言语 / B.吞咽	1. 正常；2.障碍 / 1. 正常；2.障碍	/	/	/
14	睡眠情况	1. 正常；2. 障碍（轻、中、重）/得分	/	/	/
15	心理评估	1. 正常；2. 障碍 / A.焦虑*；B. 抑郁*	/	/	/
16	其他评估				
	评估者/评估日期		/	/	/

注：*将另行详细评估。

附录3　某医院康复科住院患者入院 team 会议记录单

（　　　年　　月　　日）

姓名：	性别：	年龄：	床位：	会议召集人：

患者/家属联系电话	

主要诊断：

1. 目前存在问题
2. 疼痛

3. 主要功能障碍（A. 有，B. 无，1. 轻，2. 中，3. 重）

肢体	上肢：				下肢：		
吞咽	言语	认知	心理	平衡	步行	ADL

完善功能检查以及康复治疗建议

床位医师	
责任护士	功能护理、自助护理、整体护理、抗痉挛体位、防跌倒坠床、良肢位
责任治疗师	
上级医师	

（续表）

患者愿望		
家属愿望		
短期目标		□改善 ROM/松解黏连/软化瘢痕；□缓解痉挛；□消炎；□镇痛；□消肿；□改善微循环；□促进组织修复；□预防或延缓肌肉萎缩；□改善运动功能，平衡训练、纠正步态；□加强上下肢的协调性和灵巧性；□增强肌力；□增强心肺功能，全身耐力；□提高生活自理能力；□其他
长期目标		独立生存；恢复部分工作；全部生活自理；部分生活自理
治疗方案	药物	
	PT OT ST 传统	微波、短波、肌电按摩、中频、超声、牵引、肌力、步行、ROM、磁热振、生物反馈、脑循环、骨质疏松、气压治疗、手法、平衡训练等。ADL 训练，专项作业训练等。言语、吞咽等。推拿、针灸等。其他
注意事项		□无殊；□冠心病、心脏起搏器；□体内金属；□骨折早期或未愈；□骨质疏松；□防止皮肤烫伤（糖尿病、感觉减退、局部血液循环不良）；□血压、心率变化；□老龄、体弱；□防跌倒；□其他
责任人签名	责任护士	责任治疗师		患者	家属	

专科检查（大病史参考模板，康复专科部分）

（1）心理认知功能：记忆力、注意力、计算力是否正常，MMSE 计分，MoCA 计分，HAMD 抑郁计分，HAMD 焦虑计分。

（2）言语功能：言语表达（含糊、清晰、发音准确），阅读、听理解、书写有无障碍，有否特定失语。

（3）吞咽功能：正常、异常，洼田饮水试验。

（4）肢体功能：Brunnstrom 评分：累及肢体关节 ROM（左右肩前屈 0°、后伸、外展、内旋、外旋；肘屈伸；腕屈伸、尺偏、桡偏；MP 屈伸；PIP、DIP 指间关节屈伸；髋关节屈伸、外展内收、内旋外旋；膝关节屈伸；踝关节跖屈背伸、内翻外翻、内旋外旋；足趾屈伸）、各肢体屈伸肌群肌力，肌张力，肢体有否畸形，活动时有否疼痛等。

（5）平衡功能：平衡功能描述（坐位、立位Ⅰ Ⅱ Ⅲ平衡）、协调功能（跟膝胫试验指鼻试验）。

（6）步行功能：Holden：支撑相、摆动相时段，有否跛行，特殊步态（短促步、斜肩步、蹒跚步、划圈步、跨坎步、将军步、"鸭步"等）。

（7）感觉功能：躯体感觉描述：浅感觉：触觉、痛、温觉；深感觉：本体觉（运动觉、位置觉、振动觉）、皮质感觉（复合感觉）：定位觉、两点分辨觉、图形觉、实体觉；区域感觉减退、某平面以下感觉减退。感觉障碍有无（感觉过敏、感觉倒错、感觉过度、感觉异常、疼痛）；特殊感觉：视觉、听觉、味觉、嗅觉减退、消失；内脏感觉：饥饿、恶心、胀气、内脏绞痛等。

（8）皮肤完整性：压疮有无（大小、深度、级别）等。

（9）疼痛：部位、程度，VAS 评分。

（10）ADL 能力：Barthel 指数。

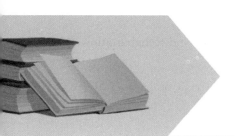

参 考 文 献

［1］ 邱卓英,张爱民.《国际功能、残疾和健康分类》应用指导(一)[J].中国康复理论与实践,2003,9(1)：20-34.

［2］ 邱卓英.《国际功能、残疾和健康分类》应用指导(二)[J].中国康复理论与实践,2003,9(2)：107-114.

［3］ 王玉龙.神经康复学评定方法[M].北京：人民卫生出版社,2015.

［4］ 励建安,江钟立.康复医学[M].北京：科学出版社,2016.

［5］ 唐久来,秦炯,邹丽萍,等.中国脑性瘫痪康复指南(2015)：第一部分[J].中国康复医学杂志,2015,7：747-754.

［6］ 黄晓琳.人体运动学[M].北京：人民卫生出版社,2013.

［7］ 陆爱云.运动生物力学[M].北京：人民体育出版社,2010.

［8］ 王瑞元,苏全生.运动生理学[M].北京：人民体育出版社,2012.

［9］ McArdle W D, Katch F I, Katch V L. Exercise physiology：nutrition, energy, and human performance [M]. 7th ed. Baltimore：Lippincott Williams & Wilkins, 2009.

［10］ Van Deusen J, Brunt D. Assessment in occupational therapy and physical therapy [M]. New York：Saunders, 1997.

［11］ Mpofu E, Oakland T. Assessment in rehabilitation and health [M]. London：Pearson, 2009.

［12］ 王玉龙.康复功能评定学[M].北京：人民卫生出版社,2013.

［13］ 恽晓平.运动疗法评定学[M].2 版.北京：华夏出版社,2014.

［14］ Radomski M V, Trombly C A. Occupational therapy for physical dysfunction [M]. Baltimore：Lippincott Williams & Wilkins, 2013.

［15］ 陈小梅.临床作业疗法学[M].2 版.北京：华夏出版社,2013.

［16］ 闵水平,孙晓莉.作业治疗技术[M].2 版.北京：人民卫生出版社,2014.

［17］ Frontera W R. DeLisa's physical medicine and rehabilitation [M]. 5th ed. Baltimore：Lippincott Williams & Wilkins, 2010.

［18］ 南登崑,黄晓琳.实用康复医学[M].北京：人民卫生出版社,2009.

［19］ 陈立典.传统康复方法学[M].2 版.北京：人民卫生出版社,2013.

［20］ 陈健尔,甄德江.中国传统康复技术[M].2 版.北京：人民卫生出版社,2014.

［21］ Frontera W R. DeLisa's physical medicine and rehabilitation [M]. 5th ed. Baltimore：Lippincott Williams & Wilkins, 2010.

［22］ 南登崑,黄晓琳.实用康复医学[M].北京：人民卫生出版社,2009.

［23］ 陈立典.传统康复方法学[M].2 版.北京：人民卫生出版社,2013.

［24］ 陈健尔,甄德江.中国传统康复技术[M].2 版.北京：人民卫生出版社,2014.

[25] Sisto S A，Druin E，Sliwinski M M. Spinal Cord Injuries：Management and Rehabilitation [M]. London：Mosby，2008.

[26] Field-Fote E C. Spinal cord injury rehabilitation [M]. Philadelphia：Davis Company，2009.

[27] 励建安，许光旭.实用脊髓损伤康复学[M].北京：人民军医出版社，2013.

[28] 刘薇群，杨颖华.社区护理[M].上海：复旦大学出版社，2015.

[29] Frontera W R. Delisa's physical medicine & rehabilitation — principles and practice [M]. 5th ed. Philadelphia：Lippincott Williams & Wilkins，2010.

[30] Cuccurullo S J. Physical medicine and board review [M]. 2nd ed. New York：Demos Medical Publishing，2010.

[31] Braddom R L. Physical medicine & rehabilitation [M]. 4th ed. Philadelphia：Elsevier Inc，2011.

[32] Dutton M. Dutton's orthopaedic examination, evaluation, and intervention [M]. 3rd ed. New York：McGraw-Hill Companies，Inc.，2012.

[33] Levangie P K，Norkin C C. Joint structure and function：A comprehensive analysis [M]. 4th ed. Philadelphia：Davis Company，2005.

[34] Neumann D A. Kinesiology of the musculoskeletal system：foundations for rehabilitation [M]. Missouri：Mosby，Inc.，2009.

[35] 黄晓琳，燕铁斌.康复医学[M].北京：人民卫生出版社，2013.

[36] 戴尅戎.现代关节外科学[M].北京：科学出版社，2007.

[37] 俞卓伟，季敏.康复医学岗位培训教程[M].上海：复旦大学出版社，2010.

[38] 胡永善.新编康复医学[M].上海：复旦大学出版社，2012.

[39] 南登崑.康复医学[M].5 版.北京：人民卫生出版社，2013.

[40] 倪朝民.神经康复学[M].2 版.北京：人民卫生出版社，2015.

[41] 王刚.社区康复学[M].北京：人民卫生出版社，2013.

[42] 贾建平，陈生弟.神经病学[M].7 版.北京：人民卫生出版社，2013.

[43] 屠春林，陈颖敏.社区内科常见病例诊治策略[M].上海：上海科学技术出版社，2015.

[44] 张弘，蔡柏蔷.支气管哮喘慢性阻塞性肺疾病重叠综合征简介[J].中华结核和呼吸杂志，2014，37(9)：713－715.

[45] Pleasants R A，Riley I L，Mannino D M. Defining and targeting health disparities in chronic obstructive pulmonary disease [J]. International Journal，2016，11(10)：2475－2496.

[46] Global Initiative for Chronic Obstructive Pulmonary Disease [EB/OL]. Available form：https://www.guidelines.co.uk/gold/copd.Accessed March 8，2016.

[47] 黄晓琳，燕铁斌.康复医学[M].5 版.北京：人民卫生出版社，2013.

[48] 葛均波，徐永健.内科学[M].8 版.北京：人民卫生出版社，2013.

[49] 迟家敏.实用糖尿病学[M].4 版.北京：人民卫生出版社，2015.

[50] 童南伟，邢小平.内科学(内分泌科分册)[M].北京：人民卫生出版社，2015.

[51] 中国医师协会营养医师专业委员会，中华医学会糖尿病学分会.中国糖尿病医学营养治疗指南 2013 版[M].北京：人民卫生出版社，2015.

[52] 中华医学会糖尿病学分会.中国糖尿病运动治疗指南[M/CD].北京：中华医学电子音像出版社，2012.

[53] (美) 美国运动医学学会.ACSM 运动测试与运动处方指南(第九版)[M].王正珍译.北京：北京体育

大学出版社,2016.

[54] 中华医学会糖尿病学分会.中国 2 型糖尿病防治指南 2013 年版[M].北京：北京大学医学出版社,2014.

[55] 吴毅.住院医师规范化培训康复医学科示范案例[M].上海：上海交通大学出版社,2016.

[56] 中华医学会肝脏病学分会脂肪肝和酒精性肝病学组.非酒精性脂肪性肝病诊疗指南(2010 年 1 月修订)[J].中华内科杂志,2010,49(3)：275 - 278.

[57] 范建高,曾民德.脂肪性肝病[M].2 版.北京：人民卫生出版社,2013.

[58] 范建高,庄辉.中国脂肪肝防治指南(科普版)[M].上海：上海科学技术出版社,2015.

[59] 中华医学会肝病学分会脂肪肝和酒精性肝病学组.酒精性肝病诊疗指南(2010 年 1 月修订)[J].中华内科杂志,2010,49(4)：357 - 360.

[60] 王吉耀.住院医师规范化培训内科示范案例[M].上海：上海交通大学出版社,2016.

[61] 戴红,姜贵云.康复医学[M].3 版.北京：北京大学出版社,2013.

[62] 陆慧华,方宁远,金玉华.实用老年医学[M].上海：上海科学技术出版社,2006.

[63] 石凤英.康复护理学[M].2 版.北京：人民卫生出版社,2006.

[64] 宋为群,王晓臣.康复医学[M].3 版.北京：人民卫生出版社,2004.

[65] 李胜利.语言治疗学[M].北京：人民卫生出版社,2008.

[66] 万萍.言语治疗学[M].北京：人民卫生出版社,2012.

[67] 高素荣.失语症[M].2 版.北京：北京大学医学出版社,2006.

[68] Brotzman S B, Wilk K E. Handbook of Orthopaedic Rehabilitation [M]. New York：Mosby, 2006.

[69] Maxey L, Magnusson J. Rehabilitation for the postsurgical orthopedic patient [M]. 3rd ed. New York：Mosby, 2013.

[70] Dutton M. Dutton's orthopaedic examination evaluation and intervention [M]. 3rd ed. New York：McGraw-Hill Education/Medical, 2012.

[71] 华桂茹,陈丽霞.物理医学康复科诊疗常规[M].2 版.北京：人民卫生出版社,2011.

[72] 何成奇.骨关节炎康复指南[M].北京：人民卫生出版社,2016.

[73] 黄晓琳,燕铁斌.康复医学[M].5 版.北京：人民卫生出版社,2013.

[74] Dutton M. Dutton's orthopaedic examination evaluation and intervention [M]. 3rd ed. New York：McGraw-Hill Education/Medical, 2012.

[75] Brotzman S B, Wilk K E. Handbook of Orthopaedic Rehabilitation [M]. New York：Mosby, 2006.

[76] Maxey L, Magnusson J. Rehabilitation for the postsurgical orthopedic patient [M]. 3rd ed. New York：Mosby, 2013.

[77] Mosca J C, Cahill J, Young C. Hospital for special surgery：Post-surgical rehabilitation guidelines for the orthopedic clinician [M]. New York：Mosby, 2006.

[78] Magee D J. Orthopedic physical assessment [M]. 6th ed. New York：Saunders, 2013.

[79] 和艳红,安丙辰.骨科疾病术后康复[M].郑州：河南科学技术出版社,2014.

[80] 黄晓琳,燕铁斌.康复医学[M].北京：人民卫生出版社,2013.

[81] Frownfelter D, Dean E. Cardiovascular and pulmonary physical therapy：evidence and practice [M]. New York：Mosby, 2005.

［82］　Watchie J. Cardiovascular and pulmonary physical therapy：A Clinical Manual ［M］. New York：Saunders，2009.

［83］　美国心肺康复协会，周明成，洪怡.美国心脏康复和二级预防项目指南［M］.上海：上海科学技术出版社，2017.